A. Jelinek

Aufbauwissen Pflege Arzneimittellehre

Zur Reihe

Aufbauwissen PFLEGE

gehören

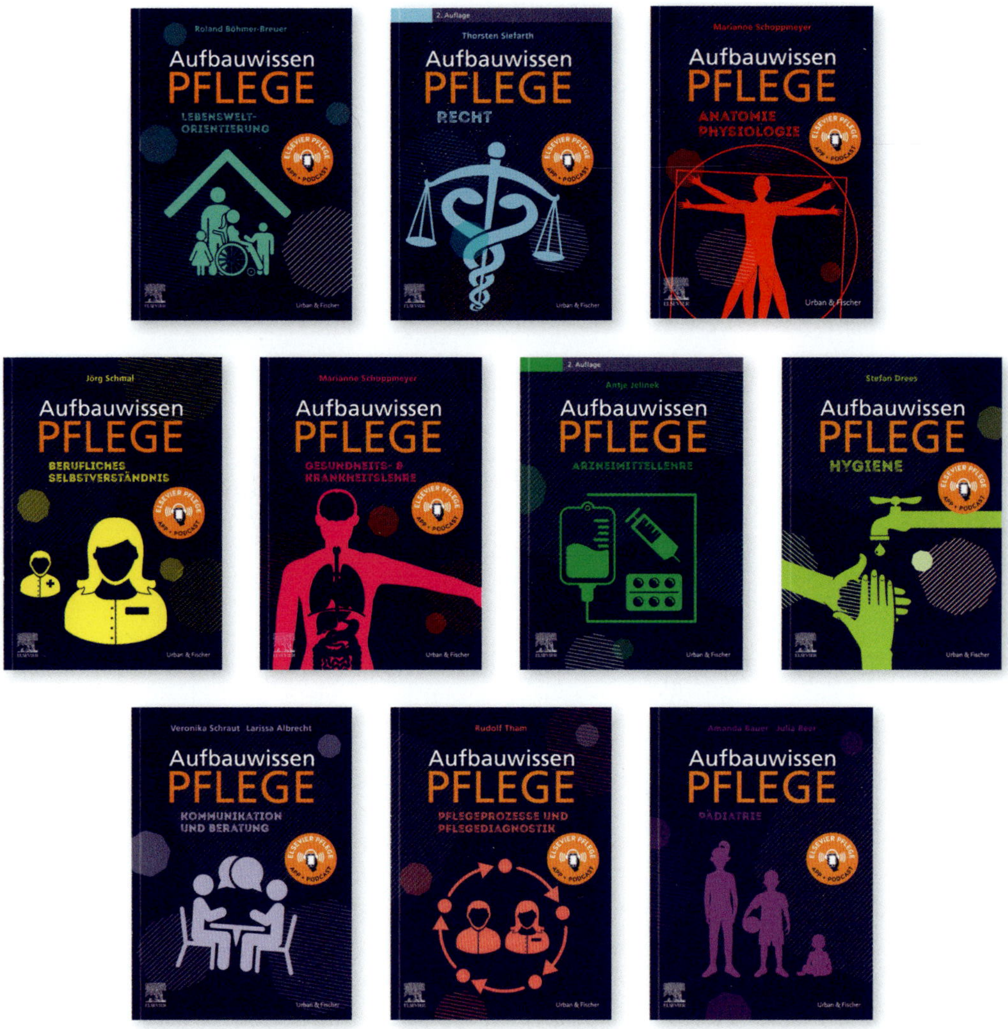

Antje Jelinek

Aufbauwissen PFLEGE

Arzneimittellehre

2. Auflage

Unter Mitarbeit von Jörg Schmal, Bad Wurzach

ELSEVIER

Elsevier GmbH, Bernhard-Wicki-Str. 5, 80636 München, Deutschland
Wir freuen uns über Ihr Feedback und Ihre Anregungen an kundendienst@elsevier.com

ISBN 978-3-437-25165-8
eISBN 978-3-437-05746-5

Aus Gründen der Barrierefreiheit sind die Bilder in elektronischen Ausgaben dieses Buches mit Alt-Text-Beschreibungen (Alternativ-Text) versehen, die von Elsevier bereitgestellt werden. Mehr Informationen erhalten Sie unter https://www.elsevier.com/about/accessibility.

Elsevier nimmt eine neutrale Position in Bezug auf territoriale Meinungsverschiedenheiten oder Zuständigkeitsansprüche in seinen veröffentlichten Inhalten ein, einschließlich Landkarten und institutionellen Zugehörigkeiten.

2. Auflage 2025

Wichtiger Hinweis
Die medizinischen Wissenschaften unterliegen einem sehr schnellen Wissenszuwachs. Der stetige Wandel von Methoden, Wirkstoffen und Erkenntnissen ist allen an diesem Werk Beteiligten bewusst. Sowohl der Verlag als auch die Autorinnen und Autoren und alle, die an der Entstehung dieses Werkes beteiligt waren, haben große Sorgfalt darauf verwandt, dass die Angaben zu Methoden, Anweisungen, Produkten, Anwendungen oder Konzepten dem aktuellen Wissensstand zum Zeitpunkt der Fertigstellung des Werkes entsprechen.
Der Verlag kann jedoch keine Gewähr für Angaben zu Dosierung und Applikationsformen übernehmen. Es sollte stets eine unabhängige und sorgfältige Überprüfung von Diagnosen und Arzneimitteldosierungen sowie möglicher Kontraindikationen erfolgen. Jede Dosierung oder Applikation liegt in der Verantwortung der Anwenderin oder des Anwenders. Die Elsevier GmbH, die Autorinnen und Autoren und alle, die an der Entstehung des Werkes mitgewirkt haben, können keinerlei Haftung in Bezug auf jegliche Verletzung und/oder Schäden an Personen oder Eigentum, im Rahmen von Produkthaftung, Fahrlässigkeit oder anderweitig übernehmen.

Für die Vollständigkeit und Auswahl der aufgeführten Medikamente übernimmt der Verlag keine Gewähr.
Geschützte Warennamen (Warenzeichen) werden in der Regel besonders kenntlich gemacht (®). Aus dem Fehlen eines solchen Hinweises kann jedoch nicht automatisch geschlossen werden, dass es sich um einen freien Warennamen handelt.

Bibliografische Information der Deutschen Nationalbibliothek
Die Deutsche Nationalbibliothek verzeichnet diese Publikation in der Deutschen Nationalbibliografie; detaillierte bibliografische Daten sind im Internet über https://www.dnb.de abrufbar.

25 26 27 28 29 5 4 3 2 1

In ihren Veröffentlichungen verfolgt die Elsevier GmbH das Ziel, genderneutrale Formulierungen für Personengruppen zu verwenden. Um jedoch den Textfluss nicht zu stören sowie die gestalterische Freiheit nicht einzuschränken, wurden bisweilen Kompromisse eingegangen. Selbstverständlich sind **immer alle Geschlechter** gemeint.

Planung: Martina Lauster, München
Projektmanagement: Martina Gärtner, München
Redaktion: Brigitte Schlagintweit, Aichach
Bildrechteklärung: Amelie Wormek
Satz: Thomson Digital, Noida/Indien;
Druck und Bindung: Drukarnia Dimograf Sp. z o. o., Bielsko-Biała/Polen;
Umschlaggestaltung: ZERO Werbeagentur, München
Umschlagherstellung: SpieszDesign, Neu-Ulm
Titelbild: © shutterstock

Aktuelle Informationen finden Sie im Internet unter **www.elsevier.de**

Vorwort

Arzneimittel haben mich schon frühzeitig in meinem Leben begeistert. Bis heute haben sie ihre Faszination für mich nicht verloren. Es sind chemische Stoffe, die in unserem Körper Veränderungen hervorrufen, uns am Leben erhalten und unser Leid lindern können. Auch in der täglichen Routine ist es immer wieder erstaunlich, wie viele Möglichkeiten der medikamentösen Intervention es gibt. Durch Arzneimittel sind wir in der Lage, Zivilisationskrankheiten wie Diabetes und bösartige Krankheiten wie Krebs zu behandeln und selbst in einer Pandemie leisten sie ihren Beitrag. Dennoch haben auch Arzneimittel ihre Tücken und sind mit Vorsicht zu genießen. Die Dosis macht das Gift, war das erste und fast schon philosophische Gesetz, das ich beim Umgang mit Arzneimittel lernen durfte. Arzneimittel müssen aber nicht nur wohldosiert, sondern auch insgesamt mit Sachverstand zum Einsatz kommen. So sind Kontraindikationen, Nebenwirkungen und Besonderheiten bei der Verabreichung zu beachten. In der Pflege ist dieser Sachverstand bezüglich der Arzneimitteltherapie besonders wichtig. Das Erlernen der Wirkmechanismen ermöglicht es, Zusammenhänge abzuleiten und ein grundlegendes Verständnis zur Wirkungsweise von Arzneimitteln zu entwickeln. Das vorliegende Buch verknüpft theoretische Kenntnisse mit konkreten pflegerischen Handlungsempfehlungen. Das Konzept des Buches folgt darum zwei Leitgedanken: „Arzneimittel verstehen“ in dem Grundlagenwissen zu Arzneimitteln enthalten ist und „Arzneimittel in der Pflege“ mit konkretem Wissen für den Arbeitsalltag im Pflegebereich. Diese Einteilung findet sich in der Feingliederung der einzelnen Kapitel wieder. Der Aufbau des Buches ist indikationsbezogen und folgt den Körpersystemen. So können die Arzneimittelthemen auch grob den medizinischen Bereichen zugeordnet werden. Didaktische Elemente wie Informationskästen und Wiederholungfragen erleichtern den Erwerb neuer Kenntnisse. Tabellen sorgen für Übersichtlichkeit und Abbildungen veranschaulichen die Zusammenhänge der Arzneimittelwirkung und -therapie. Fallbeispiele aus der Praxis enthalten konkrete pflegerische Handlungsweisen als nützliche Tipps für den Arbeitsalltag. Im kritischen Blick mit Pro und Contra werden verschiedene Argumente gegenübergestellt, um das Finden einer eigenen Meinung zu fördern. Neu in dieser Auflage sind Lösungsvorschläge zu den Wiederholungsfragen, so dass das Lernen mit dem Buch noch besser möglich ist. „Aufbauwissen Pflege – Arzneimittellehre“ ist nicht nur ein Lehrbuch für die Ausbildung zu Pflegeberufen. Es ist auch als Nachschlagewerk für die pflegerische Praxis sehr gut geeignet. Ich hoffe, allen Leserinnen und Lesern mit dem vorliegenden Buch etwas von meiner Begeisterung für die spannende Welt der Arzneimittel weitergeben zu können.

Arnstadt, Dezember 2024
Dr. Antje Jelinek

Benutzerhinweise

In diesem Buch haben wir uns um genderneutrale Formulierungen bemüht. Um den Textfluss sowie die gestalterische Freiheit nicht zu stören, wurden bisweilen Kompromisse eingegangen. Selbstverständlich sind **immer alle Geschlechter** angesprochen.

Überblick

Knappe Beschreibung, welche Fragen im Folgenden beantwortet werden.

Definition

Kurze und prägnante Begriffserklärungen, die im Kapitel vorkommen.

Kritischer Blick

Pro- und Contra-Diskussion, die zur Reflexion anregen sollen.

Praxistipp

Praktische Informationen, die die Arbeit in der Pflege betreffen.

Fallbeispiel mit Erläuterung

Beispiele, die den jeweiligen Inhalt aus der Praxis beleuchten.

Merke

Grundlegende Informationen, die zum Verständnis wichtig sind.

Wiederholungsaufgaben

Fragen am Ende jeden Kapitels, die helfen das Gelernte zu vertiefen und zu festigen.

Vorsicht

Hinweise auf Risiken, die besondere Aufmerksamkeit erfordern.

Fehler gefunden?

An unsere Inhalte haben wir sehr hohe Ansprüche. Trotz aller Sorgfalt kann es jedoch passieren, dass sich ein Fehler einschleicht oder fachlich-inhaltliche Aktualisierungen notwendig geworden sind.
Sobald ein relevanter Fehler entdeckt wird, stellen wir eine Korrektur zur Verfügung. Mit diesem QR-Code gelingt der schnelle Zugriff.

https://else4.de/978-3-437-25165-8

Wir sind dankbar für jeden Hinweis, der uns hilft, dieses Werk zu verbessern. Bitte richten Sie Ihre Anregungen, Lob und Kritik an folgende E-Mail-Adresse: kundendienst@elsevier.com

Autorin und Autor

Dr. Antje Jelinek
Nach dem Pharmaziestudium in Greifswald arbeitet sie seit 1996 bis heute überwiegend in öffentlichen Apotheken. 2001 erfolgte die Promotion zu einem pharmakologisch-toxikologischen Thema. Seit 1998 bildet sie pharmazeutisch-technische Assistenten, seit 2010 Altenpfleger und Kinderpfleger aus und gestaltet Fortbildungsveranstaltungen für Apotheker und PTA. Seit 2018 ist sie Biologie-Chemie-Lehrer an einer Regelschule. Von 2021 bis 2024 leitete sie eine öffentliche Apotheke. Als Lehrperson hält sie seit 2023 Vorlesungen zur Klinischen Pharmazie an der Friedrich-Schiller-Universität Jena. Sie schreibt Fachartikel für die Deutsche Apothekerzeitung, ist gewähltes Mitglied der Kammerversammlung der Landesapothekerkammer Thüringen und hat vier Kinder.

Jörg Schmal
Gesundheits- und Krankenpfleger, Pflegepädagoge B. A., Gesundheitswissenschaftler M. A.; Schulleitung Institut für soziale Berufe, Bad Wurzach.

Abbildungsnachweis

Der Verweis auf die jeweilige Abbildungsquelle befindet sich bei allen Abbildungen im Werk am Ende des Legendentextes in eckigen Klammern.

A400/L190	Gerda Raichle/ Reihe Pflege konkret, Elsevier/Urban & Fischer
B109	Margret Oethinger (Hrsg.): Mikrobiologie und Immunologie, 8. Aufl., Jungjohann Verlag 1994
B220	N. Hildebrand, Injektionen und Blutentnahmen - leicht gemacht, 3.A., Jungjohann Verlag, Neckarsulm, 1995
E243	Bundesanzeiger Verlagsgesellschaft, Köln
J787/M275	Colourbox.com / Antje Jelinek, Arnstadt
K115	Andreas Walle, Hamburg
K183	Eckard Weimer, Würselen
K330	Lisa Renninger, München
L137/L157	Karl Heppe, Wiesbaden / Susanne Adler, Lübeck
L138	Martha Kosthorst, Borken
L157	Susanne Adler, Lübeck
L190	Gerda Raichle
L215	Sabine Weinert-Spieß, Neu-Ulm
M275	Antje Jelinek, Arnstadt
O562	Andreas Dubitzky, Hebertshausen
T188	Bundesopiumstelle, Bonn
U243	B. Braun Melsungen
V152	Pajunk GmbH, Feinwerk-Medizintechnologie, Geisingen
V170	Medtronic GmbH, Meerbusch
V492/L190	abavo GmbH, Buchloe / Gerda Raichle, Ulm
V618	Wiegand System GmbH, Gräfelfing
W242	Deutsche Atemwegsliga e.v. , Bad Lippspringe
X221-035/L157	Ständige Impfkommission: Empfehlungen der Ständigen Impfkommission (STIKO) am Robert Koch-Institut. In: Epidemiologisches Bulletin. Issue 4, Pages 5-6. Robert Koch-Institut, Januar 2022. / Susanne Adler, Lübeck

Abkürzungen

3TC	Lamivudin
5-ASA	5-Aminosalicylsäure
A	Arteria
Abb.	Abbildung
ACE	Angiotensin Converting Enzyme
ADHS	Aufmerksamkeitsdefizit-Hyperaktivitätssyndrom
AIDS	erworbenes Immundefektsyndrom
ADM	Adriamycin
ALL	akute lymphatische Leukämie
AMG	Arzneimittelgesetz
AML	akute myeloische Leukämie
ANV	akutes Nierenversagen
ASA	Aminosalicylsäure
ASE	atemstimulierende Einreibung
ASS	Acetylsalicylsäure
AT	Angiotensin
AZT	Zidovudin
BE	Base Excess, Basenüberschuss
BLEO	Bleomycin
BOT	basal unterstützte orale Therapie
BPH	benigne Prostatahyperplasie
BtM	Betäubungsmittel
BtMG	Betäubungsmittelgesetz
BtMVV	Betäubungsmittelverschreibungsverordnung
BZ	Blutzucker
bzw.	beziehungsweise
ca.	circa, ungefähr
CBD	Cannabidiol
cGMP	cyclisches Guanosinmonophosphat
CL	Kreatinin-Clearance
comp.	Tabletten, Compressi
COPD	engl. Chronic obstructive pulmonal disease, dt. chronisch obstruktive Bronchitis
COX	Zyklooxygenase
COPD	Chronic Obstructive Pulmonal Disease, chronisch-obstruktive Bronchitis
CLL	chronisch lymphatische Leukämie
CMF-Schema	Chemotherapie mit Cyclophosphamid, Methotrexat und 5-Fluorouracil
CML	chronisch myeloischen Leukämie
CMV	Cytomegalieviren
CPS	Polystyrolcodivinylbenzolsulfonsäure
Crea	Kreatinin
CSE	Cholesterin-Synthese-Enzym
CSF	koloniestimulierende Faktor
CVI	chronisch venöse Insuffizienz
D4T	Stavudin
DAB	Deutsches Arzneibuch
DACT	Dactinomycin
DDI	Didanosin
d. h.	das heißt
DIC	disseminierte intravasale Gerinnung
DNQP	Deutsches Netzwerk für Qualitätsentwicklung in der Pflege
DNR	Daunorubicin
DNS	Desoxyribonukleinsäure
DMKG	Deutsche Migräne- und Kopfschmerzgesellschaft
EC-Schema	Chemotherapie mit Epirubicin und Cyclophosphamid
EEG	Elektroenzephalografie
EKG	Elektrokardiogramm
EMA	Europäische Arzneimittel-Agentur
EMP	Ethambutol
EPI	Epirubicin
ERC	Europäischer Rat für Wiederbelebung
ESWL	extrakorporale Stoßwellenlithotripsie
FFP	Fresh Frozen Plasma, gefrorenes Frischplasma
FSH	follikelstimulierendes Hormon
GABA	γ-Aminobuttersäure
GFR	glomeruläre Filtrationsrate
G-CSF	Granulozyten-koloniestimulierender Faktor
GM-CSF	Granulozyten-Makrophagen-koloniestimulierender Faktor
HAB	Homöopathisches Arzneibuch
HAES	Hydroxyethylstärke
Hb	Hämoglobinkonzentration
HCG	Choriongonadotropin
HIPEC	hypertherme intraperitoneale Chemoperfusion
HIT	heparininduzierter Thrombozytopenie
HITOC	hypertherme intrathorakale Chemoperfusion
HMG	Postmenopausengonadotropin
HVL	Hypophysenvorderlappen
HWS	Halswirbelsäule
HWZ	Halbwertszeit
i. a.	intraarteriell
i. c.	intrakutan
IDA	Idarubicin
IE	Internationale Einheit

i. m.	intramuskulär
INH	Isoniazid
INR	International Normalized Ratio
i. p.	intraperitoneal
i. v.	intravenös
JAK	Januskinasen
kg	Kilogramm
KG	Körpergewicht
KHK	koronare Herzkrankheit
LD	Letaldosis
LH	luteinisierendes Hormon
MAO	Monoaminooxidasen
mg	Milligramm
MHK	minimale Hemmkonzentration
Min.	Minute
ml	Milliliter
MOX	Mitoxanthron
MRE	multiresistenter Erreger
MRGN	multiresistent gramnegativ
mRNA	engl. messenger ribonucleic acid, dt. Boten-Ribonukleinsäure
MRSA	methicillinresistenter Staphylococcus aureus
MS	Multiple Sklerose
MCT	mittelkettige Triglyzeride
MTX	Methotrexat
N.	Nervus
NaCl	Natriumchlorid
NEM	Nahrungsergänzungsmittel
NHL	Non-Hodgkin-Lymphome
NMDA	N-Methyl-D-Aspartat
NMH	niedermolekulare Heparine
NNRTI	nichtnukleosidische Reverse-Transkriptase-Inhibitoren
NO	Stickstoffmonoxid
NP	neuroleptische Potenz
NSAR	nichtsteroidale Antirheumatika
NYHA	New York Heart Association
OD	Oculus dexter, rechtes Auge, RA
OP	Operation
OS	Oculus sinister, linkes Auge, LA
OU	Oculi uterque, beide Augen, R/L, bds.
O/W	Öl in Wasser
PCA	patientenkontrollierte Analgesie
PDA	Periduralanästhesie
PEB-Schema	Chemotherapie mit Cisplatin, Etoposid und Bleomycin
PG	Prostaglandine
PPSB	Prothrombinkomplexkonzentrate
pTT	partielle Thromboplastinzeit
pulv.	Pulver, Pulveres
PUVA	Psoralen + UV-A
PZA	Pyrazinamid
RA	rheumatoide Arthritis
RAAS	Renin-Angiotensin-Aldosteron-System
REM	Rapid Eye Movement, schnelle Augenbewegungen
RMP	Rifampicin
RNS	Ribonukleinsäure
RSV	engl. Respiratory Syncytial Virus, dt. respiratorische Synzytial-Virus
s. c.	subkutan
Sek.	Sekunde
SGOT	Serum-Glutamat-Oxalacetat-Transaminase
SGPT	Serum-Glutamat-Pyruvat-Transaminase
SKAT	Schwellkörperautoinjektionstechnik
SM	Streptomycin
sog.	sogenannt
Std.	Stunde
STIKO	Ständige Impfkommission des Robert Koch-Instituts
T3	Trijodthyronin
T4	L-Thyroxin
Tab.	Tabelle
TCI	Target Controlled Infusion, mikroprozessorgesteuertes Verabreichen
TDM	therapeutisches Drug Monitoring
THC	Tetrahydrocannabinol
TIA	transitorische ischämische Attacke
tinc.	Tinktur, Tinctura
TIVA	totale intravenöse Anästhesie
TNF	Tumornekrosefaktoren
TTS	transdermale therapeutische Systeme
TZ	Thrombinzeit
u. a.	unter anderem
ungt.	Salbe, Unguentum
u. U.	unter Umständen
UV	ultraviolette Strahlung
V	Vena
v. a.	vor allem
WHO	World Health Organization
W/O	Wasser in Öl
z. B.	zum Beispiel
ZNS	zentrales Nervensystem
z. T.	zum Teil
ZVD	zentral-venöser Druck

Inhaltsverzeichnis

Inhaltsverzeichnis

1 Arzneimittel verstehen

Überblick

Um Arzneimittel zu verstehen, ist es erforderlich, sich mit der rechtlichen Stellung und auch der gesellschaftlichen Bedeutung des Arzneimittels zu beschäftigen. Sicherer Umgang und erfolgreiche Anwendung von Arzneimitteln in der Pflege setzen ein Grundverständnis zum Arzneimittel als Ware besonderer Art voraus. Um Risiken und Chancen einer Arzneimitteltherapie zu begreifen, ist es unumgänglich zu verstehen, wie genau Arzneimittel wirken. Dazu muss man sich zwangsläufig mit den wissenschaftlichen Grundlagen der Arzneimittelwirkung auseinandersetzen.

Folgende Fragen werden in diesem Kapitel behandelt:
- Was ist ein Arzneimittel?
- Wie sind Arzneimittel entstanden?
- Welchen rechtlichen Status hat das Arzneimittel?
- Wie kommen Arzneimittel auf den Markt
- Was sind alternative Arzneimittel?
- Von welchen Produkten sind Arzneimittel abzugrenzen und wie kann dies gelingen?
- Was macht der Körper mit dem Arzneimittel? (Pharmakokinetik)
- Was macht das Arzneimittel mit dem Körper? (Pharmakodynamik)

1.1 Was ist ein Arzneimittel?

Arzneimittel bzw. Zubereitungen, die Erkrankungen lindern oder heilen sollten, wurden bereits in der Urgesellschaft eingesetzt. Verwendet wurden tierische, mineralische und pflanzliche Materialien, die innerlich oder äußerlich zum Einsatz kamen. In Mesopotamien kannte man Zubereitungen wie Salben, Aufgüsse, Räucherungen, Zäpfchen und Klistiere. Im alten Ägypten benutzte man Salben, Aufgüsse, Latwerge („Leckwerk"), Zäpfchen, Pillen, Klistiere, Pflaster und Augenmittel. **Hippokrates** teilte die Arzneimittel bereits in Kategorien ein:
- Innerlich: Pillen, Pulver, Latwerge, Mixturen, Abkochungen, Auszüge
- Halbinnerlich: Inhalationen, Gurgelmittel, Nasenpulver, Kaumittel, Klistiere, Vaginal- und Rektalzäpfchen, Augenmittel
- Äußerlich: Puder, Breiumschlag, Liniment, Pflaster, Bäder

Nachdem zunächst vorwiegend pflanzliche oder auch tierische Extrakte verwendet wurden, führte **Paracelsus** (*Theophrastus Bombastus von Hohenheim*) 1527 mit seiner „Chemiatrie" die Therapie mit chemischen Einzelsubstanzen, z. B. anorganischen Salzen ein.

Mit der Entwicklung der Naturwissenschaften und der Technik im 17. und 18. Jahrhundert begann auch für die Medizin eine neue Ära. Bereits 1806 erkannte **Friedrich Sertürner,** dass das schmerzstillende Prinzip des Schlafmohns auf den Inhaltsstoff Morphin zurückzuführen ist. Im 19. Jahrhundert erweiterte sich die Palette der Arznei-Zubereitungen vor allem durch Salben mit echten Emulgatoren bzw. Cremes, lackierte und mit Zuckerguss überzogene Pillen, als Vorläufer der Dragees und den Injektionen.

Seit Anfang des 20. Jahrhunderts hat sich die Lebensqualität auch durch ein breit gefächertes Angebot an Arzneimitteln wesentlich verbessert. Die Entwicklung der industriellen Herstellung von verschiedenen Arzneiformen wie z. B. Tabletten oder Kapseln führte dazu, dass eine Versorgung der breiten Bevölkerung mit Arzneimitteln möglich wurde.

Arzneimittel

Definition

Arzneimittel (Medikament; engl. drug)

Stoff oder Stoffgemisch zum Erkennen, Verhüten oder Behandeln von Erkrankungen.

Nach dem Arzneimittelgesetz sind **Arzneimittel** Stoffe oder Stoffgemische,
- mit Eigenschaften zur **Heilung oder zur Verhütung menschlicher oder tierischer Krankheiten,**
- die im oder am menschlichen oder tierischen Körper verwendet bzw. diesem verabreicht werden können,

- um durch eine **pharmakologische, immunologische** oder **metabolische Wirkung** die menschlichen bzw. tierischen physiologischen **Funktionen zu korrigieren, wiederherzustellen, zu beeinflussen** oder um eine medizinische **Diagnose** zu erstellen.

Abzugrenzen von Arzneimitteln sind **Medizinprodukte.** Darunter fallen medizinische Hilfsmittel und Geräte sowie medizintechnische Produkte. Einige sind jedoch auf den ersten Blick schwer von Arzneimitteln zu unterscheiden. Im Gegensatz zum Arzneimittel, erreicht ein Medizinprodukt seine Wirkung im oder am menschlichen Körper überwiegend auf physikalischem Wege.

Ebenfalls schwierig abzugrenzen von Arzneimitteln sind **Nahrungsergänzungsmittel** und **Kosmetika.** Teilweise entscheiden Gerichte darüber, ob ein Produkt als Arzneimittel oder als Lebensmittel einzustufen ist. So gelten z. B. Bachblütenessenzen nach einer Entscheidung des Oberlandesgerichtes Hamburg seit 2008 als Lebensmittel.

„Die Dosis macht das Gift"

Definition

Gifte

Stoffe, die nach Eindringen in den menschlichen Körper bereits in geringen Mengen zu einer typischen Vergiftung mit vorübergehenden Funktionsstörungen, bleibenden Gesundheitsschäden oder sogar zum Tod führen.

Pharmaka (*griech. phármakon: Heilmittel, Gift*) sind Stoffe oder Stoffgemische, die nach Aufnahme im Körper oder an dessen Oberfläche erwünschte oder schädliche Wirkungen hervorrufen. Schon Paracelsus ging davon aus, dass alle Mittel an sich giftig sind und ihre Dosierung die schädliche Wirkung des Giftes bestimmt. So wirken viele Pharmaka dosisabhängig entweder als Arzneimittel oder als Gift.

Merke

„Alle Dinge sind Gift, und nichts ist ohne Gift, allein die Dosis macht, dass ein Ding kein Gift ist." (Paracelsus)

Definition

Pharmakologie

Lehre von den Wechselbeziehungen zwischen Pharmaka und Organismus.

Die Pharmakologie wird oft mit der Arzneimittellehre gleichgesetzt. Die Lehre von den Giften (*Toxinen*) ist die Toxikologie.

1.1.1 Woraus besteht ein Arzneimittel?

Ein Arzneimittel besteht aus einem oder mehreren Arzneistoffen sowie Hilfsstoffen. Sie bilden eine bestimmte Zubereitung, die Arzneiform.

Definition

Galenik

Arzneiformenlehre: Wissenschaft von den Arzneimittelzubereitungen aus Arznei- und Hilfsstoffen.

Wirkstoff und Arzneistoff

Wirkstoffe sind Substanzen, die in lebenden Organismen eine biologische Wirkung hervorrufen. **Arzneistoffe** sind Wirkstoffe, die im menschlichen oder tierischen Organismus zum Verhüten, Heilen, Lindern oder Erkennen von Krankheiten dienen. Sie können unterschiedlicher **Herkunft** sein:

- Anorganische Stoffe
- Organische Stoffe, natürlich gewonnen oder synthetisiert
- Gentechnisch gewonnene Stoffe, z. B. Eiweiße oder Antikörper
- Extrakte aus Pflanzen oder Pilzen
- Mikroorganismen
- Stoffwechselprodukte von Mensch oder Tier

Als pharmazeutische **Hilfsstoffe** werden Stoffe bezeichnet, die keine nennenswerte Eigenwirkung zeigen. Sie verbessern den Geschmack, verschönern das Aussehen, dienen u. a. als Wirkstoffträger oder machen die Arzneizubereitung länger haltbar oder besser anwendbar.

Einige Beispiele für Hilfsstoffe sind:

- Milchzucker oder Stärke als Tablettenfüllmittel
- Vaseline als Salbengrundlage
- Sorbinsäure als Konservierungsmittel

Placebo

Placebos (*Scheinmedikamente*) enthalten keine wirksamen Bestandteile, sie werden z. B. durch Verpressen von Milchzucker hergestellt. Placebos werden in der **klinischen Prüfung** verwendet, um den Einfluss der Psyche auf die Arzneimittelwirkung zu bestimmen und bei der Auswertung der Ergebnisse zu berücksichtigen. Sie kommen auch in der Therapie zum Einsatz, beispielsweise

- bei starkem Leidensdruck des Menschen und Wunsch nach Tabletten bei fehlender medizinischer Indikation,
- bei psychischer Fixierung auf ein nicht mehr benötigtes Medikament.

1.1.2 Rechtlicher Status eines Arzneimittels

Arzneimittelgesetz

Der Verkehr mit Arzneimitteln ist durch das „Gesetz über den Verkehr mit Arzneimitteln", das **Arzneimittelgesetz** (*AMG*) geregelt. Ziel des Arzneimittelgesetzes ist es, im Interesse einer ordnungsgemäßen Arzneimittelversorgung von Mensch und Tier insbesondere die Qualität, Wirksamkeit und Unbedenklichkeit der Arzneimittel sicherzustellen. Es enthält Vorschriften über die Herstellung, Zulassung, Kontrolle, Verschreibung und Abgabe von Arzneimitteln sowie die Produkthaftung des Herstellers.

Im Alltag sind v. a. die Vorschriften über die Verschreibung und Abgabe der Arzneimittel von Bedeutung.

- **Verschreibungspflichtig** (*rezeptpflichtig*) heißt: Die Abgabe dieser Arzneimittel an den Verbraucher darf nur gegen Vorlage eines ärztlichen, zahnärztlichen oder tierärztlichen Rezepts in einer Apotheke erfolgen, da sie bei unkontrollierter Einnahme erfahrungsgemäß oft zu Schäden führen oder häufig missbräuchlich verwendet werden. Arzneimittel, die erstmalig in Verkehr gebracht werden, unterliegen während der ersten 5 Jahre automatisch der Verschreibungspflicht.
- **Apothekenpflichtig** heißt: Die Abgabe darf nur in einer Apotheke erfolgen. Dies betrifft Arzneimittel zu denen eine Information und Beratung notwendig ist. Sie dürfen nur durch das qualifizierte pharmazeutische Personal einer Apotheke an den Verbraucher gelangen.
- **Frei verkäuflich** heißt: Diese Mittel können auch außerhalb der Apotheke vertrieben werden, weil von ihnen nur eine sehr geringe mögliche Gefährdung ausgeht. Dazu gehören z. B. Tees, Badezusätze, Desinfektionsmittel zum äußeren Gebrauch, Mund- und Rachendesinfektionsmittel, natürliche Heilwässer, Heilerde, einige pflanzliche Arzneimittel. Vorgeschrieben ist jedoch, dass das Verkaufspersonal mit Sachkenntnis beraten kann.

Betäubungsmittelgesetz und Betäubungsmittel-Verschreibungsverordnung

Definition

Betäubungsmittel (*BtM*)

Bewusstseins- und stimmungsverändernde Substanzen, die zu Abhängigkeit (*Sucht*) führen können. Sie sind in den Anlagen des **Betäubungsmittelgesetzes** aufgeführt.

Der Umgang mit Betäubungsmitteln unterliegt strengen Regeln, die im **Betäubungsmittelgesetz** und in der **Betäubungsmittel-Verschreibungsverordnung** (*BtMVV*) festgelegt sind. Sie enthalten Bestimmungen für die Überwachung, Lagerung und Vernichtung von Betäubungsmitteln, für die Dokumentation über ihren Verbleib sowie für die Ahndung von Ordnungswidrigkeiten und Straftaten, die mit diesen Stoffen in Zusammenhang stehen.

1.1.3 Wie entsteht ein Arzneimittel?

Die **Entwicklung** und **Herstellung von Arzneimitteln** findet ihre juristische Grundlage im **Arzneimittelgesetz** (*AMG*). Neben den Abschnitten über die eigentliche Herstellung von Arzneimitteln enthält es viele weitere Vorgaben, die alle dem Ziel dienen, ausschließlich wirksame und anwendungssichere Arzneimittel in Verkehr zu bringen.

Dazu gehören:

- Regelung von Qualität, Unbedenklichkeit und Wirksamkeit von Arzneien für Mensch und Tier
- Ordnung der Zulassung, Registrierung, Vertriebswege und behördlichen Überwachung von Arzneimitteln
- Bestimmung über die klinische Prüfung von Arzneimitteln, Verfalldaten, Beobachtung und Auswertung von Arzneimittelrisiken
- Schutz des Verbrauchers vor Arzneimittelrückständen in Lebensmitteln
- Bestimmung des Rahmens, in dem über Arzneimittel informiert und geworben werden darf

Wirkstoffsuche

Pharmazeutische Forschungseinrichtungen testen Stoffe auf ihre arzneiliche Wirkung. Die Untersuchungen auf pharmakologische Wirkung werden zunächst als **In-vitro-Versuche** „im Reagenzglas", also unter Laborbedingungen an Zell- und Gewebskulturen durchgeführt (*Screening*). Manchmal suchen Pharmaunternehmen jahrzehntelang systematisch mit häufig geringer Erfolgsquote nach geeigneten Wirkstoffen. Allerdings sind auch Zufallsentdeckungen möglich. Die Wahrscheinlichkeit, dass eine neu gefundene Substanz den an Arzneimittel zu stellenden Forderungen hinsichtlich Wirksamkeit und Unbedenklichkeit entspricht, beträgt ca. 1 : 6 000. Für eine gezielte Wirkstofffindung kommt das sog. **Drug Design** zum Einsatz. Dabei erfolgt die Stoffsynthese mit Hilfe moderner Software, die eine für das Zielsystem im Körper passende Molekülstruktur entwirft.

Präklinische Untersuchungen

An die „Reagenzglas-Versuche" schließen sich bei entsprechenden Ergebnissen Tests am lebenden Objekt (*In-vivo-Versuche*) an. An Tieren, z. B. Mäusen, Ratten und Meerschweinchen, wird die neue Substanz auf Wirksamkeit getestet. Dabei scheiden bereits über 90 % der Prüfsubstanzen aus, da sie im Tiermodell nicht das erwartete Wirkspektrum zeigen oder eine zu hohe akute **Toxizität** (*Giftigkeit*) aufweisen. Zeigt der Stoff jedoch die gewünschte Wirkung, wird er auch größeren Tieren wie Affen, Hunden und Katzen verabreicht. An diesen Tieren beobachten die Forscher, wie der neue Stoff im Körper verteilt, abgebaut und ausgeschieden wird. Im Rahmen der Tierversuche werden die Substanzen auch auf unmittelbare Giftigkeit, Erbgutschädigung, Missbildungsgefahr, Krebsauslösung und Beeinträchtigung der Fortpflanzungsfähigkeit sowie Embryonalentwicklung getestet.

Kritischer Blick

Pro und Contra: Kann bei der Entwicklung neuer Arzneimittel auf Tierversuche verzichtet werden?

Um die Medikamente und Impfstoffe zu entwickeln, werden neben vielen anderen Tests auch Tierversuche durchgeführt.

Pro:

- Ohne ausreichende Daten ist die Gefahr der Arzneimitteltestung für den Menschen zu groß.
- Tiere sind dem Menschen im Bau sehr ähnlich.
- In-Vitro-Experimente können Tierversuche nicht ersetzen, weil sie nicht so komplex sind.
- Versuchstiere werden nur zum Zweck der Arzneimitteltestung gehalten und gezüchtet.
- Neue Arzneimittel sichern das Überleben der Menschheit.

Contra:

- Tiere sind leidensfähige Geschöpfe.
- Ergebnisse aus Tierversuche sind nicht komplett auf den Menschen übertragbar.
- Arzneimittel müssen sowieso am Menschen geprüft werden.
- Es gibt in-Vitro-Alternativen zu Tierversuchen.

Entwicklung der Galenik

Hat der neue Wirkstoff bei den genannten Prüfungen gut abgeschnitten, wird eine passende Darreichungsform für den Wirkstoff gewählt und hergestellt (**Galenik**), die appliziert werden kann. Dafür werden geeignete Hilfsstoffe zugesetzt und z. B. zu einer Tablette verpresst oder zu einer anderen Arzneiform verarbeitet (► 2.3).

Klinische Prüfung

Der Übergang von Tierversuchen zur **klinischen Prüfung** am Menschen ist nur zulässig, wenn die Tierversuche erwarten lassen, dass die Prüfsubstanz zur Anwendung am Menschen geeignet ist und im Vergleich zu bereits bekannten Verbindungen Vorteile aufweist. Üblicherweise läuft die klinische Prüfung in 4 Phasen ab:

Phase I

Der Arzneistoff wird an ca. 20–80 gesunden, freiwilligen **Testpersonen** (*Probanden*) in Dosen verabreicht, die weit unterhalb der im Tierversuch ermittelten toxischen Dosen liegen. Dabei sammeln die Tester Ergebnisse über Verträglichkeit und Veränderungen des Stoffes im menschlichen Organismus. Ferner erhalten sie erste Erkenntnisse darüber, ob sich die gewählte Darreichungsform eignet. Außerdem werden Veränderungen der Blut- und Laborwerte durch die Prüfsubstanz ermittelt.

Phase II

In der Klinik verabreichen Ärzte und Ärztinnen das neue Arzneimittel einer kleinen Gruppe von ca. 30–500 Patienten im vorgesehenen Indikationsgebiet mit deren Einverständnis. In dieser Phase versucht man, die günstigste Dosierung für die erwartete Wirkung zu finden und evtl. unerwünschte Wirkungen zu entdecken. Auch erste Wechselwirkungen mit anderen Medikamenten dieser Patienten lassen sich erkennen.

Phase III

Die Prüfung der Substanz wird an einer großen Anzahl Patienten (mehrere Tausend) in Kliniken und Arztpraxen fortgeführt. Dieser Schritt kann die zuvor nachgewiesene Wirksamkeit absichern und zugleich seltenere unerwünschte Wirkungen sichtbar machen. Gewöhnlich treten in dieser Studienphase weitere Wechselwirkungen und **Kontraindikationen** (*Gegenanzeigen*) zu Tage.

Zulassung

Erst wenn die Ergebnisse über Wirksamkeit, Qualität und Unbedenklichkeit des neuen Arzneimittels vorliegen, kann die pharmazeutische Firma die Zulassung beim **Bundesinstitut für Arzneimittel und Medizinprodukte** (*BfArM*) beantragen (www.bfarm.de). Das Präparat erhält eine Zulassungsnummer und wird verkehrsfähig. Damit das neue Arzneimittel möglichst nicht unkontrolliert und missbräuchlich angewendet wird, fällt es zunächst für 5 Jahre unter die automatische Verschreibungspflicht. Danach entscheidet die Behörde, ob die Verschreibungspflicht fortbestehen soll oder aufgehoben werden kann. Alle 5 Jahre ist dann weiterhin gesetzlich eine Prüfung für das Inverkehrbringen vorgeschrieben. Neben der deutschlandweiten Zulassung besteht auch die Möglichkeit einer EU-weiten Zulassung im zentralen Zulassungsverfahren durch die **Europäische Arzneimittel-Agentur** (*EMA*) in London (www.ema.europa.eu).

Phase IV

Auch nach der Zulassung unterliegt ein Arzneimittel der ständigen Überwachung durch Ärzte, Apotheker, Hersteller oder Vertriebsfirmen und Behörden. In dieser Zeit sammeln das Bundesinstitut für Arzneimittel und Medizinprodukte und die Arzneimittelkommissionen der Ärzte und Apotheker Informationen über weitere, bisher nicht erkannte unerwünschte Wirkungen. Es ist keine Seltenheit, dass sich durch neue Erkenntnisse die Beurteilung eines auf dem Markt befindlichen Präparats ändert. So kann das Bundesinstitut für Arzneimittel und Medizinprodukte für ein Medikament einer Indikationserweiterung zustimmen, aber auch restriktive Maßnahmen veranlassen – z. B. die Änderung der Packungsbeilage, Indikationseinschränkungen oder es kann, als letzte Maßnahme, die Zulassung widerrufen.

Herstellung von Arzneimitteln

Definition

Rezeptur

Individuell in der Apotheke hergestelltes Arzneimittel, z. B. nach den Angaben des verschreibenden Arztes.

Fertigarzneimittel (Arzneimittelpräparate)

Arzneimittel, die durch eine Pharmafirma in größerer Stückzahl hergestellt werden und sich in abgabefertiger Verpackung befinden.

Fertigarzneimittel werden industriell in großen Mengen hergestellt und sind in abgabefähigen Packungen erhältlich. Sie machen den größten Teil der verordneten Arzneimittel aus. Als Großhersteller unterliegt die Industrie den Leitlinien der **Weltgesundheitsorganisation** (*WHO*) zur sachgerechten Arzneimittelproduktion (*GMP-Regeln*). Hinsichtlich des Personals, der rechtlich-dokumentarischen sowie räumlich-instrumentellen Voraussetzungen gelten höchste Ansprüche, die auch von den Behörden engmaschig überwacht werden. **Rezepturen** entstehen in Einzelherstellung ebenfalls unter Beachtung der GMP-Regeln. Auch Apotheken unterliegen beim Zubereiten von Rezepturen dem Arzneimittelgesetz und der staatlichen Überwachung.

Arzneimittelpackung

Die **Arzneimittelpackung** dient der Anwendungssicherheit des Arzneimittels und muss entsprechend gesetzlicher Forderungen gestaltet sein.

Arzneimittelumverpackung

Nach § 10 AMG müssen Fertigarzneimittel auf ihren Behältnissen und Verpackungen **bestimmte Angaben** tragen:
- Name des Herstellers
- Bezeichnung des Arzneimittels
- Zulassungsnummer (*Zul.-Nr.*) oder Registrierungsnummer (*Reg.-Nr.*)
- Chargenbezeichnung (*Ch.-B.*)
- Darreichungsform
- Inhalt nach Gewicht, Rauminhalt oder Stückzahl
- Art der Anwendung
- Wirksame Bestandteile nach Art und Menge
- Verfallsdatum mit Vermerk „verwendbar bis“

- Evtl. die Hinweise „verschreibungspflichtig" oder „apothekenpflichtig"
- Hinweis: Arzneimittel vor Kindern unzugänglich aufbewahren
- Bei Mustern den Hinweis „unverkäufliches Muster"

Definition

Charge

Menge von Arzneimitteln, die in einem Herstellungsgang unter gleichen Bedingungen hergestellt wurde.

Wenn es für das einzelne Arzneimittel vorgeschrieben ist, müssen besondere Warnhinweise, z. B. „enthält Ethanol", oder Lagerhinweise, z. B. „kühl lagern", auf der Packung angebracht sein.

Packungsbeilage

Fertigarzneimittel müssen eine **Packungsbeilage** mit der Überschrift „Gebrauchsinformation" enthalten. Sie muss allgemein verständlich folgende Angaben enthalten:

- Hersteller
- Bezeichnung des Arzneimittels
- Wirksame Bestandteile nach Art und Menge
- Anwendungsgebiete
- Gegenanzeigen
- Unerwünschte Wirkungen
- Wechselwirkungen mit anderen Mitteln
- Dosierungsanleitung mit Einzel- und Tagesangaben und den Hinweis „soweit nicht anders verordnet"
- Art der Anwendung und – bei Arzneimitteln, die nur begrenzte Zeit angewendet werden sollen – Dauer der Anwendung
- Hinweis, dass das Arzneimittel nach Ablauf des Verfalldatums nicht mehr angewendet werden soll

Weiterhin sind auf der Packungsbeilage vorgeschriebene Warnhinweise, z. B. hinsichtlich des Alkoholgehalts, und für den Verbraucher bestimmte Aufbewahrungshinweise anzugeben.

1.1.4 Alternative Arzneimitteltherapien

Die moderne Medizin (*sog. Schulmedizin*) bedient sich Therapieverfahren, deren Wirksamkeit in wissenschaftlichen Studien erwiesen ist und die auf der Basis der modernen Wissenschaft funktionieren. Die klassische **Naturheilkunde** versucht eine Heilung oder Prophylaxe von Krankheiten durch natürliche Reize herbeizuführen und die Selbstheilungskräfte des Körpers zu aktivieren. Einige Verfahren sind dabei durchaus wissenschaftlich anerkannt, andere eher traditionell etabliert.

Naturheilkundliche Verfahren sind ungeeignet bei akuten Erkrankungen, z. B. Herzinfarkt, oder weit fortgeschrittenen bzw. schwerwiegenden Erkrankungen, z. B. Krebs. Sie können aber bei chronischen, mäßig schweren oder beginnenden Erkrankungen eine durchaus nützliche Therapieergänzung darstellen. Von der Naturheilkunde abzugrenzen ist die **Alternativmedizin,** die über sehr unterschiedliche Erklärungsmodelle, oft auch über philosophische Ansätze, zu einer positiven Beeinflussung von Erkrankungen beitragen soll. Arzneimittel der klassischen Naturheilkunde sind die **Phytopharmaka.** In der Alternativmedizin werden in der Neuraltherapie **Lokalanästhetika** und in Homöopathie, Anthroposophie und Spagyrik **homöopathische Arzneimittel** verwendet.

Phytopharmaka

Definition

Phytotherapie *(Pflanzenheilkunde)*

Behandlung von Krankheiten mit Pflanzen, Pflanzenteilen oder Pflanzeninhaltsstoffen.

Seit Jahrtausenden sammeln die Menschen Heilkräuter, die sie dann entsprechend der Überlieferung ihrer Vorfahren und ihrer eigenen Erfahrungen gegen bestimmte Erkrankungen einsetzen. Die **Phytotherapie** ist demnach traditionell der Naturheilkunde zuzuordnen. Da die Wirksamkeit vieler Zubereitungen heute jedoch bewiesen ist, ist sie auch Teil der Schulmedizin. Das Verhältnis zwischen erwünschter und unerwünschter Wirkung ist bei Phytopharmaka in aller Regel sehr gut, d. h. die therapeutische Breite ist groß. Es ist auch immer wieder zu beobachten, dass die ganze Pflanze oder ihr Extrakt anders wirken und besser verträglich sind als ihre isolierten Inhaltsstoffe.

Für die Herstellung von Phytopharmaka und Tees werden die Pflanzen zur Zeit ihres höchsten Wirkstoffgehalts, meist nur einmal im Jahr geerntet. Ein geringer Teil der Arzneipflanzen wird frisch verarbeitet. Der größere Teil wird zerkleinert, getrocknet und zu einem späteren Zeitpunkt zuberei-

tet. Solche getrockneten Pflanzenteile bezeichnet man in der Pharmazie als **Drogen** – nicht zu verwechseln mit den umgangssprachlich als Drogen bezeichneten illegalen Rauschgiften.
Die einfachste Form der Anwendung von Arzneipflanzen ist der **Tee,** der auf unterschiedliche Art zubereitet werden kann:

- **Spezies** (*Teegemisch*): Mischung zerkleinerter oder ganzer Pflanzenteile zur Teezubereitung
- **Dekokt:** Abkochung mit Wasser, meist bei harten Pflanzenteilen (z. B. Wurzeln, Rinden), diese kalt ansetzen, zum Kochen bringen und nach ca. 10–20 Min. kochen abseihen
- **Mazeration:** Kaltwasserauszug, meist bei schleimhaltigen Drogen, erfolgt über mehrere Stunden z. B. über Nacht, dann abseihen und den Auszug aus hygienischen Gründen kurz aufkochen
- **Infus:** Aufguss mit kochendem Wasser, meist bei zarten Pflanzenteilen, z. B. Blüten, Blätter, Kräuter, diese mit kochendem Wasser übergießen, 5–10 Min. ziehen lassen und dann abseihen

Es gibt jedoch auch viele sehr gut wirksame **Fertigarzneimittel,** die Pflanzenauszüge enthalten. Die verschiedenen Zubereitungsformen sind:

- **Destillat:** durch Wasserdampfdestillation gewonnen, enthält v. a. flüchtige Wirkstoffe, z. B. ätherisches Öl
- **Extrakt:** konzentrierter Pflanzenauszug mit wässrigen, alkoholischen oder anderen Lösungsmitteln. Je nach Einengungsgrad unterscheidet man
  - **Fluidextrakt** (*flüssig*)
  - **Spissumextrakt** (*Dickextrakt*)
  - **Trockenextrakt** (*stark konzentriert*)
- **Tinktur:** dünnflüssiger ethanolhaltiger Auszug, Extraktionsverhältnis 1 : 5 bis 1 : 10
- **Presssaft:** durch Auspressen frischer Pflanzenteile gewonnen

Phytopharmaka können einen sehr unterschiedlichen Zulassungsstatus haben. Es gibt voll zugelassene Phytopharmaka, die genauso wie chemische Arzneimittel die Wirksamkeit, Unbedenklichkeit und pharmazeutische Qualität nachweisen müssen, was z. T. mit hohem Geld- und Zeitaufwand verbunden ist (z. B. Iberogast®). Traditionell zugelassene Phytopharmaka müssen hingegen keinen Wirksamkeitsnachweis erbringen, sondern lediglich eine gewisse Zeit im Handel gewesen sein (z. B. Carvomin®). Bei diesen Phytopharmaka ist die Indikationsangabe sehr allgemein gehalten. Andere pflanzliche Mittel sind wiederum als Nahrungsergänzungsmittel (z. B. Curcumin Loges®), Kosmetikum (Ringelblumensalbe) oder als Homöopathikum mit Urtinktur (z. B. Arthrocalman®) im Handel.

Homöopathika

Homöopathische Arzneimittel werden im Homöopathischen Arzneibuch (*HAB*) beschrieben. Sie kommen in der Homöopathie, der Biochemie, der Anthroposophie und der Spagyrik zum Einsatz. Während homöopathische Arzneimittel, die Urtinkturen enthalten eher mit Phytopharmaka vergleichbar sind, sind in den sog. Hochpotenzen keine Wirkstoffmoleküle mehr nachweisbar. Hier ist eher von einem Placeboeffekt auszugehen (► 1.1.1).
Die **Homöopathie** wurden vor mehr als 200 Jahren von **Samuel Hahnemann** (1755–1843), begründet und folgt dem Leitsatz „*Similia similibus curentur*" („*Ähnliches mit Ähnlichem heilen*"). Durch sogenanntes **Potenzieren** (Verschütteln mit Ethanol-Wasser-Gemisch oder Verreiben mit Milchzucker) soll die Wirkung verstärkt werden. Klassische homöopathische Arzneiformen sind **Dilutionen** (*Tropfen*), **Globuli** (*Streukügelchen aus Saccharose auf die Dilutionen aufgesprüht worden sind*), **Triturationes** (*Verreibungen mit Milchzucker*) und aus diesen hergestellte **Tabletten.** Hahnemann selbst verwendete nur Einzelmittel. Viele Hersteller bieten jedoch auch **Komplexmittel** an. Dies sind Mischungen aus Einzelmitteln, deren Wirkungen sich addieren sollen.
Die **Biochemie** (*Schüßler Salze*) geht auf **Wilhelm Heinrich Schüßler** (1821–1898) zurück. Hier werden verschiedene Salze potenziert, d. h. mehrfach mit Milchzucker verrieben und dann zu Tabletten verpresst. Die Salze sollen nach seiner Vorstellung dadurch vom Körper besser aufgenommen werden.
Von **Rudolf Steiner** wurde in den 1920er-Jahren die **Anthroposophie** als Erkenntnisweg, der den Menschen in Einklang mit seiner Umwelt bringen will, begründet. Die Anthroposophie berücksichtigt vier verschiedene Wesensglieder des Menschen: physischer, ätherischer, astralischer Leib und Ich-Organisation. Erkrankungen versteht man hier als Ungleichgewicht dieser Bereiche. Die anthroposophische Medizin bedient sich vieler Heilmittel, die der Natur entnommen sind z. B. Mineralien, Metalle, Pflanzen oder Tiere. Das können verschiedene Extrakte oder auch homöopathisch

verdünnte („*potenzierte*") Zubereitungen sein. Die Arzneiwahl erfolgt entsprechend dem Wesensbild der Erkrankung bzw. des kranken Organs und der dazu passenden Substanz oder Pflanze.
Die **Spagyrik** geht auf **Paracelsus** (1493–1541) zurück. Im Zentrum stehen die vier Elemente der damaligen Zeit: Luft, Wasser, Erde und Feuer. Für die spagyrischen Mittel werden die Pflanzen vergoren, destilliert und der veraschte Rückstand dem Destillat zugemischt. Sofern sie nicht „potenziert" sind, enthalten solche Extrakte ätherisches Öl und größere Mengen an Mineralien.
Auch bei **Bachblüten**-Essenzen ist kaum noch nachweisbarer Wirkstoff enthalten. Für das Herstellen der Essenzen werden die Blüten in Wasser gelegt oder kurz darin aufgekocht und dann sehr stark verdünnt. Bekannt sind sogenannte Rescue-Tropfen, die bei Panik-Attacken helfen sollen.

Praxistipp

Einnahme von Homöopathika

- Dilutionen unverdünnt einnehmen und einige Min. im Mund behalten.
- Globuli, Tabletten oder pulverförmige Verreibungen unter der Zunge zergehen lassen.
- Homöopathika 15–20 Min. vor dem Essen einnehmen.
- Der Patient sollte auf Genussmittel sowie die Anwendung ätherischer Öle verzichten, also z. B. mentholfreie Zahnpasta verwenden.

Kritischer Blick

Pro und Contra: Sind Homöopathika wirksame Arzneimittel?

Die Patienten und Patientinnen erwarten zurecht sichere und wirksame Arzneimittel.

Pro:

- Bei der Homöopathie wird individuell auf die Bedürfnisse der Patienten eingegangen.
- Placebos wirken auch oft sehr gut.
- Wer heilt hat Recht.
- Homöopathika in niedrigen Potenzen und Urtinkturen wirken wie Phytopharmaka.
- Homöopathische Arzneimittel werden aus natürlichen Materialien gewonnen.
- Mit Homöopathie kann wenig Schaden angerichtet werden.
- Viele Menschen vertrauen der Homöopathie.

Contra:

- Es ist z. T. kein Wirkstoff in Homöopathika nachweisbar.
- Dosis-Wirkungsbeziehungen werden in das Gegenteil verkehrt.
- Homöopathie ist keine Naturheilkunde bzw. historisch entstandene traditionelle Therapie.
- Es gibt keine kontrollierte Studie, die die Wirksamkeit von Homöopathika belegt.
- Die Begründung der Homöopathie beruht auf der fehlenden Kenntnis naturwissenschaftlicher Zusammenhänge.
- Verbreitung der Homöopathie erfolgte vor allem durch Lobbyarbeit der herstellenden Firmen.

1.2 Pharmakokinetik

Die allgemeine **Pharmakologie** lässt sich in die Teilgebiete **Pharmakokinetik** und **Pharmakodynamik** (► 1.3) gliedern.

Definition

Pharmakokinetik

Teilgebiet der Pharmakologie, betrachtet die Einflussnahme des Körpers auf das Arzneimittel („Was macht der Körper mit dem Arzneimittel?") und verfolgt den zeitlichen Verlauf der Wirkung.

Bei seiner Anwendung durchläuft ein Arzneimittel im Allgemeinen insgesamt drei Stadien (► Abb. 1.1). In der **pharmazeutischen Phase** erfolgt die **Freisetzung** (*Liberation*) des Wirkstoffs. Wie schnell und umfassend dies geschieht, ist hauptsächlich von der Arzneiform (► 2.3) abhängig. So löst sich eine Brausetablette sofort auf und erzielt einen schnellen Wirkeintritt, während Retardzubereitungen (► 2.3.4) den Wirkstoff nach und nach freisetzen und eine Langzeitwirkung hervorrufen.
Im Blickfeld der **Pharmakokinetik** stehen Untersuchungen zum Verbleib des Wirkstoffes im Organismus, etwa wie schnell und in welchem Umfang der Arzneistoff im Blut oder in anderen Körperbereichen erscheint, wann und wie er ausgeschieden wird. Das Vorhandensein eines Arzneistoffes im Körper in Abhängigkeit von der Zeit lässt sich als Konzentrations-Zeit-Verlauf in einem Diagramm (► Abb. 1.2) dokumentieren. Solche Darstellungen spiegeln die Pharmakokinetik eines Stoffes, z. B. als „Blutspiegelkurven".

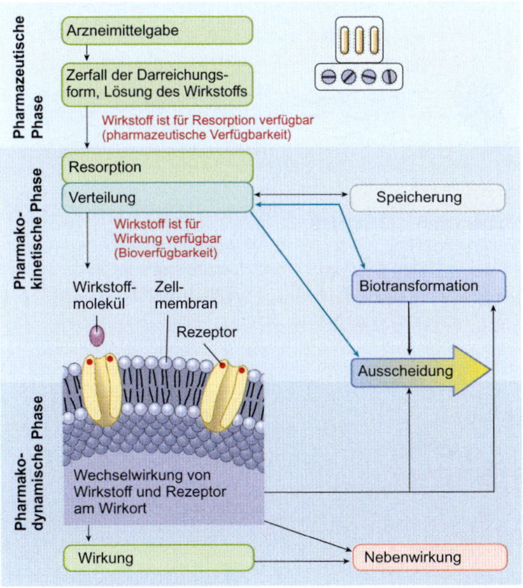

Abb. 1.1 Phasen, die ein Wirkstoff nach einer Arzneimittelapplikation durchläuft. [L190]

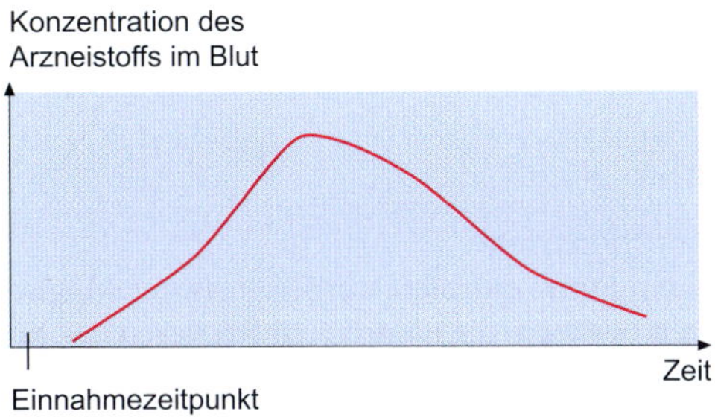

Abb. 1.2 Beispieldiagramm für das zeitabhängige Erscheinen eines Arzneistoffs im Blut. Nach einmaliger Applikation des Arzneimittels steigt seine Konzentration bis zu einem Maximum an und sinkt dann. [L157]

Pharmakokinetische Abläufe

Definition

Invasion

Das Arzneimittel wird in den Körper aufgenommen, es kommt zu einer Konzentrationszunahme im Organismus.

Elimination (Evasion)

Das Arzneimittel verlässt den Körper, es kommt zu einer Konzentrationsabnahme im Organismus.

Die pharmakokinetischen Abläufe (▸ Abb. 1.3) sind in Vorgänge der **Invasion** und der **Elimination** zu unterteilen.

Merke

Applikation und Resorption

Die **Applikation** (▸ 2.2) stellt den Auftakt der „Reise" eines Arzneistoffs durch den Körper dar – es schließen sich mit Resorption und Verteilung invasive Vorgänge sowie mit Biotransformation und Exkretion eliminierende Vorgänge an.
Resorption und Verteilung bewirken eine Zunahme der Arzneistoffkonzentration im Körper bzw. am Wirkort (*Invasion*); Biotransformation und Exkretion führen zu einer Konzentrationsabnahme (*Elimination*).

1.2.1 Resorption

Definition

Resorption (Absorption)

Aufnahme eines Arzneistoffs in das Blut bzw. die Lymphe.

Damit ein Stoff seine Wirkung im gesamten Körper entfalten kann, muss er zunächst resorbiert werden. Ausnahmen sind Applikationen wie die Gabe ins Blutgefäßsystem oder auch lokale Darreichungen (▸ 2.2). Bei der Applikation in den Blutkreislauf erübrigt sich die **Resorption,** bei lokaler Gabe ist sie unerwünscht. Wenn eine **topische** (*lokale*) **Wirkung** angestrebt ist, führt eine Resorption zu unerwünschten Effekten, da durch sie der Stoff in Körperbereiche gelangt, die nicht beeinflusst werden sollten. Solche ungewollten Resorptionen sind z. B. möglich, wenn lokale Arzneiformen in entzündeten Bereichen oder auf Wunden angewendet werden.

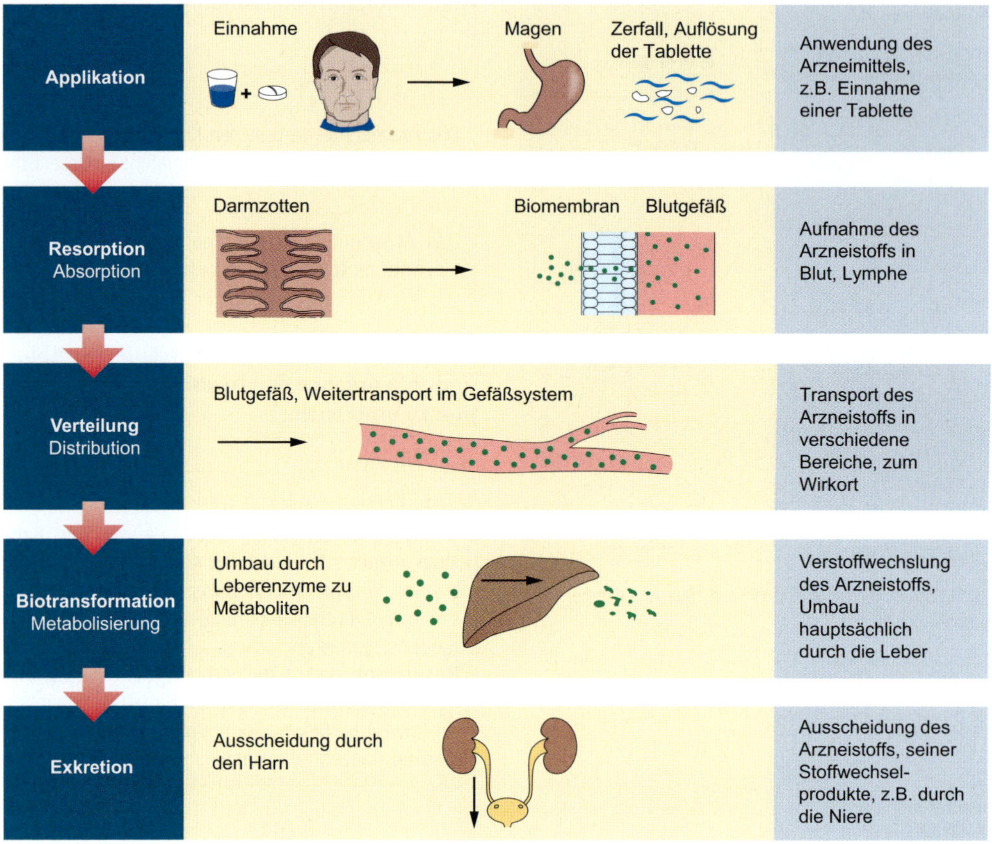

Abb. 1.3 Pharmakokinetische Abläufe [L157]

Merke

Lokale Arzneimitteltherapie

Es ist hier das Ziel eine örtlich begrenzte Wirkung, ohne Wirkung auf den Gesamtorganismus. Eine Resorption des Wirkstoffs ist nicht erwünscht. Typisches Beispiel ist das Auftragen einer Creme auf die Haut bei einer Pilzinfektion.

Systemische Arzneimitteltherapie

Hier gelangt das Arzneimittel in die Blutbahn und damit in den gesamten Organismus. Der Wirkstoff wird entweder direkt ins Blutgefäßsystem appliziert oder es ist eine Resorption notwendig. Typisches Beispiel ist die Gabe eines Antibiotikums zum Bekämpfen einer Infektion i. v. oder peroral.

Resorptionswege

Soll ein Stoff resorbiert werden, muss er Möglichkeiten besitzen, die natürlichen Barrieren des Körpers, die **Zellmembranen,** zu überwinden. Eine Aufgabe dieser Membranen besteht im Schutz vor Fremdeinflüssen. Sie sind also nicht generell durchlässig und eine Substanz muss über bestimmte Eigenschaften verfügen, um membrangängig zu sein. Besonders wichtige Eigenschaften sind die Teilchengröße und räumliche Struktur des Stoffs sowie sein Verhalten gegenüber wässrigen oder fettartigen Medien. Eine Zellmembran besteht hauptsächlich aus **Lipiden,** also fettartigen Stoffen. Substanzen, die selbst fettliebend (*lipophil*) sind, gelangen wesentlich besser durch Membranen als eher wasserliebende (*hydrophile*) Stoffe.

Definition

Lipophile Substanzen

Fettliebend, lösen sich in fetthaltiger Umgebung und treten gut durch die Lipidschichten der Zellmembranen.

Hydrophile Substanzen

Wasserliebend, lösen sich in wässriger Umgebung und treten nur durch die wassergefüllten Poren der Zellmembranen.

Für den **Stofftransport** im Körper bestehen prinzipiell verschiedene Möglichkeiten (► Tab. 1.1, ► Abb. 1.4). Über welche Transportwege ein Arzneistoff im Körper transportiert wird, hängt von seinen physikalisch-chemischen Eigenschaften ab.

Beeinflussung der Resorption

Neben den Stoffeigenschaften bestimmen **weitere Parameter** das Maß der Resorption:

- pH-Wert und Durchblutung am Resorptionsort
- Kontaktzeit mit der Resorptionsfläche sowie deren Größe
- Applikationsart, Arzneiform und Hilfsstoffe
- Dosierung des Wirkstoffs

Tab. 1.1 Die verschiedenen Transportmöglichkeiten von Arzneistoffen durch Membranen

Transportweg	Voraussetzungen	Stoffbeispiel
Diffusion	• Konzentrationsgefälle als Antrieb • Stoff wird passiv in Richtung der geringeren Konzentration transportiert • Lipophile Stoffe durchdringen die Membran (► Abb. 1.4 a) • Kleine hydrophile Stoffe sind porengängig (► Abb. 1.4 b)	• Lipophiles Nikotin überwindet die Phospholipidschicht der Membran • Kaliumionen passieren Membranporen • Bei den meisten Stoffen Diffusion durch Zellzwischenräume (► Abb. 1.4 c)
Aktiver Transport über Carrier	• Spezifische Stoffstruktur • Bei Transport gegen das Konzentrationsgefälle wird Energie verbraucht (► Abb. 1.4 d) • Dem Konzentrationsgefälle folgend auch durch Carrier beschleunigte Diffusion	• Übertritt von L-Dopa durch die Blut-Hirn-Schranke ins ZNS
Pinozytose Phagozytose	• Tröpfchen oder Feststoffpartikel können von der Membran eingehüllt werden, diese stülpt sich samt Inhalt nach innen und durchwandert als Vesikel (Bläschen) die Zelle (► Abb. 1.4 e)	• Transportmöglichkeit für Eiweißmoleküle

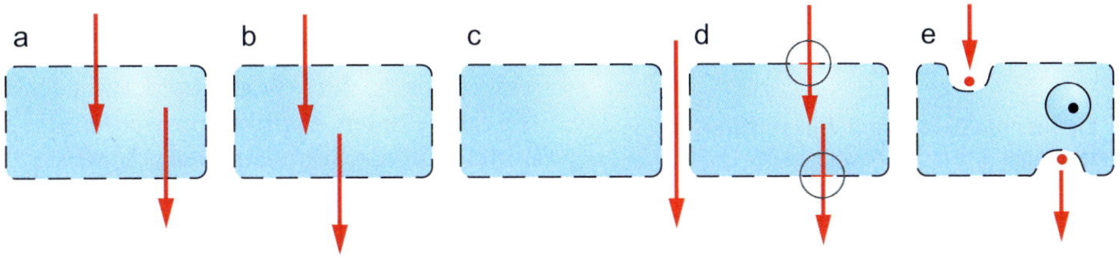

Abb. 1.4 Mögliche Stofftransportwege im Körper durch **a)** Membran, **b)** Poren, **c)** Zellzwischenräume, **d)** Carrier, **e)** Zytose. [L157]

Definition

Resorptionsquote

Die **Resorptionsquote** (*wie viel vom applizierten Arzneistoff resorbiert wird*) entscheidet mit über den Erfolg einer Arzneimitteltherapie. Sie wird erheblich durch Größe und Durchblutung der Resorptionsflächen bestimmt. Auch Faktoren wie Erkrankungen, Beeinflussung durch weitere Arzneistoffe, Nahrungsmittel oder andere von außen zugeführte Stoffe spielen dabei eine Rolle. Diese Aspekte tragen zur Wahl der geeigneten Applikationsart und der Dosierung durch den Arzt bei.

Resorption nach peroraler Applikation

Nach **peroraler Applikation** setzen im **Magen** zunächst Vorgänge wie der Zerfall der Arzneiform und die Lösung des Wirkstoffs (*Wirkstofffreisetzung*) ein, sofern die Wirksubstanz nicht schon gelöst vorlag. Bei der peroralen Applikation werden die Resorption und damit die Wirkstoffspiegel im Blut durch die **Galenik** (► 2.3) des Arzneimittels entscheidend beeinflusst (► Abb. 1.5).

Im Magen wird meist relativ wenig Arzneistoff resorbiert. Von Bedeutung ist jedoch die Frage nach der Magenpassage: Wie lange dauert es, bis der Arzneistoff zum Hauptresorptionsort Dünndarm weitergeleitet wird? Die Aufenthaltsdauer im Magen kann durch gleichzeitige Nahrungszufuhr häufig verlängert, seltener auch reduziert werden. Entscheidend sind hierbei die Zusammensetzung, die Menge und die Temperatur der Nahrung.

Ebenso können gleichzeitig verabreichte Arzneistoffe Einfluss auf die Magenpassage nehmen. Während Antazida (► 7.1.2) die Passage verzögern, beschleunigen motilitätsfördernde Stoffe wie Metoclopramid (► 7.1.1) den Transport zum Dünndarm. Der **Dünndarm** stellt infolge seiner großen Oberfläche (durch Faltungen, Zotten) und intensiven Durchblutung den wichtigsten Resorptionsort dar. Von Bedeutung ist auch hier die Frage nach der Passagedauer – also ob eine für die Resorption genügende Kontaktzeit zwischen Arzneistoff und Schleimhaut besteht. Abführmittel oder Diarrhö können somit das Maß der Resorption im Darm verringern.

Für eine ausreichende Resorption sollte der Stoff im wässrigen Darmsaft gelöst vorliegen, gleichzeitig aber ausreichend lipophil sein, um die Membranen überwinden zu können. Aus dem Dünndarm gelangen die Substanzen über die Pfortader zur Leber und werden dort evtl. schon in größerem Umfang verstoffwechselt (*First-Pass-Effekt* ► 1.2.3).

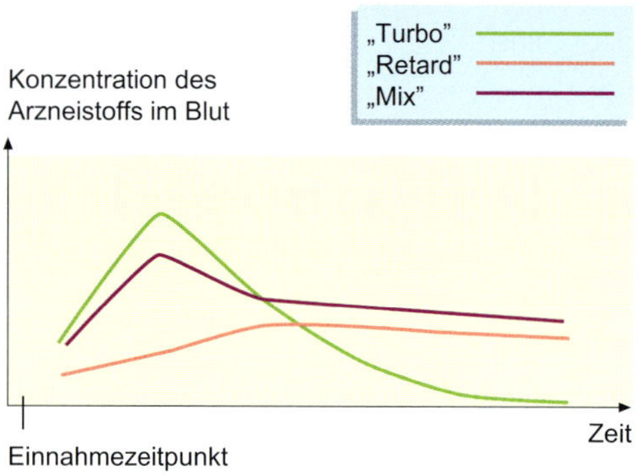

Abb. 1.5 Einfluss der Galenik auf Wirkstofffreisetzung und Plasmaspiegel. Konzentrationszeitverläufe im Blut nach Applikation eines schnell freisetzenden Präparats (*„Turbo"*), Retardzubereitung (*„Retard"*) sowie schnell und retardiert freisetzende Anteile in einer Arzneiform (*„Mix"*). Das retardierte Arzneimittel bewirkt aufgrund einer längeren Wirkstofffreisetzung einen anhaltenden und gleichmäßigeren Arzneistoffspiegel. Die „Mix"-Zubereitung besitzt gegenüber der reinen Retardzubereitung den Vorzug eines raschen Wirkeintritts durch den schnell freigesetzten Teil des Wirkstoffs. [L157]

Praxistipp

Die beeinflussenden Faktoren der Resorption

Die Patienten werden auf Parameter hin beobachtet, die eine Resorption des Arzneimittels behindern könnten. Außerdem erfolgt eine Beratung des Patienten, z. B. in Hinsicht auf seine Mahlzeiten. Bei Auftreten von Durchfall ist der Arzt zu informieren.

- Frühere Operationen mit Verkleinerung der Resorptionsfläche, z. B. Verkleinerungen von Magen und Darm
- Erkrankungen, z. B. gastrointestinale Entzündungen oder Stauung des intestinalen Bluttransports infolge von Herzinsuffizienz
- Gleichzeitig aufgenommene Nahrung/Arzneimittel

Resorption nach rektaler Applikation

Bei der **rektalen Applikation** werden die Arzneimittel z. B. als **Suppositorien** (*Zäpfchen*) in den Enddarm verabreicht. Die Resorptionsquote aus dem Enddarm ist zumeist niedriger als jene aus dem Dünndarm und auch größeren Schwankungen unterworfen. Bestimmende Parameter sind die geringe Resorptionsfläche und die geringe Flüssigkeitsmenge. Arzneiformen, deren Wirkstoff noch freigesetzt werden muss, zerfallen daher häufig

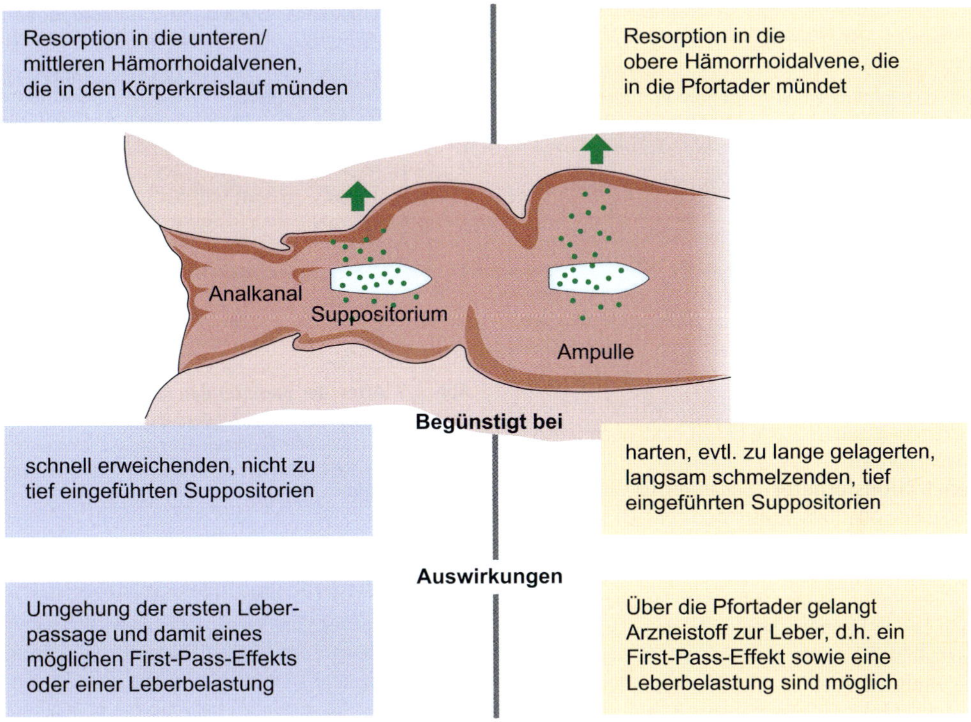

Abb. 1.6 Resorption des Arzneistoffes bei rektaler Applikation in Abhängigkeit von der Applikationstiefe und der Beschaffenheit des Suppositoriums [L157]

nicht unter Auflösung, sondern durch Schmelzen (z. B. Suppositorien). Interessant ist zudem, in welche Gefäße die Aufnahme erfolgt. Bei einer Resorption in die unteren Hämorrhoidalvenen besteht die Möglichkeit, die Leber und damit eine vorzeitige Inaktivierung zu umgehen, während die obere Hämorrhoidalvene über die Pfortader zur Leber führt. Entscheidend hierfür ist z. B. die Position eines Zäpfchens (▸ Abb. 1.6).

Praxistipp

Hinweise zum Verabreichen über den Enddarm

Das Verabreichen über den Enddarm kann zwar begründet sein durch Schluckstörungen oder Magen-Darm-Beschwerden des Patienten, führt jedoch häufig zu verminderten Resorptionsquoten. Es wird dann eine höhere Dosierung des Arzneimittels notwendig. Suppositorien nicht zu tief einführen, um eine Resorption in die obere Hämorrhoidalvene zu vermeiden.

Resorption nach kutaner Applikation

Eine Resorption nach **kutaner Applikation** ist häufig nur in geringem Ausmaß nachzuweisen. Ausnahmen sind **transdermale therapeutische Systeme** (*TTS*), mit deren Hilfe ausreichende Wirkstoffmengen über die Haut resorbiert werden (▸ 2.3.4). Die sonst eher schlechte Resorptionsfähigkeit der Haut liegt v. a. an der guten Barrierefunktion der kapillarlosen Hornschicht. Unter bestimmten Umständen, z. B. bei Behandlung sehr großer Körperflächen oder bei Anwendung auf geschädigter Haut, kommt es zu einer **unerwünschten Resorption,** obwohl lediglich eine lokale Wirkung angestrebt ist.

Merke

Beeinflussen der Resorption kutan verabreichter Wirkstoffe

- Um das Eindringen von Stoffen in tiefere Hautschichten zu fördern, kann die Blutzirkulation durch Massagen oder durchblutungsfördernde (*hyperämisierende*) Zusätze wie Campher forciert werden.
- Bei der **Iontophorese** wandert der Arzneistoff durch Anlegen eines elektrischen Feldes schneller in die Haut.
- Eine **Okklusion** (*behinderte Wasserabgabe durch Abdecken der Haut*) wird durch Auflegen von Folien auf das behandelte Areal oder durch wasserabweisende Salbengrundlagen wie Vaseline erreicht. Die obersten Hautschichten quellen dabei auf und erweitern sich, sodass Stoffe besser eindringen (*penetrieren*) können.
- **Penetrationsförderer** (*Enhancer*) wie Harnstoff, Milchsäure oder Dimethylsulfoxid (*DMSO*) sind häufige Bestandteile von dermatologischen Zubereitungen, um tiefere Hautschichten zu erreichen.
- Die Resorption kutan aufgetragener Arzneimittel kann bei entzündeten oder verletzten Hautarealen verstärkt sein.
- Die **Hautdicke** ist ein wichtiger resorptionsbeeinflussender Faktor. Kinder haben z. B. im Vergleich zu Erwachsenen eine wesentlich dünnere Haut bei normalerweise sehr guter Durchblutung, sodass kutan verabreichte Arzneimittel stärker resorbiert werden.

Resorption nach parenteraler Applikation

Je nach der Form der **parenteralen Applikation** ist der Wirkeintritt des Arzneistoffs unterschiedlich (► 2.2.2, ► 2.3.5, ► Abb. 1.7):

- Bei der Applikation in den **Blutkreislauf** oder in die Flüssigkeit des zentralen Nervensystems (**Liquor**) ist keine Resorption erforderlich, um eine systemische Wirkung zu erzielen. Beispiele sind die intravenöse, intrakardiale, intraossäre (*in das Knochenmark*) oder die intrathekale (*in den Liquorraum*) Applikation.
- Bei der subkutanen (*s. c.*), intrakutanen (*i. c.*), intraperitonealen sowie intramuskulären (*i. m.*) Gabe kann die systemische Wirkung erst nach einem Resorptionsschritt eintreten.

Als Konsequenz ergibt sich für parenterale Applikationen mit Resorption ein verzögerter Wirkeintritt im Vergleich zu parenteralen Anwendungen ohne Resorption.

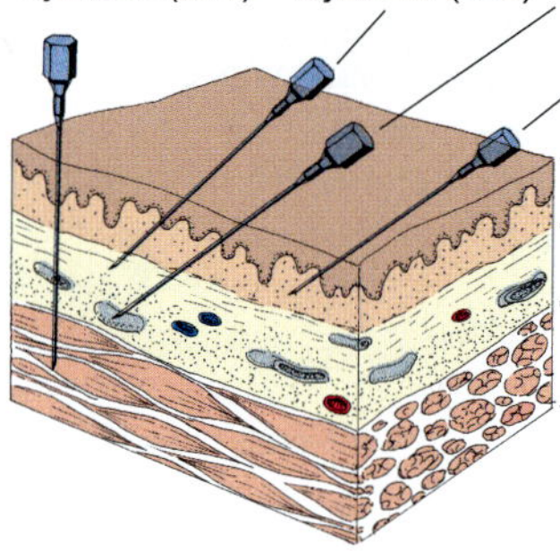

Abb. 1.7 Arten der parenteralen Applikation. Bei der intravenösen Applikation entfällt der Resorptionsschritt, bei Applikation in Haut oder Muskelgewebe muss der Wirkstoff erst in den Blutkreislauf resorbiert werden, um systemisch wirken zu können. [L190]

Fallbeispiel

Herr Müller will eine andere Spritze

Herr Müller bekommt eine Insulin-Injektion in die Vene, da er sich im Zustand einer Hyperglykämie befindet. Weil er es aber so gewohnt ist und das "Spritzen in die Adern" für gefährlich hält, möchte er lieber in die Bauchfalte gespritzt werden.

Erläuterungen

Der hohe Blutzuckerwert des Patienten macht es erforderlich, diesen so schnell wie möglich zu senken, um Gefäßschäden zu vermeiden. Eine intravenöse Applikation bietet hier den Vorteil eines sofortigen Wirkungseintritts. Die Applikation über die Bauchfalte, also subkutan, erfordert noch den Resorptionsschritt aus dem Hautgewebe in die Blutbahn, was eine Verzögerung der Wirkung zur Folge hat. Der Blutzucker würde dadurch viel langsamer absinken.

Wie schnell die Resorption verläuft, ist hauptsächlich von der örtlichen Durchblutung abhängig. Die Wirkung eines injizierten Arzneistoffs ist deshalb durch den **Injektionsort** regulierbar: Über einen, möglichst noch gut beanspruchten, Muskel (*i. m.*) erfolgt die Resorption schneller als aus Fettgewebe (*s. c.*). Generell zu beachten ist die verminderte Resorption bei Mangeldurchblutung und Schockzuständen. Liegt jedoch eine Entzündung vor, erhöht sich infolge der vermehrten Permeabilität der Gefäßwände die Resorptionsquote.

Merke

Wirkeintritt einer parenteralen Applikation

Der **Wirkeintritt** ist hier davon abhängig, ob eine Resorption erforderlich ist. Ist nach der Applikation ein Transport ins Blutsystem erforderlich, werden Ausmaß und Geschwindigkeit der Resorption durch die Durchblutung und Kapillareigenschaften des Applikationsorts bestimmt.

Vorsicht

Schockzustände

Bei Schockzuständen und Situationen mit **Mangeldurchblutung** sind Applikationsarten ohne weiteren Resorptionsschritt (beispielsweise i.v.) zu bevorzugen. Die Wirkung setzt sofort ein, während bei Applikationsarten mit Resorption die Aufnahme ins Gefäß- oder Lymphsystem durch die gestörte Durchblutung stark verzögert stattfindet.

1.2.2 Verteilung

Definition

Verteilung

Transport des Arzneistoffs mit dem Blut in die einzelnen Körperbereiche und zum Wirkort.

Die **Verteilung** ist Voraussetzung für eine systemische Wirkung. Der Arzneistoff, der ins Blut resorbiert oder appliziert wurde, muss erst zum eigentlichen Wirkort gelangen. Ein gezielter Transport ausschließlich zum Wirkort ist in der Regel noch nicht möglich. Allerdings bemüht sich die Forschung darum, über ein **Drug Targeting** zielgenaue Arzneimittel zu entwickeln. Um z.B. die unerwünschten Wirkungen eines Krebstherapeutikums zu vermindern, wäre es vorteilhaft, wenn sich der Arzneistoff nur zu den entarteten Zellen begeben, nicht aber sonstige Körperbereiche beeinträchtigen würde.

Beeinflussung der Verteilung

Wohin der Arzneistoff nach Erscheinen im Blutsystem in welchem Maß verteilt wird, ist von verschiedenen Faktoren abhängig (▸ Tab. 1.2).

Tab. 1.2 Beeinflussung der Verteilung eines Arzneistoffs

Beeinflussung der Verteilung durch den Organismus	Beeinflussung der Verteilung durch Stoffeigenschaften
• Membranpermeabilität • Durchblutung von Organen und Geweben • pH-Werte in Blut und Geweben	• Teilchenart (Ionen, Moleküle) • Lipophilie bzw. Hydrophilie • Raumstruktur und Teilchengröße • Affinität zu bestimmten Geweben oder Blutbestandteilen

Membranpermeabilität und Durchblutung

Wie auch bei der Resorption ist die **Membranpermeabilität** von großer Bedeutung für die Verteilung. Ist die Durchlässigkeit der Membranen (z.B. infolge einer Entzündung) verstärkt, können die Stoffe leichter aus dem Blutgefäß in umliegendes Gewebe gelangen. Gut durchblutete Gewebe werden mehr mit im Blut enthaltenen Stoffen versorgt als solche mit geringer **Zirkulation.** Von Bedeutung ist dies bei Menschen mit Durchblutungsstörungen.

Merke

Verteilen eines Arzneistoffs

Das Verteilen eines Arzneistoffs in die einzelnen Gewebe und Organe wird durch deren verstärkte Durchblutung, aber auch durch erhöhte Membrandurchlässigkeit gefördert. Liegen Entzündungen vor, kann es auch zu unerwünschtem Übertritt von Stoffen ins Gewebe kommen.

pH-Wert

Die **pH-Verhältnisse** in Blut und Gewebe steuern, ob ein Stoff als Ion oder ungeladen vorliegt. Die ungeladene Form ist jeweils lipophiler und damit membrangängiger als der ionisierte Arzneistoff. Basische Stoffe wie Nikotin reichern sich in der Muttermilch an, weil sie im Blut eher ungeladen, in der Muttermilch (geringerer pH-Wert) jedoch eher ionisiert vorkommen. Der Übergang vom Blut in die Muttermilch ist also gut möglich, die Rückverteilung jedoch erschwert, da die nun geladenen Stoffe weniger membrangängig sind.

Lipophilie, räumliche Struktur und Teilchengröße

Ausreichende **Lipophilie** (*„fettliebend“* ▸ 1.2.1) ist Voraussetzung dafür, dass ein Arzneistoff aus dem Blutgefäß in die Gewebsflüssigkeit übertreten kann. Um aber auch in die einzelnen Zellen des Gewebes hinein zu gelangen, müssen die Stoffe eine noch höhere Lipophilie aufweisen bzw. aktiv durch die Zellmembran transportierbar sein.
Die **räumliche Struktur** entscheidet ebenfalls über die Verteilungsmöglichkeiten eines Arzneistoffs. Um durch aktiven Transport oder eine erleichterte Diffusion Membranen zu überwinden, muss der Arzneistoff eine zum Carrier passende Struktur aufweisen. Auch die **Teilchengröße** ist ein bestimmender Faktor für das Verteilen. So werden sehr große Moleküle teilweise gar nicht resorbiert. Aus Makromolekülen (*„Riesenmolekülen“*) aufgebaute Stoffe, z. B. Plasmaersatzmittel, sind so groß, dass sie aus dem Blut nicht in umliegendes Gewebe verteilt werden. Somit wird hier eine lange Verweildauer der Stoffe im Gefäßsystem und dadurch die angestrebte Stabilisierung des Kreislaufsystems erreicht.
Grundsätzlich gibt es drei **Verteilungsmöglichkeiten** für Arzneistoffe (▸ Abb. 1.8):

- Sie verbleiben im Gefäßsystem.
- Sie verteilen sich in umliegendes Gewebe, jedoch nur im Extrazellulärraum.
- Sie verteilen sich auch in der Intrazellularflüssigkeit.

Affinität

Von besonderer Bedeutung für das Verteilen eines Arzneistoffs ist die Frage, ob er über eine spezielle **Affinität** verfügt.

> **Definition**
> **Affinität**
> Tendenz eines Stoffs, sich in bestimmten Strukturen anzureichern oder Bindungen einzugehen.

Wiederum abhängig von den Stoffeigenschaften werden manche Substanzen selektiv in bestimmte Gewebe bzw. Organe transportiert oder binden sich an Bestandteile des Blutes. So reichert sich z. B. aus der Nahrung oder aus Arzneimitteln stammendes Jodid selektiv in der Schilddrüse an, da es hierfür einen speziellen Transportmechanismus gibt. Lipophile Stoffe, wie z. B. viele Insektenvernichtungsmittel, werden so im Fettgewebe gesammelt.

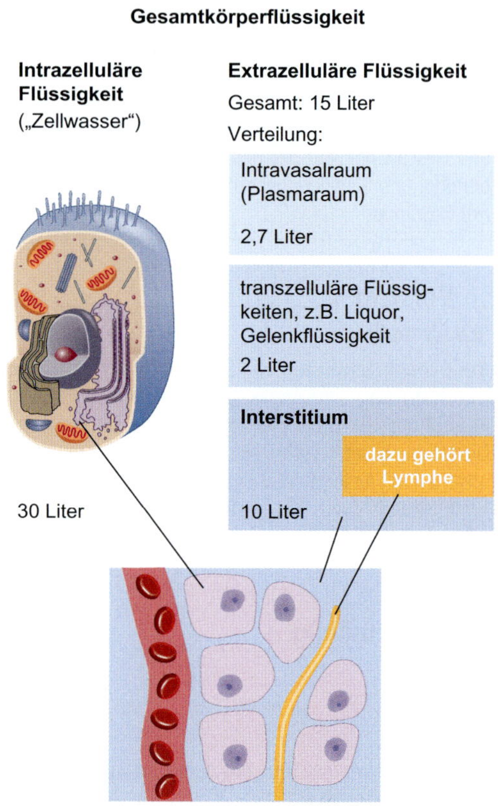

Abb. 1.8 Verteilungsräume im Körper [L190]

Solche Formen der **Speicherung** können positive, aber auch negative Folgen haben. Während die gezielte Aufnahme von Jodid in die Schilddrüse Voraussetzung für die ausreichende Produktion lebenswichtiger Schilddrüsenhormone ist, stellt die **Kumulation** (*Anhäufen eines Stoffs im Organismus*) einen bedenklichen Vorgang dar, der sich teilweise sogar in Vergiftungserscheinungen äußern kann.

Plasmaeiweißbindung

> **Merke**
> **Plasmaeiweißbindung**
> Arzneistoffe binden sich in unterschiedlichem Maß reversibel an die Proteine des Blutes (*Plasmaeiweißbindung*). Dies hat große Bedeutung für die Intensität und Dauer der Arzneistoffwirkung sowie für dessen Ausscheidung.

Besondere Konsequenzen ergeben sich, wenn Arzneistoffe eine hohe Affinität zu den Eiweißen (*Proteinen*) der Blutflüssigkeit besitzen. Sie gehen dann in größerem Maß eine **Plasmaeiweißbindung** ein. Biologisch wirksam ist nur der nicht proteingebundene freie Wirkstoff. Proteingebundener Wirkstoff wird jedoch nicht verstoffwechselt und somit nicht ausgeschieden. Je nach dem Maß der Elimination des ungebundenen Wirkstoffs erfolgt ein Freisetzen bisher gebundenen Arzneistoffs aus der Plasmaeiweißbindung. Wirkstoffe mit hoher Plasmaeiweißbindung sind zunächst schwächer wirksam als vergleichbare mit niedriger Plasmaeiweißbindung, ihre Wirkung hält jedoch länger an. Somit ergibt sich aus der Eiweißbindung ein gewisser Speichereffekt, was bei zu kurzen Dosierintervallen oder auch zu hohen Dosierungen zur Kumulation des Wirkstoffs führen kann (► Abb. 1.9).

Wirkungen einer Plasmaeiweißbindung eines Wirkstoffs:

- Der gebundene Anteil verlässt die Blutgefäße nicht.
- Der gebundene Anteil kann nicht wirken.
- Der gebundene Anteil wird nicht eliminiert.

Merke

Arzneistoffe mit hoher Plasmaeiweißbindung

Sie neigen zur Kumulation. Bei mehrmaliger Applikation muss daher die Dosierung überprüft werden.
Zur Akuttherapie müssen Stoffe mit hoher Plasmaeiweißbindung evtl. in höherer Dosierung eingesetzt werden.

Spezielle Verteilungsvorgänge

Beim Übergang von Arzneistoffen aus dem Plasma in Gewebe und Organe sind **spezielle Verteilungsvorgänge** zu berücksichtigen. Zu diesen zählen folgende Übergänge (► Abb. 1.10):

- Überwindung der **Plazentaschranke**
- Überwindung der **Blut-Hirn-** und **Blut-Liquor-Schranke**
- Verteilung in die **Muttermilch**
- Verteilung im **Speichel**
- **Enterohepatischer Kreislauf**

Überwindung der Plazentaschranke

Die **Überwindung der Plazentaschranke** ist ein Verteilungsvorgang, der über mögliche Schäden eines Embryos durch Arzneistoffe mitbestimmt. In der **Plazenta** (*Mutterkuchen*) findet der Austausch zwischen kindlichem und mütterlichem Blut statt. Die Plazentaschranke verhindert das Übertreten großer hydrophiler (*wasserliebender*) Stoffe, lipophile (*fettliebende*) Stoffe können hingegen hindurch treten. Da die Plazentaschranke jedoch relativ porös gestaltet ist, gelangen auch porengängige hydrophile Stoffe hindurch. Porengängig bedeutet, die Teilchengröße ist gering genug, sodass der Stoff durch die Poren transportiert werden kann.

Von den weiteren Eigenschaften des Arzneistoffs oder eines Schadstoffs ist abhängig, ob eine Vergiftungsgefahr (*Embryotoxizität*) bzw. das Risiko von Missbildungen (*Teratogenität*) für den kindlichen Organismus bestehen (► 2.4.5). Bei der medikamentösen Behandlung von Schwangeren ist das Verhalten der verabreichten Arzneistoffe an der Plazentaschranke unbedingt zu berücksichtigen.

Vorsicht

Gefahr für das Ungeborene

Lipophile, aber auch hydrophile porengängige Wirkstoffe gehen vom mütterlichen in den kindlichen Blutkreislauf über und können das heranwachsende Kind schädigen.

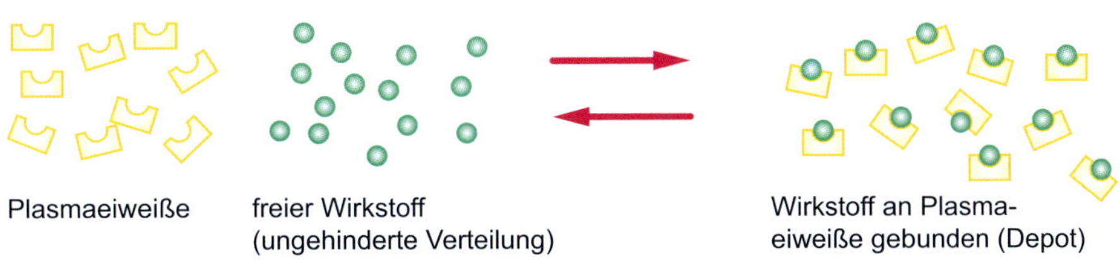

Abb. 1.9 Plasmaeiweißbindung. Verringerte und verzögerte Wirkung durch Bindung an Plasmaeiweiße. [L157]

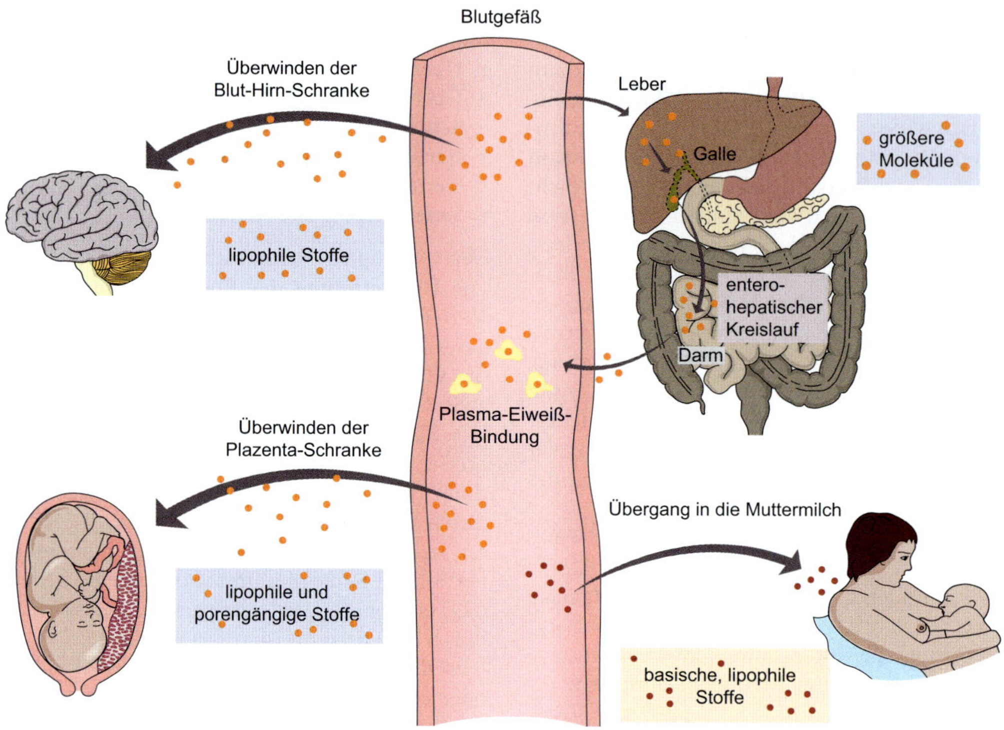

Abb. 1.10 Spezielle Verteilungsvorgänge von Arzneistoffen nach ihren physikalisch-chemischen Eigenschaften [L157]

Überwindung der Blut-Hirn- und Blut-Liquor-Schranke

Die **Blut-Hirn-** und **Blut-Liquor-Schranken** stellen funktionelle Barrieren zwischen dem Blut und den Flüssigkeiten und Zellen des zentralen Nervensystems dar. Den Hirnkapillaren sind zusätzliche abdichtende Zellen aufgelagert, sodass ein Übertritt von Stoffen in umliegendes Hirngewebe oder in den Liquor erschwert ist. Ein Übergang ist nur für sehr lipophile Stoffe wie Narkotika oder Substanzen mit aktiven Transportmechanismen möglich, wie sie z. B. für Aminosäuren bestehen. Dies führt im positiven Sinne zu einem Schutz des Hirns vor Schadstoffen. Andererseits bedeutet damit die Entwicklung von Arzneimitteln, die im Gehirn wirken sollen, immer eine besondere Herausforderung. Diese Arzneistoffe müssen schließlich die Blut-Hirn-Schranke überwinden können.

Merke

Lipophile Stoffe

Sehr lipophile Stoffe oder solche mit speziellem Transportmechanismus können ins Hirn gelangen und dort therapeutische, aber auch unerwünschte Wirkungen ausüben.
Bei Hirnentzündungen kann eine erhöhte Membranpermeabilität Grund für eine eingeschränkte Barrierefunktion der Blut-Hirn-Schranke sein.

Übergang in die Muttermilch

Ein **Übergang in die Muttermilch** ist für eher basische und lipophile Stoffe möglich. Solche Substanzen können in der Stillzeit auf den Säugling übertragen werden und evtl. Schäden auslösen (► Tab. 1.3, ► 2.5.2).

Tab. 1.3 Übersicht von Arzneistoffen, die in der Stillzeit gemieden werden sollten (andere Wirkstoffe aus den genannten Gruppen, können durchaus geeignet sein).

Wirkstoffgruppe	In der Stillzeit meiden	In der Stillzeit möglich
Antibiotika	Aminoglykoside, Streptomycin, Tetrazykline, Sulfonamide, Chloramphenicol, Ethambutol	Penicillin V, Amoxicillin
Gerinnungshemmer	Vitamin-K-Antagonisten	Heparin
Hormone und Derivate	Anabolika und Androgene, Thyreostatika, Östrogene	Schilddrüsenhormone
ZNS-Pharmaka	Phenytoin, Barbiturate	Baldrian, alkoholfrei
Antidiabetika	Sulfonylharnstoffe, Metformin	Insulin
Analgetika	Salicylate	Paracetamol
Krebstherapeutika	Zytostatika	keine

Vorsicht

Medikamente für Stillende

Soll eine **Stillende medikamentös behandelt** werden, ist auf Arzneistoffe zurückzugreifen, die nicht in die Muttermilch übergehen bzw. keine Schäden für den Säugling bewirken.
Ist dies nicht möglich, muss die Mutter abstillen.

Enterohepatischer Kreislauf

Definition

Enterohepatischer Kreislauf

Ausscheidung einer im Blutkreislauf zirkulierenden Substanz über die Leber in die Galle, von dort in den Darm. Rückresorption aus dem Darm und erneuter Transport über die Pfortader in die Leber.

Kumulation

Anhäufung eines Stoffs im Organismus durch zu kurze Applikationsabstände bei langsamer Elimination.

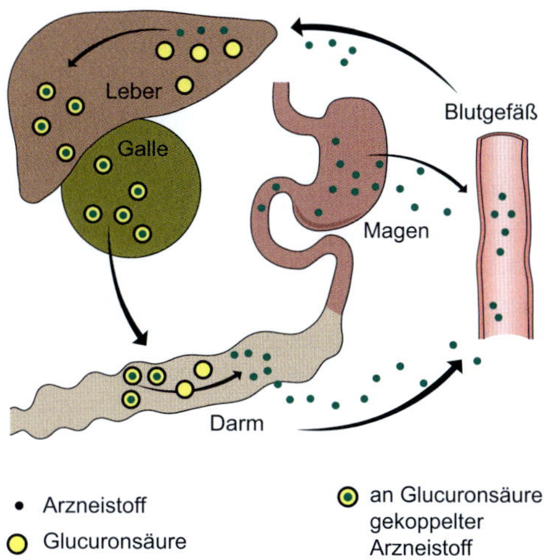

Abb. 1.11 Enterohepatischer Kreislauf: Der Arzneistoff wird ins Blut aufgenommen und zur Leber transportiert. In der Leber wird er an Glucuronsäure gekoppelt, was ihn in seinen Eigenschaften verändert: Er wird hydrophiler (*wasserliebender*). So verändert wird der Arzneistoff über die Galle ins Darmlumen abgegeben. Im Darmlumen kann der Arzneistoff wieder von der Glucuronsäure befreit werden und dann erneut ins Blut übertreten. [L157]

Der **enterohepatische Kreislauf** ist von größter Bedeutung für Dosierung, Applikationsart und Verweildauer eines Arzneistoffs. Dieser Kreislauf (► Abb. 1.11) nimmt seinen Ausgangspunkt im Darm. Nach peroraler Applikation wird der Arzneistoff aus dem Dünndarm in die Pfortader resorbiert und über diese zur Leber geleitet. Dadurch wird ein großer Wirkstoffanteil nicht, wie zu erwarten, mit dem Blut im Gesamtorganismus verteilt. Anstelle dieses normalen Weitertransports gelangt eine größere Menge an Arzneistoff aus der Leber mit der dort produzierten Gallenflüssigkeit über die Gallenblase letztlich zurück in den Dünndarm. Hier kann der Wirkstoff erneut resorbiert werden. Es schließt sich der Kreis.

Besitzt der Arzneistoff eine **ausgeprägte Bindung** an den enterohepatischen Kreislauf, bewirkt dies Folgendes:
- Verminderter Arzneistoffanteil für die Sofortwirkung
- Lange Verweildauer des Arzneistoffs
- Kumulationsgefahr bei zu schneller bzw. zu hoher Nachdosierung

Die Wirkungen des enterohepatischen Kreislaufs können durch folgende **Maßnahmen** umgangen werden:
- Wahl einer anderen Applikationsart, die eine Resorption in die Pfortader mit anschließendem Transport in die Leber verhindert, z. B. sublingual oder transdermal (bei rektaler Applikation nur teilweise ► 1.2.1).
- Durch das Erhöhen der peroralen Anfangsdosis kann eine ausreichende Sofortwirkung erreicht werden.
- Das Überwachen von Blutspiegeln und die Anwendung von Dosierschemata mindern die Gefahr der Kumulation.

Vorsicht

Arzneistoffe mit ausgeprägter Bindung an enterohepatischen Kreislauf

Bei der **Applikation von Substanzen** mit einer ausgeprägten Bindung an den enterohepatischen Kreislauf (► Tab. 1.4) achten Pflegende besonders gewissenhaft auf das Einhalten der korrekten Dosierung und informieren den Arzt bei Zeichen einer Überdosierung sofort.

Tab. 1.4 Arzneistoffe mit einer ausgeprägten Bindung an den enterohepatischen Kreislauf

Wirkstoffe im enterohepatischen Kreislauf	Gehören zur Wirkstoffgruppe
Tetrazykline, Rifampicin	Antibiotika
Haloperidol, viele trizyklische Antidepressiva	Psychopharmaka
Carbamazepin, Phenobarbital	Antiepileptika
Digitoxin, Tamoxifen, Phenprocoumon	weitere Wirkstoffe

1.2.3 Biotransformation

Definition

Biotransformation (Verstoffwechslung, Metabolisierung)

Umbau des Arzneistoffes zu Stoffwechselprodukten, den Metaboliten.

Bei der **Biotransformation** werden Arzneistoffe im Körper durch biochemische Reaktionen in ihre **Stoffwechselprodukte** (*Metabolite*) umgewandelt. Das wichtigste Organ der Verstoffwechslung ist die Leber, jedoch sind auch in anderen Körperbereichen Biotransformationsreaktionen möglich. Voraussetzung ist das Vorhandensein körpereigener **Biokatalysatoren** (*Enzyme*). Als Prozess der Elimination führt die Biotransformation zu einer Abnahme der Wirkstoffkonzentration.

Die wichtigste Funktion der Biotransformation besteht darin, dass durch sie aus den Arzneistoffen überhaupt ausscheidungsfähige Substanzen entstehen. Die meisten Arzneistoffe müssen mit dem wässrigen Harn ausgeschieden werden, sind jedoch nicht ausreichend hydrophil (*wasserliebend*). Durch die Biotransformation wird die Wasserlöslichkeit der Substanzen meist in zwei Phasen (I und II) erhöht. Das bedeutet, dass die hydrophileren Metabolite über die Nieren ausgeschieden werden können.

Prinzipiell können die bei der Biotransformation entstehenden Stoffwechselprodukte weniger, aber auch stärker wirksam sein als die Ausgangssubstanz. In der Regel sind die Metabolite weniger giftig. Es ist jedoch möglich, dass sich die Toxizität (*Giftigkeit*) der Stoffe durch die Biotransformation erhöht (**Giftung**).

Veränderte Biotransformation

- Bei Lebererkrankungen ist die Biotransformation häufig vermindert.
- Säuglinge und Senioren verfügen häufig über geringere Enzymaktivitäten und daher über reduzierte Biotransformationsmöglichkeiten.
- Aufgrund verminderter Biotransformation kann eine Dosisreduktion nötig werden.

Tab. 1.5 Beispiele für Arzneistoffe mit hohem First-Pass-Effekt

Wirkstoffe mit First-Pass-Effekt	Gehören zur Wirkstoffgruppe
Verapamil, Diltiazem, Nifedipin	Kalziumkanalblocker
Codein, Morphin, Dextrometorphan	Opioide
Lidocain, Glyzeroltrinitrat, Losartan, Propranolol	Kardiaka
Estradiol, Progesteron	Hormone
Ciclosporin, Omeprazol, Midazolam, Diclofenac, Terbinafin, L-Dopa	weitere Wirkstoffe

Definition

Prodrug *(Vorstufe)*

Der Arzneistoff wird durch die Biotransformation erst in die eigentliche Wirkform überführt.

Die Applikation von **Prodrugs** erfolgt z. B. wegen ihrer verbesserten Resorbierbarkeit, ihrem verringerten Potenzial für unerwünschte Wirkungen oder wegen eines erwünschten verzögerten Wirkeintritts.

First-Pass-Effekt

Grundsätzlich haben das Maß und die Geschwindigkeit der Biotransformation Einfluss auf die Wirkung und Dosierung eines Arzneistoffs. Besondere Beachtung verlangt daher das Phänomen des **First-Pass-Effekts,** den einige Arzneistoffe aufweisen (▸ Tab. 1.5). Bevor ein Arzneistoff überhaupt seinen Wirkort erreicht, werden große Teile bei der erstmaligen Passage von der Leber verstoffwechselt und abgebaut. Der Arzneistoff gelangt so nur in geringem Umfang zur Weiterverteilung und auch zur Wirkung in den Körper. Um diesen Wirkverlust zu umgehen, kann man auf eine andere Applikationsart ausweichen oder die perorale Dosis erhöhen. Ist die Biotransformation allerdings z. B. aufgrund von Lebererkrankungen beeinträchtigt, darf die Dosis nicht erhöht werden.

Enzyminduktion und Enzyminhibition

Die Biotransformation kann durch zwei bedeutsame Vorgänge, die **Enzyminduktion** sowie die **Enzymhemmung** (*Enzyminhibition*) beeinflusst werden (▸ Abb. 1.12). Diese sind oft der Grund für Wechselwirkungen (*Interaktionen* ▸ 2.4.7).

Enzyminduktion

Es gibt Stoffe, die die Bildung von Enzymen anregen. Solche Stoffe können Arzneistoffe, aber auch andere Fremdstoffe, z. B. aus Tabakrauch, sein (▸ Tab. 1.6,). Die vermehrte Bildung der Enzyme bewirkt eine verstärkte Biotransformation. Ist die Biotransformation eines Arzneistoffes erhöht, wird er schneller eliminiert. Unter der Voraussetzung, dass seine Metabolite inaktiviert sind, ist somit die Wirkung des Arzneistoffes **vermindert** (▸ Tab. 1.7).

Tab. 1.6 Beispiele für Enzyminduktoren

Induktor	Gehören zur Stoffgruppe	Beschleunigter Abbau (Beispiele)
Phenobarbital, Phenytoin, Carbamazepin	Antiepileptika	Digitoxin, Antikoagulanzien, Valproat, Paracetamol, orale Kontrazeptiva
Johanniskraut	Antidepressivum	Digoxin, Omeprazol, Antikoagulanzien, orale Kontrazeptiva
Tabakrauch	Genussmittel	Theophyllin

Tab. 1.7 Beispiele für Enzymhemmer

Hemmer	Gehören zur Stoffgruppe	Verzögerter Abbau (Beispiele)
Omeprazol	Protonenpumpenhemmer	Benzodiazepine
Tramadol	Opioid-Analgetikum	Antikoagulanzien
Grapefruit	Nahrungsmittel	Ciclosporin, Simvastatin, Colchicin

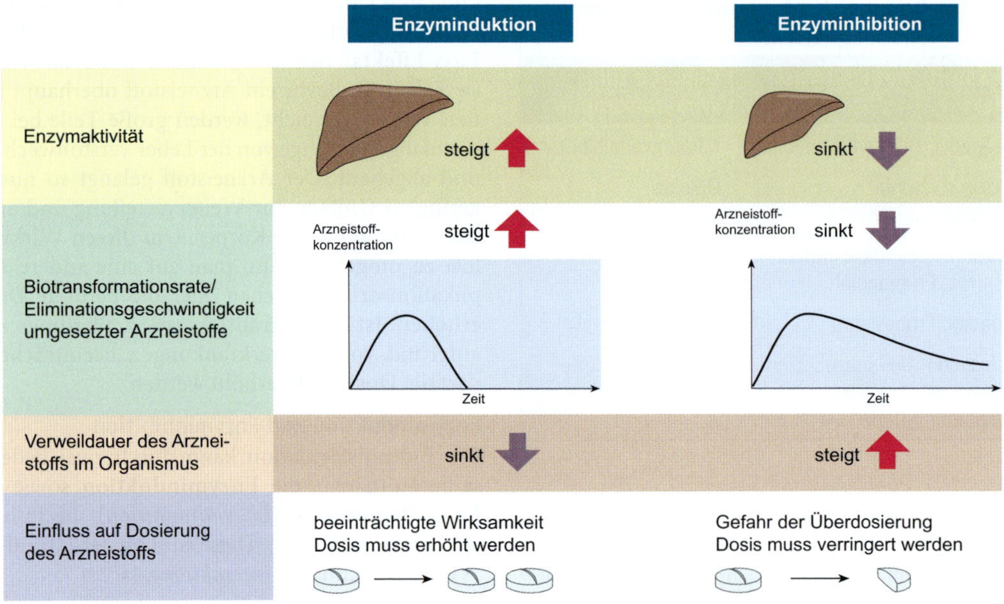

Abb. 1.12 Enzyminduktion und Enzyminhibition: Bei der erhöhten Enzymaktivität (links) durch Enzyminduktion wird der Arzneistoff schneller verstoffwechselt und ist somit kürzer wirksam. Die Dosis muss erhöht werden. Bei der erniedrigten Enzymaktivität (rechts) durch Enzyminhibition wird der Arzneistoff langsamer verstoffwechselt und ist somit länger wirksam. Es besteht Kumulationsgefahr und die Dosis muss reduziert werden. [L157]

Als Konsequenz sollten solche Arzneistoffkombinationen vermieden werden. Falls diese Arzneistoffkombination unvermeidbar ist, muss eine **Dosiserhöhung** des Arzneistoffs mit angeregter Biotransformation erfolgen.

Enzymhemmung

Es gibt zudem Stoffe, die die Bildung oder Wirkung von Enzymen hemmen können. Solche Stoffe können Arzneistoffe wie Cimetidin, aber auch andere Nahrungsmittel, z. B. aus Grapefruitsaft, sein. Die reduzierte Enzymaktivität äußert sich als verminderte Biotransformation. Ist die Biotransformation eines Arzneistoffs verringert, wird er langsamer ausgeschieden. Somit ist die Wirkung des Arzneistoffes verstärkt bzw. verlängert. Es besteht Kumulationsgefahr. Als Konsequenz sollten solche Arzneistoffkombinationen, bei denen ein Arzneistoff die Wirkung des anderen **erhöht** vermieden werden. Falls diese Arzneistoffkombination unvermeidbar ist, muss eine **Dosisreduktion** des Arzneistoffes mit eingeschränkter Biotransformation erfolgen.

1.2.4 Exkretion

Definition

Exkretion

Ausscheidung des Arzneistoffes oder seiner Metabolite.

Die **Exkretion** stellt die letzte Phase im pharmakokinetischen Stufenschema (▸ Abb. 1.3) dar. Wie bei der Biotransformation handelt es sich um einen eliminierenden Prozess – die Arzneistoffkonzentration im Körper sinkt. Für Dosisberechnungen ist die **Eliminationsgeschwindigkeit** eine entscheidende Größe. Sie gibt Auskunft darüber, wie schnell die Arzneistoffkonzentration im Organismus abnimmt. Daraus lässt sich ableiten, wann wie viel appliziert werden muss, um eine bestimmte Wirkung über einen festgelegten Zeitraum zu erreichen. In der Praxis bestimmt wird für solche Zwecke häufig die **Eliminationshalbwertszeit** bestimmt, die sich aus Konzentrations-Zeit-Verläufen ableiten lässt.

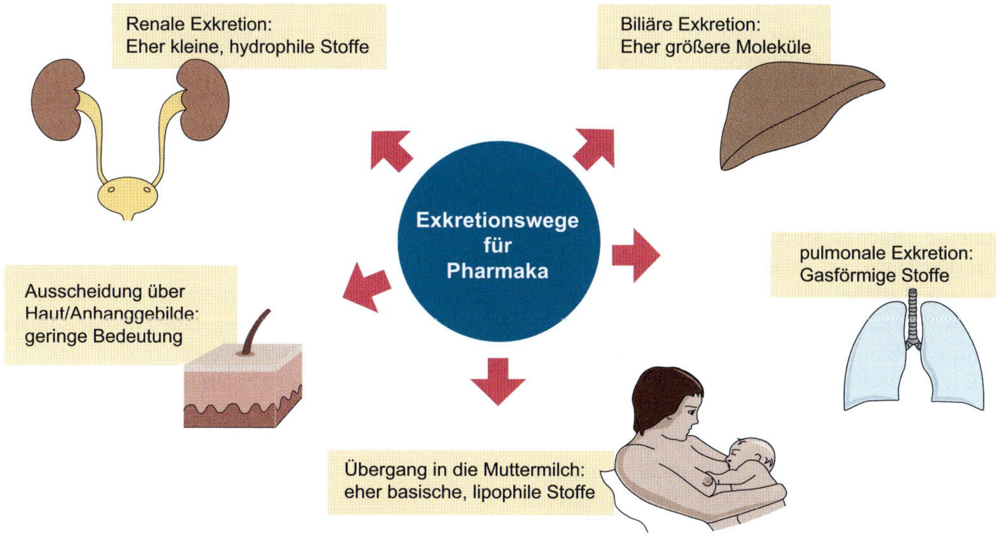

Abb. 1.13 Mögliche Exkretionswege für Arzneistoffe und ihre Metabolite [L157]

Tab. 1.8 Wichtige Exkretionswege für Arzneistoffe mit Beispielen

Exkretionsart	Renal	Biliär	Pulmonal	In die Muttermilch
Voraussetzungen	Kleine, hydrophile Teilchen oder aktiver Transportweg vorhanden	Größere Moleküle	Gasförmige Stoffe	Lipophile, eher basische Stoffe
Beispiele für Stoffe, die in großem Umfang über diesen Weg ausgeschieden werden	Die meisten Arzneistoffe, z. B. Digoxin	Digitoxin, Steroidhormone	Narkotika	Nikotin, Ethanol

Definition

Eliminationshalbwertszeit (Plasmahalbwertszeit, t½)

Zeitraum, in dem der Plasmaspiegel einer Substanz auf die Hälfte seines ursprünglichen Werts sinkt.

Exkretionswege

Grundsätzlich bestehen mehrere Möglichkeiten der **Ausscheidung** (► Abb. 1.13, ► Tab. 1.8):

- **Renale Exkretion:** über die Niere, mit dem Harn
- **Biliäre Exkretion:** über die Leber, mit dem Gallensaft
- **Pulmonale Exkretion:** über die Lunge, mit der Ausatemluft
- **Dermale Exkretion:** über die Haut bzw. über Hautanhangsgebilde
- In die **Muttermilch**

Welcher Exkretionsweg haupt- oder nebensächlich beschritten wird, richtet sich vor allem nach den Eigenschaften des Arzneistoffs und seiner Metabolite. Von größter Bedeutung sind die **renale** sowie die **biliäre Exkretion.** Untergeordnet zu nennen wäre die pulmonale Exkretion, nahezu keine Rolle spielt die Ausscheidung über die Haut. Zu beachten ist dagegen die mögliche Beeinflussung eines Säuglings durch Ausscheidung in die Muttermilch (► 2.5.2).

Renale Exkretion

Stoffe, die eher hydrophil und von geringer Teilchengröße sind, werden bevorzugt **über die Nieren** ausgeschieden. Der Übergang von Substanzen aus dem Blut in den Harn erfolgt zunächst durch Filtration in den Gefäßknäueln (*Glomeruli*) der Nierenkörperchen (*glomeruläre Filtration*). Dabei handelt es sich um ein Größenausschlussprinzip, d.h. kleine Teilchen sind porengängig und gelangen in den Harn, größere bzw. an Plasmaeiweiße gebundene Teilchen bleiben im Blut. Das Filtrat wird im Nierenkanälchen (*Tubulus*) in seiner Zusammensetzung verändert, indem Substanzen zurück ins Blut diffundieren (*tubuläre Rückresorption*). Dies betrifft vor allem ausreichend lipophile Stoffe und größere Mengen Wasser und Kochsalz. Für organische Säuren, z.B. Penicillin, gibt es darüber hinaus die Möglichkeit, mittels aktiven Transports in den Harn überzugehen (*tubuläre Sekretion*).

Vorsicht

Menschen mit Nierenversagen

Diese sollten Arzneistoffe erhalten, die nicht hauptsächlich renal eliminiert werden, ansonsten ist die Dosis der nierengängigen Arzneistoffe zu reduzieren.

Praxistipp

Menschen mit Niereninsuffizienz

Bei ihnen müssen die Arzneimittel der Nierenfunktion exakt angepasst werden. Bei Dialysepatienten verabreicht der Arzt oder die Ärztin gewisse Arzneimittel (z.B. Antibiotika) erst nach der Dialyse, um der Exkretion durch die Dialyse vorzubeugen.

Biliäre Exkretion

Ein Übergang von Arzneistoffen und ihren Metaboliten **über die Leber** ist größeren Molekülen vorbehalten, die dann in die Gallenflüssigkeit diffundieren oder auch aktiv transportiert werden. Mit der Galle gelangen die Stoffe in den Dünndarm und können dort erneut resorbiert werden (*enterohepatischer Kreislauf*), oder sie erscheinen letztlich im Stuhl (*in den Fäzes*).

Vorsicht

Menschen mit Leberfunktionsstörungen

Bei diesen Patienten ist neben der Biotransformation die Ausscheidung von Stoffen über die Gallenflüssigkeit (*biliäre Ausscheidung*) häufig beeinträchtigt. Dann ist eine Dosisreduktion oder die Wahl eines nierengängigen Arzneistoffs zu empfehlen.

Pulmonale Exkretion

Das Abatmen von Gasen erfolgt als Diffusion gemäß dem Konzentrationsgefälle zwischen Blut und Ausatemluft. Typischerweise werden gasförmige Narkotika **über die Lungen** ausgeschieden.

1.2.5 Bioverfügbarkeit

Definition

Bioverfügbarkeit

Ausmaß und Geschwindigkeit, mit der ein Arzneistoff aus dem Arzneimittel freigesetzt sowie resorbiert wird und an den Wirkort gelangt.

Bioäquivalenz

Besitzen Arzneimittel die gleiche Bioverfügbarkeit, besteht zwischen ihnen Bioäquivalenz; sie sind somit im therapeutischen Sinne austauschbar.

Um das Erscheinen des Arzneistoffs am Wirkort zu beschreiben, wurde der Begriff der **Bioverfügbarkeit** eines Arzneimittels geprägt. Die Feststellung der Bioverfügbarkeit dient dazu, den therapeutischen Stellenwert eines Arzneimittels einzustufen. Soll die Austauschbarkeit zweier Präparate, z.B. eines Originals durch ein Generikum („*Nachahmerpräparat*"), beurteilt werden, kann man die Bioverfügbarkeit der Arzneimittel vergleichen (► 1.2.1). Idealerweise sind die Werte identisch und es besteht eine **Bioäquivalenz** der Präparate. Die Bioverfügbarkeit eines Arzneimittels ist in hohem Maße durch seine galenischen Eigenschaften beeinflusst. Sind zwei Präparate gleicher Wirkstoffdosierung mit unterschiedlichen Hilfsstoffen und Verfahren hergestellt worden, kann ihre Bioverfügbarkeit voneinander abweichen.

Praxistipp

Auf Bioäquivalenz achten

Sollen zwei wirkstoffidentische Arzneimittel für ein gleich bleibendes therapeutisches Ergebnis ausgetauscht werden, müssen die Präparate die gleiche Bioverfügbarkeit besitzen. Sie weisen dann Bioäquivalenz auf.

Fallbeispiel

Frau Schulze schluckt ihre Medikamente nicht.

Frau Schulze bekommt im Krankenhaus andere Tabletten als sie gewohnt ist. Die Tabletten weichen in Form und Größe von dem Präparat ab, das sie zuhause einnimmt. Nun möchte sie diese Tabletten nicht einnehmen.

Erläuterungen

In Krankenhäusern steht wegen der Arzneimittelliste in der Regel nur ein Präparat von einer bestimmten Firma zur Verfügung. Wichtig ist zu prüfen, ob die gelisteten Präparate mit dem Präparat des Patienten bioäquivalent sind. Die Tabletten können in Form, Farbe und Größe unterscheiden, die Wirkstofffreisetzung muss aber genau gleich sein. Frau Müller kann diese „anderen Tabletten" also bedenkenlos einnehmen. Ist ihre Verunsicherung jedoch so groß, dass die Compliance gefährdet ist, kann auch eine Sonderbestellung des gewohnten Präparates über die Krankenhausapotheke in Erwägung gezogen werden.

Nutzbarer Arzneistoffanteil ist eingeschränkt bei:

- Applikationsarten mit nötigem Resorptionsschritt
- Schlechter Wirkstofffreisetzung aus der Arzneiform
- Massiver Verstoffwechslung bei der ersten Leberpassage nach peroraler Applikation (*First-Pass-Effekt* ▸ 1.2.3)

Merke

Intravenöse Gabe

Bei i.v.-Gabe wird 100-prozentige Bioverfügbarkeit erreicht, d.h. der Wirkstoffgehalt des Arzneimittels ist umfassend nutzbar.

1.3 Pharmakodynamik

Definition

Pharmakodynamik

Teilgebiet der Pharmakologie, beschäftigt sich mit der Wirkung und Wirkungsursache, also der Einflussnahme des Arzneimittels auf den Körper („*Was macht das Arzneimittel mit dem Körper?*").

Die **pharmakodynamische Phase** umfasst die Effekte des Arzneimittels im Körper – sowohl erwünschte Wirkungen als auch negative Begleiterscheinungen (*unerwünschte Wirkungen*). Mithilfe von Laboruntersuchungen (*In-vitro-Tests*) sowie Studien am lebenden Objekt (*In-vivo-Tests*) werden die Auswirkungen von Arzneistoffen im Organismus untersucht. Interessant sind hierbei nicht nur offensichtliche Wirkungen, z.B. eine Blutdrucksenkung, sondern ebenso die Frage nach dem Wirkmechanismus des Arzneimittels, also wie genau die Blutdrucksenkung entsteht. Man erforscht also die Angriffspunkte des Wirkstoffs im Körper (*wo und wodurch der Arzneistoff wirkt*) und wie es so zur Wirkqualität (*was der Arzneistoff bewirkt*) kommt.

Definition

Schwellendosis

Geringste Dosis, bei der erstmals eine Wirkung nachweisbar ist.

Maximaleffekt

Wirkung, die sich trotz Dosissteigerung nicht mehr erhöhen lässt.

Effektivdosis 50 % (ED_{50})

Dosis, die einen halbmaximalen Effekt erreicht, oder auch die Dosis, bei der 50 % der Tiere die gewünschte Wirkung zeigen.

Letaldosis 50 % (LD_{50})

Dosis, bei der 50 % der Tiere sterben.

Therapeutische Breite

Dosierspielraum zwischen erwünschter und toxischer Wirkung, wird häufig als therapeutischer Quotient angegeben.

Therapeutischer Quotient

Verhältnis von LD_{50} zu ED_{50}.

Unter Berücksichtigung pharmakokinetischer Daten wie Resorptionsquote und Eliminationshalbwertszeit dienen Ergebnisse pharmakodynamischer Untersuchungen der Festlegung von Dosierrichtlinien eines Arzneimittels. Aus **Dosis-Wirkungs-Kurven** sind Parameter wie Schwellendosis, Maximaleffekt, Effektivdosis 50 %, Letaldosis 50 %, therapeutische Breite bzw. therapeutischer Quotient zu entnehmen (▸ Abb. 1.14).

Stehen mehrere Arzneistoffe zur Auswahl, sollte eher einer mit großer therapeutischer Breite gewählt werden, da hier die Gefahr einer schädlichen Überdosierung vermindert ist. Besitzt ein Arzneistoff dagegen eine geringe therapeutische Breite, bedeutet dies, dass der Abstand zwischen der therapeutisch nötigen Dosis und der toxischen Dosis klein ist.

Merke

Arzneistoffe mit geringer therapeutischer Breite

Hier ist besonders genau auf das Einhalten der vorgegebenen Anwendungsempfehlungen sowie auf mögliche Zeichen toxischer Wirkungen zu achten (▸ 2.4.2).

Die Effekte von Arzneistoffen lassen sich im Allgemeinen auf einen der folgenden **Wirkmechanismen** zurückführen:

- Wechselwirkung mit Rezeptoren

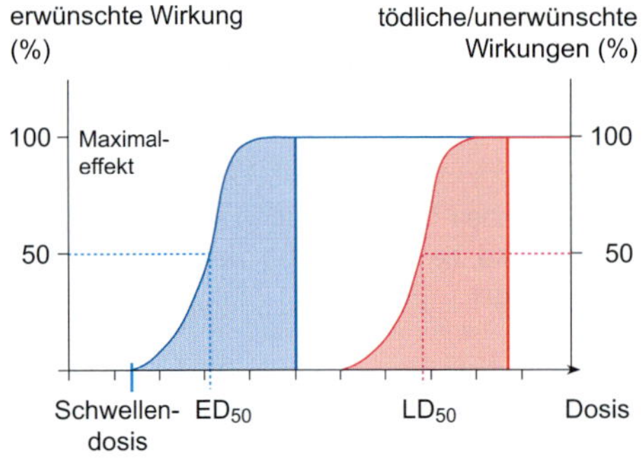

Abb. 1.14 Beispieldiagramm für die Darstellung der erwünschten sowie toxischen Wirkungen eines Arzneistoffs in Abhängigkeit von seiner Dosierung. ED_{50}: Dosis, bei der 50 % der Patienten die gewünschte Wirkung zeigen (*Effektivdosis*); LD_{50}: Dosis, bei der 50 % der Patienten an den unerwünschten Wirkungen versterben (*Letaldosis*). Die LD_{50} wird im Tierversuch ermittelt. [L157]

- Beeinflussung von Enzymen
- Wechselwirkung mit Transportsystemen bzw. Ionenkanälen
- Störung des mikrobiellen Stoffwechsels

1.3.1 Rezeptoren

Definition

Rezeptor

Spezifische Bindungsstelle. Die Anbindung strukturell passender Stoffe löst einen Effekt aus.

Rezeptoren sind **Eiweiße** (*Proteine*), die sich in den Zellen oder an ihren Membranen befinden. Nur Stoffe mit passender räumlicher Struktur haben ausreichende Affinität, um sich anzubinden. Sie werden auch als Liganden bezeichnet. Die Wechselwirkung zwischen Ligand und Rezeptor kann mit dem Bild von Schlüssel und Schloss beschrieben werden. Nur ein Schlüssel mit entsprechendem Bart passt ins Schlüsselloch und kann das Schloss öffnen.

Arzneistoffe können auf Rezeptoren unterschiedlichen **Einfluss** haben. Zu unterscheiden sind folgende Möglichkeiten:

- Der Arzneistoff wirkt als **Agonist.**
- Der Arzneistoff wirkt als **Antagonist.**
- Der Arzneistoff wirkt als **nichtkompetitiver Hemmer.**

Ein **Agonist** passt aufgrund seiner chemischen Struktur an den Rezeptor, bindet dort und löst einen Effekt aus. Bildlich gesprochen passen Agonisten in das Schlüsselloch und schließen es auf (▸ Abb. 1.15).

Antagonisten (*kompetitive Hemmer*) heißen auch Gegenspieler. Damit ist gemeint, dass sie zwar infolge ihrer Struktur am Rezeptor anbinden können, sie lösen jedoch nicht den vom normalen Liganden vermittelten Effekt aus. Solange sich der Antagonist am Rezeptor befindet, kann der Effekt auch von den körpereigenen Stoffen nicht hervorgerufen werden. Im Sinne des Schlüssel-Schloss-Prinzips heißt das, der Schlüssel passt zwar zunächst, lässt sich jedoch nicht umdrehen. Solange er sich im Schlüsselloch befindet, kann das Schloss durch keinen anderen Schlüssel geöffnet werden. Der Rezeptor ist blockiert, der Effekt wird unterdrückt (▸ Abb. 1.16).

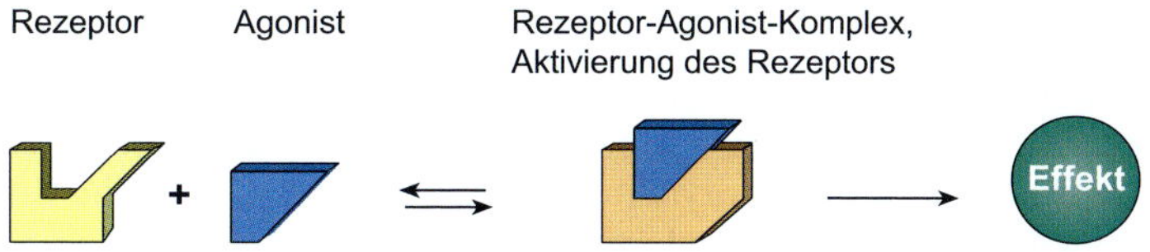

Abb. 1.15 Agonisten binden sich an den Rezeptor und lösen einen Effekt aus. [L157]

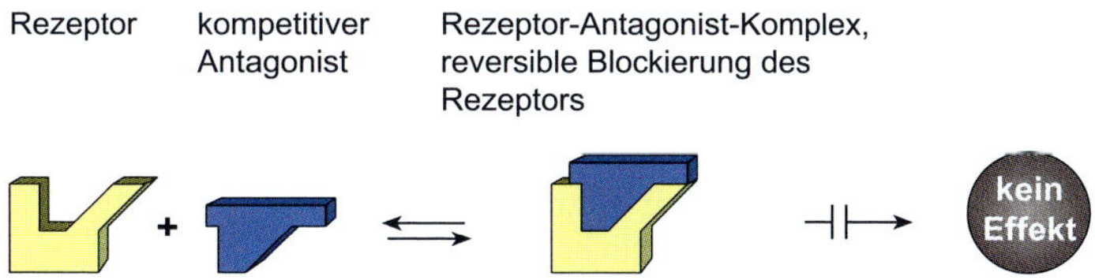

Abb. 1.16 Antagonisten binden sich an den Rezeptor, lösen jedoch keinen Effekt aus. [L157]

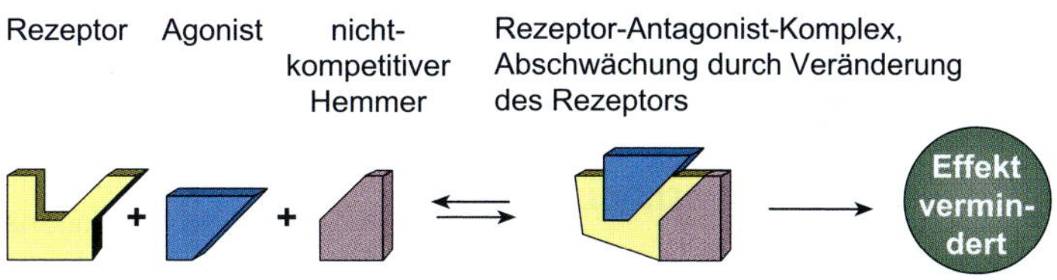

Abb. 1.17 Nichtkompetitive Hemmer verändern die Rezeptorstruktur und unterdrücken dadurch die rezeptorvermittelten Effekte. [L157]

Da Agonist und Antagonist miteinander in Wettstreit um die Rezeptorbindung treten, kann die Blockade durch eine Konzentrationserhöhung des Agonisten behoben werden. **Nichtkompetitive Hemmer** blockieren ebenfalls die Wirkung eines Agonisten, jedoch nicht durch eine direkte Blockade der Bindungsstelle. Nichtkompetitive Hemmer verändern die ursprüngliche Struktur der Rezeptorbindung. Dadurch kann der Agonist nicht mehr ankoppeln oder nach dem Anbinden den Effekt nicht oder nur teilweise vermitteln. Ins Bild übertragen heißt das, nichtkompetitive Hemmer verkeilen das Schloss so, dass der Schlüssel nicht passt bzw. sich das Schloss nicht oder nur unvollständig öffnen lässt (▸ Abb. 1.17).

Ein weiterer Gegensatz zu den kompetitiven Hemmern besteht darin, dass die Effektblockade auch durch einen Überschuss an Agonisten nicht behoben werden kann. Die **Rezeptorzahl** und ihre **Empfindlichkeit** im Organismus sind nicht konstant. Sowohl unter einer Medikation als auch durch krankhafte Prozesse können die Zahl sowie die Empfindlichkeit von Rezeptoren beeinflusst werden. Dadurch wirken auch Arzneistoffe, deren Wirkung über Rezeptoren vermittelt wird, unterschiedlich stark. Auf einer verminderten Zahl oder Empfindlichkeit von Rezeptoren kann das Auftreten einer **Toleranz** beruhen, wie z. B. beim Morphin (▸ 3.1.1).

Definition

Toleranz (Gewöhnung)

Nach wiederholter Zufuhr lässt die Wirkung mancher Arzneistoffe nach. Für die gleiche Wirkung ist eine höhere Dosierung notwendig.

1.3.2 Beeinflussung von Enzymen

Definition

Enzyme (Biokatalysatoren)

Proteine (*Eiweißmoleküle*), die chemische Reaktionen im Körper beschleunigen; sind an der Regulation vieler Vorgänge im Körper beteiligt.

Substrate

Stoffe, die mithilfe von Enzymen umgesetzt werden.

Einige Arzneistoffe wirken über das Beeinflussen von **Enzymen.** Dabei kann es sich um ein Aktivieren oder Hemmen der Enzyme handeln. Viele biochemische Reaktionen im Körper werden erst dadurch möglich, dass ein Enzym mit dem zu verändernden Stoff, dem **Substrat,** einen Komplex bildet, der dann reaktionsbereiter ist als der Stoff allein.
Enzyme bestehen hauptsächlich aus Eiweißen und besitzen eine spezifische Raumstruktur. Enzymblockierende Arzneistoffe benötigen daher genau wie die natürlichen Substrate zumeist eine passende räumliche Ausrichtung. Einige Arzneistoffe sind ähnlich aufgebaut wie das natürliche Substrat der Enzyme. Dann spricht man auch hier von **kompetitiver Hemmung.** Als **nichtkompetitive Hemmung** wird eine Enzymblockade bezeichnet, die nicht über Strukturähnlichkeit mit dem normalen Substrat bewirkt wird. Seltener wirken Arzneistoffe über eine **Aktivierung von Enzymen.**

1.3.3 Weitere Wirkmechanismen

Wechselwirkung mit Transportsystemen bzw. Ionenkanälen

Die Konzentration an Ionen in Zellen und außerhalb von ihnen hat eine entscheidende Bedeutung für viele Prozesse im Organismus. Einige Arzneistoffe können das Verteilen von Ionen über einen Angriff an Transportsystemen bzw. Ionenkanälen regulieren und darüber pharmakodynamische Wirkungen entfalten.

Störung des mikrobiellen Stoffwechsels

Die meisten antiinfektiv wirksamen Arzneistoffe erreichen ihre Effekte über ein Unterdrücken der mikrobiellen Synthesevorgänge. Bei der Entwicklung von Antiinfektiva ist man bestrebt, Angriffspunkte zu nutzen, die speziell im Mikroorganismus, nicht aber im Menschen vorkommen. Dadurch wird eine höhere Anwendungssicherheit bzw. größere therapeutische Breite erreicht.

1.3.4 Angriffspunkte im Nervensystem

Definition

Nervensystem

Gesamtheit des Nervengewebes mit der Fähigkeit zum Aufnehmen und Verarbeiten von Reizen.

Grundsätzlich kann das **Nervensystem** über ein Regulieren der Reizleitung beeinflusst werden.
Die **Reizleitung** erfolgt über zwei Wege:

- Elektrische Reizleitung entlang der Nervenfaser
- Chemische Erregungsübertragung über Botenstoffe

Elektrische Reizleitung

Entlang einer **Nervenfaser** (*Axon*) besteht eine Erregungsübertragung über **elektrische Impulse.** Durch bestimmte Ionenverhältnisse herrscht normalerweise ein Ruhepotenzial an der Nervenzellmembran. Ein Reiz löst jedoch eine Änderung des Potenzials aus, die Membran wird depolarisiert. Das Ausbilden des **Aktionspotenzials** wird über veränderte Ionenverhältnisse infolge kurzzeitig geöffneter Ionenkanäle bewirkt. Diese **Depolarisation** kann sich mittels elektrischer Ströme über das Axon fortsetzen – die Erregung wird weitergeleitet (► Abb. 1.18).
Wirkstoffe, die direkt in die Erregungsbildung und -weiterleitung an der Nervenzellmembran eingreifen, sind Lokalanästhetika (► 3.2.2).

Chemische Erregungsübertragung

Neben der elektrischen Reizleitung entlang der Nervenfaser ist die **chemische Erregungsübertragung** über Botenstoffe von einer Nervenfaser auf die nächste oder auf andere Zellen (z. B. Muskel- oder Drüsenzellen) von großer Bedeutung für die Steuerung verschiedener Prozesse im Körper.

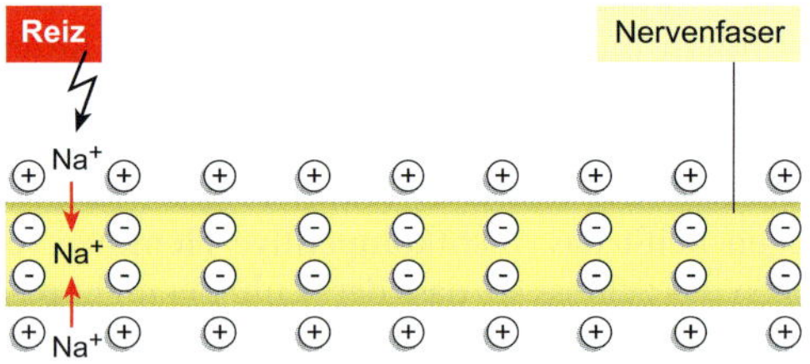

Abb. 1.18 Elektrische Reizleitung: Ein Reiz bewirkt eine veränderte Membrandurchlässigkeit für Na^+-Ionen. Durch den Einstrom von Na^+ kehrt sich das Ausgangspotenzial der Membran (*innen negativ/außen positiv*) um. Es wird ein Aktionspotenzial ausgelöst und die Erregung in Form von lokalen Strömen weitergeleitet. [L157]

Definition

Synapse

Ort der Erregungsübertragung von einer Nervenzelle auf eine andere Nervenzelle oder von einer Nervenzelle auf eine Muskel- oder Drüsenzelle.

Neurotransmitter

Botenstoff, der in der Synapse die ankommende Erregung auf die Rezeptoren überträgt.

Chemisch vermittelte Erregungsübertragungen erfolgen an **Synapsen** (▸ Abb. 1.19).
Ein an der Synapse ankommender Impuls bewirkt das Ausschütten des **Neurotransmitters** in den synaptischen Spalt. Beim Ankoppeln der Neurotransmitter an den entsprechenden Rezeptor werden je nachdem, was die Synapsen miteinander verbindet, verschiedene Effekte ausgelöst (Art der Synapse ▸ Tab. 1.9).

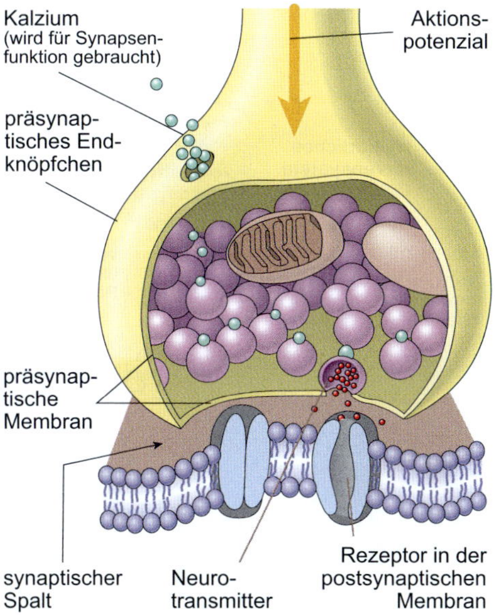

Abb. 1.19 Chemische Erregungsübertragung – Vorgänge an der Synapse: Im Endknopf der präsynaptischen Nervenfaser sind in Bläschen (*Vesikeln*) Botenstoffe (*Neurotransmitter*) enthalten. Erreicht ein Aktionspotenzial den präsynaptischen Endknopf, setzen die Vesikel ihre Neurotransmitter frei. Diese diffundieren durch den synaptischen Spalt und koppeln an Rezeptoren der postsynaptischen Membran an. [L190]

Tab. 1.9 Mögliche Effekte nach synaptischer Erregungsübertragung

Art der Synapse	Effekt beim Ankoppeln an postsynaptische Zellen
Exzitatorische Synapse, verbindet zwei Nervenzellen miteinander	Erregung der Nervenzelle
Inhibitorische Synapse, verbindet zwei Nervenzellen miteinander	Erregungsleitung an Nervenzelle verhindert
Übergang auf Muskelzelle	Muskeltätigkeit angeregt
Übergang auf Drüsenzelle	Drüsentätigkeit reguliert

Merke

Neurotransmitter

Sie regulieren häufig verschiedene Vorgänge im Körper. Arzneistoffe, die über ein Beeinflussen der Neurotransmitter wirken, zeigen deshalb oft unerwünschte Wirkungen.

Einfluss von Arzneistoffen auf die synaptische Erregungsübertragung

Grundsätzlich können Arzneistoffe wie im Folgenden aufgelistet auf die **synaptische Erregungsübertragung Einfluss** nehmen:

- Vorstufen zu Neurotransmittern. Beispiel: L-Dopa (▸ 4.5)
- Hemmen der Speicherung der Neurotransmitter in Vesikeln. Beispiel: Reserpin (▸ 6.2.1)
- Regulieren der Freisetzung von Neurotransmittern aus Vesikeln. Beispiel: Botulinumtoxin (▸ 3.1.1)
- Unterdrücken der Wiederaufnahme ausgeschütteter Neurotransmitter. Beispiel: Fluoxetin (▸ 4.1.1)
- Stimulieren von Neurotransmitterrezeptoren. Beispiel: Fenoterol (▸ 11.3.1)
- Blockieren von Neurotransmitterrezeptoren. Beispiel: Atenolol (▸ 6.2.1)
- Beeinflussen der Affinität von Neurotransmittern zu ihren Rezeptoren. Beispiel: Diazepam (▸ 4.1.4)
- Eingriff in den Abbau von Neurotransmittern. Beispiel: Neostigmin (▸ 10.2)

Neurotransmitter sind im Nervensystem für die synaptische Erregungsleitung zuständig.

Tab. 1.10 Neurotransmitter sind an vielen Vorgängen im Körper beteiligt und können durch verschiedene Arzneistoffe beeinflusst werden.

Neurotransmitter	Beteiligt an Regulation von (Beispiele)	Bezug zu Arzneistoffen (Beispiele)
Acetylcholin	Muskeltätigkeit, Verdauung, Schweißbildung	Atropin (► 3.3.1), Pancuronium (► 3.3.1)
Noradrenalin	Blutdruck, Atmung	Atenolol (► 6.2.1)
Adrenalin	Blutdruck, Atmung	Etilefrin (► 6.2.2)
Dopamin	Willkürmotorik, psychische Prozesse	Bromocriptin (► 4.5)
Serotonin	Schmerz, Schlaf, Nahrungsaufnahme	Fluoxetin (► 4.1.1)
Histamin	Schlaf, Juckreiz, Magensäuresekretion	Diphenhydramin (► 4.2), Ranitidin (► 7.1.2)
Glutaminsäure	Willkürmotorik, Gedächtnisfunktion	Memantin (► 4.3)
GABA	Schlaf, Erregungshemmungen	Diazepam (► 4.1.4)
Endorphine	Schmerzwahrnehmung, Darmtätigkeit	Morphin (► 3.1.1)

Das bedeutet, dass sowohl Vorgänge in Hirn und Rückenmark, also dem **zentralen Nervensystem** (*ZNS*), als auch in den restlichen Teilen, dem **peripheren Nervensystem,** durch diese Überträgerstoffe beeinflusst werden.

Für Arzneistoffe, die gezielt im peripheren oder zentralen Nervensystem wirken sollen, spielt die Verteilung eine große Rolle. Um im ZNS wirksam zu werden, muss der Stoff die Blut-Hirn-Schranke überwinden (► 1.2.2). Andererseits kann ein unerwünschtes Beeinflussen des ZNS vermieden werden, indem der Arzneistoff so gestaltet ist, dass ein Übertritt ins Hirn nicht erfolgt (► Tab. 1.10).

Regulation des vegetativen Nervensystems

Definition

Vegetatives Nervensystem (autonomes Nervensystem)

Teil des Nervensystems, der lebenswichtige Organfunktionen unabhängig von Willen und Bewusstsein eines Menschen steuert (► Abb. 1.20).

Das vegetative Nervensystem reguliert lebenswichtige Vorgänge wie Blutdruck, Magen-Darm-Tätigkeit, Atmung und lässt sich in zwei Einheiten – den **Sympathikus** und den **Parasympathikus** – gliedern (► Tab. 1.11). Grundsätzlich erhöht das Aktivieren des Sympathikus die Leistungsbereitschaft des Körpers, was sich in Blutdrucksteigerung, Bronchialerweiterung und Pupillenerweiterung äußert. Dies hat den Sinn, bei drohender Gefahr die höchste Aufmerksamkeit und Fluchtbereitschaft zu sichern. Demgegenüber fördert der Parasympathikus Erholungsvorgänge wie Schlaf und Verdauung; dies hat den Sinn, sich in Ruhezeiten zu erholen und den Körper aufbauen zu können (► Abb. 1.21).

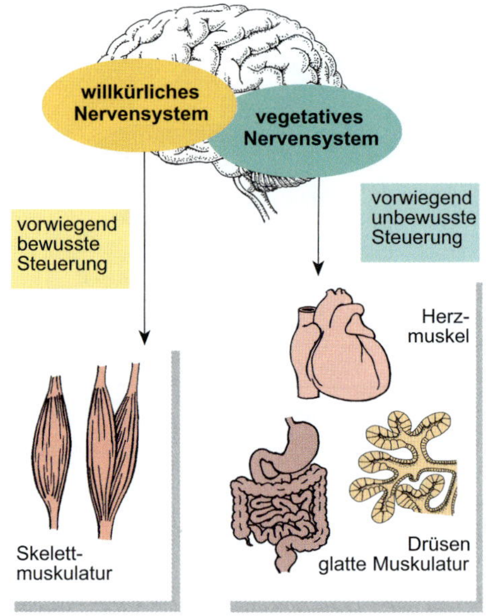

Abb. 1.20 Willkürliches und vegetatives Nervensystem im Vergleich. Das willkürliche Nervensystem steuert die Skelettmuskulatur und das vegetative Nervensystem beeinflusst die inneren Organe, die glatte Muskulatur und die Drüsen. [L190]

Tab. 1.11 Wirkungen einer Aktivierung von Sympathikus oder Parasympathikus auf den Körper

Organ	Sympathikuswirkung	Parasympathikuswirkung
Herzmuskel	Zunahme von Frequenz und Kontraktionskraft	(mäßige) Abnahme von Frequenz und Kontraktionskraft
Herzkranzgefäße	Erweiterung	Verengung
Haut-, Schleimhaut- und Eingeweidegefäße	Verengung	Keine Wirkung bekannt
Bronchien	Erweiterung	Verengung
Magen-Darm-Trakt	Verminderung von Tonus und Bewegungen, Sphinkter kontrahiert	Steigerung von Tonus, Sphinkter erschlafft
Verdauungsdrüsen	Verminderung der Sekretion	Steigerung der Sekretion
Stoffwechsel	Förderung abbauender Stoffwechselvorgänge	Förderung aufbauender Stoffwechselvorgänge
Nebennieren	Steigerung der Adrenalinausschüttung	Verminderung der Adrenalinausschüttung
Sexualorgane des Mannes	Auslösung der Ejakulation	Auslösung der Erektion
Tränendrüsen	Keine Wirkung bekannt	Steigerung der Sekretion
Pupille	Erweiterung	Verengung

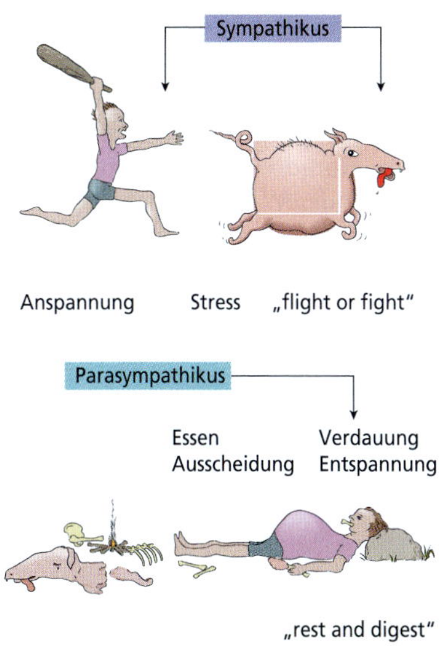

Abb. 1.21 Gegensätzlichen Funktionen von Sympathikus und Parasympathikus. Diese kann man sich gut am Beispiel dieser Bildergeschichte klarmachen: Der Sympathikus dominiert bei nach außen gerichteten Aktivitäten des Körpers, z. B. beim Jagen und Erlegen eines Tieres. Der Parasympathikus spielt die Hauptrolle bei nach innen gerichteten Körperfunktionen, z. B. beim Verzehren und Verdauen. [L190]

Arzneistoffe mit Einfluss auf das vegetative Nervensystem

Zur Steuerung des vegetativen Nervensystems spielen die Neurotransmitter Acetylcholin und Noradrenalin eine große Rolle. An den **Nervenknoten** (*Ganglien*) sowohl im Sympathikus als auch im Parasympathikus findet sich Acetylcholin als Neurotransmitter. Diese Rezeptoren nennt man nikotinerg, da Nikotin hier angreift. Da beide Teile des vegetativen Nervensystems beeinflusst werden, spielen die nikotinergen Rezeptoren für die Arzneimittelwirkung keine Rolle. An den Endorganen findet sich im Parasympathikus ebenfalls **Acetylcholin** als Neurotransmitter. Der Rezeptor dort wird nach dem dort angreifenden Pilzgift Muskarin muskarinerg genannt. Hier angreifende Wirkstoffe können therapeutisch genutzt werden. Sympathische Effekte an den Endorganen werden durch den Neurotransmitter **Noradrenalin** vermittelt (▸ Abb. 1.22). Es existieren allerdings vier Rezeptor-Subtypen (α_1, α_2, β_1, β_2), die unterschiedliche Effekte hervorrufen (▸ Abb. 1.23).

Eine ganze Reihe von Arzneistoffen greift am Sympathikus oder Parasympathikus an. Diese das vegetative Nervensystem beeinflussenden Stoffe wirken häufig an Acetylcholin- oder Noradrenalin-Rezeptoren oder beeinflussen die Neurotransmitter indirekt.

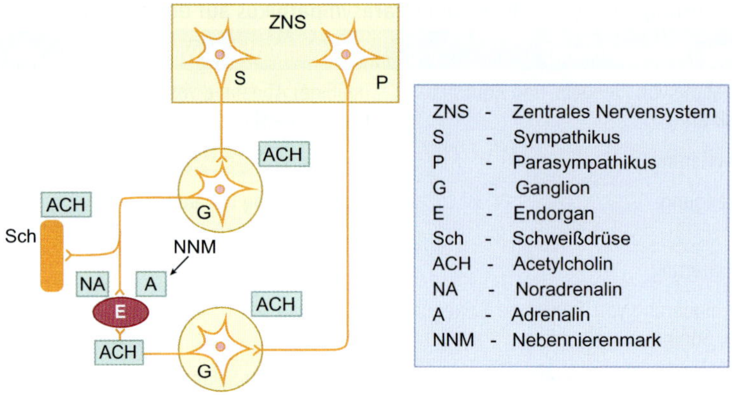

Abb. 1.22 Impulsübertragung im vegetativen Nervensystem [L157]

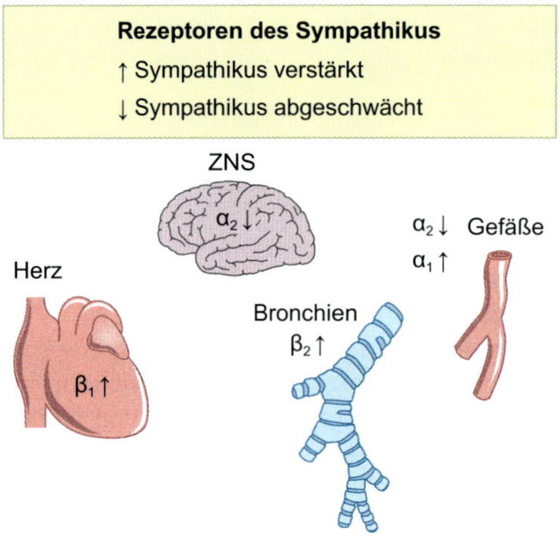

Abb. 1.23 Rezeptoren des Sympathikus [L157]

Definition

Parasympathomimetika
Arzneistoffe, die den Parasympathikus fördern.

Parasympatholytika
Arzneistoffe, die den Parasympathikus unterdrücken.

Sympathomimetika
Arzneistoffe, die den Sympathikus fördern.

Sympatholytika
Arzneistoffe, die den Sympathikus unterdrücken.

- **Direkte Parasympathomimetika** wie Pilocarpin (▸ 15.3) wirken selbst als Agonisten am Acetylcholinrezeptor, während **indirekte Parasympathomimetika** die Wirkung ausgeschütteten Acetylcholins verstärken, indem sie dessen Abbau hemmen. Zu den indirekten Parasympathomimetika zählt das Distigmin (▸ 10.2).
- **Parasympatholytika** wie Atropin (▸ 3.3.1) wirken als Antagonisten am Acetylcholinrezeptor und unterdrücken so den Parasympathikus.
- **Direkte Sympathomimetika** wirken als Agonisten an den Rezeptoren des Sympathikus z. B. Etilefrin (▸ 6.2.2), **indirekte Sympathomimetika** verstärken Noradrenalin z. B. durch vermehrte Freisetzung oder Wiederaufnahmehemmung in seiner Wirkung, z. B. Ephedrin.
- **Direkte Sympatholytika** greifen als Antagonisten an den Rezeptoren des Sympathikus an und werden auch als entsprechende Blocker – z. B. β_1-Blocker – bezeichnet (▸ 6.2.1). Indirekte Sympatholytika nennt man **Antisympathotonika.** Sie dämpfen den Sympathikus vor allem über seine eigenen (α_2) Rezeptoren, z. B. Moxonidin (▸ 6.2.1).

Merke

Moderne Sympathomimetika und Sympatholytika
Diese greifen zumeist spezifisch (*selektiv*) an den entsprechenden Rezeptoren des Sympathikus an. Dies ist mit einer geringeren Rate unerwünschter Wirkungen verbunden.

Wiederholungsfragen

1. Welche Bedeutung hat es, wenn ein Arzneimittel als „verschreibungspflichtig", „apothekenpflichtig" oder „frei verkäuflich" bezeichnet wird? (► 1.1.2)
2. Wodurch kann die Resorption eines Arzneistoffs nach peroraler Gabe beeinflusst werden? (► 1.2.1)
3. Wie funktioniert der enterohepatische Kreislauf und warum ist er von so großer Bedeutung? (► 1.2.2)
4. Was passiert mit einem Arzneistoff, der einen hohen First-Pass-Effekt aufweist? (► 1.2.3)
5. Was versteht man unter der therapeutischen Breite? (► 1.3)
6. Was bedeuten im Zusammenhang mit der Rezeptortheorie die Begriffe „Agonist", „Antagonist" und „nichtkompetitiver Hemmer"? (► 1.3.1)
7. Was ist ein Neurotransmitter? (► 1.3.4)
8. Wie erfolgt die Erregungsübertragung an der Synapse? (► 1.3.4)
9. Beschreiben Sie die gegenläufigen Wirkungen von Sympathikus und Parasympathikus. (► 1.3.4)
10. Welche Neurotransmitter befinden sich im vegetativen Nervensystem und wo greifen sie an? (► 1.3.4)
11. Welche Rezeptor-Subtypen gibt es im Sympathikus und was bewirken Agonisten? (► 1.3.4)

2 Arzneimittel in der Pflege

Überblick

Arzneimittel spielen in der Pflege eine herausragende Rolle. Beginnend mit der Verabreichung, über die Überwachung der Patienten hinsichtlich auftretender möglicher Nebenwirkungen, bis hin zur Beratung über die Wirkung der Arzneimittel und dem Grund der Arzneimitteltherapie ist die Pflege ein fester Bestandteil bei der Arzneimitteltherapie. Pflegende achten auf mögliche Kontraindikationen, helfen bei auftretenden Nebenwirkungen und versorgen den Patienten bei Beschwerden im Zusammenhang mit dem Arzneimittel. Das Verabreichen und Richten der Arzneimittel benötigt tiefgehende Kenntnisse zu Wirkungen und Nebenwirkungen und eine gewisse Sensibilität im Umgang mit dem Arzneimittel.

Folgende Fragen versucht das Kapitel zu beantworten:
- Wie werden Arzneimittel verordnet und bestellt?
- Wie werden Arzneimittel gelagert?
- Was ist beim Richten der Arzneimittel zu beachten?
- Wie werden die verschiedenen Arzneimittel verabreicht und was ist dabei in der Pflege zu beachten?
- Was sind die Ursachen für Nebenwirkungen und Wechselwirkungen von Arzneimitteln?
- Wie geht man mit Nebenwirkungen von Arzneimitteln in der Pflege um?
- Welche Unterschiede gibt es in den verschiedenen Lebensphasen bei der Therapie mit Arzneimitteln?
- Wie kann die Arzneimitteltherapie unterstützt werden?

2.1 Umgang mit Arzneimitteln

2.1.1 Das Rezept

Definition

Rezept (Verordnung)

Schriftliche Anweisung des Arztes an den Apotheker, Arzneimittel in einer bestimmten Menge an den Besitzer der Verschreibung abzugeben.

Das **Rezept** entspricht als Dokument einer **Urkunde.** Deshalb wird Missbrauch, z.B. Ergänzungen, Fälschungen oder Veränderungen durch Dritte, strafrechtlich verfolgt. **Rezeptpflichtige Arzneimittel** sind ausschließlich nach Vorlage eines Rezepts in der Apotheke erhältlich, der Arzt kann aber auch nicht rezeptpflichtige Arzneimittel verordnen. Rezepte werden meist sofort bei Vorlage in der Apotheke beliefert. Falls Arzneimittel nicht vorrätig sind, ist das Beschaffen innerhalb eines Tages die Regel. Das Rezept dient darüber hinaus der Abrechnung mit den Kostenträgern.

Ein Rezept zur Abrechnung mit den gesetzlichen Krankenkassen muss neben der eigentlichen Arzneimittelverschreibung (► 1.1.2) folgende Angaben enthalten:
- Name der Krankenkasse (oder Krankenkassennummer)
- Nachname, Vorname, Geburtsdatum des Versicherten
- Ausstellungsdatum
- Status des Versicherten (zahlenmäßig verschlüsselte Angabe, ob selbstversichert, familienversichert oder Rentner sowie Angabe der Versicherungszugehörigkeit zu den alten bzw. neuen Bundesländern)
- Unterschrift des Vertragsarztes
- Vertragsarztstempel

Formfehler können durch den Apotheker ggf. nach Rücksprache korrigiert werden. Das **Kassenrezept** ist ein einheitliches rosa Formblatt und gliedert sich in
- **Rezeptkopf** mit Angaben zur Person des Versicherten, des Kostenträgers (Krankenkasse) und zum Ausstellungsdatum,
- **Verordnungsfeld** mit Angaben über das verschriebene Arzneimittel, die Dosierung sowie Arztstempel und -unterschrift,
- **Taxationsfelder,** die der Abrechnung des Rezepts mit der Krankenkasse dienen.

Ein Kassenrezept ist üblicherweise einen Monat lang gültig. Die Angaben über das verschriebene Arzneimittel müssen eindeutig sein, das Rezept muss in jedem Fall vom Arzt persönlich unterschrieben sein.

Pro Kassenrezept sind maximal drei Arzneimittel vorgesehen.

Privatrezepte werden für Patienten ausgestellt, die die Kosten der Arzneimittel selber tragen oder bei einer privaten Krankenkasse versichert sind. Die Arzneimittel werden zunächst in der Apotheke bezahlt. Die Krankenkassen erstatten ggf. anschließend den Betrag. Privatrezepte müssen die Stammdaten des Patienten, die eindeutige Verschreibung des Arzneimittels, den Arztstempel mit Unterschrift und das Ausstellungsdatum enthalten.

Für die Empfehlung nicht verschreibungspflichtiger und nicht erstattungsfähiger Arzneimittel durch den Arzt ist das **grüne Rezeptformular** gedacht. Es ist aber nicht zwingend zu verwenden. Für gesetzlich Versicherte werden zudem Privatrezepte ausgestellt, wenn sie Arzneimittel erhalten, die der Rezeptpflicht unterliegen, aber von der Krankenkasse nicht erstattet werden, z.B. orale Kontrazeptiva für Versicherte, die das 20. Lebensjahr vollendet haben.

Betäubungsmittel-Rezept

Um einem Missbrauch mit **Betäubungsmitteln** (*BtM* ▸ 1.1.2) vorzubeugen, sind vom Gesetzgeber zusätzliche Vorschriften zum Verkehr mit Betäubungsmitteln erlassen worden: das Betäubungsmittelgesetz (*BtMG*) und die Betäubungsmittel-Verschreibungsverordnung (*BtMVV* ▸ 1.1.2).

In den Anlagen des Betäubungsmittelgesetzes sind Stoffe aufgeführt, die als BtM einzustufen sind. BtM können nur auf einem speziellen dreiteiligen amtlichen Formular, dem **BtM-Rezept,** verordnet werden. Die Aufteilung entspricht dem des normalen Kassenrezepts, allerdings weicht es farblich ab (gelb/rot). Teil I und II (Original und 1. Durchschrift) sind für die Apotheke bestimmt: Teil I verbleibt als Abgabenachweis in der Apotheke, Teil II dient der Abrechnung mit der Krankenkasse. Teil III (2. Durchschrift) verbleibt beim Arzt und muss von diesem ebenfalls als Nachweis aufbewahrt werden.

Zusätzlich zu den üblichen Angaben auf dem Rezept ist die Mengenangabe besonders exakt auszufüllen, d.h. Gewichtsmengen in g oder mg, die Stückzahl in arabischen Ziffern. Vom Gesetzgeber unbedingt gefordert ist auch eine Gebrauchsanweisung, aus der Einzel- und Tagesgabe hervorgehen müssen.

Ein BtM-Rezept ist 7 Tage ab Ausstellungsdatum gültig. Eine BtM-Verordnung ist zusätzlich

- mit dem Buchstaben **S** gekennzeichnet, wenn der Arzt ein Substitutionsmittel zur Therapie Drogenabhängiger verschreibt,
- mit dem Buchstaben **N** gekennzeichnet, wenn der Arzt nach Ausstellung einer „Notfall-Verschreibung“ die erforderliche BtM-Verordnung nachreicht. Diese Sonderregelungen sind für Notverschreibungen auf „normalem Rezept“ vorgesehen. In diesem Fall muss das BtM-Rezept innerhalb von 24 Std. nachgereicht werden.

2.1.2 Arzneimittel bestellen

Verordnung auf der Station

Arzneimittel dürfen an **Stationen** nur aufgrund einer schriftlichen Anforderung abgegeben werden. Hierfür gibt es einen vorgeschriebenen **Anforderungsschein** und dabei gelten zur Rezeptabgabe analoge Vorschriften. In den meisten Häusern stehen den Pflegenden vorgefertigte Arzneimittellisten zur Verfügung. In diesen Arzneimittellisten sind Arzneimittel festgelegt, die zum Lieferumfang der zuständigen Krankenhausapotheke gehören. Diese Liste wird meist von einer Arzneimittelkommission festgelegt, die sich aus Ärzten und Apothekern des jeweiligen Krankenhauses zusammensetzt. Anhand dieser Liste stellt eine beauftragte Pflegefachperson die für maximal 14 Tage benötigten Arzneimittel zusammen. Diese Aufstellung legt die Pflegefachperson dem Arzt vor. Dieser überprüft und unterschreibt die Bestellung. Die Bestellung entspricht dann einer Sammelverordnung durch den zuständigen Arzt. Arzneimittel, die nicht in der Arzneimittelliste aufgeführt sind, werden über Sonderanforderungen in der Apotheke bestellt.

Die **Versorgung** erfolgt durch die Krankenhausapotheke oder durch eine Apotheke, die das Krankenhaus versorgt (dabei handelt es sich um öffentliche Apotheken mit der Berechtigung, ein Krankenhaus zu beliefern). Die krankenhausversorgende Apotheke schließt mit einem oder mehreren Krankenhäusern Lieferverträge ab. In vielen Krankenhäusern hat sich die „Online-Bestellung“ bewährt. Der zuständige Arzt autorisiert mit seinem Nutzernamen und Passwort die von der Pflegefachperson vorbereitete Bestellung.

Die **Auslieferung** der Arzneimittel durch die Apotheke erfolgt in verschlossenen Behältern. Für Zytostatikazubereitungen sind gesonderte, entsprechend gekennzeichnete Transportbehältnisse erforderlich. Die Arzneimittel werden sofort nach

Eintreffen auf Station von den Pflegenden auf Richtigkeit und Vollständigkeit geprüft. Unstimmigkeiten müssen umgehend mit der jeweiligen Apotheke geklärt werden. Beim **Transport** und während der **Aufbewahrung** sind die Arzneimittelverpackungen vor Druck und Stoß zu schützen, damit die Arzneimittel nicht beschädigt und unbrauchbar werden. Das gilt besonders für Ampullen und Infusionen.

Für die Versorgung der Stationen eines Krankenhauses mit BtM gibt es einen dreiteiligen **Betäubungsmittel-Anforderungsschein,** dessen einzelne Teile so zu behandeln sind wie beim BtM-Rezept (► Abb. 2.1).

Auf dem BtM-Anforderungsschein sind anzugeben:

- Name der Einrichtung
- Ausstellungsdatum
- Verordnete Arzneimittel gemäß Angaben auf dem BtM-Rezept
- Name des verordnenden Arztes
- Eigenhändige Unterschrift dieses Arztes

2.1.3 Arzneimittel lagern

Das **Aufbewahren von Arzneimitteln** hat so zu erfolgen, dass die Qualität nicht nachteilig beeinflusst wird, Verwechslungen vermieden werden

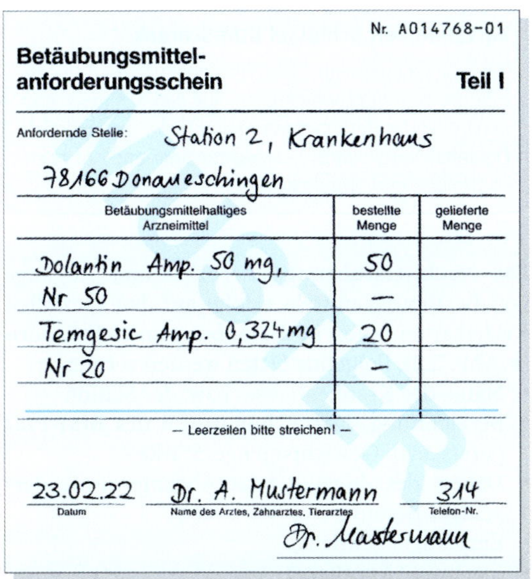

Nr. A014768-01

Betäubungsmittel-anforderungsschein **Teil I**

Anfordernde Stelle: Station 2, Krankenhaus 78166 Donaueschingen

Betäubungsmittelhaltiges Arzneimittel	bestellte Menge	gelieferte Menge
Dolantin Amp. 50 mg,	50	
Nr 50	–	
Temgesic Amp. 0,324 mg	20	
Nr 20	–	

– Leerzeilen bitte streichen! –

23.02.22 (Datum) Dr. A. Mustermann (Name des Arztes, Zahnarztes, Tierarztes) 314 (Telefon-Nr.)

Dr. Mustermann

Abb. 2.1 BtM-Anforderungsschein für Stationen. Er ist nur für die Verwendung im Krankenhaus gedacht und nicht für die BtM-Verordnung in Arztpraxen. Die Spalte „gelieferte Menge" füllt die Apotheke aus. [T188]

und eine unbefugte Entnahme durch Dritte nicht möglich ist. Bei Fertigarzneimitteln sind die auf der Verpackung und die in der Gebrauchsinformation angegebenen Hinweise zur Lagerung zu beachten. Sind keine speziellen Angaben gemacht, wird das Aufbewahren bei Raumtemperatur als Normallagerung angesehen.

Bei der **Arzneimittellagerung** sind deshalb zu beachten:

- Vorgeschriebene Lagerbedingungen müssen eingehalten werden:
  - Temperatur,
  - Lichtschutz,
  - Schutz vor Feuchtigkeit.
- In den für Arzneimittel vorgesehenen Schränken (auch Kühl- und Tiefkühlschrank) dürfen nur diese und nichts anderes aufbewahrt werden.
- Arzneimittel sind ausschließlich in verschlossenen Behältnissen oder Blistern aufzubewahren.
- Arzneimittel dürfen nicht aus Originalbehältnissen umgefüllt werden, es ist nicht statthaft, diese Behältnisse umzuetikettieren.
- Die Gebrauchsinformationen (*Packungsbeilagen*) müssen bis zum Aufbrauchen am Arzneimittel verbleiben.
- Verwendbarkeitsfristen müssen eingehalten werden.

Eine halbjährliche **Überprüfung der Vorräte** durch einen Apotheker oder einer Apothekerin der Krankenhausapotheke ist gesetzlich vorgeschrieben und muss dokumentiert werden.

Arzneimittelschrank

Es ist bei der **Aufbewahrung von Arzneimitteln** zwischen ambulanter und stationärer Betreuung zu unterscheiden. Die auf Rezepten verschriebenen Arzneimittel sind personengebunden und aus diesem Grund unmittelbar bei dem Patienten oder in Boxen, die mit dem Namen des Patienten gekennzeichnet sind, aufzubewahren. Eine Entnahme für andere Personen ist nicht erlaubt.

Im stationären Bereich sind die Arzneimittel in verschließbaren Schränken in Räumen zu lagern, die für Unbefugte nicht unmittelbar zugänglich sind. Bei Abwesenheit des medizinischen oder pflegenden Personals muss ein ständiger Verschluss gewährleistet sein. Besondere Aufmerksamkeit ist beim **Richten der Arzneimittel** nötig. Werden die Pflegenden bei ihrer Tätigkeit gestört, müssen sie die frei zugänglichen Arzneimittel einschließen oder eine andere berechtigte Person um Aufsicht bitten.

Die Organisation der Lagerung ist dem jeweils Verantwortlichen freigestellt. Grundsätzlich soll sie so vorgenommen werden, dass Verwechslungen ausgeschlossen sind. Die Einordnung aller eingesetzten Arzneimittel nach einem Generalalphabet kann von Vorteil sein, da sie die Bestellung erleichtert. Günstig ist auch, die Aufbewahrung nach innerlichen und äußerlichen Zubereitungen zu ordnen oder spezielle Arzneiformen wie Tabletten, Zäpfchen, Tropfen, Salben (in jeweils alphabetischer Reihenfolge) zu unterscheiden.
Die Sortierung der bestellten Arzneimittel erfolgt nach dem Verfallsdatum, die älteren Packungen stehen vorn und die neuen hinten (*First-In/First-Out*). Wichtig ist auch die Kennzeichnung von Anbrüchen, z.B. mit einem Kreuz auf der Packung. Die Pflegenden notieren auf flüssigen Zubereitungen, die mehrere Dosen enthalten, z.B. Tropfen, Säfte, immer das Datum der Erstentnahme.

Praxistipp

Praktische Hinweise zur Lagerung im Arzneimittelschrank

- Um Verwechslungen zu vermeiden, werden Elektrolytkonzentrate nicht mit Infusionslösungen zusammen aufbewahrt.
- Zäpfchen, Vaginalovula, Cremes und Lotionen müssen bei Temperaturen < 30 °C und vor direkter Sonneneinstrahlung geschützt aufbewahrt werden, da sie sonst der Zersetzung unterliegen und damit unbrauchbar werden.
- Befinden sich Arzneimittel, die vor Licht zu schützen sind, nicht in braunen Gefäßen, z.B. Aminosäure-Infusionslösungen, müssen sie in einem Umkarton oder dunkel aufbewahrt werden.
- Vor Feuchtigkeit zu schützende Arzneimittel sind in dicht schließenden Gefäßen aufzubewahren. Die Verpackung ist bei Entnahme nur kurzzeitig zu öffnen.
- Zur besseren Übersicht hat es sich bewährt, Antibiotika separat (getrennt nach oraler und intravenöser Verabreichung) aufzubewahren.

Besondere Lagerung und Aufbewahrung

Temperaturangaben zur Lagerung sind:

- Raumtemperatur: 15–25 °C
- Im Kühlschrank: 2–8 °C
- Tiefgekühlt: < –18 °C

In **Kühlschränken** zur Aufbewahrung von Arzneimitteln sind immer Thermometer vorhanden. Die Pflegenden überprüfen täglich, ob die im Kühlschrank gemessene Temperatur der eingestellten entspricht und dokumentieren diese. Die angegebenen Temperaturvorgaben zur Lagerung müssen v.a. bei kühler Lagerung korrekt eingehalten werden. Das Gefrieren von im Kühlschrank zu lagernden Arzneimitteln, z.B. Insulinen, kann zum Wirkungsverlust führen.
Feuergefährliche Zubereitungen, wie Alkohol, Propanol, Ether oder Wundbenzin, müssen mit einem entsprechenden Symbol gekennzeichnet sein und in bruchsicheren Gefäßen gelagert werden. Diese werden in Spezialschränken mit Absaugvorrichtung aufbewahrt. Da diese Aufbewahrungsmöglichkeit auf den Stationen i.d.R. nicht gegeben ist, dürfen dort nur geringe Mengen gelagert werden. Die Pflegenden achten darauf, dass solche Stoffe nie in der Nähe einer Heizvorrichtung oder in direkter Sonneneinstrahlung stehen.

Betäubungsmittel

Betäubungsmittel (*BtM*) sind Substanzen mit hohem Suchtpotenzial. Sie müssen gesondert in einem Betäubungsmittelschrank aufbewahrt werden und gegen unbefugte Entnahmen gesichert sein. Der Schlüssel muss für Unbefugte unerreichbar aufbewahrt werden.

Praxistipp

Zuständigkeit Schlüssel BtM-Schrank

Bei Schichtbeginn muss ein Pflegender von der Schichtführung bestimmt werden, der für den Schlüssel und den Inhalt des Betäubungsmittelschranks zuständig ist. Der Inhalt wird jeweils zu Schichtbeginn/-ende zu zweit kontrolliert und protokolliert.

Die **Nachweisführung** über Zu- und Abgänge von Betäubungsmitteln erfolgt auf den speziellen Karteikarten oder in **Betäubungsmittelbüchern** (▸ Abb. 2.2). Folgende Daten werden vermerkt:

- Name des Krankenhauses bzw. der Station
- Bezeichnung, Darreichungsform des BtM-Präparats, evtl. Gewichtsmenge, Stärke
- Datum des Zugangs oder Abgangs sowie derzeitiger Bestand
- Empfänger (Patient)
- Lieferant (Apotheke)
- Sonstige Herkunft (benachbarte Station) oder sonstiger Verbleib (Vernichtung)
- Zugegangene oder abgegangene Menge

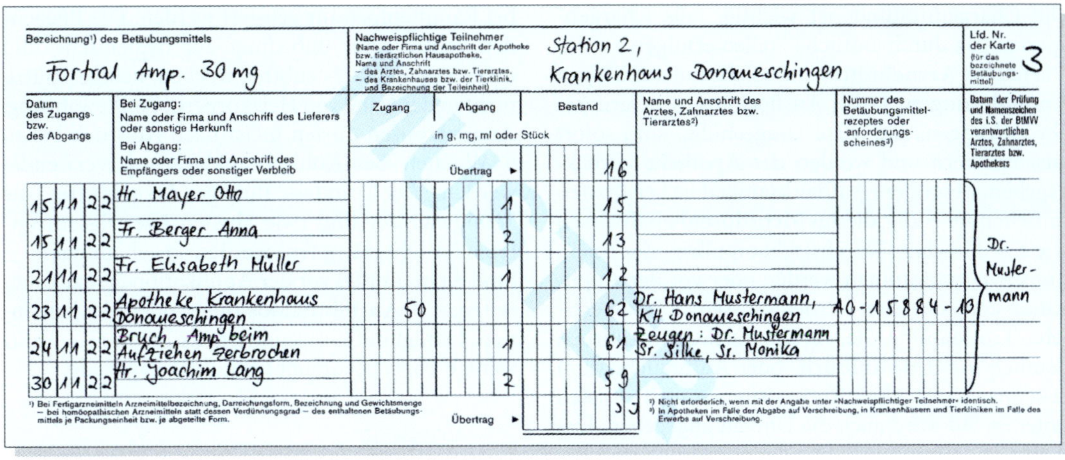

Bezeichnung¹) des Betäubungsmittels: Fortral Amp. 30 mg

Nachweispflichtige Teilnehmer (Name oder Firma und Anschrift der Apotheke bzw. tierärztlichen Hausapotheke, Name und Anschrift – des Arztes, Zahnarztes bzw. Tierarztes, – des Krankenhauses bzw. der Tierklinik, und Bezeichnung der Teileinheit): Station 2, Krankenhaus Donaueschingen

Lfd. Nr. der Karte (für das bezeichnete Betäubungsmittel): 3

Datum des Zugangs bzw. des Abgangs	Bei Zugang: Name oder Firma und Anschrift des Lieferers oder sonstige Herkunft Bei Abgang: Name oder Firma und Anschrift des Empfängers oder sonstiger Verbleib	Zugang (in g, mg, ml oder Stück)	Abgang (in g, mg, ml oder Stück)	Bestand (in g, mg, ml oder Stück)	Name und Anschrift des Arztes, Zahnarztes bzw. Tierarztes²)	Nummer des Betäubungsmittelrezeptes oder -anforderungsscheines³)	Datum der Prüfung und Namenszeichen des i.S. der BtMVV verantwortlichen Arztes, Zahnarztes, Tierarztes bzw. Apothekers
			Übertrag ►	16			
15 11 22	Hr. Mayer Otto		1	15			Dr. Mustermann
15 11 22	Fr. Berger Anna		2	13			
21 11 22	Fr. Elisabeth Müller		1	12			
23 11 22	Apotheke Krankenhaus Donaueschingen	50		62	Dr. Hans Mustermann, KH Donaueschingen	10-15884-10	
24 11 22	Bruch, Amp beim Aufziehen zerbrochen		1	61	Zeugen: Dr. Mustermann Sr. Silke, Sr. Monika		
30 11 22	Hr. Joachim Lang		2	59			
			Übertrag ►				

¹) Bei Fertigarzneimitteln Arzneimittelbezeichnung, Darreichungsform, Bezeichnung und Gewichtsmenge – bei homöopathischen Arzneimitteln statt dessen Verdünnungsgrad – des enthaltenen Betäubungsmittels je Packungseinheit bzw. je abgeteilte Form.

²) Nicht erforderlich, wenn mit der Angabe unter »Nachweispflichtiger Teilnehmer« identisch.

³) In Apotheken im Falle der Abgabe auf Verschreibung, in Krankenhäusern und Tierkliniken im Falle des Erwerbs auf Verschreibung.

Abb. 2.2 BtM-Karte. In diese werden alle aus der Apotheke gelieferten und auf der Station verabreichten oder verworfenen BtM eingetragen. Die BtMVV sieht vor, dass der Name des verschreibenden Arztes und nicht der verabreichenden Pflegefachperson dokumentiert wird und dass BtM-Zugänge mit der Nummer des BtM-Anforderungsscheins versehen werden. [T188]

- Name, Anschrift des Verschreibenden bei Zugang aus der Apotheke
- Nummer des Betäubungsmittelrezepts oder des BtM-Anforderungsscheins

Zu- und Abgänge werden abgezeichnet. Entnimmt nicht der Arzt selbst die Arzneimittel, muss er die Unterlagen kontrollieren und gegenzeichnen. Auch Verfall oder Bruch sind einzutragen. Zeugen zeichnen diese „Abgänge" gegen. Die BtM-Bestände und Dokumentationen sind regelmäßig durch die Pflegenden, die verantwortlichen Ärzte und auch durch die Apotheker der Krankenhausapotheke zu überprüfen. Alle BtM-Unterlagen sind für 3 Jahre nach der letzten Eintragung aufzubewahren. Zunehmend erfolgt die Dokumentation der BTM-Zu-und Abgänge heute elektronisch.

Bruch oder Verwerfen von Betäubungsmitteln erfordert zwei Zeugen und zwei zusätzliche Unterschriften. Die Wiederverwendbarkeit von Resten muss ausgeschlossen sein. Die Vernichtung wird im Betäubungsmittelbuch mit Angaben über Menge, Datum, Art der Vernichtung und drei Unterschriften protokolliert.

Merke

Verschreibungen über Betäubungsmittel

Der Arzt kann bestimmen, dass Verschreibungen über Betäubungsmittel in der **ambulanten Pflege** nicht dem Patienten ausgehändigt werden, sondern von ihm selbst oder durch beauftragtes Personal seiner Praxis, der Alten-, Pflegeeinrichtung oder Hospizes in der Apotheke vorgelegt werden. In diesem Fall ist das BtM jedoch diesem bestimmten Patienten vom Arzt oder dem Pflegepersonal zum unmittelbaren Gebrauch zu überlassen. Der Arzt darf dieses BtM im Heim unter seiner Verantwortung lagern. Der Nachweis über den Verbleib und Bestand ist patientenbezogen zu dokumentieren.

Je nach Bedarf und nach Rücksprache mit den verantwortlichen Mitarbeitern der Klinikapotheke und der Hygieneabteilung ist es bei niedrigen Dosierungen (z.B. für Kinder) möglich, BtM-Ampullen als Mehrdosenbehälter zu verwenden. Dies muss unter sterilen Kautelen erfolgen. Die Medikamentenverteilung ist im BtM-Buch entsprechend zu vermerken.

Verfallsdatum und Aufbrauchfristen

Chargennummer und **Verfallsdatum** müssen auf allen Arzneimitteln stehen. Zum vereinfachten Richten von Arzneimitteln werden auf Station häufig Teile der Arzneimittelumverpackung entfernt. Es sollte unbedingt darauf geachtet werden, die Seite mit Chargennummer und Verwendbarkeitsdatum zu erhalten Sie müssen gut lesbar sein.

Die Chargennummer ist wichtig, falls Chargensperrungen durch amtliche Stellen erfolgen.
Verfallene Arzneimittel und solche mit **auffälligen Veränderungen** (z.B. Ausflockungen, Geruchsabweichungen, zerplatzte Drageehülle) sind sofort auszusondern und werden der Apotheke zurückgegeben. Besondere Aufmerksamkeit ist bei Arzneimitteln notwendig, die aus **Mehrdosenbehältnissen** wie z.B. Flaschen, Durchstechampullen oder Injektionspens entnommen werden oder vor der Applikation erst zubereitet werden müssen (z.B. zubereiteter Trockensaft). Sie werden nach dem Anbruch deutlich mit dem Anbruch- oder Aufbrauchdatum gekennzeichnet. Bei Zubereitungen mit Fristen unter 36 Std. wird auch die Uhrzeit angegeben. Das **Anbruchdatum** muss auf jeder angebrochenen Packung vermerkt werden. Die in der Packungsbeilage angegebene **Aufbrauchfrist** ist einzuhalten. Gibt es keine dort Angaben kann ▸ Tab. 2.1 Anhaltspunkte zur Verwendbarkeit des Anbruchs geben.
Normalerweise dürfen nach Erstentnahme unkonservierte **Injektionslösungen** 12 Std. und konservierte bis 36 Std. im Kühlschrank aufbewahrt werden. Das betrifft auch **Infusionslösungen,** die eine Zumischung erhalten haben. Durch diese Art der Aufbewahrung kann nur die mikrobielle Stabilität gewährleistet werden. Da aber auch der physikalische und chemische Zustand von Bedeutung sind, sind manche Zubereitungen nur zum sofortigen Gebrauch bestimmt und dürfen nicht weiter aufbewahrt und verwendet werden. Die in der Gebrauchsinformation vom Hersteller angegebene Aufbrauchfrist ist strikt einzuhalten. Die Mehrfachentnahme kann zur Verhinderung einer Keimkontamination über spezielle Systeme mit Mikrofiltern vorgenommen werden.
Insuline in Durchstechampullen, Pens und Fertigpens dürfen bis zu 4 Wochen nach Erstentnahme bei Raumtemperatur gelagert werden. Die Pflegenden achten aber unbedingt auf hygienische und qualitätsgerechte (staubfrei, trocken, lichtgeschützt, nicht in der Nähe von Heizkörpern) Aufbewahrung.
Augentropfen dürfen meist nach Anbruch bis zu 6 Wochen bei Kühlschranklagerung verwendet werden. Auch andere flüssige Arzneimittel, die keimgefährdet sind (wie Hustensäfte, Nasentropfen oder Ohrentropfen) werden so gehandhabt.
Sind Arzneimittel vor der Applikation erst zuzubereiten, z.B. **Antibiotikalösungen** oder **-suspensionen,** beträgt die Verwendbarkeitsfrist meistens nur wenige Tage, bevorzugt bei kühler Lagerung.

Vorsicht

Nicht verkehrsfähige Arzneimittel

Es ist verboten, Arzneimittel einzusetzen, deren Verfallsdatum abgelaufen ist, die keine Zulassung haben (kann auch eine spezielle Charge betreffen) oder sichtbare Qualitätsmängel aufweisen. Es ist mit verringerter Wirkung oder unerwünschten Wirkungen zu rechnen.

2.1.4 Arzneimittel richten

Sowohl im häulichen Bereich des Patienten als auch in Pflegeeinrichtungen oder rankenhäusern ist das **Richten der Arzneimittel** mit größter Sorgfalt durchzuführen. Arzneimittel werden meist für den ganzen Tag (oder auch für 1–2 Wochen) zusammengestellt. Es muss gewährleistet sein, dass keine Fehler wie Einnahme zum falschen Zeitpunkt oder Verwechslungen mit einem anderen Patienten auftreten können. Dies gilt auch, wenn im stationären Bereich eine tägliche patientenbezogene Versorgung durch eine Apotheke erfolgt.

Tab. 2.1 Aufbrauchfristen einiger Arzneiformen. Die Aufbrauchfrist gibt die Verwendbarkeit des Arzneimittels nach Anbruch bei sachgerechter Lagerung im Originalgefäß an.

Arzneimittel	Aufbrauchfrist	Lagerung
Augensalben	4 Wochen	Kühlschrank
Augentropfen	4–6 Wochen	Kühlschrank
Nasentropfen	4 Wochen	Kühlschrank
Nasensprays in spezieller Verpackung	3–6 Monate	Raumtemperatur
Insuline	4 Wochen	Raumtemperatur
Antibiotika-Trockensäfte, gebrauchsfertig	14 Tage	Kühlschrank/Raumtemperatur

Der Arzt legt die Anwendung von Arzneimitteln in einer schriftlichen **Dokumentation** fest. Darin sind folgende Angaben enthalten:
- Personalien des Patienten
- Arzneimittel mit Darreichungsform und Wirkstoffmenge
- Dosis und Dosisintervall
- Hinweise zur Applikation in Zusammenhang mit der Nahrungsaufnahme
- Hinweise zu einer zeitlichen Befristung

Praxistipp

Die „6-R-Regel" beim Richten der Arzneimittel

Zu beachten ist:
- **R**ichtiger Patient/Patientin
- **R**ichtiges Arzneimittel
- **R**ichtige Dosierung bzw. Konzentration
- **R**ichtige Applikationsart
- **R**ichtiger Zeitpunkt
- **R**ichtige Dokumentation

Zum **Zeitpunkt des Richtens** der Arzneimittel in Pflegeeinrichtungen und Krankenhäusern gibt es keine verbindlichen Regelungen. Sinnvoll ist es aber, für das gesamte Haus eine einheitliche Ordnung zu erstellen. Damit treten auch bei Vertretungen innerhalb der Einrichtung keine größeren Probleme auf. Auch die Art der Verteilung ist unterschiedlich und abhängig von der jeweiligen Situation auf den Stationen oder Abteilungen.
Das tägliche Stellen erfolgt häufig am Vortag nachmittags oder durch den Nachtdienst. Dabei wird der Tagesbedarf für den Patienten entweder in einem **Dispenser** oder in Arzneimittelbechern mit genauer Applikationszeit bereit gestellt. Sinnvoll ist bei der Methode mit den Arzneimittelbechern, wenn je nach Tageszeit unterschiedlich farbige Becher genutzt werden. Einige Krankenhausapotheken oder Apotheken, die Pflegeeinrichtungen beliefern, bieten eine zentrale patientenspezifische Verblisterung von Medikamenten an. Auf den Blistern ist der Name des Patienten, die enthaltenen Medikamente und die Zeit der Einnahme vermerkt.

Praxistipp

Verteilen der bereitgestellten Arzneimittel

Sie erfolgt mithilfe des Verordnungsblatts. Die verabreichende Pflegefachperson überprüft die gerichteten Arzneimittel auf Richtigkeit und dokumentiert die Abgabe und den Zeitpunkt.

Dispenser eignen sich nur dann, wenn auch die richtige Einnahme durch den Patienten gewährleistet ist. In allen anderen Fällen erfolgt das Austeilen entsprechend der Tageszeit. Die Pflegenden sollten hierbei auch auf die richtige Einnahme in Abhängigkeit zur Mahlzeit achten. Bei suizidgefährdeten Menschen überwachen die Pflegenden die Einnahme, um ein Sammeln der Arzneimittel zu verhindern (► 4.1.1). Auch bei complianceverminderten Menschen ist besonders auf die korrekte Einnahme zu achten. In manchen Fällen ist das Medikament unmittelbar vor seiner Anwendung zuzubereiten, z. B. das Auflösen von Pulvern, Granulaten oder Brausetabletten oder die Zubereitung eines Antibiotika-Saftes aus Trockengranulaten.

Praxistipp

Ablauf des Richtens von Arzneimitteln

- Das Richten sollte zu festgelegten Zeiten an einem dafür geeigneten Platz erfolgen.
- Während des Richtens der Arzneimittel sollten die Pflegenden nicht mit anderen Aufgaben (z. B. Telefon) beschäftigt sein.
- Störungen durch Mitarbeiter vermeiden.
- Auf Hygiene (Hände desinfizieren, Schutzhandschuhe tragen) achten.
- Arzneimittel 3-mal auf seine Richtigkeit überprüfen,
  1. bei der Herausnahme aus dem Schrank,
  2. aus der Umverpackung sowie
  3. beim Wegstellen bzw. Wiedereinordnen in den Schrank.
- Das Verfallsdatum und die Aufbrauchfrist des Arzneimittels überprüfen.
- Immer nur eine Packung anbrechen, Chargennummer und Verfallsdatum beim Herausdrücken der Tabletten nicht unkenntlich machen.
- Sind mehrere Packungen geöffnet, keine Blister aus unterschiedlichen Packungen in einer sammeln.
- Gebrauchsinformation in der Verpackung belassen.
- Aussehen des Arzneimittels kontrollieren, z. B. auf Verfärbungen, Risse in der Drageehülle, Geruchsabweichungen, Ausflockungen achten.
- Arzneimittel nicht mit der Hand berühren.
- Verschmutzte Verpackungen vor dem Zurückräumen reinigen.
- Ordnungsgemäß beschriftete Dispenser oder Tabletts mit den Einnahmebechern nach dem Richten verschließen.
- Bei Entnahme aus Mehrdosenbehältnissen Mikrofilter ordnungsgemäß verschließen und entsprechend aufbewahren (Kühlschrank).
- Sicherheit vor Entnahme durch Unbefugte gewährleisten.

Vorsicht

Richten von Arzneimitteln

Es empfiehlt sich beim Richten der Arzneimittel vor allem aber bei der Vorbereitung von Antibiotika-Lösungen **Handschuhe** zu tragen.

2.1.5 Arzneimittel entsorgen

Bei Qualitätsminderungen, nicht mehr benötigten Anbrüchen oder Verfall von **Arzneimitteln** sind diese auszusondern und zu **entsorgen.** Möglich ist evtl. die protokollierte Übergabe an die Lieferapotheke, diese führt sie einer fachgerechten Entsorgung zu. Auf keinen Fall sollten Medikamente wegen einer Kontaminationsgefahr über die Toilette oder den Ausguss entsorgt werden. Die Entsorgung über den „normalen Restmüll" ist legitim, da in den modernen Müllverbrennungsanlagen keine Gefährdung der Umwelt und der Bevölkerung mehr gegeben ist. Das Beseitigen von Zytostatika, potentiell infektiösen und spitzen Gegenständen (z. B. Behältnisse oder Infusionsbestecke) erfolgt in speziellen, dicht verschlossenen Behältnissen die i. d. R. von Spezialdienstleistern abgeholt werden. Im häuslichen Bereich ist darauf zu achten, dass Kinder nicht an die in den Hausmüll gegebenen Arzneimittel gelangen.

Die **BtM-Entsorgung** erfordert immer zwei Zeugen und ist zu protokollieren. Die BtM müssen so entsorgt werden, dass ein Weitergebrauch völlig ausgeschlossen ist. Auch hier ist eine Rückgabe an die Apotheke empfehlenswert, da sie die Entsorgung fachgerecht durchführen kann.

2.1.6 Rechtliche Grundlagen

In der medikamentösen Therapie gibt es verschiedene **Arten von Verantwortung**:

- Die **Anordnungsverantwortung** obliegt dem anordnenden **Arzt,** der für die Therapie haftet. Ebenso trägt er hier eine **Aufsichts- und Kontrollpflicht.**
- Die **Übernahme- und Durchführungsverantwortung** obliegt der **Pflegefachperson,** die die formale Qualifikation besitzen und sich fachlich in der Lage fühlen muss, die angeordnete Tätigkeit durchzuführen. Sollte dies nicht der Fall sein, muss die Pflegefachperson diese Tätigkeit ablehnen, sie hat in diesem Fall also ein **Remonstrationsrecht** aber auch eine **Remonstrationspflicht.** Dies trifft ebenfalls auf **Auszubildende** zu, die bei fehlerhafter Medikamentengabe haftbar gemacht werden können.
- Der delegierende Arzt und die delegierende Pflegefachperson haben eine **Auswahlverantwortung** beim Beauftragen des Auszubildenden. Auch hier tragen sie die **Aufsichts- und Kontrollpflicht.**

Aufgaben examinierter Pflegefachpersonen

Examinierte Pflegefachpersonen haben folgende **Aufgaben:**

- Bestellen, Lagern und Kontrollieren von Medikamenten im Rahmen der gesetzlichen Grundlagen wie z. B. Arzneimittelgesetz, Betäubungsmittelgesetz
- Richten und Applikation von angeordneten Medikamenten
- Durchführen von subkutan und intramuskulären Injektionen; hier kann eine vorherige Überprüfung durch den Arzt erforderlich sein, sog. „Spritzenschein"
- Richten und Anlegen der Infusionstherapie, unter entsprechenden Sicherheitsvorkehrungen
- Verabreichen von Bedarfsmedikation (schriftliche Dokumentation)
- Beobachten und Kontrollieren der Medikamentenwirkung und Berichtspflicht gegenüber dem Arzt
- Dokumentation

Praxistipp

Intravenöse Injektionen

Wegen rasch auftretender Nebenwirkungen sollten i. v. Injektionen durch Pflegepersonal, bestimmten Bereichen wie Intensivstationen und Funktionsdiensten vorbehalten sein.

Um rechtliche Klarheit zu schaffen, sollten Arbeitgeber mit **Dienstanweisungen** folgendes regeln:

- Wer darf wann, wie und welche Medikamente anordnen bzw. verabreichen?
- Wie ist mit Bedarfsmedikationen umzugehen?

Hier sollten die unterschiedlichen Aufgabenbereiche wie Allgemein-, Intensivstation und Funktionsdienste sowie die unterschiedlichen Ausbildungsqualifikationen berücksichtigt werden.

Praxistipp

Ungeschultes Pflegepersonal

Fachlich nicht entsprechend geschultes Pflegepersonal darf z. B. keinen Umgang mit Zytostatikalösungen haben. Hier kann der Arbeitgeber bzw. dessen Haftpflichtversicherung sogar komplett von der finanziellen Haftung zurücktreten.

2.2 Applikationsarten

Definition

Applikationsart

Verabreichungsart: Art und Weise, wie ein Arzneimittel auf oder in den Körper verabreicht wird.

Für die Beantwortung der Frage, auf welchem Weg ein Arzneistoff dem Körper am besten zugeführt wird, spielen zahlreiche **Faktoren** eine Rolle:

- **Art des Arzneistoffs,** insbesondere seine Resorptionsfähigkeit. Einige Stoffe, z. B. Insulin und andere Eiweiße, werden bei peroraler Gabe durch die Verdauungsenzyme des Magen-Darm-Trakts zerstört. Wird bei diesen Substanzen eine systemische Wirkung gewünscht, kommen meist parenterale Applikationen in Betracht.
- **Gewünschter Wirkort** des Arzneimittels (lokal oder systemisch). So sind z. B. viele Antirheumatika als Salbe zur lokalen und als Tablette zur systemischen Therapie erhältlich.
- **Wirkungseintritt.** Je nachdem, ob ein rascher oder verzögerter Wirkungseintritt gewünscht wird, werden verschiedene Applikationsarten gewählt. Parenteral verabreichte Arzneimittel wirken üblicherweise schneller als oral eingenommene Präparate.
- **Wirkungsdauer.** Wie lange ein Arzneimittel wirkt, hängt u. a. auch von der Applikationsart ab. Beispielsweise wirken transdermale Pflaster gegen Schmerzen länger als Schmerztabletten.
- **Zustand und Wunsch des Patienten.** Die meisten Patienten bevorzugen, sofern sie essen dürfen und können, Tabletten, Dragees oder Kapseln, bei Übelkeit jedoch Zäpfchen oder Spritzen.

Zielt die Applikationsart auf eine lokale bzw. örtlich begrenzte (*topische*) Wirkung ab, soll keine Resorption stattfinden. Die Gabe des Medikaments erfolgt direkt an die zu behandelnde Stelle, sodass das Arzneimittel direkt am Applikationsort wirksam ist (*Applikationsort = Wirkort*). Bei einer systemischen Wirkung, bei der der Wirkstoff resorbiert und im gesamten Körper verteilt wird, ist prinzipiell mit mehr unerwünschten Wirkungen zu rechnen. Systemische Wirkungen können durch die verschiedenen Applikationsarten erreicht werden.

2.2.1 Applikation auf Haut und Schleimhaut

Grundsätzlich kann man zwischen einer **Applikation auf die Haut** oder verschiedene **Schleimhäute** und der parenteralen Applikation, bei der Körpergrenzflächen durchbrochen werden, unterscheiden (▸ Tab. 2.2).

Praxistipp

Verabreichen peroraler Arzneiformen

Für den sicheren Therapieverlauf sind feste perorale Arzneiformen wie Tabletten, Dragees oder Kapseln meist optimal geeignet. Flüssige Zubereitungen wie Tropfen, Säfte oder Mixturen sind indiziert, wenn ein Patient Schluckstörungen oder Probleme mit dem Gebiss hat. Folgendes ist bei der Einnahme von Arzneimitteln zu beachten:

- Richtiger Einnahmezeitpunkt (Tageszeit, Relation zur Nahrungsaufnahme ▸ Tab. 2.3)
- Einnahme im Sitzen oder im Stehen, bettlägerige Menschen hochlagern, damit das Arzneimittel nicht in der Speiseröhre verbleibt
- Einnahme mit reichlich Flüssigkeit (ein großes Glas), auch bei Applikation über eine Sonde reichlich mit Flüssigkeit nachspülen
  - Möglichst frisches Wasser verwenden
  - Nicht geeignet sind Obstsäfte, Kaffee oder Tee (die Gerbstoffe enthalten), Milch und auch Mineralwässer mit viel Kalzium und Magnesium
  - Prinzipiell abzulehnen sind alkoholische Getränke zur Einnahme von Arzneimitteln

2.2.2 Parenterale Applikation

Definition

Parenterale Applikation

Verabreichung unter Umgehung des Magen-Darm-Trakts (*griech. para: neben, enteral: den Darm betreffend*).

Tab. 2.2 Applikationsarten bei Gabe auf Haut und Schleimhaut

Applikationsart	Applikationsort	Angestrebte Wirkung
Epikutan	Auf der Haut	Lokal, z. B. Salbe oder systemisch, z. B. Schmerzpflaster
Bukkal	In der Wangentasche	Systemisch
Sublingual	Unter der Zunge	Systemisch
Lingual	Auf der Zunge	Systemisch
Peroral	„Durch den Mund" auf die Schleimhäute von Magen/Darm	Systemisch oder lokal im Darm
Oral	Im Mund	Lokal
Nasal	Auf der Nasenschleimhaut	Lokal, selten systemisch
Konjunktival	Auf der Bindehaut des Auges	Lokal
Otal	Am und im Ohr	Lokal
Pulmonal	Auf der Bronchial- und Alveolarschleimhaut	Lokal, z. B. Asthmaspray oder systemisch, z. B. Narkosegase
Vaginal	Auf der Vaginalschleimhaut, in Scheide einführen	Lokal, selten systemisch, z. B. Hormonring
Rektal	Auf der Enddarmschleimhaut, in After einführen	Lokal und systemisch

Unter einer parenteralen Applikation versteht man die Gabe eines Arzneimittels unter Umgehung des Verdauungstrakts, bei der Körpergrenzflächen durchbrochen werden. Die **parenteralen Applikationsarten** (► Tab. 2.4) sind danach zu unterscheiden, ob nach dem Verabreichen noch ein Resorptionsschritt (► 1.2.1) nötig ist oder nicht. So erreichen die intravenöse, intraarterielle, intrakardiale, intralumbale sowie intrathekale Applikation einen unmittelbaren Wirkeintritt, da der Arzneistoff nicht mehr resorbiert werden muss.

Intravasale Applikation

Bei der **intravasalen Applikation** wird der Wirkstoff direkt in die Blutbahn gebracht, er verteilt sich deshalb sehr schnell im Körper und es kommt zu einem raschen Wirkungseintritt. Am häufigsten wird in eine Vene appliziert (*intravenöse Applikation; i. v.*).

Applikation in das Gewebe

Wird der Wirkstoff nicht direkt in die Blutbahn gespritzt, sondern muss von der Injektionsstelle zunächst zum nächsten Blut- oder Lymphgefäß gelangen, findet eine Resorption statt. Die Geschwindigkeit des Übertritts in den Blutstrom ist von der Durchblutung des Gewebes und zahlreichen anderen Faktoren abhängig. Die Geschwindigkeit kann z. B. durch Verwendung öliger Lösungen oder Teilchen erheblich verringert werden (*Depot-Effekt*).

Vorsicht

Depot-Präparate

Sie dürfen **keinesfalls intravenös** injiziert werden, da sie zu Embolien führen können.

Am häufigsten wird die **intramuskuläre Injektion** (*i. m.*) bzw. die **subkutane Injektion** (*s. c.*) angewendet. Das subkutane Gewebe ist meist weniger durchblutet als das Muskelgewebe, deshalb dauert es länger, bis der Wirkstoff abtransportiert wird. Die Resorption dauert länger und die hohe Konzentration des Wirkstoffes an der Injektionsstelle über längere Zeit kann zu lokalen Unverträglichkeiten führen.

Vorsicht

Gewebsschädigungen

Bereits **kleine Abweichungen** vom physiologischen pH-Wert oder der Isotonie (*normaler osmotischer Druck*) können Gewebsschädigungen zur Folge haben. Deshalb nur subkutan injizieren, wenn es ausdrücklich erlaubt ist.

Tab. 2.3 Arzneimittel werden je nach ihrer Wirkungsweise zu unterschiedlichen Tageszeiten und in unterschiedlichem Abstand zu den Mahlzeiten eingenommen. Beim Richten der Arzneimittel können die Pflegenden im Beipackzettel den Einnahmezeitpunkt prüfen.

Einnahmebesonderheit	Bei Arzneimitteln, die		Beispiele
1 Std. vor bzw. 2–4 Std. nach der Mahlzeit	• nüchtern besser resorbiert werden		Penicillin V, Ampicillin, Bisphosphonate, Schilddrüsenhormone, Eisen(II)salze
Vor der Mahlzeit	• die Verdauung beeinflussen:	• die Resorption beeinflussen	Acarbose, Colestyramin
		• die Magen-Darm-Tätigkeit beeinflussen	Quellstoffe, Metoclopramid
	• magensaftresistente Zubereitungen sind (sonst vorzeitige Wirkstofffreisetzung)		Convulex®, Pantozol®, Omep®, Pyrilax®
Nach bzw. zur Mahlzeit	• so besser verträglich sind		Doxycyclin, Amoxicillin, Ambroxol, Cotrimoxazol, ACC, Diclofenac, Piroxicam, Ibuprofen, ASS
	• mit der Nahrung besser resorbiert werden:	• fettlösliche Wirkstoffe enthalten	Nitrofurantoin, Terfenadin
		• mit Nahrung gleichmäßiger resorbiert werden	Betablocker wie Propranolol
Zwischen den Mahlzeiten	• so besser wirken		Antazida
Gut kauen	• sich so besser verteilen		Kohle, Antazida, Simeticon
Mit viel Flüssigkeit einnehmen	• Gelatinekapseln sind (kalte Flüssigkeit!)		Gelomyrtol® forte, Imodium® Kapseln
	• so besser verträglich sind (magenreizende Wirkstoffe)		Doxycyclin, Amoxicillin, Eisen(II)salze, Cotrimoxazol, Indometacin, ASS
	• so besser wirken		Sekretolytika wie ACC und Ambroxol
	• einen Flüssigkeitsverlust bewirken (Ausgleich)		Diuretika
	• Verstopfung verursachen		Verapamil, Opiate
Regelmäßige Einnahme besonders wichtig	• gegen Infektionen wirken (um Reinfektionen und Resistenzentwicklung zu verhindern)		Antibiotika, Antimykotika, Virustatika
	• gegen Hypertonie wirken (um Blutdruckkrisen zu verhindern)		Kalziumkanalblocker, ACE-Hemmer, Betablocker, Alphablocker
	• kumulieren (um Überdosierungen zu verhindern)		Digitoxin, Litiumsalze
Einnahme am Abend	• so besser wirksam und verträglich sind		Codein, CSE-Hemmer, Theophyllin, Allopurinol
Einnahme nicht am Abend	• so besser verträglich sind		Koffein, Diuretika, Sympathomimetika
Einnahme am Morgen	• so besser wirksam und verträglich sind		Glukokortikoide, Schilddrüsenhormone

Tab. 2.4 Parenterale Applikationsarten	
Intravenös (*i. v.*)	In eine Vene
Intramuskulär (*i. m.*)	In einen Muskel
Subkutan (*s. c.*)	Unter die Haut
Intrakutan (*i. c.*)	In die Haut, z. B. Testallergene
Intraarteriell (*i. a.*)	In die Arterie
Intraperitoneal (*i. p.*)	In die Bauchhöhle
Intraartikulär	In das Gelenk
Periartikulär	In die Umgebung des Gelenks
Intralumbal/Intrathekal	In die Rückenmarksflüssigkeit, z. B. bei Lumbalanästhesie In den Liquorraum
Epidural	In den Spalt über der harten Rückenmarkshaut, z. B. bei der Epiduralanästhesie
Intrakardial	In das Herz, unter Ultraschallkontrolle z. B. bei Stammzelltherapie bei Herzinfarkt
Intraossär	In das Knochenmark

Praxistipp

Patienteninformation zur Wirkung

Die Pflegenden informieren den Patienten vor der Applikation von Arzneimitteln über die zu erwartende Wirkung und bereiten sich selbst entsprechend auf diese vor.

2.3 Arzneiformen und ihre Verabreichung

Die **Arzneiformen** (*Darreichungsformen*) ermöglichen in vielen Fällen erst die sachgerechte Anwendung eines Arzneistoffes. Die Therapie kann durch sie an die individuellen Erfordernisse angepasst werden. So dienen z. B. antibiotikahaltige Augentropfen zur lokalen Therapie einer bakteriellen Infektion am Auge. Mithilfe der Arzneiform lassen sich der zeitliche Eintritt, die Dauer und die Stärke der Wirkung mitbestimmen. Die Arzneiform muss auch eine exakte Dosierung des Arzneistoffes gewährleisten.

Gründe für die Wahl einer bestimmten Arzneiform sind u. a.:

- **Ort der Erkrankung,** z. B. Augentropfen bei einer Bindehautentzündung
- Notwendige **Geschwindigkeit des Wirkungseintritts,** z. B. Zufuhr direkt in den Blutkreislauf über eine Vene (i. v.-Injektion) zur Notfalltherapie
- Gewünschte **Dauer der Wirkung,** z. B. Retardpräparate, die nur einmal täglich eingenommen werden
- **Zustand des Patienten,** z. B. Injektionen bei bewusstlosen Menschen
- **Mitarbeit des Patienten** (*Compliance*), z. B. wohlschmeckende Sirupe bei Kindern
- Chemische **Stabilität des Arzneistoffes,** z. B. Zersetzung von Insulin und Penicillin G im Magen-Darm-Trakt, deshalb nur Zufuhr unter Umgehung des Magen-Darm-Kanals (*parenterale Zufuhr*) möglich
- Physikalische Eigenschaften des Arzneistoffs, z. B. **Löslichkeit** bei der Verarbeitung zu Tropfen oder Injektionslösungen
- **Verringerung von unerwünschten Wirkungen,** z. B. Verarbeitung von Arzneistoffen zu Arzneiformen, die die Magenschleimhaut schädigenden und deshalb den Wirkstoff erst im Dünndarm freigeben (etwa magensaftbeständige Tabletten)

2.3.1 Gasförmige Arzneiformen

Gasförmige Arzneiformen (*Inhalativa*) werden inhalativ-pulmonal angewendet. Es sind entweder Gase höchster Reinheit (z. B. Narkosegase) oder Aerosole.

Definition

Aerosole

Flüssigkeitströpfchen oder feinste Pulverteilchen, die in der Luft schweben und mithilfe eines Inhaliergeräts appliziert werden.

Prinzipiell ist zwischen Nebel- und Pulveraerosolen zu unterscheiden, die mit verschiedenen Inhalatoren verabreicht werden. **Treibgas-Dosieraerosole** enthalten in einem Wirkstoffbehälter das Medikament, gelöst in einem flüssigen Treibgas. Bei jeder Anwendung (*Hub*) wird eine genau dosierte Menge durch Druck auf den Sprühknopf in Sprührichtung freigesetzt und kann eingeatmet werden. Neben den kleineren, transportablen Inhalationssystemen gibt es stationäre Verneblersysteme wie den **Pariboy**®. Dabei handelt es sich um aufwändige

Apparaturen. Bei **Pulverinhalatoren** wird eine genaue Menge Pulver direkt aus dem Inhalator oder aus einer Inhalationskapsel eingeatmet (▶ 11.3).

Verabreichen von gasförmigen Arzneiformen

Die Wahl der Inhalationsart hängt vom Alter und vom allgemeinen Zustand des Menschen ab. Dosieraerosole und Pulverinhalate sind handlich, leicht zu transportieren, überall und unauffällig anzuwenden. Ihre Bedienung ist nicht zeitaufwändig. **Dosieraerosole** erfordern eine gute Koordinationsfähigkeit (*Einatmung und gleichzeitig den Sprühstoß auslösen*). **Pulverinhalate** erfordern einen guten Atemfluss. **Elektrische Inhaliergeräte** funktionieren ohne komplizierte Atemmanöver, sodass diese Art der Inhalation besonders für Kinder und ältere Personen geeignet ist. Sie sind aber aufwändig in ihrer Wartung und benötigen einen Elektroanschluss zudem dauert die Inhalation relativ lange.

2.3.2 Flüssige Arzneiformen

Tropfen

Tropfen (*Guttae, Abkürzung: gtt.*) sind flüssige Zubereitungen in einer Flasche mit Tropfermontur. Die Arzneistoffe liegen meist in Wasser oder Wasser-Alkohol-Gemischen oder auch in fetten Ölen gelöst vor. Tropfen lassen sich leicht einnehmen und werden nach der Tropfenzahl dosiert. Die Arzneistoffe einer Tropflösung können vom Körper schnell resorbiert werden, da sie bereits in gelöster Form vorliegen.
Enthaltener Alkohol (*Ethanol*) macht u. U. die Einnahme für Kinder, Schwangere, Epileptiker und Alkoholkranke problematisch. Deshalb ist der jeweilige Ethanolgehalt auf der Packung angegeben.

Praxistipp

Dosierung durch Zentraltropfer

Hier ist darauf zu achten, diesen senkrecht zu halten (▶ Abb. 2.3).
Als Richtlinie für die **Dosierung** von Tropfen gilt:
- 20 Tropfen wässriger Zubereitung entsprechen 1 ml
- 50 Tropfen alkoholischer Zubereitung entsprechen 1 ml

Säfte

Als **Säfte** bezeichnet man in der Praxis oft Oralsuspensionen oder Sirupe.

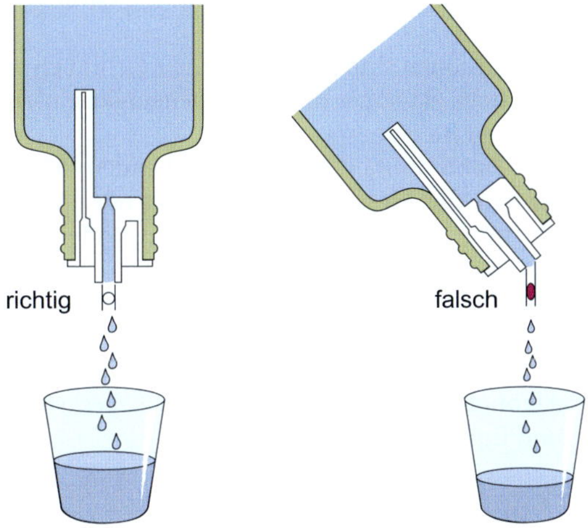

Abb. 2.3 In der Abbildung sind die richtige sowie die falsche Anwendung eines Zentraltropfers dargestellt. [L157]

Oralsuspension

Definition

Suspension

Aufschwemmung eines festen Wirkstoffes in einer Flüssigkeit.

Schwer- oder unlösliche Arzneistoffe – wie Antibiotika oder Antazida – können als **Suspension** zu einer flüssigen Arzneiform verarbeitet werden. Antibiotikahaltige Säfte sind aus Stabilitätsgründen meist als Trockensäfte im Handel. Man füllt sie kurz vor Gebrauch mit einer bestimmten Menge Wasser auf. Danach werden sie im Kühlschrank oder bei Raumtemperatur aufbewahrt und sind nur kurze Zeit haltbar (siehe Beipackzettel).

Sirupe

Sirupe sind flüssige Zubereitungen mit hohem Zuckeranteil, die Arzneistoffe oder Pflanzenauszüge enthalten. Sie finden häufig als Hustensäfte Anwendung.

Anwendungshinweise

- Trockensäfte, die erst durch Verarbeiten mit Wasser fertiggestellt werden, sind nur begrenzt haltbar. Evtl. müssen sie im Kühlschrank gelagert werden. Frisches Leitungswasser zur Herstellung benutzen. Wird stattdessen abgekochtes Wasser verwendet, muss dieses unbedingt abge-

kühlt sein, sonst könnte es den Wirkstoff zerstören.
- Suspensionen sind unmittelbar vor Gebrauch zu schütteln, da sonst die Dosiergenauigkeit nicht gegeben ist.
- Säfte sind immer mit entsprechenden Messgeräten wie Messbecher, Messlöffel oder Messpipette zu dosieren, da Tee- oder Esslöffel zum Abmessen zu ungenau sind.
- Wichtig bei Diabetikern: Broteinheiten bei zuckerhaltigen Säften berücksichtigen!
- Säfte können Alkohol enthalten und sind ist für Alkoholiker, Schwangere, Kinder, Leberkranke und Epileptiker nicht geeignet.

Praxistipp

Die Vorteile von Tropfen und Säften

- Für Säuglinge, Kleinkinder oder Schluckbehinderte leicht einzunehmen.
- Schmecken durch Aromazusätze oft sehr gut.
- Können im Vergleich zu festen Arzneiformen individueller dosiert werden (*Kinderdosis*).
- Wirken rascher als feste Arzneiformen, wenn der Wirkstoff bereits gelöst vorliegt.

Vorsicht

Alkoholhaltige Zubereitungen

Sie dürfen nicht offen, z. B. auf Nachtkästchen oder im Stationszimmer, stehen gelassen werden, da alkoholkranke Menschen jede Möglichkeit wahrnehmen, Alkohol zu sich zu nehmen. Auf Kinderstationen besteht das gleiche Problem mit süßen Säften.

Emulsionen

Definition

Emulsion

Mischung zweier eigentlich nicht miteinander mischbarer Flüssigkeiten (z. B. Wasser und Öl) in feinster Verteilung.

Je nach Phasenlage unterscheidet man zwischen **W/O- und O/W-Emulsionstypen.** Bei W/O-Emulsionen ist die Wasserphase innen, bei O/W-Emulsionen außen(► Abb. 2.4). Diese Einteilung gilt auch für Cremes (► 2.3.3). Anwendung finden Emulsionen v. a. äußerlich auf der Haut. Dann werden sie auch als Lotion oder Milch bezeichnet.

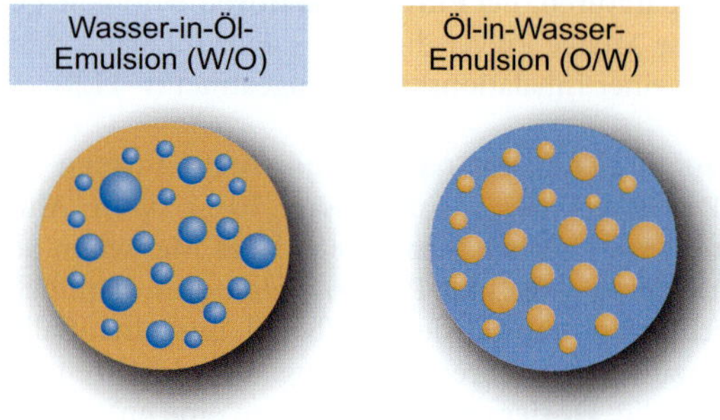

Abb. 2.4 Darstellung der verschiedenen Emulsionstypen, blau = Wasser, orange = Öl [L157]

Praxistipp

Atemstimulierende Einreibungen (ASE)

Bei ASE nur W/O-Emulsionen verwenden, da diese nur langsam in die Haut einziehen und so einen stabilen Gleitfilm bilden.

Tinkturen

Definition

Tinktur

Tinctura, Abkürzung: Tinc.: Alkoholischer Auszug aus pflanzlichen oder tierischen Bestandteilen.

Tinkturen finden innerliche und äußerliche Anwendung. Der hohe Alkoholgehalt kann die Anwendung begrenzen, z. B. bei empfindlicher Haut oder bei Alkoholkranken. Beim Verdünnen mit wässrigen Flüssigkeiten oder längerer Lagerung treten Trübungen auf. Deshalb werden Tinkturen vor dem Gebrauch geschüttelt.

Praxistipp

Anwenden von Tinkturen

Alkoholische Mittel, z. B. **Franzbranntwein,** trocknen die Haut aus und entfetten sie. Allerdings empfinden die meisten Patienten den erfrischenden Effekt als angenehm und lassen sich gern den Rücken und die Beine mit Franzbranntwein einreiben. Nach der Anwendung von alkoholischen Mitteln ist eine Rückfettung der Haut mit Hautpflegelotionen dringend erforderlich.

Klysmen

Definition

Klysmen

Lösungen zur Applikation im Enddarm.

Klysmen werden nach dem Volumen der Zubereitung in **Makroklysmen** und **Mikroklysmen** unterteilt. Makroklysmen, z. B. Practo-Clyss® Klysma salinisch®, sind Lösungen von mehreren hundert ml und werden als Darmspüllösungen bei Verstopfung oder vor Diagnostik oder OP sowie zur Applikation arzneilicher Lösungen eingesetzt. Mikroklysmen (*Rektiolen*), z. B. Microlax®, sind Arzneilösungen von wenigen ml. Sie dienen der Applikation flüssiger Zubereitungen zur systemischen (z. B. Diazepam Desitin®rectiolen) oder lokalen Wirkung (z. B. als Laxans).

Praxistipp

Verwenden von Klysmen

Pflegende lassen die Behältnisse von Klysmen bei der Entfernung aus dem Enddarm zusammengedrückt, um das Einsaugen von Flüssigkeit zu vermeiden.

2.3.3 Halbfeste Arzneiformen

Salben

Definition

Salbe

Unguentum, Abkürzung: Ungt.: Streichfähige Zubereitung meist auf Fettbasis, die zur Anwendung auf Haut oder Schleimhaut bestimmt ist.

Salben haben überwiegend lokale Wirkung. Als Decksalben verbleiben sie an der Oberfläche der Haut und sollen z. B. die gesunde Haut vor schädigenden Einflüssen durch z. B. Wasser oder UV-Strahlung schützen. Die eingearbeiteten Wirkstoffe dringen überwiegend nur in die oberen Hautschichten ein (*Penetrationssalben*). Die Resorption von Wirkstoffen ist meist gering. Einige Salben sollen eine örtlich begrenzte Wirkung in Geweben entfalten, die unter der Haut liegen, aber möglichst wenig systemische Effekte verursachen (z. B. Schmerzsalbe). Eine systemische Wirkung strebt man nur selten über die Applikation von Salben an. Als Beispiel sind östrogenhaltige Salben zur Behandlung hormoneller Störungen zu nennen.

Praxistipp

Umgang mit Salben

Salben werden normalerweise in Gefäßen geliefert, die ein Entnehmen ohne Kontamination des Inhalts möglich machen (z. B. Tuben). Sind die Salben jedoch in Salbentöpfchen abgepackt, die Salbe niemals mit den Fingern dem Salbentöpfchen entnehmen, sondern mit einem Spatel. Fehlt dieser, z. B. in der häuslichen Pflege, kann auch eine Kompresse oder ein frisches Papiertaschentuch als Ersatz dienen.

Pasten

Definition

Paste

Salbe mit einem hohen Feststoffanteil.

Ein wichtiges Beispiel für **Pasten** ist die Zinkoxidpaste. Sie wirkt abdeckend, aufsaugend und trocknend und kommt deshalb z. B. für nässende Ekzeme zum Einsatz. Pasten hinterlassen häufig krustige Reste auf der Haut. Diese entfernen die Pflegenden vor dem erneuten Auftragen sorgfältig mit Öl oder warmem Wasser.

Cremes

Definition

Creme

Halbfeste Zubereitung, die aus Wasser- und Fettphase besteht.

Cremes sind mehrphasig, da sie aus einer lipophilen (*fettliebenden*) sowie einer hydrophilen (*wasserliebenden*) Phase bestehen. Man unterscheidet zwischen Wasser-in-Öl-Creme (*W/O*) und Öl-in-Wasser-Creme (*O/W*). Beim **W/O-Typ** befindet sich das Wasser in der inneren, das Öl in der äußeren Phase. Diese Creme ist nicht mit Wasser abwaschbar. Ein Beispiel für eine W/O-Creme ist die Wollwachsalkoholcreme (Eucerin® cum Aqua). Bei der **O/W-Creme** befindet sich das Öl in der inneren, das Wasser in der äußeren Phase. Diese Zubereitung ist mit Wasser abwaschbar, lässt sich ausgesprochen gut verteilen und hat kühlende Eigenschaften. Ein Beispiel für eine O/W-Creme ist die nichtionische hydrophile Creme.

Gele

> **Definition**
>
> **Gel**
>
> Durch ein Verdickungsmittel verfestigte Flüssigkeit, meist Wasser (*Hydrogele*), aber auch Öle (*Oleogele*).

Gele bestehen aus einem Gelbildner und einer geeigneten Gelierflüssigkeit. Handelt es sich bei der Gelierflüssigkeit hauptsächlich um Wasser oder andere hydrophile Flüssigkeiten (z.B. Alkohol) nennt man sie Hydrogele. Durch die Verdunstung der Flüssigkeit auf der Haut tritt ein Kühleffekt auf. Daher sind sie zur Behandlung von entzündeten und geschwollenen Hautpartien geeignet. Sie trocknen die Haut stark aus, besonders, wenn Sie Alkohol enthalten. Hydrogele eignen sich als nichtfettende Zubereitungen bei Talgdrüsenüberfunktion zur Applikation auf die Haut (*Seborrhö*).

2.3.4 Feste Arzneiformen

Pulver und Granulate

> **Definition**
>
> **Pulver**
>
> Pulveres, Abkürzung: Pulv.: Sehr fein zerkleinerte, feste Substanzen.
>
> **Granulat**
>
> Körnerförmige Gebilde aus zusammengelagerten Pulverteilchen.

Pulver werden lokal als Puder auf die Haut aufgetragen, eingenommen oder dienen als Ausgangsmaterial für Lösungen oder Suspensionen. **Granulate** sind oft schneller in Wasser löslich als Pulver und lassen sich besser einnehmen. Manche Granulate werden vor der Anwendung in eine Flüssigkeit überführt. Granulate können außerdem durch Überzüge retardiert bzw. magensaftresistent hergestellt werden. Viele Arzneistoffe werden mit Hilfsstoffen erst zu Granulaten verarbeitet, weil sie dann besser in Kapseln abgefüllt oder zu Tabletten verpresst werden können. Granulate und Pulver sind vor Feuchtigkeit geschützt zu lagern. Zur Einnahme undosierter Pulver und Granulate wird über Messlöffel die Dosiergenauigkeit sichergestellt.

> **Praxistipp**
>
> **Einnehmen von Pulver**
>
> Dies ist für viele Patienten schwierig, da das Pulver durch den Atem weggeblasen wird. Durch Einrühren des Pulvers in Suppe, Joghurt oder Apfelmus (Packungsbeilage beachten) wird das Einnehmen wesentlich erleichtert.

Tabletten

> **Definition**
>
> **Tabletten**
>
> Compressi, Abkürzung: Comp.: Feste, einzeldosierte Arzneiformen, die durch Verpressen von Pulver oder Granulat entstanden sind.

Tabletten sind die am häufigsten gebrauchte Arzneiform, denn sie sind preiswert herzustellen, exakt zu dosieren, gut einzunehmen, bequem zu lagern, lange haltbar und eine veränderte Wirkstofffreisetzung ist in vielen Fällen erreichbar (► Abb. 2.5). Die gute Haltbarkeit der Tabletten wird noch zusätzlich durch das Verpacken in spezielles Folienmaterial (*Blister*) gesteigert.
Die Anwendung erfolgt üblicherweise **peroral,** indem die Tablette ganz geschluckt oder in Wasser zerfallen eingenommen wird. Tabletten für andere Anwendungsgebiete, z.B. **Rektal-** und **Vaginaltabletten,** haben teilweise besondere Formen. Sie sind nicht mit Tabletten zur peroralen Anwendung zu verwechseln!

> **Praxistipp**
>
> **Missverständnisse beim Einnehmen von Rektal- oder Vaginaltabletten**
>
> Es kommt immer wieder vor, dass Rektal- oder Vaginaltabletten oral eingenommen werden. Manchmal liegt es an der Sprache des Erklärenden. „Rektal einführen" oder „vaginal einführen" verstehen manche Patienten nicht, trauen sich dann aber nicht, nachzufragen.
> Um Missverständnissen vorzubeugen ist immer eine klare und konkrete Ausdrucksweise zu benutzen. Genaue Erklärungen helfen, viele Komplikationen zu vermeiden.

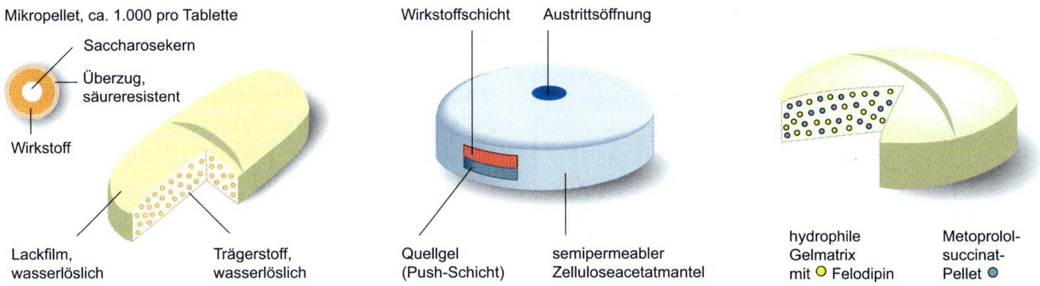

MUPS-Tablette (Multiple Unit Pellet System): Im Magen löst sich der Lackfilm auf und die Mikropellets werden freigesetzt. Diese gehen aufgrund ihrer geringen Größe sofort in den Dünndarm über, wo der Wirkstoff sehr schnell resorbiert wird.

PP-Tablette (Push-Pull): Bei Kontakt mit Flüssigkeit quillt das Quellgel in der Push-Schicht langsam auf und drückt so den Wirkstoff über eine bestimmte Zeit, z. B. 24 h, durch die Austrittsöffnung.

Beispiel für eine Kombination zweier Wirkstoffe in einer Tablette: Die Mobloc®-Tablette mit Felodipin in der Gelmatrix und Metoprolol in kleinen beschichteten Pellets.

Abb. 2.5 Möglichkeiten der veränderten Wirkstofffreisetzung von verschiedenen Tablettenarten [L157]

Verschiedene Tablettenarten

Brausetabletten lässt man vor ihrer Einnahme in Wasser zerfallen oder auflösen. Der Vorteil besteht hauptsächlich im schnellen Wirkeintritt. Diese Tabletten immer trocken in fest verschlossenen Behältnissen lagern.

Kautabletten werden zuerst zerbissen, gekaut und dann geschluckt. Sie sind gut geeignet für die Einnahme unterwegs, z. B. bei Sodbrennen oder Schmerzen.

Lutschtabletten lässt man langsam im Mund zergehen. Sie sollen meist eine lokale Wirkung entfalten, z. B. desinfizierende Halstabletten.

Lösungstabletten dienen der Herstellung von Arzneistofflösungen, z. B. für Umschläge, aber auch zur peroralen Anwendung.

Sublingualtabletten werden unter die Zunge gelegt, **Bukkaltabletten** in die Backentasche. Diese beiden Tablettenarten setzen ihre Wirkstoffe im Mund frei, die dann über die Mundschleimhaut resorbiert werden. **Mukoadhäsive Tabletten** werden zumeist an der Schleimhaut im Mund appliziert und bilden dort einen Haftfilm, der sie an der Schleimhaut befestigt.

Retard- oder **Depottabletten** geben ihren Wirkstoff erst allmählich (*retardiert*) frei, wodurch eine gleichmäßige Wirkung über einen längeren Zeitraum erzielt wird.

Ihre Vorteile sind:

- Verzögerte Wirkstofffreigabe mit gleichmäßigem Blutspiegel und lang anhaltender Wirkung
- Größere Patienten-Compliance (*Patientenmitarbeit*), da die Einnahmehäufigkeit verringert ist

Eine Retardierung wird z. B. durch Überzüge erreicht, die den Wirkstoff nur langsam aus der Tablette herauslassen. Eine andere Möglichkeit die Wirkstofffreisetzung zu verzögern, sind **Gerüst-** oder **Matrixtabletten.** Hier ist der Arzneistoff in ein gitterartiges Gerüst aus Kunststoff eingebettet oder in eine quellfähige Matrix verarbeitet. Daraus wird er nur langsam freigegeben. Bei therapeutischen Systemen wie der PP-Tablette stellt die Tablette eine Hülle dar, aus welcher der Wirkstoff gesteuert freigesetzt wird. Das leere Tablettenskelett wird mit dem Stuhl ausgeschieden. Dies ist jedoch kein Zeichen für mangelnde Arzneistoffaufnahme (▸ Abb. 2.5).

Vorsicht

Mögliche Nebenwirkungen von Tabletten

Tabletten können zu Magenreizungen führen. Je nach Verfassung des Patienten können sie sogar Erbrechen auslösen. Die Patienten nach Übelkeitserscheinungen fragen und dann evtl. mit dem Arzt oder der Ärztin ein Austauschpräparat finden.

Praxistipp

Teilen und Zerkleinern von Tabletten

Tabletten dürfen generell nur geteilt werden, wenn dies laut Herstellerangaben ausdrücklich gestattet ist (ggf. ist eine Rückfrage bei der Herstellerfirma oder der Apotheke notwendig). Retardzubereitungen und magensaftresistente Tabletten können grundsätzlich nicht zerkleinert und dürfen nur geteilt werden, wenn der Hersteller dies vorsieht. Sinnvoll ist es, einen Tablettenteiler zum genauen Teilen der Tabletten zu nutzen.

Expidets

Definition

Expidets

Schmelztabletten: Plättchenartige, leicht zerbrechliche Zubereitungen; sind so wasseranziehend (*hygroskopisch*), dass sie auf der Zunge ohne weitere Flüssigkeitszufuhr zergehen.

Expidets werden genutzt für Zubereitungen, die schnell wirken sollen (wie etwa Präparate zur Behandlung einer Migräneattacke) und sind für „unterwegs" gedacht. Für Menschen, die z. B. die Einnahme von Beruhigungsmitteln verweigern oder Schluckbeschwerden haben, sind Expidets ebenfalls geeignet.

Praxistipp

Gut zu wissen

Expidets lösen sich durch ihre hygroskopische Fähigkeit zu schnell auf, um im Ganzen ausgespuckt zu werden.

Überzogene Tabletten

Zum Schutz der Tablette gegen Umwelteinflüsse wie Luftfeuchtigkeit und mechanische Belastung können diese überzogen sein. Man unterscheidet zwischen Filmtabletten und Dragees.

Filmtabletten sind Tabletten, die mit einer Schicht aus Kunststofflack überzogen sind. Der Film bewirkt bessere Schluckbarkeit, den Schutz der Wirkstoffe vor äußeren Einflüssen sowie die Überdeckung unangenehmen Geruchs oder Geschmacks. Verschiedene Farben des Überzugs vermeiden Verwechslungen.

Dragees sind mit einem dicken Überzug aus Zucker versehen und grundsätzlich nicht teilbar. Die Vorteile von Dragees entsprechen im Wesentlichen denen der Filmtabletten. Der Überzug bei Dragees bewirkt jedoch einen verzögerten Wirkungseintritt, den es unter Umständen zu beachten gilt.

Magensaftresistente Tabletten sind mit einem in Säure unlöslichen Lack versehen. Sie lösen sich erst im neutralen Milieu des Dünndarms auf und dürfen nicht geteilt werden.

Ihre Vorteile sind:

- Schutz des Arzneistoffs vor Zerstörung durch den aggressiven Magensaft
- Schutz der Magenschleimhaut vor schleimhautreizenden Stoffen
- Möglichkeit der lokalen Wirkung im Darm

Kapseln

Definition

Kapsel

Einzeln dosierte Arzneiform, deren Wirkstoffe zusammen mit den Hilfsstoffen in einer mehr oder weniger elastischen Hülle eingeschlossen sind. Die Hülle besteht meist aus Gelatine.

Es gibt verschiedene Arten:

- **Hartgelatinekapseln** bestehen aus zwei ineinander gesteckte Hälften und sind meist mit Pulver oder Granulaten gefüllt. Sie sind einfach, ohne großen maschinellen Aufwand, auch in einer Apotheke herzustellen.
- **Weichgelatinekapseln** bestehen aus einem Stück. Der Gelatine wird ein Weichmacher zugesetzt, die Kapseln sind deshalb sehr elastisch. Sie sind mit öligen oder pastösen Massen gefüllt. Aufgrund des Herstellungsverfahrens haben sie meist an den Längsseiten eine Naht. Weichgelatinekapseln sind gut zur Verarbeitung von leicht flüchtigen Arzneistoffen geeignet, z. B. ätherischen Ölen.

Spezielle Kapseln sind **Zerbeißkapseln,** die im Mund zerbissen werden. Der freigesetzte Wirkstoff wird über die Mundschleimhaut resorbiert. Man erreicht auf diese Weise, z. B. beim Angina-pectoris-Anfall mit „Nitratpräparaten" (► 6.1.2), eine sehr schnell eintretende Wirkung.

Außer zur peroralen Anwendung kommen Weichgelatinekapseln auch als **Vaginal**- und **Rektalkapseln** zum Einsatz.

Praxistipp

Verabreichen von Tabletten und Kapseln

Häufig werden Tabletten geteilt. Auch bei Tabletten mit Bruchrille ist eine exakte Halbierung oder Viertelung nicht immer möglich. Hier unterstützt ein Tablettenteiler (▸ Abb. 2.6), der u. U. auch noch eine Pulverisierungsmöglichkeit besitzt. Das Zerstoßen von Tabletten kann dann mit dem gleichen Gerät erfolgen. Auch Kapseln werden oft entleert, weil die Patienten Probleme mit der Einnahme haben.

Eine „Zerstörung" der Arzneiform muss begründet sein, z. B. bei Verabreichen des Arzneimittels über eine Sonde. Die Bioverfügbarkeit des Arzneistoffs darf nicht wesentlich verändert werden und die Hinweise in der Gebrauchsinformation sind unbedingt zu beachten! Darum gilt: Bevor Tabletten geteilt werden, muss in der Packungsbeilage nachgeschaut werden, ob eine Teilung erlaubt ist. Eine Rille ist nicht unbedingt ein Hinweis, dass die Tablette geteilt werden darf. Die Rille dient häufig auch zum Unterscheiden von anderen Tabletten. Ein Teilen oder Zerstoßen von Tabletten und Dragees oder ein Entleeren von Kapseln ist nicht günstig, wenn

- die Tabletten- oder Kapselhülle einen unangenehmen Geschmack (bitter, sauer, salzig) verdeckt,
- ein magensaftresistenter Überzug die Tablette oder Kapsel umgibt. In diesem Fall wird der Überzug zerstört und der Arzneistoff schon im Magen freigesetzt, wo er z. B. inaktiviert wird, nicht optimal wirken kann oder die Magenwand stark reizt,
- Retardtabletten oder -kapseln vorliegen, deren Funktion als Depot durch die Zerstörung völlig verlorengeht. Da sie meist die gesamte Tagesdosis enthalten, kann es auch zu Überdosierungserscheinungen kommen (immer Herstellerangaben beachten!).

Einnahmehinweise

- Tabletten, Dragees und Kapseln im Sitzen oder Stehen mit viel Wasser einnehmen, damit der Wirkstoff keine lokalen Reizerscheinungen in der Speiseröhre auslösen kann, z. B. durch eine hängengebliebene, klebrige Kapsel.
- Bei leichten Kapseln, wie es Hartkapseln im Allgemeinen sind, empfiehlt sich das Schlucken mit nach vorn gebeugtem Kopf.
- Das Öffnen von Kapseln und alleinige Applizieren der Füllung ist nur mit ausdrücklicher Befürwortung durch den Hersteller zu vertreten.

Tees

Tees sind die am weitesten verbreiteten wässrigen Pflanzenauszüge. Sie werden v. a. peroral verabreicht, aber auch zum Gurgeln, Spülen und für Umschläge verwendet.

Einfach in der Zubereitung sind **Instanttees.** Sie enthalten Pflanzenextrakte, die meist zu Granulaten verarbeitet sind. Dadurch enthalten sie jedoch oft größere Mengen Zucker.

Praxistipp

Anwendungshinweise Tees

Bei der Zubereitung von Tees ist auf die Herstellerangaben zu achten. Eine Schleimdroge wie Eibischwurzel wird z. B. kalt extrahiert, Ätherisch-Öl-Drogen werden mit siedendem Wasser aufgegossen und bedeckt stehengelassen, während Rinden- und Wurzeldrogen oft abgekocht werden müssen (▸ 1.1.3).

Suppositorien

Definition

Suppositorium

Zäpfchen: Einzeln dosierte Arzneizubereitung zum Einführen in Enddarm oder Scheide.

Die meisten **Suppositorien** schmelzen bei Körpertemperatur und geben dann die Wirkstoffe frei. Macrogolzäpfchen lösen sich in der körpereigenen Flüssigkeit. Suppositorien eignen sich gut zur Anwendung bei Säuglingen, bei Menschen mit Erbrechen oder bei magenempfindlichen Personen. Es gibt Zäpfchen mit systemischer Wirkung (*den ganzen Körper betreffend*), z. B. Antiemetika, Analgetika oder Spasmolytika. Gewünscht sein kann aber auch eine lokale Wirkung wie bei der Behandlung von Hämorrhoiden oder Verstopfung. Nachteilig sind der verzögerte Wirkungseintritt und die geringe Bioverfügbarkeit (▸ 1.2.5). Die Resorption der Wirkstoffe unterliegt großen individuellen Schwankungen.

Vaginalzäpfchen sind spezielle kugel-, zungen-, torpedo- oder eiförmige Zubereitungen, die zum Einführen in die Scheide bestimmt sind. Zur vaginalen Anwendung dienen außerdem Vaginaltabletten und -kapseln.

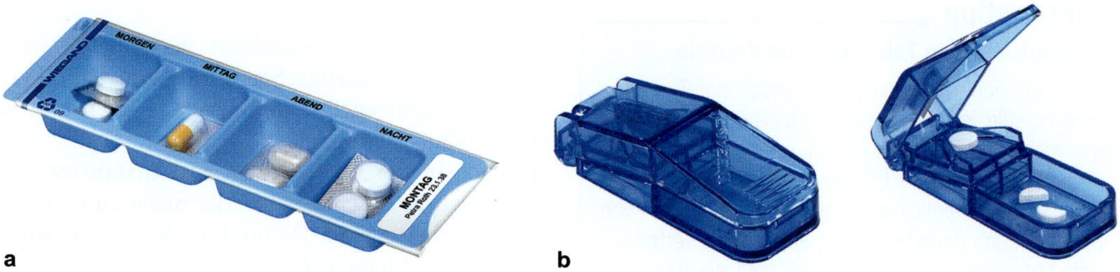

a b

Abb. 2.6 **a)** Tablettendispenser: hierin können Arzneimittel gestellt werden.
b) Tablettenteiler: um eine genaue Dosierung bei einer Teilung von Tabletten zu gewährleisten und die Teilung der Tabletten zu erleichtern. [V618]

Praxistipp

Anwendungshinweise Suppositorien

- Suppositorien vor der Entnahme aus der Umverpackung mit der Hand etwas anwärmen.
- Zum besseren Einführen können Suppositorien oder Ovula kurz in warmes Wasser getaucht werden. Jedoch nicht eincremen, da dies die Wirkstofffreisetzung beeinträchtigen kann. Zum Einführen legt sich der Patient hin (Applikationstiefe von Suppositorien ▸ 1.2.1, ▸ Abb. 1.6).
- Empfinden Patienten nach dem Einführen des Suppositoriums starken Stuhldrang, können torpedoförmige Suppositorien auch mit dem stumpfen Ende voran eingeführt werden.
- Nach dem Einführen sollte der Patient noch einen Moment liegenbleiben.

Lagerung

Zubereitungen, die über Aufschmelzen den Wirkstoff freigeben, sind vor Temperaturen über 30 °C zu schützen. Tropenfest sind Zäpfchen aus wasserlöslichen Macrogolgrundlagen.

Pflaster zur systemischen Therapie

Bei **transdermalen therapeutischen Systemen** (*TTS*) wird aus einem speziellen arzneistoffhaltigen Pflaster der Wirkstoff freigesetzt, damit dieser durch die Haut resorbiert werden kann und so in den Blutkreislauf übergeht. Dadurch wird ein konstanter Blutspiegel und eine gleichmäßige Wirkung erreicht, die nach Entfernen des Pflasters einige Zeit anhält. Die Resorption erfolgt i. d. R. durch passive Diffusion, entsprechend dem Konzentrationsgefälle zwischen Wirkstoffpflaster und wirkstofffreier Haut. Einsatzgebiete der TTS sind Schmerzbehandlung, Langzeitbehandlung der Angina pectoris, Hormontherapien, einschließlich Kontrazeption, Raucherentwöhnung und die Prophylaxe der Reisekrankheit.

Es gibt zwei Pflasterarten, die sich im Aufbau und einigen Eigenschaften unterscheiden. Beim **Matrixpflaster** ist der Arzneistoff direkt in der Trägermasse (*Matrix*) gleichmäßig verteilt und diffundiert nach dem Aufkleben unmittelbar in die Haut. Matrixpflaster nicht entfernen und wieder aufkleben, da sich in der Haut unter dem Pflaster ein Wirkstoffdepot bildet. Bei einer Entfernung kommt es zu Wirkungsschwankungen. Das **Membranpflaster** enthält den Wirkstoff in einem Depot, das zur Haut hin durch eine Membran abgeschlossen ist, die die Wirkstofffreisetzung steuert. Der Wirkstoff durchdringt diese Membran nach dem Aufkleben, bevor er durch die Haut resorbiert wird. Ein Membranpflaster nicht beschädigen oder bei der Lagerung knicken, weil dadurch das Depot zerstört wird. Da Membranpflaster ein hautunabhängiges Depot besitzen, können sie kurzzeitig, z. B. zum Duschen, entfernt werden.

Vorsicht

Transdermale Systeme sind hoch wirksame Arzneiformen

Wie bei parenteralen oder peroralen Arzneiformen kann eine unsachgemäße Anwendung zum Verlust der Wirksamkeit, zu unerwünschten Wirkungen und Vergiftungen führen. Ebenso sind Wechselwirkungen mit anderen Arzneistoffen und mit Genussmitteln wie Alkohol und Nikotin möglich.

Praxistipp

Vorbereitung und richtiges Aufkleben der TTS

- Pflaster nur auf saubere, unverletzte, möglichst unbehaarte und nicht gereizte Haut kleben, die frei von Kosmetika ist. In der Gebrauchsinformation sind meist bestimmte Körperstellen empfohlen.
- Bei behaarten Stellen den Haarwuchs mit einer Schere entfernen, auf keinen Fall rasieren. Mikroverletzungen der Hornhautschicht können zu Veränderungen der Resorption führen.
- Zur Reinigung der Hautstelle nur reines Wasser verwenden. Die Haut vorsichtig trockentupfen, dabei jedes Reiben vermeiden.
- Pflaster unmittelbar vor dem Anwenden aus der Verpackung nehmen. Schutzpackung nicht aufschneiden, sondern vorsichtig aufreißen, um eine Beschädigung des Pflasters zu vermeiden.
- Beim Abziehen der Schutzfolie die Klebefläche nicht mit den Fingern berühren.
- Das Pflaster faltenfrei aufkleben und ca. 30 Sek. mit der flachen Hand festdrücken.
- Klebt das Pflaster an den Randstellen nicht ausreichend, diese zusätzlich mit Pflasterstreifen fixieren.
- Die Applikationsstelle keiner Wärmequelle wie Heizkissen, Sauna, direkter Sonneneinstrahlung oder heißen Bädern aussetzen. Durch die Wärme kann der Wirkstoff schneller freigesetzt werden und somit zu unerwünschten Wirkungen führen.
- Generell ist nach Entfernen eines Pflasters das neue an einer anderen Applikationsstelle aufzukleben, um Hautreizungen zu vermeiden. Nach 7 Tagen Pflasterfreiheit kann die vorherige Stelle wieder genutzt werden.
- Der Wechselrhythmus ist genau einzuhalten, um gleichmäßige Blutspiegel zu gewährleisten. Datum der Applikation auf dem Pflaster vermerken.
- Nach Applikation bzw. Entfernen des Pflasters gründlich die Hände waschen.

Klebeflächen gebrauchter Pflaster aneinanderdrücken und die Produkte zum Entsorgen an die Apotheke geben, weil sie stets Wirkstoffreste enthalten.

2.3.5 Parenteralia

Definition

Parenteralia

Sterile Arzneiformen, die dem Körper unter Umgehung des Magen-Darm-Trakts zugeführt werden; dazu gehören Zubereitungen zur Implantation, Injektion oder Infusion.

Injektions- und Infusionszubereitungen

Eine **Injektion** führt dem Körper eine kleine Flüssigkeitsmenge (bis 20 ml) zu. Bei **Infusionen** werden größere Flüssigkeitsmengen (bis zu mehreren Litern) über einen längeren Zeitraum (Min. bis Std.) verabreicht.

Injektionen können praktisch in jeden Körperteil verabreicht werden. Neben der Applikation in Blutgefäße (*intravenös, intraarteriell*) sind besonders die Applikation ins Unterhautfettgewebe (*subkutan*) oder in die Muskulatur (*intramuskulär*) zu erwähnen. In Notfällen und bei sehr schwierigen Venenverhältnissen hat sich die **intraossäre** Gabe (*in die Knochenmarkshöhle*) bewährt. Injektionen können auch ungelöste Feststoffe begrenzter Teilchengröße enthalten. Dies ist z. B. bei der subkutanen Applikation von lang wirksamen Insulinsuspensionen der Fall.

Infusionen werden überwiegend intravenös angewendet, möglich sind aber auch die intraperitoneale (*in die Bauchdecke,* z. B. bei der Dialyse), die intraarterielle und die subkutane Anwendung. Infusionen sind immer klare Lösungen (Ausnahme: O/W-Emulsionen mit sehr kleinen Öltröpfchen in Wasserphase).

Das Aufziehen von **Injektionen** und **Perfusorlösungen** sowie das Zugeben von Arzneimitteln zu **Infusionslösungen** sollten möglichst unmittelbar vor der Applikation erfolgen. Das Robert Koch-Institut empfiehlt, die aufgezogenen Lösungen bis zum Verwenden nicht länger als eine Std. zu lagern. Längere Zeiträume erhöhen die Gefahr einer mikrobiellen Kontamination und möglicher Zersetzungen. Die Pflegenden arbeiten **aseptisch.** Nach Abnahme des Schutzdeckels von den Verschlüssen der Durchstichbehältnisse oder der Ports an den Infusionslösungsbeuteln desinfizieren sie die Oberflächen mit einem Desinfektionsmittel. Dann erfolgt der Einstich mit einer Kanüle oder dem Dorn eines Überleitungsgeräts.

Injektionen und Kurzinfusionen von Arzneistoffen (bis 100 ml) liegen meist in applikationsgerechter Form vor. Teilweise ist aber ein Auflösen der Trockensubstanz notwendig. Bei Injektionen wird das Pulver unmittelbar gelöst. Die Pflegenden ziehen das Lösungsmittel in eine Einmalspritze auf und spritzen es in das Durchstichfläschchen. Nach der vollständigen Auflösung das Medikament aus hygienischen Gründen in eine neue sterile Spritze aufziehen. Wenn eine unmittelbare Injektion nicht möglich ist, decken die Pflegenden die Spritze mit

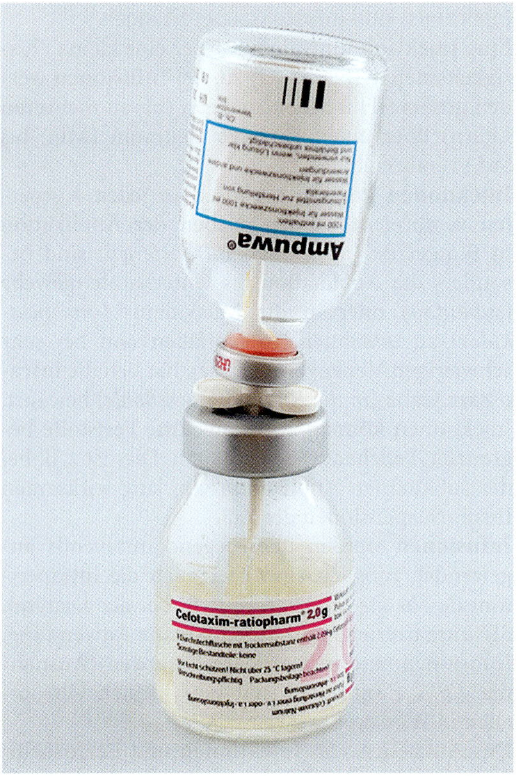

Abb. 2.7 Überleitungskanüle mit Stechampullen (*Mini-Spikes*) während des Überleitungsvorgangs [K115]

einem sterilen Stöpsel ab und vermerken auf der Spritze den Inhalt und die Uhrzeit. Wann das zubereitete Arzneimittel bei nicht erfolgter Applikation zu verwerfen ist, steht in der Packungsbeilage. Bei Infusionen werden Überleitungsgeräte (*Mini-Spikes*) zwischen dem Arzneistoff- und dem Lösungsmittelfläschchen eingesetzt. Hier ist nur ein Arbeitsgang nötig, die Infusion erfolgt direkt aus dem Originalbehältnis mit dem Arzneimittel (▸ Abb. 2.7).

Bei Zugabe von Arzneistoffen in Elektrolyt- oder Glukoselösungen sind **Inkompatibilitäten** (*Unverträglichkeiten*) möglich. Die Pflegenden beachten streng die Herstellerempfehlungen und achten auf evtl. Veränderungen der Zubereitung z. B. Trübung, Ausflockung, Verfärbung.

Verwendete Spritzen und Kanülen sowie das Infusionssystem werden anschließend in speziellen Behältnissen entsorgt, um Verletzungen des Personals oder anderer Personen zu verhindern. Ein Wiederverschließen der Kanüle mit der Schutzkappe (*Recapping*) ist im Sinne der Unfallverhütung verboten.

Implantate

Definition

Implantate

Dauerhaft in Körperhöhlen oder Organe eingebrachte Fremdmaterialien.

Implantate können ein Arzneistoffdepot enthalten und somit über einen längeren Zeitraum wirken. Die Applikation erfolgt mittels eines operativen Eingriffs. Beispiele sind Verhütungsstäbchen (Implanon®) oder Baclofen-Pumpen (▸ Abb. 2.8) bei schweren Spastiken.

Verabreichen von Parenteralia

Für die parenterale Applikation müssen die Pflegenden speziell geschult werden. Da es sich immer um eine invasive Form der Arzneimittelapplikation handelt, erfordert sie Übung und ein strenges Beachten der Hygienevorschriften.

Verabreichen von Injektionen

Es gibt für jede Injektionsart bestimmte Kanülengrößen und Besonderheiten, die es zu ebenfalls beachten gilt (▸ Tab. 2.5).

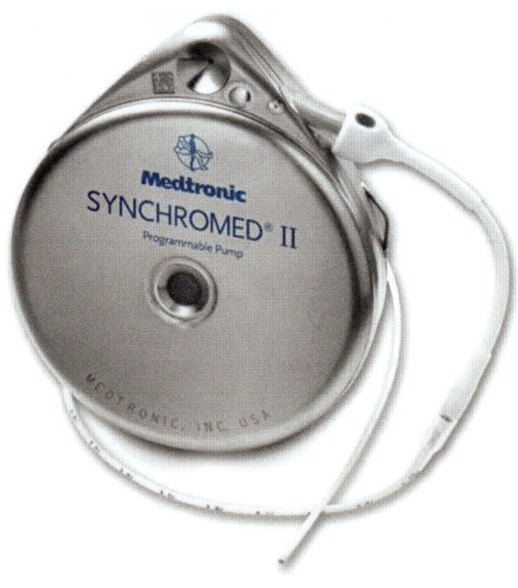

Abb. 2.8 Baclofen-Pumpe zur Dauertherapie von schweren Spastiken. Sie wird unter die Haut implantiert und gibt kontinuierlich den Wirkstoff an den Körper ab. [V170]

Tab. 2.5 Parenterale Applikationsarten im Vergleich

Applikationsart	i.v.	i.m.	s.c.
Einstichwinkel	Ca. 30°	90°	45–90°
Kontraindikationen	In Gefäßnähe: Lymphödem, Dialyseshunt, Paresen, distal von Paravasaten, Z.n. Mammaablatio entsprechende Seite	Herzinfarkt, Schlaganfall, Blutungsneigung, bestehender Schock	Durchblutungsstörungen im betroffenen Areal, bestehender Schock
Besonderheiten	Stauschlauch nötig, sichere Punktion der Vene	Sorgfältige Wahl der Einstichstelle, 2-mal desinfizieren	Hautfalte bilden, erst nach Injektion loslassen
Aspiration	Ja, Blut muss kommen	Ja, kein Blut darf kommen	Nein

Praxistipp

Hinweise zum Anwenden von Injektionszubereitungen

- Vor jeder Injektion die Haut sorgfältig desinfizieren und die entsprechende Einwirkzeit beachten, v.a. vor i.m.-Injektionen erfolgt dies 2-mal, das Desinfektionsmittel zwischendurch mit sterilem Tupfer abwischen und erneut auftragen.
- Bei i.v.-Gabe müssen Pflegende Paravasate (*Auslaufen der Injektionsflüssigkeit in das umliegende Gewebe*) strikt vermeiden. Paravasate mit barbiturathaltigen Injektionsnarkotika oder bestimmten Zytostatika führen zu schwerer Schädigung des Gewebes mit Nekrosen.
- Bei vielen Medikamenten ist eine langsame Injektion notwendig, um Reizungen und toxische Plasmakonzentrationen und einen Schock zu vermeiden. Bei langsamer Injektion werden oft auch gewebereizende Stoffe gut vertragen, weil sie auf diese Weise ausreichend durch das strömende Blut verdünnt werden.
- Suspensionen zur Injektion sind vor der Applikation vorsichtig zumischen. Sie werden dabei vorsichtig geschwenkt und nicht geschüttelt.

Da die **subkutane Injektion** relativ einfach durchzuführen und mit relativ wenigen Risiken verbunden ist, ist sie Mittel der Wahl, wenn der Patient sie selbst durchführen soll (z.B. Insulin, niedermolekulare Heparine). Bevorzugte Injektionsstellen sind Oberschenkel- und Bauchhaut. Dazu eine Hautfalte bilden, rasch einstechen und je nach Dicke der Haut im 45–90°-Winkel und langsam das Arzneimittel injizieren. Nach langsamem Entfernen der Spritze die Hautfalten wieder loslassen (► Abb. 2.9).

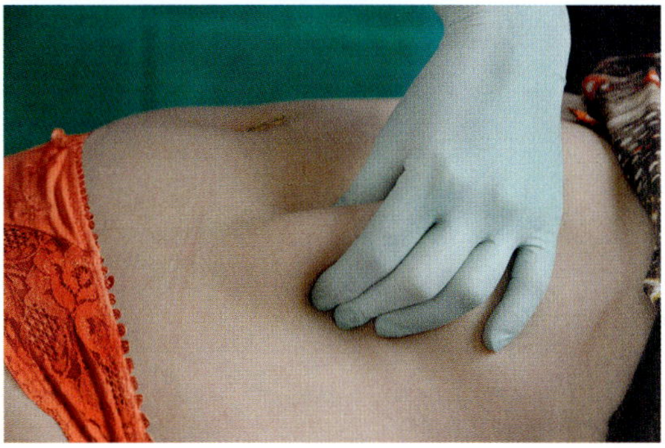

Abb. 2.9 Subkutane Injektion an der Bauchfalte [K330]

Die **intramuskuläre Injektion** erfordert ein besonders sorgfältiges Auffinden der Injektionsstelle. Es muss gewährleistet sein, das das Arzneimittel auch wirklich in den Muskel injiziert wird und nicht versehentlich in ein Blutgefäß. Geeignet sind der Deltamuskel am Oberarm, der Oberschenkelmuskel oder eine ventrogluterale Injektion nach von Hochstetter (► Abb. 2.10).

Für die i.m.-Injektion sterile Tupfer verwenden und 2-mal desinfizieren (Einwirkzeit!). Die Haut leicht spannen und die Kanüle senkrecht einstechen und dann bis zum Muskel vorschieben. Bei der nun folgenden Aspiration darf kein Blut in der Spritze sein. Das Arzneimittel langsam injizieren, die Spritze langsam wiederherausziehen und die Einstichstelle mit sterilem Tupfer leicht komprimieren (► Abb. 2.11). Bei Impfungen wird heute auf eine Aspiration verzichtet (Empfehlung der STIKO), da das Risiko einer versehentlichen intravasalen Injektion verschwindend gering, die Applikation jedoch so deutlich schmerzärmer ist (Ausnahme COVID-19-Impfung).

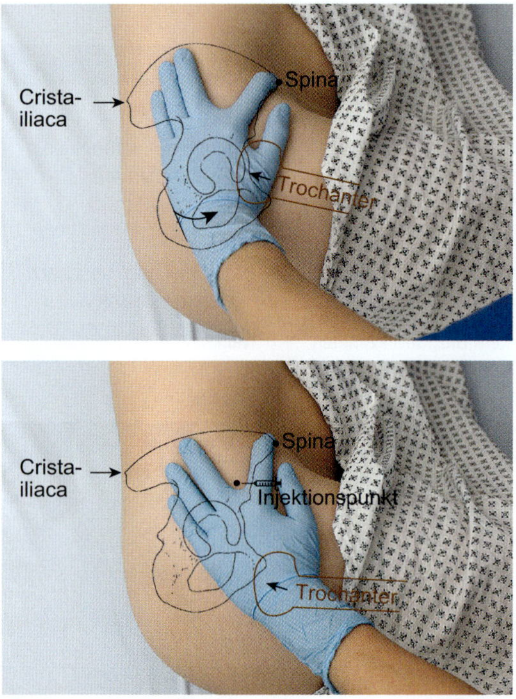

Abb. 2.10 Ventrogluteraler Punktionsort nach von Hochstetter für eine i. m.-Injektion [K115]

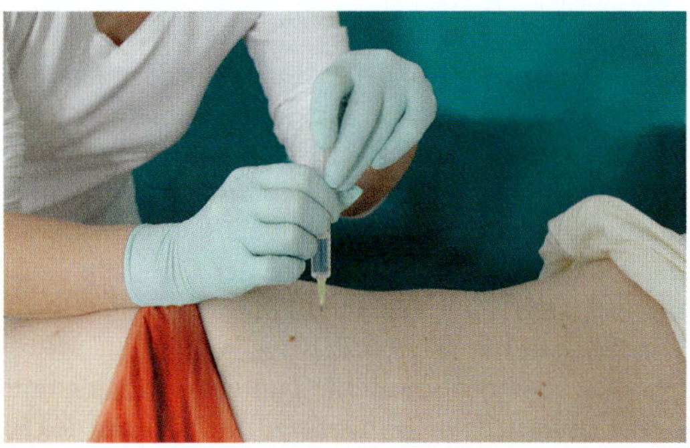

Abb. 2.11 Durchführung einer i. m.-Injektion [K330]

Für eine **intravenöse Injektion** ist es erforderlich eine geeignete Vene zur Punktion zu lokalisieren. Dies erfolgt ggf. durch Vorstauung mittels Stauschlauch. Am Arm ist besonders die Vena cephalica geeignet. Nach der Desinfektion die ausgewählte Vene mit Hilfe des Stauschlauches stauen, die Kanüle im 30°-Winkel in die Haut einstechen und die Vene vorsichtig punktieren. Sie darf dabei nicht durchstochen werden. Bei der nun folgenden Aspiration muss sich Blut in der Spritze zeigen. Den Stauschlauch lösen und das Arzneimittel langsam in die Vene injizieren. Nach Entfernen der Spritze die Injektionsstelle einige Min. komprimieren und dann mit einem Pflaster versorgen (► Abb. 2.12).

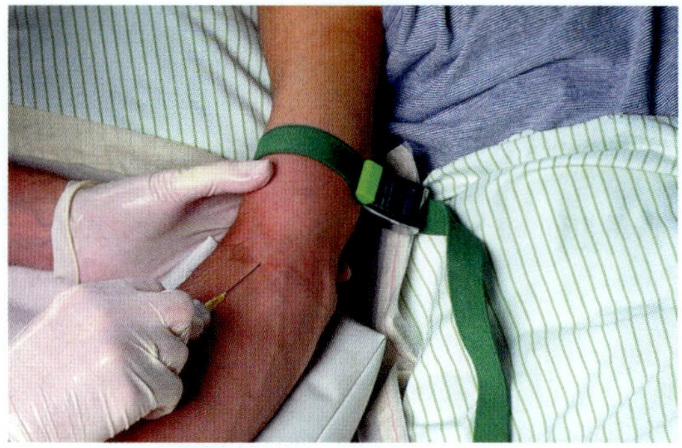

Abb. 2.12 Einstich vor einer intravenösen Injektion [B220]

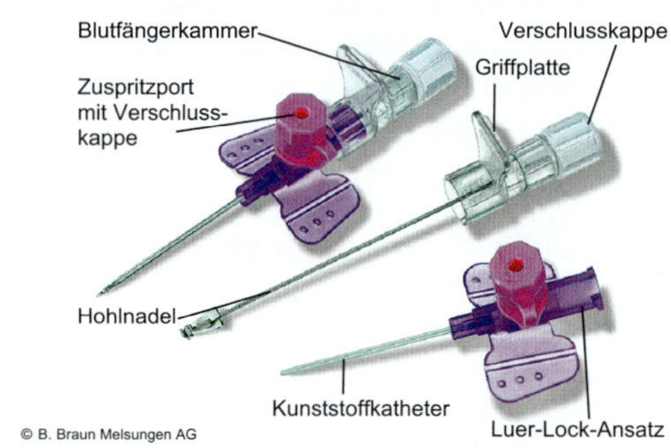

Abb. 2.13 Aufbau einer VasofixSafety Venenverweilkanüle [U243]

Verabreichen von Infusionen

Für das Verabreichen von Infusionen ist es zunächst notwendig einen Zugang über eine Verweilkanüle zu legen(► Abb. 2.13).

Ähnlich wie bei der i. v.-Injektion eine Vene wählen, desinfizieren, den Stauschlauch anlegen, im 30°-Winkel einstechen und die Vene punktieren. Wenn Blut in der Blutfängerkammer zu sehen ist, die Kanüle abflachen und ca. 5 mm in die Vene vorschieben und den Stauschlauch lösen. Nun die Kunststoffkanüle vorschieben wobei die Hohlnadel festzuhalten ist (► Abb. 2.14). Ein Fixierpflaster aufkleben und eine sterile Kompresse unterlegen. Nach dem Entfernen der Hohlnadel, kann nun direkt das Verbindungsstück der vorbereiteten Infusion angeschlossen werden.

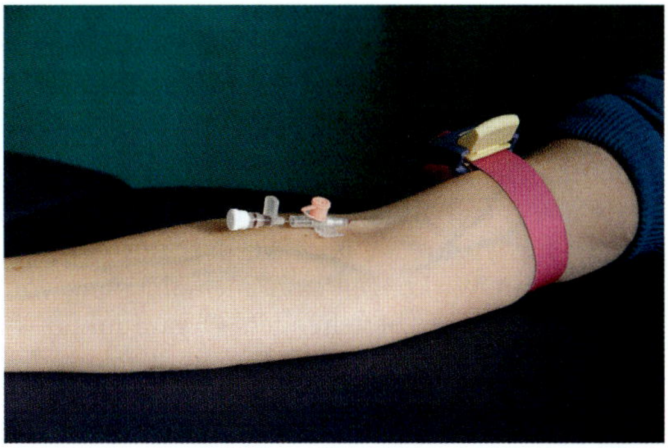

Abb. 2.14 Korrekte Lage der Verweilkanüle in der Vene [K330]

Praxistipp

Regeln beim Zumischen zu Infusionslösungen

- Maximal ein Medikament zumischen. Ausnahmen sind möglich, sind aber vorher mit dem anordnenden Arzt bzw. dem Apotheker abzusprechen.
- Beim Zumischen aseptisch arbeiten.
- Die Mischung unmittelbar vor Anlegen der Infusion ausführen.
- Die Lösung zur gleichmäßigen Durchmischung mehrmals vorsichtig kippen, aber nicht schütteln.
- Die Infusionslösung nach der Zumischung auf ungewöhnliche Veränderungen beobachten (möglichst Glasflaschen verwenden). Lösung bei erkennbaren Veränderungen wie Ausflockung, Kristallisierung oder Trübung verwerfen.
- Zumischung auf der Flasche exakt dokumentieren (Name und Menge des Wirkstoffs, Zeitpunkt des Zumischens, des Infusionsbeginns und der -dauer).

Bei der **Vorbereitung der Infusion** ist zu beachten:

- Den Dorn der Infusionsleitung erst nach Desinfektion des Infusionsbeutelverschlusses und Verschließen der Rollklemme einstechen.
- Den Schlauch des Infusionssystems vollständig entlüften.
- Weitere Arzneimittel nur zufügen, wenn es durch die Packungsbeilage oder den Arzt ausdrücklich gestattet ist (Gefahr der Inaktivierung oder Ausflockung).
- Lichtempfindliche Infusionen mit lichtundurchlässiger Folie umwickeln, lichtgeschütztes Infusionsbesteck verwenden oder Raum abdunkeln.
- Die Infusionsgeschwindigkeit und damit die Dosierung bestimmt der Arzt.

Praxistipp

Berechnung der Infusionsgeschwindigkeit

Grundlage aller Berechnungen:

- **1 ml entspricht 20 Tropfen**
- **1 Tropfen/Min. = 3 ml/Std.**

Häufig werden die Gesamtmenge der Infusionen und die Infusionsdauer angeordnet. Dann lässt sich die notwendige Tropfenzahl/Min. bzw. die Infusionsmenge in ml/Std. folgendermaßen errechnen:

$$\frac{\text{Infusionsmenge in ml} \times 20\,\text{Tropfen/ml}}{\text{Infusionsdauer in h} \times 60\,\text{min/h}}$$

$$= \frac{\text{Gesamttropfenzahl}}{\text{Infusionsdauer in min}} = \frac{\text{Tropfen}}{\text{min}}$$

Beispiel: 500 ml Infusionslösung sollen in 12 Std. durchlaufen.

$$\frac{500 \times 20\,\text{Tropfen/ml}}{12 \times 60\,\text{min/h}} = \frac{10.000\,\text{Tropfen}}{720\,\text{min}} = \frac{13{,}88\,\text{Tropfen}}{\text{min}}$$

$$\frac{60\,\text{s/min}}{13{,}88\,\text{Tropfen/min}} = 4{,}32\,\text{s/Tropfen}$$

→ ungefähr alle 4 Sek. muss ein Tropfen fallen.

Manchmal werden aber auch die Tropfenzahl/Min. und die Gesamtinfusionsmenge verordnet und die Pflegefachperson möchte zur Zeitabschätzung und Infusionsplanung wissen, wann die Infusion beendet sein wird:

$$\frac{\text{Infusionsmenge in ml} \times 20\,\text{Tropfen/ml}}{\text{Tropfenzahl/min} \times 60\,\text{min/h}} = \text{Einlaufzeit in h}$$

$$\frac{\text{Infusionsmenge in ml} \times 20\,\text{Tropfen/ml}}{\text{Tropfenzahl/min}} = \text{Einlaufzeit in min}$$

Beispiel: Eine Kurzinfusion mit einem Gesamtvolumen von 100 ml soll mit einer Tropfenzahl von 30 Tropfen/Min. einlaufen.

$$\frac{100\,\text{ml} \times 20\,\text{Tropfen/ml}}{30\,\text{Tropfen/min} \times 60\,\text{min/h}} = \frac{2.000}{1.800}\,\text{h} = 1{,}1\,\text{h}$$

Die Infusion läuft etwas länger als 1 Std.

2.4 Unerwünschte Arzneimittelwirkungen

Wirkung und unerwünschte Wirkung

Neben der Hauptwirkung, die erwünscht ist, treten auch **unerwünschte Wirkungen** auf. Deshalb werden sie oft auch verallgemeinernd „Nebenwirkungen" genannt. Diese können jedoch auch erwünscht sein, z. B. die beruhigende Nebenwirkung von Antidepressiva. So haben diese Medikamente z. B. die Hauptwirkung „Depressionslösung" und können gleichzeitig beruhigend wirken. Wenn der Mensch zusätzlich unter Unruhe leidet, ist dieser Nebeneffekt durchaus erwünscht.

Beim Beschreiben unangenehmer Begleiterscheinungen von Arzneimitteln ist darum also korrekterweise von unerwünschten Wirkungen und nicht von Nebenwirkungen zu sprechen. Oftmals hängt es auch von der Indikation ab, ob eine Wirkung erwünscht oder unerwünscht ist. Werden Antihistaminika als Antiallergika eingesetzt, ist die beruhigende Wirkung unerwünscht. Bei antihistaminikahaltigen Schlafmitteln entspricht die beruhigende Wirkung hingegen der angestrebten Wirkung.

Als **Ursachen** für unerwünschte Wirkungen kommen in Frage:

- Überdosierung des Arzneimittels
- Unspezifischer Wirkungsmechanismus des Wirkstoffs
- Wechselwirkungen mit anderen Arzneimitteln oder Nahrungsmitteln
- Wechselwirkungen mit UV-Licht
- Organtoxizität des Wirkstoffes
- Allergische Reaktionen des Menschen auf Inhaltsstoffe des Arzneimittels, evtl. auch auf Hilfsstoffe

Unerwünschte Wirkungen treten nicht unbedingt immer auf. Auftreten und Ausprägung der unerwünschten Wirkungen sind auch abhängig von Alter, Geschlecht, bestehenden Organfunktionsstörungen und individueller Empfindlichkeit des Menschen.

2.4.1 Allergische Reaktionen

Definition

Allergie

Erworbene spezifische Überempfindlichkeit gegenüber bestimmten körperfremden Stoffen (*Antigenen*). Wie die physiologische Abwehrreaktion durch Antigen-Antikörper-Reaktionen ausgelöst, aber im Gegensatz zu dieser überschießend bis hin zum lebensbedrohlichen anaphylaktischen Schock.

Allergische Reaktionen im Zusammenhang mit Arzneimitteln (► Tab. 2.6) treten bei ca. 2–6 % aller behandelten Menschen auf. Für die Auslösung einer Arzneimittelallergie kommen die Wirkstoffe selbst, aber auch die in der Arzneiform enthaltenen Hilfsstoffe in Frage. Wie bei anderen Allergenen, z. B. Pollen oder Insektengiften, gibt es auch bei der

Tab. 2.6 Allergietypen und Beispiele für Arzneimittel, die Allergien auslösen können.

Typ	Reaktionszeitpunkt	Vermittelt durch	Symptome	Beispiele
I	Sofort	IgE	Anaphylaktischer Schock, Nesselsucht, Ödeme, Bindehautentzündung, Schnupfen, Asthma	Penicillin, Acetylsalicylsäure, ACE-Hemmer, Röntgenkontrastmittel
II	Früh (wenige Std.)	IgG, IgM	Blutbildveränderungen (Abfall der weißen Blutkörperchen oder der Blutplättchen), hämolytische Anämie	Metamizol, Thyreostatika, Clozapin, Acetylsalicylsäure
III	Früh (wenige Std.)	Immunkomplexe	Entzündungen in Gefäßen, Niere, Gelenken, Lyell-Syndrom	Allopurinol, Celecoxib, Carbamazepin
IV	Spät (1–2 Tage)	T-Lymphozyten	Kontaktekzem, Fotoallergie	Konservierungsmittel, Glukokortikoide, Tetrazykline

Arzneimittelallergie vier Allergietypen, die sehr unterschiedliche Symptome zeigen.
Sind bei einem Menschen bereits Arzneimittelallergien bekannt, sollten diese in einem Allergiepass eingetragen sein. Sicherheitshalber wird der Arzt vor dem Verordnen neuer Medikamente immer nach bekannten Arzneimittelallergien fragen. Auch wenn ein Mensch zu anderen, nicht mit Arzneimitteln im Zusammenhang stehenden Allergien neigt, ist die Wahrscheinlichkeit des Auftretens von Arzneimittelallergien erhöht.

Kreuzallergien
Normalerweise tritt bei einem Menschen eine Arzneimittelallergie nur dann auf, wenn er früher schon einmal mit diesem Arzneimittel in Kontakt getreten ist. Es gibt jedoch Gruppen von Arzneimitteln, die **Kreuzallergien** zeigen. Dies bedeutet, dass bei früherem Kontakt mit einem Arzneimittel dieser Gruppe später auch dann eine Allergie auftreten kann, wenn ein anderes Arzneimittel dieser Gruppe gegeben wird, z. B. eine Kreuzallergie zwischen Penicillin V und Amoxicillin.

2.4.2 Überdosierung

Unerwünschte Arzneimittelwirkungen können auch durch eine zu hohe Dosierung ausgelöst werden (► Tab. 2.7). Zu **Überdosierungen** kann es kommen, wenn z. B. das Alter, das Gewicht oder die Kapazität der Nieren- oder Leberfunktion des Menschen nicht beachtet werden. Bei Wirkstoffen mit geringer therapeutischer Breite (► 1.3) sind diese Parameter ganz besonders zu berücksichtigen. Oftmals treten bei Überdosierung bekannte unerwünschte Wirkungen eines bestimmten Wirkstoffs häufiger und in stärkerer Ausprägung auf.

Vorsicht

Überdosierungssymptome können bei stark wirksamen Stoffen den Symptomen einer Vergiftung entsprechen und auch tödlich enden. Zu Überdosierungen können führen:
- Falsche Dosierung
- Verwechslung
- Kumulation
- Einnahme großer Mengen in suizidaler Absicht (*Selbsttötung* ► 4.1.1)
- Wechselwirkung mit anderen Arzneimitteln

Allgemeine Maßnahmen zur Entfernung des Wirkstoffs sind: Auslösen von Erbrechen (mit großer Vorsicht, nur im Beisein des Arztes bzw. der Ärztin), Magenspülung, Dialyse, Gabe von Adsorbenzien (*Präparate in Pulver- oder Granulatform, die gelöste Stoffe binden*) und Abführmitteln. Bei einigen Wirkstoffen können gezielt **Antidota** (*Gegenmittel*) eingesetzt werden.

Tab. 2.7 Überdosierungssymptome und Antidota einiger Wirkstoffe

Wirkstoff	Überdosierungssymptome	Antidot
Antidiabetika/Insulin	Rötung des Gesichts, Schwitzen, Hungergefühl, Hypotonie	Glukagon
(Orale) Antikoagulanzien	Blutungen, Blut im Urin, Hämatome	Vitamin K (Phytomenadion)
Benzodiazepine	Benommenheit, Schläfrigkeit, verminderte Reflexe, Bewegungsstörungen, Hypotonie, oberflächliche Atmung	Flumazenil
Herzglykoside	Übelkeit, Erbrechen, Seh-, Herzrhythmusstörungen	Digitalis-Antitoxin
Jod	Braunfärbung von Mund und Rachen, Magen-Darm-Störungen, Schwindel, Atemnot	Kaliumjodid
Isoniazid	Schwindel, Kopfschmerz, gestörte Reflexe, Nervenentzündungen	Vitamin B_6 (Pyridoxin)
Neuroleptika	Parkinsonismus, Bewegungsstörungen	Biperiden
Opiate	Übelkeit, Erbrechen, Schläfrigkeit, oberflächliche Atmung, enge Pupillen	Naloxon
Paracetamol	Bauchschmerzen evtl. Erbrechen, nach 36–72 Std. Leberinsuffizienz, Koma	Acetylcystein

Bei Vergiftungserscheinungen empfiehlt es sich, die **Giftrufzentrale Bonn** 0228–19240 oder das **Giftinformationszentrum Erfurt** 0361 730730 anzurufen und sich von den Fachleuten beraten zu lassen.

Definition

Antidot

Gegenmittel: Substanz, die spezifisch die Giftigkeit schädlich wirkender Stoffe vermindert oder aufhebt.

2.4.3 Organtoxizität

Arzneimittel können, v.a. wenn sie über längere Zeit angewendet werden, **Organschäden** hervorrufen (► Tab. 2.8). Insbesondere der **Magen-Darm-Trakt,** mit dem das Arzneimittel meist ausgeprägt in Kontakt tritt, und die beiden Ausscheidungsorgane **Leber** und **Niere** sind davon betroffen. Magen-Darm-Beschwerden können sich äußern in Übelkeit, Erbrechen, Schmerzen bzw. Krämpfen, Durchfällen oder Verstopfung. Leber- und Nierentoxizität bleiben zunächst oft unbemerkt und können in schweren Fällen zum kompletten Ausfall der Organfunktion mit den entsprechenden Konsequenzen für den Patienten (z. B. Dialyse) führen.

Praxistipp

Auslösen von zentralnervösen Störungen

Einige Arzneistoffe (z. B. Psychopharmaka, Aminoglykosid-Antibiotika, Chloramphenicol) können durch Schädigung des Nervensystems zentralnervöse Störungen wie Kopfschmerzen, Schwindel, Sehstörungen, Sensibilitätsstörungen oder Bewegungsstörungen auslösen. Solche unerwünschten Wirkungen beeinträchtigen die Konzentration und das Reaktionsvermögen. Tätigkeiten, die besondere Aufmerksamkeit und schnelles Reagieren erfordern, z. B. Autofahren oder das Bedienen von Maschinen, sollten nicht oder nur mit besonderer Vorsicht ausgeführt werden. Darauf weisen die Pflegenden vor Einnahme des Arzneimittels unbedingt hin.

Weitere unerwünschte Organstörungen durch Arzneimittel sind z. B. Kardio- und Ototoxizität (*Herz- bzw. Innenohrschädigung*) sowie Blutbildveränderungen.

Praxistipp

Häusliche Pflege

Die Pflegenden erinnern den Patienten an regelmäßige Hausarztbesuche zur Blutentnahme (*Blutbildkontrolle*). Stellen die Pflegenden fest, dass die Praxisbesuche ausbleiben, sollten sie den Hausarzt darüber informieren.

2.4.4 Fotosensibilisierung

Bestimmte Wirkstoffe können zu einer Steigerung der Lichtempfindlichkeit der Haut führen. Man nennt solche Substanzen **Fotosensibilisatoren** (► Tab. 2.9). Normale UV-Dosen führen nach Einnahme oder äußerlichem Anwenden der Wirkstoffe zu ausgeprägtem Sonnenbrand (*fototoxische Dermatitis*) oder dem Bild eines Ekzems (*fotoallergische Dermatitis*). Das Ausmaß der fototoxischen Dermatitis ist sowohl von der Dosis der UV-Strahlung als auch von der Dosis des Fotosensibilisators abhängig. Wirkstoffe, die eine Fototoxische Reaktion hervorrufen sind z. B. Tetrazykline, Gyrasehemmer, Psoralene, NSAR wie Diclofenac und Piroxicam sowie bei äußerlicher Anwendung der Steinkohlenteer. Sulfonamide, NSAR und Psychopharmaka können eine fotoallergische Dermatitis verursachen. Die Symptome gleichen denen des allergischen Ekzems. Es gibt keine strenge Dosisabhängigkeit.

Praxistipp

Hinweis für die Patienten

Die Pflegenden weisen den Patienten bei Anwendung fotosensibilisierender Arzneimittel darauf hin, dass er das direkte Sonnenlicht meiden und weder Sonnenbäder nehmen noch Solarien besuchen soll.

2.4.5 Kanzerogenität und Teratogenität

Definition

Kanzerogen

Karzinogene, krebsauslösende Stoffe: Substanzen, die beim Menschen die Häufigkeit maligner Tumoren erhöhen.

Teratogen

Fruchtschädigende Stoffe: Substanzen, die Fehlbildungen am ungeborenen Kind verursachen.

Mutagen

Mutationen auslösende Stoffe: Substanzen, die durch Reaktion mit genetischen Strukturen in Zellen Änderungen der Gene und Chromosomen auslösen.

Tab. 2.8 Organtoxische Wirkungen einiger Wirkstoffe

Organ	Unerwünschte Wirkung	Wirkstoffgruppe
Magen-Darm-Trakt	Peptische Ulzera	NSAR (*nichtsteroidale Antirheumatika*)
Niere	Schädigung des Nierenepithels	Aminoglykosid-Antibiotika, Cisplatin
Leber	Schädigung des Leberepithels	Isoniazid, Rifampicin, Paracetamol
Zentrales Nervensystem	Extrapyramidalmotorische Störungen	Neuroleptika
Innenohr	Schwerhörigkeit, Gleichgewichtsstörungen	Aminoglykosid-Antibiotika
Blut	Neutropenie, Agranulozytose	Zytostatika, Phenytoin, Clozapin

Tab. 2.9 Wirkstoffe, bei denen UV-Strahlung gemieden werden soll.

Arzneimittelgruppe	Wirkstoffe	Beispiele
Analgetika	Ibuprofen, Indometacin, Piroxicam, Diclofenac	Dolormin®, Aktren®, Pirox Hexal®, Voltaren®
Antidepressiva	Amitriptylin, Doxepin, Imipramin, Johanniskraut	Amineurin®, Aponal®, Imipraminneurax®, Laif®
Neuroleptika	Promethazin, Haloperidol,	Atosil®, Haldol®
Antihypertensiva	Captopril, Diltiazem, Methyldopa, Nifedipin	ACE-Hemmer ratiopharm®, Dilzem®, Dopegyt®, Nifedipin Stada®
Diuretika	Hydrochlorothiazid, Furosemid, Triamteren, Amilorid	HCT Beta®, Lasix®, Triampur comp.®, in Tensoflux® .
Antiinfektiva	Gyrasehemmer, Tetrazykline, Sulfonamide	Avalox®, Ciprobay®, Doxy M ratio®, Skid®
Retinoide	Tretinoin, Isotretinoin	Vesanoid®, Isogalen®
Externa	Benzoylperoxid, Steinkohlenteer, Tretinoin, Dithranol, Johanniskrautrotöl	Benzaknen®, Cordes Vas®

Werden in Zellen **Mutationen** ausgelöst, kann dies unterschiedliche **Folgen** haben:

- Die Zelle ist in ihrer Funktion nur wenig beeinträchtigt und existiert weiter.
- Die Zelle zerstört sich selbst (*Apoptose*).
- Die Zelle wird vom Immunsystem als fehlerhaft erkannt und entfernt.
- Die mutierte Zelle führt, wenn es sich um eine Keimzelle handelt, zu Fehlbildungen beim ungeborenen Kind.
- Die Zelle entartet (*zelleigene Wachstumskontrollen gestört*) und dies führt zur Entstehung einer Krebserkrankung.

Merke

Wirkstoffe, die **mutagen** wirken, sind somit potenzielle Kanzerogene und Teratogene.

Um die Arzneimittelsicherheit zu gewährleisten, werden möglichst nur Wirkstoffe verwendet, die nicht mutagen sind. Es gibt jedoch Wirkstoffe, bei denen es keine wirksamen Alternativen gibt. Die Wirkstoffgruppe der Zytostatika ist als potenziell kanzerogen und teratogen bekannt, jedoch unverzichtbar bei der Therapie maligner Erkrankungen. Zu den **Teratogenen,** den fruchtschädigenden Substanzen, gehören neben Mutagenen auch viele andere nicht mutagene Substanzen (▶ Tab. 2.10). Zweifelsohne gehört die teratogene Wirkung zu den schwerwiegendsten unerwünschten Wirkungen von Arzneimitteln. Leider nehmen immer noch zahlreiche Frauen während der Schwangerschaft ohne zwingenden Grund Arzneimittel ein. Sind Arzneimittel während der Schwangerschaft unbedingt nötig, beachten die Pflegenden die Kon-

Tab. 2.10 Wirkstoffe, die in der Schwangerschaft kontraindiziert sind, und Wirkstoffe, die in therapeutischer Dosierung keine Fruchtschädigung bewirken.

Wirkstoffgruppe	Wirkstoffe, die in der Schwangerschaft kontraindiziert sind	Wirkstoffe, die keine Schädigung des Ungeborenen bewirken
Analgetika	Opioide	Paracetamol
Hormone	Sexualhormone, Glukokortikoide	Schilddrüsenhormone
Antidiabetika	Sulfonylharnstoffe, Metformin	Insulin
Antihypertensiva	ACE-Hemmer, Kalziumkanalblocker	Kardioselektive Betablocker, Methyldopa
Antikoagulanzien	Orale Antikoagulanzien	Heparin
Laxanzien	Hydragoga	Laktulose, Quellstoffe
Antibiotika	Aminoglykoside, Chloramphenicol, Gyrasehemmer, Nitroimidazole, Tetrazykline, Vancomycin	Cephalosporine, Erythromycin, Clindamycin, Penicilline
Vitamine	Vitamine A und D	Wasserlösliche Vitamine, Vitamin E

traindikationen und halten immer Rücksprache mit dem Arzt.
Entscheidend bei der Bewertung des schädigenden Potenzials eines Arzneimittels ist auch der Zeitpunkt der Einnahme. Eine Kontraindikation in der Schwangerschaft bezieht sich meistens auf ein oder mehrere Schwangerschaftsdrittel. Viele Frauen haben Gewissensbisse, da sie aus Unkenntnis des Vorliegens einer Schwangerschaft in den ersten Wochen Arzneimittel oder Genussmittel zu sich genommen haben. Die Pflegenden können die Frauen insofern beruhigen, dass bis zum 18. Tag das „Alles-oder-Nichts-Prinzip" herrscht. In diesem Zeitraum der Schwangerschaft verursachte schwere Schäden führen zum Keimtod, während geringgradige Schäden ohne Defekt ausheilen (► Abb. 2.15).
Jedoch sollte die Schwangere nach dem 18. Tag der Schwangerschaft bis zur 8. Schwangerschaftswoche besonders darauf achten, den Embryo nicht unnötig durch unkontrollierte Arzneimitteleinnahme, das Verwenden von Genussmitteln oder Rauschgiften zu gefährden. Besonders von der 4.–8. Schwangerschaftswoche, während der Zeit der Organogenese (*dem Entstehen der Organe*), können durch Teratogene schwere Organmissbildungen entstehen. Ist die Organentwicklung abgeschlossen (8. Schwangerschaftswoche bis zur Geburt) sind die durch Teratogene verursachten Schäden meist weniger schwerwiegend. Dennoch können auch in dieser Zeit der Schwangerschaft Schäden bei Organ- und Gewebedifferenzierung auftreten (► 2.5.1).

2.4.6 Unerwünschte Wirkungen im Zusammenhang mit der Applikation

Perorale Applikation

Bei der **peroralen Applikation** kann es zu Magen-Darm-Unverträglichkeiten wie Übelkeit, Magendruck oder Durchfall kommen. Werden Tabletten oder Kapseln mit zu wenig Flüssigkeit eingenommen, kann das Arzneimittel in der Speiseröhre steckenbleiben. Dies kann zu lokalen Schleimhautreizungen und Wirkungsverzögerungen führen. Die Pflegenden achten darauf, dass die Einnahme kompakter Arzneiformen bei normal schluckfähigen Menschen mit mindestens 250 ml (ein großes Glas) Flüssigkeit erfolgt.

Praxistipp

Perorale Gabe von Arzneimitteln bei Schluckstörungen

Bei Schluckstörungen können Arzneimittel mit Joghurt, Apfelmus oder Brei verabreicht besser geschluckt werden, allerdings schauen Pflegende unbedingt in der Packungsbeilage nach, ob das Arzneimittel Wechselwirkungen mit Milchprodukten eingeht.

Parenterale Applikation

Zu den wichtigsten **unerwünschten Wirkungen** bei **parenteraler Applikation** zählen:

- Verstärkte **unerwünschte Wirkungen** v. a. allergische Reaktionen bis zum **anaphylaktischen Schock**

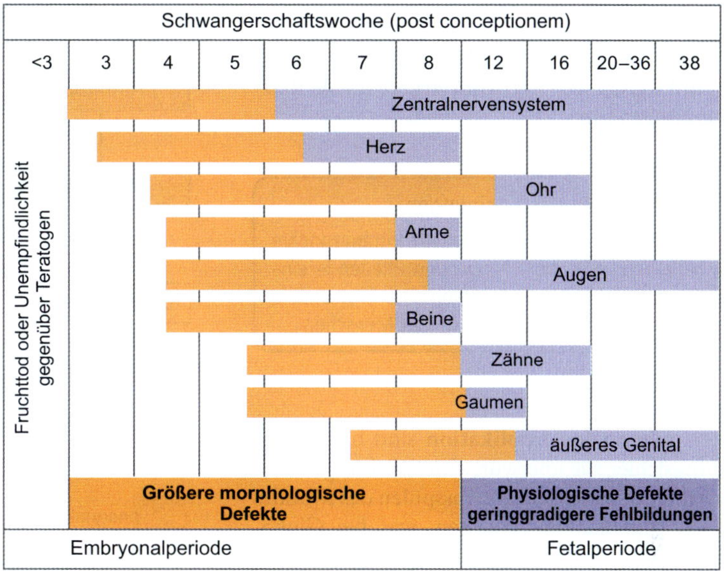

Abb. 2.15 Gefährdung des Ungeborenen durch Teratogene in Abhängigkeit von der Schwangerschaftsdauer (orange Farbe = hohe, lila Farbe = geringere Gefährdung) [L157]

- Durch **Gewebe- oder Gefäßschädigung** bedingte schmerzhafte Injektion, Hämatombildung, Nervenverletzung
- Durch **Verschleppen von Keimen:** Spritzenabszess, Lymphangitis, Thrombophlebitis, systemische Übertragung von **Infektionskrankheiten**

Die **intravasale Applikation** (*Applikation in Gefäße*) birgt ein wesentlich höheres Risiko für Überdosierungen als andere Applikationsarten. Die unerwünschten Wirkungen der verschiedenen Wirkstoffe treten bei intravasaler Applikation oft häufiger und in stärkerer Ausprägung als bei anderen Applikationsarten auf. Es kann durch die schnelle Anflutung bei Wirkstoffen mit geringer therapeutischer Breite u. U. zu lebensbedrohlichen Zuständen kommen. ▸ Tab. 2.11 fasst Fehler zusammen, die bei intravasaler Applikation unbedingt zu vermeiden sind.

Was mögliche Überdosierungen betrifft, sind die **subkutane** und die **intramuskuläre Applikation** im Vergleich zur intravasalen Applikation unproblematischer. Jedoch darf es hier nicht zu versehentlicher intravasaler Applikation kommen. Des Weiteren sind lokale Irritationen wie Schmerzen, Rötungen und Nekrosen bei diesen Applikationsarten besonders häufig. Um stärkere Reizungen zu vermeiden, ist es wichtig, die Isotonie zu beachten. Jedoch kann auch der Wirkstoff selbst das

Tab. 2.11 Unerwünschte Wirkungen bei fehlerhafter intravasaler Applikation

Fehler bei intravasaler Applikation	mögliche Folgen
Paravenöse Injektion (*Wirkstoff tritt ins umliegende Gewebe ein*)	Verlust einer Extremität, z. B. bei Injektionsnarkotika
Perforation der Vene	Schmerzen, Hämatombildung
Zu rasche Injektion	Zu hohe Wirkstoffkonzentration am Wirkort, Schockgefahr
Injektion von Lösungen zu hoher oder zu geringer Konzentration (hyper- bzw. hypoton)	Hämolyse bzw. Plasmolyse
Intravasale Injektion öliger oder partikelhaltiger Zubereitungen, z. B. zur i. m.- oder s. c.-Injektion	Thromboembolische Komplikationen
Sterilität nicht gewährleistet	Verschleppung von Keimen, systemische Infektion (*Sepsis*)

Haut- oder Muskelgewebe reizen. Insbesondere die i. m.-Injektion wird oft schlecht vertragen. Die Pflegenden beobachten die Injektionsstelle sorgfältig und weisen den Arzt auf stärkere lokale Reizerscheinungen hin.

Praxistipp

Vermeiden von Reizerscheinungen

Um Reizerscheinungen bzw. fehlerhafte intramuskuläre Injektionen zu vermeiden, verwenden Pflegende eine lange Kanüle (10 cm) zur Injektion. Die Einstichtiefe richtet sich nach Ernährungszustand des Menschen.

Pulmonale Applikation

Bei der **pulmonalen Applikation** sind häufig Anwendungsfehler für unerwünschte Wirkungen verantwortlich. So wird z. B. das Ausspülen des Mundes nach der Applikation vergessen, was bei Glukokortikoid-Aerosolen häufig zu Pilzinfektionen auf der Mundschleimhaut führt. Die Pflegenden achten darauf, dass die Applikationsgeräte richtig angewendet werden und üben ggf. mit dem Patienten.

2.4.7 Wechselwirkungen

Pharmakokinetische Wechselwirkungen

Pharmakokinetische Wechselwirkungen können in jeder pharmakokinetischen Phase auftreten (▸ 1.2, ▸ Abb. 2.16).

Die **Resorption** kann beeinflusst werden durch:

- Veränderung des pH-Werts
- Verweildauer im Magen-Darm-Trakt
- Bei Komplexbildung
- Chemische Inaktivierung vor der Resorption

Bei der **Verteilung** treten Wechselwirkungen auf, wenn sich Verteilungsräume verändern oder Wirkstoffe aus ihrer Plasmaeiweißbindung verdrängt werden (▸ 1.2.2). Es gibt Wirkstoffe, welche die **Biotransformation** anderer Wirkstoffe beeinflussen. Sie können die abbauenden Enzyme der Leber hemmen oder induzieren. Dadurch wird die verfügbare Menge an Wirkstoff erhöht bzw. erniedrigt und somit die Wirkung des Wirkstoffs verstärkt bzw. verringert (▸ 1.2.3, ▸ Abb. 1.11).

Bei der renalen **Exkretion** können die glomeruläre Filtration und die tubuläre Rückresorption beeinflusst und so die Plasmakonzentration erhöht oder erniedrigt werden. Entsprechend wird die Wirkung des Wirkstoffs verstärkt oder verringert. Der pH-Wert des Urins spielt eine wesentliche Rolle,

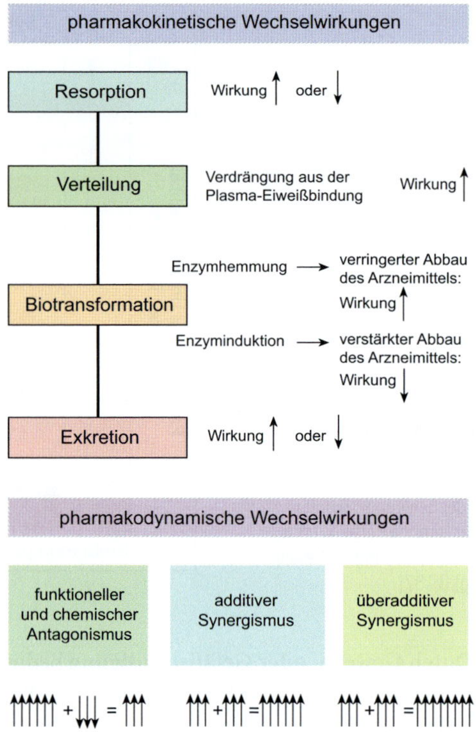

Abb. 2.16 Arzneimittelwechselwirkungen. Werden mehrere Arzneimittel gleichzeitig verabreicht, kann es zu verschiedenen Arzneimittelwechselwirkungen kommen. Wie im Schema gezeigt, ist je nach Mechanismus der Wechselwirkung eine Wirkungsverstärkung oder -schwächung der Arzneimittel möglich. [L157]

wenn Wirkstoffe pH-Wert-abhängig ausgeschieden werden. Bei der biliären Exkretion kann durch manche Wirkstoffe der enterohepatische Kreislauf (▸ 1.2.2) unterbrochen und so die verfügbare Wirkstoffmenge stark reduziert werden.

Pharmakodynamische Wechselwirkungen

Pharmakodynamische Wechselwirkungen kommen zustande, wenn verschiedene Wirkstoffe appliziert werden, die sich in ihrer jeweiligen Wirkung beeinflussen (▸ Abb. 2.16). Für die Interaktion sind somit die pharmakodynamischen Effekte der einzelnen Wirkstoffe verantwortlich. Dies kommt z. B. vor, wenn beide Wirkstoffe den Blutdruck, den Blutzuckerspiegel oder die Gerinnung beeinflussen. Wird bei gleichzeitiger Gabe von verschiedenen Wirkstoffen ein bestimmter Effekt verstärkt, spricht man von **Synergismus,** wird der Effekt geringer, von **Antagonismus.**

Wirkungsverstärkung

Eine **Wirkungsverstärkung** kann durch folgende Mechanismen zustande kommen:

- Erhöhte Resorption
- Verdrängung aus der Eiweißbindung
- Enzymhemmung (▸ 1.2.3, ▸ Abb. 1.12)
- Verringerte Exkretion
- Additiven und überadditiven Synergismus (*gleichgerichtete Wirkung*)

Beispielsweise kann Metronidazol bestimmte **Enzyme der Leber** hemmen. Wirkstoffe, die durch diese Enzyme biotransformiert werden, sind z. B. Phenytoin und die CSE-Hemmer Lovastatin und Simvastatin. Da diese Wirkstoffe bei gleichzeitiger Gabe von Metronidazol weniger verstoffwechselt und somit weniger eliminiert werden, erhöhen sich deren Wirkung und Toxizität. Das bedeutet bei Phenytoin, es kann zu Überdosierungssymptomen wie Augenzittern, Tremor, Bewegungsstörungen und Übelkeit kommen. Bei CSE-Hemmern können durch diese Wechselwirkung verstärkt Muskelschmerzen und -schwäche auftreten.

Vorsicht

Mögliche Wechselwirkungen

Beobachten die Pflegenden beim Patienten neu auftretende Symptome (z. B. Augenzittern, Tremor, Bewegungsstörungen, Übelkeit, Muskelschwäche, Müdigkeit, Sehstörungen), denken sie an mögliche Arzneimittelwechselwirkungen oder -überdosierungen und informieren den Arzt oder die Ärztin.

Die Exkretion bestimmter Wirkstoffe über die Niere wird z. B. durch nichtsteroidale Antirheumatika (*NSAR*) wie Acetylsalicylsäure, Ibuprofen oder Diclofenac verringert. Betroffen sind hierbei auch Wirkstoffe mit geringer therapeutischer Breite wie Lithiumsalze und Methotrexat. Wird deren Plasmakonzentration durch die verminderte Exkretion erhöht, kann es zu gefährlichen Überdosierungssymptomen kommen. Bei Lithium äußert sich diese Wechselwirkung durch Magen-Darm-Störungen, Vermehren der Harnmenge, Durst, Lethargie (*Schläfrigkeit, Verlangsamung*), Tremor und Herzrhythmusstörungen. Methotrexatüberdosierungen gehen mit Ulzerationen der Mundschleimhaut, Fieber, Übelkeit, Knochenmarks- und Leberschäden einher.

Pharmakodynamische Wirkungsverstärkungen sind relativ häufig. Sie ergeben sich aus der Summe der Einzelwirkungen zweier Wirkstoffe mit gleichen oder ähnlichen Wirkungen (*additiver Synergismus*). Dabei ist es nicht entscheidend, welcher Wirkungsmechanismus vorliegt.
So bewirken z. B. orale Antikoagulanzien eine Gerinnungshemmung, indem sie die Neubildung von Gerinnungsfaktoren verhindern. Salicylate hingegen hemmen die Aggregation von Thrombozyten. Durch beide Mechanismen wird jedoch letztlich die Gerinnung gehemmt. Werden also Salicylate gleichzeitig mit oralen Antikoagulanzien gegeben, kommt es zu einer verstärkten Gerinnungshemmung, die zu schweren Blutungskomplikationen führen kann, z. B. Magen-Darm-Blutungen, Hämatomen.
Auch unerwünschte Wirkungen können sich additiv verstärken. Beispielsweise können sowohl nichtsteroidale Antirheumatika, z. B. Diclofenac und Indometacin, als auch Glukokortikoide, z. B. Prednisolon, die Magenschleimhaut schädigen und zu Magengeschwüren führen. Werden sie gleichzeitig über einen längeren Zeitraum gegeben, erhöht sich die Gefahr für das Auftreten eines Magengeschwürs. Ein seltener Sonderfall des Synergismus ist der **überadditive Synergismus** (*Potenzierung*). Hier kommt es zu einer Wirkungsverstärkung, die über die Summe der Wirkungen der an der Wechselwirkung beteiligten Wirkstoffe hinausgeht.

Fallbeispiel

Blaue Flecken durch Ginkgo?

Herr Hennig klagt in letzter Zeit über Hämatome, die er ohne es zu merken bekommt. Herr Hennig nimmt Pradaxa® ein, allerdings schon seit 3 Jahren. Bislang hatte er keine Probleme, da er sehr gut eingestellt ist. Auf Nachfrage berichtet er, wegen seiner Vergesslichkeit ein Ginkgopräparat zu nehmen, das ihm seine Gattin empfohlen hat.

Erläuterungen

Da auch Ginkgoextrakte die Gerinnung beeinflussen, kann es durchaus zu klinisch relevanter Verstärkung der Gerinnungshemmung kommen, wie sie bei Herrn Hennig zu beobachten ist. Nach dem Absetzen des Ginkgopräparats ist davon auszugehen, dass sich seine Neigung zu Hämatomen wieder reduziert.

Wirkungsabschwächung

Eine **Wirkungsabschwächung** kann durch folgende Mechanismen zustande kommen:

- Verringerte Resorption
- Enzyminduktion (▸ 1.2.3, ▸ Abb. 1.12)
- Verstärkte Exkretion
- Funktioneller und chemischer Antagonismus (*sich aufhebende Wirkungen*)

Bei der **verringerten Resorption** ist nur sehr wenig oder kein Wirkstoff im Plasma nachweisbar, als wäre das Arzneimittel nie eingenommen worden. So verringern z. B. Kalziumsalze die Resorption von Tetrazyklinen und Gyrasehemmern. Bei basischen und sauren Wirkstoffen spielt auch der pH-Wert bei der Resorption eine entscheidende Rolle.

Enzyminduktoren, z. B. Antiepileptika, verringern durch die Beschleunigung des metabolischen Abbaus anderer Wirkstoffe deren Wirkung und Wirkdauer. Die Dosis muss erhöht werden.

Bei der **verstärkten Exkretion** erhöht ein Arzneimittel die Ausscheidung bestimmter anderer Arzneimittel.

Bei **pharmakodynamischen Wirkungsabschwächungen** spielen der funktionelle Antagonismus und der chemische Antagonismus eine Rolle. Beim **funktionellen Antagonismus** wirken zwei Wirkstoffe entgegengesetzt und heben sich in den entsprechenden Wirkungen auf oder schwächen sie zumindest ab. Ihr Wirkungsmechanismus spielt dabei keine entscheidende Rolle. Die betreffenden Wirkstoffe können auch in ganz unterschiedlichen Rezeptorsystemen angreifen. So erweitert z. B. Theophyllin die Bronchien nicht wie β-Sympathomimetika über die β-Rezeptoren, wird aber genauso wie diese durch β-Blocker in seiner Wirkung geschwächt. Ebenfalls um eine pharmakodynamische Wirkungsabschwächung handelt es sich beim **chemischen Antagonismus** (*Inaktivierung*).

Praxistipp

Häusliche Pflege

Häufig weiß der Hausarzt nicht, welche Arzneimittel der Facharzt, z. B. der Augenarzt, zusätzlich zu seiner Medikation verordnet hat. Ist der Patient einverstanden, werden alle verordneten Arzneimittel in einer Liste zusammengefasst, die der Dokumentation beigefügt wird: So hat jeder Arzt den Überblick über die Verordnungen. Viele Apotheken bieten eine Medikationsanalyse an. Bei Patienten mit sehr vielen Arzneimitteln gegen mehrere unterschiedliche Erkrankungen empfiehlt es sich, arzneimittelbezogene Probleme durch den Apotheker abklären zu lassen. Ermitteln und Vermeiden von Wechselwirkungen, Ursachen für Nebenwirkungen, Doppel- oder Fehlmedikation sowie das Erstellen eines übersichtlichen und vollständigen Medikationsplans gehören dazu.

Wechselwirkungen mit Alkohol und Tabakrauch

Genussmittel wie alkoholische Getränke und Zigaretten werden in Deutschland sehr häufig konsumiert, was wegen der zahlreichen und auch schwerwiegenden **Wechselwirkungen** zwischen Arzneistoffen und **Alkohol** (▸ Tab. 2.12) oder **Nikotin** problematisch ist.

Tab. 2.12 Einige Wirkstoffe, die Wechselwirkungen mit Alkohol eingehen (zentral dämpfende Wirkung).

Wirkstoffe mit zentral dämpfender Wirkung	
Wirkstoffgruppe	**Beispiele**
Opioide	Buprenorphin, Morphin, Methadon, Pethidin, Tilidin, Tramadol
Muskelrelaxanzien	Baclofen, Tizanidin
Antiepileptika	Phenobarbital, Primidon, Phenytoin, Carbamazepin, Gabapentin, Lamotrigin, Valproinsäure
Psychopharmaka	Amitriptylin, Clomipramin, Doxepin, Maprotilin, Opipramol, Haloperidol, Sulpirid, Melperon, Olanzapin, Risperidon, Clozapin
Tranquilizer/ Hypnotika	Zolpidem, Zopiclon, Chloralhydrat, Nitrazepam, Midazolam, Diazepam, Medazepam, Doxylamin, Diphenhydramin
Antihypertensiva	Clonidin, Moxonidin
Antitussiva	Codein, Dihydrocodein, Dextromethorphan, Pentoxyverin
Antihistaminika	Chlorphenamin, Dimetinden, Loratadin, Cetirizin, Mizolastin, Terfenadin
Antiemetika	Scopolamin, Metoclopramid, Dimenhydrinat

Praxistipp

Zentral dämpfende Arzneistoffe und Alkohol

Da es Wechselwirkungen zwischen Alkohol und vielen Wirkstoffen gibt, dürfen Arzneimittel generell nicht zusammen mit Alkohol genommen werden. Bei einer Dauertherapie mit bestimmten Wirkstoffen sollten Patienten vollständig auf Alkohol verzichten. Wirkstoffe mit zentral dämpfenden Wirkungen werden in dieser Eigenschaft auch schon durch geringe Mengen Alkohol verstärkt. Es kann zu Müdigkeit, Benommenheit und verminderter Aufmerksamkeit kommen. Da Konzentration und Reaktionsvermögen stark eingeschränkt sind, ist Autofahren und das Bedienen von Maschinen (z. B. im Beruf) nicht mehr möglich. Darauf müssen die Patienten unbedingt hingewiesen werden.

Bei einigen Wirkstoffen kann es zu einer **erhöhten Alkoholunverträglichkeit** kommen (► Tab. 2.13). Alkohol (*Ethanol*) wird bei der Biotransformation durch das Enzym Alkoholdehydrogenase zu Acetaldehyd abgebaut. Dieses wird durch die Aldehyddehydrogenase zu Essigsäure oxidiert. Wirkstoffe, die die Aldehyddehydrogenase hemmen, führen zu erhöhten Acetaldehydblutspiegeln (► Abb. 2.17). Dadurch kommt es zu Symptomen wie Gesichtsrötung, Kopfschmerzen, Übelkeit und Blutdruckabfall. Während der Therapie mit Wirkstoffen, die zu Alkoholunverträglichkeit führen, sollten alkoholische Getränke strikt gemieden werden.

Alkohol hat auch einen starken Einfluss auf den Blutzuckerspiegel. Diabetiker sollten Alkohol nur in kleineren Mengen (z. B. 1–2 Gläser Wein) und ausschließlich in Verbindung mit einer Mahlzeit

Tab. 2.13 Einige Wirkstoffe, die Wechselwirkungen mit Alkohol eingehen (Alkoholunverträglichkeit).

Wirkstoffe, die zu Alkoholunverträglichkeit führen	
Wirkstoffgruppe	Beispiele
Cephalosporine	Cefamadol, Latamoxef, Cefotiam
Azolantimykotika	Ketoconazol, Nimorazol
Imidazol-Antibiotika	Metronidazol
Sedativa, Psychopharmaka	Chloralhydrat, Lithium
Antidiabetika	Glibenclamid

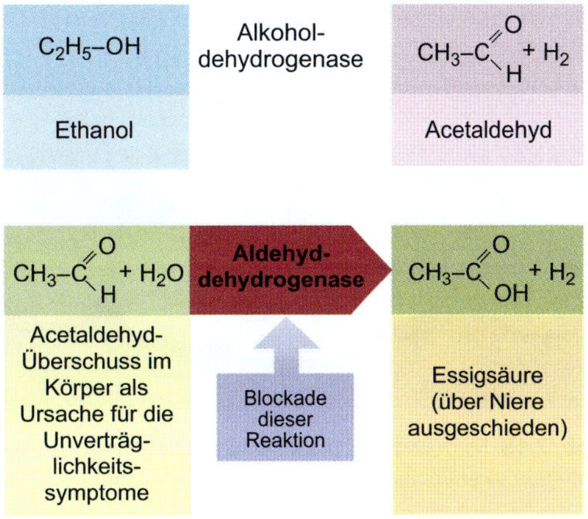

Abb. 2.17 Mechanismus der Alkoholunverträglichkeit durch Hemmung der Aldehyddehydrogenase: Beim Abbau von Ethanol entsteht Acetaldehyd, das über die Aldehyddehydrogenase zu Essigsäure abgebaut wird. Ist die Aldehyddehydrogenase gehemmt, entsteht ein Acetaldehydüberschuss. [L157]

zu sich nehmen. Auch Menschen mit hohem Blutdruck, die Arzneimittel einnehmen, sollten Alkohol nur in geringen Mengen genießen, da dieser die blutdrucksenkende Wirkung der Arzneimittel verstärkt.

Praxistipp

Kontraindikationen bei Alkoholismus

Für alkoholkranke Menschen sind viele Arzneimittel kontraindiziert, vor allem leberschädigende Mittel wie Paracetamol oder magenschleimhautschädigende Wirkstoffe wie NSAR. Die Pflegenden achten auf Zeichen einer Alkoholkrankheit und teilen ihren Verdacht dem Arzt sofort mit, damit dieser auf die Kontraindikationen und Besonderheiten bei der Arzneimitteltherapie von alkoholkranken Menschen eingehen kann. Selbst Arzneimittel, die nur sehr geringe Mengen Alkohol enthalten, sind für trockene Alkoholiker gefährlich.

Auch das **Rauchen** kann zu Wechselwirkungen mit Arzneimitteln führen. Das Risiko, eine Thrombose oder Embolie zu erleiden, ist für Raucherinnen deutlich erhöht, die **orale Kontrazeptiva** („*Pille*") einnehmen. Frauen, die die Pille einnehmen, sollten daher generell nicht rauchen. Ab einem Alter von 35 Jahren sind orale Kontrazeptiva für Raucherinnen kontraindiziert. Das Rauchen verringert auch die Wirkung von

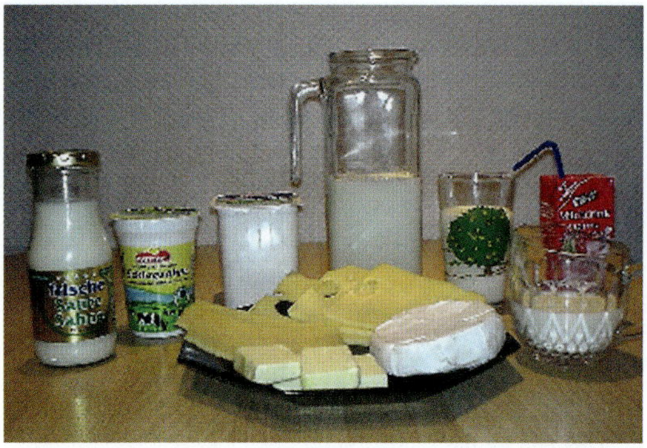

Abb. 2.18 Milch und Milchprodukte führen bei manchen Wirkstoffen zu einer Verringerung der Resorption. [M275]

Theophyllin (► 11.3.1), sodass u. U. eine Dosisanpassung nötig ist. Problematisch ist diese Wechselwirkung v. a., wenn der Patient abrupt mit dem Rauchen aufhört. Hier kann es zu erheblichen Überdosierungen von Theophyllin kommen.

Wechselwirkungen mit Nahrungsmitteln

Milch und Milchprodukte

In der **Milch** und in **Milchprodukten** befinden sich größere Mengen Kalziumsalze, an die manche Wirkstoffe gebunden werden. Die entstehenden Kalziumkomplexe können nur sehr schwer resorbiert werden (► Abb. 2.18). Die Wirkung der betroffenen Wirkstoffe ist verringert.

Praxistipp

Milch oder Milchprodukte und Arzneimitteleinnahme

Nicht zusammen mit Milch oder Milchprodukten eingenommen werden dürfen: **Tetrazykline, Gyrasehemmer, L-Thyroxin, Bisphosphonate, Bisacodyl** und **Eisensalze.** Es sollte mindestens ein Abstand von 2 Std. eingehalten werden.

Grapefruit

Da in der **Grapefruit** und im Grapefruitsaft Stoffe enthalten sind, die Enzyme der Biotransformation hemmen können, wird durch Grapefruit die Wirkung einiger Wirkstoffe verstärkt. Dazu gehören: **Kalziumkanalblocker** wie **Verapamil** und **Nifedipin, Terfenadin, Ciclosporin** und **CSE-Hemmer** wie Simvastatin und Lovastatin. Die unerwünschten Wirkungen der genannten Wirkstoffe können verstärkt auftreten. Da diese Wechselwirkung bei der Biotransformation, also erst nach der Resorption auftritt, kann man sie durch eine zeitversetzte Einnahme nicht verhindern. Die Patienten sollten deshalb keine größeren Mengen Grapefruit oder Grapefruitsaft zu sich nehmen.

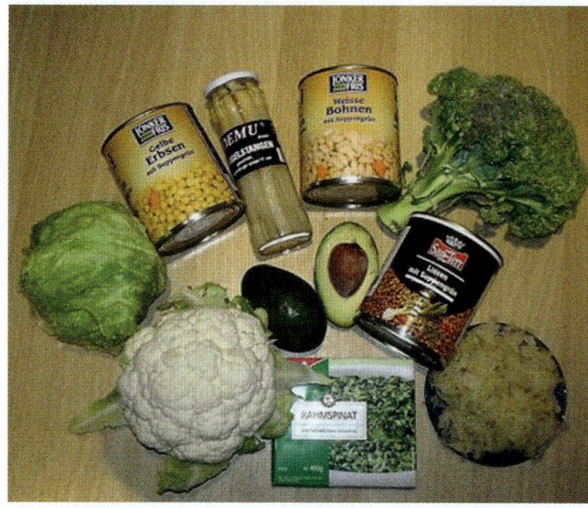

Abb. 2.19 Vitamin-K-haltige Nahrungsmittel können die blutgerinnende Wirkung oraler Antikoagulanzien verringern. [M275]

Praxistipp

Säfte und Arzneimitteleinnahme

Säfte sind generell zur Einnahme von Arzneimitteln ungeeignet. Das betrifft vor allem den Grapefruitsaft, aber auch Orangen- und Apfelsaft. Einzige Ausnahme hiervon ist die Einnahme von Eisenpräparaten. Hier wird die Resorption durch die Fruchtsäuren gefördert.

Vitamin-K-haltige Nahrung

Die blutgerinnungshemmende Wirkung der **oralen Antikoagulanzien** kann durch **Vitamin-K-haltige Nahrungsmittel** abgeschwächt werden (► Abb. 2.19). Durch die ungenügende Gerinnungshemmung können Thrombosen auftreten. Größere Mengen von Speisen wie Brokkoli, Grünkohl, Rosenkohl, Blumenkohl, Kraut und andere Kohlarten, Avocados, Eisberg- und Kopfsalat, Spinat, Spargel, Hülsenfrüchte und Leber sollten nicht über mehrere Tage gegessen werden. Ebenso ist eine abrupte Umstellung der Ernährung zu vermeiden. Auch Vitaminpräparate enthalten manchmal Vitamin K.

Goji-Beeren und chininhaltige Getränke

Die blutgerinnungshemmende Wirkung der **oralen Antikoagulanzien** kann durch **Goji-Beeren** und **chininhaltige Getränke wie Tonic oder Bitter-Lemon** verstärkt werden. Es kann zu erhöhter

Blutungsneigung kommen. Deshalb sollten bei der Therapie mit Antikoagulanzien auf diese Nahrungsmittel weitestgehend verzichtet werden.

Tyraminhaltige Nahrung

Wird ein Mensch mit einem Antidepressivum aus der Gruppe der **MAO-Hemmer,** z. B. Tranylcypromin, behandelt, sollte er darauf achten, keine **tyraminreichen Nahrungsmittel** zu sich zu nehmen (► Abb. 2.20). Tyramin ist ein Amin, das in Nahrungsmitteln entsteht, die viel Eiweiß enthalten und über längere Zeit gelagert worden sind, z. B. reifer Käse, Salami, geräucherter Schinken und Salzhering. Aber auch in Sauerkraut, Hefeextrakt, Bohnen, Joghurt, Würz- und Sojasoßen, Wein und Bier sowie in verdorbenen, getrockneten oder überreifen Lebensmitteln kommt Tyramin in Mengen vor, die zu Wechselwirkungen mit MAO-Hemmern führen.

Vorsicht

Wechselwirkungen mit tyraminhaltigen Nahrungsmitteln

Solche Wechselwirkungen äußern sich in starker Blutdruckerhöhung, Kopfschmerzen und Fieber. In schweren Fällen kommt es zu hypertensiven Krisen mit der Gefahr von Hirnblutungen und Organschäden

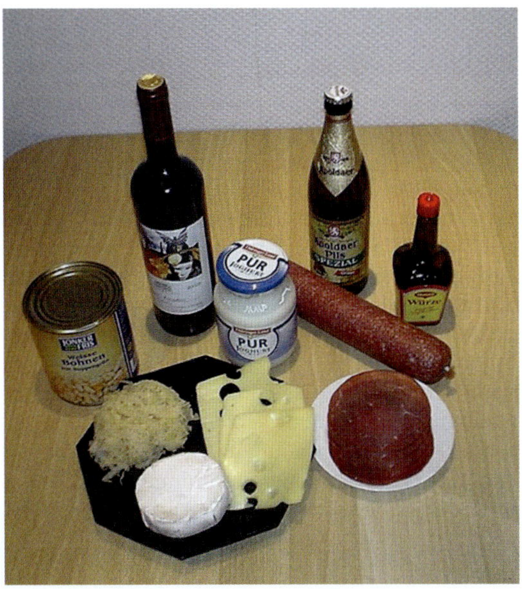

Abb. 2.20 Tyraminhaltige Nahrungsmittel dürfen bei Einnahme von MAO-Hemmern nicht gegessen werden. [M275]

Koffeinhaltige Getränke und Speisen

Besonders in Kaffee, grünem und schwarzem Tee, Cola, Guarana-, Mate- und Energiegetränken sind größere Mengen **Koffein** enthalten, sodass es zu Wechselwirkungen mit Arzneimitteln kommen kann. Durch übermäßigen Genuss derartiger Getränke können z. B. die unerwünschten Wirkungen von **Theophyllin** (wie Herzklopfen, Schlaflosigkeit und Diurese) verstärkt werden. Antibiotika aus der Gruppe der **Gyrasehemmer** verstärken hingegen die Koffeinwirkung. Auch Menschen mit **Neuroleptikatherapie** sollten nicht übermäßig viel Koffein zu sich nehmen, da es die sedierende und die antipsychotische Wirkung schwächt.

Gerbstoffe

Gerbstoffe sind in vielen Nahrungsmitteln pflanzlichen Ursprungs enthalten. Insbesondere in Rotwein, schwarzem und grünem Tee, Kaffee und Kräutertees kommen sie vor. Da Gerbstoffe mit einigen Wirkstoffen Komplexe bilden, verringern sie deren Resorption und Wirkung.

Praxistipp

Gerbstoffe und Arzneimitteleinnahme

Arzneimittel wie **Eisen(II)salze, Tetrazykline, Antihistaminika, Neuroleptika** und **Antidepressiva** sollten zeitversetzt (mind. 2 Std.) zu gerbstoffhaltigen Getränken und Speisen eingenommen werden.

Süßholzwurzel, Lakritze

Diese Wechselwirkung ist nur relevant bei Zufuhr größerer Mengen **süßholzwurzelhaltiger Speisen bzw. Getränke.** Durch Hemmung des Cortisolabbaus haben diese eine mineralokortikoide Wirkung und Kaliumverluste sind dadurch möglich. Es kann zu einer Wirkungsverstärkung von Kortikoiden, kaliuretischen Diuretika sowie zu einer Verstärkung der Toxizität von Herzglykosiden kommen. Außerdem sind Blutdruckerhöhung und Ödembildung möglich.

Eisen(II)salze

Eisen(II)salze interagieren mit sehr vielen Nahrungsbestandteilen. Deshalb sollten sie (wenn möglich) nüchtern, also eine Std. vor und mindestens 2 Std. nach dem Essen eingenommen werden. Falls sie nüchtern jedoch nicht gut vertragen werden, ist Folgendes zu beachten: Die Eisenresorption erhöht sich durch Weißwein, Sauerkraut und Vitamin-C-haltige Nahrungsmittel. Tee, Kaffee,

Rhabarber, Rotwein, Sojaprodukte und Ballaststoffe verringern die Resorption.

Weitere Wechselwirkungen mit Nahrungsmitteln

- Eiweißreiche Nahrung verringert die Wirkung der Aminosäure von L-Dopa, das bei Morbus Parkinson angewendet wird.
- Kochsalz beeinflusst die Ausscheidung von Lithium. Es darf keine salzarme Diät durchgeführt werden, sonst kann es zu einer gefährlichen Wirkungsverstärkung und somit zu einer Lithiumvergiftung kommen.
- Die Einnahme lipophiler Wirkstoffe (z. B. Griseofulvin oder einige HIV-Medikamente) mit fettreicher Nahrung verbessert deren Resorption.

Praxistipp

Medikamente und diätetische Maßnahmen

Die Pflegenden achten darauf, dass bei bestimmten Medikamenten die diätetischen Vorsichtsmaßnahmen eingehalten werden. Dies erfordert, speziell in der häuslichen Pflege, eine besondere Einbeziehung der Angehörigen.

2.4.8 Missbrauch und Abhängigkeit

In der Bundesrepublik Deutschland gibt es ca. 2 Millionen Alkoholabhängige, mehrere 100 000 Drogenabhängige und ca. 750 000 Arzneimittelabhängige. Oft ist die euphorisierende Wirkung der Grund für den Gebrauch illegaler Drogen und für einen **Missbrauch von Arzneimitteln,** der oft in eine **Abhängigkeit** führt. Wirkstoffe, die euphorisierend wirken, machen glücklich, ohne dass der Mensch dafür eine Leistung erbracht hat. Man hat ein Erfolgserlebnis, ohne wirklich Erfolg zu haben. Der Mensch verlernt, für die Belohnung eine Leistung zu erbringen. Dieser Umstand führt in die Abhängigkeit, denn man möchte immer wieder belohnt werden und der einfachste Weg dahin führt über die erneute Anwendung der euphorisierenden Droge.

Abhängigkeitstypen

Man unterscheidet die psychische und die physische Abhängigkeit. Bei der **psychischen Abhängigkeit** wird ein Zustand seelischer Zufriedenheit erwünscht, der zum Verlangen der regelmäßigen Einnahme eines entsprechenden Wirkstoffs führt. Bei der **physischen Abhängigkeit** besteht ein körperlicher Zwang zur Einnahme des entsprechenden Wirkstoffs, denn beim Absetzen des Wirkstoffs treten Entzugserscheinungen auf. Solche Entzugserscheinungen können u. U. lebensbedrohlich sein, was die Abhängigkeitsproblematik verschärft.
Häufig kommt es bei einer Abhängigkeit auch zur **Toleranzentwicklung,** d. h. nach wiederholter Zufuhr des Wirkstoffs muss die Dosis erhöht werden, um denselben Effekt zu erzielen (► 1.3.1).

Arzneimittelmissbrauch

Ein **Arzneimittelmissbrauch** besteht dann, wenn ein Arzneimittel nicht bestimmungsgemäß verwendet wird. Das bedeutet, das Arzneimittel wird zweckentfremdet oder die Dosierungsvorschriften werden bewusst nicht eingehalten. Ein Arzneimittelmissbrauch besteht z. B. dann, wenn alkoholhaltige Arzneimittel als berauschende Genussmittel verwendet werden oder wenn Schmerztabletten leichtfertig, in zu hohen Dosen oder über längeren Zeitraum ohne Rücksprache mit einem Arzt eingenommen werden.
Bei einer **Arzneimittelabhängigkeit** kommt der Drang hinzu, das Arzneimittel periodisch oder wiederholt einzunehmen, um seine angenehmen Effekte zu erleben oder die unangenehmen Effekte seines Fehlens zu vermeiden.
Folgende Arzneimittelgruppen sind bekannt dafür, eine psychische und physische Abhängigkeit zu verursachen:

- Opioide (z. B. MST®, L-Polamidon®, Valoron®)
- Barbiturate (z. B. Luminal®)
- Benzodiazepine (z. B. Xanax®, Distraneurin®, Rohypnol®, Valium®) und Z-Stoffe (z. B. Stilnox®)
- Amphetamine (z. B. Ritalin®)

Da alle Vertreter dieser Wirkstoffgruppen rezeptpflichtig sind und solche mit besonders hohem Abhängigkeitspotenzial dem Betäubungsmittelgesetz unterliegen, ist mit der Kontrolle durch einen Arzt dem Missbrauch dieser Arzneimittel weitgehend Einhalt geboten. Er kommt bei Betäubungsmitteln selten vor, da illegale Drogen einfacher zu beschaffen sind. Dennoch achten die Pflegenden besonders bei den genannten Arzneimittelgruppen darauf, dass diese immer bestimmungsgemäß und in Kenntnis des behandelnden Arztes angewendet werden.

Praxistipp

Betäubungsmittelabhängigkeit bei medizinischem Personal

Ein Missbrauch von Opiaten und ihren Abkömmlingen kommt v. a. bei Menschen vor, die Zugang zu diesen Arzneimitteln haben, z. B. Klinikpersonal und Apotheker. Deshalb gibt es auch für die Lagerung und Ausgabe von Betäubungsmitteln auf der Station und in der Apotheke strenge Vorschriften (► 2.1), die eine missbräuchliche Verwendung verhindern sollen. Bei Verdacht auf Missbrauch von Betäubungsmitteln wird der Arbeitgeber informiert, in der häuslichen Pflege die Pflegedienstleitung und der verordnende Arzt.

Viel häufiger als Betäubungsmittel werden rezeptfreie Arzneimittel missbräuchlich angewendet. Hier führen die betroffenen Arzneimittelgruppen zwar nicht zu einer echten Abhängigkeit, es kommt jedoch zur Gewohnheitsbildung und zum regelmäßigen Fehlgebrauch der Arzneimittel, der erhebliche unerwünschte Wirkungen zur Folge haben kann. Der Dauergebrauch von Nichtopioid-Analgetika, Schlafmitteln und Laxanzien ist insbesondere bei Frauen und älteren Menschen häufig. Auch Nasentropfen oder -spray werden oft zu lange verwendet. Bei andauerndem Missbrauch von Analgetika ist mit einer massiven Nierenschädigung zu rechnen (Analgetika-Niere).

2.4.9 Pflege bei unerwünschten Arzneimittelwirkungen

Dosierung

Um unerwünschte Wirkungen zu vermeiden, wählt der Arzt eine **Dosis,** die das Alter, das Gewicht und andere individuelle Besonderheiten des Patienten berücksichtigt. Während der Therapie, wenn z. B. unerwünschte Wirkungen auftreten oder der Blutspiegel des Wirkstoffes zu hoch ist, sind erneute **individuelle Dosisanpassungen** notwendig.
Um heftige unerwünschte Wirkungen zu Beginn einer Therapie zu vermeiden, werden stark wirksame Arzneimittel, z. B. Clonidin, **einschleichend dosiert.** Das bedeutet, der Patienten bekommt zunächst eine geringere Dosis, die dann schrittweise auf die optimal wirksame Dosierung erhöht wird. Sind unerwünschte Wirkungen nicht zu tolerieren, muss das Arzneimittel **abgesetzt** oder der Patient auf ein alternatives Arzneimittel **umgestellt** werden. Auch beim abrupten Absetzen mancher Wirkstoffe (z. B. Antihypertonika, Allopurinol, Benzodiazepine, Glukokortikoide, Antikoagulanzien) können unerwünschte Wirkungen auftreten. Meist handelt es sich um **Rebound-Effekte.**

Definition

Rebound-Effekt

Nach dem plötzlichen Absetzen des Arzneimittels kommt es zu überschießenden Reaktionen, z. B. zu einem starken Blutdruckanstieg nach dem Absetzen von Antihypertensiva.

Bei Wirkstoffen mit der Gefahr von Rebound-Effekten muss vor dem Absetzen die Dosis allmählich gesenkt werden (*Ausschleichen*).

Praxistipp

Regelmäßige Einnahme

Da bei einigen Wirkstoffgruppen unerwünschte Wirkungen durch unregelmäßige Einnahme auftreten, achten die Pflegenden darauf, dass die Patienten keine Einnahme vergessen. Das betrifft besonders **Antibiotika, Antimykotika** und **Virustatika,** da hier Reinfektionen oder Resistenzentwicklungen drohen. Bei diesen Arzneimitteln darf deshalb kein vorzeitiger Therapieabbruch erfolgen. Auch Wirkstoffe, die **kumulieren,** z. B. Digitoxin, sollten immer sehr diszipliniert eingenommen werden. Wurde doch einmal eine Tablette vergessen, darf sie auf keinen Fall mit der nächsten zusammen eingenommen werden. Darauf weisen die Pflegenden hin. Um Blutdruckkrisen zu verhindern, sollte auch bei allen **Antihypertonika** eine besonders regelmäßige Einnahme sichergestellt sein.
In der häuslichen Pflege sind genaue Absprachen erforderlich, z. B. richtet der Spätdienst die Tagesdosette. Der Frühdienst kontrolliert, ob das Morgenfach frei ist und erkundigt sich beim Patienten nach dem exakten Einnahmezeitpunkt.

Parameterbestimmung

Die Therapie mit einigen Wirkstoffen macht es erforderlich, dass bestimmte **Laborparameter** regelmäßig überprüft werden. Dazu gehören u. a. folgende Untersuchungen:

- Okkultes Blut im Stuhl, z. B. bei nichtsteroidalen Antirheumatika und Glukokortikoiden
- Blutbild, z. B. bei Clozapin
- Leberwerte bei hepatotoxischen Wirkstoffen
- Kreatinin-Clearance bei nephrotoxischen Wirkstoffen

- Gerinnungsparameter bei oralen Antikoagulanzien
- Serumkonzentration des Wirkstoffs, z. B. bei Lithium, Theophyllin, Aminoglykosid-Antibiotika

Krankenbeobachtung

Die Pflegenden beobachten den Patienten auf unerwünschte Wirkungen und informieren ggf. den Arzt oder die Ärztin. Der Patient sollte dabei jedoch nicht verunsichert werden.

Die **Pflegenden achten besonders auf:**

- Zeichen von Allergien, z. B. Hautausschläge, Schwellungen, Atemnot, Schocksymptome
- Herz-Kreislauf-Störungen wie Blutdruckveränderungen, Arrhythmien
- Störungen im Lungen- und Bronchienbereich wie Atemnot, Geräusche, Hustenreiz, asthmatische Anfälle
- Gewichtsveränderungen
- Probleme beim Ausscheiden wie zu häufiges oder vermindertes Wasserlassen, Durchfälle oder Obstipation
- Zentralnervöse Symptome wie Benommenheit, Bewegungsstörungen, Stürze, Schwindel, Schläfrigkeit, Seh- und Sprachstörungen, Halluzinationen
- Gastrointestinale Störungen wie Geschmacksstörungen, Übelkeit, Obstipationen, Durchfälle, Oberbauchbeschwerden, Magenschmerzen, Sodbrennen
- Allgemeine Symptome wie Hungergefühl oder Appetitlosigkeit, Schwitzen, oberflächliche Atmung, enge oder weite Pupillen, Fieber, Blutungen

> **Praxistipp**
>
> **Beobachtungen dokumentieren**
>
> Die Pflegenden lassen sich auftretende unerwünschte Wirkungen vom Patienten genau beschreiben und geben die Informationen an den behandelnden Arzt weiter. Sie dokumentieren vor allem das Auftreten von unerwünschten Wirkungen, die in der Packungsbeilage nicht erwähnt sind. Auch Angaben zur Einnahme weiterer Arzneimittel, bestimmter Nahrungs- und Genussmittel sowie zu Einnahmezeitpunkt und -dauer sind erforderlich. Allergien müssen in der Dokumentation deutlich sichtbar vermerkt sein.

Patienteninformation

Sehr häufige unerwünschte Wirkungen sind Sehstörungen und Sedierung. Die Pflegenden klären den Patienten darüber auf, dass bei Auftreten dieser unerwünschten Wirkungen die **Fahrtauglichkeit beeinträchtigt** ist. Dies kann auch die Einstellungsphase auf ein neues Arzneimittel betreffen. Nach dieser kann die Fahrtauglichkeit wieder gewährleistet sein. Das betrifft v. a.:

- Psychopharmaka wegen Sedierung
- Antihypertensiva wegen Blutdruckabfall
- Antidiabetika wegen der Gefahr von Hypoglykämie
- Allopurinol wegen Sehstörungen
- Koronartherapeutika wegen Blutdruckabfall
- Herzglykoside wegen Sehstörungen
- Diuretika wegen Blutdruckabfall und häufigem Harndrang
- Antiepileptika wegen Sedierung
- Opioid-Analgetika wegen Sedierung

Generell nicht fahrtauglich sind Menschen bei der Anwendung von:

- Hypnotika (evtl. auch bei abendlicher Anwendung durch den morgendlichen Hangover-Effekt, der Nachwirkung von Arzneimitteln am Folgetag)
- Mydriatika (*pupillenerweiternde Wirkstoffe*) wegen des stark eingeschränkten Sehvermögens
- Stark sedierenden Psychopharmaka
- Stark wirksamen Opioid-Analgetika (Ausnahme: Menschen in Dauertherapie mit geringer Sedierung)

> **Praxistipp**
>
> **Fahruntauglichkeit und uneinsichtige Patienten**
>
> Wenn Patienten sich nicht einsichtig zeigen und trotz Fahruntauglichkeit weiterhin ein Auto steuern, sollten die Pflegenden den behandelnden Arzt davon unterrichten.

Einige Arzneimittel verfärben die Ausscheidungsprodukte, was Patienten sehr verunsichern kann. **Substanzen,** die **Ausscheidungen verfärben** sind z. B.:

- Vitamin B_2, Sulfasalazin und Ethacridin (Urin wird stark gelb)
- Chloroquin (Urin wird stark gelb oder braun)
- Phenothiazine (Urin wird rosa oder braun)
- Nitrofurantoin und Metamizol (Urin wird rot)
- Pyrvinium (Stuhl wird hellrot)

- Anthrachinone (Urin wird bei hohem pH-Wert rot)
- Rifampicin (Urin wird rot)
- Bismutsalze, Eisensalze und medizinische Kohle (Stuhl wird schwarz)

Praxistipp

Die richtige Patienteninformation

Die Pflegenden erwähnen nur sehr häufige überraschende unerwünschte Wirkungen, um den Patient nicht unnötig zu beunruhigen und seine Mitarbeit bei der Therapie nicht zu gefährden. Sie informieren ihn z. B. über eine häufig auftretende harmlose Gesichtsrötung (*Flush*) durch Nifedipin, Nikotinsäure und Nitrate oder über die **Verfärbung von Urin oder Stuhl.**
Auch eine **vermehrte Diurese** (▸ 10.1) erwähnen die Pflegenden, damit der Patient immer Gelegenheiten zum Wasserlassen einplanen kann. Bei Inkontinenz wird eine häufigere Inkontinenzversorgung notwendig. Um Fehlinterpretationen der Patienten zu vermeiden, klären die Pflegenden auch über **erkältungsartige Symptome** auf, z. B. Schnupfen durch Neuroleptika (▸ 4.1.3) oder Reizhusten durch ACE-Hemmer (▸ 6.2.1).
Wichtig ist auch, dass der Patient über eine **spät einsetzende Wirkung** (▸ Tab. 2.14) informiert wird, da er sonst evtl. in der Annahme, die Therapie helfe nicht, diese eigenmächtig abbricht.

Kritischer Blick

Pro und Contra: Müssen Patienten alle Nebenwirkungen kennen?

Alle relevanten Nebenwirkungen sind umfassend im Beipackzettel aufgezählt.

Pro

- Der Patient oder die Patientin muss über alle persönlichen Risiken Kenntnis haben.
- Aus rechtlichen Gründen, insbesondere wegen der Haftung, müssen die Hersteller alle Nebenwirkungen auflisten.
- Die Häufigkeiten der auftretenden Nebenwirkungen sind mit angegeben.
- Es gibt auch tödliche Nebenwirkungen, z. B. anaphylaktische Schocks.

Contra

- Die Patienten sind durch mögliche Nebenwirkungen oft verunsichert.
- Durch die Verunsicherung werden wirksame Therapien nicht oder nur unzureichend durchgeführt.
- Die Menge an Informationen zu den Nebenwirkungen ist oft nicht erfassbar, man kann sie sich kaum merken.
- Viele Nebenwirkungen treten nur sehr selten auf und betreffen so auch die allermeisten Patienten gar nicht.

Gegenmaßnahmen

Bei einigen unerwünschten Wirkungen können die Pflegenden dem Patienten durch gezielte **Gegenmaßnahmen** Erleichterung verschaffen (▸ Tab. 2.15).

Tab. 2.14 Spät einsetzende Wirkung einiger Arzneimittel

Arzneimittel	Beispiele	Wirkungseintritt
(Drastisch wirkende) **Laxanzien**	Laxoberal®, Dulcolax®, Kräuterlax®	6–8 Std.
Kortisonspray bei Asthma	Pulmicort®, Flutide®, Junik®	Einige Tage
Cromoglicinsäure	Allergoval®, Crom Ophthal®	2 Wochen
Allopurinol	Allobeta®	2–6 Wochen
Neuroleptika	Zyprexa®, Ciatyl®	2–6 Wochen
Antidepressiva	Cipramil®, Remergil®, Laif®, Aurorix®	2–6 Wochen
Diuretika bei Hypertonie	Lasix®, Triampur®comp.	4–6 Wochen
Aknetherapeutika	Akneroxid®, Skid®, Aknichthol®, Isogalen®	2–3 Monate

Tab. 2.15 Gegenmaßnahmen bei unerwünschten Arzneimittelwirkungen

Unerwünschte Wirkung	Verursachende Arzneimittel	Gegenmaßnahmen
Obstipation	Verapamil, Neuroleptika, Opioid-Analgetika, Antitussiva, Betablocker, Anticholinergika, Eisen(II)salze	Gabe von Laxanzien wie Klistiere, Laktulose, Leinsamen, Flohsamen, bei Opioiden auch prophylaktisch, viel trinken
Mundtrockenheit, trockene Nase	Antihypertensiva, Atropin, Neuroleptika, Antiparkinsonmittel, Antidepressiva	Spezielle Mundgele oder -sprays, Kaugummi, viel trinken, Nasenspray mit NaCl-Lösung (niemals abschwellende Nasentropfen!)
Magenreizung	NSAR, Cotrimoxazol, Doxycyclin, Gyrasehemmer und viele andere Arzneistoffe (sehr häufige unerwünschte Wirkung)	Einnahme nach dem Essen mit viel Flüssigkeit, Gabe von Protonenpumpenhemmern wie Pantoprazol oder Omeprazol
Blutdruckabfall	Kalziumkanalblocker, Neuroleptika, Antihypertensiva, Nitrate u. a.	Kaltwasserbehandlung, langsames Aufstehen

2.5 Arzneimitteltherapie in unterschiedlichen Lebensphasen

Unter bestimmten Umständen, z. B. während der Schwangerschaft oder der Stillzeit, in geringem oder höherem Lebensalter, reagiert der Organismus grundsätzlich anders auf Arzneimittel. Hier muss die Arzneimitteltherapie **modifiziert** werden. Die Entwicklung und Zulassung von Arzneimitteln erfolgen in den meisten Fällen nur in Hinblick auf Menschen mittleren Alters. Während bei Erkrankungen der Leber und der Niere meistens klinisch-pharmakologische Daten vorliegen, fehlen diese häufig für die Pädiatrie (*Kinderheilkunde*) und für die Schwangerschaft und Stillzeit. Auch für ältere Menschen und Personen bestimmter ethnischer Gruppen, bei denen Enzymdefekte vorliegen, fehlen häufig Forschungsdaten. Solche individuellen Merkmale des Patienten, geschlechtsspezifische Probleme sowie die Beeinflussung durch äußere Faktoren (Umwelteinflüsse, Rauchen, Alkohol, Ernährung) werden nur in einzelnen Fällen untersucht.

2.5.1 Schwangerschaft

Der Embryo und später der Fötus reagieren häufig anders als die Mutter auf Arzneimittel. Störungen in den Teilungsvorgängen und bei der Differenzierung der Zellen, aber auch an bereits angelegten Organen können auftreten. Zu beachten ist auch, dass bei teratogenen Wirkstoffen mit einer langen Halbwertszeit auch eine Medikation **vor** der **Schwangerschaft** Auswirkungen auf den kindlichen Organismus haben kann. Hier ist eine strikte und sichere Verhütung bis weit über das Therapieende hinaus notwendig (► 2.4.5).

Pharmakokinetische Besonderheiten bei Schwangeren

Veränderungen bei der Resorption nach peroraler Applikation treten in der Schwangerschaft kaum auf. Die Verteilung wird jedoch durch die Erhöhung des interstitiellen Flüssigkeitsvolumens (*Gewebewasser*) um ca. 10 % beeinflusst. Die Zunahme schwangerschaftsspezifischer Proteine oder die Änderung der Bindungsverhältnisse an Plasmaproteine haben jedoch keinen Einfluss.

Der Arzneistoffwechsel ist in keiner Phase des Lebens so kompliziert wie in der Schwangerschaft, da hier der mütterliche Organismus und der sich entwickelnde kindliche Organismus betroffen sind. Die besondere Hormonsituation der Mutter verändert ihre Stoffwechselkreisläufe und damit auch die Bioverfügbarkeit und Verstoffwechselung der Arzneistoffe. Große Bedeutung besitzt die verstärkte Bildung von Östrogenen und Gestagenen. Das führt in der mütterlichen Leber zur Aktivierung wichtiger Enzyme der Biotransformation (► 1.2.3). Die Exkretion (► 1.2.4) bleibt in der Schwangerschaft weitgehend unverändert.

Risikovermeidung für das ungeborene Kind

Bis zum Ende der ersten Hälfte des vergangenen Jahrhunderts glaubte man, dass der **Embryo** im Uterus durch die Plazentaschranke gut vor Umwelteinflüssen und schädigenden **Noxen** (*Giften*) geschützt ist. Spätestens nach dem Contergan®-

Skandal ist das Problem der Applikation von Arzneimitteln während der Schwangerschaft bekannt. Die Einnahme von Arzneimitteln sollte in der Schwangerschaft immer sehr kritisch hinterfragt werden. Nur wenn triftige Gründe für eine Arzneimittelanwendung (*strenge Indikationsstellung*) vorliegen, dürfen sie eingesetzt werden. Da das teratogene Potenzial vieler Wirkstoffe nicht oder nur wenig bekannt ist, sollte die werdende Mutter kein unnötiges Risiko eingehen. Eine umfangreiche Dokumentation zur Teratogenität (► 2.4.5) der Arzneistoffe ist in der jeweils gültigen **Roten Liste** mit einer Einteilung in elf Gruppen zu finden.

Praxistipp

Schwangere und Arzneimittel

Die Pflegenden weisen schwangere Patientinnen auf die Risiken einer Arzneimitteleinnahme v. a. bei einer Selbstbehandlung ohne ärztliche Kontrolle hin und empfehlen bei leichteren Erkrankungen nichtmedikamentöse Alternativen. Im Zweifel sollte die Schwangere jedoch immer ihren Gynäkologen um Rat fragen. Die Pflegenden klären die Schwangere auch über Umwelteinflüsse auf, die ein Risiko für das Ungeborene bedeuten. Sie bestärken sie darin, auf Alkohol, Nikotin und andere Drogen zu verzichten, Umweltgifte zu meiden und sich gesund und ausgewogen zu ernähren.

Weiterhin ist bei der Einnahme von Arzneimitteln in der Schwangerschaft zu beachten, dass neben teratogenen auch andere unerwünschte Wirkungen bei der Schwangeren und beim Kind auftreten können. So können der Mutter vor oder während der Geburt verabreichte **Opioid-Analgetika** beim Neugeborenen Atemlähmung und Entzugserscheinungen hervorrufen. Durch die entsprechend wirksamen **Sexualhormone** kann es zu einer Maskulinisierung (*Vermännlichung*) weiblicher oder zu einer Feminisierung (*Verweiblichung*) männlicher Föten kommen.

Acetylsalicylsäure ist im letzten Schwangerschaftsdrittel kontraindiziert, da die Blutungsgefahr für die Schwangere und das Neugeborene erhöht ist und es zu einem vorzeitigen Verschluss des Ductus arteriosus Botalli (*notwendige Kurzschlussverbindung zwischen Lungenarterie und Aorta beim Fötus*) kommen kann, was zu Herz- und Lungenschäden beim Neugeborenen führt. Alternativ kann Paracetamol gegeben werden. Es ist in normaler Dosierung ohne Risiko in der Schwangerschaft (► Tab. 2.10).

2.5.2 Stillzeit

Viele von den Müttern eingenommene Arzneimittel gehen vom Blut in die Muttermilch über. Die Menge ist abhängig von der Höhe der Dosis, der Dauer der Anwendung und dem pharmakokinetischen Verhalten des Arzneistoffs. Für die Wirkung auf den Säugling ist der Entwicklungsstand des kindlichen Organismus von großer Bedeutung.

Praxistipp

Arzneimittelgabe in der Stillzeit

Grundsätzlich gilt während der Stillzeit für eine Therapie der Mutter mit Arzneimitteln die absolute Nutzen-Risiko- Abwägung. Ist eine Arzneimitteltherapie mit einem potenziell gefährlichen Mittel dringend erforderlich, ist eine Stillpause oder das Abstillen angeraten. Bei einer Stillpause wird die Milch abgepumpt und verworfen. In dieser Zeit erhält der Säugling Flaschennahrung. Nach der Arzneimitteltherapie und einer je nach Arzneistoff unterschiedlich langen Auswaschphase, in welcher der Arzneistoff weitgehend aus dem Körper der Mutter entfernt wird, kann das Stillen fortgesetzt werden.

Praxistipp

Muttermilch und Arzneimittelgabe

Ist die Arzneimittelgabe im Voraus planbar, kann die Mutter davor Milch abpumpen und einfrieren. Diese unbelastete Milch dient dem Säugling während der Arzneimitteleinnahme als Nahrung. Um die Milchproduktion weiter aufrechtzuerhalten, soll die Mutter während der Arzneimitteleinnahme die Milch abpumpen, aber verwerfen.

Zu beachten sind weiterhin Arzneistoffe, die die **Laktation** (*Milchbildung*) beeinflussen, dazu gehören u.a. die hormonellen Kontrazeptiva. Die Laktation wird durch das Hormon Prolaktin gesteuert. Dopamin verhindert die Freisetzung von Prolaktin aus dem Hypothalamus. Arzneimittel, die die Wirkung des Neurotransmitters Dopamin beeinflussen, haben somit Einfluss auf die Milchbildung. Verstärken sie die Dopaminwirkung, hemmen sie die Milchbildung, z. B. Levodopa und Bromocriptin. Verringern sie die Wirkung von Dopamin, verstärken sie die Milchbildung, z. B. Metoclopramid oder Neuroleptika. Arzneimittel mit **dopaminerger** (*dopaminverstärkender*) Wirkung, die therapeutisch zum Abstillen eingesetzt werden, sind z. B. Bromocriptin und Lisurid.

2.5.3 Kinder

Bis zur Geburt werden die meisten physiologischen Vorgänge beim Fötus über den Organismus der Mutter geregelt bzw. stark beeinflusst. Die Geburt ist der drastischste Einschnitt im gesamten menschlichen Leben. Ab diesem Zeitpunkt müssen alle physiologischen Funktionen vom **Neugeborenen** selbst ausgeführt werden. Es beginnt ein großer Umstellungs- und Anpassungsprozess für das Kind. Erst nach Jahren ist der physiologische Stand des Erwachsenen erreicht.

An **Kindern** führen Pharmakologen kaum klinische Studien durch. Deshalb ist es notwendig, Kinder in vielen Fällen mit Arzneimitteln zu behandeln, die für ihre Altersgruppe nicht geprüft wurden und auch keine entsprechende Zulassung haben. In der Fachsprache heißt dies „Off-Label-Use". Bei solchen Arzneimitteln steht in den Fach- und Gebrauchsinformationen meist ein Hinweis, dass bei Kindern unter einer bestimmten Altersgrenze keine Erfahrungen vorliegen. Damit übertragen die Hersteller die Verantwortung für den Einsatz des Wirkstoffs auf den Arzt.

Dosierung im Kindesalter

Je kleiner das Kind ist, umso größer ist die Gefahr eines Dosierungsfehlers, da im Vergleich zu Erwachsenen mit wesentlich niedrigeren Wirkstoffmengen therapiert wird. Die Gefahr einer Überdosierung ist demnach höher. Über eine **kindgerechte Dosierung** gehen die Meinungen oft weit auseinander. Es sind viele Faktoren zu berücksichtigen. Vielfach sind es allgemeine Erfahrungswerte, nach denen die Dosierung bei einzelnen Arzneimitteln erfolgt. Mathematische Modelle sind hilfreich, können aber nicht alle Besonderheiten des heranwachsenden Organismus erfassen.

Berechnungen der Dosierungen werden auf der Grundlage der Körperoberfläche und des Körpergewichts durchgeführt. Es ist sinnvoll, aus entsprechenden Nachschlagewerken je nach Alter die zutreffenden Berechnungsformeln zu entnehmen oder pädiatrische Dosierungstabellen zu benutzen. Zu berücksichtigen ist auch der beschleunigte Stoffwechsel bei Kindern. Häufig muss die Dosis während der Therapie angepasst, also nach tatsächlich auftretenden Effekten erhöht oder verringert werden.

Resorption und Bioverfügbarkeit

Bei **peroraler Gabe** sind die Resorptionsraten meist erniedrigt. Die noch nicht voll ausgeprägte Funktion des Magen-Darm-Trakts in den ersten Lebensstunden, -tagen und -monaten ist die Ursache für die verminderte Resorption. Durch die verminderte Gallensekretion, die unvollständige Darmflora und die Verzögerung der Magen-Darm-Passage kann es zu einer reduzierten Aufnahme des Wirkstoffs kommen. Die Bioverfügbarkeit von Arzneimitteln ist in vielen Fällen herabgesetzt, v. a., wenn sie unmittelbar mit der Nahrung gegeben werden. Es sind jedoch auch Fälle erhöhter Resorption bekannt. Die **rektale Resorption** ist sehr variabel, sie hängt vom Füllungszustand der Ampulla recti (*unterer Teil des Mastdarms*) und vom Hydratationszustand (*Zustand des Wasserhaushalts*) des Kindes ab. Geeignete Wirkstoffe für diese Applikationsart sind u. a. Chloralhydrat, Diazepam, Glukokortikoide, Diphenhydramin und Paracetamol.

Verteilung

Die **Verteilungsräume** im Körper von Kindern unterscheiden sich deutlich von den Verhältnissen eines erwachsenen Körpers. Zu berücksichtigen sind:

- Das Gesamtkörperwasser beträgt bei der Geburt ca. 70–85 %, beim Erwachsenen ca. 55–60 %.
- Der Anteil des Extrazellulärraums am Gesamtkörperwasser sinkt mit steigendem Lebensalter.
- Der Fettanteil liegt beim Neugeborenen bei ca. 10–12 %, steigt auf ca. 30 % beim Kleinkind und geht später auf ca. 18–20 % zurück.
- Die Muskelmasse ist bei Neugeborenen und Säuglingen im Verhältnis zum Gesamtkörpergewicht kleiner als bei Kindern und Erwachsenen.

Wegen des höheren Verteilungsvolumens werden hydrophile Arzneistoffe (z. B. Penicilline, Cephalosporine, Aminoglykoside) höher pro kg KG dosiert als im Erwachsenenalter, andererseits ist die Dosierung bei lipophilen Arzneistoffen (z. B. Diazepam), die sich im Fettgewebe verteilen, niedriger.

Die **Blut-Hirn-Schranke** ist bei Säuglingen noch nicht so gut abgedichtet wie bei Erwachsenen. Es können deshalb bei einigen Arzneistoffen verstärkt zentrale unerwünschte Wirkungen auftreten. Besonders lipophile Substanzen wie Tetrazykline, Morphin, Sedativa, Anästhetika und Barbiturate können die Blut-Hirn-Schranke besser überwinden (► 1.2.2).

Proteinbindung

Gesamtprotein und Albumin sind beim Säugling vermindert. Zudem sind die Bindungskapazität des fetalen Albumins für Arzneistoffe und der Serum-pH-Wert niedriger. Daraus resultiert ein höherer Anteil an freiem Arzneistoff im Serum.

Durch **Arzneistoffe mit hoher Plasmaproteinbindung** (z. B. Diazepam, Furosemid, Phenytoin, Sulfonamide und nichtsteroidale Antirheumatika) kann die Bindungsaffinität von Bilirubin an Albumin vermindert sein oder das Bilirubin aus seiner Bindung verdrängt werden, was zu einer Erhöhung des Bilirubinspiegels führt. Anderseits kann der **erhöhte Bilirubinspiegel** bei Neugeborenengelbsucht zu einer verstärkten Inanspruchnahme der Plasmaeiweißbindung und damit zur Verdrängung von Arzneistoffen führen und den freien wirksamen Arzneistoffspiegel erhöhen.

Biotransformation

Bis zur Geburt erfolgt die Entgiftung des Organismus durch die Mutter. Bei **Früh-** und **Neugeborenen** ist deshalb die Enzymausstattung noch unreif, bestimmte Stoffwechselvorgänge laufen nur in geringem Umfang ab. Aufgrund des nicht vollständig ausgebildeten Enzymsystems können über alternative enzymatische Reaktionen auch andere Zwischen- oder Endmetaboliten entstehen. In der Entwicklungsphase der Leber zum vollständigen Verstoffwechslungsorgan besteht immer die **Gefahr der Kumulation** (▸ 1.2.2) von Arzneistoffen. Erst nach 3 Monaten ist die Stoffwechselleistung der kindlichen Leber mit der eines erwachsenen Organs vergleichbar. Zwischen dem 12. Monat und dem 8. Lebensjahr ist das Lebergewicht im Verhältnis zum Körpergewicht größer als beim Erwachsenen. Dieser Umstand ist wahrscheinlich für die **höhere Biotransformationsrate des Kindes** gegenüber dem Erwachsenen verantwortlich.

Exkretion

Die **Nieren** sind zur Geburt noch unreif. Dadurch ist die Konzentrations- und Filtrationsleistung eingeschränkt. Nach etwa 2 Jahren erreichen sie die volle Funktionsfähigkeit. Bis dahin besteht für einige Wirkstoffen Kumulationsgefahr. Die Eliminationshalbwertszeiten sind bei Neugeborenen meist deutlich verlängert (▸ Tab. 2.16).

2.5.4 Ältere Menschen

Im **höheren Lebensalter** sind viele Besonderheiten bei der Arzneimitteltherapie zu beachten. Die Dosis der Arzneimittel muss in den meisten Fällen vorsichtig angepasst werden. Je nach Patient und Wirkstoff kann eine Dosisreduktion oder -erhöhung erforderlich sein. Einige Arzneistoffe sind für ältere Menschen generell ungeeignet. Im hohen Alter sind **paradoxe** (*umgekehrte*) Reaktionen auf Arzneimittel häufiger als bei Menschen mittleren Alters.

In höherem Alter besteht oft eine **Multimorbidität** (*gleichzeitiges Auftreten mehrerer Erkrankungen*). Das Krankheitsgeschehen erweitert sich besonders bei chronischen Erkrankungen. Akute Erkrankungen können dadurch veränderte Verläufe nehmen. Die Häufung der verschiedenen Symptome führt zu Überschneidungen und teilweise schwieriger diagnostischer Beurteilung. Der Arzneimittelverbrauch steigt aus den genannten Gründen im Alter sehr stark. Dadurch verstärkt sich zwangsläufig auch das Problem der unerwünschten Arzneimittelwirkungen und v. a. das Risiko von Arzneimittelwechselwirkungen.

Pharmakokinetik im Alter

Höheres Lebensalter beeinflusst die **Resorption** nur geringfügig. Sie kann allerdings durch die geringere Darmmotilität etwas verzögert sein, sodass die Wirkstoffe ihre Spitzenspiegel später erreichen.

Tab. 2.16 Vergleich der Eliminationshalbwertszeiten einiger Arzneimittel beim Neugeborenen und beim Erwachsenen

Arzneimittel	Eliminationshalbwertszeit in Std.	
	Neugeborenes	Erwachsener
Paracetamol	2,5–5	1,9–2,2
Diazepam	15–100	15–25
Theophyllin	24–36	3–9
Ampicillin	1,7–3,5	0,6–1,6

Von großer Bedeutung ist die **Verteilung.** Durch die Verringerung des Gesamtkörperwassers steht ein kleineres Verteilungsvolumen für hydrophile (*wasserliebende*) Arzneistoffe zur Verfügung. Die Folge ist ein Anstieg der Plasmakonzentration des Arzneistoffs. Es kann zur Verstärkung der erwünschten und unerwünschten Wirkungen kommen. In diesen Fällen sind eine Reduzierung der Dosis bzw. eine Verlängerung des Dosierungsintervalls erforderlich. Der Fettanteil im Körper ist bei älteren Menschen meist erhöht, sodass für lipophile (*fettliebende*) Arzneistoffe das Verteilungsvolumen steigt. Dadurch kann sich die Wirkungsdauer verlängern. Die Verringerung der Plasmaeiweißsynthese führt zu einer verringerten Plasmaeiweißbindung. Der freie Wirkstoffanteil ist somit erhöht.
Die **Elimination** ist im Alter meist verringert. Bedingt durch das verringerte Herzzeitvolumen sinkt die Leberdurchblutung. Dadurch sinkt die **hepatische Elimination** und der Wirkstoffanteil im Serum steigt. Die Abnahme der Lebergröße und damit der funktionsfähigen **Hepatozyten** (*Leberzellen*) senkt ebenfalls die hepatische Elimination. Bei Digitoxin, Diazepam, Phenytoin, aber auch bei Substanzen mit hohem First-Pass-Effekt (▸ 1.2.3) wie Propranolol, Verapamil oder Morphin muss z. B. die Dosis reduziert werden. Auch die Nierenfunktion nimmt allmählich ab. Dadurch ist die **renale Elimination** besonders bei Substanzen verringert, die überwiegend renal ausgeschieden werden, z. B. Digoxin, Penicillin oder Aminoglykoside. Arzneimittel wie z. B. Diuretika sowie eine Dehydratation (*Wasserentzug im Körper*) können zur weiteren Funktionseinschränkung der Niere führen. Durch die verringerte Elimination kann es ohne die erforderliche Dosisanpassung zur Kumulation kommen.

Pharmakodynamik im Alter

Viele altersbedingte **Veränderungen der Pharmakodynamik** sind nicht vollständig geklärt. Sie betreffen v. a. die Empfindlichkeit der Rezeptoren und sind von pharmakokinetischen Prozessen unabhängig. **Ursachen** können sein:

- Verminderte Rezeptorenzahl
- Veränderte Bindungsfähigkeit des Rezeptors
- Veränderte Weiterleitung über die Nervenzellen
- Veränderte zelluläre Reaktionen

Ältere Menschen reagieren z. B. empfindlicher auf Psychopharmaka wie Antidepressiva und Benzodiazepine. Betablocker zeigen oft eine verminderte blutdrucksenkende Wirkung. Die kardiovaskuläre Regulationsfähigkeit kann verändert sein. Es besteht eine erhöhte Empfindlichkeit für orthostatische unerwünschte Wirkungen (*Kreislaufprobleme*), z. B. durch Nitrate, Diuretika, Antidepressiva. **Paradoxe Reaktionen** (*Gegenteileffekte*) werden häufig bei Koffein und Sedativa beobachtet.

Arzneimitteltherapie bei Leberinsuffizienz

Als zentrales Stoffwechselorgan spielt die **Leber** eine entscheidende Rolle bei der Biotransformation und der Elimination von Arzneistoffen und ihren Metaboliten. Bezüglich der Niere ist über die Bestimmung der Kreatinin-Clearance oder der glomerulären Filtrationsrate eine Bewertung der Eliminationsfunktion möglich. Im Vergleich dazu ist die Aussagekraft der üblichen Leberfunktionstests gering. Deshalb können Dosierungsrichtlinien nicht schematisch festgelegt werden.
Die Funktionsfähigkeit der Leber hängt von der Zahl intakter **Hepatozyten** (*Leberzellen*), der Menge der Leberenzyme und ihrer Durchblutung ab. Arzneistoffe, deren Metaboliten, Genussmittel und Umweltgifte können Stoffwechselvorgänge beeinflussen.
Das Alter, das Geschlecht und der Ernährungszustand spielen ebenfalls eine große Rolle bei der Ausscheidung über die Leber. Bei **Lebererkrankungen** können u. a. verändert sein:

- Leberdurchblutung
- Größe der gesunden Leberzellmasse
- Blut-Hepatozyten-Schranke
- Eiweißsynthese

Folgende **Störungen** können dadurch auftreten:

- Erhöhter oder erniedrigter First-Pass-Effekt (▸1.2.3) und damit verringerte oder erhöhte Bioverfügbarkeit
- Veränderte Reaktionen der Biotransformation
  - Veränderte Umwandlung von Prodrugs (*Wirkstoffvorstufen*) zu wirksamen Metaboliten
  - Entstehung vermehrt toxischer Metabolite
- Veränderte Verteilung (*Änderungen der Proteinbindung und des Verteilungsvolumens*)
- Verringerte Elimination

Dosisanpassung bei veränderter Pharmakokinetik durch Leberinsuffizienz

Bei **chronischen Lebererkrankungen** kann der **First-Pass-Effekt** (▸ 1.2.3) vermindert sein. Arzneimittel mit **hohem** First-Pass-Effekt werden jedoch peroral entsprechend höher dosiert, sodass die Arzneistoffe den systemischen Kreislauf in höherer Konzentration erreichen. Bei Leberinsuffi-⊠

zienz können sie dadurch u. U. schon bei der ersten Gabe stärkere Wirkungen und entsprechend auch unerwünschte Wirkungen auslösen. In diesen Fällen wird vorsichtig einschleichend dosiert. Niedrigere Erhaltungsdosen sind notwendig.

Bei Arzneimitteln mit **geringem** First-Pass-Effekt sind die vorhandene Zellmasse und damit die Enzymkapazität von Bedeutung. Ist diese durch Leberfunktionsstörungen vermindert, besteht wegen der verzögerten Elimination Kumulationsgefahr. Die Initialdosis kann normal gegeben werden, es sind jedoch niedrigere Erhaltungsdosen bzw. längere Dosierungsintervalle notwendig. Durch schwere chronische Lebererkrankungen kann es zu **Störungen in der Proteinbindung** kommen, da weniger Plasmaeiweiß zur Verfügung steht. Es kommt zu höheren Konzentrationen von freiem Arzneistoff im Blut, die zu Überdosierungserscheinungen führen.

Nicht alle Wirkstoffe, die überwiegend über die Leber abgebaut werden, sind durch Lebererkrankungen in ihrer Wirkung beeinflusst. Ursachen:

- Die verminderte hepatische Biotransformation wird durch reduzierte Plasmaeiweißbindung kompensiert.
- Einzelne Leberfunktionen, z. B. bestimmte Glukuronidierungsformen, bleiben bei Leberschädigungen weitgehend erhalten, z. B. bei Digoxin, Penicillin, Prednisolon.
- Arzneistoffe bzw. ihre Metaboliten, die vorwiegend über die Leber ausgeschieden werden, werden kompensatorisch renal eliminiert.

In solchen Fällen ist eine Dosisanpassung nicht erforderlich.

Praxistipp

Arzneimittelgabe bei Leberinsuffizienz

- Arzneimittel möglichst nach klinischer Wirkung (*therapeutisches Drug Monitoring: TDM*) vorsichtig einschleichend dosieren.
- Bekannte Kontraindikationen beachten.
- Arzneimittel, bei denen bei Lebererkrankungen mit klinisch relevanten unerwünschten Wirkungen zu rechnen ist, nur unter strengster Indikationsstellung einsetzen.
- Intensive Überwachung des Patienten durch begleitende Diagnostik zur Erfassung der Leberfunktion (klinischer Status, Leberhistologie, Gesamteiweiß oder Albumin, Quick-Wert, Bilirubin, Transaminasen).

Arzneimitteltherapie bei Niereninsuffizienz

Die **renale Ausscheidung** aller harnpflichtigen Arzneimittel und ihrer harnpflichtigen Metabolite hängt von der Funktionsfähigkeit der **Niere** ab. Die Einschränkung der Nierenfunktion kann bei der Dosismenge und den Dosierungsintervallen von Bedeutung sein. Zur Beurteilung der Nierenfunktion ist die **glomeruläre Filtrationsrate** (*GFR*) der sicherste Parameter. Auch die endogene **Kreatinin-Clearance** (*CL*) ist eine aufschlussreiche Größe. Da ihre Bestimmung über eine 12- oder 24-stündige Urinsammlung jedoch sehr aufwändig ist, wird vorrangig die Plasmakonzentration von **Kreatinin** (*Crea*) ermittelt und die CL errechnet oder über ein Nomogramm abgeschätzt.

Dosisanpassung bei Niereninsuffizienz

Ist die Kreatinin-Clearance infolge einer **Niereninsuffizienz** eingeschränkt, muss in den meisten Fällen mit einer **verlängerten Eliminationshalbwertszeit** der Arzneistoffe bzw. ihrer harnpflichtigen Metaboliten gerechnet werden. Eine Dosisanpassung über eine Reduzierung der Dosis bzw. Verlängerung des Dosierungsintervalls im Vergleich zu Nierengesunden ist dringend erforderlich. Wenn möglich, ist eine Umstellung auf ein Arzneimittel mit biliärer Elimination (*über die Galle*) vorzunehmen, z. B. wird Digoxin durch Digitoxin ersetzt.

Folgende Größen spielen bei der **Dosisanpassung** eine entscheidende Rolle:

- Ausprägung der Niereninsuffizienz
- Auswahl des Arzneimittels unter Abwägung des Nutzen-Risiko-Verhältnisses
- Therapeutische Breite bzw. Toxizität des Arzneimittels
- Ausmaß der renalen Elimination
- Halbwertszeit

Auf bestimmte Substanzen reagiert die insuffiziente Niere mit einer erhöhten Empfindlichkeit, die nicht durch eine gestörte Elimination bedingt ist. Eine Dosisreduktion ist hier ebenfalls erforderlich. Grundsätzlich ist auch nach einer Dosisreduktion noch mit einem erhöhten Toxizitätsrisiko zu rechnen. Eine komplexe Überwachung des Patienten, mit Beobachtung möglicher unerwünschter Wirkungen, ist bei bestehender Niereninsuffizienz dringend notwendig.

Bei Arzneimitteln, die nach ihrem therapeutischen Effekt dosiert werden müssen wie z. B. Antidiabetika oder Antihypertonika, kontrollieren die Pflegenden die Zielparameter also z. B. Blutzuckerspiegel oder Blutdruck engmaschiger als üblich. In Risikofällen ist ein therapeutisches Drug Monitoring (*TDM*) erforderlich, z. B. bei Theophyllin, Lithiumsalzen, Aminoglykosiden und Antiepileptika.

Beim **nephrotischen Syndrom** treten große renale Eiweißverluste auf. Dadurch besteht auch die Möglichkeit einer **schnelleren Elimination** von Arzneimitteln. Zur Aufrechterhaltung der Wirkspiegel sind dann individuell zu bestimmende höhere Einzeldosen bzw. verkürzte Dosierungsintervalle notwendig.

Dosierung bei Dialyse

Bei dialysepflichtigen Menschen müssen nierengängige Arzneimittel wie bei der nicht dialysepflichtigen Niereninsuffizienz niedriger dosiert werden. Jedoch ersetzt die in regelmäßigen Intervallen durchgeführte **Dialyse** die glomeruläre Filtration und führt zu einer Elimination dieser Arzneimittel. Die ausgeschiedene Menge muss daher am Ende der Dialyse ersetzt werden, damit die im Intervall verabreichte reduzierte Dosis ausreicht.

2.6 Compliance – die Rolle der Patientenmitarbeit

> **Definition**
>
> **Compliance**
>
> Engl. Einwilligung: Bereitschaft des Patienten zur Mitarbeit bei therapeutischen und diagnostischen Maßnahmen, z. B. Zuverlässigkeit, mit der therapeutische Anweisungen befolgt werden (*Verordnungstreue*).

Im Bereich der medikamentösen Therapie ist mit **Compliance** v. a. die Einnahmedisziplin gemeint, also das Maß, in dem der Patient sich an die verordneten Einnahmeschemata und -hinweise hält. Es wurde festgestellt, dass nur etwa 50 % der Patienten ihre Arzneimittel richtig anwenden.

> **Merke**
>
> **Gründe für mangelnde Compliance**
>
> - Vergessen der Anweisungen zur Einnahme
> - Angst vor zu viel „Chemie"
> - Mangel an Verständnis der Therapie und der Erkrankung
> - Unzufriedenheit mit der Therapie
> - Asymptomatische Erkrankung mit geringem Leidensdruck
> - Mangelhafte oder fehlende Aufklärung durch den verschreibenden Arzt
> - Schlecht bzw. missverständlich geschriebene Packungsbeilagen

Patienten akzeptieren eine Bedarfsmedikation meist problemlos, bei einer Dauertherapie ist ihre aktive Mitwirkung jedoch besonders stark einzufordern. Dies ist v. a. bei chronischen Erkrankungen wie z. B. Diabetes, Bluthochdruck und Asthma ausschlaggebend für den Erfolg der Therapie. Da hier eine lebenslängliche Therapie mit häufig vielen verschiedenen Arzneimitteln unvermeidbar ist, kommt es oft dazu, dass Patienten „therapiemüde" werden, insbesondere bei einer Besserung der Symptome. Das eigenmächtige Absetzen von Medikamenten kann aber zu einer massiven Verschlechterung des Krankheitsbilds führen. Auch Angst vor unerwünschten Wirkungen, das Gefühl, „zu viele Tabletten" zu nehmen oder ein häufiger Wechsel der Arzneimittel führen oft zum Therapieabbruch. Hinzu kommt noch, dass Patienten die Einnahme schlicht vergessen.

Von entscheidendem Einfluss auf die Wirkung eines Arzneimittels sind die Einnahmezeit und der Zusammenhang mit Mahlzeiten. Bestimmte Arzneimittel wirken am besten, wenn sie dem **Zirkadianrhythmus** (*physiologisch normaler Tagesablauf der gewünschten Wirkung*) entsprechend eingenommen werden. So sind CSE-Hemmer am besten abends einzunehmen, weil nachts die größte Cholesterinproduktion im Körper stattfindet.

Bei anderen Arzneimitteln gibt es Wechselwirkungen mit Nahrungsmitteln, sodass ein etwa 2-stündiger Abstand zu den Mahlzeiten einzuhalten ist. Andere Arzneimittel müssen nach den Mahlzeiten eingenommen werden (► Tab. 2.3). Auch Wechselwirkungen zwischen verschiedenen Arzneimitteln sind zu beachten. Der Patient erhält deshalb entsprechende Hinweise vom Arzt und Apotheker sowie von den Pflegenden. Viele Patienten tun sich jedoch mit dem Befolgen dieser Hinweise schwer. Zu den wichtigen Aufgaben der Pflegenden im Zusammenhang mit medikamentöser Therapie gehört deshalb die ständige Förderung der Compliance. Hier hilft es, die Bedeutung einer regelmäßigen selbstständigen Einnahme zu den vorgesehenen Zeiten wiederholt zu betonen. Bei Menschen, die dies allein nicht bewältigen können, überwachen Pflegende die richtige Einnahme der verschriebenen Arzneimittel, z. B. während der vereinbarten Besuche des ambulanten Pflegediensts.

Complianceprobleme bei älteren Menschen

Oft ist die Mitarbeit **älterer Menschen** aus ganz unterschiedlichen Gründen unzureichend (► Tab. 2.17). Die Pflegenden können die Patienten gezielt in der Arzneimitteltherapie unterstützen. Sie reagieren auf mangelnde **Compliance** nicht mit Vorwürfen, sondern mit Verständnis und bemühen sich um Abhilfe.

Praxistipp

Compliance erhöhen

Mangelnde Compliance ist häufig in der ungenügenden Aufklärung des Patienten über die Notwendigkeit seiner verordneten Arzneimitteltherapie begründet. Gespräche der Pflegenden mit dem Patienten und seinen Angehörigen können helfen, dass sie den Sinn der verordneten Therapie begreifen und die Folgen von falschem Verhalten einschätzen können. In einem solchen Gespräch lassen sich auch die Sorgen vor unerwünschten Wirkungen relativieren. Es kann hilfreich sein, mit dem Patienten die Packungsbeilage durchzugehen und unklare Textpassagen verständlich zu machen.

Tab. 2.17 Complianceprobleme bei älteren Menschen und entsprechende Gegenmaßnahmen

Gründe für eine ungenügende Compliance	Unterstützung durch die Pflegenden
Nachlassen der geistigen Leistung dadurch teilweises oder vollständiges Vergessen der Anweisungen oder Verwechslung der Arzneimittel	Kontrolle bzw. Wiederholen der Anweisung, Verhalten oder Nichteinnahme nicht als Provokation des Patienten empfinden; ggf. Patienten nicht selbst einnehmen lassen, sondern ihnen ihre Arzneimittel direkt applizieren
Sehstörungen dadurch Schwierigkeiten beim Lesen der Einnahmeanweisung und bei der Unterscheidung der Tabletten	Tabletten mit ähnlichem Aussehen, die aber zu unterschiedlichen Zeiten eingenommen werden, nicht zeitgleich austeilen, sondern vor der jeweiligen Applikationszeit
Motorische Störungen dadurch Schwierigkeiten beim Öffnen der Schachteln, der Medikamentenbox, bei der Entnahme aus dem Blister, bei der Teilung von Tabletten	Beim Öffnen der Arzneimittelverpackung, dem Herausdrücken aus einem Blister behilflich sein; wenn notwendig, Tabletten teilen, in einer Tagesdosette vorbereiten
Schluckstörungen	Tabletten, wenn vom Hersteller erlaubt, zerstoßen oder auflösen; Arzt oder Apotheker fragen, evtl. andere Arzneiformen verordnen lassen (► 2.2.1, ► 2.3.4)
Auftreten von **unerwünschten Wirkungen,** z. B. gastrointestinale Störungen wie Übelkeit oder Durchfälle	Behandelnden Arzt informieren, Gegenmaßnahmen (► Abb. 2.1) einleiten
Verweigerung der Einnahme, weil keine Einsicht in die Notwendigkeit der Therapie bzw. Angst vor unerwünschten Wirkungen besteht	Den behandelnden Arzt informieren; beruhigend und sachlich mit dem Patienten sprechen und ihn eingehend und verständlich informieren
Unsicherheit/Angst aufgrund mangelhafter Aufklärung durch den behandelnden Arzt	Behandelnden Arzt darüber informieren, dass bei dem Patienten Aufklärungsbedarf über Sinn und Zweck der Medikation besteht

Wiederholungsfragen

1. Wodurch kann es zu unerwünschten Wirkungen von Arzneimitteln kommen? (► 2.4)
2. Was versteht man unter den Begriffen „kanzerogen“ und „teratogen“? (► 2.4.5)
3. Wie kann es zu Arzneimittelwechselwirkungen kommen? (► 2.4.7)
4. Bei welchen Nahrungsmitteln kann es zu Wechselwirkungen mit Arzneimitteln kommen? (► 2.4.7)
5. Welche Grundsätze beachten die Pflegenden bei der Lagerung von Arzneimitteln? (► 2.1.3)
6. Welche Grundregeln sind für das Richten von Arzneimitteln zu beachten? (► 2.1.4)
7. Wie funktionieren TTS und wodurch unterscheiden sich Matrix- und Membranpflaster? (► 2.3.4)
8. Unter welchen Voraussetzungen dürfen Tabletten, Kapseln oder Dragees geteilt, zerstoßen bzw. geöffnet werden? (► 2.3.4)
9. Welche Unterschiede bestehen zwischen der intravenösen und der intramuskulären Applikation? Warum wirken die verabreichten Arzneimittel unterschiedlich schnell? (► 2.2.2)
10. Welche Probleme treten bei der Compliance älterer Patienten auf und wie kann man ihnen begegnen? (► 2.6)

3 Arzneimittel gegen Schmerzen

Überblick

In der Pflege sind Arzneimittel gegen Schmerzen (*Analgetika*) ständig präsent, denn viele Erkrankungen gehen mit Schmerzen einher. Da es sehr unterschiedlich wirksame, durchaus potente Arzneimittel gegen Schmerzen und deren Ursachen gibt, kann dem Patienten in aller Regel geholfen werden. Jedoch ist bei der Schmerzbekämpfung immer auch zu beachten, dass Schmerzmittel Nebenwirkungen besitzen und nicht jedes Mittel für jeden Patienten gleich gut geeignet ist. Die Auswahl des richtigen Medikaments und eine erfolgreiche Schmerzbehandlung hängt von vielen Faktoren ab und sollte immer patientenindividuell erfolgen. Hier spielen neben den Ursachen der Schmerzen vor allem der Körperzustand des Patienten und dessen weitere Erkrankungen eine Rolle.

Diese Fragen werden im Kapitel beantwortet:

- Wie werden starke Schmerzen behandelt?
- Welche Therapieoptionen gibt es bei chronischen Schmerzen?
- Welche Arten Analgetika gibt es und nach welchen Kriterien werden sie für die Therapie ausgewählt?
- Welche Wirkprinzipien gibt es bei den verschiedenen Analgetika?
- Wie werden Analgetika erfolgreich verabreicht?
- Wie kann mit Nebenwirkungen von Analgetika umgegangen werden?
- Welche Formen der Anästhesie gibt es und wie wirken die Anästhetika, die zum Einsatz kommen?
- Was ist bei Narkosepatienten in der Pflege zu beachten?
- Welche Formen der Lokalanästhesie gibt es und was ist dabei zu beachten?
- Wie wirken Spasmolytika und Muskelrelaxanzien und bei welchen Indikationen werden sie eingesetzt?
- Welche Antirheumatika gibt es, wonach werden sie ausgewählt und welche Nebenwirkungen besitzen sie?
- Welche Osteoporosemittel gibt es?
- Wie wirken Migränetherapeutika?
- Welche pflanzlichen Mittel gibt es gegen Schmerzen?

Schmerz begleitet den Menschen als körperliches Phänomen durch das tägliche Leben. Obwohl jeder Mensch Schmerz empfinden kann, entspricht er immer einer individuellen Erfahrung. Schmerz ist nicht nur eine körperliche Empfindung, sondern berührt stets auch das Gefühlsleben. So kann anhaltender Schmerz die subjektive Einsamkeit verstärken. Der Betroffene fühlt sich allein in seiner Not. Schmerz kann die gesamte Konzentration des Menschen auf sich ziehen. Alle anderen Gefühle werden dann banal, sekundär und bedeutungslos.

Definition

Schmerz

Unangenehmes Sinnes- und Gefühlserlebnis, das mit aktueller oder potenzieller Gewebeschädigung verknüpft ist oder mit Begriffen einer solchen Schädigung beschrieben wird.

Schmerzen können durch verschiedene Arzneimittelgruppen mit unterschiedlichen Angriffspunkten beeinflusst werden (► Abb. 3.1).

3.1 Analgetika

Definition

Analgetika

Schmerzmittel: Wirkstoffe, die schmerzlindernd oder -stillend wirken.

Die Therapie von Schmerzen hängt von der Art der Schmerzen und dem jeweiligen Therapieziel ab. Dadurch begründet unterscheiden sich die eingesetzten **Analgetika** in Wirksamkeit, Wirkdauer, Wirkmechanismus und Applikation. Akute und chronische Schmerzen werden teils mit unterschiedlichen Zielen und Strategien therapiert (► Tab. 3.1).

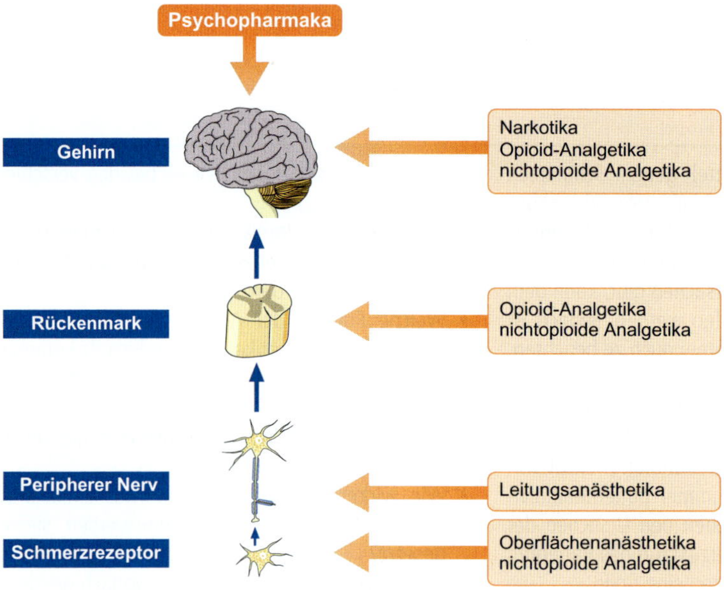

Abb. 3.1 Medikamentöse Schmerzbeeinflussung [L157]

Tab. 3.1 Unterschiedliche Behandlungsansätze für akute und chronische Schmerzen

Akute Schmerzen	Chronische Schmerzen
• Behandlungsziel: rasche Behebung des Schmerzes • Sedation unerwünscht • Wirkung kann von kurzer Dauer sein (ca. 4 Std.) • Behandlung kann standardisiert werden • Behandlung wird häufig parenteral durchgeführt	• Behandlungsziel: Prophylaxe steht im Vordergrund • Sedierung kann erwünscht sein, z. B. nachts • Wirkung soll so lange wie möglich anhalten • Behandlung soll individuell angepasst werden • Nach Möglichkeit perorale Applikation

Therapie starker Schmerzen

Schwerste Akutschmerzen, die oft mit vegetativen Symptomen wie Tachykardie, Schwitzen und Hypertonie einhergehen, sind sofort zu behandeln, also noch während der Diagnostik. Die **postoperative Schmerztherapie** beginnt bereits während der Narkose und wird auf der Station weitergeführt, wenn nötig auch nach der Entlassung, bis der Patient schmerzfrei ist. Postoperative Schmerzen lassen meist innerhalb von 3 Tagen nach. Unter einer wirksamen Analgesie in dieser Zeit kann die Heilung beschleunigt und eine Chronifizierung der Schmerzen vermieden werden. Nach vielen **kleineren Operationen** (z. B. Entfernung des Blinddarms, Kniespiegelung) ist eine Schmerztherapie mit Nichtopioiden wie Paracetamol (z. B. ben-u-ron®), Ibuprofen (z. B. Ibuflam®) oder Metamizol (Novalgin®) ausreichend. Im Falle **stärkerer Schmerzen** setzt man Opioide ein. Als besonders geeignet für diesen Zweck hat sich Piritramid 15 mg (Dipidolor®) erwiesen. Es besitzt eine günstige Wirkdauer von 4–6 Std. und hat nur geringe unerwünschte Wirkungen auf den Kreislauf.

Das Ziel einer Schmerztherapie ist, bereits vor dem Auftreten erneuter Schmerzen die nächste Dosis zu verabreichen (*Prinzip der zeitlich konstanten Dosierung*), sodass ein konstanter Blutspiegel aufrechterhalten bleibt. Für den Patienten ist es angenehmer, ein Schmerzmittel großzügig verabreicht zu bekommen, und zwar zu einem Zeitpunkt, an dem noch keine starken Schmerzen vorhanden sind. Günstig ist es aus diesem Grund auch, mit der Schmerztherapie bereits 30 Min. vor Operationsende zu beginnen.

Wegen des schnellen Wirkungseintritts und einer genaueren Dosisanpassung wird in der frühen postoperativen Phase und bei der Therapie schwerster Akutschmerzen die **intravenöse Applikation** bevorzugt. Ist dies nicht möglich, kann alternativ die subkutane Verabreichung gewählt werden; der Wirkungseintritt erfolgt jedoch langsamer. Wenn einem Patienten ein **Periduralkatheter** gelegt wurde, können durch diesen nicht nur Lokalanästhetika, sondern auch Opioide rückenmarksnah appliziert werden.

Die **patientenkontrollierte Analgesie** (*PCA*) ist das derzeit effektivste systematische Prinzip in der **postoperativen Schmerztherapie.** Per Knopfdruck kann der Patient hierbei von einer Infusionspumpe (*Schmerzpumpe*), die an einen intravenösen Zugang angeschlossen ist, meist zusätzlich zu einer Basalinfusionsrate, so oft kleine Opioiddosen abfordern, bis er seinen individuellen Bedarf erreicht hat und schmerzfrei ist. Aus Sicherheitsgründen wird vorher programmiert, welche Opioidmenge der Patient pro Dosis erhält und wie lang das Sperrintervall ist, also die Zeitspanne, bis die Pumpe auf einen erneuten Knopfdruck wieder mit der Abgabe einer Opioiddosis reagiert.

Therapie chronischer Schmerzen

Folgende Grundsätze hat die **WHO** (*World Health Organization; Weltgesundheitsorganisation*) für die **Behandlung chronischer Schmerzen** vorgegeben:

- Die Therapie sollte vorbeugend und nach einem festen Zeitplan erfolgen. Bei Einnahme nach Bedarf sinkt der Wirkstoffspiegel immer wieder unter die schmerzlindernde Schwelle (▸ Abb. 3.2). Es tritt ein Verlangen nach der nächsten Einnahme auf, woraus sich eine psychische Bindung an das Analgetikum entwickeln kann.
- Die Therapie sollte möglichst peroral mit retardierten Arzneiformen durchgeführt werden. Dadurch wird die Unabhängigkeit des Menschen gefördert. Eine Alternative ist die transdermale Applikation, z. B. mit Fentanyl-Pflastern (Durogesic®).
- Die Therapie sollte nach einem festen Stufenschema durchgeführt werden. Durch den Stufenplan kann die Therapie an den Krankheitsverlauf angepasst werden (▸ Abb. 3.3).
- Die Therapie sollte auf jeden Menschen angepasst (*individualisiert*) erfolgen. Da sich Schmerzempfinden und Krankheitsverläufe von Patient zu Patient beträchtlich unterscheiden, sind starre Dosierungsschemata fehl am Platz.

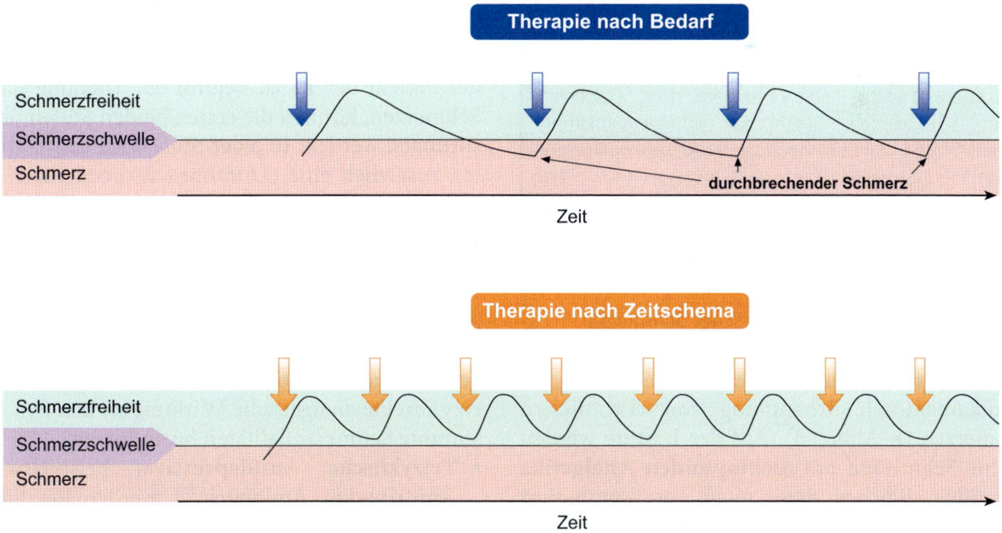

Abb. 3.2 Schmerztherapie. Gegenüberstellung einer bedarfsorientierten Schmerztherapie und einer Schmerztherapie nach festem Zeitplan, dargestellt an den Arzneistoffspiegeln im Blut des Patienten. Die Pfeile deuten die Zeitpunkte der Schmerzmittelgaben an. [L157]

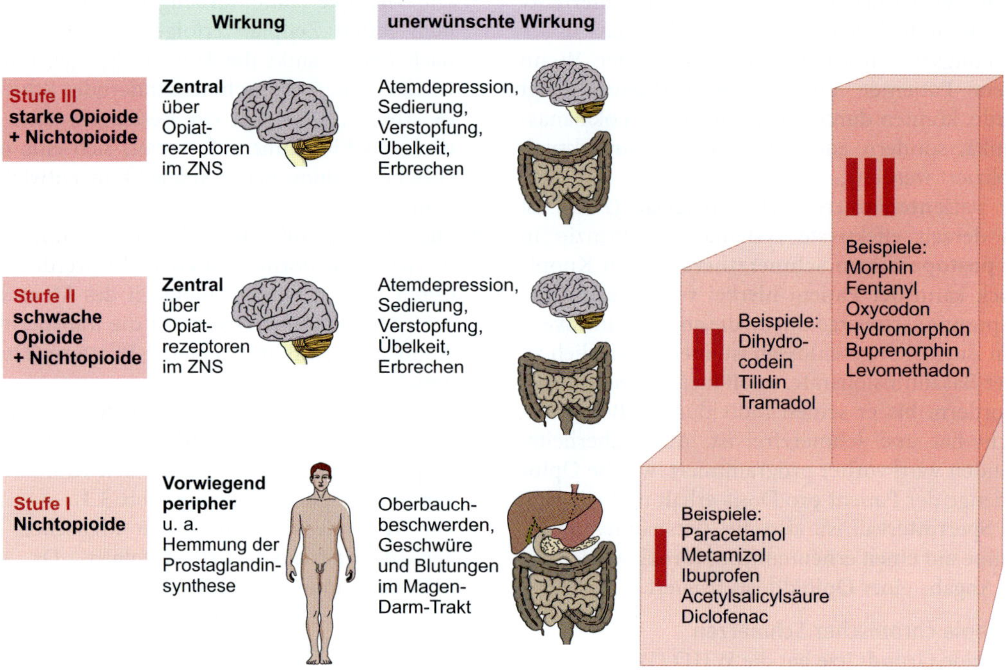

Abb. 3.3 Stufenplan der WHO zur Schmerztherapie [L157]

Praxistipp

Die richtige Analgetikatherapie

Eine rechtzeitige, bedarfsorientierte und konsequente Analgetikatherapie kann verhindern, dass Schmerzen chronisch werden. Durch das Schmerzgedächtnis können aufgrund vorangegangener Schmerzerlebnisse selbst Berührungen zu starken Schmerzen führen. Die Pflegenden achten immer auf eine ausreichende und rechtzeitige Analgesie.

Stufenplan der Therapie chronischer Schmerzen

Der **Stufenplan der WHO zur Schmerztherapie** entspricht einer praktikablen Richtlinie zur medikamentösen Behandlung von chronischen Schmerzen (► Abb. 3.3). Auf der I. Stufe werden leichte Schmerzen mit **nichtopioiden Analgetika** behandelt. Reichen diese nicht aus, kombiniert man in der II. Stufe **schwache Opioide** mit den Analgetika der Stufe I. In der III. Stufe schließlich werden die schwachen Opioide durch **starke Opioide** ersetzt. Dies bedeutet, dass die Medikamente der Stufe I auch in Stufe II und III zusätzlich gegeben werden. Eine Kombination von schwachen und starken Opioiden ist dagegen nicht sinnvoll. Bei unzureichender Wirkung sollte stattdessen die Dosierung des starken Opioids erhöht werden. Hat der Patient bereits zu Beginn der Therapie starke Schmerzen, können die ersten beiden Stufen übersprungen werden. In jeder Stufe wird dem Patienten zusätzlich eine „Durchbruchsmedikation" für Schmerzspitzen verordnet, die er bei Bedarf selbstständig einnehmen kann.

Therapie mit Koanalgetika

Zusätzlich zu den Analgetika können bei der **Therapie** von chronischen Schmerzen **Koanalgetika** gegeben werden. Dies sind Arzneistoffe, die ohne eine direkte analgetische Wirkung zu besitzen, bestimmte Schmerzqualitäten beeinflussen:

- **Trizyklische Antidepressiva,** beispielsweise Amitriptylin (Amineurin®), werden für diesen Zweck in Dosierungen weit unterhalb der psychiatrisch angewandten Dosis (10–50 %) eingesetzt. Sie wirken insbesondere bei neuropathischen Schmerzen.
- **Antiepileptika,** z. B. Carbamazepin (Tegretal®) oder Pregabalin (Lyrica®), erweisen sich als hoch

wirksam bei Neuropathien, Neuralgien und Phantomschmerzen. So ist die Verordnung von Pregabalin mittlerweile bei Herpes zoster Standard, auch um eine Chronifizierung der dabei auftretenden neuropathischen Schmerzen zu verhindern.

- **Glukokortikoide,** z. B. Dexamethason (Fortecortin®), wirken v. a. antiphlogistisch. Darüber hinaus sind sie stimmungsaufhellend und appetitsteigernd. Besonders tumorkranke Menschen können von diesem Wirkungsspektrum profitieren.

Praxistipp

Expertenstandard Schmerzmanagement

Pflegende orientieren sich an den Expertenstandards zum Schmerzmanagement in der Pflege bei akuten und chronischen Schmerzen des **Deutschen Netzwerks für Qualitätsentwicklung in der Pflege** (*DNQP*).

3.1.1 Opioid-Analgetika

Das Morphin, der älteste Vertreter der **Opioide,** ist ein natürlicher Bestandteil des Opiums, dem getrockneten Milchsaft des Schlafmohns. Neben dem als natürliches Opiumalkaloid vorkommenden Morphin werden halbsynthetisch veränderte Derivate des Morphins (*Opiate*) und synthetisch hergestellte Opioide eingesetzt. Im Prinzip wirken alle Opioide gleich, lediglich in der Wirkintensität bestehen Unterschiede.

Opioid-Analgetika verstehen

In den ersten Minuten unmittelbar nach einer schweren Verletzung nimmt der Mensch oftmals noch keinen Schmerz wahr. Grund dafür ist ein körpereigenes schmerzhemmendes System, das in solchen Situationen aktiviert wird und die Schmerzleitung ins Gehirn blockiert, v. a. auf der Ebene des Rückenmarks und des Stammhirns. Der Organismus schüttet hierzu körpereigene schmerzhemmende Stoffe (*Endorphine* und *Enkephaline*) aus, die an Opioidrezeptoren im zentralen Nervensystem binden und das Weiterleiten und Verarbeiten von Schmerzimpulsen unterdrücken. Eine Reihe körperfremder Substanzen vermag ebenfalls die Opioidrezeptoren zu erregen. Sie entfalten dadurch ebenso eine schmerzhemmende Wirkung, die meist auch länger anhält als die der körpereigenen Substanzen. Der bekannteste Vertreter aus dieser Reihe ist das **Morphin.** Der Name „Endorphin" leitet sich deshalb auch von „*endo*genem M*orphin*" ab. Zahlreiche natürliche oder synthetische, dem Morphin ähnliche Substanzen bilden ein unverzichtbares Arsenal hochpotenter Schmerzmittel, die **Opioide.**

Vielfach unterscheidet man umgangssprachlich zwischen „starken" und „schwachen" Analgetika, womit Opioide von Nichtopioiden abgegrenzt sein sollen. In der Tat sind viele Opioide den stärkeren Schmerzformen vorbehalten, doch wirken schwache Opioide in Abhängigkeit von dem jeweiligen Krankheitsbild oft weniger stark als potente Nichtopioid-Analgetika. Die Opioide beeinflussen neben der Schmerzverarbeitung auch andere Körperfunktionen. So ergibt sich ein komplexes Wirkspektrum (► Tab. 3.2). Das Zusammenspiel zentraler und peripherer Wirkungen von Opioiden erklärt die erwünschten, v. a. aber auch die unerwünschten Wirkungen dieser Arzneistoffe.

Tab. 3.2 Zentrale und periphere Wirkungen opioider Analgetika

Zentrale Wirkungen	Periphere Wirkungen
• Setzen die Schmerzempfindung herab (*analgetische Wirkung*) • Reduzieren die geistige Aktivität (*sedative Wirkung*) • Beseitigen Konflikt- und Angstgefühle (*tranquilierende Wirkung*) • Erhöhen die Stimmungslage, Hauptursache für das Abhängigkeitspotenzial (*euphorisierende Wirkung*) • Hemmen das Atem- und Hustenzentrum (*atemdepressive und antitussive Wirkung*) • Lösen häufig anfangs Übelkeit und Erbrechen aus (*emetische Wirkung*), später hemmen sie dagegen den Brechreflex (*antiemetische Wirkung*) • Verengen die Pupille (*miotische Wirkung*)	• Reduzieren die Magen-Darm-Bewegung und erhöhen den Muskeltonus im Gastrointestinaltrakt (*spastische Obstipation*) • Verzögern die Magenentleerung • Kontrahieren die Schließmuskeln im Bereich der Gallenwege • Steigern den Tonus der Harnblasenmuskulatur und zugleich des Blasenschließmuskels (*Harnverhalt*) • Erweitern die Blutgefäße mit der Gefahr orthostatischer Reaktionen

Während die **angstlösende Wirkung** als Nebeneffekt der analgetischen Wirkung gern in Kauf genommen wird, kann die **Sedierung** problematisch sein.
Die **Atemdepression** ist die schwerwiegendste Begleiterscheinung einer Opioidtherapie. Die Ansprechbarkeit des Atemzentrums auf den Kohlendioxidgehalt des Blutes ist bereits in therapeutischer Dosierung vermindert. Mit steigender Dosierung tritt dann ein messbares Atemdefizit auf. Zugleich unterdrücken Opioide das Gefühl der Atemnot. Typisch ist, dass die Patienten zwar nach Aufforderung durchatmen (*Kommandoatmung*), lässt man sie aber in Ruhe, „vergessen" sie zu atmen. Die Atemdepression tritt jedoch erst beim 4–5-fachen der analgetischen Dosis ausgeprägt in Erscheinung und lässt sich durch vorsichtige Dosierung weitgehend vermeiden.
Opioide reduzieren die Magen-Darm-Bewegung und erhöhen den Muskeltonus im Gastrointestinaltrakt. Folge ist eine **spastische Obstipation,** die sich bei 90–100 % der Behandelten einstellt. Die Therapie der Obstipation mit **Laxanzien** (► 7.2.1) gehört daher unverzichtbar zur Schmerztherapie mit Opioiden.

Wirksamkeit und Wirkungsstärke

Opioide unterscheiden sich sowohl hinsichtlich ihrer **Wirksamkeit** als auch ihrer **Wirkungsstärke.**

> **Definition**
>
> **Wirksamkeit**
>
> Bei höchstmöglicher Dosierung maximal erreichbarer Effekt.
>
> **Wirkungsstärke**
>
> Maß für die Dosis, die zum Erreichen einer bestimmten Wirkung erforderlich ist. Je größer die Wirkungsstärke, desto niedriger die notwendige Dosis. Sie bezieht sich auf Morphin mit der Wirkstärke 1.

Die Zahlenwerte bzgl. der Wirkungsstärke unterschiedlicher Opioide im Vergleich zum Morphin (► Tab. 3.3) erlauben zwar eine Dosisumrechnung beim Wechsel von einem Opioid auf ein anderes, sagen jedoch nichts über die maximal erreichbare Schmerzlinderung aus. Morphin hat z. B. zwar eine geringere Wirkungsstärke als Buprenorphin, jedoch eine bedeutend höhere Wirksamkeit. Die Wirkung von Morphin ist durch Dosiserhöhung praktisch unbegrenzt steigerbar. Die Patienten sind nach einer Gewöhnungsphase auch bei einer Dosierung von über 1 g Morphin/Tag in ihrem Alltag durch das Schmerzmittel nicht eingeschränkt. Selbst Autofahren kann unter gewissen Vorsichtsmaßnahmen gestattet sein. Im Falle von Buprenorphin ist eine unbegrenzte Dosissteigerung nicht möglich, denn es besitzt einen **Ceiling-Effekt.** Ab einer bestimmten Dosis nehmen nur die unerwünschten Wirkungen, nicht jedoch der analgetische Effekt zu.

Tab. 3.3 Wirkungsstärken von Opioiden bezogen auf Morphin

Wirkungsstärke		Wirkstoffe (Handelspräparate)
Sehr stark	1 000 100–300 40–50 10–50	Sufentanil (Sufenta®) Fentanyl (Durogesic®) Alfentanil (Rapifen®) Buprenorphin (Temgesic®)
Stark	7 4 1 1 0,7	Hydromorphon (Palladon®) Levomethadon (L-Polamidon®) Morphin (MST, MSR, MSI, Sevredol®, Capros®) Oxycodon (Oxygesic®) Piritramid (Dipidolor®)
Schwach	0,35 0,2 0,1	Dihydrocodein (DHC®, Paracodin®) Codein (Codeinum phosphoricum®) Pethidin (Dolcontral®)
Sehr schwach	0,05–0,07 0,05–0,07	Tilidin (Valoron®) Tramadol (Tramal®)

Indikationen

Bei starken bis stärksten Schmerzen sind Opioide oft die einzigen Pharmaka, die eine ausreichende Analgesie vermitteln. Schmerzen, die **auf Opioide sehr gut ansprechen,** sind:

- Schmerzen mit traumatischer Ursache
- Postoperative Schmerzen
- Schmerzen aufgrund von Ischämien
- Tumorschmerzen

Dennoch gibt es Typen von Schmerzen, die sich **mit Opioiden nur unzureichend lindern** lassen. Dazu zählen:

- Migräne und Spannungskopfschmerzen
- Bauchschmerzen durch z. B. Reizdarmsyndrom, chronisch entzündliche Darmerkrankungen, chronische Bauchspeicheldrüsenentzündung
- Fibromyalgiesyndrom
- Muskelschmerzen, die aufgrund von Verspannungen und Krämpfen entstehen

Die Indikationsgebiete der verschiedenen Opioide sind durch die Schnelligkeit des Wirkungseintritts, die Wirkungsdauer sowie durch Besonderheiten im Wirkungs- und Nebenwirkungsspektrum der einzelnen Substanzen bestimmt (► Tab. 3.4).

Tab. 3.4 Besonderheiten im Wirkungs- und Nebenwirkungsspektrum von Opioiden

Wirkstoff	Handelspräparate	Wirkdauer	Besonderheit
Morphin	MST, MSI, Sevredol®	Unterschiedlich je nach Arzneiform, z. B. Retardkapseln	Geeignet für die Langzeitanwendung sowohl bei Tumorschmerzen als auch anderen starken Schmerzformen; Wirkung durch Dosiserhöhung unbegrenzt steigerbar
Buprenorphin	Temgesic®	Mit 6–8 Std. die längste Wirkdauer unter allen Opioiden	Volle Wirkung erst nach 60 Min.; Alternative zu Morphin in der Therapie chronischer Schmerzen
Piritramid	Dipidolor®	Wirkdauer von 4–6 Std.	Beeinträchtigung der Kreislaufstabilität und emetische Wirkung gering; ideal für die postoperative Schmerztherapie
Pethidin	Dolcontral®	2–3 Std., relativ kurze Wirkdauer	Schneller Wirkungseintritt, gut für schmerzhafte diagnostische Eingriffe, geringere spastische Wirkung; bevorzugt für Kolikschmerzen und in der Geburtshilfe
Sufentanil, Alfentanil, Remifentanil	Sufenta®, Rapifen®, Ultiva®	Höchste Wirkungsstärke, schnellster Wirkungseintritt, kürzeste Wirkdauer (< 10 Min.)	Standardmedikamente Intraoperativ im Rahmen einer Narkose
Fentanyl	Durogesic®	Schneller Wirkungseintritt und relativ kurze Wirkdauer, Pflaster besitzt längere Wirkdauer	Tumorschmerzen, chronische Schmerzen, postoperativ und zur Neuroleptanalgesie (► 3.2) eingesetzt
Tilidin	Valoron®	3–5 Std., retardierte Zubereitungen länger	Schwaches Opioid, immer mit Naloxon (Opioid-Antagonist) kombiniert, um Missbrauch zu vermeiden; bei starken akuten oder chronischen Schmerzen

Opioide in der Pflege

Für eine optimal angepasste Schmerztherapie können alle Applikationswege beschritten werden. **Akute Schmerzen** erfordern den Einsatz rasch wirkender Arzneiformen. Prinzipiell ist die **parenterale Verabreichung** zu bevorzugen. Die **subkutane Gabe** ist die Applikationsart der Wahl zur parenteralen Analgetikatherapie. Die intravenöse Injektion garantiert den schnellsten Wirkungseintritt und ist bei schwersten akuten Schmerzzuständen erforderlich. Sie kann jedoch, wegen der raschen Anflutung, bei zu hohen Anfangsdosen leicht zur Atemdepression führen.

Bei **sehr starken Schmerzen** oder hohem Analgetikabedarf können Opioide **peridural** appliziert werden (*in den Epiduralraum, d.h. zwischen der Knochenhaut des Wirbelkanals und der Dura mater spinalis*). Dadurch werden unmittelbar die ins Gehirn ziehenden Schmerzfasern blockiert. Am häufigsten kommt hierfür Sufentanil zum Einsatz. Bei einer vergleichsweise geringen Dosierung kommt es zu einer 10-fach stärkeren Wirkung als bei intravenöser Gabe. **Chronische Schmerzen** werden üblicherweise mit nichtinvasiver Analgetikagabe behandelt, wobei **lang wirkende,** (*retardierte*) Arzneiformen angewendet werden, z.B. MST Mundipharma®-Retardtabletten. Buprenorphin lässt sich sublingual applizieren (Temgesic® sublingual-Tabletten). Aufgrund seiner langen Halbwertszeit erübrigt sich bei diesem Arzneistoff eine Retardformulierung. Für Patienten mit Durchbruchschmerzen sind schnellfreisetzende Kapseln oder ein fentanylhaltiger Stick (Actiq®) geeignet, bei dem der Wirkstoff in eine Zuckermatrix eingearbeitet ist. Der Stick wird an der Wangenschleimhaut hin und her bewegt, was eine rasche Resorption und damit auch eine rasche Schmerzlinderung zur Folge hat.

Praxistipp

Schmerzpumpen

Bewährt hat sich der Einsatz von einstellbaren Schmerzpumpen für die intravenöse und intrathekale Gabe. Die Menschen sind mit diesen Geräten selbstständiger, können sich bei Bedarf eigenständig einen vorher festgelegten Bolus verabreichen. Durch die Einstellung eines Grenzwerts bzw. Zeitlimits ist die Überdosierung ausgeschlossen.

Eine Alternative zu peroralen Retardarzneimitteln sind **Schmerzpflaster** (z.B. Durogesic®). Sie haben eine Wirkdauer von 3 Tagen. Es handelt sich um **transdermale therapeutische Systeme** (*TTS*), in die z.B. der Wirkstoff Fentanyl eingearbeitet ist. Aus dieser Matrix wird der Wirkstoff langsam und kontinuierlich freigegeben. Er diffundiert über die Haut ins Blut. Das Pflaster wird auf einer trockenen, unbehaarten (Haare bei Bedarf nur abschneiden, nicht rasieren) und gesunden Hautstelle im Bereich des Oberkörpers aufgeklebt und für ca. 30 Sek. fest angedrückt. Die Pflasterstärken sind nicht einfach nur durch ihren Wirkstoffgehalt gekennzeichnet, sondern durch die Abgaberate (25, 50, 75, 100 µg pro Std.). Bevor klinisch relevante Wirkstoffspiegel im Blut erreicht werden, müssen erst die oberen Hautschichten mit Wirkstoff gesättigt sein, sodass bei erstmaliger Anwendung die Wirkung erst nach 8–12 Std. eintritt. Während dieser Zeit wird noch überlappend peroral weitertherapiert. Beim Wechsel des Pflasters nach jeweils 72 Std. ist dieses Wirkstoffdepot in der Haut auch nach Abziehen des alten Pflasters noch vorhanden, sodass bis zum Wirkungseintritt des neuen Pflasters eine lückenlose Analgesie besteht. Wegen dieser Depotbildung wird das Hautareal für die Pflasterapplikation bei jedem Aufkleben gewechselt. Falls ein Pflaster für die Schmerztherapie nicht ausreicht, können Pflegende mehrere aufkleben (► 2.3.4).

Vorsicht

Nur intakte Schmerzpflaster verwenden

Die Schmerzpflaster dürfen nicht beschädigt, geteilt oder zerschnitten werden. Es kann zu gefährlichen Überdosierungen kommen.

Unerwünschte Wirkungen von Opioiden

Die **sedierende Wirkung** der Opioide kann v.a. zu Beginn der Therapie vom Patienten als sehr unangenehm empfunden werden. Die Pflegenden berücksichtigen diese Sedierung v.a. bei der Mobilisierung von Patienten und bringen Verständnis für die sich daraus ergebenden Verzögerungen bei pflegerischen Handlungen auf.

Sie klären die Patienten darüber auf, dass die **Furcht vor einer Suchtentwicklung unbegründet** ist. Anders als bei gesunden Menschen ist bei Schmerzpatienten die Tendenz zur Entwicklung einer Sucht oder Abhängigkeit eher gering. Eine psychische Abhängigkeit tritt selbst bei einer Langzeittherapie mit Opioiden faktisch nicht auf. Sie ist in keinem Fall ein Argument, die chronische Schmerztherapie mit Opioiden zu unterlassen.

Praxistipp

Beruhigende Wirkung von i.v.-Opioiden

Patienten schätzen gelegentlich die beruhigende Wirkung von i.v.-Opioiden. Die Pflegenden achten auf solche Zeichen und informieren den Arzt oder die Ärztin über ihren Eindruck. Dann kann evtl. auf eine andere Applikationsform umgestiegen werden.

Bei Ersteinstellung des Patienten und bei Dosiserhöhungen achten die Pflegenden auf Zeichen einer **Atemdepression.** Sie denken daran, dass der Patient dabei keine Atemnot spürt, sondern lediglich flacher und weniger atmet. Besondere Vorsicht ist bei Menschen mit obstruktiven Atemwegserkrankungen, Säuglingen und Kleinkindern sowie bei der gleichzeitigen Gabe zentral dämpfender Psychopharmaka wie Neuroleptika, Antidepressiva und Tranquillanzien geboten.
Treten **Übelkeit** und **Erbrechen** (bei ca. 20 % der Patienten) auf, achten Pflegende v.a. auf ausreichende Flüssigkeitszufuhr. Diese unerwünschten Wirkungen lassen gewöhnlich nach den ersten 2–3 Tagen nach, werden aber von den Patienten oft als sehr belastend empfunden. Sie sollten deshalb unbedingt behandelt werden, da sie sonst zu Therapieabbrüchen führen können. Als Antiemetika haben sich Dimenhydrinat (Vomex®) oder Metoclopramid (Paspertin®) bewährt. Die Pflegenden denken in diesen Fällen an die verstärkte sedierende Wirkung bei gleichzeitiger Gabe von Opioiden und Antiemetika.
Zur Behandlung der obligatorischen **Obstipation** bei einer Opioidtherapie sind Laktulose und Macrogol (Movicol®) Mittel der Wahl. Da diese unerwünschte Wirkung bei nahezu jedem Patienten eintritt, wird die antiobstipierende Therapie gleichzeitig mit der Opioidtherapie begonnen.

Merke

Kombinationspräparate

Kombinationspräparate wie **Tilidin comp. oder Targin®** enthalten Tilidin bzw. Oxycodon in Kombination mit Naloxon. Naloxon wirkt der durch Opiate entstehenden Obstipation entgegen und soll einem Missbrauch vorbeugen.

Opioide haben eine **harnverhaltende Wirkung,** indem sie den Blasenschließmuskel kontrahieren. Gleichzeitig erhöhen sie den Tonus der Harnblasenmuskulatur. Schmerzen aufgrund einer Überfüllung der Blase bemerkt der Patient möglicherweise wegen der Analgesie nicht. Aufgabe der Pflegenden ist es daher, zu kontrollieren, ob er regelmäßig, entsprechend der Flüssigkeitszufuhr, Wasser lässt.

3.1.2 Nichtopioid-Analgetika

Unter dem Namen **nichtopioide Analgetika** fasst man alle Analgetika zusammen, die über einen anderen Wirkmechanismus wirken als die Opioid-Analgetika. Daraus ergeben sich auch im Vergleich zu Opioiden andere erwünschte und unerwünschte Wirkungen.

Nichtopioid-Analgetika verstehen

Nichtopioid-Analgetika wirken hauptsächlich über periphere, z.T. aber auch über zentrale Mechanismen, jedoch **nicht an den Opioidrezeptoren.** Neben ihrem schmerzdämpfenden Effekt (*analgetisch*) wirken sie oft auch entzündungshemmend (*antiphlogistisch*) und fiebersenkend (*antipyretisch*). Man unterscheidet nichtsteroidale Antiphlogistika (*nichtsteroidale Antirheumatika; NSAR*), z.B. Diclofenac, Ibuprofen, Naproxen, COX-2-Hemmer z.B. Celecoxib und Acetylsalicylsäure (*ASS*), von den nichtsauren antipyretischen Substanzen, z.B. Paracetamol und Phenazone wie Metamizol und Propyphenazon (► Tab. 3.5).

Definition

Antiphlogistika

Entzündungshemmer: Wirkstoffe, die gegen Entzündungen (*antiinflammatorisch*) wirken.

Antipyretika

Wirkstoffe, die gegen Fieber wirken.

Nichtsteroidale Antirheumatika

Nichtsteroidale Antirheumatika (*NSAR*) hemmen das Enzym **Zyklooxygenase** (*COX*) und blockieren auf diese Weise im Organismus die Bildung von **Prostaglandinen,** einer wichtigen Klasse von Gewebshormonen. Im entzündeten Gewebe sind Prostaglandine wesentlich am inflammatorischen (*entzündlichen*) Prozess beteiligt und sensibilisieren die Schmerzrezeptoren.

Tab. 3.5 Wirkungen von Nichtopioid-Analgetika

Substanz	Analgetisch	Antiphlogistisch	Antipyretisch	Spasmolytisch
Paracetamol	+	–	++	–
Phenazone	++	+	++	++
NSAR	++	+++	+	–

Die medikamentöse Hemmung ihrer Neubildung führt daher zur Schmerzreduktion und zur Verringerung anderer Entzündungssymptome, z. B. Rötung und Schwellung.

Prostaglandine sind jedoch in unterschiedlicher Weise auch an zahlreichen, völlig anders gearteten Prozessen im Körper beteiligt. So gehören sie z. B. zu den protektiven Faktoren, die die Magenschleimhaut vor der Schädigung durch aggressive Magensäure schützen. Durch den Mechanismus der Prostaglandinsynthese-Hemmung lassen sich die meisten therapeutisch erwünschten und unerwünschten Wirkungen der NSAR erklären.

NSAR wirken in erster Line gegen Schmerzen, die auf ein entzündliches Geschehen zurückzuführen sind, wobei es keine Rolle spielt, wodurch die Entzündung ausgelöst wurde, z. B. Harnsäurekristalle bei Gicht, UV-Strahlen bei Sonnenbrand oder Bakterien bei Zahnschmerzen. Als schwach saure Arzneistoffe werden NSAR gut im entzündeten Gewebe angereichert. Sie sind die bevorzugten Analgetika für Erkrankungen des rheumatischen Formenkreises. Aber auch z. B. Knochenmetastasen und Wunden sind häufig von einer entzündlichen Reaktion umgeben und kommen als Indikationen in Frage (► Tab. 3.6).

Indometacin, das wegen seiner schlechten Verträglichkeit kein Analgetikum der ersten Wahl darstellt, ist bei seltenen Kopfschmerzarten wie z. B. idiopathisch stechendem Kopfschmerz, primärem Anstrengungskopfschmerz, primärem Hustenkopfschmerz oder Kopfschmerz bei sexueller Aktivität nicht nur sehr gut wirksam, sondern gilt bei Hemicrania continua und paroxysmale Hemikranie, wenn die Therapie anschlägt, auch als diagnostisches Kriterium.

Acetylsalicylsäure

Aspirin® (**Acetylsalicylsäure,** *ASS*) ist eines der ältesten und bewährtesten Medikamente gegen Schmerzen. Es leitet sich von der Salicylsäure ab. Der Wirkmechanismus und das Wirkprofil von ASS ist mit dem der NSAR vergleichbar, jedoch sind unerwünschte Beschwerden auf den Magen deutlich häufiger. Zudem hemmt ASS irreversibel die Thrombozytenaggregation, wodurch die Blutungsdauer verlängert wird. Diesen Effekt nutzt man therapeutisch für die Reinfarktprophylaxe. Hierfür genügen bereits Dosen von 100 mg/Tag.

COX-2-Hemmer

COX-2-Hemmer sind nichtsteroidale Antiphlogistika mit einer verringerten Rate unerwünschter Wirkungen im Gastrointestinaltrakt. Das an der Prostaglandinbildung beteiligte Enzym Zyklooxygenase, auf dessen Hemmung die NSAR-Wirkung beruht, existiert in zwei Formen. Nur eine davon, die Zyklooxygenase-2 (*COX-2*), spielt die entscheidende Rolle bei der Prostaglandinbildung im entzündeten Gewebe. Die andere Form (*COX-1*) ist in

Tab. 3.6 Indikationen von ASS und NSAR

Wirkstoff	Handelspräparate	Indikationen
ASS	Aspirin®, Alka-Seltzer®	Fieber, Schmerzen, Rheuma, Herzinfarktprophylaxe
Ibuprofen	Aktren®, Dolormin®, Dolgit®, Proff®	Fieber, Schmerzen, Rheuma, Gicht
Diclofenac	Diclac®, Voltaren®	Rheuma, Schmerzen und Entzündungen, Gicht
Indometacin	Indometacin® AL	Rheuma, posttraumatische Schmerzen und Entzündungen, seltene Kopfschmerzarten
Piroxicam	Piroxicam AbZ®	Rheuma, posttraumatische Schmerzen

der Magenschleimhaut und in zahlreichen anderen gesunden Geweben aktiv, wo Prostaglandine wichtige Aufgaben in der Stoffwechselregulation erfüllen. Anders als herkömmliche NSAR, die auch die physiologisch unverzichtbare COX-1 blockieren, inaktivieren selektive COX-2-Hemmer lediglich die im Entzündungsgewebe aktive Form des Enzyms. Dadurch verringert sich die Gefahr für gastrointestinale Komplikationen auf die Hälfte. Auf dem Markt befinden sich bislang **Etoricoxib** (Arcoxia®) und **Celecoxib** (Celebrex®) zur peroralen Anwendung sowie **Parecoxib** (Dynastat®) als injizierbare Form.

Paracetamol

Obwohl **Paracetamol** (ben-u-ron®) schon sehr lange im Handel ist, ist sein Wirkmechanismus nicht vollständig geklärt. Es wirkt vor allem zentral, aber nicht über Opioid-Rezeptoren. Es zeichnet sich durch seine gute Verträglichkeit aus und ist im Säuglings- und Kindesalter sowie während der Schwangerschaft und Stillzeit das Analgetikum der ersten Wahl. Paracetamol besitzt gute analgetische und antipyretische Eigenschaften, jedoch keine antiphlogistische und spasmolytische Wirkung. Es ist bei mäßigen, nichtviszeralen Schmerzzuständen gut geeignet. Als Kurzinfusion wirkt es allerdings auch gut gegen starke Schmerzen.

Phenazone

Phenazone besitzen neben ihrer analgetischen Wirkung eine ausgesprochen gute antipyretische und spasmolytische Wirkungskomponente. Wirkstoffe sind z. B. **Metamizol** (Novalgin®, Analgin®), **Propyphenazon** (Demex®) und **Phenazon** (Migräne Kranit®). Die Verträglichkeit ist im Allgemeinen sehr gut. Metamizol löst sehr selten, jedoch häufiger als andere Analgetika schwere immunogene Erkrankungen aus, z. B. Agranulozytose (ein Fall pro 20 000 Behandlungen) und Schockreaktionen (v. a. unter parenteraler Applikation). Es bleibt daher auf Indikationen wie akute starke Schmerzen nach Verletzungen, Operationen, Koliken, Tumorschmerzen sowie hohes Fieber beschränkt.

Cannabinoide

Die **Cannabinoide** THC (Tetrahydrocannabinol, **Dronabinol**) und CBD (**Cannabidiol**) sind die Hauptwirkstoffe in Cannabis sativa, die neben der analgetischen vor allem auch antiemetische und muskelrelaxierende Wirkungen besitzen. Sie werden nur eingesetzt, wenn andere Therapieoptionen als ausgereizt gelten. Als mögliche Indikationen sind neuropathischen Schmerzen, Spastiken und Komedikation bei Chemotherapie zu nennen. Seit der Legalisierung von Cannabis unterliegen Dronabinol und Cannabisblüten und -extrakte nicht mehr dem BTM-Gesetz und können nun auf normalem Rezept verordnet werden. Es gibt keine Fertigarzneimittel mit Dronabinol. Jedoch können Rezepturen, wie ölige Tropfen oder Kapseln in der Apotheke hergestellt werden. Da Cannabidiol keine psychotrope Wirkung besitzt, unterliegt es nicht wie THC-haltige Arzneimittel der Rezeptpflicht. Da es aber auch keine Fertigarzneimittel mit Cannabidiol gibt, ist es zurzeit vor allem als Nahrungsergänzungsmittel im Handel und als „Quasiarzneimittel" rechtlich umstritten.

Kombinationspräparate

Die Diskussion, ob **analgetische Kombinationspräparate** (Neuralgin®, Thomapyrin®, Titralgan®) ein höheres Gefährdungspotenzial, besonders in Hinblick auf Nierenschädigungen, besitzen als solche mit nur einem einzigen nichtopioiden Wirkstoff, dauert schon lange. In der Kritik stehen v. a. Kombinationen von ASS bzw. Paracetamol mit **Koffein.** Dieses verstärkt jedoch unbestritten die analgetische Wirkung um das 1,4–1,6-fache und ist deshalb als Komponente sinnvoll. Die **Deutsche Migräne- und Kopfschmerzgesellschaft** (*DMKG*) empfiehlt in ihren Therapieleitlinien eine Kombination aus ASS, Paracetamol und Koffein als Mittel der ersten Wahl beim Spannungskopfschmerz. Kombinationen mit **Codein** sind bei stärkeren Schmerzen günstig, da auch Codein die Wirkung der Nichtopioid-Analgetika verstärkt. Zu beachten ist bei solchen Kombinationspräparaten allerdings das wesentlich breitere Spektrum möglicher unerwünschter Wirkungen und Gegenanzeigen, wobei die Häufigkeit des Auftretens unerwünschter Wirkungen durch die Dosisreduktion der einzelnen Wirkstoffe zu verringern ist.

Nichtopioid-Analgetika in der Pflege

Nichtopioid-Analgetika werden überwiegend **peroral,** bei Kleinkindern oder Magen-Darm-Beschwerden auch **rektal** verabreicht. Auch bei bestimmten Indikationen haben sich Suppositorien als besonders gut verträglich und wirksam erwiesen (z. B. Indometacinzäpfchen bei Morbus Bechterew). Für die perorale Applikation stehen v. a. Tabletten, Kautabletten (Aspirin® Direkt), Kap-

seln, Dragees, Brausetabletten und Granulate zum Auflösen in Wasser zur Verfügung. Diclofenac ist inzwischen auch als Pflaster (*TTS*) erhältlich.
Die Einnahme sollte bei magenempfindlichen Menschen und magenreizenden Wirkstoffen (z. B. ASS, NSAR) nach dem Essen erfolgen. Zu beachten ist, dass nüchtern verabreichte Analgetika schneller wirken. Nüchtern (mind. 30–60 Min. vor dem Essen) einzunehmen sind auch alle magensaftresistenten Zubereitungen, da sich ihre Überzüge sonst bereits im Magen auflösen.

Analgetika-Missbrauch und Analgetika-Niere

In Deutschland haben rund 15 % aller chronischen Dialyse-Patienten eine **Analgetika-Nephropathie.** Diese Sonderform der Niereninsuffizienz wird durch den jahrelangen übermäßigen Gebrauch von Nichtopioid-Analgetika verursacht. Bis zu 10 % dieser Patienten entwickeln darüber hinaus ein Karzinom der ableitenden Harnwege. Die Analgetika-Nephropathie wird meist spät erkannt, da die Betroffenen den chronischen Analgetika-Konsum oft nicht zugeben. Ursachen für den Konsum sind zum einen ein zu leichtfertiger Gebrauch von Schmerzmitteln, zum anderen kann es bei Analgetika-Daueranwendung nach dem Absetzen der Präparate zu einem **Entzugskopfschmerz** kommen, der nach weiterer Einnahme des Analgetikums verlangt. Da eine solche Analgetika-Abhängigkeit schwierig zu behandeln ist, sollte die Therapie von erfahrenen Ärzten oder in speziellen Kliniken durchgeführt werden.
Es gilt, den allgemeinen **Analgetika-Missbrauch** einzuschränken, der Kombinations- und Monopräparate gleichermaßen betrifft und in der Hauptsache bei älteren Menschen verbreitet ist. Die Pflegenden achten darauf, dass Nichtopioid-Analgetika vom Patienten nicht zu häufig und nicht über längere Zeit ohne Rücksprache mit einem Arzt eingenommen werden. Medikamente gegen chronische Schmerzen sollten auch nicht nach Bedarf dosiert werden, sondern nach einem festen Therapieschema und unter ärztlicher Kontrolle.

Unerwünschte Wirkungen von NSAR und ASS

Die Pflegenden achten bei der Anwendung von NSAR auf Gegenanzeigen und **unerwünschte Wirkungen,** die den **Magen,** den **Bronchialtrakt** und (v. a. bei Acetylsalicylsäure) die **Blutgerinnung** betreffen. Unerwünschte Wirkungen treten mit einer Häufigkeit von 5–7 % auf, etwa die Hälfte davon betreffen den **Magen.** Besonders die Nüchterneinnahme kann zu Beschwerden führen. Andererseits ist auch bei Umgehung des Magens, z. B. durch Gabe von Suppositorien oder magensaftresistenten Zubereitungen, durch die systemische Wirkung (Prostaglandinsynthese-Hemmung) mit derartigen unerwünschten Wirkungen zu rechnen. Mehrtägige Einnahme von Acetylsalicylsäure verursacht zu 100 % endoskopisch nachweisbare **Läsionen** (*Schädigungen*) der Magenmukosa mit Mikroblutungen. Bei kurzfristiger Anwendung sind diese meist schmerzlos, ungefährlich und nur von kurzer Dauer. Durch Langzeiteinnahme können jedoch Magen- und Duodenalulzera entstehen bzw. bestehende Ulzera verstärkt werden, wobei die Gefahr der Perforation besteht.

Fallbeispiel

Magenbeschwerden durch Schmerztabletten

Frau Meyer bekommt postoperativ Ibuprofen 600 mg gegen die Schmerzen. Sie klagt über Sodbrennen und Magendruck. Auf Nachfrage erklärt sie, dass sie die Tabletten nüchtern aber mit Wasser einnimmt. Die Magentabletten nimmt sie nach dem Essen ein.

Erläuterungen

Eine häufige Nebenwirkung von NSAR wie Ibuprofen sind Magenbeschwerden. Durch Einnahme nach dem Essen und zusätzliche Gabe von Protonenpumpenhemmern wie z. B. Pantoprazol können sie verringert werden. Frau Müller hat die Einnahmezeitpunkte verwechselt. Protonenpumpenhemmer müssen immer nüchtern eingenommen werden, sonst löst sich der magensaftresistente Überzug vorzeitig auf und sie werden unwirksam. NSAR sollten hingegen besser nach dem Essen eingenommen werden, um die Magenvertäglichkeit zu verbessern. Nützt dies nichts, kann eine Dosisreduktion oder ein Wechsel auf einen anderen Wirkstoff wie z. B. Metamizol oder Paracetamol erwogen werden. Diese Wirkstoffe weisen weniger Nebenwirkungen im Bereich des Magens auf.

Wie schnell die **Resorption** verläuft, ist hauptsächlich von der örtlichen Durchblutung abhängig. Die Wirkung eines injizierten Arzneistoffs ist deshalb durch den Injektionsort regulierbar: Über einen, möglichst noch gut beanspruchten, Muskel (*i. m.*) erfolgt die Resorption schneller als aus Fettgewebe (*s. c.*). Generell zu beachten ist die verminderte Resorption bei Mangeldurchblutung und Schockzuständen. Liegt jedoch eine Entzündung vor, erhöht sich infolge der vermehrten Permeabilität der Gefäßwände die Resorptionsquote.

Merke

Wirkeintritt parenteraler Applikation

Der Wirkeintritt einer parenteralen Applikation ist davon abhängig, ob eine Resorption erforderlich ist. Ist nach der Applikation ein Transport ins Blutsystem erforderlich, werden Ausmaß und Geschwindigkeit der Resorption durch die Durchblutung und Kapillareigenschaften des Applikationsorts bestimmt.

Vorsicht

Schockzustände und Mangeldurchblutung

Bei Schockzuständen und Situationen mit Mangeldurchblutung sind **Applikationsarten ohne weiteren Resorptionsschritt** (beispielsweise i.v.) zu bevorzugen. Die Wirkung setzt sofort ein, während bei Applikationsarten mit Resorption die Aufnahme ins Gefäß- oder Lymphsystem durch die gestörte Durchblutung stark verzögert stattfindet.

Eine weitere unerwünschte Wirkung betrifft die Atemwege. Bereits kleine Dosen können bei empfindlichen Menschen **Bronchospasmen** auslösen. Die Symptome reichen von leichten Atembeschwerden bis zur asthmatischen Dyspnoe („Aspirin-Asthma"). Bei allen Zuständen mit erhöhter **Blutungsneigung** soll Acetylsalicylsäure gemieden werden. Vor geplanten Operationen ist sie rechtzeitig (ca. eine Woche vorher) abzusetzen. Wenn Menschen mit chronischen Schmerzen NSAR oder ASS einnehmen, sollten sie für den Zeitraum der Einnahme mit einem magenschützenden Präparat abgedeckt werden. Die Pflegenden erinnern den verschreibenden Arzt an diese zusätzliche Anordnung.

Praxistipp

An magenschützende Präparate denken

Werden keine magenschützenden Präparate zu den NSAR verordnet, sollten ambulant Pflegende den Hausarzt an die Notwendigkeit der Zusatzverordnung erinnern oder Angehörige bzw. den Patienten bitten, den Hausarzt oder die -ärztin zu informieren.

Merke

Ibuprofen stoppt ASS 100

Wird ASS 100 zur Thrombozytenaggregationshemmung eingenommen, darf es nicht gleichzeitig mit Ibuprofen gegeben werden. Ibuprofen hebt die Wirkung von ASS auf die Thrombozyten auf.

Es gilt: Einnahme von **ASS immer vor Ibuprofen.** Nach mindestens 1 Std. Abstand kann Ibuprofen gegeben werden. Wird Ibuprofen zuerst gegeben, besetzt es den Rezeptor und ASS kann erst nach 8 Std. wirken.

Unerwünschte Wirkungen von Paracetamol

Die Verträglichkeit von **Paracetamol** ist sehr gut. Jedoch sollten die Pflegenden immer darauf achten, dass die vorgegebene Maximaldosierung nicht überschritten wird. Bei **Überdosierung** (Einzeldosen ab 6–8 g) verursacht Paracetamol toxische Leberzellnekrosen. Besonders **Kinder** sind gefährdet, da Paracetamol als fiebersenkendes Arzneimittel wegen der sonst sehr guten Verträglichkeit gerne gegeben wird. Die Maximaldosierung darf bei Kindern aber keinesfalls überschritten werden. Die Toxizität ist bei vorgeschädigter Leber (z. B. bei chronischem Alkoholmissbrauch) und bei Einnahme anderer leberschädigender Arzneimittel gesteigert.

Vorsicht

Paracetamolintoxikation

Die Paracetamolintoxikation ist die häufigste Arzneimittelintoxikation, die, wenn sie nicht rechtzeitig erkannt und behandelt wird, nach einer mehrstündigen bis 2-tägigen symptomfreien Latenzzeit zum irreversiblen **Leberzerfallkoma** führt und tödlich verläuft.

Unerwünschte Wirkungen von Phenazonen

Bei länger dauernder Anwendung von **Phenazonen** sind **Blutbildkontrollen** durchzuführen. Die rechtzeitige Erkennung einer **Agranulozytose** wird dadurch erschwert, dass deren Frühsymptome eher an eine Grippe erinnern als an ein allergisches Geschehen.

Vorsicht

Therapie mit Phenazonen

Beobachten die Pflegenden unter der Therapie mit Phenazonen, dass das **Fieber** steigt oder **Halsschmerzen** auftreten, ist sofort ein Arzt zu informieren. Das Analgetikum ist bis zum Nachweis einer anderen Ursache abzusetzen.

3.2 Anästhetika

Definition

Anästhesie

Griech. Unempfindlichkeit: Empfindungslosigkeit gegenüber Schmerz-, Temperatur- und Berührungsreizen, Fehlen sämtlicher Wahrnehmungen. Kann Folge einer Erkrankung oder zur Ausschaltung von Schmerzen gezielt herbeigeführt sein.

Neben der Schmerzbekämpfung ist die Ausschaltung des Bewusstseins einer der wesentlichsten Fortschritte in der Geschichte der Chirurgie. Opium war als Schmerzmittel schon im Altertum bekannt. Die **Anästhesie** im eigentlichen Sinne ist jedoch eine vergleichsweise junge Entwicklung. Die ersten Narkosen wurden Mitte des 19. Jahrhunderts mittels Ether, Lachgas und Chloroform durchgeführt. Etwa 40 Jahre später gelang erstmals eine lokal begrenzte Schmerzausschaltung mittels Kokain. Die ursprüngliche und wichtigste Aufgabe der anästhesistischen Fachdisziplin ist es, den Menschen vorübergehend in einen schmerz- und ggf. bewusstseinsfreien Zustand zu versetzen, in dem Operationen sowie diagnostische oder therapeutische Maßnahmen optimal durchgeführt werden können.

Während man allgemein unter **Anästhesie** Techniken versteht, die eine Schmerzunterdrückung bezwecken, wird das Wort **Narkose** gleichbedeutend mit dem Begriff **Allgemeinanästhesie** gebraucht und umfasst neben der Schmerzbekämpfung auch die medikamentöse Bewusstseinsausschaltung. Bei kleineren Eingriffen oder solchen, die eine Kooperation des Patienten erfordern, bevorzugt man Anästhesietechniken, bei denen der Schmerz lokal im Operationsgebiet oder in einem Körperteil, nicht aber das Bewusstsein ausgeschaltet wird. Durch **Lokal**- und **Regionalanästhesie** werden bestimmte Regionen des Körpers durch Injektion von Lokalanästhetika in die Nähe von Nerven oder Nervenwurzeln isoliert anästhesiert. Die Schmerzempfindung ist damit ohne Bewusstseinsverlust lokal ausgeschaltet (▶ Abb. 3.4). Es kann allerdings notwendig sein, den Patienten mittels beruhigender Arzneimittel in einen Dämmerzustand zu versetzen.

3.2.1 Allgemeinanästhetika

Definition

Allgemeinanästhesie

Narkose, Vollnarkose: Durch Verabreichung von Arzneimitteln (*Allgemeinanästhetika*) herbeigeführter reversibler Zustand, in dem Operationen in Analgesie (*Schmerzfreiheit*), Hypnose (*Bewusstlosigkeit*) und ohne Abwehrreaktionen durchgeführt werden können.

Inhalationsnarkose

Inhalationsanästhesie: Narkose unter alleiniger Verwendung von Inhalationsanästhetika.

Injektionsnarkose

Injektionsanästhesie, totale intravenöse Anästhesie/TIVA: Narkose unter alleiniger Verwendung von Injektionsanästhetika.

Balancierte Anästhesie

Kombinationsanästhesie: Kombination von Injektions- und Inhalationsanästhetika.

Die für Patienten wichtigsten Ziele einer **Narkose:**

- Bewusstlosigkeit (*Hypnose*)
- Schmerzfreiheit (*Analgesie*)
- Dämpfung von vegetativen Reflexen

Dargestellt werden die Eckpfeiler einer Allgemeinanästhesie häufig in der **Narkose-Tetrade** (▶ Abb. 3.5).

Narkosestadien

Die **Narkosetiefe** lässt sich modellhaft anhand des Guedel-Schemas in **vier Stadien** einteilen.

Stadium I: Amnesie und Analgesie

Dieses Stadium reicht vom Narkosebeginn bis zum Verlust des Bewusstseins. Der Patient wird **zunehmend schmerzfrei,** ist aber teilweise noch ansprechbar und kooperativ. An die Geschehnisse kann er sich später meist nicht mehr erinnern (*Amnesie*).

Stadium II: Erregung und Exzitation

Vor bzw. nach dem Toleranzstadium kommt es zu einer Phase, in der **äußere Reize übersteigert beantwortet** werden. Die Pupillen sind weit, die Augen wandern unruhig hin und her, der Patient produziert vermehrt Speichel, schluckt häufig und hustet, seine Atmung ist unregelmäßig. Gelegentlich erbrechen Patienten in diesem Stadium oder entwickeln einen **Laryngospasmus** (*Krampf der*

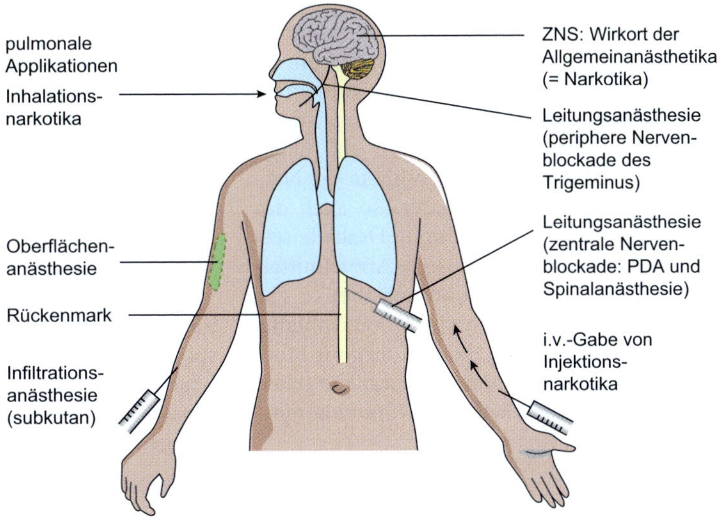

Abb. 3.4 Angriffspunkte der Anästhetika [L157]

Kehlkopfmuskulatur mit bedrohlichem Verschluss der Atemwege). Dieses Exzitationsstadium sollte so schnell wie möglich durchlaufen werden und es darf zu keiner Störung des Patienten kommen, z. B. durch unnötige Manipulationen. Während sich die Narkoseeinleitung beschleunigen lässt, besteht bei der Narkoseausleitung keine Möglichkeit, das Konzentrationsgefälle zwischen Blut und Ausatmungsluft zu erhöhen. Beim rückläufigen Durchschreiten ist daher das Exzitationsstadium besonders ausgeprägt. Unnötige äußere Reize, insbesondere die Extubation, in diesem Stadium vermeiden.

Stadium III: Toleranz

Im **Toleranzstadium** ist der Patient zur Operation bereit. Neben dem Großhirn sind auch das Mittelhirn und das Rückenmark ausgeschaltet. Der Muskeltonus ist herabgesetzt, die Reflexe sind abgeschwächt bzw. erloschen. Die Atmung ist regelmäßig, der Kreislauf stabil.

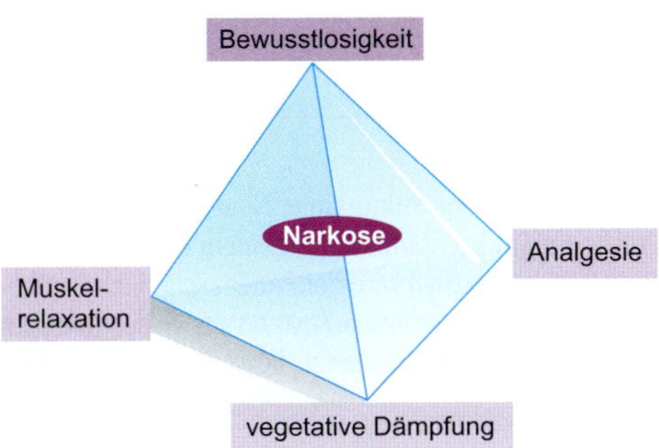

Abb. 3.5 Narkose-Tetrade [L157]

Stadium IV: Paralyse

Mit Beginn der **Paralyse** (*Asphyxie*) tritt schließlich eine Lähmung der vegetativen Zentren im Hirnstamm ein. Die Atmung erlischt durch eine Zwerchfelllähmung, der Kreislauf bricht zusammen. Ohne künstliche Beatmung und geeignete symptomatische Maßnahmen tritt innerhalb weniger Min. der Tod des Menschen ein.

Inhalationsnarkose und balancierte Anästhesie

Die **Inhalationsnarkose** ist die am meisten verwendete universale Anästhesietechnik. In der Allgemein- und Abdominalchirurgie ist sie die Methode der Wahl. Sie wird auch immer dann angewendet, wenn eine Regional- oder Lokalanästhesie nicht möglich ist. Für die Inhalationsnarkose gibt es keine absoluten Kontraindikationen, da es im Notfall immer um das Leben des Menschen geht. Unter den Inhalationsnarkosetechniken Masken-, Larynxmasken- und Intubationsnarkose ist die **Intubationsnarkose** die risikoärmste Methode, da sie die Luftwege sicher vor Aspiration (*Eindringen von Speichel, Blut oder Magen-Darm-Inhalt in die Luftröhre*) schützt und die Sauerstoffversorgung gewährleistet. Bei einer modernen Narkose sind Anästhesisten bestrebt, durch Kombination unterschiedlicher

Wirkstoffe möglichst schnell und gleichzeitig Bewusstlosigkeit, Reflexlosigkeit, Schmerzfreiheit und einen niedrigen Muskeltonus herbeizuführen. Würde man die Narkose ausschließlich mit einem einzigen Inhalationsnarkotikum einleiten, träten die angestrebten Effekte nur langsam und nacheinander ein, und der Patient durchliefe die Narkosestadien ebenfalls nacheinander – so auch das problematische Exzitationsstadium. Deshalb setzen Anästhesisten in aller Regel eine Arzneimittelkombination ein, z. B. Injektionsanästhetika zur Anästhesieeinleitung und Inhalationsanästhetika zur Anästhesieunterhaltung, kombiniert mit Muskelrelaxanzien und Opioiden. Dieses Vorgehen wird als **balancierte Anästhesie** (*Kombinationsnarkose*) bezeichnet.

Merke

Prinzip der Inhalationsnarkose

Das Prinzip der Inhalationsnarkose besteht darin, dass der Patient die flüchtigen Inhalationsnarkotika über die Atemluft aufnimmt. Der Vorteil liegt in der guten Steuerbarkeit. Durch eine Konzentrationsänderung des Narkotikums in der Atemluft lässt sich die Narkose nach Bedarf vertiefen oder abflachen. So schnell, wie die Gase über die Lunge in den Kreislauf gelangen, so schnell werden sie auch wieder abgeatmet. Um die Narkose zu vertiefen, erhöht man den Anteil des Narkosegases in der Atemluft. Im umgekehrten Fall wird er vermindert.

Beatmung

Während der Narkose atmet der Patient entweder eigenständig, seine **Spontanatmung** kann aber auch manuell, durch rhythmisches Komprimieren eines **Beatmungsbeutels** unterstützt werden oder ein maschinelles **Beatmungsgerät** (*Ventilator*) drückt die Luft in die Lungen. Alle Atmungsparameter, einschließlich der in- und exspiratorischen Konzentrationen von Sauerstoff, Lachgas, Kohlendioxid und der verschiedenen Narkosegase werden gemessen und können an einem **Patientenmonitor** überwacht werden. Die Atem- und Narkosegase können dem Patienten über eine Gesichtsmaske (bei kurz dauernden Eingriffen < 45 Min.), einen Endotrachealtubus oder eine Kehlkopfmaske (*Larynxmaske*) zugeführt werden.

Narkoseeinleitung

Zunächst erfolgt die **Narkoseeinleitung** durch langsame intravenöse Applikation eines Injektionsnarkotikums, z. B. Thiopental, Methohexital oder Propofol. Innerhalb weniger Sek. werden die meisten Patienten bewusstlos. Erst jetzt wird dem Patienten die Gesichtsmaske auf Mund und Nase gesetzt und ein Gemisch aus Sauerstoff, Lachgas und dem ausgewählten Inhalationsnarkotikum zugeführt. Vom Inhalationsnarkotikum sind zur Narkoseeinleitung relativ hohe Konzentrationen notwendig. Lässt sich der Patient gut beatmen, kann nach einigen Min. die Konzentration des Inhalationsnarkotikums schrittweise auf die Erhaltungsdosis reduziert werden. Meist fängt der Patient nach kurzer Zeit wieder an, spontan zu atmen. Die Maskenbeatmung mittels Beutel wird dann dem Rhythmus des Patienten angepasst (*assistierte Beatmung*), bis die Eigenatmung sich genügend stabilisiert hat.

Injektionsnarkose

Die Wirkung bei der **Injektionsnarkose** tritt innerhalb von Sek. ein, ist jedoch nicht so gut zu steuern wie bei der Inhalationsnarkose. Meist wird ein kurz wirksames Injektionsanästhetikum mit einem Opioid kombiniert. Da Injektionsnarkotika zur Ausscheidung aus dem Körper in der Leber abgebaut werden müssen und sie außerdem über längere Zeit im Fettgewebe gespeichert werden, kann die Wirkungsdauer einer einmal injizierten Dosis nachträglich nicht mehr beeinflusst werden. Für Narkosen mit ausschließlich intravenösen Anästhetika hat sich der Begriff **totale intravenöse Anästhesie** (*TIVA*) eingebürgert. Diese Methode ist v. a. durch die Entwicklung des Injektionsnarkotikums **Propofol** (Disoprivan®) populär geworden und wird häufig bei kurz dauernden Eingriffen, besonders im Rahmen der minimal-invasiven Chirurgie (*endoskopische Eingriffe*) angewandt.

Neuroleptanalgesie und -anästhesie

Definition

Neuroleptanalgesie

Durch die Verabreichung eines Neuroleptikums (meist Droperidol) in Kombination mit einem Opioid-Analgetikum (meist Fentanyl) wird der Patient schmerzfrei gehalten und in einen sedierten Zustand der Gleichgültigkeit und Antriebslosigkeit versetzt. Er ist nicht bewusstlos.

Neuroleptanästhesie

Zusätzliche Gabe von Lachgas, sodass sich Bewusstlosigkeit einstellt.

Die **Neuroleptanästhesie** ist eine besondere Form der Vollnarkose, bei der ein Inhalationsnarkotikum durch eine Kombination aus dem Opioid-Analgetikum **Fentanyl** und dem starken Neuroleptikum **Droperidol** ersetzt wird. Das Analgetikum nimmt die Schmerzen, während das Neuroleptikum eine Sedierung, Gleichgültigkeit und Antriebsminderung verursacht. Droperidol alleine vermag allerdings nicht, das Bewusstsein des Patienten auszuschalten. Daher wird stets zusätzlich **Lachgas** eingesetzt, das zum einen die Wirkung von Fentanyl potenziert, zum anderen (in Kombination mit Droperidol) eine Amnesie (*Erinnerungslosigkeit*) und Bewusstlosigkeit herbeiführt. Da bei der **Neuroleptanalgesie** die muskelrelaxierende Wirkung des Inhalationsnarkotikums entfällt, muss auf eine ausreichende Gabe injizierbarer Muskelrelaxanzien geachtet werden. Wegen der hohen Analgetika- und Relaxansdosen ist die Gefahr eines Überhangs größer als bei der Inhalationsnarkose und die Patienten müssen postoperativ länger (3–4 Std.) überwacht werden.

Praxistipp

Engmaschiges Überwachen

Nach einer Neuroleptanästhesie wird der Patient oder die Patientin im Aufwachraum und nach Rückkehr auf Station engmaschig überwacht.

Allgemeinanästhetika verstehen

Allgemeinanästhetika dämpfen das zentrale Nervensystem. Nach ihrer Applikation unterteilt man Allgemeinanästhetika in Injektions- und Inhalationsnarkotika (*Narkosegase*).

Inhalationsnarkotika

Inhalationsnarkotika sind leicht verdampfbare Flüssigkeiten (Sevofluran, Desfluran) oder Gase (Lachgas), die eingeatmet und über die Lungen ins Blut aufgenommen werden (*pulmonale Applikation*). Durch ihre Wirkung im ZNS erzeugen sie einen Zustand der Bewusstlosigkeit, Schmerzminderung, Muskelerschlaffung und eine Dämpfung vegetativer Reflexe. Die einzelnen Wirkungskomponenten sind bei den verschiedenen Inhalationsnarkotika unterschiedlich stark ausgeprägt und reichen für eine Operation u. U. erst bei sehr hohen Konzentrationen aus. Um die verschiedenen Wirkqualitäten bedarfsgerecht und unabhängig voneinander steuern zu können, wendet man Inhalationsanästhetika ausschließlich in Kombination mit anderen Arzneimitteln (Analgetika, Muskelrelaxanzien) an. Inhalationsnarkotika werden rasch und fast vollständig über die Lungen abgeatmet (*pulmonale Elimination*). Dies erlaubt, die Narkosetiefe schnell und flexibel zu steuern.

Lachgas (*Distickstoffoxid,* N_2O) ist ein leicht süßlich riechendes, nicht reizendes, farbloses Gas. Es ist ein sehr sicheres Inhalationsanästhetikum und wurde früher bei fast allen Narkosen als Basisnarkotikum eingesetzt. Lachgas besitzt zwar eine gute analgetische, jedoch nur eine schwache narkotische und keine muskelrelaxierende Wirkung. Es verstärkt als Zusatzanästhetikum die Wirkung der anderen Inhalations- und Injektionsnarkotika, die dadurch niedriger dosiert werden können. Da es jedoch in Hohlräume diffundiert, kommt es häufiger zu Übelkeit. Es darf deshalb nicht bei Ileusoperationen zum Einsatz kommen. Die relativ hohen Konzentrationen, die für die Narkose benötigt werden und die dadurch bedingte aufwendigere Wartung der Systeme führten dazu, dass einige Kliniken Lachgas nicht mehr verwenden.

Halothan war lange Zeit das weltweit am häufigsten angewendete verdampfbare Inhalationsanästhetikum, wird aber wegen seiner Hepatotoxizität (*Leberschädigung*) nicht mehr eingesetzt. Alternativ wurde **Desfluran** (Suprane®) verwendet. Das neuere Inhalationsanästhetikum **Sevofluran** (Sevorane®) ist heute Standard. Es zeichnet sich durch kürzere Aufwachzeiten aus und reizt im Gegensatz zu Isofluran und Desfluran nicht die Atemwege.

Bei Inhalationsanästhesien ist immer darauf zu achten, dass zum **Schutz des OP-Personals** eine funktionierende Narkosegasabsaugung installiert ist. Schwangere dürfen an Orten, an denen Inhalationsanästhetika eingesetzt werden, nicht arbeiten. Da diese Anästhetika über die Atemluft abgeatmet (*eliminiert*) werden, ist auch der Aufwachraum nicht mit Schwangeren zu besetzen.

Injektionsnarkotika

Injektionsnarkotika werden vorwiegend zu folgenden Zwecken angewandt:

- Narkoseeinleitung
- Kurznarkosen und totale intravenöse Anästhesien
- Sedieren bei Regionalanästhesien
- Durchführen diagnostischer Maßnahmen

Nach Injektion in die Armvene erreichen Injektionsnarkotika das Gehirn innerhalb von 8–12 Sek. Ihre Wirkung tritt innerhalb von 20–40 Sek. ein, oft noch während der Injektion. Injektionsnarkotika unterliegen einem Umverteilungsprozess im Körper, der die Wirkungsdauer bestimmt. Wenige Min. nach Wirkungseintritt beginnt bereits ihre Abflutung aus dem Gehirn und eine Anreicherung in der Muskulatur. Nach wenigen Std. befindet sich der größte Teil dieser schlecht wasserlöslichen, dafür aber gut fettlöslichen Stoffe in den Fettgeweben des Körpers. Sind diese Speicherorte nach einer ersten Dosis gesättigt, flutet die mit einer evtl. Nachinjektion verabreichte Dosis weniger rasch aus dem Gehirn ab, sodass jede weitere Applikation eine deutlich verlängerte Wirkung hervorruft.
Zur Gruppe der **Barbiturate** gehören die ältesten Injektionsnarkotika, von denen Thiopental (Thiopental inresa®) und Methohexital (Brevimytal®) verwendet werden.
Thiopental weist keine analgetische Wirkung auf und kann den Patienten sogar schmerzempfindlicher machen. In hypnotischen Dosen bewirkt es eine zentrale Atemdepression bis hin zum Atemstillstand. Heute spielt Thiopental wegen seiner guten Verträglichkeit für Mutter und Kind nur noch eine Rolle in der Geburtshilfe.
Aufgrund seiner besonderen pharmakokinetischen Eigenschaften hat **Propofol** (Disoprivan®) ein breites Anwendungsgebiet, das sich von der Sedierung über die Narkoseeinleitung bis hin zur totalen intravenösen Anästhesie erstreckt. Im Gegensatz zu Thiopental erwachen die Patienten auch nach einer langen Propofol-Narkose sehr rasch und angenehm. Verglichen mit Thiopental weist Propofol eine 10-fach schnellere Metabolisierung und eine effektive Umverteilung in das Fettgewebe auf und ist deshalb nicht nur zur Narkoseeinleitung, sondern auch für eine Injektionsnarkose geeignet. Da Propofol keine schmerzlindernde Wirkung besitzt, wird es bei der totalen intravenösen Anästhesie zusammen mit einem Opioid-Analgetikum verabreicht. Wegen seiner außerordentlich geringen Wasserlöslichkeit wird es in Form einer Sojabohnenöl-Emulsion appliziert, bei der es in den Fetttröpfchen gelöst ist. Da diese Propofol-Zubereitung auf Sojaölbasis keine Konservierungsmittel enthält, ist auf ein besonders hygienisches Arbeiten zu achten. Ein mikroprozessorgesteuertes Verabreichen von Propofol (*Target Controlled Infusion, TCI*) mittels spezieller Infusionspumpen erreicht gewünschte Ziel-Blutspiegel durch automatisch berechnete Infusionsraten.

Fallbeispiel

Frau Krüger will kein Propofol

Wegen einer Abrasio (*Ausschabung*) soll Frau Krüger eine Propofol-Narkose bekommen. Sie hat über tödliche verlaufende Infektionen durch Propofol-Zubereitungen gelesen und deshalb Bedenken wegen dieses Wirkstoffes.

Erläuterungen

Die Inzidenz von Propofolspritzen-Kontaminationen im OP liegt bei 4,0–7,3 %. Tödliche Propofol-assoziierte Infektionsausbrüche können vorkommen. Insofern sind die Bedenken von Frau Krüger berechtigt. Die Kontamination beginnt jedoch erst ab der 6. Std. Das bedeutet, dass bei einem kurz dauernden Eingriff, wie bei Frau Krüger, das Risiko doch eher gering ist. Zudem gelten die Empfehlungen zur aseptischen Anwendung bei Propofol, die immer eingehalten werden müssen, wie auch die Verwendung von Injektionssystemen ohne Strömungsräume und die Anwendung von aseptisch hergestellten Fertigspritzen.

Ketamin (Ketanest®) unterscheidet sich in seiner Wirkung deutlich von allen anderen Anästhetika. Es erzeugt einen Zustand, der als **dissoziierte Anästhesie** bezeichnet wird. Meist schaut der Patient mit geöffneten Augen ausdruckslos in die Ferne, er scheint eher geistig abwesend zu sein als zu schlafen. Trotz seiner Bewusstlosigkeit sind sowohl die Spontanatmung als auch Lid- und andere Schutzreflexe (wie Husten und Schlucken) vorhanden. Auch die Reflexe des Rachens und Kehlkopfs bleiben unbeeinträchtigt, sodass ein Tubus während einer Ketamin-Narkose nicht eingelegt werden kann. Da Ketamin die Speichelsekretion verstärkt, ist eine Prämedikation mit Atropin dringend angezeigt. Ketamin erzeugt eine starke **Analgesie** und **Amnesie** (*Erinnerungslosigkeit*). Es wird versuchsweise (Off-Label-Use) zur Schmerztherapie angewendet.

Vorsicht

Ketamin-Narkose

Bei einer Ketamin-Narkose ist ohne zusätzliche Arzneimittel zur Ausschaltung der Schutzreflexe keine Intubation möglich.

Etomidat (Hypnomidate®) hat eine außerordentlich kurze Wirkungsdauer, die nach einer üblichen Narkoseeinleitungsdosis bei nur 3–4 Min. liegt. Da die Wirkung bereits abklingt, bevor die Inhalationsanästhetika ausreichend hohe Spiegel erreicht haben, wird es zur Narkoseeinleitung meist mit dem Opioid-Analgetikum Fentanyl kombiniert. Seine geringen unerwünschten Wirkungen auf das Herz-Kreislauf-System machen es zu einem geeigneten Narkotikum für Risikopatienten mit kardiovaskulären Erkrankungen.

Pflege bei Narkose

Pflegemaßnahmen sind sowohl vor, während als auch nach einer Narkose erforderlich. Dabei kommen verschiedene Arzneimittel zum Einsatz.

Prämedikation

Die in Erwartung einer Operation bevorstehende, unbekannte Situation ruft beim Patienten meist Angstgefühle hervor. Er fühlt sich beklommen und ausgeliefert. Die innere Anspannung führt oft zu vegetativen Symptomen wie Unruhe, Tachykardie, Hypertonie oder Hyperventilation. Dies beansprucht die Leistungsreserven des Herz-Kreislauf- und des Lungensystems und kann zu einer instabilen Kreislaufsituation führen. Trotz des beruhigenden und aufklärenden Gesprächs während der anästhesiologischen Visite ist es notwendig, dem Patienten zur **Angstminderung,** zur **Beruhigung** und ggf. zur **Schmerzlinderung** eine **Prämedikation** (▸ Tab. 3.7) zu verabreichen. Ziel der Prämedikation ist es, den Patienten in einen entspannten und angstfreien Zustand zu versetzen. Gleichzeitig soll er ansprechbar und kooperativ bleiben. Um schweren anaphylaktoiden Reaktionen durch Histaminfreisetzung vorzubeugen, kann die Gabe von Antihistaminika nötig sein.

Praxistipp

Allergien dokumentieren

Sind den Pflegenden Informationen über Allergien des Patienten bekannt, sollten diese über das Dokumentationssystem festgehalten und dem Narkosearzt mitgeteilt werden. Patienten verschweigen, oft auch unbewusst, eine Neigung zu Allergien.

Die angeordnete **Prämedikation** wird ca. 35–40 Min. vor dem Eingriff verabreicht. Handelt es sich um eine Tablette, darf der Patient sie mit einem kleinen Schluck Wasser einnehmen. Handelt es sich um eine intramuskuläre Injektion, soll er danach nicht mehr aufstehen.

Tab. 3.7 Prämedikation

Ziel der Prämedikation	Wirkstoffe (Handelspräparate)	Indikation/Pflegehinweis
Sedierung und Anxiolyse mit beruhigenden, tranquilierenden und angstlösenden Medikamenten (meist Benzodiazepine)	Midazolam (Dormicum®) Nitrazepam (Mogadan®) Oxazepam (Adumbran®)	Perorale Gabe kurz vor der OP, zur Einnahme erforderliche Wassermenge ist gering und widerspricht nicht dem Nüchternheitsgebot
Analgesie, wenn der Patient bereits präoperativ Schmerzen hat	Pethidin (Dolcontral®) Piritramid (Dipidolor®)	Intramuskulär injiziert
Reflexdämpfung wegen der Gefahr von Blutdruckabfällen und Bradykardien, z. B. durch Reizung des Nervus vagus bei der Intubation oder durch Muskelrelaxanzien	Atropinsulfat	Besonders bei Risikogruppen wie Säuglingen und Kleinkindern sowie Menschen mit bestehender Bradykardie
Sekretionshemmung	Atropinsulfat	Bei chirurgischen Eingriffen im oberen Respirationstrakt und bei Ketamin-Narkosen
Vermeiden allergischer Reaktionen (Gabe von Antihistaminika)	Dimetindenmaleat (Fenistil®)	Bei Menschen mit bekannten Allergien oder schweren anaphylaktischen Reaktionen in der Anamnese

Praxistipp

Verabreichen der Prämedikation

Die Prämedikation besteht im Normalfall aus zwei Einzeldosen peroral zu verabreichender Benzodiazepine zur Sedierung und Anxiolyse (*Angstlösung*). Eine Dosis erhält der Patient am Vorabend der Operation, die zweite meist unmittelbar bevor er in den Operationssaal abgerufen wird. Selten wird die Gabe weiterer Arzneimittel notwendig, z. B. zur Analgesie oder zur Verhinderung allergischer Reaktionen.
Aufgrund möglicher Komplikationen sollten prämedizierte Patienten von examinierten Pflegenden in die Operationsabteilung gebracht werden.

Die Pflegenden lassen den Patienten im Einleitungsraum nicht allein, um ihn ggf. zu beruhigen, um Komplikationen der Prämedikation rechtzeitig zu erkennen und um zu verhindern, dass er unbeaufsichtigt vom schmalen OP-Tisch fällt.

Pflege im Aufwachraum

Unmittelbar nach Operation und Anästhesie ist die Gefahr von operations- und anästhesiebedingten Komplikationen hoch. Deshalb ist in dieser Phase eine **lückenlose Überwachung** erforderlich.

Praxistipp

Atmung

- Eine beschleunigte, oberflächliche Atmung (*Hechelatmung*) kann auf eine noch bestehende **Muskelrelaxanzienwirkung** hindeuten. Es droht in Rückenlage das Zurückfallen der Zunge und dadurch die Verlegung der oberen Luftwege.
- Eine verlangsamte, flache Atmung kann durch **Opioidüberhang** bedingt sein, ggf. muss die Opioidwirkung antagonisiert werden, um einer Ateminsuffizienz vorzubeugen.
- Eine vertiefte, beschleunigte Atmung kann Hinweis auf eine **metabolische Azidose** sein.
- Ein inspiratorischer Stridor weist auf eine Einengung der oberen Luftwege hin, z. B. durch **Schwellung** nach Operationen im **Halsbereich,** etwa nach einer Schilddrüsenoperation.

Nach jeder Narkose überwachen und dokumentieren die Pflegenden den Bewusstseinszustand des Patienten, anfänglich mindestens alle 15 Min. Ein Alarmsignal ist insbesondere ein Nachlassen der Ansprechbarkeit, oft kombiniert mit Atemstörungen. Dann benachrichtigen die Pflegenden umgehend den Anästhesisten. Nicht selten sind Patienten nach dem Aufwachen aus der Narkose extrem unruhig. Die Pflegenden reden diese Patienten beruhigend an und suchen nach möglichen Ursachen. Häufig liegen z. B. eine Hypoxie (*Sauerstoffmangel*), Schmerzen oder eine überfüllte Blase zugrunde. Bei Auffälligkeiten und nach neurochirurgischen Eingriffen kontrollieren die Pflegenden zusätzlich regelmäßig die Pupillen. Enge Pupillen sind ein Zeichen noch bestehender Opioidwirkung. Nach rückenmarksnahen Regionalanästhesien kontrollieren die Pflegenden die Anästhesiehöhe bzw. das Abklingen der Anästhesie.

Pflege postoperativer Symptome

- **Schmerztherapie:** Die Pflegenden fragen den Patienten regelmäßig nach Schmerzen und verabreichen ggf. Analgetika auf Arztanordnung oder benachrichtigen den Anästhesisten. Da in der postoperativen Phase ein schneller Wirkungseintritt des Analgetikums gewünscht ist, werden Analgetika im Aufwachraum meist i. v. verabreicht.
  - Bei geringen postoperativen Schmerzen werden Nichtopioid-Analgetika, z. B. Paracetamol (etwa ben-u-ron®) oder Diclofenac (z. B. Voltaren®) eingesetzt.
  - Bei stärkeren Schmerzen kommen Morphin oder Opioidanalgetika, z. B. Piritramid (Dipidolor®), Pethidin (Dolcontral®) oder Tramadol (Tramal®) zur Anwendung.
  - Bei Menschen mit liegendem Periduralkatheter injiziert der Anästhesist das Lokalanästhetikum bzw. Analgetikum in den Katheter.
- **Therapie von Übelkeit und Erbrechen:** Meist werden Antiemetika, z. B. Metoclopramid (Paspertin®), oder geringe Dosen von Neuroleptika, z. B. Droperidol, eingesetzt.
- **Therapie von postoperativem Kältezittern** (*engl. Shivering*): Durch das Kältezittern in der Aufwärmphase steigt der Sauerstoffverbrauch um ein Vielfaches. Neben Wärmedecken und Sauerstoffzufuhr kommen Arzneimittel zum Einsatz, die dieses Kältezittern unterdrücken, z. B. Pethidin (Dolcontral®) oder Clonidin (Catapresan®).

Vorsicht

Atemdepression

Da durch die i. v.-Gabe von Analgetika, wie sie im Aufwachraum praktiziert wird, schnell **hohe Plasmaspiegel** des Arzneimittels erreicht werden, besteht nach der Injektion das Risiko einer Atemdepression. Deshalb wird aus Sicherheitsgründen ein Mindestzeitabstand zur letzten Gabe von Opioid-Analgetika eingehalten. **Anhaltswerte für Mindestzeitabstände** sind:

- Piritramid (Dipidolor®), 0,5–1 Std.
- Alfentanil (Rapifen®), 1–2 Std.
- Fentanyl (Fentanyl-Janssen®), 2–3 Std.

Unerwünschte Wirkungen von Narkotika

Alle verdampfbaren Inhalationsanästhetika erzeugen durch eine Verringerung der Kontraktionskraft des Herzens (*negativ inotrope Wirkung*) einen Blutdruckabfall. Der **Blutdruck** des Patienten kann daher als ein Maß zur Beurteilung der Narkosetiefe herangezogen werden.

Vorsicht

Narkosekomplikation maligne Hyperthermie

Eine sehr seltene, aber gefürchtete Narkosekomplikation, die u. a. durch Inhalationsnarkotika ausgelöst werden kann, ist die maligne Hyperthermie. Durch eine plötzliche Störung im Kalziumhaushalt der Muskulatur kommt es zu einer Muskelsteife (*Rigidität*) und zu einer exzessiven Stoffwechselsteigerung in der Muskulatur mit enormer Wärmeproduktion (Temperaturanstieg bis über 42 °C; Spätsymptom: eignet sich nicht für eine frühe Diagnose).

Bei **Thiopental** ist die Injektionslösung ausgesprochen alkalisch (pH 11). Dadurch kann es bei versehentlicher paravenöser Injektion zu **Gewebeschädigungen** und Nekrosen kommen. Eine versehentliche intraarterielle Injektion kann bis zum Verlust der Extremität führen. In erster Linie deswegen sollte ein peripher-venöser Zugang möglichst am Handrücken oder wenn in der Ellenbeuge oder Unterarmseite, dann über die V. cephalica und nicht über die V. basilica gelegt werden. Dort ist die Gefahr einer unbemerkten intraarteriellen Nadellage größer. **Propofol** wird häufig zur Langzeitsedierung von Beatmungspatienten eingesetzt. Sieben Tage sollten dabei nicht überschritten werden, da es zu schwerwiegenden Komplikationen, z. B. Rhabdomyolyse, im Rahmen eines „Propofol-Infusionssyndrom" (*PRIS*) kommen kann.

Praxistipp

Lage der Venenverweilkanüle

Die einwandfreie Lage der Venenverweilkanüle wird von den Pflegenden (z. B. durch Einlaufen einer geringen Menge isotonischer Kochsalzlösung) geprüft.

In der Aufwachphase treten bei Anwendung von **Ketamin** häufig (5–35 %, weniger bei Kindern) sehr unangenehme **Angstträume, Erregungszustände** oder **Halluzinationen** auf. Sie können durch prophylaktische Gabe von Benzodiazepinen (z. B. Lorazepam, Diazepam oder Flunitrazepam) abgeschwächt werden. Ketamin wird nicht ohne diese Begleitmedikation eingesetzt. Die Pflegenden beruhigen die Patienten, wenn diese sich ängstigen. Lachgas und Ketamin werden missbräuchlich als Rauschmittel verwendet.

Praxistipp

Ruhiges Umfeld sicherstellen

Die Pflegenden und alle an der Narkose und Operation beteiligten Personen achten auf ein sehr ruhiges Umfeld. Eine laute und unruhige Umgebung hat negative Auswirkungen auf die postoperative Gefühlslage des Patienten und auf die Heilungschancen. Vor allem bei einer Ketamin-Narkose ist ein ruhiges Umfeld wichtig.

3.2.2 Lokalanästhetika

Lokalanästhetika schalten die Schmerzempfindung in begrenzten Arealen des Körpers aus. Je nach Applikationsort lässt sich z. B. ein Finger, eine Kieferhälfte, ein Unterarm oder die gesamte untere Körperhälfte betäuben. Nervenfasertypen, die für die schnelle Übermittlung von hell, stechend und einschießend empfundenen Schmerzreizen verantwortlich sind, werden bereits von niedrigeren Lokalanästhetika-Konzentrationen im Gewebe gehemmt, während die langsameren Fasern, die den anhaltenden, dumpfen Schmerz vermitteln, erst von höheren Dosen blockiert werden.

Die **Lokal-** und **Regionalanästhesie** kann in vielen Fällen Vorteile bieten. Für Risikopatienten, z. B. Menschen mit Stoffwechselerkrankungen oder alte Menschen, bietet sich diese Methode als Alternative zur Vollnarkose an. Auch für die schmerzfreie Entbindung oder die Schnittentbindung hat sich die Regionalanästhesie etabliert. Besondere Bedeutung hat sie auch bei größeren Operationen im

Rahmen der Traumatologie, z. B. einer sofortigen Versorgung einer Bein- oder Armfraktur, einer Sehnennaht an der Hand oder der Replantation (*Wiederanheftung*) eines abgetrennten Fingers. Die große Gefahr einer Aspiration bei der Ein- und Ausleitung einer Vollnarkose kann so umgangen werden. Je nach Applikationsort unterscheidet man verschiedene Arten der Lokal- und Regionalanästhesie (► Abb. 3.4).

Lokal- und Regionalanästhesiearten

Oberflächenanästhesie

Für leichte, **oberflächliche Anästhesien** reicht es aus, ein Schleimhaut- oder ein Hautareal mit einem Lokalanästhetikum zu besprühen oder zu bestreichen. Dabei werden die sensiblen Nervenendigungen blockiert. Während im Mund- und Rachenbereich Sprays (z. B. Xylocain®-Spray) angewendet werden, benutzt man z. B. bei der Katheterisierung der Harnröhre ein lokalanästhetikumhaltiges Gel. Entzündungsschmerzen am Auge oder Reizungen bei diagnostischen Eingriffen können durch anästhesierende Augentropfen (z. B. Conjuncain®) gemildert werden.

Da Lokalanästhetika zwar durch Schleimhäute, kaum jedoch durch die intakte Haut dringen, lässt sich mit ihnen durch topische Anwendung keine vollständige Anästhesie von Hautbezirken oder tiefer liegendem Gewebe erzielen. Beim Emla®-Pflaster, einem mit Lidocain getränkten Pflaster zur Linderung von Einstichschmerzen, bei Injektionen oder kleinen chirurgischen Eingriffen, wird das Eindringen des Anästhetikums dadurch verstärkt, dass unter der Pflasterfolie eine feuchte Kammer entsteht (*Okklusion*), in der die oberen Hautschichten quellen und so ihre Barrierefunktion verringert wird.

Infiltrationsanästhesie

Bei der **Infiltrationsanästhesie** wird das Lokalanästhetikum intradermal (*Hautquaddel*), subkutan oder intramuskulär injiziert. Diese Methode ist besonders in der Zahnbehandlung und bei kleineren chirurgischen Eingriffen gebräuchlich, um z. B. eine zu versorgende Wunde zu umspritzen. Werden tiefere Gewebe, z. B. Muskeln, infiltriert, wird das Anästhetikum rascher als aus der Haut abgeschwemmt, sodass die Wirkung schneller nachlässt.

Leitungsanästhesie: periphere Nervenblockade

Die Injektion eines Lokalanästhetikums in die Nähe eines **peripheren Nervs** blockiert diesen gezielt. Die Weiterleitung von Schmerzreizen ins ZNS wird dann an dieser Stelle verhindert. Es können sowohl einzelne Nerven als auch **Nervenplexus** (*Nervengeflechte*) anästhesiert werden. Beispiele für **gezielte Blockaden einzelner Nerven** sind in der Zahnheilkunde das Ausschalten des N. alveolaris inferior, wodurch eine komplette Unterkieferseite betäubt wird. Bei der Nervenblockade nach Oberst werden die vier Nerven, die einen Finger versorgen, an der Fingerbasis mit Lokalanästhetikum umspritzt.

Die **Plexusblockade** dient dazu, eine komplette Extremität durch Injektion in die Nähe des versorgenden Nervengeflechtes zu anästhesieren. Zur Anästhesie eines Arms kann der Plexus brachialis im Halsbereich, unmittelbar oberhalb des Schlüsselbeins oder in der Achselhöhle, ausgeschaltet

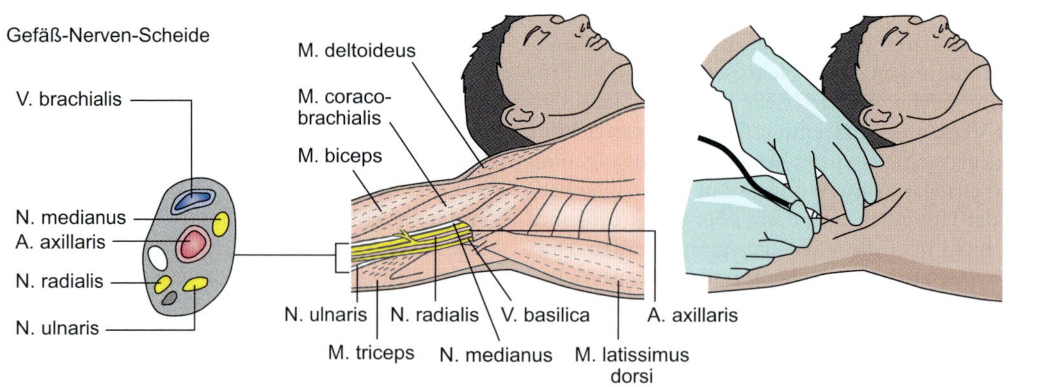

Abb. 3.6 Verlauf und axilläre Punktion des Plexus brachialis. Nerven und Blutgefäße verlaufen in einer gemeinsamen Gefäß-Nerven-Scheide. [L157]

werden (► Abb. 3.6). Im Achselbereich verlaufen die Nerven des Plexus brachialis unmittelbar neben der A. axillaris und werden von einer gemeinsamen Faszienscheide (*Gefäß-Nerven-Scheide*) umgeben. Wenn das Lokalanästhetikum in diese Scheide appliziert wird, genügt meist eine einzige Injektion, um alle drei Nerven des Plexus auszuschalten.

Leitungsanästhesie: zentrale Nervenblockade

Spezialformen der **Leitungsanästhesie** (*zentrale Nervenblockade*) sind die Spinal- und die Periduralanästhesie (*Epiduralanästhesie*). Hierbei werden bestimmte Bereiche des Rückenmarks mittels Lokalanästhetika ausgeschaltet. Das Rückenmark endet auf der Höhe des 1. bis 2. Lendenwirbels. Um es nicht zu verletzen, dürfen Spinalpunktionen nur unterhalb dieses Wirbelsäulenabschnitts vorgenommen werden. Die häufigste Punktionsstelle liegt zwischen dem 3. und 4. Lendenwirbel. In diesem Bereich des Spinalraums befinden sich nur noch die Nervenfasern der Cauda equina (*Pferdeschweif*), die einer eindringenden Nadel leicht ausweichen.

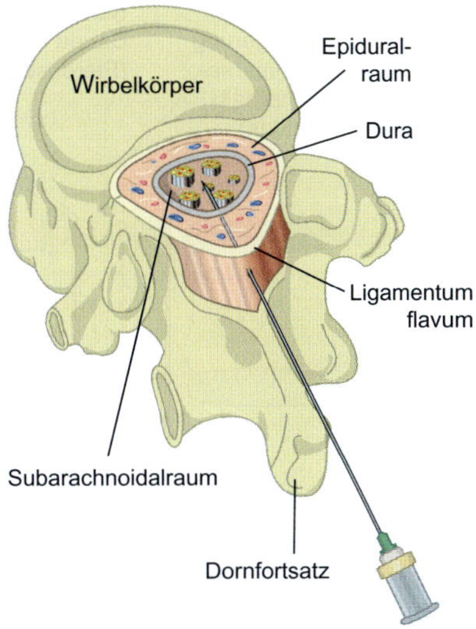

Abb. 3.7 Schemazeichnung der Spinalpunktion. Die Spitze der feinen Kanüle liegt im liquorgefüllten Subarachnoidalraum, durch den Fasern der Cauda equina ziehen. [L138]

> **Definition**
>
> **Spinalanästhesie**
>
> Lokalanästhesie mit Punktion des Subarachnoidalraums. Das Anästhetikum wird in den Liquor cerebrospinalis injiziert.

Mit der **Spinalanästhesie** kann eine Schmerzausschaltung in der unteren Körperhälfte erzielt werden. Werden Lokalanästhetika in den Subarachnoidalraum injiziert (► Abb. 3.7, ► Abb. 3.8), diffundieren sie im Liquor von der Punktionsstelle aus ein Stück weit auch in darunter- bzw. darüber liegende Rückenmarkssegmente. In diesem Ausbreitungsgebiet wird die Weiterleitung der Impulse zwischen Peripherie und Gehirn unterbrochen, sodass innerhalb weniger Sek. eine Nervenblockade eintritt.

Jedem Rückenmarkssegment ist ein bestimmtes Hautgebiet (*Dermatom*) zugeordnet, das von diesem Segment über einen der 62 vom Rückenmark ausgehenden Spinalnerven versorgt wird. Die mit den jeweiligen Dermatomen auf gleicher Körperhöhe liegenden Muskeln und Organe werden, besonders im Abdominalbereich (*Bauch, Unterleib*), von höher liegenden Rückenmarkssegmenten versorgt. Die Ausdehnung des anästhesierten Körperbereichs hängt davon ab, über welche Rückenmarkssegmente hinweg sich das injizierte Lokalanästhetikum im Liquor ausbreitet.

Durch Verwendung von **hyperbaren Zubereitungen** (*Lösungen, deren Dichte durch ca. 10-prozentigen Glukosezusatz höher als die des Liquors ist*) lässt sich das Ausbreitungsgebiet steuern. Ein hyperbares Lokalanästhetikum sinkt im Liquor nach unten und betäubt beim sitzenden Patienten nur die sakral (*zum Kreuzbein hin*) gelegenen Nerven. Dadurch werden lediglich der Anal-, der Damm- und der Genitalbereich sowie die Oberschenkelinnenseiten anästhesiert, also die Bereiche, mit denen ein Reiter im Sattel sitzt. Diese Form der Spinalanästhesie wird daher als **Sattelblock** bezeichnet. Bei einer Punktion in Seitenlage kann hingegen durch ein hyperbares Lokalanästhetikum das unten liegende Bein bevorzugt betäubt werden.

> **Definition**
>
> **Periduralanästhesie (*PDA*)**
>
> Epiduralanästhesie: Lokalanästhesie mit Punktion des Periduralraums (*Epiduralraums*).

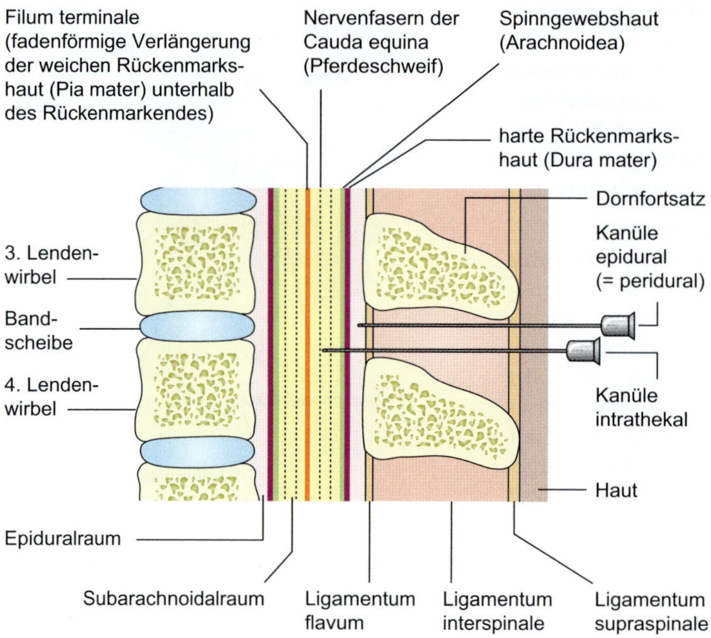

Abb. 3.8 Anatomie der Lendenwirbelsäule, intrathekale und peridurale Applikation [L157]

Zur **Periduralanästhesie** wird die innere Schicht der Dura mater nicht durchstochen (▸ Abb. 3.8, ▸ Abb. 3.9). Bei korrekter Durchführung ist eine Schädigung des Rückenmarks somit nicht zu befürchten. Deshalb ist eine Periduralanästhesie theoretisch auf jeder Höhe der Wirbelsäule durchführbar. Im Normalfall wird jedoch, wie bei der Spinalanästhesie, zwischen dem 3. und 4. Lendenwirbel punktiert.

Die Ausbreitung der Periduralanästhesie hängt v. a. vom injizierten Volumen ab. Je mehr Lokalanästhetikum injiziert wurde, desto höher wird die Betäubung nach kranial (*zur oberen Körperhälfte hin*) steigen. Meistens wird ein Aufsteigen bis ungefähr zur Nabelhöhe, also bis zum 10. Thorakalsegment des Rückenmarks angestrebt. Bei Operationen im Bereich von Nieren und Ureter muss jedoch bis zum 6., beim Kaiserschnitt (*Sectio*) in Regionalanästhesie bis zum 4. Segment anästhesiert werden. Der Wirkungseintritt ist bei der Periduralanästhesie im Vergleich zur Spinalanästhesie deutlich verzögert, da der Wirkstoff erst durch die Rückenmarkshäute diffundieren muss. So setzt eine Hautanalgesie nach 2–6 Min. und eine Muskelblockade erst nach 20–30 Min. ein.

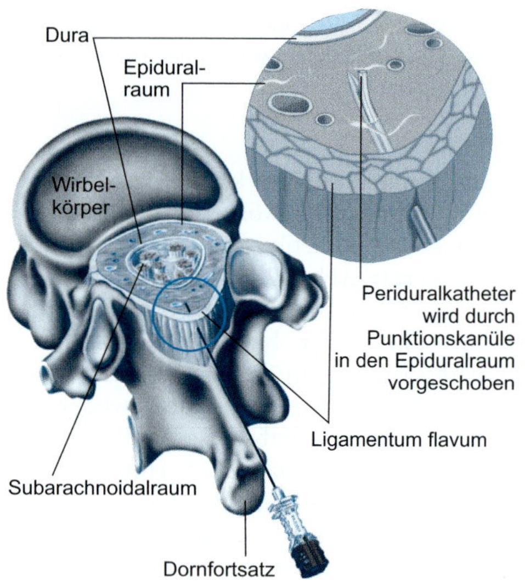

Abb. 3.9 Schemazeichnung der Periduralpunktion. Die Spitze der Kanüle liegt im Epiduralraum. Im Ausschnittsbild Detail während des Vorschiebens eines Periduralkatheters. [V152]

Merke

Periduralanästhesie

Im Rahmen einer Periduralanästhesie für Operationen kommen hochprozentige Lösungen (z. B. 0,5 % Bupivacain) zur Anwendung. Sie erzeugen auch eine Muskelerschlaffung. Andere Schmerzzustände, z. B. Karzinom- oder Geburtsschmerzen, können auch mit einem niederprozentigen Lokalanästhetikum (z. B. 0,25 % Bupivacain) ausgeschaltet werden, ohne die Motorik zu blockieren. Der Patient kann also mit seinem „Schmerzkatheter" herumlaufen, die Gebärende kann durch eine aktive Bauchpresse die Geburt unterstützen.

Intravenöse Regionalanästhesie

Besonders für Eingriffe am Unterarm und an der Hand kann das Verfahren der **intravenösen Regionalanästhesie** angewendet werden. Dabei wird das Lokalanästhetikum in eine Armvene injiziert, nachdem zuvor durch Hochlagern, Ausstreichen und Anlegen einer doppelgekammerten Manschette eine Blutleere in der jeweiligen Extremität erzeugt wurde. Das Lokalanästhetikum diffundiert aus den Venen in das umliegende Gewebe und führt dort zur Anästhesie. Solange sich in der Vene noch hohe Wirkstoffkonzentrationen befinden, besteht beim Abfließen in den Blutkreislauf die Gefahr der systemischen Intoxikation mit starker Wirkung, z. B. auf das Herz. Daher darf die Druckmanschette frühestens nach 20 Min. geöffnet werden.

Neuraltherapie

Die **Neuraltherapie** gehört zur Alternativmedizin, da die Methode nicht umfassend in wissenschaftlichen Studien untersucht und ein Wirksamkeitsnachweis nicht ausreichend belegt ist. Lokalanästhetika werden zur Schmerz- und Regulationstherapie injiziert oder infundiert, um direkt oder reflektorisch positiven Einfluss auf die Erkrankung und ihre Symptome zu nehmen. Die Indikationen für die Neuraltherapie sind breit und reichen von funktionellen Erkrankungen über zahlreiche akute Schmerz- und Entzündungszustände bis hin zu hormonellen Störungen. Den größten Stellenwert besitzt die Neuraltherapie sicher in der Therapie von chronischen Schmerzen. Es gibt drei Therapieformen:

- **Lokale bzw. segmentale Behandlung.** Injektionen des Lokalanästhetikums in die Haut, die Muskulatur oder an Nerven bzw. Ganglien, chronische Reizprozesse werden so temporär durchbrochen.
- Sogenannte **Störfelder.** Beispielsweise Narben, Gaumenmandeln, Nasennebenhöhlen, die als Ursache der Beschwerden gelten, werden mit Lokalanästhetika behandelt und so quasi „ausgeschaltet".
- **Infusionsneuraltherapie.** Procain kombiniert mit Natriumhydrogenkarbonat (*Procain-Base-Infusion*) wird in ansteigenden Konzentrationen über mehrere Tage infundiert, Procain und seine Metabolite reichern sich im Limbischen System des Gehirns an, wirken antidepressiv und antientzündlich, so dass es zur Schmerzreduktion und Verbesserung des Allgemeinbefindens kommt.

Kontraindikationen sind z. B. schwere Infektions- oder Immunerkrankungen.

Vorsicht

Neuraltherapie

Bei unsachgemäßem Anwenden oder irrtümlichen Injektionen in tiefer liegende Gewebe sind schwere Schädigungen möglich.

Lokalanästhetika verstehen

Lokalanästhetika werden v. a. vor diagnostischen und chirurgischen Eingriffen eingesetzt. Auch bei Katheterisierungen, dem Legen von i. v.-Zugängen und vor Injektionen können sie zum Einsatz kommen. Die Schmerztherapie mit Lokalanästhetika erfolgt zum einen bei sehr starken Schmerzen, die mit Schmerzmitteln allein nicht beherrschbar sind (z. B. Wehen- oder Tumorschmerzen), zum anderen bei leichten Oberflächenschmerzen, bei denen noch keine Schmerzmittel systemisch gegeben werden müssen, z. B. bei Wunden, Mundschleimhaut- oder Halsentzündungen.

Merke

Impulsweiterleitung in einer Nervenfaser

Die Impulsweiterleitung in einer Nervenfaser erfolgt auf elektrischem Wege. Durch eine unterschiedliche Verteilung der Ionen ist das Innere einer Nervenzelle im Ruhezustand gegenüber der Außenseite elektrisch negativ geladen. Diese Spannung von etwa –80 mV bezeichnet man als Ruhepotenzial, den Zustand einer solchen nicht erregten Zelle nennt man wegen des Ladungsungleichgewichts „polarisiert".

In diesem Zustand ist die Zellmembran für die außerhalb der Zelle im Überschuss vorhandenen Natriumionen undurchlässig. Wird die Membran erregt, ist sie kurzfristig durchlässig für Natriumionen, wodurch diese, dem Konzentrationsgefälle folgend, ins Innere strömen. Das Ruhepotenzial bricht zusammen, man spricht vom depolarisierten Zustand. Die Nervenzelle ist erregt. Durch den folgenden Ausstrom von Kaliumionen stellt sich das Ruhepotenzial allerdings innerhalb von Millisekunden wieder ein. Nach dem Eintreffen einer Erregung setzt sich die Depolarisation im Sinne eines Domino-Effekts über die gesamte Länge einer Nervenzelle fort, wobei die depolarisierten Bereiche, wie schon erwähnt, nach einer kurzen Zeit wieder in den Ruhezustand zurückkehren und für eine erneute Erregung bereitstehen.

Lokalanästhetika verhindern den für die Depolarisation notwendigen Natriumeinstrom in die Nervenzelle. Sie stabilisieren also die Membran und hemmen damit die Weiterleitung sensibler Impulse, sodass Berührungs-, Schmerz- oder Temperaturreize nicht oder nur eingeschränkt wahrgenommen werden können. Lokalanästhetika blockieren nicht nur sensible Nerven, die Reize aus der Peripherie ins ZNS leiten. Ihre Wirkung erfasst auch motorische Nerven, die für den Signaltransport aus dem Gehirn in die Peripherie, z. B. zu den Muskeln, verantwortlich sind. Da motorische Nervenfasern dicker als sensorische sind, ist allerdings das Eindringen der Substanzen in die motorischen Bahnen erschwert, sodass bei geringen Konzentrationen nur die Schmerz- bzw. Gefühlswahrnehmung ausgeschaltet wird, ohne dass Lähmungen auftreten.

Mit zunehmender Dosis bzw. mit zunehmendem Eintritt der Wirkung erfolgt eine **Nervenblockade** in der nachstehend genannten Reihenfolge:

- Blockade sympathischer Nerven (Haut wird warm)
- Blockade von Schmerzfasern (Analgesie)
- Blockade der Temperatursensorik (Temperaturempfindung lässt nach)
- Blockade von Berührungsempfindung und Tiefensensibilität
- Blockade der Motorik

Nach ihrer Chemie unterscheidet man Lokalanästhetika vom **Amid**- und vom **Ester-Typ.** Der Abbau der Ester-Anästhetika erfolgt vorwiegend im Blut, Wirkstoffe vom Amid-Typ werden hauptsächlich in der Leber inaktiviert. Bei Leberschäden können die Wirkstoffe vom Amid-Typ daher kontraindiziert sein (► Tab. 3.8).

Pflege bei Lokal- und Regionalanästhesie

Um die Wirkungsdauer einer **Infiltrationsanästhesie** zu erhöhen, setzt man den Lokalanästhetika häufig vasokonstriktorische Arzneistoffe zu (z. B. Noradrenalin oder Adrenalin), die durch Gefäßverengung ein Abfluten aus dem Gewebe verzögern.

Vorsicht

Kombination Lokalanästhetika mit vasokonstriktorischen Arzneistoffen

Lokalanästhetika in Kombination mit vasokonstriktorischen Arzneistoffen dürfen keinesfalls in Körperbezirken angewendet werden, die von **Endarterien** versorgt werden wie Finger, Zehen oder Penis, da bei länger dauernder Durchblutungsminderung **Nekrosen** auftreten.

Tab. 3.8 Indikationen der Lokalanästhetika

Wirkstoff (Handelspräparate)	Chemischer Typ	Indikation
Benzocain (in Dolo Dobendan®)	**Ester-Typ**	Oberflächenanästhesie
Tetracain (in Pliaglis®)		
Procain (Lophakomp®)		Oberflächen-, Infiltrations- und Leitungsanästhesie
Lidocain (Xylocain®)	**Amid-Typ**	Oberflächen-, Infiltrations- und Leitungsanästhesie
Mepivacain (Scandicain®)		Infiltrations- und Leitungsanästhesie
Prilocain (Xylonest®)		
Bupivacain (Carbostesin®)		Langzeitanästhesie

Zu jeder **Regionalanästhesie** bereiten die Pflegenden das gesamte Zubehör wie zu einer Vollnarkose vor und überprüfen es.

Praxistipp

Besonderheiten bei der Regionalanästhesie

Da der Patient während einer Operation in Regionalanästhesie wach bleibt, ist es besonders wichtig, für eine **ruhige und angenehme Atmosphäre** zu sorgen und auf seine Fragen und Ängste einzugehen. In vielen Kliniken besteht die Möglichkeit, dass der Patient während der Operation Musik hört.

Zu den pflegerischen Aufgaben gehört es weiterhin, vor OP-Beginn eine periphere Venenverweilkanüle zu legen sowie die geplante Injektionsstelle für das Anästhetikum auf Sauberkeit und die Notwendigkeit einer Haarentfernung zu prüfen.
Eine **Spinalanästhesie** wird oft in sitzender Position eingeleitet. Da das Lokalanästhetikum neben den schmerzleitenden Nervenfasern auch dünne Sympathikusfasern blockiert, kann der Patient u. U. während der Injektion durch eine Gefäßerweiterung einen plötzlichen Blutdruckabfall erleiden und kollabieren. Bei Punktionen am sitzenden Patienten halten die Pflegenden ihn unbedingt fest.

Praxistipp

Desinfektionsmittel und Hirnhautentzündung

Die Punktionsstelle sorgsam desinfizieren, wobei die Pflegenden darauf achten, dass das Desinfektionsmittel vor der Injektion getrocknet ist, da sonst die Gefahr besteht, dass über die Punktionsnadel Desinfektionslösung in den Spinalraum gelangt und zu einer mit einer Hirnhautentzündung vergleichbaren Symptomatik (*chemische Meningitissymptomatik*) führt.

Nach der Injektion des Lokalanästhetikums ist es wichtig, den **Blutdruck und Puls** des Patienten engmaschig zu kontrollieren sowie seine Atmung, Sprache, Gesichtsfarbe und Schweißbildung zu beobachten. Die Ausbreitung der Anästhesie ist durch Kältereize (Betupfen mit Kältespray) zu überprüfen.

Praxistipp

Verändertes Körperschema

Patienten äußern häufig das Gefühl eines veränderten Körperschemas. So kann es vorkommen, dass der Patient das Gefühl hat, sein Arm sei nach einer Plexusanästhesie weiterhin nach oben abgewinkelt, obwohl er längst ausgestreckt ist. Pflegende klären den Patienten über diese vorübergehende Erscheinung auf und tragen so zu seiner Beruhigung bei.

Unerwünschte Wirkungen von Lokalanästhetika

Die **Wirkung von Lokalanästhetika** (*membranstabilisierender Effekt*) ist nicht auf periphere Nerven beschränkt. Prinzipiell können sie an allen erregbaren Zellen, also auch im Gehirn und an dem aus Muskelfasern bestehenden Reizleitungssystem des Herzens wirken, wenn ihre Konzentration in diesen Geweben hoch genug ist (▸ Tab. 3.9).

Vorsicht

Versehentliche intravasale Injektion von Lokalanästhetika

Bei versehentlicher Injektion eines Lokalanästhetikums in ein Blutgefäß oder bei Überschreiten der Höchstdosis kann der Blutspiegel stark ansteigen und eine **Intoxikation** auslösen. Daher muss vor jeder Injektion durch sorgfältige **Aspiration** sichergestellt werden, dass die Nadel bzw. der Katheter, über die das Lokalanästhetikum injiziert werden soll, nicht intravasal liegt (Ausnahme: intravenöse Regionalanästhesie). Selbst wenn die Aspiration kein Blut zeigt, ist eine intravasale Lage nicht völlig ausgeschlossen.

Warnsymptome einer Intoxikation mit Lokalanästhetika sind:

- Übelkeit, Unruhe
- Taubheitsgefühl, Kribbeln im Mund- und Zungenbereich
- Metallischer Geschmack auf der Zunge
- Bradykardie, Kreislaufkollaps
- Verwirrtheit, zerebrale Krampfanfälle

Die versehentliche intravasale Injektion des Lokalanästhetikums sofort abbrechen, und dem Patienten Sauerstoff geben. Die weitere Behandlung umfasst das Stabilisieren des Kreislaufs, das Durchbrechen von Krampfanfällen, z. B. mit Diazepam i. v., und ggf. eine kardiopulmonale Reanimation.

Tab. 3.9 Unerwünschte Wirkungen und Komplikationen von Lokalanästhetika

Reaktionen	Symptome	Erstmaßnahmen/Therapie
Vasovagale Reaktion	• Schwächegefühl, Blässe • Schwitzen • Übelkeit	• Horizontallage (möglichst mit Beinhochlegung) bzw. Durchführen der Lokalanästhesie im Liegen • Volumengabe • Ggf. medikamentöse Stimulation des Sympathikus
Allergische Reaktion	• Hautrötung, Hautausschlag, Juckreiz • Unruhe, Angst • Übelkeit, Erbrechen • Luftnot, Asthmaanfall • Anaphylaktischer Schock	• O_2-Gabe • Volumengabe • Gabe von Antihistaminika, Glukokortikoiden, Adrenalin • Engmaschige Überwachung der Vitalparameter
Toxische ZNS-Reaktionen	• (plötzliche) Unruhe, Schwindel • Muskelzittern • Seh- oder Hörstörungen, Tinnitus, Taubheit oder Kribbeln in der Mundregion • Metallischer Geschmack • Übelkeit, Erbrechen • Veränderungen von Herzfrequenz bzw. Blutdruck • Desorientiertheit, verwaschene Sprache • Generalisierte Krämpfe • Bewusstlosigkeit • Atemstillstand	• Stopp der Injektion • O_2-Gabe, Patienten tief atmen lassen • Ggf. medikamentöse Sedierung des Patienten • Ggf. medikamentöse Therapie von Übelkeit und Erbrechen • Ggf. medikamentöse Unterdrückung des zerebralen Krampfanfalls • In schweren Fällen Muskelrelaxation, Intubation und Beatmung, kardiopulmonale Reanimation
Toxische Herz-Kreislauf-Reaktionen	• Bradykardie • Blutdruckabfall • In schweren Fällen weitergehende Herzrhythmusstörungen • Schwerstform: Herzstillstand	• Horizontallagerung, möglichst Beinhochlagerung • O_2-Gabe • Volumengabe • Ggf. medikamentöse Anhebung der Herzfrequenz und des Blutdrucks • Ggf. kardiopulmonale Reanimation
Systemische Wirkungen des Adrenalins bei Präparaten mit Adrenalinzusatz	• Aufgeregtheit, Blässe, kalter Schweiß • Herzklopfen, Tachykardie • Blutdruckanstieg	• O_2-Gabe • Beruhigung des Patienten durch die Pflegenden, ggf. medikamentöse Sedierung • Ggf. Gabe von Betablockern

Am Gehirn und am Herzen können deshalb unerwünschte Wirkungen entstehen, wenn durch Fehldosierung oder falsche Anwendung toxische Konzentrationen erreicht werden. Eine **Dämpfung** des Reizleitungssystems am Herzen äußert sich in einer Bradykardie, in AV-Blockierungen (u. U. bis zum Herzstillstand), in einer Abnahme der Herzkraft sowie einem Blutdruckabfall. Bei Lokalanästhesieformen, die zur Resorption größerer Mengen führen bzw. systemische Wirkungen möglich machen, sind Puls und Blutdruck auch nach der Rückkehr auf die Station engmaschig zu kontrollieren. Alle Lokalanästhetika können **allergische Reaktionen** wie Urtikaria (*Quaddelbildung*), Asthmaanfälle, Blutdrucksenkungen oder einen anaphylaktischen Schock auslösen.

3.3 Arzneimittel gegen die Ursachen von Schmerzen

Ursachen von **Schmerzen** können sehr vielfältig sein. Einige Schmerzursachen werden gezielt mit Arzneimitteln behandelt. So können krampfartige Schmerzen durch eine Muskelerschlaffung gelindert werden. Hierbei kommen Spasmolytika und Muskelrelaxanzien zum Einsatz. Gegen Schmerzen durch rheumatische Erkrankungen, Osteoporose und Migräne werden spezifische Arzneimittel wie Antirheumatika, Osteoporosemittel und Migränetherapeutika gegeben.

3.3.1 Spasmolytika und Muskelrelaxanzien

Spasmolytika sind Medikamente zur Erschlaffung der glatten Muskulatur des Eingeweidetrakts, der Bronchial- sowie der Gefäßmuskulatur. **Muskelrelaxanzien** entspannen die quergestreifte Skelettmuskulatur des Bewegungsapparats. Die Wirkmechanismen von Spasmolytika und Muskelrelaxanzien sind unterschiedlich (► Abb. 3.10).

Indikationen für eine Muskelerschlaffung

Spasmen können sowohl die glatte, vegetativ gesteuerte Muskulatur (z. B. der abdominalen Organe) als auch die quergestreifte, willentlich beeinflussbare Skelettmuskulatur betreffen. Spastische Erkrankungen, die sich auf die Muskulatur des Bewegungsapparats auswirken, werden mit **Muskelrelaxanzien** therapiert. Spasmen der glatten Muskulatur können mit **Spasmolytika** behandelt werden.

Bei der **Spastik** bietet die Muskulatur einen federnden Widerstand gegenüber passiven Bewegungen, der mit zunehmender Dehnungsgeschwindigkeit zunimmt. Häufige Erkrankungen, die mit Spastiken einhergehen, sind Multiple Sklerose, Schlaganfall, Schädel-Hirn-Trauma, hypoxische Hirnschädigung und Rückenmarksläsion.

Muskelrelaxanzien sind auch bei Operationen indiziert. Für den Operateur bedeutet eine gute Narkose ein Arbeiten ohne größeren Zeitdruck und einen guten Zugang zum Operationsgebiet. Um dies zu erreichen, ist zusätzlich eine Erschlaffung der Skelettmuskulatur (*Muskelrelaxation*) wünschenswert (► Tab. 3.10).

Spasmolytika verstehen

Spasmolytika dienen der Erschlaffung der glatten Muskulatur. Die Muskulatur folgender Organe kann durch Spasmolytika beeinflusst werden:

- Uterus
- Bronchien
- Magen-Darm-Trakt einschließlich Gallenblase
- Harnblase und ableitende Harnwege

Die glatte Muskulatur unterliegt der Steuerung durch Sympathikus und Parasympathikus. Parasympathikolytika führen zu einer Erschlaffung verschiedener Organe, was bei Spasmen erwünscht ist. Solche Wirkstoffe, die über das vegetative Nerven-

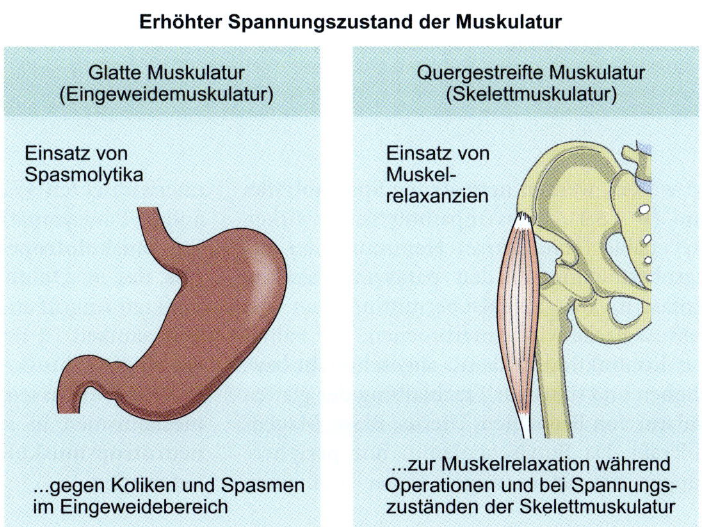

Abb. 3.10 Spasmolytika und Muskelrelaxanzien [L157]

Tab. 3.10 Spasmolytika und Muskelrelaxanzien

Wirkstoffgruppe	Wirkstoffe (Handelspräparate)	Indikationen
Spasmolytika		
Neurotrope	Atropin (Dysurgal®), Ipratropium (Atrovent®), Butylscopolamin (Buscopan®), Trospiumchlorid (Spasmex®)	Krampfartige Bauchschmerzen, Gallenkoliken, Spasmen im Urogenitaltrakt, Nierenkoliken, Bronchospasmus, Dranginkontinenz
Muskulotrope	Papaverin (Paveron® N)	Magen-, Darmspasmen (z. B. Gallensteinkoliken), Spasmen im Urogenitaltrakt (z. B. Nierensteinkoliken), Dysmenorrhö
Neurotrop-muskulotrope	Mebeverin (Duspatal®)	Spasmen im Magen-, Darmtrakt, Reizdarm
Muskelrelaxanzien		
Zentrale	Tolperison (Mydocalm®), Methocarbamol (Ortoton®)	Schmerzhafte Muskelverspannungen bei Wirbelsäulenerkrankungen, Spastizität bei neurologischen Erkrankungen
	Baclofen (Lioresal®)	Schwere Muskelspastiken u. a. durch fortgeschrittene Multiple Sklerose, Zerebralparese, Rückenmarkserkrankungen
	Tizanidin (Sirdalud®)	Spastizität durch Nervenstörungen, Muskelspasmen durch Funktionsstörungen der Wirbelsäule, Muskelspasmen nach Operationen
Stabilisierende (nicht depolarisierende)	Pancuronium (PancuroniumInresa®), Vecuronium (VecuroniumInresa®)	Muskelrelaxation bei Operationen, schwerste Muskelkrämpfe, z. B. Tetanus
Depolarisierende	Suxamethonium (Succinylcholin, Lysthenon®).	Kurze Muskelrelaxation, z. B. zur Intubation oder bei Kurznarkose
Auf Acetylcholin wirkende	Botulinumtoxin A (Botox®)	Lokalisierte Muskelspastiken, z. B. örtliche Spastizität der Hand und des Handgelenks von Menschen mit Schlaganfall, spastischer Spitzfuß oder Schiefhals
Am Muskel angreifende	Dantrolen (Dantamacrin®)	Schwere Muskelspastik (die nicht anders zu beherrschen ist), maligne Hyperthermie, malignes neuroleptisches Syndrom

system wirken, werden **neurotrope Spasmolytika** genannt (▸ 1.3.4). Parasympatholytika bewirken eine reversible (*kompetitive*) Hemmung der Erregungsübertragung an den parasympathischen Nervenfasern, die Befehlsübermittlung an die glatte Muskelzelle wird unterbrochen. Die Fähigkeit zur Kontraktion ist damit abgeschwächt bzw. aufgehoben und führt zur Erschlaffung der glatten Muskulatur von Bronchien, Uterus, Blase, Magen-Darm-Trakt. Da Butylscopolamin nur periphere Wirkungen hat, ist es wegen seiner geringeren unerwünschten Wirkungen besser verträglich als andere Parasympatholytika.

Ein **muskulotropes Spasmolytikum** ist Papaverins, das im Opium enthalten ist. Es wirkt durch direkten Angriff an den glatten Muskelzellen. Gute Wirksamkeit ist immer dann zu erwarten, wenn ein erhöhter Muskeltonus vorliegt. Moderne Spasmolytika umfassen Substanzen, die beide Wirkmechanismen in sich vereinen und deshalb als **neurotrop-muskulotrope Spasmolytika** bezeichnet werden.

Muskelrelaxanzien verstehen

Merke

Synaptische Impulsübertragung zur Muskelzelle

Die Verbindungsstelle zwischen einer motorischen Nervenendigung und einer Muskelzelle wird als **motorische Endplatte** bezeichnet. Ein ankommender Nervenimpuls veranlasst die motorische Nervenendigung zum Ausschütten der gespeicherten Überträgersubstanz **Acetylcholin** in den **synaptischen Spalt** (*Raum zwischen Nervenendigung und Muskelfaser*). Das Acetylcholin bindet sich an den **Rezeptor** auf der Muskelzelle und bewirkt eine Depolarisation, also einen Zusammenbruch des normalerweise vorhandenen Ruhepotenzials, wodurch die Muskelzelle sich ein Stück kontrahiert. Innerhalb von Millisekunden wird das Acetylcholin durch das Enzym **Cholinesterase** inaktiviert. Ein erneuter Impuls kann nun übergeleitet werden.

Periphere Muskelrelaxanzien

Die im Rahmen der Anästhesie verwendeten **peripheren Muskelrelaxanzien** wirken an der Kontaktstelle zwischen einer Nervenendigung und einer Muskelfaser. Gemäß ihres Wirkungsmechanismus (► Abb. 3.11) unterscheidet man zwischen dem depolarisierenden und dem nichtdepolarisierenden Typ.

Nichtdepolarisierende (*stabilisierende*) **Muskelrelaxanzien** konkurrieren mit dem Acetylcholin um die Rezeptorplätze. Sie binden sich an die Acetylcholinrezeptoren, ohne dabei die Zellmembran zu depolarisieren und eine Muskelkontraktion auszulösen (*kompetitive Antagonisten*).

Auch **depolarisierende Muskelrelaxanzien** binden sich an Acetylcholinrezeptoren. Sie erzeugen, genau wie Acetylcholin, eine Depolarisation, werden aber nicht wie dieses von der Cholinesterase inaktiviert. Es kommt zur Dauerdepolarisation der Zellmembran. Auf diese kann die Muskelzelle jedoch nicht mit einer Dauerkontraktion, sondern nur mit einer kurzfristigen Muskelzuckung zu Beginn der Depolarisation reagieren. Danach ist die Muskelzelle erschlafft. Weiteres Acetylcholin kann an den nun besetzten Rezeptoren keinen Effekt mehr entfalten. Nach Verabreichen eines peripheren Muskelrelaxans ist zunächst die Augen-, Gesichts- und Halsmuskulatur von der Wirkung betroffen, es folgt die Muskulatur der Extremitäten und des Abdomens, zuletzt tritt auch eine Lähmung des Zwerchfells ein.

Vorsicht

Anwendung Muskelrelaxanzien

Die Anwendung von Muskelrelaxanzien verlangt eine künstliche Beatmung, da sonst der Tod durch die periphere Lähmung der Atemmuskulatur droht.

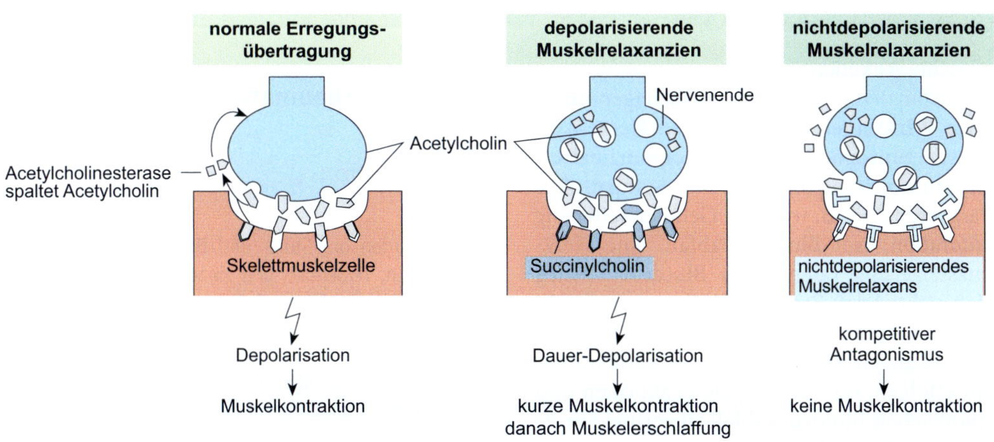

Abb. 3.11 Wirkung von Muskelrelaxanzien an der motorischen Endplatte. Links: Impulsübertragung durch Acetylcholin. **Mitte:** Hemmung durch ein stabilisierendes Muskelrelaxans. **Rechts:** Hemmung durch ein depolarisierendes Muskelrelaxans. [L157].

Auch **Dantrolen** und **Botulinustoxin A** sind peripher wirksame Muskelrelaxanzien. Dantrolen wirkt direkt am Muskel, wo es die für eine Muskelkontraktion notwendige Kalziumfreisetzung hemmt. Durch Botulinustoxin A wird die Ausschüttung des Neurotransmitters Acetylcholin an den motorischen Endplatten verhindert. Dadurch unterbricht es die Signalübertragung zwischen Nerv und Muskel, die quergestreifte Muskulatur wird gelähmt. Es stammt aus dem Bakterium Clostridium botulinum, das lebensgefährliche Nahrungsmittelvergiftungen (*Botulismus*) hervorruft, und ist als Mittel zur Faltenglättung bekannt (Botox®).

Zentrale Muskelrelaxanzien

Die meisten **zentral wirksamen Muskelrelaxanzien** wirken über unterschiedliche pharmakologische Ansatzpunkte im ZNS und dämpfen von übergeordneter Stelle aus die Erregbarkeit der motorischen Nervenzellen des Rückenmarks. Sie sind vor allem für die Behandlung spastischer Erkrankungen zugelassen.

Muskelrelaxanzien und Spasmolytika in der Pflege

Die Applikation von **Muskelrelaxanzien und Spasmolytika** erfolgt, wenn möglich, peroral. Operationsbegleitend oder bei akuten und schweren Spasmen werden sie jedoch i. v. gegeben. Botulinustoxin A wird immer intramuskulär injiziert. Bei schweren, therapieresistenten Spastiken besteht auch die Möglichkeit, **Baclofen**-Lösung (Lioresal® Intrathekal) mittels einer implantierbaren Pumpe als ständige Dauerinfusion intrathekal (*in den Liquorraum*) zu verabreichen (▸ 2.3.5).

Unerwünschte Wirkungen

Muskelrelaxanzien und Spasmolytika zeigen **unerwünschte Wirkungen** im vegetativen Nervensystem, die v. a. **Blutdruck** und **Herzfrequenz** betreffen. Substanzabhängig blockieren sie Sympathikus oder Parasympathikus, was eine Gefäßerweiterung (*Vasodilatation*) mit Blutdruckabfall, eine Herzfrequenzsteigerung oder einen Blutdruckanstieg nach sich zieht. Auch Bradykardien treten auf, z. B. bei Suxamethonium. Eine i. v.-Applikation mit Muskelrelaxanzien und Spasmolytika sollte immer langsam erfolgen, um vaso-vagale Reaktionen und einen plötzlichen Blutdruckabfall zu vermeiden.

Bei zentralen Muskelrelaxanzien ist auf die **sedierende Nebenwirkung** zu achten, die Konzentration der Patienten kann erheblich beeinträchtigt sein. Suxamethonium und neurotrope Spasmolytika können den **Augeninnendruck** erhöhen und sind bei Glaukom kontraindiziert. Die Patienten sollten nach Augenerkrankungen bzw. Augentropfen gefragt werden. Bei Botulinustoxin A kann es zu **Schmerzen an der Einstichstelle** kommen und zu Schwächen in der benachbarten Muskulatur. Wie die Wirkung sind die unerwünschten Wirkungen jedoch auf die Dauer von etwa 3 Monaten beschränkt, danach können die Injektionen wiederholt werden.

Praxistipp

Überhang der Muskelrelaxation nach Narkose

Besteht im Aufwachraum noch ein Überhang der Muskelrelaxation, bietet sich meist folgendes Bild: Der Patient atmet schnell mit kleinen, sehr flachen Atemzügen (*tachypnoeisch*). Er ringt krampfhaft nach Luft und ist unruhig. Der Aufforderung, tief durchzuatmen, kann er kaum nachkommen. In Rückenlage droht die Zunge aufgrund des schlaffen Muskeltonus nach hinten zu fallen und die Atemwege zu verlegen. Wenn die Pflegenden einen noch anrelaxierten Patienten bitten, die Augen ganz zu öffnen, wird er die Stirn runzeln, weil er versucht, mithilfe der Stirnmuskulatur die Lider zu heben. Der Aufforderung, die Hand zu drücken oder den Kopf zu heben, kann er nur andeutungsweise nachkommen.
Bei Verdacht auf einen Relaxansüberhang ist der verantwortliche Anästhesist zu informieren, um über evtl. notwendige Gegenmaßnahmen zu entscheiden. Diese können u. a. eine erneute Beatmung oder eine Antagonisierung mit Neostigmin sein.

3.3.2 Antirheumatika

Definition

Rheuma

Beschwerden am Stütz- und Bewegungsapparat mit fließenden, reißenden und ziehenden Schmerzen, oft mit funktioneller Einschränkung.

Antirheumatika

Arzneimittel, die gegen Ursache und Symptome rheumatischer Erkrankungen wirken.

Antirheumatika verstehen

Zu unterscheiden ist die Akut- von der Dauertherapie. Die **Akuttherapie** bekämpft die Krankheitssymptome im aktiven Schub. Zum Einsatz gelangen überwiegend die nichtsteroidalen Antirheumatika (*NSAR*), evtl. auch Glukokortikoide (*steroidale Antirheumatika*), die v.a. Entzündung und Schmerz verringern. Mit der **Dauertherapie** wird versucht, die zugrunde liegenden schädigenden Mechanismen zu beseitigen, um eine Verzögerung des Krankheitsverlaufs oder gar eine begrenzte Wiederherstellung zu bewirken.

Antiphlogistika

Gegen die Entzündungsreaktion, die als Ursache oder Folge rheumatischer Erkrankungen in Frage kommt und v.a. im akuten Schub problematisch ist, wirken die steroidalen Antirheumatika (*Glukokortikoide* ▶ 5.4.1), die NSAR, nichtopioide Analgetika (▶ 3.1.2) und einige Phytopharmaka. Glukokortikoide und NSAR wirken über die **Hemmung** der Synthese von Prostaglandinen, die als Gewebshormone maßgeblich an dem Entstehen von Entzündung und Schmerz beteiligt sind. Glukokortikoide hemmen auch die Entzündungsvermittler Leukotriene und sind immunsuppressiv. Glukokortikoide wirken sehr stark **antiphlogistisch,** sind jedoch im Gegensatz zu NSAR **nicht analgetisch,** sodass eine Kombination mit Analgetika nötig sein kann.

NSAR (▶ 3.1.2) werden bei allen entzündlichen rheumatischen Erkrankungen zur symptomatischen Behandlung, d.h. zur Schmerzlinderung und Entzündungshemmung eingesetzt. Bei Arthrose dienen sie ebenfalls der Schmerzbekämpfung und damit dem Erhalt der Mobilität. Als Wirkstoffe zur Bedarfs- und Dauermedikation kommen Diclofenac, Naproxen, Meloxicam, Indometacin, Piroxicam und Ibuprofen in Frage. Selektive COX-2-Hemmer, z.B. **Celecoxib** (Celebrex®), sind bei Arthrose und rheumatoider Arthritis gut wirksam. Sie haben geringere unerwünschte Wirkungen am Gastrointestinaltrakt.

In der Akutphase rheumatischer Erkrankungen wie der rheumatoiden Arthritis wird die stark entzündungshemmende Wirkung der **Glukokortikoide** zum Beherrschen des akuten Schubs und zum Verhindern von Organschädigungen, z.B. rheumatisch bedingte Entzündungen des Herzbeutels, der Herzklappen, des Herzmuskels, der Nieren, Gefäße, Nerven oder des Gehirns genutzt. Im Anschluss an die Akuttherapie können Glukokortikoide notwendig sein, um den Behandlungserfolg zu sichern. Sie werden in möglichst niedrigen Dosen zur Überbrückungstherapie bis zum Wirkeintritt der Basistherapie eingesetzt. Weiterhin üblich ist ihr Einsatz als ständige „Low dose"-Therapie, um z.B. bei milderen Verlaufsformen destruktiven (*zerstörenden*) Erscheinungen vorzubeugen. Die in der Rheumatherapie überwiegend angewendeten Glukokortikoide sind **Prednison, Prednisolon, Methylprednisolon** und **Triamcinolon.**

Basistherapeutika

> **Definition**
>
> **Basistherapeutika**
>
> Lang wirksame Antirheumatika: Unterschiedliche Substanzen, die bei chronisch entzündlichen Rheumaformen eine Verzögerung des destruktiven Krankheitsprozesses bzw. teilweise sogar eine Remission (*Rückbildung der Krankheitserscheinungen*) bewirken.

Basistherapeutika gehören zu chemisch und biologisch völlig unterschiedlichen Stoffgruppen. Ältere Substanzen wurden oft für andere Erkrankungen entwickelt und dann eher zufällig für die Rheumatologie entdeckt. Sie wirken über ein Beeinflussen des Immunsystems und greifen so in den Krankheitsverlauf ein. Basistherapeutika wirken nicht analgetisch und meist nicht antiphlogistisch. Sie wirken nicht sofort, sondern erst nach mehreren Wochen bis Monaten. Dadurch sind sie nicht zur Behandlung von akuten Krankheitsschüben geeignet.

Methotrexat (Lantarel®, MTX Hexal®) ist ein Folsäureantagonist, der zuerst in der Onkologie eingesetzt wurde (▶ 13.1.1). In wesentlich niedrigerer Dosierung ist es inzwischen aufgrund seiner guten Verträglichkeit und Wirksamkeit als Basistherapeutikum das **Mittel der ersten Wahl.** Methotrexat reduziert das Freisetzen von Lymphozyten sowie die Bildung von Rheumafaktoren (*Autoantikörper, die bei 80 % der Menschen mit rheumatoider Arthritis auftreten*). Es vermindert außerdem die Zytokinsynthese und den Austritt von Leukozyten aus dem Blut in das Gewebe. Es wird sowohl oral als auch i.m. appliziert. Der Wirkungseintritt von Methotrexat ist nach 1–2 Monaten zu erwarten.

Azathioprin (Imurek®) wirkt immunsuppressiv und stellt eine Prodrug (► 1.2.3) dar. Azathioprin wird im Körper fast vollständig zur eigentlichen Wirkform 6-Mercaptopurin biotransformiert. Die Wirkung ist mit Methotrexat vergleichbar, aufgrund eines ungünstigeren Risiko-Nutzen-Verhältnisses hat es jedoch an Bedeutung verloren und ist Reservesubstanz in der Rheumatologie. Der Wirkungseintritt von Azathioprin erfolgt nach 2–3 Monaten.

Ciclosporin (Sandimmun®) ist ebenfalls ein Immunsuppressivum und blockiert über eine Hemmung des Transkriptionsfaktors NF-AT die Interleukin-2-Synthese (► 9.1.2). Es wirkt daher auch antiphlogistisch. Ciclosporin wird bei Menschen mit schwerer rheumatischer Arthritis, die unzureichend auf Methotrexat ansprechen, oder in Kombination mit diesem eingesetzt.

D-Penicillamin (Metalcaptase®) kann aufgrund seiner chemischen Struktur Rheumafaktoren spalten. Weiterhin unterdrückt es die pathologische Bildung von Bindegewebe, da es die Vernetzung von Vorstufen der Faserproteine aufhält. Auf zellulärer Ebene hemmt es die Aktivität des proinflammatorischen Transkriptionsfaktors. Aufgrund schwerwiegender unerwünschter Wirkungen wird es nur noch als Reservestoff bei mittelschweren Krankheitsbildern eingesetzt.

Sulfasalazin (Azulfidine®) wurde ursprünglich nur bei den chronisch entzündlichen Darmerkrankungen Colitis ulcerosa und Morbus Crohn (► 7.2.3) angewendet. Die Wirkung setzt bereits nach 8–12 Wochen ein und ist als mittelstark einzuordnen. Sulfasalazin wird als Monotherapeutikum und in Kombination mit anderen Basistherapeutika verordnet.

Leflunomid (Arava®) wurde speziell für die Rheumatherapie entwickelt. Es ist ein Immunmodulator. Das bedeutet, dass die Substanz selektiv regulierend in Immunprozesse eingreift. Leflunomid schränkt die Synthese von DNS-Bausteinen (*den Pyrimidinbasen Thymidin und Cytosin*) ein, wovon besonders aktivierte T-Lymphozyten betroffen sind. Weiterhin soll der aktive Leflunomid-Metabolit auch die Synthese einiger Zytokine beeinflussen. Die Wirksamkeit wird als dem Methotrexat gleichwertig eingeschätzt. Die Therapie mit Leflunomid verlangsamt bzw. stoppt die Gelenkzerstörung. Erste Wirkungen treten nach 2–3 Wochen ein.

Definition

Immunbiologika/Biologicals

Arzneimittel zur Beeinflussung des Immunsystems, die als körpereigene Stoffe oder deren Analoga eine entzündungshemmende bzw. selektiv immunblockierende Wirkung haben.

Ein wichtiges Wirkprinzip von **Biologicals** ist eine Hemmung der **Tumornekrosefaktoren** (*TNF*), die zu den Zytokinen (► 9.1) gehören. TNF-α reguliert das Freisetzen der Zytokine Interleukin 1 und 6 und ist an der Bekämpfung entarteter Zellen beteiligt. Erhöhte TNF-α-Konzentrationen führen zu einer Entzündung der Gelenkinnenhaut und einer Gelenkdestruktion, daher ist ihre Hemmung ein Therapieansatz bei rheumatischer Arthritis. Gentechnisch hergestellte TNF-α-Antagonisten sind **Etanercept** (Enbrel®) und die monoklonale Antikörper **Infliximab** (Remicade®) und **Adalimumab** (Humira®). Monoklonale Antikörper stammen von vervielfältigten Zellen und sind daher völlig identisch. Sie sind gegen TNF-α gerichtet und binden sowohl freies als auch gebundenes TNF-α. **Etanercept** ist ein löslicher TNF-Rezeptor, der TNF-α bindet und so das Aktivieren des Tumornekrosefaktors verhindert.

Anakinra (Kineret®) ist ein IL-1-Rezeptorantagonist (Interleukin-1), d. h. durch seine Gabe kann der Überschuss von IL-1 in den rheumatischen Gelenken beseitigt und damit die entzündungsauslösende Wirkung von IL-1 blockiert werden. Anakinra wird immer mit Methotrexat kombiniert.

Im Gegensatz zu den Biologicals, die einzelne Zytokine außerhalb der Zelle hemmen, greifen **Januskinasehemmer** intrazellulär in den Signalweg der Januskinasen (*JAK*) ein. Dadurch können die Signale verschiedener Zytokine moduliert werden. Januskinasehemmer wie Baricitinib (Olumiant®), Tofacitinib (Xeljanz®), Upadacitinib (Rinvoq®) und Filgotinib (Jyseleca®) werden als Monotherapie eingesetzt oder mit Methotrexat (*MTX*) kombiniert.

Lokale Therapie

Auf dem Markt befinden sich zahlreiche Gele, Cremes und Sprays, die NSAR enthalten. Das Durchdringen der Haut kann durch den Einsatz spezieller Zubereitungen (in Form von Liposomen) oder durch Iontophorese gefördert werden. Bei der **Iontophorese** wird das Eindringen eines

Tab. 3.11 Beispiele für lokal wirksame NSAR

Substanz	Handelsnamen
Diclofenac	Diclac®Schmerzgel, Voltaren®Emulgel
Hydroxyethylsalicylat	Salhumin® Bad
Ibuprofen	Dolgit®Schmerzcreme, Ibutop®Schmerzcreme, Proff® Schmerzgel

geladenen Arzneistoffes durch Anlegen eines äußeren elektrischen Feldes gesteigert. Empfohlen werden lokale Antirheumatika (► Tab. 3.11) bei oberflächennahen degenerativen Gelenkerkrankungen als Therapieversuch vor der systemischen Anwendung von NSAR. Darüber hinaus wenden viele Menschen topische Arzneiformen in der Selbstmedikation und oft auch zusätzlich zur verordneten Therapie an.

Eine Rolle bei der Therapie rheumatischer Erkrankungen spielen außerdem **hyperämisierende** (*durchblutungsfördernde*) Zubereitungen. Ihre wohltuende Wirkung beruht auf der lokalen Wärmebildung. Durch die Durchblutungssteigerung können entzündungsauslösende Substanzen besser abtransportiert werden. Das Ausschütten des körpereigenen Schmerzmediators Substanz P erzeugt einen schmerzstillenden Effekt. Zunächst kommt es zu einer starken Reizwirkung, nach Ausschütten des Mediators folgt eine schmerzfreie Phase, die als entlastend empfunden wird. Solche äußerlich zu verwendenden Zubereitungen (*Externa*) enthalten als Wirkstoffe v. a. Nikotin- und Salicylsäureester, Capsaicin als Inhaltsstoff der scharfen Paprika oder ätherische Ölbestandteile wie Campher. Sie sind beim akuten Rheumaschub kontraindiziert, da sie zu einer Verstärkung der entzündungsbedingten Überwärmung führen.

Praxistipp

Akute Entzündungsschübe

Hier ist der Einsatz kühlender Präparate, wie Gele mit NSAR oder Menthol zu empfehlen. Wärmeanwendungen wie hyperämisierende Zubereitungen, Infrarotbehandlung oder Fangopackungen sind eher bei Verspannungen geeignet.

Antirheumatika in der Pflege

Praxistipp

Einschränkung der Fingerfertigkeit

Ein Problem stellen für viele fortgeschrittene Rheumatiker Blisterpackungen dar. Einige Firmen bieten daher spezielle, einfach zu öffnende Packungen (Dosen) an. Ansonsten ist es hilfreich, wenn die Pflegenden im Voraus Arzneimittel aus Blisterpackungen entnehmen und z. B. in Dosierhilfen (auch hier gibt es Modelle, die für Rheumatiker leicht zu öffnen sind) bereitstellen. Hier können auch Hilfsmittel das Teilen von Tabletten erleichtern.

Einnahmehinweise

Werden NSAR **bei Bedarf** eingenommen sollte der Grundsatz gelten: „So viel wie nötig, aber so wenig wie möglich.“ Andererseits sollten Schmerzen auch nicht unnötig lange ertragen werden, da sie sich sonst ungünstig auf das Schmerzgedächtnis auswirken können. Vor Belastungssituationen, z. B. Gymnastik oder Arbeiten im Haushalt, ist es hilfreich, die Einnahme der Schmerzmittel so zu legen, dass sie ihre höchste Wirksamkeit während der körperlichen Belastung haben. Eine Einnahme etwa 30–60 Min. vor der Tätigkeit ist günstig.

Praxistipp

Einnahme von NSAR

NSAR sollten im Sitzen oder Stehen mit viel Wasser verabreicht werden, um eine zusätzliche lokale Schleimhautschädigung zu vermeiden. Günstig ist die gleichzeitige Einnahme einer kleinen Mahlzeit.

Magensaftresistente Arzneiformen sind nüchtern, also 30–60 Min. vor den Mahlzeiten einzunehmen. Sonst lösen sich die Überzüge bereits im Magen und nicht wie gewünscht im Dünndarm auf.

Günstig für eine schnelle Wirkung sind Brause- und Trinktabletten. Werden sie nüchtern eingenommen, sind sie besonders schnell wirksam, für eine bessere Magenverträglichkeit sorgt jedoch eine Einnahme nach dem Essen.

Bei der Tagesplanung ist die **Morgensteifigkeit** zu berücksichtigen. Um sie besser zu überwinden, können die Arzneimittel vor dem Aufstehen eingenommen werden. **Glukokortikoide** werden v. a. frühmorgens verabreicht, da die physiologische Tagesproduktion an Kortikoiden ebenfalls morgens am höchsten ist. Sie sollten im Sitzen mit Flüssigkeit eingenommen werden.

Bezüglich der **Basistherapie** erklären die Pflegenden den Patienten und Patientinnen, dass die volle Wirkung erst nach Wochen bis Monaten zu erwarten ist und deshalb die Therapie unter keinen Umständen zu früh als erfolglos abzubrechen ist.

Praxistipp

Einnahme von Methotrexat

- Methotrexat nach den Mahlzeiten mit viel Flüssigkeit einnehmen.
- Beim Festlegen des Wochentags zur Einnahme evtl. berücksichtigen, dass 48 Std. nach der Einnahme kein Alkohol erlaubt ist.
- Ein Verschieben der Einnahme um einen Tag ist möglich.
- Bei zusätzlicher Gabe von Folsäure (um die Nebenwirkungen zu minimieren)ist der vorgegebene Einnahmeabstand einzuhalten.

Unerwünschte Wirkungen

Bei einer Therapie mit antiphlogistischen Antirheumatika sind die **unerwünschten Wirkungen** am Gastrointestinaltrakt wie Perforationen, Ulzerationen oder Blutungen ein großes Problem (► 3.1.2). Diese unerwünschten Wirkungen werden besonders verstärkt durch die manchmal nötige Kombination von NSAR und Glukokortikoiden. Ein Magenschutz mit Protonenpumpenhemmern, H_2-Blockern oder Prostaglandin-E-Derivaten (z. B. Misoprostol, ► 7.1.2) ist fast immer nötig. Dass magensaftresistente Überzüge die gastrointestinale Verträglichkeit verbessern, trifft nur teilweise zu, da die Schädigung der Magenschleimhaut nicht nur durch direkten Kontakt mit der Substanz, sondern durch Wirkungen auf die Produktion der schützenden Faktoren (*Prostaglandinsynthese-Hemmung*) entsteht. Bei **Langzeiteinnahme** sind regelmäßige Tests auf Blut im Stuhl zur frühzeitigen Entdeckung ernster Magenkomplikationen wichtig.

Praxistipp

Problem Magenschädigung

Bei Glukokortikoiden und NSAR ist die zusätzliche Gabe von Protonenpumpenhemmern zum Schutz des Magens empfehlenswert. Die Pflegenden klären den Patienten über die Notwendigkeit dieser weiteren Arzneimittelgabe auf. Der Patient darf nicht in die Denkweise geraten: „Jetzt muss ich ja noch mehr Tabletten schlucken!"

Unerwünschte Wirkungen von **Glukokortikoiden** (► 5.4.1) spielen erst bei höherer Dosierung (z. B. > 10 mg Prednisolon) und länger Anwendung (> 3–4 Wochen) eine Rolle. Hoch dosierte Behandlungen können zum Erhalt der Beweglichkeit notwendig werden und sind durch den Therapieerfolg gerechtfertigt. Die unerwünschten Wirkungen werden dann in Kauf genommen.

Praxistipp

Keine Angst vor Kortison

Weit verbreitet ist die Kortisonangst**,** geschürt nicht zuletzt durch Berichte in den Medien. Es kann nicht genug betont werden, dass diese **bei niedrigen Dosierungen unbegründet** ist. Wenn die Tagesdosis 5 mg Prednisolon oder eine entsprechende Dosierung anderer Kortikoide nicht überschreitet, treten selbst bei Dauertherapie kaum unerwünschte Wirkungen auf. Auch eine kurz dauernde, hoch dosierte Gabe in der Akuttherapie (1–3 Wochen) oder alternierende Gaben über einen längeren Zeitraum, also z. B. jeden 2. Tag, sind nebenwirkungsarm.

Das Absetzen einer hohen Dosierung – auch wenn diese nur von kurzer Dauer war – darf nur schrittweise erfolgen (*Ausschleichen*), um die körpereigene Kortikoidproduktion langsam wieder in Gang zu bringen.

Bei Notwendigkeit einer längeren und höher dosierten Glukokortikoidtherapie wird zur Osteoporoseprophylaxe die Gabe von Kalzium und Vitamin D_3 erforderlich. Die Gewichtszunahme durch Appetitsteigerung kann durch eine fettarme Ernährung gemildert werden.

Wichtige unerwünschte Wirkungen der **Basistherapeutika** sind: Übelkeit, Erbrechen, Dermatitis, Pneumonie, Stomatitis (*Entzündung der Mundschleimhaut*), vermehrte Infektanfälligkeit und Teratogenität (*Fruchtschädigung*). Wegen der Teratogenität ist eine sichere Verhütung bei Frauen während der Therapie erforderlich.

Praxistipp

Infektanfälligkeit erhöht

Alle immunsuppressiven Wirkstoffe erhöhen die Infektanfälligkeit. Häufiger kommen leichte bis mittelschwere Infektionen des oberen Respirationstrakts vor. Die Pflegenden weisen auf entsprechende Hygienemaßnahmen und eine ausreichende Infektionsprophylaxe hin.

Kontraindiziert sind Biologicals bei Menschen mit manifesten Infektionen insbesondere bei Sepsis.

Eine Überwachung der **Leberfunktionswerte** ist z. B. unter Therapie mit Methotrexat empfehlenswert. Zudem können Basistherapeutika lebensgefährliche **Blutbildveränderungen** (z. B. Agranulozytosen) hervorrufen. Bei Ciclosporin sind als unerwünschte Wirkungen v. a. **Nierenfunktionsstörungen** (in hohen Dosen Nephrotoxizität) problematisch. Pflegende erklären den Patienten die Bedeutung der Überwachung der Laborparameter (evtl. Blutbildkontrollen). Dazu gehört auch der Hinweis auf ärztliche Rücksprache bei möglichen unerwünschten Wirkungen.

Praxistipp

Fotosensibilisierung

Ein allzu langer Aufenthalt in der Sonne gilt bei entzündlichen rheumatischen Erkrankungen ohnehin als ungünstig. Zusätzlich ist aber zu beachten, dass einige Basistherapeutika (z. B. Methotrexat, Chloroquin) und lokale NSAR (z. B. Diclofenac) die Lichtempfindlichkeit verstärken, was im Extremfall zu Hautverbrennungen führen kann.

Häufige unerwünschte Wirkungen von parenteral applizierten Biologicals sind Reaktionen an der Einstichstelle wie Schmerz, Schwellung und Juckreiz.

3.3.3 Osteoporosemittel

Definition

Osteoporose

Griech. osteos: Knochen, poros: brüchig: Systemische Skeletterkrankung; charakterisiert durch eine Verminderung der Knochenmasse und Verschlechterung der Mikroarchitektur des Knochengewebes mit entsprechend reduzierter Festigkeit und erhöhter Frakturneigung.

Osteoporosemittel verstehen

Als Basis der Osteoporosetherapie gilt das Sichern der ausreichenden Kalziumzufuhr über die Ernährung und eine Magnesium-, Kalzium- und Vitamin-D_3-Substitution. Zur Erhöhung der Knochenmasse und Verbesserung der Mikroarchitektur des Knochengewebes sind Bisphosphonate die Mittel der 1. Wahl.

Bei Frauen, die unter starken Wechseljahresbeschwerden leiden, bietet sich eine Östrogentherapie an. Bei postmenopausaler Osteoporose kann auch der Einsatz von Raloxifen unter Beachtung der Kontraindikationen den Knochenaufbau verbessern. Schmerzen werden durch Bisphosphonate und Kalzitonin günstig beeinflusst, ggf. sind aber zusätzlich Analgetika (► 3.1) indiziert.

Bisphosphonate

Bisphosphonate sind die derzeit wirksamsten Osteoklastenhemmer. Sie haben eine hohe Affinität zum Knochen und vermindern die Knochenresorption durch Hemmung der Osteoklasten (*knochenabbauende Zellen*). Ziel der Osteoporosetherapie mit Bisphosphonaten ist das Erhöhen der Knochendichte und damit v. a. die Prävention von osteoporotischen Frakturen. **Alendronat** (Fosamax®) und **Risedronat** (Actonel®) erreichen einen jährlichen Zuwachs der Knochenmasse bis zu 8 %. Da Bisphosphonate eine Halbwertszeit von > 10 Jahren haben, gilt eine 1–2-jährige Therapie als ausreichend, wenn jährliche Kontrollmessungen der Knochendichte vorgenommen werden. Bisphosphonate werden auch in der Onkologie bei tumorinduzierter Hyperkalzämie und osteolytischen Knochenmetastasen eingesetzt.

Magnesium, Kalzium und Vitamin D_3

Ausreichende Versorgung mit **Kalzium** als Grundsubstanz der Knochen, **Magnesium** und **Vitamin D_3** (*Kalzitriol, Colecalciferol*), die den Einbau von Kalzium in den Knochen fördern, ist eine der Grundvoraussetzungen für den normalen Knochenaufbau. Bei Menschen mit Osteoporose ist der Bedarf erhöht. Je nach Stoffwechselsituation sollten mindestens 1 000–1 500 mg Kalzium, 300–400 mg Magnesium und 1 000 IE Vitamin D_3 täglich zugeführt werden, was durch Gabe von Tabletten erreicht werden kann. Auch eine Gabe von Vitamin K_2 kann sich positiv auf die Osteoporose auswirken.

Calcitonin

Calcitonin (Calcitonin Panpharma®) ist ein Polypeptidhormon der C-Zellen der Schilddrüse. Es wird Kalzitonin vom Lachs oder synthetisch hergestelltes humanes Kalzitonin verwendet. Kalzitonin hemmt ebenfalls die Aktivität der Osteoklasten, aber wesentlich weniger als die Bisphosphonate. Eine Senkung der Frakturrate ist nicht gesichert. Es wird überwiegend bei Morbus Paget und zur Linderung osteoporosebedingter Schmerzen eingesetzt.

Östrogene

Östrogene haben eine „knochenschützende" Wirkung (► 5.3), da sie die Aktivierung der Osteoklasten senken. Von einer generellen Hormonsubstitution bei Frauen nach der Menopause wird jedoch abgeraten. Den positiven Wirkungen steht ein gering erhöhtes Brustkrebsrisiko besonders bei Frauen mit familiärer Belastung entgegen. Deshalb ist eine sorgfältige Nutzen-Risiko-Abwägung erforderlich.

Zur Prävention atraumatischer (*ohne äußere Einwirkung*) Wirbelbrüche bei postmenopausalen Frauen mit erhöhtem Osteoporoserisiko sowie zur Behandlung der Osteoporose ist **Raloxifen** (Evista®) zugelassen. Es handelt sich hierbei um einen selektiven Östrogenrezeptor-Modulator, d. h. eine Substanz, die je nach Gewebe östrogenagonistische und östrogenantagonistische Wirkungen entfaltet. Raloxifen hemmt vorwiegend die Osteoklastentätigkeit und verbessert so die Knochendichte. Die Häufigkeit von Wirbelkörperfrakturen wird gesenkt, jedoch erfolgt keine Verminderung der peripheren und Schenkelhalsfrakturen. Außerdem werden das Gesamtcholesterin, das HDL und das Brustkrebsrisiko gesenkt.

Osteoporosemittel in der Pflege

Die ausreichende **Kalziumzufuhr** ist eine Grundvoraussetzung für einen erfolgreichen Knochenaufbau. Die Pflegenden beachten den Kalziumgehalt der Nahrung bzw. die nötige Substitution durch Kalziumtabletten. Ebenso wichtig ist eine ausreichende **Vitamin-D_3-Versorgung.** Wann immer es möglich ist, sollte die Patientin oder der Patient wenigstens 5–10 Min. täglich in der Sonne sitzen, in der kalten Jahreszeit bieten sich kombinierte Kalzium-Vitamin-D_3-Präparate an.

Sturzprophylaxe

Besonders wichtig bei Menschen mit Osteoporose ist die **Sturzprophylaxe.** Daher sollten mögliche Gefahrenquellen erkannt und beseitigt werden, bevor es zu einem Unfall kommt. Beispiele hierfür sind rutschende oder ausgetretene Teppiche, gewachste oder nasse Böden, erhöhte Türschwellen, schwer zugängliche oder rutschige Badewannen, abgelaufene Treppen und fehlende Handläufe. Auch angemessene Lichtquellen und gute Sitzmöglichkeiten mit Armlehnen, die ein leichtes Aufstehen ermöglichen, reduzieren das Sturzrisiko. Von Physiotherapeuten können die Patienten zudem sichere Bewegungsabläufe erlernen.

Praxistipp

Expertenstandard Sturzprophylaxe

Pflegende berücksichtigen während ihrer Arbeit den Expertenstandard Sturzprophylaxe in der Pflege des Deutschen Netzwerks für Qualitätsentwicklung in der Pflege (*DNQP*).

Vorsicht

Sturzrisiko

Alle **beruhigenden und muskelrelaxierenden Arzneimittel** erhöhen das Sturzrisiko wesentlich, da sie sich auf die Motorik auswirken. Sie sind also bei Menschen mit Osteoporose mit besonderer Vorsicht anzuwenden. Ein hoher Prozentsatz von Oberschenkelhalsbrüchen in Alten- und Pflegeeinrichtungen ereignet sich unter Diazepammedikation.

Einnahmehinweise

Bisphosphonate gehören zu den Substanzgruppen, deren Wirkung besonders von der ordnungsgemäßen Einnahme abhängt. Typisch für alle Bisphosphonate ist die sehr geringe intestinale Resorption nach peroraler Gabe. Diese wird durch gleichzeitige Nahrungsaufnahme oder Getränke – mit Ausnahme von kalziumarmem Wasser – weiter vermindert. Pflegende erklären dem Patienten deshalb, dass der Knochenaufbau durch die Tabletten nur gefördert werden kann, wenn er sie ohne Nahrung einnimmt. Die Mittel müssen grundsätzlich in möglichst großem zeitlichen Abstand zu Kalzium eingenommen werden, da sich die Arzneistoffe sonst in ihrer Wirkung beeinträchtigen.

Bisphosphonate werden morgens mindestens 30 Min., besser 1–2 Std. vor dem Frühstück, aufrecht stehend oder sitzend (dies ist insbesondere bei bettlägerigen Menschen zu beachten) mit viel Flüssigkeit (mindestens ein Glas kalziumarmes Wasser) eingenommen (nach der Einnahme aufrecht bleiben, nicht hinlegen). Zur Verbesserung der Compliance gibt es Wochentabletten, die nur noch einmal wöchentlich (immer am gleichen Wochentag) nach gleichem Schema eingenommen werden.

Unerwünschte Wirkungen

Mögliche **unerwünschte Wirkungen** bei **Bisphosphonaten** sind gelegentlich Dyspepsie (*Magen- und Verdauungsstörungen*), Bauchschmerzen, Übelkeit, Reflux und Gastritis, sowie bei unsachgemäßer Einnahme Ösophagitiden. Neu auftretende

Schluckbeschwerden können ein Zeichen für eine Ösophagitis sein und sind Grund die Therapie durch den Arzt abzubrechen. **Kalzitonin** wird subkutan appliziert. Durch diese Applikationen können sich lokale Reizungen ergeben. Häufige unerwünschte Wirkungen von Kalzitonin sind zudem Übelkeit und Erbrechen.

3.3.4 Migränetherapeutika

Definition

Migräne

Anfallsweise, mäßige bis schwere, meist pulsierende oder pochende Kopfschmerzen, die häufiger einseitig als beidseitig auftreten, von vegetativen Symptomen begleitet sind und in Abständen wiederkehren.

Aura

Visuelle und sensorische Wahrnehmungsstörungen unmittelbar vor dem Migräneanfall.

Migränetherapeutika verstehen

Wichtige Therapieziele für Menschen mit Migräne sind die Reduktion der Schmerzintensität, der Anfallshäufigkeit, der Anfallsdauer und der Begleiterscheinungen. Zur Anfallsprophylaxe und -therapie setzt man unterschiedliche Arzneimittel ein.

Serotoninagonisten

Bei Menschen mit Migräne sind die gefäßnahen (*perivaskulären*) Nozizeptoren der harten Hirnhaut (*Dura mater*) sensibilisiert und zeigen eine verstärkte Empfindlichkeit für mechanische Reize. Die normale Gefäßbewegung durch die Blutdruckpulsation liefert dadurch bereits einen ausreichenden Stimulus die Nervenfasern zu aktivieren. Dies erklärt das Entstehen der für die Migräne typischen pulsierenden Schmerzen. An den Nozizeptoren der Dura mater befinden sich Rezeptoren für Serotonin, einem wichtigen Botenstoff im ZNS. Die Bindung von Serotonin an diese Rezeptoren bewirkt eine Hemmung der betreffenden Nervenzellen. **Serotoninagonisten** (*Triptane*) sind Arzneistoffe, die ebenso wie Serotonin an diese Rezeptoren binden, sie erregen und so die Nervenfasern dämpfen, die eine wesentliche Rolle beim Auslösen einer Migräneattacke spielen (▶ Tab. 3.13).

Mutterkornalkaloide

Ergotamin (Ergo Kranit®Migräne), ein **Mutterkornalkaloid** stammt aus dem Mutterkornpilz, der auf Getreidepflanzen wächst. Mutterkornalkaloide haben mit der Einführung der Triptane an Bedeutung verloren. Wegen ihrer längeren Wirkungsdauer sollten sie der Behandlung sehr langer Migräneattacken vorbehalten sein.

Migräneprophylaktika

Bei häufigen Migräneattacken (> 3 pro Monat), insbesondere, wenn diese nur unzureichend auf die Anfallstherapie ansprechen, empfiehlt sich eine Migräneprophylaxe. Damit lässt sich eine Reduktion von Anfallshäufigkeit, -intensität und -dauer von mindestens 50 % erzielen. Die verwendeten Arzneistoffe stammen aus unterschiedlichen Gruppen, darunter bestimmte **Betablocker** wie Propranolol (Dociton®) und Metoprolol (Metohexal®) sowie der **Kalziumantagonist** Flunarizin (Natil N®). Topiramat (Topamax®) wird auch als Antiepileptikum eingesetzt (▶ 4.4) und wirkt im ZNS dämpfend.

Migränetherapeutika in der Pflege

Serotoninagonisten sind spezifische Migränemittel, die bei Spannungskopfschmerz unwirksam sind. Sie wirken auch auf die typischen Begleiterscheinungen der Migräne, nämlich Übelkeit und Erbrechen. Häufig kann bei ihrem Einsatz auf ein zusätzliches Antiemetikum verzichtet werden. Die Akuttherapie des Migräneanfalls sollte möglichst früh erfolgen, jedoch nicht in der Auraphase. Serotoninagonisten wirken allerdings im Gegensatz zu Mutterkornalka-

Tab. 3.13 Serotoninagonisten (Triptane)

Wirkstoff	Handelspräparate	Einzeldosis (peroral)
Sumatriptan	Imigran®	50 oder 100 mg
Zolmitriptan	Asco Top®	2,5 oder 5 mg
Naratriptan	Formigran®, Naramig®	2,5 mg
Rizatriptan	Maxalt®	5 oder 10 mg
Almotriptan	Almogran®	12,5 mg

loiden zu jedem Zeitpunkt innerhalb der Attacke, müssen also nicht notwendigerweise zu Beginn genommen werden. Ein Problem aller Migränemittel ist, dass bei lang dauernden Migräneattacken gegen Ende der pharmakologischen Wirkung die Migränekopfschmerzen wiederkehren können (*Wiederkehrkopfschmerz*). So kommt es bei etwa 30–40 % der Patienten nach Gabe von **Sumatriptan** wieder zu Kopfschmerzen, wobei dann eine zweite Gabe der Substanz erneut wirksam ist. Eine zu häufige Einnahme von **Ergotamin** kann zu Dauerkopfschmerzen führen, die in ihrer Charakteristik kaum von den Migränekopfschmerzen zu unterscheiden sind. Daher sollten diese Wirkstoffe nicht öfter als 10–12-mal pro Monat angewendet werden.

Anfallsbehandlung mit Analgetika

Die Schmerzbekämpfung (▸ 3.1.2) bei leichteren Migräneattacken erfolgt durch perorale oder rektale Gabe von **Analgetika** wie Acetylsalicylsäure 500–1 000 mg, Paracetamol 500–1 000 mg oder Ibuprofen 300–600 mg. Auch Kombinationspräparate (z. B. Paracetamol + ASS + Koffein) kommen in Frage. Die meisten Patienten leiden während einer Migräneattacke unter gastrointestinalen Symptomen. Die Gabe von **Antiemetika** bessert nicht nur die vegetativen Begleitsymptome, sondern führt, über eine Wiederanregung der Magenperistaltik, zur besseren Resorption und Wirkung von Analgetika. Es werden 10–20 mg Metoclopramid (Paspertin®) peroral bzw. rektal oder 20 mg Domperidon (Motilium®) peroral verabreicht.

3.4 Phytopharmaka gegen Schmerzen

Pflanzliche Mittel gegen Schmerzen werden traditionell schon seit Jahrtausenden verwendet. Schon die Menschen in der Steinzeit kauten bestimmte Rinden gegen Schmerzen. Einige Pflanzenbestandteile wie z. B. Weihrauch oder Weidenrinde sind bis heute von Bedeutung. Ihre Wirksamkeit ist wissenschaftlich gut untersucht und klinisch bestätigt. Wegen ihrer ausgesprochen guten Verträglichkeit stellen Phytopharmaka, Tees und Aromaöle auch heute noch eine sinnvolle Alternative oder Ergänzung zur Therapie mit Analgetika dar.

3.4.1 Systemische Phytopharmaka

Ein gut wirksames rezeptfreies **Phytopharmakon** bei Muskel- und Gelenkschmerzen ist **Phytodolor**®. Es enthält Extrakte aus Eschenrinde, Espenrinde und-blättern sowie Goldrutenkraut. Anwendungsgebiete sind schmerzhafte Beschwerden bei degenerativen, entzündlichen und rheumatischen Erkrankungen. Auch **Weidenrinde** ist gut wirksam und verträglich bei Kopfschmerzen und Schmerzen im Bewegungsapparat. Sie kann z. B. als Tinktur zum Einsatz kommen. Weidenrinde enthält Polyphenole und Salicin, ein Derivat der Salicylsäure. Sie entspricht in ihrem Wirkprofil den NSAR, besitzt also analgetische, antiphlogistische und fiebersenkende Wirkung.

Gut wirksam gegen chronische und neuropathische Schmerzen sind **Cannabisblüten.** Sie werden als individuelle Rezeptur verordnet, die die Apotheke dann herstellt. Es gibt ein in Deutschland zugelassenes Fertigarzneimittel mit Cannabisextrakt (Sativex®Spray) mit der Indikation Spastik bei Multipler Sklerose. Die Anwendung bei Schmerzen anderer Art ist ein Off-Label-Use, bei der die Verantwortung beim verordneten Arzt liegt.

Kritischer Blick

Pro und Contra: Ist der Konsum von Cannabisblüten zur Schmerzbekämpfung vertretbar?

Grundsätzlich ist der therapeutische Nutzen von Cannabis klar von dem Konsum als Droge zu trennen.

Pro:

- Cannabis hat sich in vielen klinischen Studien als wirksam erwiesen.
- Es gibt keine körperliche Abhängigkeit durch Cannabis.
- Cannabis ist ein pflanzliches also natürliches Mittel.
- Hanf wird schon seit vielen Jahrhunderten in der Medizin gebraucht.
- Für manche Menschen ist Cannabis die einzig wirksame Alternative.

Contra:

- Cannabis kann süchtig machen.
- Das Rauchen von Cannabis schädigt die Lunge.
- Cannabis hat auch etliche Nebenwirkungen.
- Die Forschung lässt noch viele Frage zu Cannabis offen.
- Rauschmittel haben in der Medizin nichts zu suchen.
- Man kann auch Dronabinol oder Fertigpräparate mit Cannabis anwenden.

Tab. 3.14 Phytopharmaka, die zur Therapie der Arthrose indiziert sind

Droge	Pflanze	Indikation	Handelspräparate
Teufelskrallenwurzel	*Harpagophytum procumbens*	Arthrose	Jucurba®
Weidenrinde	*Salix*-Arten	Rückenschmerzen, Arthrose	Weidenrinde-Schmerzdragees®
Brennnesselkraut	*Urtica dioica, Urtica urens*	Unterstützende Therapie rheumatischer Beschwerden	Hox Alpha®

Extrakte der **Teufelskralle** und des **Brennnesselkrauts** haben antiphlogistische Effekte und können als pflanzliche Antirheumatika (► Tab. 3.14) bei Arthrose unterstützend wirken. Dazu sind jedoch eine ausreichend hohe Dosierung und eine länger dauernde Anwendung erforderlich. Mit geeigneten Präparaten kann häufig eine Dosisreduktion der NSAR erreicht werden.
Bei rheumatoider Arthritis hat sich die Einnahme von **Weihrauchkapseln** (*Boswellia serrata*, standardisiert auf einen bestimmten Gehalt an Boswelliasäuren) als gut wirksam erwiesen. Auch bei traumatisch bedingten Schwellungen ist die Einnahme von Weihrauch zu empfehlen.

Teemischungen

Teemischungen gegen Schmerzen enthalten schmerzlindernde, entzündungshemmende und oft auch antidyskratische Bestandteile. Antidyskratisch bedeutet, die Pflanzen wirken auf die Ausscheidungsorgane und leiten so Stoffwechselprodukte aus. Bei Schmerzen haben sich vor allem diuretisch wirksame und den Lymphfluss aktivierende Pflanzen bewährt (► Tab. 3.15). Auch eine beruhigende und krampflösende Wirkung ist unterstützend sinnvoll. Spezifisch gegen Migräne wirkt Mutterkrauttee.
Einige Bespiele für schmerzlindernde Teemischungen sind:

- **Schmerz- und Rheumatee:** Mädesüßblüten 30 g, Brennnesselblätter 30 g, Hagebutten 25 g, Birkenblätter 15 g
- **Schmerzlösender Tee:** Weidenrinde 25 g, Johanniskraut 25 g, Pfefferminzblätter 25 g, Mateblätter 12,5 g, Brennnesselblätter 12,5 g
- **Tee gegen Kopfschmerzen:** Mädesüßblüten, Weidenrinde, Melissenblätter, Johanniskraut zu gleichen Teilen

Tab. 3.15 Teedrogen für schmerzlindernde Teemischungen

Droge	Wirkungen
Weidenrinde	Analgetisch, antiphlogistisch, fiebersenkend
Mädesüßblüten	Analgetisch, antiphlogistisch, fiebersenkend
Brennnesselblätter- oder kraut	Antiphlogistisch, diuretisch
Hagebutten	Antiphlogistisch
Birkenblätter	Antiphlogistisch, diuretisch
Steinklee	Antiödemativ, Lymphfluss anregend
Melissenblätter	Beruhigend, spasmolytisch
Baldrianwurzel	Beruhigend, spasmolytisch
Pfefferminzblätter	Spasmolytisch
Johanniskraut	Stimmungsaufhellend

3.4.2 Externe Phytopharmaka

Zur äußerlichen Anwendung pflanzlicher Mittel bei Schmerzen stehen verschiedene Zubereitungen wie Cremes, Salben, Öle, Lösungen und Pflaster zur Verfügung. Bei stumpfen Verletzungen wie z. B. Prellungen, Verstauchungen, Verrenkung oder Bänderdehnung sind **Arnikazubereitungen** Mittel der Wahl. **Beinwellextrakte,** z. B. Traumaplant® oder Kytta® wirken sehr gut bei stumpfen Verletzungen, degenerativen Gelenkerkrankungen und Rückenschmerzen (► Abb. 3.12). Extrakte aus **Cayennepfeffer,** die auf Capsaicin standardisiert sind, reizen die Haut sehr stark, wirken aber auch nachhaltig gegen die Schmerzen.

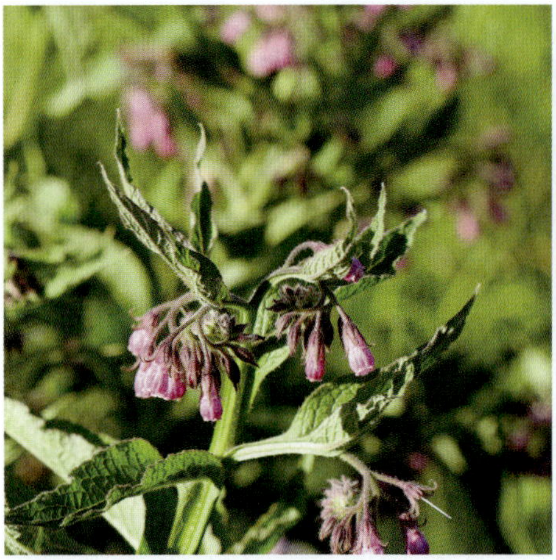

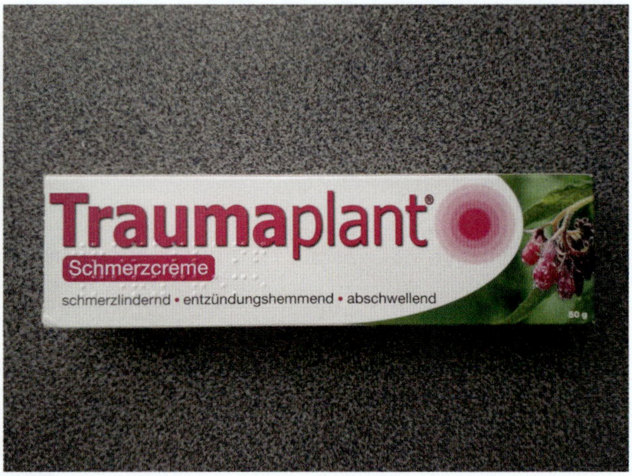

Abb. 3.12 Beinwellpflanze. Sie wächst gern auf feuchten Wiesen. Es gibt Salben mit Extrakten der Wurzel oder des frischen Krautes (z. B. Traumaplant®) [J787, M275].

Es gibt Zubereitungen mit niedrigeren Konzentrationen, die bei Muskelschmerzen zum Einsatz kommen (Finalgon® CPD)und das vergleichsweise hochdosierte rezeptpflichtige Pflaster Qutenza®, das zur Therapie von Nervenschmerzen z. B. Zosterneralgie zugelassen ist.

Praxistipp

Hinweise zur äußerlichen Anwendung

Arnika-, Beinwell- und Cayennepfefferzubereitungen dürfen nicht auf Wunden, gereizte Haut oder Schleimhaut gelangen. Besonders bei Cayennepfeffer sind nach dem Auftragen oder Aufbringen der Pflaster gründlich die Hände zu waschen.
Arnikatinktur nur (1 : 5–10) verdünnt z. B. für Umschläge verwenden.

Zur **Aromatherapie** bei Schmerzen haben sich als Einreibung in Mischung mit fetten Ölen folgende ätherischen Öle bewährt: Lavendelöl, Lemongrasöl, Pfefferminz- und andere Minzöle, Orangenöl, Zitronenöl, Rosenöl, Eukalyptusöl und Rosmarinöl. Neben der entspannenden und beruhigenden Wirkung wird die Durchblutung der Haut gefördert und die Muskulatur gelockert. Ein Fertigarzneimittel mit Pfefferminz-, Eukalyptus-und Rosmarinöl ist z. B. Doloplant®. Bei Kopfschmerzen hilft z. B. ein Roll-on mit dem Pfefferminzöl auf die Schläfen aufgetragen werden kann (Euminz®).

Wiederholungsfragen

1. Wie wirken Opioid-Analgetika und was sind ihre wichtigsten zentralen und peripheren Wirkungen? (► 3.1.1)
2. Welche Wirkungen haben Nichtopioid- Analgetika? (► 3.1.2)
3. Wie wirken nichtsteroidale Antirheumatika und welche Vorteile haben COX-2-Hemmer? (► 3.1.2)
4. Welche Anwendungsformen gibt es für Opioid-Analgetika und welche Vorteile bieten sie? (► 3.1.1)
5. Mit welchen unerwünschten Wirkungen muss bei der Schmerztherapie mit Opioiden gerechnet werden und welche Maßnahmen sind erforderlich? (► 3.1.1)
6. Wie wirken Lokalanästhetika und welche Formen der Leitungsanästhesie gibt es? (► 3.2.2)
7. Wie werden spastische Zustände medikamentös behandelt? (► 3.3.1)
8. Wie wirken Muskelrelaxanzien? Was bedeutet in diesem Zusammenhang „depolarisierend“ und „nicht depolarisierend“? (► 3.3.1)
9. Warum dürfen Bisphosphonate nur nüchtern eingenommen werden? (► 3.3.3)
10. Welche Wirkstoffe stehen zur Anfallsbehandlung und welche zur Anfallsprophylaxe der Migräne zur Verfügung und wie wirken sie? (► 3.3.4)
11. Welche pflanzlichen Schmerzmittel gibt es? Wie werden sie angewendet? (► 3.4)

Arzneimittel im zentralen Nervensystem

4

Überblick

Kein anderes System im menschlichen Organismus ist so komplex wie unser zentrales Nervensystem (ZNS). Es gibt eine Vielzahl von Angriffsmöglichkeiten für Arzneimittel an den Strukturen dieses Systems. Die Kenntnis über die Mechanismen der Wirkung von ZNS-Pharmaka ist besonders wichtig um deren vielfältige Wirkungsweisen und auch ihre Nebenwirkungen zu überblicken. Ebenso gibt es auch etliche Erkrankungen im zentralen Nervensystem, die sich erfolgreich mit Arzneimitteln behandeln lassen. Psychopharmaka und Arzneimittel gegen neurologische oder degenerative Erkrankungen können zwar selten zu einer Heilung der ZNS-Erkrankung führen, aber die Lebensqualität der Betroffenen durchaus nachhaltig verbessern.
Auf diese Fragen geht das Kapitel ein:

- Was bewirken Psychopharmaka?
- Wie werden psychische Erkrankungen erfolgreich mit Arzneimitteln behandelt?
- Wie geht man mit Nebenwirkungen durch Psychopharmaka um?
- Welchen Stellenwert haben Hypnotika bei Schlafstörungen?
- Welche Vor- und Nachteile bieten die verschiedenen Wirkstoffgruppen bei Schlafstörungen?
- Welche medikamentösen Optionen gibt es bei Demenz?
- Wie kann bei einem Epileptiker Anfallsfreiheit erreicht werden?
- Was ist bei der Dauertherapie mit Antiepileptika zu beachten?
- Welche medikamentösen Möglichkeiten gibt es, die Ursachen für Morbus Parkinson zu behandeln?
- Wie kann die Arzneimitteltherapie bei Morbus Parkinson optimiert werden?
- Welche Arzneimittel helfen bei Multipler Sklerose?
- Wie können Suchterkrankungen sinnvoll mit Arzneimitteln behandelt werden?

Die Ursachen zahlreicher Erkrankungen des **zentralen Nervensystems** (*ZNS*) sind ungeklärt. Für viele Erkrankungen anderer Organe haben Forscher bereits genaue Vorstellungen über die Krankheitsentstehung und ursächliche Behandlungsstrategien entwickelt. Bei der Mehrzahl von Erkrankungen des ZNS ist lediglich eine symptomatische Therapie möglich.

4.1 Psychopharmaka

Definition

Psychopharmaka

Die Psyche beeinflussende Arzneimittel, die zur Behandlung psychischer Erkrankungen eingesetzt werden.

Beeinflussung psychischer Symptome

Affektive Symptome betreffen das Gefühlsleben und können mit Arzneimitteln behandelt werden, die **antidepressiv, anxiolytisch** (*angstlösend*) oder **tranquilierend** (*ausgleichend*) wirken. Die antidepressive Wirkung umfasst ein Aufhellen der bedrückten, niedergeschlagenen Stimmung und das Lösen der Depression. Wirkstoffgruppen zur Behandlung von affektiven Symptomen sind v. a. Antidepressiva und Tranquilizer. Lithium wirkt gegen manische Symptome.

Arzneimittel können den **Antrieb** entweder steigern oder dämpfen. **Antriebssteigernd** (*psychostimulierend*) wirken Psychostimulanzien und einige Antidepressiva. Bei der antriebshemmenden Wirkung kann die **sedierende** (*beruhigende*) und die **hypnotische** (*schlafherbeiführende*) Wirkung unterschieden werden. Die meisten sedierenden Arzneimittel sind in Abhängigkeit von der Dosierung auch hypnotisch wirksam. Antriebsdämpfend wirken Hypnotika, Tranquilizer, eine größere Zahl Neuroleptika und einige Antidepressiva.

Die **antipsychotische Wirkung** umfasst das Reduzieren psychotischer Symptome wie Halluzinationen, Wahn und Ich-Störungen sowie das günstige Beeinflussen von formalen Denkstörungen, affektiven und psychomotorischen Störungen, die bei einer Psychose auftreten. Antipsychotisch wirken v. a. Neuroleptika. Aufmerksamkeits- und Konzentrationsstörungen lassen sich durch **Psychostimulanzien** verbessern.

Psychopharmaka in der Pflege

Bei einigen psychischen Erkrankungen ist der Patient nicht zur Einnahme von Arzneimitteln gewillt. Die mangelnde Bereitschaft, die Wirkstoffe anzuwenden, ist zum einen durch allgemeine Vorbehalte gegen eine Arzneimitteleinnahme an sich, stärkere unerwünschte Wirkungen, aber auch durch fehlende Einsicht in die Erkrankung selbst zu erklären. Besonders bei Menschen mit **Schizophrenie, Manie** oder **Sucht** achten die Pflegenden darauf, dass die Arzneimittel zeit- und dosisgerecht genommen werden. Eine mangelhafte Patientenmitarbeit kann nicht nur den Therapieerfolg gefährden, sie kann u. U. sogar gefährlich sein. Insbesondere ein abruptes Absetzen vieler zentral wirksamer Arzneimittel kann schwere gesundheitliche Folgen mit sich bringen, da es zu überschießenden Reaktionen (*Rebound-Effekt*) kommen kann. Die Pflegenden klären den Patienten auf und motivieren ihn zur Arzneimitteltherapie mit Argumenten wie:

- Die Therapie ist mit der Einnahme der verordneten Arzneimittel effektiver.
- Unerwünschte Wirkungen treten meist nur am Anfang der Therapie auf.
- Ein abruptes Absetzen ohne ärztliche Kontrolle kann lebensbedrohlich sein.
- Dem Patienten geht es besser, wenn er die verordneten Arzneimittel nimmt.

Bei Einnahmeverweigerung informieren die Pflegenden den Arzt. In der häuslichen Pflege überwachen die Pflegenden die Arzneimittelvorräte und erinnern den Patienten (oder den Hausarzt) an das rechtzeitige Verschreiben (lassen) der notwendigen Arzneimittel.

Praxistipp

Einnahme der Arzneimittel sicherstellen

Sind die Pflegenden unsicher, ob ein Patient oder eine Patientin die verordneten Arzneimittel wirklich genommen hat, fragen sie offen nach. In Zweifelsfällen werden anstelle von Tabletten Tropfen oder sich schnell auflösende Schmelztabletten gegeben, da diese nicht im Mund aufbewahrt werden können.

Viele Psychopharmaka haben eine dämpfende Wirkung. Es muss mit Müdigkeit und erhöhtem Schlafbedürfnis der Patienten gerechnet werden. Möchte der Patient bestimmte Tätigkeiten ausführen oder einer Arbeit nachgehen, kann dies zur Belastung werden.

Praxistipp

Sedierung durch Arzneimittel

Die Pflegenden weisen die Patienten darauf hin, dass andere – auch rezeptfreie – Arzneimittel die Sedierung verstärken können. Alkohol ist strikt zu meiden. Besonders in der Einstellungsphase sollten die Pflegenden mit einer starken Sedierung rechnen und ggf. helfend eingreifen, wenn dem Patienten alltägliche Tätigkeiten (z. B. Schreiben, Lesen, längeres Sitzen, Gehen oder Stehen) schwerfallen. Notfalls muss der Patient am Anfang der Therapie Bettruhe einhalten.

Die Sedierung durch zentral wirksame Arzneimittel, aber auch andere unerwünschte Wirkungen wie Blutdruckschwankungen, Seh- oder Bewegungsstörungen können die **Fahrtauglichkeit** so weit beeinträchtigen, dass während der Therapie ein Fahrverbot ausgesprochen werden muss. Das gilt insbesondere in der Einstellungsphase. Erst nach längerer erfolgreicher Therapie kann der Arzt die Erlaubnis erteilen, ein Fahrzeug zu führen.

Menschen mit Manien sind bei Behandlung mit Lithium bis zum Erreichen eines gleichmäßigen Spiegels durch die sedierende Wirkung und evtl. Begleitmedikation wie z. B. Neuroleptika oder Benzodiazepine auf keinen Fall fahrtauglich. Nach der Einstellungsphase muss zusammen mit dem Arzt individuell abgeschätzt werden, ob der Patient in der Lage ist, Auto zu fahren.

Menschen mit Schizophrenie sollten nicht Auto fahren, solange sie unter psychotischen Symptomen leiden. Die unerwünschten Wirkungen der Neuroleptika – z. B. starke Sedierung, Seh- oder Bewegungsstörungen – beeinträchtigen die Fahrtauglichkeit ebenfalls sehr stark. Treten bei Langzeittherapie keinerlei psychotische Symptome und unerwünschte Wirkungen mehr auf, die eine Beeinträchtigung von Konzentration oder Reaktionsfähigkeit verursachen, können die Patienten in Absprache mit dem Arzt oder der Ärztin Auto fahren.

4.1.1 Antidepressiva

Definition

Depression

Affektive Psychose, die mit trauriger Verstimmung, Freud- und Hoffnungslosigkeit, teilweise auch mit körperlichen Symptomen einhergeht.

Antidepressiva

Arzneimittel gegen Depressionen und depressive Symptome.

Antidepressiva verstehen

Bei Depressionen sind die Neurotransmitter im Gehirn im Ungleichgewicht. Es herrscht u. a. ein Mangel an Serotonin und Noradrenalin. **Antidepressiva** können diese gestörte Balance wiederherstellen. Sie erhöhen die Konzentration von Serotonin, Noradrenalin und anderen Neurotransmittern. Der depressive Gemütszustand bessert sich dadurch allmählich und der Mensch kann den Teufelskreis der negativen Gedanken durchbrechen. Alle Antidepressiva wirken stimmungsaufhellend und lösen die Depression. Manche Antidepressiva beeinflussen auch den Antrieb und werden entsprechend eingesetzt.

Antidepressiva werden außer bei Depressionen auch bei Angststörungen, Phobien, Panikattacken, Zwangs- und Schlafstörungen sowie bei chronischen Schmerzen eingesetzt.

Klassische Antidepressiva

Zu den **klassischen Antidepressiva** gehören die **tri**-und **tetrazyklischen Antidepressiva.** Sie sind nach ihrer chemischen Grundstruktur benannt. Trizyklische Antidepressiva besitzen drei, tetrazyklische vier Ringe. Sie umfassen Wirkstoffe, die schon längere Zeit im Handel sind. Durch ihren anticholinergen Effekt (*Verringerung der Wirkung des Acetylcholins*) verursachen sie jedoch relativ vielfältige unerwünschte Wirkungen.

Trotzdem sind auch aktuell noch v. a. dämpfende Wirkstoffe wie **Amitryptilin, Trimipramin, Doxepin** und **Mirtazapin** Mittel der Wahl, wenn es um die Behandlung von Depressionen mit Unruhecharakter oder Schlafstörungen geht. Auch bei Suizidgefahr haben sie sich bewährt. **Opipramol** nimmt eine Sonderstellung ein, da es antidepressiv und zusätzlich wie ein Tranquilizer wirkt und deshalb bei ähnlichen Indikationen zum Einsatz kommt. Antriebsneutrale Wirkstoffe wie **Imipramin** und **Clomipramin** sind günstig, wenn keine Beeinflussung des Antriebs erwünscht ist. Nicht mehr eingesetzt wird das antriebssteigernde **Desipramin,** da für die Indikation „gehemmte Depression" besser verträgliche Wirkstoffe zur Verfügung stehen (▸ Tab. 4.1).

MAO-Hemmer

MAO-Hemmer hemmen das Enzym Monoaminooxidase und damit den Abbau von Neurotransmittern, die zu den Monoaminen gehören (*Dopamin, Serotonin, Adrenalin, Noradrenalin*). Sie haben eine ausgeprägte aktivierende Wirkung. Indikationen sind stark gehemmte Depressionen und soziale Phobien. Zu den MAO-Hemmern gehören das **Tranylcypromin** und das besser verträgliche **Moclobemid** (▸ Tab. 4.1).

Selektiv angreifende Antidepressiva

Modernere Wirkstoffe beeinflussen selektiv bestimmte Neurotransmitterwirkungen. Dadurch weisen sie erheblich weniger unerwünschte Wirkungen als die klassischen Wirkstoffe auf. **Paroxetin** und **Sertralin** sind **selektive Serotonin-Wiederaufnahmehemmer** (*Selective Serotonin Reuptake Inhibitors/SSRI*). Diese hemmen die Wiederaufnahme des Neurotransmitters Serotonin aus dem synaptischen Spalt in die Nervenzelle und erhöhen so dessen Konzentration im synaptischen Spalt und seine Wirkung. **Venlafaxin** wirkt als selektiver Wiederaufnahmehemmer von Serotonin und Noradrenalin. Bei den selektiv angreifenden Arzneimitteln gibt es derzeit keinen Wirkstoff mit dämpfender Wirkung. Alle bekannten Substanzen haben eine aktivierende Wirkung und sind bei verschiedenen Depressionen, außer bei denen mit Unruhecharakter, Mittel der Wahl (▸ Tab. 4.1).

Antidepressiva in der Pflege

Menschen mit Depression sind immer mehr oder weniger **suizidgefährdet.**

Vorsicht

Erhöhte Suizidgefahr bei Therapiebeginn

Problematisch ist v. a. das Wirkprofil der antriebssteigernden Antidepressiva, denn die antriebssteigernde Wirkung tritt bereits zu Beginn der Therapie, die Stimmungsaufhellung jedoch erst nach ca. 2 Wochen ein. Im schlimmsten Fall ist der eigentlich gehemmte Mensch durch die plötzliche Antriebssteigerung auf einmal in der Lage, Suizidgedanken, die er wahrscheinlich bereits hatte, in die Tat umzusetzen.

Tab. 4.1 Indikationen der Antidepressiva

Wirkstoff	Handelspräparate	Mittlere Tagesdosis	Antrieb wird	Indikationen
Amitryptilin	Amineurin®	50–150 mg	Gedämpft	Unruhig-ängstliche, depressive Syndrome
Trimipramin	Trimineurin®, Stangyl®	50–150 mg		
Opipramol	Insidon®	150–300 mg		
Doxepin	Aponal®	20–150 mg		
Mirtazapin	Remergil®	15–45 mg		
Imipramin	Imipramin Neurax®	50–150 mg	Nicht beeinflusst	Depressionen ohne starke Gehemmtheit oder Unruhe
Clomipramin	Anafranil®	50–150 mg		
Johanniskraut	Jarsin®, Laif®	900 mg Extrakt		
Venlafaxin	Trevilor®	75–300 mg	Gesteigert	Gehemmt-depressive Syndrome
Paroxetin	Seroxat®	20–40 mg		
Escitalopram	Cipralex®	20 mg		
Citalopram	Cipramil®	20 mg		
Fluoxetin	Fluoxetin Micro Labs®	20 mg		
Sertralin	Zoloft®	50 mg		
Moclobemid	Aurorix®	300–600 mg		
Tranylcypromin	Jatrosom®	10–20 mg		

Die Pflegenden beobachten den Menschen mit Depression insbesondere zu Beginn der Behandlung genau und sprechen mit ihm. Kommt er auf das Thema „Suizid" zu sprechen, lenken die Pflegenden nicht ab, sondern klären ihn über die Wirkung der Arzneimittel auf, damit er in der Therapie eine Hoffnung sieht. Im akuten Schub lehnen die Menschen eine Therapie häufig ab. Besonders in dieser Zeit achten die Pflegenden auf die regelmäßige Einnahme der Arzneimittel und bleiben ggf. beim Erkrankten, bis die Einnahme sicher vollzogen ist. Antidepressiva haben eine geringe therapeutische Breite. Werden bei Suizidabsicht große Mengen eingenommen, sind **lebensbedrohliche Vergiftungen** möglich.

Die Pflegenden achten auf **allgemeine Warnhinweise** wie:

- Pupillenerweiterung
- Krampfanfälle
- Herzrhythmusstörungen (unregelmäßiger Puls)
- Atemlähmung

Praxistipp

Gehortete Tabletten

Sie können ein Hinweis auf Suizidalität sein. Die Pflegenden sprechen den Patienten darauf an, sammeln die Tabletten ein und leiten eine solche Beobachtung sofort an den Arzt oder die Ärztin weiter.

Einnahmehinweise

Bei Antidepressiva ist eine **regelmäßige Einnahme** besonders wichtig. Die antidepressive Wirkung setzt erst nach ca. 1–3 Wochen ein. Die unerwünschten Wirkungen treten aber meist schon vor der antidepressiven Wirkung auf. Die Pflegenden klären den Patienten darüber auf und ermutigen ihn zur weiteren regelmäßigen Einnahme des Arzneimittels, denn nur dann kommt es zum Lösen der Depression.

Einige Patienten glauben, sie könnten auf das Arzneimittel verzichten, wenn die schlimmsten depressiven Symptome überwunden sind, und setzen es ohne ärztlichen Rat ab. Davor ist der Patient ausdrücklich zu warnen, denn beim abrupten

Absetzen des Antidepressivums können überschießende Reaktionen (*Rebound-Effekte*) wie Zittern, Albträume, Kopfschmerzen, Unruhe, Angst oder Schweißausbrüche auftreten. Die Pflegenden klären den Patienten darüber auf, dass Antidepressiva auch bei länger dauernder regelmäßiger Einnahme **keinerlei Abhängigkeitspotenzial** besitzen und eine antidepressive Therapie immer über einen sehr langen Zeitraum (meist mehrere Monate) erfolgen muss. Auch die Gewichtszunahme, die durch die appetitsteigernde Wirkung der Antidepressiva zustande kommen kann, sollte kein Grund zum Ablehnen des Arzneimittels sein. Die Pflegenden interpretieren sie für den Patienten als Zeichen der Besserung.

Unerwünschte Wirkungen

Klassische Antidepressiva haben meist ausgeprägte **anticholinerge Wirkungen.** Mit dieser Teilwirkung (*einer Verringerung der Wirkung des Neurotransmitters Acetylcholin*) sind zahlreiche zwar unangenehme, aber meist harmlose Nebeneffekte der Antidepressiva verbunden (► Tab. 4.2). Die Pflegenden helfen durch einfache Gegenmaßnahmen und bestärken den Patienten darin, die Arzneimittel trotz des Auftretens der unerwünschten Wirkungen weiter einzunehmen. Oft verschwinden die unerwünschten Wirkungen nach einiger Zeit von selbst.

Hitze und schwüles Wetter können u. U. die **Temperaturregelung** des Organismus überfordern. Deshalb sollte sich der Patient bei schwül-warmem Wetter im Schatten oder in gekühlten Räumen aufhalten und extreme Belastungen vermeiden. Einige Antidepressiva, z. B. Amitriptylin, Doxepin, Imipramin und Trazodon führen zu einer Fotosensibilisierung. Sonnenbäder und Solariumbesuche sollte der Patient vermeiden. In der Sonne schützt er sich vermehrt durch entsprechende Kleidung, Kopfbedeckung und Sonnencremes.

Wechselwirkungen

Werden zwei oder mehrere der folgenden Wirkstoffgruppen miteinander kombiniert, kann ein **Serotonin-Syndrom** ausgelöst werden:

- Selektive Serotonin-Wiederaufnahmehemmer
- MAO-Hemmer
- Tri- und tetrazyklische Antidepressiva
- Johanniskraut
- Lithium
- Tryptophan
- Triptane

Durch die extrem verstärkte Wirkung des Neurotransmitters Serotonin kommt es zu Symptomen

Tab. 4.2 Durch die antidepressive Therapie treten häufig unerwünschte Wirkungen (*anticholinerge Wirkungen*) auf, denen die Pflegenden mit einfachen pflegerischen Maßnahmen entgegenwirken können.

Unerwünschte Wirkung	Bedeutung	Gegenmaßnahmen
Mundtrockenheit	Evtl. Zahnprobleme, vermehrt Karies	Viel trinken, Dörrobst oder Kaugummi kauen, zuckerfreie Bonbons lutschen, häufigere Mundpflege und Zahnarztbesuche
Verstopfte oder trockene Nase	Kann fälschlicherweise als Erkältungsschnupfen interpretiert werden	Nasenspray mit Meersalz zum Befeuchten (keine abschwellenden Nasensprays/-tropfen)
Trockenes Auge	Reizungen und Entzündungen am Auge	Entsprechende Augentropfen oder -gele (künstliche Tränen)
Verstopfung	Evtl. Beschwerden wie Bauchschmerzen oder Krämpfe, schmerzhafter Stuhlgang	Viel trinken, mehr Ballaststoffe oder Sauermilchprodukte essen
Blutdrucksenkung	Schwindel, Schwarzwerden vor Augen, Fahrtauglichkeit beeinträchtigt	Langsames Aufstehen, Kaltwasseranwendungen wie Wassertreten, Wechselduschen, kalte Güsse
Pulserhöhung	Löst Unruhe und Angst aus	Beruhigen des Patienten, autogenes Training
Sehstörungen	Fahrtauglichkeit beeinträchtigt, Lesen erschwert	Vorsichtiges Bewegen und Handeln, Sehfähigkeit dabei genau beurteilen

wie Verwirrtheit, Erregung, Angst, Schwitzen, Hitzegefühl, Durchfall, Übelkeit, Blutdruckschwankungen, Bewegungsstörungen – wie Nystagmus (*unwillkürliche Augenbewegungen*) und Tremor (*Zittern*) – sowie Muskelverspannungen. Es drohen Koma und Schock.

Fallbeispiel

Wieviel Serotonin braucht der Mensch?

Herr Unger, der wegen depressiver Symptome und psychosomatischen Beschwerden in der Klinik ist, berichtet über einen nächtlichen Krampfanfall. Er wurde neu auf Venlafaxin eingestellt, nachdem er vorher ambulant mit Citalopram behandelt wurde. Bei Bedarf bekommt er zur Beruhigung Promethazin-Tropfen. Nach dem Lesen der Packungsbeilage, äußert er Bedenken, dass bei ihm ein Serotoninsyndrom vorliegt.

Erläuterungen

Da das Serotoninsyndrom sehr selten und nur in hohen Dosierungen bzw. bei Kombination mehrerer Wirkstoffe, die Serotonin erhöhen, auftritt, liegt es in diesem Fall nicht vor. Promethazin wirkt nicht auf den Serotoninspiegel und Citalopram wurde bereits abgesetzt. In normaler Dosierung ist ein Serotoninsyndrom eher unwahrscheinlich. Trotzdem sollte der Patient mit seinen Bedenken ernst genommen und weiter beobachtet werden.

Herzrhythmusstörungen (*ventrikuläre Tachykardien durch QT-Zeit-Verlängerung*) können vermehrt auftreten, wenn zwei oder mehrere der folgenden Wirkstoffe zusammen gegeben werden:

- Tri- und tetrazyklische Antidepressiva
- Selektive Serotonin-Wiederaufnahmehemmer
- Lithium
- Neuroleptika
- Antihistaminika
- Bestimmte Antiinfektiva

Praxistipp

Einnahme Antidepressiva – Darauf ist zu achten

Während der Einnahme von Antidepressiva sollten Erkrankte den Genuss von **Alkohol** vermeiden. Er verstärkt insbesondere die zentral dämpfende Wirkung. Es kann auch zu einer verstärkten blutdrucksenkenden Wirkung kommen.

Auch **koffeinhaltige Getränke** sollten die Patienten nur in Maßen trinken, denn die anregende Wirkung des Koffeins verringert die sedierende und verstärkt die aktivierende Wirkung entsprechender Wirkstoffe. Es kann zu Angst und Unruhe kommen.

Bei der Einnahme von **MAO-Hemmern,** insbesondere von Tranylcypromin, muss eine strenge Diät eingehalten werden. Es dürfen während der Behandlung und 2 Wochen danach keine **tyraminhaltigen Nahrungsmittel** (z. B. reifer Käse, Salami, weiße Bohnen, Sauerkraut, Joghurt, Salzhering, Leber, Schalentiere, Avocado, Linsen) gegessen werden, sonst kann es durch eine starke Blutdruckerhöhung u. U. zu lebensbedrohlichen Hirnblutungen kommen (► Abb. 2.14, ► 2.4.7).

4.1.2 Lithium

Lithiumsalze werden gegen die akute manische Symptomatik, zur Prophylaxe manisch-depressiver Psychosen und bei immer wiederkehrenden Depressionen eingesetzt.

Definition

Manie

Affektive Psychose, bei der eine anhaltende und auffallende Störung der Stimmung und des Verhaltens vorliegt (Stimmung gehoben, Antrieb und Aktivität extrem gesteigert).

Lithium verstehen

Die genaue Wirkungsweise von Lithiumsalzen ist nicht bekannt. Bestimmte Neurotransmitterwirkungen werden abgeschwächt und biologische Rhythmen (z. B. Tag-Nacht-Rhythmus) beeinflusst. Handelspräparate sind z. B. Hypnorex® und Quilonum®. Die Dosierung von Lithiumsalzen erfolgt grundsätzlich sehr individuell über eine Lithiumspiegelkontrolle.

Behandlung der akuten Manie

Die **Behandlung der akuten Manie** kann mit stark wirksamen Neuroleptika oder höher dosierten Lithiumsalzen erfolgen. Eine Neuroleptikatherapie (► 4.1.3) hat den Vorteil, dass die Wirkung relativ rasch, (nach 1–2 Tagen) eintritt und dass das Neuroleptikum bei schweren manischen Zuständen auch parenteral verabreicht werden kann. Bei einer Lithiumbehandlung tritt die antimanische Wirkung erst nach 8–10 Tagen ein. Sie ist jedoch meist besser verträglich als die Neuroleptikatherapie.

Zusätzlich zur Therapie mit Lithium kann es nötig sein, den Patienten mit sedierend wirksamen Neuroleptika oder Benzodiazepinen ruhigzustellen.

Prophylaktische Behandlung

Die **Prophylaxe rezidivierender** (*wiederholt vorkommender*) manischer bzw. depressiver Phasen erfolgt mit Lithium in geringerer Dosierung als zur Akutbehandlung der Manie. Der prophylaktische Effekt von Lithium tritt erst nach sehr langer Zeit auf. Mindestens 6 Monate sind abzuwarten, ehe der Therapieerfolg bewertet werden kann. Die prophylaktische Behandlung erfolgt am besten erst in der abklingenden Phase der akuten Manie, wenn sich der Patient etwas kooperativer zeigt. Zusätzlich kann mit einer Psychotherapie begonnen werden. Zur Prophylaxe der Manie kann auch das Antiepileptikum Carbamazepin eingesetzt werden, evtl. kombiniert mit Lithiumsalzen.

Lithium in der Pflege

Der Mensch mit einer Manie hat nicht das Gefühl, dass er krank ist. Durch die manische Stimmung kommt es jedoch zu teilweise lebenszerstörenden Handlungen. Typisch sind z. B. eine hohe Verschuldung durch extrem teure Einkäufe bzw. geschäftliche Transaktionen oder eine durch krasse Selbstüberschätzung eingetretene völlige körperliche Erschöpfung. Die Therapie muss gegen den Willen (*Zwangseinweisung*), aber zum Wohle des Patienten erfolgen.

Praxistipp

Besonderheiten bei der Pflege von Menschen mit Manie

Der Umgang mit manischen Patienten ist ausgesprochen schwierig. Man darf sich weder von der Heiterkeit des Patienten mitreißen, noch von seiner Aufdringlichkeit und Aggressivität provozieren lassen.
Kritische Situationen sind durch pflegerische Maßnahmen einzuschränken:

- Niemals zwei Menschen mit Manie in ein Zimmer legen.
- Pflegende übernehmen die Betreuung dieser Menschen zu zweit.
- Unsinnige Geldausgaben unterbinden.
- Sexuelle Kontakte zu Mitpatienten verhindern.

Kritischer Blick

Pro und Contra: Sollten Menschen, die ihre Tabletten abgesetzt haben und manische Symptome entwickeln, die sie und andere gefährden zwangseingewiesen werden?

Zwangseinweisungen sind nur auf richterliche Anordnung möglich.

Pro

- Der Mensch wird vor sich selbst geschützt, denn er kann in der manischen Phase sehr gefährliche Dinge tun, die u. U. lebensgefährlich sind. Auch könnte er sich z. B. verschulden.
- Andere Menschen werden vor den Handlungen des Patienten geschützt. Da manische Patienten mitunter sehr überzeugend und mittreißend agieren, können auch andere Menschen von den Folgen der Manie (z. B. Schulden, Insolvenz, ...) betroffen sein.
- Eine Behandlung des Patienten ist meist nur durch Zwangseinweisung möglich, da er sich subjektiv sehr gut fühlt.

Contra

- Jeder Mensch hat das Recht auf Selbstbestimmung.
- Niemand kann zu „seinem Glück" gezwungen werden.
- Die Arzneimittel haben auch gefährliche Nebenwirkungen.
- Unter der Therapie ist der Patient nicht „Er selbst". Er empfindet sie als unnatürlich.

Einnahmehinweise

Lithium hat eine sehr **geringe therapeutische Breite.** Die **Einnahme** muss ganz besonders regelmäßig erfolgen, damit es nicht zu Vergiftungserscheinungen oder Rückfällen kommt. Günstig ist ein **Lithiumausweis**, in den Patienten bzw. Pflegende jede Einnahme eintragen. Darin sind auch die regelmäßig zu bestimmenden Lithiumspiegel dokumentiert. Die Pflegenden weisen die Patienten in die Nutzung eines solchen Lithiumpasses ein und achten darauf, dass er sorgfältig geführt wird.

Unerwünschte Wirkungen

Lithium führt leider häufig zu **unerwünschten Wirkungen.** Insbesondere die Beeinträchtigung von **Konzentration** und **Merkfähigkeit** sowie die **Müdigkeit** sind für den Menschen sehr belastend. Die Pflegenden können durch verschiedene einfache Übungen wie Kreuzworträtsel oder Memory die Aufmerksamkeit und das Gedächtnis des Patienten trainieren.

Tab. 4.3 Wechselwirkungen von einigen Arzneimitteln mit Lithium

Wirkstoffgruppe	Wechselwirkung
NSAR (► 3.1.2)	Durch verringerte Ausscheidung (Verminderung der glomerulären Filtration bzw. verstärkte Rückresorption) des Lithiums wird die Toxizität von Lithium erhöht
ACE-Hemmer, Angiotensin-Antagonisten (► 6.1)	
Diuretika (► 6.1)	
Antidepressiva (► 4.1.1), **Neuroleptika** (► 4.1.3)	Pharmakodynamische Verstärkung gleicher unerwünschter Wirkungen, v. a. Gefahr einer ventrikulären Tachykardie
Antibiotika (► 12.1) und **Protozoenmittel** (► 12.4), **Antihistaminika** (► 9.2) mit Einfluss auf den Herzrhythmus	
Antidepressiva (► 4.1.1)	Auslösung des Serotoninsyndroms (► 4.1.1)

Es kommt auch meist zu **Gewichtserhöhung,** vermehrtem **Durst** und häufigem **Wasserlassen.** Durch den häufiger nötigen Gang zur Toilette kann es zu Schlafstörungen kommen. Die Pflegenden achten aber darauf, dass der Patient trotzdem immer ausreichend trinkt, denn ein Flüssigkeitsmangel kann die Wirkung des Lithiums beeinträchtigen. Meist harmlose unerwünschte Wirkungen wie Magen-Darm-Beschwerden oder Akne können nach Rücksprache mit dem Arzt mit entsprechenden Arzneimitteln behandelt werden.

Praxistipp

Gesundheitszustand beobachten

Die Pflegenden achten bei einem Lithiumpatienten immer genau auf seinen allgemeinen Gesundheitszustand. Da auch banale Erkrankungen (wie Durchfall, Erbrechen oder Fieber) einen Einfluss auf Lithiumspiegel und -wirkung haben können (*Lithiumintoxikation*), sollten sie immer sofort mit dem behandelnden Arzt besprochen werden.

Wechselwirkungen

Der Lithiumpatient darf **keine salzarme Diät** bekommen. Der Natriummangel und die damit verbundene geringere Ausscheidung von Natrium führen auch zu einer geringeren Exkretion von Lithium. Es kann zu Überdosierungserscheinungen kommen.

Bei einer Lithiumbehandlung ist **Alkohol strikt zu meiden.** Zum einen kann dieser die sedierende Wirkung des Lithiums verstärken, zum anderen kommt es zu einer Alkoholunverträglichkeitsreaktion (► 2.4.7). Lithium führt auch zu zahlreichen **Wechselwirkungen** mit anderen Arzneimitteln (► Tab. 4.3). Die Pflegenden achten besonders darauf, dass der Patient keine Arzneimittel zur Selbstmedikation anwendet, die zu Wechselwirkungen führen können.

Dazu gehören:

- Acetylsalicylsäure, Ibuprofen, Diclofenac und Naproxen
- Jodid
- Natriumbikarbonat ($NaHCO_3$, Bullrich Salz®)

Vorsicht

Lithiumintoxikation

Lithium hat eine sehr geringe therapeutische Breite. Die Übergänge von unerwünschten Wirkungen (bei therapeutischer Dosierung) über eine Überdosierung bis hin zur Vergiftung sind fließend. Kochsalzarme Diät, Verlust von Natrium und Flüssigkeit durch übermäßiges Schwitzen, Erbrechen oder Durchfall begünstigen eine Intoxikation. Die Vergiftungssymptome gleichen oft den unerwünschten Wirkungen. Sehr genau beobachten die Pflegenden unerwünschte Wirkungen, die plötzlich und in starker Ausprägung auftreten.

Eine Lithiumvergiftung ist charakterisiert durch:

- Mattigkeit und Schwindel
- Lichtempfindlichkeit
- Erbrechen und Durchfall
- Sehr starken Durst
- Gedächtnis-, Orientierungsstörungen und Verwirrtheit

In schwersten Fällen kommt es zu zerebralen Krampfanfällen, Koma, Herzrhythmusstörungen und akutem Nierenversagen.

Bei Verdacht auf Lithiumvergiftung oder bei starkem Erbrechen und Durchfall eines Patienten mit Lithiumtherapie verständigen die Pflegenden den Arzt.

4.1.3 Neuroleptika

Neuroleptika (*Antipsychotika*) werden v. a. zur Therapie psychotischer Erkrankungen eingesetzt und sind essenziell in der Therapie der Schizophrenie.

Definition

Schizophrenie

In Schüben oder Phasen verlaufende Psychose mit Veränderungen des Denkens, Fühlens, der Beziehung zur Umwelt und der Persönlichkeit.

Neuroleptika verstehen

Bei der **Schizophrenie** ist das Gleichgewicht der Funktionen und Wechselwirkungen verschiedener Neurotransmitter gestört. Die neurochemischen Veränderungen im Gehirn beruhen v. a. auf einer Überaktivität des dopaminergen Systems, also von Bereichen, die vom Neurotransmitter Dopamin kontrolliert werden. Aber auch andere Neurotransmitter wie Glutaminsäure, γ-Aminobuttersäure und Serotonin spielen eine Rolle bei der Entstehung der Schizophrenie.

Neuroleptika können das gestörte Gleichgewicht der Neurotransmitter günstig beeinflussen, v. a. wirken sie über eine Hemmung der Dopaminrezeptoren ordnend auf die gestörten psychischen Funktionen (*antipsychotisch*). Neben Dopamin werden jedoch auch andere Neurotransmitter wie Acetylcholin, Histamin, Adrenalin und Serotonin beeinflusst, wodurch sich besondere, für bestimmte Krankheitsformen erwünschte Wirkprofile (aber auch unerwünschte Wirkungen) teilweise erklären lassen. Man unterscheidet positive (Plus-)Symptome, die aufgelagert sind und bei Gesunden nicht vorkommen, von negativen (Minus-)Symptomen, die einen Mangel bzw. das Fehlen bestimmter Fähigkeiten umfassen. Positive Symptome sind z. B. Wahn, Halluzinationen oder Wortneubildungen, negative Symptome sind z. B. sozialer Rückzug, Sprachverarmung oder **Stupor** (*Starre*). Klassische Neuroleptika beeinflussen v. a. Plussymptome, atypische Wirkstoffe können auch Minussymptome verbessern. Nach ihrer neuroleptischen **Wirkstärke,** also ihrer antipsychotischen Wirkung, können die Neuroleptika in schwach, mittelstark, stark und sehr stark eingeteilt werden. Als Bezugssubstanz dient Chlorpromazin, es hat eine **neuroleptische Potenz** (*NP*) von 1.

Klassische Neuroleptika

Zu den **klassischen** (*typischen*) **Neuroleptika** (▸ Tab. 4.4) zählen Wirkstoffe, die schon längere Zeit im Handel sind und bei denen bereits jahrzehntelange Erfahrungen in der Behandlung von Menschen mit Schizophrenie vorliegen. Nach der chemischen Grundstruktur unterscheidet man **Phenothiazine** und **Thioxanthene** sowie **Butyrophenone** und **Diphenylbutylpiperidine.** Die antipsychotische Wirkung der klassischen Neuroleptika umfasst v. a. die Beseitigung von auffälligen positiven Symptomen wie Wahn, Halluzinationen, zerfahrenes Denken und psychomotorische Störungen.

Merke

Klassische Neuroleptika

Sie weisen ein **typisches Wirkprofil** auf (▸ Abb. 4.1). Mit steigender neuroleptischer Potenz nehmen die unerwünschten Bewegungsstörungen (*extrapyramidalmotorische Symptome*) zu, die sedierenden Effekte und die vegetativen unerwünschten Wirkungen ab. Demnach ist ein sehr gut antipsychotisches Neuroleptikum immer auch mit schwerwiegenden unerwünschten Wirkungen wie Bewegungsstörungen verbunden. Schwach wirkende Neuroleptika sind hingegen für die Therapie einer akuten Schizophrenie eher ungeeignet und werden eher wegen ihrer sedierenden Eigenschaften angewandt.

Niedrigdosierte starkpotente und schwache Neuroleptika können auch bei Neurosen, Spannungszuständen sowie Angst- und Schlafstörungen eingesetzt werden. Außerdem werden Neuroleptika für die Neuroleptanalgesie (▸ 3.2.1) oder zur Narkosevorbereitung genutzt.

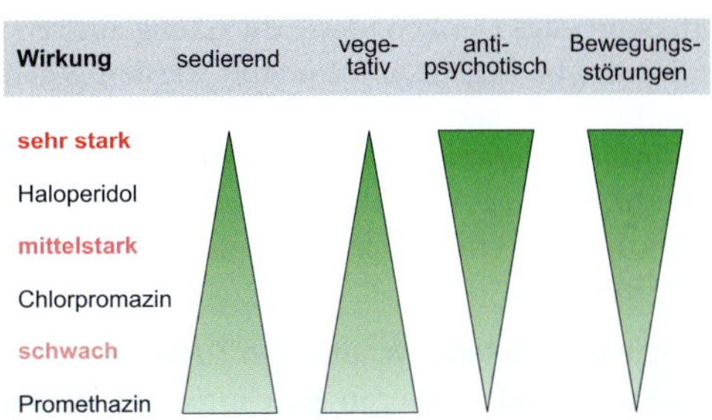

Abb. 4.1 Zusammenhang zwischen neuroleptischer Potenz und Wirkungen klassischer Neuroleptika [L157]

Tab. 4.4 Klassische Neuroleptika

Wirkstoff	Handelspräparate	Wirkstoffgruppe	Mittlere Dosierung	Wirkstärke (NP)	Indikationen
Promethazin	Prothazin®	Phenothiazin	50–150 mg tgl.	Schwach (< 1)	Psychomotorische Erregung, ängstliche Unruhe, Neurosen, als Schlafmittel, bei chronischen Schmerzen, Begleitmedikation bei akuten Psychosen (Manien, Depressionen, Schizophrenien)
Thioridazin	Melleril®	Phenothiazin	50–200 mg tgl.		
Chlorprothixen	Chlorprotixen Holsten®	Thioxanthen	15–45 mg tgl.		
Levomepromazin	Neurocil®	Phenothiazin	30–30 mg tgl.		
Flupentixol	Fluanxol®	Thioxanthen	1–20 mg tgl.	Mittelstark (1–5)	Unruhe, Angst, Erregungszustände, Hebephrenie, akute Manie
Perazin	Perazin Neurax®	Phenothiazin	25–200 mg tgl.		
Fluphenazin	Fluphenazin Neurax®	Phenothiazin	3–6 mg tgl.	Stark (> 10), sehr stark (> 20)	Akute psychotische Syndrome: paranoide und paranoid-halluzinatorische oder manische Zustände, chronische Schizophrenien (z. B. katatone Schizophrenie, Hebephrenie, Schizophrenia simplex), depressiver Wahn, Delir, Zwangsstörungen
Haloperidol	Haldol®	Butyrophenon	5–10 mg tgl.		
Melperon	Melperon®	Butyrophenon	50–200 mg tgl.		
Pipamperon	Dipiperon®	Butyrophenon	120–360 mg tgl.		
Fluspirilen	Imap®	Diphenylbutylpiperidin	1,5–2 mg wö.		

Atypische Neuroleptika

Atypische Neuroleptika sind Wirkstoffe der 2. Generation und weisen ein von den klassischen Neuroleptika abweichendes, für die Therapie günstigeres Wirkprofil auf. Sie führen zum einen bei guter antipsychotischer Wirkung kaum oder wesentlich weniger zu Bewegungsstörungen (*extrapyramidalmotorische Nebenwirkungen*), zum anderen wirken sie auch gut gegen negative Symptome wie Affektverarmung, Antriebsverminderung und sozialen Rückzug. Auch Gedächtnisleistung, Aufmerksamkeit, planendes Denken sowie die häufig auftretende depressive Begleitsymptomatik werden günstig beeinflusst (▸ Tab. 4.5). Atypische Neuroleptika sind in der Therapie der Schizophrenie **Mittel der 1. Wahl.** Bei der Auswahl eines geeigneten Wirkstoffes orientiert man sich v. a. an den unerwünschten Wirkungen.

Therapie von akuten psychotischen Zuständen

Bei akuten und schweren psychotischen Zuständen wird sofort eine sehr hohe Dosis eines Neuroleptikums, ggf. auch parenteral gegeben. Innerhalb einiger Tage tritt dann meist der gewünschte Effekt ein. Dann reduziert der Arzt die Gaben auf die minimal notwendige Dosis. Bei weniger schweren Symptomen erfolgt eine einschleichende Dosierung auf die minimal wirksame Dosis. Stationär werden erheblich höhere Dosen (5–10-mal höher) eingesetzt. Bei der **Behandlung akuter psychotischer Zustände** sind v. a. die hochwirksamen klassischen Neuroleptika im Einsatz.

Langzeittherapie der Schizophrenie

Bei der Behandlung einer Schizophrenie steht die Arzneimitteltherapie im Mittelpunkt. Sie muss oft über Jahre erfolgen. Im Normalfall erfolgt (außer bei schweren Akutzuständen) eine einschleichende Dosierung. Da die Menschen sehr unterschiedlich auf die Medikation ansprechen, muss immer eine sehr individuelle Einstellung auf das Arzneimittel erfolgen. Angeschlossen an die Akutbehandlung nach Besserung der Symptomatik folgt die **Erhaltungstherapie.** Dazu kommen wesentlich geringere Dosierungen (ein Drittel oder die Hälfte) zum Einsatz. Wurde zur Akutbehandlung ein klassisches Neuroleptikum verwendet, sollte nun die Umstellung auf ein atypisches Neuroleptikum

Tab. 4.5 Atypische Neuroleptika

Wirkstoff	Handelspräparate	Mittlere Tagesdosis	Besonderheiten im Wirkprofil	Hauptsächliche unerwünschte Wirkungen
Clozapin	Leponex®	200–450 mg	Gute antipsychotische Wirkung, Bewegungsstörungen äußerst selten	Starke Sedierung, Kreislaufbeschwerden, Agranulozytose (▸ 2.4.3)
Risperidon	Risperdal®	4–6 mg	Gute Wirkung sowohl auf Positiv- als auch auf Negativsymptomatik	In höheren Dosen Bewegungsstörungen, Antriebssteigerung
Olanzapin	Zyprexa®	5–20 mg	Gute Wirkung sowohl auf Positiv- als auch auf Negativsymptomatik	Gewichtszunahme
Sulpirid	Dogmatil®, Meresa®	0,6–1,2 g	Antriebsteigernde Wirkung, auch antidepressive Eigenschaften	Hormonelle Störungen
Amisulprid	Solian®	50–300 bzw. 400–800 mg	Zwei Dosierungen für Positiv- und Negativsymptomatik, antidepressive Wirkung	Hormonelle Störungen
Quetiapin	Seroquel®	0,3–0,6 g	Gute Wirkung auf Positiv- und Negativsymptomatik, Bewegungsstörungen selten	Starke Sedierung, Kreislaufbeschwerden
Ziprasidon	Zeldox®	80–160 mg	Auch bei schizoaffektiven Psychosen, fehlende Gewichtszunahme	Bewegungsstörungen möglich, Herzrhythmusstörungen

stattfinden. Auch die Erhaltungsdosen sind sehr individuell.

Daran schließt sich eine **Rezidivprophylaxe** an, die mindestens ein Jahr lang, bei wiederholt auftretenden schizophrenen Episoden mindestens 5 Jahre lang durchgeführt werden muss. Die Dosis ist hierbei noch geringer als für die Erhaltungstherapie. Trotz dieser geringen Dosis muss eine Neuroleptikatherapie immer ausschleichend beendet werden, d. h. die Dosis wird langsam verringert, ehe das Arzneimittel abgesetzt wird (▸ Abb. 4.2).

Neuroleptika in der Pflege

Bei Menschen mit Schizophrenie kann die Einstellung zu einer Arzneimitteltherapie sehr unterschiedlich sein. Während der eine Patient sehr gut mitarbeitet, um endlich von den für ihn quälenden psychotischen Symptomen befreit zu werden, hat

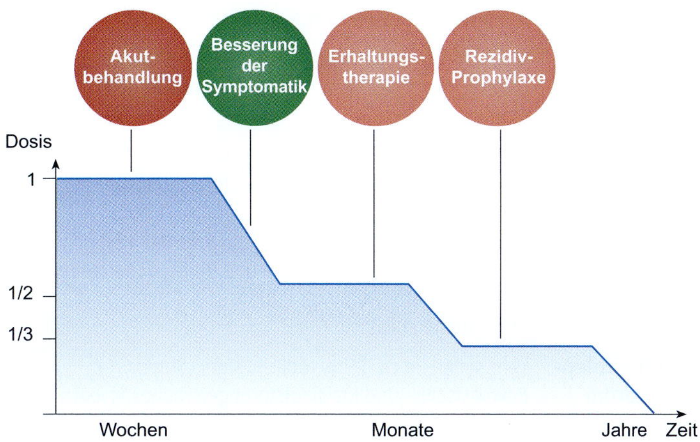

Abb. 4.2 Therapieverlauf bei einer Schizophrenie unter Neuroleptikatherapie [L157]

ein anderer Patient (ähnlich wie bei einer Manie) überhaupt keine Einsicht in die Krankheit und lehnt die Therapie ab. Die **Mitarbeit des Patienten** (*Compliance*) spielt bei der Therapie der Schizophrenie eine entscheidende Rolle, obwohl der Arzt mit geeigneten Arzneiformen auch gegen den Willen des Patienten behandeln kann. Für eine erfolgreiche Erhaltungstherapie und Rezidivprophylaxe ist aber die Einsicht des Patienten in die Krankheit und seine aktive Mitarbeit notwendig.

Bei unregelmäßiger Einnahme, v. a. bei abruptem **Absetzen eines Neuroleptikums,** können folgende **Probleme** auftreten:

- Übelkeit und Erbrechen
- Schwindel und Zittern
- Herzrasen
- Kopfschmerzen
- Albträume und Schlafstörungen
- Rückfall in die Psychose

Die Pflegenden klären den Patienten darüber auf und ermutigen ihn zur weiteren regelmäßigen Einnahme des Arzneimittels, denn nur durch sie kommt es zur Besserung der psychotischen Symptomatik und im günstigsten Fall zur völligen Heilung der Schizophrenie. Mit regelmäßigen Blutspiegelkontrollen lässt sich überprüfen, ob der Patient seine Arzneimittel einnimmt. Die Ärzte können in Zusammenarbeit mit dem Pflegepersonal die Compliance fördern, erzwingen kann man sie allerdings nicht. Die Notwendigkeit der Arzneimitteleinnahme muss dem Patienten plausibel sein. Die Aufklärung über Wirkungen (auch unerwünschte) unterstützt die Compliance. Die Pflegenden können die Vorteile der atypischen Wirkstoffe besonders herausstellen. Auch Angehörige müssen umfassend über den Nutzen und die Probleme bei einer Neuroleptikatherapie aufgeklärt werden.

Unerwünschte Wirkungen

Insbesondere hochpotente klassische Neuroleptika führen häufig zu **Bewegungsstörungen.** Da diese durch eine Störung des extrapyramidalen Systems des ZNS zustande kommen, nennt man sie auch extrapyramidal-motorische Störungen. Das extrapyramidale System umfasst Gebiete des ZNS, die für die Motorik zuständig sind, aber nicht zum Pyramidensystem gehören (► Tab. 4.6).

Tab. 4.6 Bewegungsstörungen durch Neuroleptika und Möglichkeiten zur Vermeidung bzw. Therapie

Bewegungsstörung	Charakteristik	Vermeidung/Therapie
Frühdyskinesien (in den ersten Std. bis Tagen)	Unwillkürliche, oft schmerzhafte und quälende Bewegungen wie ruckartiges Herausstrecken der Zunge, Blickkrämpfe, Hyperkinesien der Mimik wie Grimassen und Zuckungen, Schluck- und Sprachstörungen	Fast ausschließlich zu Behandlungsbeginn, verschwinden dann; nur bei einigen Patienten auftretend; Gabe von Anticholinergika möglich
Parkinsonismus	Parkinsonähnliche Symptome wie Tremor, Rigor, Akinese und Drüsenüberfunktion	Gabe von Anticholinergika
Akathisie (*Sitz-, Geh- und Stehunruhe*)	Subjektiv quälende Unruhe, Unmöglichkeit sitzen zu bleiben, tritt meist nach dem Parkinsonismus auf	Wirkstoff wechseln oder Dosisreduktion, vorübergehende Linderung durch Betablocker oder Benzodiazepine
Spätdyskinesien (nach Wochen bis Jahren der Behandlung)	Abnorme, unwillkürliche, häufig stereotype Bewegungen, Hyperkinesen, z. B. Bewegungsunruhe der Zunge und des Mundes (Mümmeln, Lecken, Saugen, Zunge rausstrecken), des Gesichtes (Grimassen, Lidkrampf), der Arme und Beine, Schaukeln (Klavierspielerbewegung); Patient selbst bemerkt die Bewegungen nicht	Schwierig zu therapieren, deshalb Vermeidung, z. B. durch Umstellung auf atypische Neuroleptika oder minimale Dosierung; Clozapin hat günstigen Einfluss auf neuroleptisch bedingte Spätdyskinesien
Malignes neuroleptisches Syndrom	Sehr selten, in ca. 20 % tödlich (Rigor, Stupor, Bewusstseins- und Kreislaufstörungen, hohes Fieber)	Gabe von Dantrolen und Anti-Parkinson-Mitteln (Amantadin oder Dopaminagonisten wie Bromocriptin)

Praxistipp

Bewegungsstörungen durch Neuroleptika

Die Pflegenden beobachten die Menschen besonders in der Einstellungsphase oder wenn sie auf einen anderen Wirkstoff umgestellt werden. Bemerken sie Zeichen für Bewegungsstörungen, informieren sie sofort den behandelnden Arzt. Die **Frühdyskinesien** können mit Beta-Blockern oder Biperidin gut behandelt und die Neuroleptikatherapie kann fortgesetzt werden.

Auf die nicht immer zu vermeidenden Bewegungsstörungen reagiert die Umwelt oft mit Unverständnis, denn sie sind mitunter sehr bizarr und werden vom Patienten nicht bemerkt (v. a. **Spätdyskinesien**). Nicht die Symptome der Schizophrenie sind hier auffällig, sondern die unerwünschten Wirkungen der Neuroleptika. Dem begegnen die Pflegenden mit Verständnis und klären Angehörige oder Kontaktpersonen auf.

Besonders belastend sind für den Patienten **Parkinsonismus** und **Sitz-, Geh-** und **Steh-Unruhe.** Durch entsprechende Anpassungen der Arzneimitteltherapie (z. B. Wechsel auf ein atypisches Neuroleptikum, Dosisreduktion oder Gabe von Anti-Parkinson-Mitteln) lässt sich die Situation des Patienten verbessern. Da solche Maßnahmen auch die Geduld und die Mitarbeit des Patienten erfordern, können die Pflegenden dem Patienten hier Mut zusprechen und die Vorteile der Therapie bzw. zusätzlicher Maßnahmen erläutern.

Fallbeispiel

Frau Jankowsky findet keine Ruhe

Frau Jankowsky beklagt sich beim Pfleger Michael, dass sie keine Ruhe findet. Kaum hat sie sich hingelegt, hat sie schon wieder das Bedürfnis aufzustehen. Auch sitzen bleiben kann sie nicht, so dass sie den ganzen Tag hin und her läuft und ständig die Position wechselt. Die Patientin ist auf Risperidon neu eingestellt worden.

Erläuterung

Zu Beginn der Therapie mit Neuroleptika können Bewegungsstörungen auftreten. Dazu gehört die Akathisie (Sitz-, Geh- und Stehunruhe). Gegen diese typische Nebenwirkung, die bei atypischen Neuroleptika zwar seltener ist, aber dennoch auftritt, kann Propranolol gegeben werden. Auch eine Dosisreduktion der Neuroleptika könnte in Frage kommen. Es muss Rücksprache mit dem behandelten Arzt gehalten werden, der die weiteren Therapiemaßnahmen bestimmt.

Häufige **unerwünschte vegetative Wirkungen** sind z. B. Trockenheit der Schleimhäute, Sehstörungen, Schweißausbrüche, Obstipation und Harnverhalt. Besonders wichtig ist die nicht selten auftretende Blutdrucksenkung mit Schwindel und Pulserhöhung. Durch Neuroleptika verursachte **hormonelle Störungen** führen z. B. zu Ovulationshemmung, Amenorrhö (*Regelblutung entfällt*) oder Libido- und Potenzverlust.

Praxistipp

Vegetative Nebenwirkungen – Neuroleptika

Diese ähneln den unerwünschten anticholinergen Wirkungen der Antidepressiva (▸ 4.1.1, ▸ Tab. 4.2). Pflegende achten besonders auf Kreislaufprobleme und lindern durch einfache Maßnahmen die Beschwerden. Oft verschwinden diese unerwünschten Wirkungen nach einiger Zeit von selbst.

Hitze bzw. Schwüle können die **Temperaturregelung** des Organismus überfordern. Deshalb sollte sich der Patient bei schwül-warmem Wetter im Schatten oder in gekühlten Räumen aufhalten und extreme Belastungen vermeiden. Einige Neuroleptika (z. B. Haloperidol, Benperidol, Promethazin, Chlorpromazin, Chlorprothixen, Thioridazin, Fluphenazin, Perphenazin, Flupentixol, Fluspirilen, Levomepromazin, Risperidon und Olanzapin) führen zu einer **Fotosensibilisierung.** Sonnenbäder und Solariumbesuche sollen Patienten vermeiden. In der Sonne schützt sich der Patient durch entsprechende Kleidung, Kopfbedeckung und Sonnencremes. Da bei einigen Neuroleptika (z. B. Clozapin oder Olanzapin) Blutbildveränderungen mit schwerwiegenden Folgen auftreten können (*Agranulozytose*), sind sehr engmaschige und regelmäßige **Laborkontrollen** erforderlich.

Vorsicht

Lebensgefährliche Nebenwirkungen

Sehr selten, aber **lebensgefährlich** sind:

- **Malignes neuroleptisches Syndrom** mit Fieber, Rigor und Akinese, Bewusstseinsstörungen, starkem Schwitzen und Tachypnoe (*schnelleres Atmen*)
- **Agranulozytosen** aufgrund gestörter Leukozytenbildung (z. B. bei Clozapin oder Olanzapin); erste Hinweise: Fieber und Halsschmerzen

Bei Auftreten verdächtiger Symptome verständigen die Pflegenden sofort den Arzt.

Wechselwirkungen

Bei der Therapie der Schizophrenie mit Neuroleptika darf kein **Alkohol** getrunken werden. Er verstärkt insbesondere die zentral dämpfende Wirkung. Es kann aber auch zu einer verstärkten blutdrucksenkenden Wirkung oder zur Verschlimmerung der Bewegungsstörungen kommen. Alkohol hat zudem einen ungünstigen Einfluss auf die Symptome der Erkrankung. Auch **koffeinhaltige Getränke** sollte der Patient meiden. Die psychostimulierende Wirkung des Koffeins verringert die sedierenden Effekte und verringert u. U. auch die antipsychotische Wirkung der Neuroleptika. Durch große Mengen koffeinhaltiger Getränke kann es zu Angst und Unruhe oder sogar zu Rückfällen kommen.

Wie bei Antidepressiva und Lithium können vermehrt **Herzrhythmusstörungen** (*ventrikuläre Tachykardien*) auftreten, wenn Neuroleptika zusammen mit diesen oder anderen Wirkstoffen (Antihistaminika, bestimmte Antiinfektiva) gegeben werden. Auch Sedativa, Hypnotika, Narkotika, Opioidanalgetika, Anticholinergika, Alpha- und Betablocker führen zu **Wechselwirkungen** mit Neuroleptika.

Praxistipp

Einnahme anderer Arzneimittel

Da Neuroleptika zu zahlreichen Wechselwirkungen mit anderen Arzneimitteln führen, achten Pflegende darauf, dass der Patient jede Einnahme anderer Arzneimittel mit dem Arzt oder der Ärztin bespricht. Probleme können z. B. auftreten bei der Anwendung von freiverkäuflichen Antiallergika, Sedativa und Hypnotika.

4.1.4 Tranquilizer

Definition

Tranquilizer

Tranquillanzien: Arzneimittel, die beruhigend, ausgleichend und angstlösend (*anxiolytisch*) wirken, ohne das Denkvermögen zu beeinträchtigen.

Tranquilizer lösen Spannungen und Unruhe. Sie führen dazu, dass der Mensch die Sorgen, Nöte und Ängste, die er hat, nicht mehr so wichtig nimmt. Körperliche Symptome lassen nach.

Tranquilizer verstehen

Indikationen für Tranquilizer sind Angst- und Spannungszustände, Neurosen, Schlafstörungen, Herzinfarkt, Vorbereitung von Operationen und Diagnostik. Tranquilizer können auch unterstützend bei Psychosen eingesetzt werden.

Benzodiazepine

Benzodiazepine wirken im limbischen System. Dort werden v. a. das Gefühls- und Triebverhalten und dessen Verknüpfung mit Organfunktionen geregelt (► Tab. 4.7). Erlebnisse und Gedächtnisinhalte werden hier emotional bewertet. Die Wirkstoffe verstärken die Wirkung des hemmenden Neurotransmitters γ-Aminobuttersäure. Sie haben neben ihren **tranquilierenden** Effekten eine **muskelrelaxierende** (*Erschlaffung der Skelettmuskulatur* ► 3.3.1), **antikonvulsive** (*gegen Schüttelkrämpfe* ► 4.4) und **hypnotische** Wirkung (► 4.2).

Da Benzodiazepine ein **großes Abhängigkeitspotenzial** besitzen, sollten sie sehr zurückhaltend eingesetzt werden. Alle Benzodiazepine sind rezeptpflichtig und unterliegen deshalb immer der

Tab. 4.7 Benzodiazepine als Tranquilizer

Wirkstoff	Handelspräparate	Mittlere Tagesdosierung
Chlordiazepoxid	Librium®	10–50 mg
Diazepam	Valium®	5–15 mg
Oxazepam	Adumbran®	10–40 mg
Lorazepam	Tavor®	1,5–3 mg
Alprazolam	Tafil®	0,75–1,5 mg
Medazepam	Rudotel®	10–30 mg
Midazolam	Dormicum®	7,5–15 mg

Kontrolle des Arztes, der bei der Therapie folgende **Richtlinien** beachten sollte:
- Benzodiazepine nur verordnen, wenn keine Abhängigkeit gegenüber anderen Substanzen (z. B. Alkohol oder Cannabis) besteht
- Möglichst kleine Packungen verordnen
- Ende der Therapie vorher festlegen
- Keine Dosiserhöhung (außer bei Einstellung)
- Am Ende schrittweise Dosisreduktion
- Max. 4 Wochen anwenden, dann Therapiepause

Anxiolytika
Außer den Benzodiazepinen werden auch **Hydroxyzin** (Atarax®) und **Buspiron** (Busp®) als Tranquilizer verwendet. Sie wirken über einen anderen Mechanismus und kommen v. a. bei akuten und chronischen Angststörungen als Anxiolytika/ Angstlöser zum Einsatz.

Tranquilizer in der Pflege
Die Behandlung von Neurosen, Angst- und Spannungszuständen sollte nicht allein auf eine Arzneimitteltherapie beschränkt sein. Mit **Tranquilizern** kann lediglich eine Symptombehandlung erfolgen. Den Ursachen der Beschwerden ist mithilfe einer gezielten Psychotherapie (z. B. bei einer Verhaltenstherapie) nachzugehen.

Unerwünschte Wirkungen
Benzodiazepine sind relativ gut verträglich. Häufig fühlt sich der Mensch durch die **beruhigende Wirkungskomponente** matt, benommen und schläfrig. Da auch die Konzentration oft nachlässt und der Patient verzögert reagiert, sollte er bei Erstanwendung nicht Auto fahren. In Absprache mit dem Arzt ist jedoch, wenn das Arzneimittel gut vertragen wird, das Führen eines Kraftfahrzeugs möglich. Bei Benzodiazepinen beobachtet man mitunter **paradoxe Reaktionen.** Insbesondere bei kleineren Kindern und älteren Menschen kann es so zu gegenteiligen Wirkungen wie z. B. zu Wutanfällen oder akuten Erregungszuständen kommen. **Suizidgefährdete Menschen** sollten Tranquilizer nur bei zwingender Indikation einnehmen, da die Hemmschwelle für einen evtl. geplanten Suizid geringer wird. Denkbar ist, dass Patienten bewusst die Dosis erhöhen, um ihre Hemmungen einen geplanten Suizid umzusetzen zu verlieren. Die Pflegenden achten bei solchen Patienten besonders auf Zeichen, die auf einen Suizidversuch hindeuten und informieren bei Verdacht unverzüglich den Arzt.

Gelegentlich zu beobachtende unerwünschte Wirkungen wie Herzrasen, Kopfschmerzen oder niedriger Blutdruck sind meist harmlos und treten nur zu Beginn der Therapie auf. Problematischer ist die erhöhte **Sturzgefahr** durch die muskelrelaxierende Wirkung. Die Pflegenden weisen den Patienten darauf hin und beseitigen Sturzquellen wie Teppichkanten oder niedrige Möbelstücke. Ältere Menschen benötigen u. U. häufiger den stützenden Arm der Pflegenden. Die Berücksichtigung des aktuellen Expertenstandards **Sturzprophylaxe in der Pflege** des DNQP ist unverzichtbar.

> **Vorsicht**
>
> **Bei Gabe von Benzodiazepin**
>
> Bei intravenöser und rektaler Gabe von Benzodiazepin muss die **Atmung** des Patienten beobachtet werden, da Benzodiazepine insbesondere, wenn andere zentral dämpfende Arzneimittel oder Alkohol gleichzeitig eingenommen werden, eine zentrale Hemmung der Atmung bewirken.

Abhängigkeitspotenzial
Benzodiazepine können zu einer **psychischen und physischen Abhängigkeit** führen. Die Suchtgefahr besteht bereits nach wenigen Wochen der Einnahme und auch bei niedriger Dosis. Bei einer Daueranwendung kommt es zu deutlichen **psychischen** und **physischen Veränderungen**:
- Gleichgültigkeit gegenüber der Umwelt, Flucht aus der Realität
- Nachlassen der körperlichen und geistigen Leistungsfähigkeit
- Nachlassende Libido
- Gewichtszunahme
- Vergesslichkeit (*Erinnerungslücken, Filmriss*)

Die **Entzugserscheinungen** sind meist nicht lebensbedrohlich, beeinträchtigen jedoch sehr:
- Schlafstörungen und Albträume
- Schweißausbrüche, Zittern, Kopfschmerzen und Herzklopfen
- Innere Unruhe, depressive Verstimmungen, Ängste und Panikattacken
- Wahrnehmungsstörungen, z. B. Licht- und Geräuschüberempfindlichkeit, Metallgeschmack
- Merk- und Konzentrationsstörungen

Die Pflegenden achten auf Symptome, die mit einer Daueranwendung von Benzodiazepinen in Zusammenhang stehen und besprechen evtl. notwendige

Maßnahmen mit dem Arzt. Um eine Abhängigkeit zu vermeiden, werden Benzodiazepine nur unter besonderer Kontrolle des Arztes eingesetzt.

Wechselwirkungen
Bei der Einnahme von Benzodiazepinen ist **Alkohol** strikt zu meiden. Es kommt zu einer erhöhten Sedierung und zu verstärktem Blutdruckabfall, die Fahrtüchtigkeit ist stark beeinträchtigt. Benzodiazepine in Kombination mit Alkohol gelten als häufigste Ursache für Autounfälle, die in Zusammenhang mit einer Arzneimitteleinnahme stehen. Benzodiazepine führen zu Wechselwirkungen mit anderen **Psychopharmaka** wie Sedativa, Hypnotika, Neuroleptika und Antidepressiva. Hierbei ist mit einer verstärkten sedierenden Wirkung zu rechnen. **Muskelrelaxanzien** werden in ihrer Wirkung verstärkt, deshalb muss vor Operationen die Einnahme von Benzodiazepinen berücksichtigt werden.

4.1.5 Psychostimulanzien

Definition

Psychostimulanzien

Mittel zur Steigerung der psychischen Aktivität sowie der Konzentrations- und Leistungsfähigkeit.

Psychostimulanzien sind ein wichtiger Bestandteil in der Therapie von Kindern mit dem **Aufmerksamkeitsdefizit-Hyperaktivitätssyndrom** (*ADHS*) bzw. **Aufmerksamkeitsdefizit-Syndrom** (*ADS*).

Psychostimulanzien verstehen

Medizinische Indikationen für Amphetamine und ähnlich wirkende Psychostimulanzien sind ADHS und **Narkolepsie,** eine durch plötzlich auftretende Schlafattacken am Tage gekennzeichnete Erkrankung. Koffein (Coffeinum purum®) wird therapeutisch zur kurzfristigen Beseitigung von **Ermüdungszuständen** eingesetzt.

Amphetamine
Amphetamine sind indirekte Sympathomimetika (► 1.3.4). Durch die Freisetzung, die Hemmung des Abbaus und die Hemmung der Wiederaufnahme von Noradrenalin und Dopamin erhöhen sie deren Konzentration im synaptischen Spalt und verstärken deren Wirkung im Gehirn. Dadurch wirken sie v.a. zentral erregend. Da Amphetamine eine euphorisierende (*Glücksgefühle hervorrufende*) und ausgeprägt leistungssteigernde Wirkung besitzen, werden sie oft missbräuchlich in der Drogenszene oder als Dopingmittel verwendet. Sie besitzen ein hohes Abhängigkeitspotenzial. Deshalb sind sie **Betäubungsmittel** (*BtM*) und unterliegen dem BtM-Gesetz.
Bei ADHS/ADS kommen u.a. **Methylphenidat** (Ritalin®) und **Lisdexamfetamin** (Elvanse®) zum Einsatz. Diese Wirkstoffe aktivieren bestimmte Hirnregionen, wodurch sich Konzentration und Aufmerksamkeit deutlich verbessern. Auch das Verhalten verändert sich: Hyperaktivität, Unruhe, Impulsivität, Aggressivität und Ablenkbarkeit werden verringert. Dadurch können sich bei Kindern die schulischen Leistungen, die trotz normaler Intelligenz oft schlecht sind, erheblich verbessern.

Noradrenalin-Wiederaufnahmehemmer
Atomoxetin (Strattera®) ist zur Behandlung von ADHS/ADS zugelassen, besitzt kein Abhängigkeitspotenzial und ist deshalb auch kein BtM. Es hemmt selektiv die Wiederaufnahme des Neurotransmitters Noradrenalin aus dem synaptischen Spalt.

Arzneimitteltherapie von ADHS/ADS
Bei der Arzneimitteltherapie sind die **Psychostimulanzien** Mittel der ersten Wahl. Die Dosierung wird mit niedrigen Dosen beginnend individuell festgelegt. Parameter zur Dosisfindung sind die Verbesserung der Aufmerksamkeitsstörungen, der Impulsivität und der motorischen Unruhe, sowie evtl. auftretende unerwünschte Wirkungen. Die Medikation erfolgt grundsätzlich am Vormittag. Eine zusätzliche Gabe spätestens am frühen Nachmittag kann notwendig sein. In den großen Schulferien werden die Arzneimittel meist abgesetzt. Dazu wird die Dosis langsam reduziert. Solche Therapiepausen sind erforderlich, um zu sehen, ob die Pharmakotherapie noch notwendig ist. Da die Kinder in den Ferien weniger sozialen Normen und Regeln unterliegen, stellen die Therapiepausen kein großes Problem dar.

Koffein
Koffein hebt Ermüdungserscheinungen auf und steigert die geistigen Leistungen. Ausgeruhte Personen können mit Koffein ihre Leistungsfähigkeit kaum verbessern. Bei älteren Menschen kann Koffein das Einschlafen fördern – vermutlich, weil das Gehirn besser durchblutet wird. Auch bei Kopfschmerzen, v.a. bei Migräne, weist Koffein günstige Effekte auf. Es ist in mehreren Kombinationspräparaten (z.B. in Thomapyrin®) enthalten, da es die Wirkung von Analgetika verstärkt.

Psychostimulanzien in der Pflege

Für eine erfolgreiche Therapie des ADHS/ADS ist die Arzneimitteltherapie meist unerlässlich. Viele Eltern haben diesbezüglich jedoch Bedenken.

Praxistipp

Argumente für eine Therapie mit Psychostimulanzien bei ADHS/ADS

- Psychostimulanzien verbessern die Aufmerksamkeit und Konzentration.
- Eine Suchtgefahr besteht bei Menschen mit ADHS/ADS auch nach langjähriger Therapie nicht.
- Die Arzneimitteltherapie ist eine wichtige Komponente innerhalb eines umfassenden Behandlungsprogramms und die Chance für eine altersgemäße Entwicklung des Kindes.
- Bei 75 % der Patienten kommt es zu einer deutlichen Verbesserung der Symptome.

Arzneiformen

Amphetamine haben eine relativ geringe Halbwertzeit. Um eine Wirkung über die gesamte Unterrichtszeit zu gewährleisten, werden sie meist als Retardform gegeben.

Unerwünschte Wirkungen

Zu Beginn der Therapie mit Amphetaminen können, meist durch zu rasche Dosissteigerung ausgelöst, Übelkeit, Kopfschmerzen, Einschlafstörungen, Appetitminderung und eine Steigerung der Herzfrequenz auftreten. Gewicht, Größe, Puls und Blutdruck sollten regelmäßig, Blutbild und Nierenfunktion gelegentlich kontrolliert werden. **Koffein** ist sehr gut verträglich. Auch bei täglicher Zufuhr treten keine bleibenden organischen Schäden auf. Bei empfindlichen Personen und in hoher Dosierung sind Schlaflosigkeit, Herzklopfen, Durchfälle, innere Unruhe bis hin zu Ruhelosigkeit, Zittern und Herzrhythmusstörungen zu beobachten.

4.2 Hypnotika

Definition

Hypnotika

Schlafmittel: Arzneimittel, die zur Beeinflussung von Schlafstörungen verwendet werden.

Sedativa

Beruhigungsmittel: Arzneimittel mit relativ unspezifischer dämpfender Wirkung auf ZNS-Funktionen.

Häufig sind Wirkstoffe, die als **Hypnotika** verwendet werden, in geringerer Dosierung auch **Sedativa.**

Hypnotika verstehen

Hypnotika sollten prinzipiell nur zum Einsatz kommen, wenn die Ursache der Schlafstörungen nicht kurzfristig behoben werden kann bzw. nichtmedikamentöse Maßnahmen ohne Erfolg sind. Ihr Einsatz sollte auf einen festgelegten Zeitraum begrenzt sein. In der Therapie von **Einschlafstörungen** sind kurz und mittellang wirkende Benzodiazepine sowie Zolpidem und Zopiclon Mittel der Wahl. Für **Durchschlafstörungen** kommen nur mittellang und lang wirksame Benzodiazepine in Frage. Hypnotika wirken über einen Angriff in Großhirn und Schlafzentrum. Durch eine Verstärkung der Wirkung von hemmenden Neurotransmittern (z. B. γ-Aminobuttersäure) dämpfen sie Funktionen des ZNS und führen den Schlaf herbei. Alle Hypnotika verändern das natürliche Schlafprofil, v. a. REM- und Tiefschlafphasen werden verkürzt.

Vorsicht

Bei Gabe von Schlafmitteln

Bei allen Schlafmitteln besteht die **Gefahr** der Entwicklung einer **Abhängigkeit!**

Hypnotika in der Pflege

Schlafstörungen werden von Menschen oft selbst behandelt. Dies birgt das Risiko einer zu häufigen unkritischen Einnahme von frei verkäuflichen Schlafmitteln. Zuerst sollte der Mensch mit nichtmedikamentösen Maßnahmen und pflanzlichen Präparaten oder Tees versuchen, die Schlafstörungen zu beheben. Gegen eine gelegentliche Einnahme von Schlafmitteln ist im Grunde nichts einzuwenden. Der Mensch sollte jedoch bemüht sein, die Ursache für seine Schlafstörung zu ermitteln und wenn möglich zu beheben. Ist dies nicht ohne Weiteres möglich oder bestehen die Schlafstörungen über einen längeren Zeitraum (länger als 2 Wochen), sollte unbedingt ein (Fach-)Arzt zu Rate gezogen werden.

Praxistipp

Vom Patienten gekaufte Arzneimittel

Häufig nehmen Patienten zusätzlich zu der vom Arzt verordneten Arzneimitteltherapie selbst gekaufte Arzneimittel ein. Es kann zu Wechselwirkungen vor allem mit zentral dämpfenden Arzneimitteln kommen. Die Pflegenden achten auf Zeichen einer zusätzlichen Arzneimitteleinnahme (z. B. herumliegende Schachteln) und informieren ggf. den Arzt.

Einnahmehinweise

Hypnotika sollten 30 Min. vor dem Schlafengehen mit einem großen Glas Wasser eingenommen werden. Die Einnahme zu Beginn der Nachtruhe vermindert das Risiko eines Überhangs am nächsten Tag. Manche Menschen lagern die Tabletten im Nachttischschrank und nehmen sie im Bett liegend ein. Davon ist dringend abzuraten. Die Einnahme muss **immer in aufrechter Position** erfolgen, sonst könnte die Tablette gar nicht oder erst sehr spät in den Magen gelangen und dadurch verzögert wirken. Zudem würde die Speiseröhre gereizt.

Vorsicht

Vergiftung durch Überdosierung von Hypnotika

Durch „verzweifelte" Überdosierung, weil die erwünschte schlafbringende Wirkung nicht sofort eintritt (aber auch in Suizidabsicht) kann es zu Vergiftungen kommen.

- **Typische Symptome** sind Benommenheit und Hypotonie, bei Antihistaminika auch Halluzinationen und Krämpfe, bei Benzodiazepinen auch Koordinationsstörungen und verringerte Reflexe.
- **Lebensbedrohlich** sind v. a. Koma und Atemlähmung.

Unerwünschte Wirkungen

Da das Schlafprofil verändert wird, muss bei Beendigung einer länger dauernden Hypnotikaeinnahme mit einem **REM-Überschuss** gerechnet werden, bei dem vermehrtes Träumen, im Extremfall aber auch ein Delir mit Bewusstseinstrübung, Verwirrtheit, Orientierungslosigkeit bzw. Halluzinationen auftreten. Das größte Problem bei Hypnotika ist ihr **Abhängigkeitspotenzial.** Die Pflegenden klären den Patienten über die Risiken einer Dauereinnahme auf und versuchen den Konsum von Schlaftabletten – egal, ob freiverkäuflich oder ärztlich verordnet – so gering wie möglich zu halten.

Die **Risiken** einer Dauereinnahme sind:

- Veränderung des Schlafprofils mit schlechterer Verarbeitung der tagsüber aufgenommenen Informationen
- Toleranzentwicklung mit der Notwendigkeit, immer mehr Tabletten zu nehmen
- Überschießende Reaktionen nach Absetzen der Schlafmittel
- Sturzgefahr durch die muskelrelaxierende Wirkung (bei Benzodiazepinen)
- Zwingende Abhängigkeit von der Tablette („Ohne Tablette kann ich nicht schlafen, was soll ich jetzt machen?")

Die Pflegenden warnen den Menschen vor der morgendlich auftretenden **Nachwirkung** und der auch dann noch bestehenden **Fahruntauglichkeit. Wechselwirkungen** bestehen v. a. mit anderen zentral dämpfenden Wirkstoffen, z. B. Psychopharmaka, Antiepileptika, Antihypertensiva und Alkohol. Bei gleichzeitiger Einnahme sind v. a. die Beeinträchtigung der Fahrtauglichkeit und die Nachwirkung verstärkt.

4.2.1 Benzodiazepine

Benzodiazepine verstehen

Die wichtigste Wirkstoffgruppe zur Behandlung von Schlafstörungen sind die **Benzodiazepine.** Sie sind zuverlässig in der Wirkung, haben eine relativ große therapeutische Breite und beeinträchtigen den wichtigen REM-Schlaf nur wenig. Die einzelnen Benzodiazepine unterscheiden sich v. a. hinsichtlich ihrer Wirkdauer und werden entsprechend eingesetzt. Nach der Plasmahalbwertszeit (*HWZ* ► 1.2.4) des Wirkstoffs und seiner wirksamen Metaboliten werden sie in kurz, mittellang und lang wirksame Benzodiazepine eingeteilt. Am häufigsten kommen mittellang wirksame Substanzen zum Einsatz (► Tab. 4.8).

Benzodiazepine in der Pflege

Obwohl Benzodiazepine als gut verträglich gelten, können einige **Probleme** bei ihrer Anwendung auftreten:

- **Nachwirkung** mit morgendlicher Müdigkeit (*Hangover*), besonders bei lang wirksamen Substanzen oder Kumulation
- Beeinträchtigung des **Konzentrations**- und **Reaktionsvermögens** und dadurch der **Fahrtauglichkeit**
- Erhöhte Sturz- und Unfallgefahr durch **Muskelrelaxation** (*Erschlaffung der Skelettmuskulatur*)

Tab. 4.8 Benzodiazepine als Hypnotika

Wirkstoff	Handelspräparate	Mittlere Dosierung	Wirkdauer	Indikation	Nachteile
Midazolam	Dormicum®	3,5–7 mg	Kurz (HWZ < 5 Std.)	Einschlafstörungen, als Sedativa, Prämedikation bei Narkosen	Nächtliches Erwachen oder Entzugsschlaflosigkeit
Triazolam	Halcion®	0,125–0,25 mg			
Nitrazepam	Nitrazepam AL®	2,5–10 mg	Mittellang (HWZ 5–24 Std.)	Einschlafstörungen, Durchschlafstörungen, Früherwachen	Kumulationsgefahr, Nachwirkung
Flunitrazepam	Rohypnol®	0,5–2 mg			
Brotizolam	Lendormin®	0,125–0,25 mg			
Lormetazepam	Noctamid®	0,5–2 mg			
Flurazepam	Staurodorm® neu	15–30 mg			
Chlordiazepoxid	Librium®	10–30 mg	Lang (HWZ > 24 Std.)	Durchschlafstörungen und Früherwachen mit morgendlicher Erregung oder Angst (nur stationär)	Kumulationsgefahr, starke Nachwirkung
Diazepam	Valium®	5–15 mg			

- **Überschießende Reaktionen** (*Rebound-Effekt*) wie Schlaflosigkeit, Angst, Verwirrung oder Schwindel bei **Absetzen** nach längerer Einnahme
- Ausgeprägtes **Abhängigkeitspotenzial**
- Besonders bei älteren Menschen paradoxe Reaktionen, wie Verwirrtheitszustände und Halluzinationen

4.2.2 Z-Stoffe

Eine mit den Benzodiazepinen vergleichbare Wirksamkeit und Verträglichkeit besitzen auch die relativ modernen Wirkstoffe **Zolpidem** (Stilnox®) und **Zopiclon** (Ximovan®). Sie haben gegenüber den Benzodiazepinen einige **Vorteile:**
- Sie verursachen keine Nachwirkung.
- Sie beeinflussen das Schlafprofil weniger.
- Sie verursachen keine überschießende Reaktion beim Absetzen.

Auch sie besitzen ein Abhängigkeitspotenzial, sind aber weniger muskelrelaxierend. Zolpidem und Zopiclon werden nur bei Einschlafstörungen eingesetzt. Bei Kindern und Jugendlichen sowie in der Schwangerschaft dürfen sie nicht verwendet werden.

4.2.3 Chloralhydrat

Chloralhydrat (Chloraldurat® 500 mg) ist ein Wirkstoff, der schon sehr lange (seit 1869) als Sedativum und Hypnotikum verwendet wird. Es handelt sich um eine Prodrug, wird also erst im Körper in die wirksame Form umgewandelt. Die eigentliche Wirkform ist Trichlorethanol. Da Chloralhydrat die Magenschleimhaut reizt und einen brennenden und bitteren Geschmack hat, wird es als magensaftresistente Kapsel oder rektal verabreicht. Es beeinflusst den REM-Schlaf nicht, jedoch treten unerwünschte Wirkungen wie Übelkeit und Verwirrung auf. Abhängigkeiten sind äußerst selten.

4.2.4 Antihistaminika

Antihistaminika (H_1-Blocker), v. a. ältere Wirkstoffe, verfügen über vielfältige Wirkungen. Sie werden z. B. als Antiallergika (▶ 9.2), Antiemetika und Hypnotika verwendet. Da sie nicht rezeptpflichtig sind, spielen sie v. a. bei der Selbstbehandlung von Schlafstörungen eine große Rolle. Die wichtigsten Vertreter der Antihistaminika, die als Hypnotika zum Einsatz kommen, sind **Doxylamin** (Hoggar®, Gittalun®; 25 mg) und **Diphenhydramin** (Dormutil®, Halbmond®; 50 mg).

Bei gelegentlicher Einnahme sind Antihistaminika gut verträglich, folgende unerwünschte Wirkungen können jedoch auftreten:
- Schwindel
- Magen-Darm-Beschwerden
- Beeinträchtigung des Schlafprofils, v. a. des REM-Schlafs

- Nachwirkung
- Beeinträchtigung der Fahrtauglichkeit

Vergiftungen mit Antihistaminika können durch Auftreten von Koma bzw. Atemlähmung tödlich sein. Ein **Arzneimittelmissbrauch** ist bei antihistaminikahaltigen Hypnotika relativ häufig zu beobachten.

4.3 Antidementiva

Definition

Demenz

Organisch bedingter, fortschreitender Verlust intellektueller Fähigkeiten, v. a. des Gedächtnisses.

Antidementiva

Arzneistoffe, die gegen Symptome einer Demenz wirksam sind und das Fortschreiten der Demenz verzögern.

Nootropika

Arzneistoffe, die Hirnleistungen (insbesondere Gedächtnis, Aufmerksamkeit, Konzentrationsfähigkeit, Urteilsvermögen und Orientierung) verbessern.

Neuroprotektiva

Arzneistoffe, die Nervenzellen vor einer Schädigung schützen können.

Antidementiva verstehen

Die Wirkmechanismen der **Antidementiva** sind sehr verschieden. Sie wirken bei einer Demenz den Folgen entgegen, die durch die Schädigung der Nervenzellen entstanden sind ▸ Tab. 4.9).

Da bei der Demenz zahlreiche neuronale Systeme mit unterschiedlichen Neurotransmittern von der Veränderung betroffen sind, werden auch grundsätzlich als klinisch wirksam erkannte Arzneistoffe nicht bei jedem Patienten wirksam. Die Wirksamkeit eines Antidementivums lässt sich für den einzelnen Patienten nicht vorhersagen. Um einen Therapieeffekt festzustellen, sollte der Patient 12–16 Wochen behandelt werden, wobei eine genaue Beobachtung durch den Arzt und die Angehörigen erforderlich ist. Wenn kein therapeutischer Erfolg festzustellen ist, sollte auf ein anderes Mittel umgestiegen werden. Sind die unerwünschten Wirkungen zu stark oder tritt eine Verschlechterung der Demenz innerhalb von 6 Wochen ein, wird das Arzneimittel schon vorher abgesetzt. Die Erfolgskontrolle erfolgt mittels psychometrischer Tests. Bei Ansprechen des Patienten auf die Therapie wird diese fortgesetzt. Es werden ggf. zwei oder mehr Antidementiva mit unterschiedlichem Wirkungsmechanismus kombiniert.

Acetylcholinesterasehemmer

Bei der **Alzheimer-Demenz** ist im Gehirn der Neurotransmitter Acetylcholin in seiner Wirkung verringert. Sowohl seine Synthese in der Nervenzelle als auch seine Freisetzung an der Synapse sind vermindert. Nach der Freisetzung in den synaptischen Spalt wird Acetylcholin durch das Enzym Acetylcholinesterase abgebaut und so unwirksam gemacht. **Acetylcholinesterasehemmer** hemmen diesen Vorgang und erhöhen so die verfügbare Menge des Acetylcholins und seine Wirkung. Außerdem induzieren Acetylcholinesterasehemmer Wachstumsfaktoren und haben dadurch eine neuroprotektive Wirkung für die geschädigten Nervenzellen.

Kalzium- und NMDA-Antagonisten

Nach Durchblutungsstörungen und Traumen (*Schädigungen*) im Gehirn kommt es zum Anstieg der Kalziumionenkonzentration in der Nervenzelle.

Tab. 4.9 Indikationen der Antidementiva

Wirkstoffgruppe	Wirkstoff (Handelspräparate)	Indikation
Acetylcholinesterasehemmer	Donepezil (Aricept®), Galantamin (Reminyl®), Rivastigmin (Exelon®)	Bei leichter bis mittelschwerer Alzheimer-Demenz
NMDA-Antagonist	Memantin (Axura®)	Bei mittelschwerer bis schwerer Demenz
Kalziumantagonist	Nimodipin (Nimotop®)	Bei leichter bis mittelschwerer Demenz
Nootropika	Piracetam (Nootrop®)	

Auch bei der Alzheimer-Demenz ist die intrazelluläre Kalziumkonzentration erhöht. Wirkstoffe, die den Einstrom von Kalziumionen in bestimmte Nervenzellen des Gehirns hemmen, können auch gegen die Symptome einer Demenz wirken.
Nimodipin (Nimotop®) ist ein **Kalziumantagonist** (▸ 6.1.2, ▸ 6.2.1). Dieser Wirkstoff hemmt den Kalziumeinstrom in die Zelle am Kalziumkanal, einem Ionenkanal in der Zellmembran, der für den Transport von Kalziumionen in die Zelle zuständig ist. **Memantin** (Axura®) ist ein **NMDA-Antagonist.** Der NMDA-Rezeptor gehört zu den Rezeptoren, an denen Glutaminsäure als Neurotransmitter angreift. Über diesen Rezeptor wird ein Ionenkanal gesteuert, der Kalziumionen in die Nervenzelle eintreten lässt.

Nootropika

Nootropika wirken über unterschiedliche, teilweise unbekannte Mechanismen auf den Stoffwechsel und die Durchblutung des Gehirns. **Piracetam** (Nootrop®) verbessert den herabgesetzten Hirnstoffwechsel durch Stimulation des oxidativen Glukoseabbaus. Es kommt auch zu einer Zunahme der Acetylcholinrezeptorendichte sowie zur Verbesserung der Fließeigenschaften des Bluts.

Antidementiva in der Pflege

Ein wichtiger **Bestandteil der Demenztherapie** ist die Aufklärung und Information von Patienten und Angehörigen. Familie und Betreuungspersonen werden stark in die Therapie einbezogen. Bei allen Therapiemaßnahmen ist die Zuwendung zum Menschen immer wichtiger als die kognitiven Erfolge.

Probleme bei der Arzneimitteltherapie von Menschen mit Demenz

Demente Patienten haben oft Schwierigkeiten, sich zu erinnern. Das Kurzzeitgedächtnis lässt nach. Ganz alltägliche Dinge können nicht mehr benannt werden. Betroffene behelfen sich dann mit falschen Wörtern, Wortneubildungen oder Umschreibungen. Während der Gespräche geht der „rote Faden" verloren. Menschen mit Demenz fallen durch Zerstreutheit auf, sie verlegen etwa wichtige persönliche Gegenstände an ungewöhnlichen Orten. Die Betroffenen sind oft kraftlos, u. U. aber auch von zielloser Unruhe erfasst.
Aufgrund der genannten Symptome treten bei der Arzneimitteltherapie oft **Probleme** auf. Die Menschen mit Demenz können z. B.

- Arzneimittelbehälter nicht öffnen (z. B. „kindersichere" Verschlüsse),
- Tabletten nicht aus dem Blister drücken,
- Tablette nicht halbieren,
- Tropfen nicht abzählen,
- Sprays oder Inhalatoren nicht richtig anwenden,
- Sich nicht erinnern, ob das Arzneimittel schon genommen wurde oder nicht,
- Arzneimittel verwechseln,
- Arzneimittel nicht zur richtigen Tageszeit einnehmen.

Durch die genannten Probleme können Unter- oder Überdosierungen, unerwünschte Wirkungen und Wechselwirkungen auftreten.

Praxistipp

Hilfe beim Einnehmen der Arzneimittel

Die Pflegenden können bei arzneimittelbezogenen Probleme unterstützen, indem sie
- Erinnerungshinweise an markanten Stellen anbringen, z. B. Aufkleber am Badezimmerspiegel,
- für den Patienten einen Arzneimittel-Pass führen,
- Tablettenbehälter verwenden, in denen die Arzneimittel (je nach den Fähigkeiten des Patienten) für einen Tag oder eine ganze Woche vorbereitet sind,
- dem Patienten die Medikamente immer persönlich zur entsprechenden Tageszeit verabreichen.

Unerwünschte Wirkungen

Bei allen Antidementiva kann es zu **Beschwerden im Magen-Darm-Trakt** wie Durchfall, Übelkeit, Erbrechen, abdominalen Schmerzen oder Krämpfen kommen. Diese Symptome sind weitgehend von der Dosis abhängig und treten nur vorübergehend auf. Bei einschleichender Dosierung sind sie meist vermeidbar.
Durch die **gefäßerweiternde** und **blutdrucksenkende Wirkung** von Nimodipin, Nicergolin und Dihydroergotoxin kommt es zu Hautrötung, Hitzegefühl, Erhöhung der Herzfrequenz (reflektorisch), Schwindel und Kopfschmerzen. Diese Symptome treten nur zu Beginn der Therapie auf. Die Pflegenden helfen dem Patienten oder der Patientin durch geeignete Gegenmaßnahmen wie langsames Aufstehen oder Kaltwasseranwendungen.
Häufig sind auch **zentralnervöse Wirkungen** wie Schwindel, Appetitlosigkeit, Muskelkrämpfe bzw. -schmerzen, Müdigkeit, Schlaflosigkeit, motorische Unruhe, Erregung oder Aggressivität.

Treten Schlafstörungen auf, ist eine Einnahme nach 16 Uhr zu vermeiden. Die Pflegenden sollten auch das Gewicht des Patienten prüfen, da es infolge der Appetitminderung zur Gewichtsabnahme kommen kann. Bei Gabe von Arzneimitteln, die die **Leber- oder Nierenfunktion** beeinträchtigen (z. B. Nimodipin oder Pyritinol), werden regelmäßige Kontrollen der entsprechenden Laborparameter durchgeführt.

Praxistipp

Dement oder nicht?

Häufig ist es schwierig, bei unbekannten Patienten oder Patientinnen zu unterscheiden, ob sie tatsächlich an Demenz erkrankt sind oder ihre Verwirrtheit (bzw. die Zeichen eines Delirs) z. B. aufgrund der veränderten Umgebung oder einer Operation entstanden ist. Als Hilfsmittel zur Differenzierung sei hier z. B. die „Confusion Assessment Method" für Intensivstationen (*CAM-ICU*) genannt.

4.4 Antiepileptika

Definition

Epilepsie

Fallsucht: Spontanes und wiederholtes Auftreten von zerebralen Anfällen, die auf eine überschießende Aktivität der Nervenzellen zurückzuführen sind.

Antiepileptika

Antikonvulsiva: Arzneimittel zur Unterdrückung zerebraler Krampfanfälle bzw. zur Behandlung einer Epilepsie.

Antiepileptika verstehen

Antiepileptika (► Tab. 4.10) sollen die Krampfschwelle erhöhen, ohne die normalen Funktionen des Gehirns zu beeinträchtigen. Sie wirken zentral dämpfend, deshalb ist die Sedierung eine häufige unerwünschte Wirkung. Antiepileptika können die **elektrische Reizleitung** an der Nervenzelle – z. B. die Ionenverteilung an der Nervenzellmembran oder die **chemische Reizleitung,** also die Übertragung der Erregung von Nervenzelle zu Nervenzelle (► 1.3.4) – durch Neurotransmitter beeinflussen. Hier spielen vor allem die Neurotransmitter γ-Aminobuttersäure (*GABA*), die hemmende Nervenimpulse überträgt, und die eher erregenden Neurotransmitter Glutaminsäure und Asparaginsäure eine Rolle.

Die **elektrische Reizleitung** beeinflussen:

- Carbamazepin
- Phenytoin
- Lamotrigin
- Ethosuximid

Die **chemische Reizleitung** beeinflussen:

- Phenobarbital
- Primidon
- Benzodiazepine, z. B. Clonazepam
- Vigabatrin

Eine Beeinflussung sowohl der **elektrischen als auch der chemischen Reizleitung** erfolgt durch:

- Valproinsäure
- Topiramat

Ein Wirkstoff mit ungeklärtem Wirkungsmechanismus ist Gabapentin.

Langzeittherapie mit Antiepileptika

Für die verschiedenen Epilepsieformen haben sich unterschiedliche Wirkstoffe bewährt. Lässt sich mit einer Monotherapie keine Anfallsfreiheit erreichen, können mehrere Wirkstoffe kombiniert werden. Um unerwünschte Wirkungen zu vermeiden, sind **Antiepileptika** einschleichend und so niedrig wie möglich zu dosieren. Die Dosis darf jedoch auch nicht zu gering sein, um Anfälle sicher zu vermeiden. Es ist erforderlich, den Plasmaspiegel der Antiepileptika, das Blutbild, den Urin und die Leberwerte des Patienten sorgfältig zu überwachen. Nach 3-jähriger Therapie kann bei Anfallsfreiheit ein Versuch zur Beendigung der Therapie gemacht werden. Dabei wird die Dosierung der Antiepileptika unter EEG-Kontrolle über einen Zeitraum von mindestens 6–12 Monaten stufenweise verringert. Abruptes Absetzen der Arzneimittel kann Anfälle provozieren.

Therapie des Status epilepticus

Dieser stets lebensbedrohliche Zustand erfordert eine sofortige und ausreichend hoch dosierte medikamentöse **Therapie.** Er muss so rasch wie möglich unterbrochen werden. Mittel der ersten Wahl sind Benzodiazepine wie Clonazepam und Diazepam sowie Phenytoin. Sie werden langsam intravenös injiziert oder als Dauertropfinfusion gegeben. Bei starker Atemdepression muss beatmet werden. Bei unzureichender Wirkung kann zusätzlich Phenobarbital gegeben werden. Letzte Maßnahme (*Ultima Ratio*) ist eine Injektionsnarkose mit Thiopental.

Tab. 4.10 Antiepileptika und ihr bevorzugter Einsatz je nach Epilepsieform

Epilepsieform	Antiepileptikum der Wahl	Handelspräparate	Mittlere Tagesdosis
Grand-Mal-Anfälle	Valproinsäure	Convulex®, Orfiril®	1,2–1,8 g
	Phenobarbital	Luminal®	0,05–0,2 g
	Primidon	Liskantin®	0,75–1,5 g
Absencen	Valproinsäure	Convulex®, Orfiril®	1,2–1,8 g
	Ethosuximid	Petnidan®	0,5–1,2 g
Myoklonisch-astatische Anfälle	Valproinsäure	Convulex®, Orfiril®	1,2–1,8 g
	Clonazepam	Antelepsin®	0,001–0,02 g
Myoklonische Anfälle	Valproinsäure	Orfiril®	1,2–1,8 g
	Primidon	Liskantin®	0,75–1,5 g
Blitz-Nick-Salaam-Anfälle	Valproinsäure	Convulex®, Orfiril®	1,2–1,8 g
	Vigabatrin	Sabril®	1–3 g
	Clonazepam	Antelepsin®	0,001–0,02 g
Einfache fokale Anfälle	Carbamazepin	Tegretal®	0,8–1,2 g
	Levetirazetam	Keppra®	2 g
	Lamotrigin	Lamictal®	0,2–0,4 g
	Gabapentin	Neurontin®	0,9–2,4 g
Komplexe fokale Anfälle	Carbamazepin	Tegretal®	0,8–1,2 g
	Lamotrigin	Lamictal®	0,2–0,4 g
Sekundär generalisierte Anfälle	Carbamazepin	Tegretal®, Finlepsin®	0,8–1,2 g
	Phenytoin	Phenhydan®	0,2–0,5 g
	Lamotrigin	Lamictal®	0,2–0,4 g
	Gabapentin	Neurontin®	0,9–2,4 g
	Topiramat	Topamax®	0,1–0,6 g

Praxistipp

Bei häufigen Anfällen

Treten trotz Dauermedikation beim Patienten häufig Anfälle auf, sollten zu Hause immer **Diazepam-Rektiolen** vorrätig und leicht erreichbar sein. Sie werden als erste Maßnahme zur Anfallslinderung bis zum Eintreffen des Notarztes verabreicht.

Antiepileptika in der Pflege

Die Pflegenden fordern den Patienten zur Selbstbeobachtung auf. Ein Epileptiker, der mit seiner Erkrankung und der Arzneimitteltherapie vertraut ist, kann ein völlig normales Leben führen. Größere Einschränkungen in Alltag und Beruf sind meistens nicht vorhanden. Jedoch muss er sich selbst bei allem, was er tut, richtig einschätzen. Dem Patienten wird geraten, einen **Anfallskalender** zu führen und darin auch besondere Vorkommnisse und Belastungen einzutragen. Er wird dazu ermuntert, seine Lebensführung zu hinterfragen: „Wie leistungsfähig bin ich? Kann ich die mir bevorstehende Aufgabe bewältigen oder sollte ich die Anforderungen senken?" Der Patient wird darin bestärkt, sich nicht von Außenstehenden zu Handlungen (z. B. Alkoholgenuss oder enorme körperliche Anstrengungen) überreden lassen, denen er nicht gewachsen ist.

Besonders wichtig ist die Selbsteinschätzung bei der Frage der Fahrtauglichkeit. Menschen mit Epilepsie sind im Grunde **nicht fahrtauglich.** Durch das plötzliche Auftreten eines epileptischen Anfalls, bei dem Bewusstsein und koordinierte Bewegungen ausfallen, kann der Betroffene das Fahrzeug nicht mehr beherrschen. Antiepileptika beeinträchtigen mit ihrer zentral dämpfenden Wirkung ebenfalls die Fahrtauglichkeit, da sie Konzentration und Reaktionszeit verschlechtern. Einem gut eingestellten Menschen mit Epilepsie kann, in Absprache mit dem Arzt oder der Ärztin, aber prinzipiell das Führen eines Kraftfahrzeugs ermöglicht werden.

Unerwünschte Wirkungen

Bei exakter und einschleichender Dosierung werden die **unerwünschten Wirkungen** der Antiepileptika so gering wie möglich gehalten. Da bei manchen Patienten jedoch bis an die Nebenwirkungsgrenze dosiert werden muss, um die Anfälle zu beherrschen, ist der Patient oft gezwungen, unerwünschte Wirkungen in Kauf zu nehmen, damit die in jedem Fall gefährlicheren Anfälle nicht auftreten.

Bei fast allen Antiepileptika kommt es zu zentralnervösen Erscheinungen. Die Pflegenden beobachten häufig Müdigkeit, Schläfrigkeit, Schwindel, Schwäche, Sehstörungen, Kopfschmerzen, aber auch Verwirrtheit oder Unruhe. Bei einigen Antiepileptika kommt es zu Bewegungsstörungen wie **Ataxie** (*Koordinationsstörung bestimmter Bewegungsabläufe*) oder **Nystagmus** (*unwillkürliche Augenbewegungen*) bei hohen Dosen von Phenytoin. Auf zentralnervöse Symptome achten die Pflegenden besonders. Der Patient sollte gegen die Müdigkeit, die durch die Arzneimittel hervorgerufen wird, nicht mit großen Mengen Kaffee ankämpfen. Im schlimmsten Fall löst extremer Koffeingenuss einen Anfall aus.

Treten **Magen-Darm-Beschwerden** wie Übelkeit, Appetitlosigkeit, Erbrechen oder Gewichtszunahme auf, die auch zu den häufigeren unerwünschten Wirkungen der Antiepileptika gehören, klären Pflegende den Patienten darüber auf, dass hier keine Magen-Darm-Erkrankung vorliegt und die unangenehmen Begleiterscheinungen bei länger dauernder Einnahme meist verschwinden. Unangenehm für den Patienten sind auch **kosmetisch** sehr störende Erscheinungen wie die durch Phenytoin ausgelöste **Zahnfleischwucherung** (*Gingivahyperplasie*) oder Haarausfall, der bei Valproinsäure auftreten kann. Pflegende achten außerdem auf Zeichen für **allergische Reaktionen.** Sind Hautreaktionen oder Atemnot zu beobachten, informieren sie den behandelnden Arzt, denn hier muss u. U. ein anderes Antiepileptikum gegeben werden.

> **Vorsicht**
>
> **Gabe von Benzodiazepin bei Säuglingen und Kleinkindern**
>
> Durch Benzodiazepine wie Clonazepam kommt es bei Säuglingen und Kleinkindern zu vermehrtem **Speichelfluss** oder **Schleimbildung** in den **Bronchien.** Es kann eine Blockade der Atemwege mit Erstickungsgefahr eintreten. Deshalb überwachen die Pflegenden diese Kinder besonders aufmerksam.

Wechselwirkungen

Durch ihre **zentral dämpfende** Wirkung und die Eigenschaft vieler Antiepileptika, **Enzyminduktoren** (▸ 1.2.3) zu sein, kann es zu zahlreichen **Wechselwirkungen** mit anderen Arzneimitteln kommen, z. B. kann die Wirksamkeit oraler Kontrazeptiva beeinträchtigt sein. Der Arzt berücksichtigt bei der Arzneimitteltherapie diese möglichen Wechselwirkungen. Möchte der Patient sich selbst mit freiverkäuflichen Arzneimitteln behandeln, muss er unbedingt den Arzt bzw. die Pflegenden darüber informieren.

Epileptiker sollten keine **alkoholischen Getränke** zu sich nehmen, da Alkohol zum einen epileptische Anfälle auslöst, zum anderen die unerwünschten Wirkungen, v. a. die zentral dämpfenden Wirkungen der Antiepileptika, verstärken kann.

Compliance

Die **Patientenmitarbeit** (*Compliance* ▸ 2.6) ist ein für die Therapie der Epilepsie entscheidender Faktor. Die häufig auftretenden unerwünschten Wirkungen der Antiepileptika führen dazu, dass Patienten die Arzneimittel nicht regelmäßig einnehmen. Mit einer gelegentlichen Einnahme lassen sich jedoch die epileptischen Anfälle nicht beherrschen. Von entscheidender Wichtigkeit ist, dass der Patient die Arzneimittel genau nach Vorschrift nimmt. Die Pflegenden ermutigen den Patienten dazu, indem sie ihm die Gefahren mangelhafter Mitarbeit erläutern und die Vorteile der

Therapie herausstellen. Immerhin bleiben über 80 % der Epileptiker durch eine angemessene Arzneimitteltherapie anfallsfrei. Auf keinen Fall darf der Patient das Arzneimittel abrupt absetzen. Es kann zu überschießenden Reaktionen (*Rebound-Effekte*) und so zu epileptischen Anfällen kommen.

Schwangerschaft und Epilepsie

Familiengründung ist prinzipiell möglich. Allerdings sollten Frauen mit Epilepsie ihren Kinderwunsch vor Eintritt der **Schwangerschaft** dem Arzt mitteilen, damit dieser die antiepileptische Therapie auf Präparate umstellen kann, die keine teratogene Wirkung (▸ 2.4.5, ▸ 2.5.1) entfalten. Bei einer ungewollt eingetretenen Schwangerschaft sollte die antiepileptische Therapie unbedingt nach Absprache mit dem Arzt weiterbestehen. Auf keinen Fall dürfen die Arzneimittel abrupt abgesetzt werden. Ein Grand-Mal-Anfall der Schwangeren ist für das Ungeborene gefährlicher als die Einnahme von Antiepileptika. Spezielle pränatale Untersuchungsmethoden geben Aufschluss darüber, ob und ggf. wie das Ungeborene geschädigt ist.

Fallbeispiel

Frau Krüger möchte schwanger werden

Frau Krüger ist in der Klink, um neu auf Antiepileptika eingestellt zu werden. Sie äußert dem Krankenpfleger gegenüber, dass sie die Absicht hat, eine Familie zu gründen. Dabei schildert sie ihre Bedenken wegen der fruchtschädigenden Wirkung der Medikamente.

Erläuterungen

Epileptikerinnen können unter EEG-Kontrolle auf Medikamente eingestellt werden, die kein oder nur ein sehr geringes teratogenes Potential besitzen. So ist eine Familienplanung optimal. Die Pflegenden beruhigen die Patientin und erklären, dass epileptische Anfälle für das Ungeboren viel mehr Schäden verursachen können, als die Medikamente. Viele Epileptikerinnen bekommen gesunde Kinder. Die Krankheit ist kein Grund, auf eine Mutterschaft zu verzichten.

Das Risiko einer Schädigung des Kindes ist bei unbehandelten Frauen mit Epilepsie deutlich höher als bei gesunden Frauen und viele Antiepileptika haben teratogene Effekte. Frauen mit Epilepsie und ohne Kinderwunsch sollten sicher verhüten. Da einige Antiepileptika Enzyminduktoren sind (▸ 1.2.3), verringern sie die Wirksamkeit von oralen Kontrazeptiva. Hier muss die Dosis entsprechend erhöht werden, um einen sicheren Empfängnisschutz zu gewährleisten.

4.5 Anti-Parkinson-Mittel

Indikationen für **Anti-Parkinson-Mittel** sind das Parkinson-Syndrom und der durch Neuroleptika verursachte Parkinsonismus.

Definition

Parkinson-Syndrom

Parkinsonsche Krankheit, Morbus Parkinson, Schüttellähmung: Degenerative Stammganglienerkrankung mit Symptomkombination aus Akinese, Rigor und Tremor.

Anti-Parkinson-Mittel verstehen

Beim Parkinson-Syndrom herrscht durch die Zerstörung der dopaminergen Neuronen folgendes Ungleichgewicht bei den Neurotransmitterwirkungen:

- Dopamin verringert
- Acetylcholin erhöht
- Glutaminsäure erhöht

Anti-Parkinson-Mittel wirken, indem sie die Dopaminwirkung erhöhen oder die Wirkung von Acetylcholin bzw. Glutaminsäure verringern. Folgende Wirkungsmechanismen gibt es (▸ Abb. 4.3):

- Erhöhen der Dopaminkonzentration durch
  - Gabe der Dopaminvorstufe **Levodopa**
  - Hemmen des Dopaminabbaus (*COMT-Hemmer, MAO-Hemmer*)
- Stimulation der Dopaminrezeptoren durch **Dopaminagonisten**
- Hemmen der Acetylcholin-Rezeptoren durch **Anticholinergika**
- Hemmen der Glutaminsäure-Rezeptoren (*NMDA-Rezeptoren*) durch **NMDA-Antagonisten**

Levodopa

Dopamin selbst kann als Wirkstoff nicht gegeben werden, da es die Blut-Hirn-Schranke nicht überwinden kann. Die Aminosäure **Levodopa** ist eine Vorstufe des Dopamins, für die ein aktiver Transportmechanismus in das Gehirn existiert. Dort wird es in die eigentliche Wirkform Dopamin, den benötigten Neurotransmitter, umgewandelt (▸ Abb. 4.4).

Um unerwünschte Wirkungen durch peripher (*außerhalb des Gehirns*) wirkendes Dopamin zu vermeiden, v.a. aber um mehr Levodopa im Gehirn zur Verfügung zu haben, wird Levodopa immer zusammen mit **Decarboxylasehemmern** (z.B. **Benserazid, Carbidopa**) verabreicht. Handelspräparate mit Levodopa und einem Decarboxylasehemmer sind z.B. Madopar®, Isicom® und Nacom®. Eine Hemmung des Dopaminabbaus im Gehirn kann die Dopaminkonzentration zusätzlich erhöhen. Enzyme, die Dopamin abbauen, sind die Catechol-O-Methyl-Transferase (*COMT*) und die Monoaminooxidase (*MAO*). Der COMT-Hemmer **Entacapon** (Comtess®) oder der MAO-Hemmer **Selegilin** (Antiparkin®) kann die Wirkung von Levodopa verstärken.

Dopaminagonisten

Dopaminagonisten stimulieren wie der Neurotransmitter Dopamin die Dopaminrezeptoren (▶ Tab. 4.11).

Anticholinergika

Die beim Parkinson-Syndrom eingesetzten **Anticholinergika,** z.B. Biperidin (Akineton®), sind zentral wirksam. Dafür müssen sie in der Lage sein, die Blut-Hirn-Schranke zu überwinden. Sie hemmen die Acetylcholinrezeptoren und verringern so die Wirkung des Neurotransmitters Acetylcholin, der beim Parkinson-Syndrom zu hoch ist.

NMDA-Antagonisten

NMDA-Antagonisten wie **Amantadin** (PK-Merz®) und **Budipin** (Parkinsan®) hemmen die NMDA-Rezeptoren und verringern die beim Parkinson-Syndrom erhöhte Glutaminsäurewirkung. Budipin hat zusätzlich anticholinerge Eigenschaften.

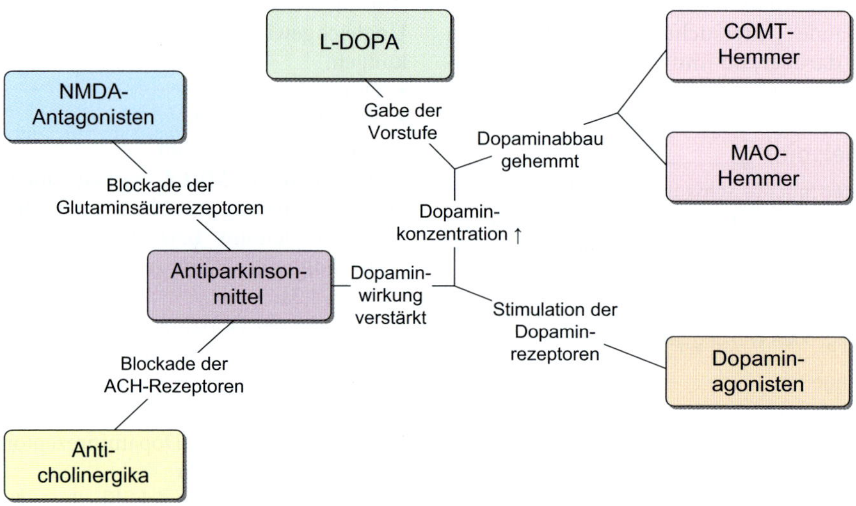

Abb. 4.3 Wirkprinzipien der Anti-Parkinson-Mittel [L157]

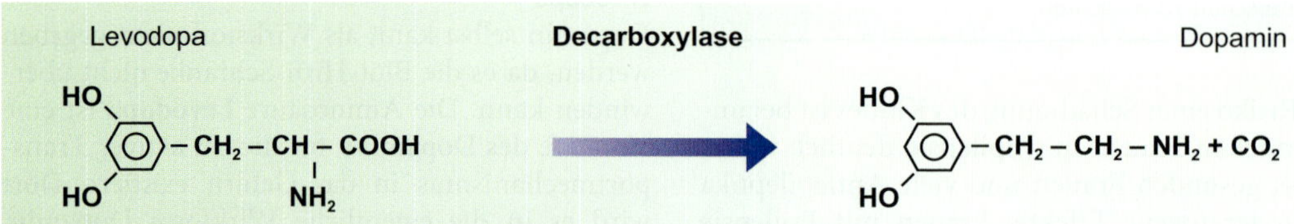

Abb. 4.4 Reaktionsgleichung für die Entstehung von Dopamin aus Levodopa [L157]

Tab. 4.11 Dopaminagonisten als Anti-Parkinson-Mittel

Wirkstoff	Handelspräparate	Mittlere Tagesdosis
Bromocriptin	Pravidel®	7,5–30 mg
Cabergolin	Cabaseril®	2–6 mg
Ropirinol	Requib®	1–8 mg
Pramipexol	Sifrol®	1–3,1 mg

Therapie des Morbus Parkinson

Um stärkere unerwünschte Effekte zu vermeiden, werden Anti-Parkinson-Mittel generell über mehrere Tage oder Wochen **einschleichend** dosiert. Die Dosierung wird unter sehr genauer Beobachtung der Parkinson-Symptomatik und der unerwünschten Wirkungen individuell durch vorsichtige, langsame Erhöhung festgelegt.

Standard-Anti-Parkinson-Mittel zur Monotherapie ist **Levodopa** (immer zusammen mit Decarboxylasehemmern). Es verbessert alle Symptome der Parkinson-Erkrankung, insbesondere die Akinese und psychische Störungen. Als **unerwünschte Wirkungen** treten bei Daueranwendung jedoch **Dyskinesien** (*Störungen normaler Bewegungsabläufe*) auf.

In den ersten Behandlungsjahren ist durch Levodopa eine anhaltend und weitgehend gleichmäßige Beweglichkeit gewährleistet. Nach ca. 3–5 Jahren kommt es bei den meisten Patienten zu Wirkungsschwankungen, den **On-Off-Symptomen.** Dabei findet immer wieder ein plötzlicher Wechsel von guter Beweglichkeit und Akinese statt. Es muss auch vermehrt mit Dyskinesien und insgesamt verringerter Wirksamkeit gerechnet werden. Alternativ zu Levodopa können auch **Dopaminagonisten** eingesetzt werden. Sie sind v. a. im Frühstadium der Parkinson-Erkrankung besser wirksam. Es treten weniger Dyskinesien, aber mehr psychische Störungen auf.

Leidet der Mensch v. a. unter Rigor, Tremor und vermehrter Drüsentätigkeit (Talg-, Schweiß-, Speicheldrüsenüberfunktion) wendet man **Anticholinergika** an. Sind jedoch psychische Symptome wie Denkstörungen und psychotische Krankheitszeichen vorhanden, sollten sie nicht eingesetzt werden. **Amantadin** wird bei leichten Fällen, in der Frühphase der Erkrankung v. a. bei Hypokinese eingesetzt. Bei **Tremor** ist Budipin sehr gut wirksam.

Kombinationstherapie

Durch eine frühzeitige **Kombinationstherapie** kann die Dosierung so gering wie möglich gehalten werden. So werden unerwünschte Effekte reduziert. Zudem können Wirkungsschwankungen und -verluste nach langjähriger Therapie mit Levodopa teilweise verhindert oder zumindest verzögert werden. Dabei wird Levodopa (plus Decarboxylasehemmer) immer mit einem oder mehreren der folgenden Anti-Parkinson-Mittel kombiniert:

- Entacapon (z. B. in Stalevo®)
- Selegilin
- Dopaminagonisten
- NMDA-Antagonisten

Therapie der akinetischen Krise

Bei der **akinetischen Krise** handelt es sich um eine relativ rasch einsetzende, vollständige Bewegungsstarre, die mit Schluckbeschwerden, Fieber, Exsikkose und Hypokaliämie einhergehen kann und lebensbedrohlich ist. Sie wird mit **Amantadin** als Dauertropfinfusion behandelt.

Vorsicht

Akinetische Krise

Menschen mit akinetischer Krise bedürfen einer **sofortigen stationären Behandlung,** da die Regulierung des Flüssigkeits- und Elektrolythaushalts (vital bedrohende Exsikkose, Hypokaliämie) sowie die intravenöse Amantadingabe erforderlich sind.

Anti-Parkinson-Mittel in der Pflege

Neben peroralen **Arzneiformen,** die schnell freisetzend, retardiert oder auflösbar sein können, stehen für eine besonders kontinuierliche Wirkstoffabgabe Pflaster (Neupro®) oder auch eine Pumpe, die über eine Sonde die Wirkstoffe an den Dünndarm abgibt (Duodopa®) zur Verfügung. Menschen mit Parkinson sind bei fortgeschrittener Erkrankung nicht mehr fahrtauglich. Gefährlich sind beim **Autofahren** neben den Bewegungsstörungen durch die Krankheit auch die Dyskinesien und evtl. auftretende Sehstörungen durch die Arzneimitteltherapie. In der Frühphase der Erkrankung, wenn Patienten auf ein Arzneimittel eingestellt sind und keine gefährlichen unerwünschten Wirkungen auftreten, kann das Führen eines Kraftfahrzeugs noch möglich sein. Der Patient sollte **Alkohol meiden,** da größere Mengen die Parkinson-Symptomatik verschlechtern oder unerwünschte Wirkungen der Arzneimittel verstärken können.

Spät einsetzende Wirkung

Durch die langsame Dosissteigerung werden unerwünschte Wirkungen zu Beginn der Behandlung vermieden, die **Wirkung** der Anti-Parkinson-Mittel setzt dadurch jedoch auch später ein. Mit einer ausreichenden Wirkung der meisten Anti-Parkinson-Mittel ist erst nach 2–3 Wochen zu rechnen. Bei Levodopa kommt es recht schnell zu einer Besserung der Parkinson-Symptomatik, die jedoch nicht sehr lange anhält. Erst nach Tagen oder Wochen merkt der Patient eine nachhaltige Beweglichkeitsverbesserung, gleichzeitig treten Dyskinesien auf. Der Patient wird von den Pflegenden über diese Zusammenhänge informiert und entsprechend motiviert.

Unerwünschte Wirkungen

Hyperkinetische Dyskinesien (*überschießende Störungen des Bewegungsablaufs*) sind zwar meist schmerzlos, können aber den Patienten außerordentlich beeinträchtigen. Die teilweise völlig unwillkürlich ablaufenden Bewegungen, z. B. der Extremitäten, sind sehr auffällig und stoßen bei den Mitmenschen oft auf Unverständnis. Es können jedoch auch **langsame Dyskinesien** auftreten, die mitunter sehr schmerzhaft sind. Dyskinesien belasten den Menschen mit Parkinson oft schwer. Bei **On-Off-Symptomen** wirkt der Parkinson-Patient besonders launisch, denn in der Phase guter Beweglichkeit fühlt er sich gut. Kommt er plötzlich in eine akinetische Phase (*Off-Phase*), ist er deprimiert. Die Pflegenden gehen auf die Besonderheiten der Therapie ein und motivieren den Patienten.

Eine **Pumpentherapie** mit sehr kontinuierlicher Wirkstoffabgabe direkt an den Dünndarm (Duodopa®) kann die Probleme durch Dyskinesien und On-Off-Symptome lindern. Da Aminosäuren aus der Nahrung mit L-Dopa um seinen Transportmechanismus in das Gehirn konkurrieren, soll der Patient nicht zu viel **Eiweiß** essen. Harmlos ist eine dunklere **Färbung des Urins** durch L-Dopa.

> **Praxistipp**
>
> **Psychische Veränderungen**
>
> Sehr sensibel reagieren Pflegende auf psychische Auffälligkeiten des Patienten, z. B. Schlaflosigkeit, Unruhe und Halluzinationen. Diese Erscheinungen sind als unerwünschte Wirkung der Arzneimitteltherapie und nicht als eigenständige Erkrankung zu bewerten. Nehmen sie eine starke Ausprägung an, insbesondere zu Beginn der Therapie, informieren die Pflegenden sofort den behandelnden Arzt, damit er die Dosisreduzieren oder auf einen anderen Wirkstoff umstellen kann.

Häufig sind auch unerwünschte Wirkungen wie **Pulsbeschleunigung** und **Kreislaufbeschwerden.** Hier helfen langsames Aufstehen und Kaltwasserbehandlung. Bei **Magen-Darm-Beschwerden** empfehlen Pflegende kleine Mahlzeiten und viel Flüssigkeitszufuhr. Sie achten bei Dopaminagonisten auf **Durchblutungsstörungen,** die sich durch Kälte, Blässe und Taubheitsgefühl an Fingern und Zehen äußern.

Typische unerwünschte Wirkungen von **Anticholinergika** sind Mundtrockenheit, Sehstörungen, Obstipation und Harnverhalt. Meist können die Aufklärung des Patienten sowie eine ausreichende Flüssigkeitszufuhr hilfreich sein (► Tab. 4.2).

4.6 Arzneimittel bei MS

Die Therapie von **Multipler Sklerose** *(MS)* hat in den letzten Jahren große Fortschritte gemacht. Besonders eine effiziente Arzneimitteltherapie kann den Verlauf der Krankheit oftmals verzögern oder zum Stillstand bringen.

MS-Therapeutika verstehen

Bei der MS handelt es sich um eine Autoimmunkrankheit, während deren Verlauf die Markscheiden der Nervenzellen zerstört werden (*Demyelinisierung*). Um diesen immunologischen Prozess, der körpereigene Strukturen betrifft, zu unterbinden, sind Arzneimittel nötig, die das Immunsystem beeinflussen.

Interferon-β (Betaferon®) ist ein natürlich vorkommender Botenstoff des Immunsystems (Zytokin, ► 9.1.3). Es senkt die Anzahl der aktiven Entzündungszellen und hält sie davon ab ins ZNS zu gelangen. **Glatirameracetat** (Copaxone®) ist ein Peptid aus vier Aminosäuren. Es hat Ähnlichkeit mit Zellbestandteilen und kann so die Demyelinisierung verhindern und dadurch die Entzündung im ZNS verringern. **Teriflunomid** (Aubagio®) ist von Levoflunomid abgeleitet, das in der Rheumatherapie verwendet wird. Es wirkt entzündungshemmend und senkt die Anzahl der T-Lymphozyten. **Dimethylfumarat** (Tecfidera®) ist eine Weiterentwicklung der Fumarsäure, die gegen Schuppenflechte wirksam ist. Es wirkt entzündungshemmend und neuroprotektiv (*schützt Nervenzellen*). **Fingolimod** (Gylenia®) ist ein Immunsuppressivum, das die Anzahl der Lymphozyten, die in das ZNS einwandern, verringert.

Monoklonale Antikörper sind Arzneistoffe, die auf ganz bestimmte Zielstrukturen wirken und sie dem körpereigenen Immunsystem zugänglich machen (► 9.1.2). So verhindert **Natalizumab** (Tysabri®), dass aktivierte Leukozyten ins ZNS einwandern. Durch **Alemtuzumab** (Lemtrada®) werden B- und T-Lymphozyten zerstört. In Ausnahmefällen – bei sehr aggressiven Verläufen der MS – kommen **Zytostatika** wie der Antimetabolit **Cladribin,** der selektiv auf Lymphozyten wirkt und deren Anzahl verringert, **Mitoxantron,** ein Antibiotikum mit zytostatischer Wirkung oder das Alkylanz **Cyclophosphamid** zum Einsatz (► 13.1.1).

Therapie der MS

Im **akuten Schub der MS** wird i. d. R. Kortison für 3–5 Tage hochdosiert als Infusion gegeben. Zeigt die Kortisontherapie keine Wirkung wird eine Plasmapherese durchgeführt. Um den Krankheitsverlauf zum Stillstand zu bringen oder eine fortschreitende Behinderung durch die MS zu verhindern, ist eine konsequente Frühtherapie von entscheidender Wichtigkeit. Zur Dauertherapie bei milderen und moderaten Verläufen kommen Interferone, Glatirameracetat, Teriflunomid und Dimethylfumarat in Frage. Als Reservemittel gelten das Immunsuppressivum Azathioprin und Immunglobuline. Bei aggressiven Formen erhalten die Patientenmonoklonale Antikörper, Fingolimod oder Zytostatika.

Gegen die Symptome der MS werden folgende Arzneimittel eingesetzt:

- Spastik: Muskelrelaxanzien wie Baclofen, Tizanidin, Botulinumtoxin, Cannabisextrakte (Sativex®)
- Chronische neuropathische Schmerzen: Amitryptilin, Carbamazepin, Gabapentin, Cannabisextrakte (Sativex®)
- Tremor: Betablocker, Antiepileptika, Dopaminagonisten, Anticholinergika

MS-Therapeutika in der Pflege

Die Schubbehandlung mit Kortison und die Gabe von Mitoxantron (alle 3 Monate) erfolgt über Infusionen. Die Standardmedikamente Betaferon® und Copaxone® für eine Dauertherapie stehen als subkutane Applikationssysteme zur Verfügung. Peroral verfügbare Arzneimittel sind Teriflunomid, Dimethylfumarat und Cladribin.

Unerwünschte Wirkungen

Bei der Kurzzeitgabe von **Kortison** als Infusion treten nur wenige der befürchteten Kortisonnebenwirkungen auf. Vor allem Schlafstörungen, Stimmungsschwankungen, Magenbeschwerden und ein Erhöhen von Blutzucker oder Blutdruck sind zu beobachten. Immunmodulatoren führen oft zu **grippeähnlichen Nebenwirkungen** wie Fieber, Muskelschmerzen oder Schüttelfrost. Auch das Infektionsrisiko ist oft erhöht. Bei Dimethylfurmarat stehen **Magenbeschwerden,** Durchfall und Übelkeit im Vordergrund. Durch die s. c.-Applikationen kann es zu **lokalen Irritationen** kommen. Sehr wichtig ist ein regelmäßiges Durchführen von Blutbildkontrollen, um **Knochenmarksdepressionen** rechtzeitig zu erkennen.

Eine gefürchtete Nebenwirkung ist die **progressive multifokale Leukenzephalopathie** (*PML*), eine durch bestimmte Viren verursachte Erkrankung des ZNS mit motorischen und kognitiven Ausfällen. Vor allem Dimethylfurmarat, monoklonale Antiköper, Zytostatika wie Fingolimod begünstigen das Auftreten dieser akuten, progredienten (*fortschreitenden*) schwerwiegenden Erkrankung.

4.7 Suchttherapeutika

Um Suchtkranken zu helfen, können Arzneimittel eingesetzt werden. Dabei ist jedoch zu beachten, dass auch diese u. U. ein Abhängigkeitspotenzial besitzen.

Suchttherapeutika verstehen

Arzneimittel können das Verlangen nach einem Suchtmittel reduzieren oder als Ersatz für dieses gegeben werden.

Acamprosat

Acamprosat (Campral®) kann das Verlangen nach Alkohol und damit die Rückfallrate um etwa 50 % verringern. Im Gehirn Alkoholkranker findet sich vermehrt Glutaminsäure. Durch Blockade der entsprechenden Rezeptoren dämpft Acamprosat die Übererregbarkeit des Gehirns und reduziert die Lust auf Alkohol. Ein Suchtpotenzial besteht nicht. Der Wirkstoff ist nicht zum Einsatz während des Alkoholentzugs geeignet (► Abb. 4.5).

Clomethiazol

Clomethiazol (Distraneurin®) wird v. a. zur Behandlung des Delirs und des Alkoholentzugs eingesetzt. Weitere Indikationen sind Erregungs- und Unruhezustände, Störungen des Schlaf-Wach-Rhythmus, des Status epilepticus und akute manische Zustände. Es sollte jedoch nur ausnahmsweise angewendet werden, wenn andere Maßnahmen erfolglos bleiben. Clomethiazol besitzt selbst ein außerordentlich hohes Abhängigkeitspotenzial. Um zu vermeiden, dass der Patient von der einen in die andere Sucht gerät, sollte es nicht ambulant und keinesfalls vorbeugend eingesetzt werden (► Abb. 4.5).

Opioide

Levomethadon (L-Polamidon®) und **Buprenorphin** (Subutex®) sind zur **Substitutionstherapie** bei Opiatabhängigkeit im Rahmen eines speziellen Programms zugelassen. Beide Wirkstoffe gehören zu den Opioidanalgetika und haben ein Abhängigkeitspotenzial. Psychische und physische Abhängigkeit sowie Toleranzentwicklung sind häufig. Durch ihren relativ langsamen Wirkungseintritt und die lange Wirkdauer (und bei Buprenorphin durch teilweises Aufheben der euphorisierenden Wirkungen) ist das Abhängigkeitspotenzial aber deutlich geringer als bei Heroin (► Abb. 4.5). Zudem kann Buprenorphin unter bestimmten Bedingungen die Wirkung anderer Opioide aufheben. Im Gegensatz zu Morphin, Heroin und Levomethadon gibt es beim Buprenorphin ein Wirkmaximum (*partieller Opioid-Agonist/Antagonist*). Überdosierung und Missbrauch sind dadurch unwahrscheinlich.

Opioidantagonisten

Opioidantagonisten wie **Naltrexon, Nalmefen** und **Naloxon,** heben die Wirkungen der Opioide vollständig oder teilweise (Nalmefen) auf. Da sie die Opioidrezeptoren besetzen, ohne einen Effekt zu bewirken, können Opioide nicht mehr angreifen. Bei Abhängigen treten dadurch schwerste Entzugserscheinungen auf. Da besonders das Belohnungssystem im ZNS beeinflusst wird, spricht es auf Opioide und auf Alkohol weniger an.

Naloxon wird zur Diagnostik einer Opiatabhängigkeit und zur Therapie einer Opioidvergiftung eingesetzt. **Naltrexon** (Naltrexon-HCl Neurax®) kann ehemaligen Opiatabhängigen zur Unterstützung gegeben werden und wird auch erfolgreich bei

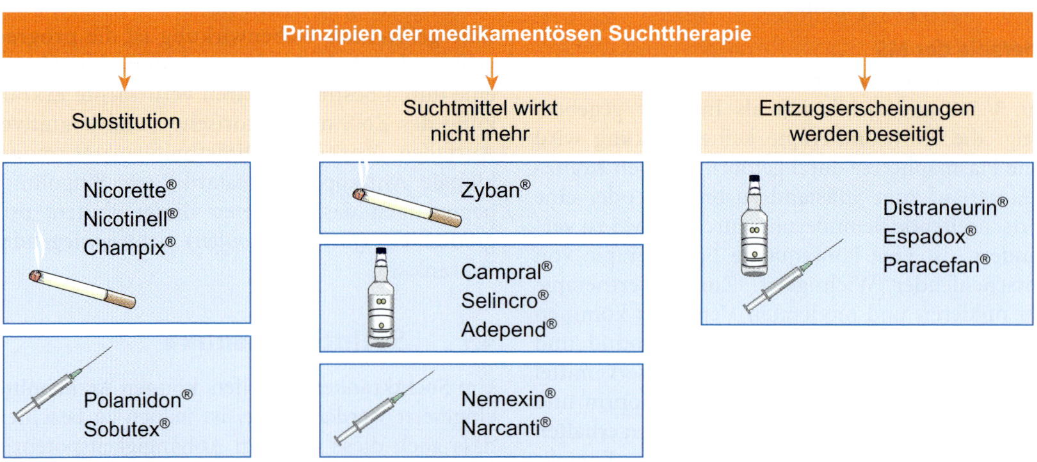

Abb. 4.5 Die Therapie der Sucht kann durch sehr unterschiedlich wirkende Arzneimittel unterstützt werden. [L157]

Alkoholsucht (Adepend®) angewendet. **Nalmefen** (Selincro®) ist zur Therapie der Alkoholabhängigkeit mit körperlichen Entzugserscheinungen zugelassen (▶ Abb. 4.5).

Clonidin

Clonidin (Paracefan®) dämpft den Sympathikus und wird v. a. bei Hypertonie eingesetzt (▶ 6.2.1). Es kann jedoch auch erfolgreich zur Behandlung des opiatbedingten Entzugssyndroms und in der Intensivmedizin beim akuten Alkoholentzugssyndrom, bei Unruhezuständen in der Entwöhnungsphase oder beim Delir verwendet werden (▶ Abb. 4.5). Seine Wirkung tritt relativ rasch ein (nach 1,5 Std.).

Doxepin

Leichte Entzugssyndrome bei Alkohol-, Arzneimittel- oder Drogenabhängigkeit können mit dem Antidepressivum (▶ 4.1.1) **Doxepin** (Mareen®) behandelt werden (▶ Abb. 4.5). Es besitzt selbst nur ein äußerst geringes Abhängigkeitspotenzial und wird gut vertragen.

Günstige Wirkungen im Zusammenhang mit der Suchttherapie sind:

- Sedierende und antidepressive Wirkung
- Hemmender Magensaftsekretion und dadurch verringerte Ulkusbildung
- Verhindern einer Toleranz gegenüber Opiaten
- Unterdrücken der Entzündungserscheinungen bei Opiatabhängigkeit

Bei akuten Vergiftungen mit Schlafmitteln, Schmerzmitteln, Psychopharmaka oder Alkohol sowie bei akutem Delir darf es jedoch nicht gegeben werden.

Raucherentwöhnungsmittel

Nikotinhaltige Arzneimittel (Nicorette®, Nicotinell®) können durch Ersatz des anregenden Nikotins den Verzicht auf das Rauchen erleichtern (▶ Abb. 4.5). Da die negativen Folgen beim Rauchen v. a. durch den Rauch und seine schädlichen Inhaltsstoffe, nicht aber durch das Nikotin selbst hervorgerufen werden, ist eine Nikotinsubstitution zur Raucherentwöhnung empfehlenswert.

Vareniclin (Champix®) ist ein Partialagonist am Nikotinrezeptor. Es stimuliert einerseits den Rezeptor teilweise, wodurch die Entzugssymptome der Raucherentwöhnung minimiert werden, und hemmt andererseits die Effekte extern zugeführten Nikotins, womit zusätzliches Rauchen effektlos wird.

Cytisin kann erfolgreich zur Raucherentwöhnung eingesetzt werden. Es ist ein Alkaloid, das im Goldregen vorkommt und mit der Wirkung von Nikotin allerdings in geringerer Ausprägung die Symptome des Nikotinentzuges verringert.

Therapieablauf bei Abhängigkeit und Sucht

In der **Kontaktphase** wird versucht, zu dem Suchtpatienten eine vertrauensvolle Beziehung aufzubauen, auf deren Basis Schritte zur Behandlung der Erkrankung eingeleitet werden können. Der Arzt motiviert den Patienten, eine Therapie durchzuführen. Bei der **Entgiftungsphase** erfolgt der medizinisch überwachte Entzug der psychotropen Substanz unter stationären Bedingungen. Dabei können Clonidin, Clomethiazol, Benzodiazepine und Doxepin zur Unterdrückung der Entzugserscheinungen eingesetzt werden. In der **Entwöhnungsphase,** die meist mehrere Monate dauert, sollen die individuellen, dem Suchtverhalten zugrunde liegenden Mechanismen aufgedeckt und mit psycho- und soziotherapeutischen Verfahren behandelt werden. Unterstützend können in der Entwöhnungsphase Arzneimittel wie Acamprosat, Disulfiram, Naltrexon sowie zur Substitutionstherapie Levomethadon und Buprenorphin eingesetzt werden. Das Therapieergebnis muss anschließend durch eine ausreichend lange **Rehabilitationsphase** stabilisiert werden. Eine Suchterkrankung lässt sich nur selten heilen. Um Rückfälle zu vermeiden, ist immer eine völlige Abstinenz von der psychotropen Substanz anzustreben.

Therapie der Alkoholkrankheit

Die Alkoholsucht zu therapieren bereitet große Schwierigkeiten. Eine vollständige Abstinenz ist fast nur während der Entziehungskur selbst zu erreichen. Die Rückfallquote liegt bei 70 %. Eingebettet in ein therapeutisches Gesamtkonzept kann eine medikamentöse Therapie zur Unterstützung sinnvoll sein. Der ernsthafte Wille des Patienten ist für einen Therapieerfolg unabdingbar.

Clomethiazol ist zur Behandlung des Alkoholdelirs und des Entzugssyndroms Mittel der Wahl. Es wird nur unter kontrollierten stationären Bedingungen eingesetzt. Die Dosierung wird individuell für jeden Patienten eingestellt. Initial werden 384–768 mg Clomethiazol gegeben. Eine Dosiserhöhung kann bis auf maximal 1 152–1 536 mg innerhalb von 2 Std. erfolgen. Der Patient sollte jedoch noch ansprechbar sein. Da bei mehrtägiger Anwendung immer ein erhebliches Risiko zur Entwicklung einer sekundären Abhängigkeit besteht, darf Clomethiazol bei Behandlung des Entzugs maximal 10 Tage gegeben werden.

Bei einem Delir, das trotz Behandlung länger als 14 Tage besteht, muss der therapeutische Nutzen der Clomethiazolgabe gegen das Risiko einer Clomethiazolabhängigkeit abgewogen werden. Da bereits nach 2-wöchiger Therapie mit Entzugssymptomen gerechnet werden muss, wird Clomethiazol generell ausschleichend über mehrere Tage abdosiert.

Auch **Benzodiazepine** (▸ 4.1.4) sind zur Therapie akuter Entzugserscheinungen und des Alkoholdelirs geeignet. Wegen ihres Abhängigkeitspotenzials sind sie aber in dieser Indikation nicht unproblematisch. Bei leichten Entzugserscheinungen ist **Doxepin** günstig, da es nur ein äußerst geringes Abhängigkeitspotenzial aufweist.

In der Intensivmedizin bei akutem Alkoholentzugssyndrom mit einer Überaktivität des sympathischen Nervensystems, bei dem v. a. Zittern, Tachykardie, Blutdruckerhöhung, Schwitzen und Unruhe zu beobachten sind, wird **Clonidin** i. v. verabreicht. Zur weiteren Behandlung des Entzugs ist es jedoch nicht geeignet.

Unmittelbar nach einer Entgiftung, wenn der Patient 2–3 Wochen abstinent war, kann **Acamprosat** gegeben werden. Die Behandlungsdauer beträgt ein Jahr. Tritt ein Rückfall auf, darf die Behandlung nicht abgebrochen werden. **Nalmefen** wird nach Bedarf eingenommen, möglichst 1–2 Std. vor einem eventuellen Alkoholkonsum. Es soll pro Tag nur eine Tablette eingenommen werden. Alternativ kann auch eine Entwöhnung mit **Naltrexon** versucht werden. Zu Beginn der Behandlung darf der Patient keinen Alkohol zu sich genommen haben. Am ersten Behandlungstag gibt man eine höhere Dosis, um einen schnellen Effekt zu erreichen (bis 1,5 g), innerhalb der nächsten 2–3 Tage reduziert man die Dosis wieder auf eine mittlere Tagesdosis von 0,2–0,4 g.

Therapie der Opioidabhängigkeit

Eine Entziehungskur bei Opiatabhängigkeit kann nur unter stationären Bedingungen mit begleitenden psychotherapeutischen und resozialisierenden Maßnahmen durchgeführt werden. Die Substitutionstherapie stellt eine Alternative dar. Schwere Entzugssymptome lassen sich durch **Clonidin** verringern. Die Behandlung erfolgt stationär. Clonidin wird nur für die Dauer des Entzugs gegeben. Dieser kann unterschiedlich lang (bei Heroin 4–7 Tage, Methadon bis 14 Tage) sein. Nach Beseitigung der Entzugsbeschwerden wird das Clonidin stufenweise abgesetzt. Beim **forcierten Opioidentzug** erhält der Süchtige einen Opioidantagonisten (Naloxon oder Naltrexon). Die Behandlung muss wegen der massiven Entzugserscheinungen, die dabei auftreten, unter Narkose oder starker Sedierung durchgeführt werden.

Nach einer erfolgreichen Entgiftung kann die Entwöhnung von Opioiden mit dem Opiatantagonisten **Naltrexon** weiter unterstützt werden. Der Patient muss hierfür mindestens 7–10 Tage opioidfrei sein (Urinkontrolle). Bei regelmäßiger und ausreichend langer Gabe ist die Therapie erfolgreich, da selbst hohe Dosen missbräuchlich angewendeter Opioide keinen euphorisierenden Effekt bewirken.

Die **Substitutionstherapie,** als **Methadonprogramm** in Deutschland eingeführt, soll in erster Linie eine Möglichkeit für den Süchtigen sein, aus seiner sozialen Randsituation herauszukommen und seine beschaffungskriminelle Tätigkeit aufzugeben. Ihm soll so ein relativ normales, geregeltes Leben ermöglicht werden. Auch einige gesundheitliche Schäden, v. a. das hohe Infektionsrisiko sowie das Risiko für die Gesellschaft werden minimiert. Das Ziel der Behandlung ist jedoch die vollständige Drogenabstinenz. **Levomethadon** ist dabei Mittel der Wahl. Bei Abhängigen, die noch nicht so lange abhängig sind oder deren Suchterkrankung weniger verfestigt ist, hat sich die Anwendung von **Buprenorphin** als günstig erwiesen. Eine Substitutionsbehandlung ist nur für Erwachsene (ab 18 Jahre) möglich. Sie wird von einem in der Substitutionstherapie erfahrenen Arzt, vorzugsweise aber in speziellen Zentren durchgeführt. Eine umfassende medizinische, soziale und psychologische Versorgung muss gewährleistet sein. Buprenorphin und Levomethadon dürfen niemals kombiniert werden. In bestimmten Einrichtungen darf mit Ausnahmegenehmigung **Diamorphin** (Heroin®) an Süchtige abgegeben werden. Die Akzeptanz der Süchtigen für eine Heroinsubstitution ist sehr gut.

Raucherentwöhnung

Das Anwenden von nikotinhaltigen Präparaten zur Unterstützung der **Raucherentwöhnung** hat sich v. a. bei Rauchern mit hohem Konsum bewährt. Hierbei ersetzen entsprechende Zubereitungen die Tabakwaren. Vor der Behandlung ist festzulegen, wann der Tag sein soll, an dem der Betroffene nicht mehr raucht.

Suchttherapeutika in der Pflege

Der **Umgang mit Suchtpatienten** ist schwierig. Die Pflegenden sollten den Betroffenen immer als krank ansehen und seine Sucht nicht als Willensschwäche interpretieren. Da die Sucht den Menschen stark in seiner Persönlichkeit verändert und der Zwang zur Beschaffung der Droge äußerst stark sein kann, ist ihm mitunter jedes Mittel recht, um die Droge zu erhalten. Das reicht von Halbwahrheiten und Lügen bis zu schweren kriminellen Handlungen. Ein gewisses Misstrauen ist darum immer angebracht. Dies sollten die Pflegenden dem Patienten jedoch nicht vor Augen führen. Er muss kontrolliert werden, darf sich aber nicht gegängelt fühlen. Die Bereitschaft des Patienten zur Therapie ist die wichtigste Voraussetzung für deren Gelingen. Überredung oder Zwang, sich in Therapie zu begeben, haben darum keinen Zweck. Auch das heimliche Verabreichen von Arzneimitteln zur Entwöhnung ist unsinnig und u. U. sogar gefährlich.

Anwendungsformen der Opiatsubstitution

Die Einnahme von Levomethadon oder Buprenorphin zur **Substitution** darf generell nur unter Aufsicht des Arztes oder einer beauftragten Person, z. B. eines Pflegers oder eines Apothekers (in der Apotheke) erfolgen. Sind die Menschen gut eingestellt, frei von Nebenkonsum und zuverlässig, können sie einzelne Dosen als **Take-home-Zubereitungen** erhalten. Die Abmessung der Einnahmemenge erfolgt jedoch nie durch den Patienten selbst. Die Einzeldosen werden in der Praxis oder Apotheke bereitgehalten und dem Patienten zum unmittelbaren Gebrauch überlassen oder bei Take-home-Zubereitungen in speziellen Gefäßen als Einzeldosen mitgegeben.

Levomethadon steht als Lösung zur Verfügung (L-Polamidon®), die in Wasser oder Fruchtsaft eingenommen wird. Für eine Take-home-Zubereitung wird sie, um die i. v.-Applikation zu verhindern, in der Apotheke 1:1 mit Sirup oder anderen dickflüssigen Trinklösungen verdünnt. Buprenorphin gibt es als Sublingualtablette, die unter die Zunge gelegt wird. Nach 5–10 Min. ist die Tablette aufgelöst. Die Pflegenden überzeugen den Patienten davon, dass diese Anwendungsformen die einzig wirksamen und sicheren darstellen.

> **Vorsicht**
>
> **Opioide zur Substitution**
>
> Opioide zur Substitution, v. a. Take-home-Zubereitungen, müssen sehr sorgfältig und vor Kinderhänden **sicher aufbewahrt** werden. Schon die Einnahme einer Einzeldosis kann bei nicht opiatabhängigen Personen (auch Erwachsenen) **lebensgefährlich** sein und zum Tod durch **Atemstillstand** führen. Zubereitungen mit Opioiden zur Substitution dürfen **nur peroral** angewendet werden. Missbräuchliche i. v.-Injektionen sind sehr gefährlich. Es drohen Sepsis, Venenentzündung und Lungenembolien. Auch ein Nebenkonsum von Sedativa, Tranquilizern und Antidepressiva kann sehr riskant sein, da ein erhöhtes Risiko für eine Überdosierung besteht.

Anwendungsformen der Nikotinsubstitution

Die Mindestdauer für die **Anwendung von nikotinhaltigen Zubereitungen** beträgt 3–4 Wochen. Eine Dosisreduktion erfolgt stufenweise in wöchentlichen Intervallen. Die Dosierung richtet sich nach dem Zigarettenkonsum. Es gibt **Pflaster** (*transdermale therapeutische Systeme/TTS*), **Kaugummis, Mundsprays** und **Inhaler** (*Inhalator*), die Nikotin enthalten. Welche Arzneiform individuell am günstigsten ist, hängt vom Rauchverhalten und anderen Gegebenheiten ab.

Bei **Nikotinpflastern** wird das Nikotin langsam und kontinuierlich über die Haut resorbiert. Deshalb sind sie besonders für Raucher geeignet, die in relativ regelmäßigen Abständen rauchen. Ein Pflaster wird einmal täglich auf eine gesunde, unbehaarte, trockene und saubere Hautstelle, z. B. an Oberarm, Schulter oder Hüfte geklebt. Danach sind die Hände gründlich zu reinigen. Die Klebestelle ist täglich zu wechseln. Eine Pflasterstärke sollte mindestens eine Woche angewendet werden, ehe die Dosis reduziert werden kann. Die Therapie mit Nikotinpflastern dauert bis zu 4,5 Monate.

Bei **Kaugummis** und **Mundsprays** wird Nikotin über die Mundschleimhaut aufgenommen. Da Kaugummikauen dem Verhaltensmuster beim Rauchen ähnelt, kann der Betroffene so auch die fehlende Handlungsgewohnheit überbrücken. Es ist auch zur Vorbeugung von Rückfällen geeignet. Die Kaugummis sollten jedoch langsam mit Pausen gekaut werden und mindestens 30 Min. im Mund bleiben. Nach 4–6 Wochen kann bei Kaugummis eine Dosisreduktion versucht werden, indem der Abstand zwischen den Anwendungen auf mehr als eine Std. erweitert wird. Werden nur noch 1–2 Kaugummis pro Tag gekaut, sollte die Therapie beendet werden. Die Patienten sollen die Kaugummis höchstens 3 Monate lang verwenden. Mundsprays werden bei Rauchverlangen auf die Zunge gesprüht, jedoch niemals inhaliert. Bei nikotinhaltigen **Inhalern** wird Nikotin inhaliert und das Nikotin über die Mund- und Rachenschleimhaut aufgenommen. Der Inhaler kann wie eine Zigarette angewendet werden. Es wird jedoch weniger Nikotin als bei einer Zigarette freigesetzt.

Unerwünschte Wirkungen

Meist lässt sich **unerwünschten Wirkungen** durch Arzneimittel zur Suchttherapie (► Tab. 4.12) mit einer vorsichtigen stufenweisen Dosierung sowohl zu Beginn als auch am Ende der Therapie entgegenwirken.
Da die negativen Wirkungen der psychotropen Substanzen zumeist wesentlich stärker sind als die unerwünschten Wirkungen der entsprechenden Arzneimittel, tolerieren die Patienten sie nach entsprechender Aufklärung durch den Arzt und die Pflegenden oft recht gut. Zu Beginn einer Substitutionsbehandlung treten häufig Entzugssymptome wie Angst, Zuckungen, Magen-Darm-Beschwerden, Fieber, Frösteln, Schwitzen und Zittern auf. Ein weiteres Problem für den Süchtigen ist, dass der bei Heroin gewohnte „Kick" (*plötzlich eintretendes übermäßiges Glücksgefühl*) ausbleibt, da die Wirkung der Substitutionsopioide sehr langsam einsetzt.
Unerwünschte Wirkungen von **Nikotinzubereitungen** sind oft durch die spezielle Anwendungsform bedingt. Da Nikotin Haut und Schleimhäute reizt, kommt es entsprechend zu Hautreizungen bei Pflastern, zu Geschmacksanomalien, Rachenreizungen, Schluckauf und Sodbrennen bei Kaugummis und Lutschtabletten sowie zu Schnupfen, Nasenbluten und starken Reizungen an der Nasenschleimhaut bei Nasenspray. Unabhängig davon, welches Arzneimittel zur Therapie eingesetzt wird oder von welcher Substanz der Mensch abhängig ist, sollte er in der Entwöhnungsphase **keine alkoholischen Getränke** (auch nicht kleinere Mengen) zu sich nehmen.

Vorsicht

Rauchverbot

Mit Beginn der Nikotinersatzbehandlung darf nicht mehr geraucht werden, sonst kann es zu verstärkten Nikotinwirkungen kommen, v. a. zu gefährlichen Herz-Kreislauf-Reaktionen wie Angina-pectoris-Anfällen oder Reinfarkten.
Besonders problematisch ist das Rauchen bei Anwendung von Pflastern, da ihre Wirkung auch nach dem Entfernen noch über Std. bestehen bleibt.

4.8 Phytopharmaka im ZNS

Johanniskraut

Extrakte des Johanniskrauts (*Hypericum perforatum*) haben eine nachgewiesene und den synthetischen Antidepressiva vergleichbare Wirkung bei leichten und mittelschweren Depressionen (► Tab. 4.1). Die Verträglichkeit ist ausgesprochen gut. Bei schweren Depressionen sollten sie jedoch nicht angewendet werden. Zu beachten sind Wechselwirkungen mit anderen Arzneimitteln (► Abb. 4.6).

Sedativa und Hypnotika

Bei nervösen Beschwerden und Unruhe sind **pflanzliche Sedativa** empfehlenswert, die Baldrianwurzel (Baldriparan®), Hopfenzapfen, Melis-

Tab. 4.12 Unerwünschte Wirkungen von Arzneimitteln zur Suchtbehandlung und Möglichkeiten der Gegenbehandlung

Wirkstoff	Unerwünschte Wirkung	Gegenmaßnahmen
Opioide zur Substitution	Verstopfung, Schwitzen	Gabe von Laktulose oder Macrogol, Gabe von Salbeizubereitungen, z. B. Sweatosan®
Naltrexon	Magenbeschwerden	Gabe von Antazida
Clonidin	Starke Blutdrucksenkung und Sedierung, Mundtrockenheit	Tägliche Kontrolle von Puls und Blutdruck, Bettruhe, viel trinken, Kaugummi kauen
Clomethiazol	Starker Speichel- und Bronchialsekretion	Vorsicht bei pulmonalen Problemen

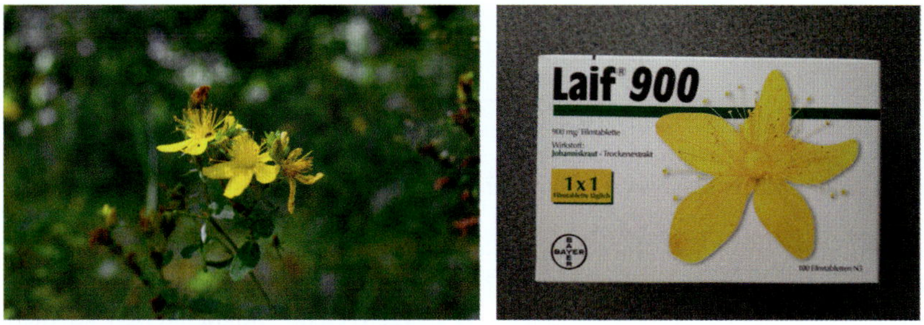

Abb. 4.6 Johanniskraut. Blüht vor allem in der Zeit um den Johannistag. Die standardisierten Fertigarzneimittel (z. B. Laif®) sind genauso gut wirksam wie chemische Präparate [J787, M275].

senblätter, Lavendelblüten oder Passionsblumenkraut enthalten. Dosisabhängig wirken sie auch als **Hypnotika.** Sie sollten bei der Selbstbehandlung von Schlafstörungen Mittel der ersten Wahl sein. Leider stehen sie bei vielen Menschen in dem Ruf, unwirksam zu sein, obwohl es mittlerweile sehr viele Studien gibt, die ihre Wirksamkeit belegen. Oft sind pflanzliche Hypnotika zu gering dosiert, sodass mehrere Tabletten eingenommen werden müssen, um einen Effekt zu erzielen. Da die therapeutische Breite ausgesprochen hoch ist und man sich mit pflanzlichen Hypnotika nicht vergiften kann, ist eine Erhöhung der Dosis völlig unproblematisch. Unerwünschte Wirkungen, wie sie bei Antihistaminika oder Benzodiazepinen vorkommen (v. a. Abhängigkeitspotenzial und Nachwirkung), treten bei den pflanzlichen Präparaten nicht auf (► Tab. 4.13). Nach wiederholter Einnahme über mehrere Tage verstärkt sich zudem die Wirkung. Für eine zuverlässige Wirkung sollten unbedingt standardisierte apothekenpflichtige Präparate gewählt werden.

Oft ist in pflanzlichen Sedativa Baldrian mit anderen Pflanzen kombiniert, z. B. mit Hopfen und Melisse (Sedacur forte®), mit Hopfen und Passionsblume (Passio Balance®) oder mit Melisse (Euvegal®). Ein pflanzliches **Anxiolytikum** (*angstlösendes Mittel*) ist Lasea®, das in Kapselform hochdosiertes Lavendelöl enthält und bei Angst- und Spannungszuständen gut wirksam ist.

Teemischungen zur Beruhigung und zum Einschlafen enthalten die gleichen Pflanzen wie die erwähnten Fertigarzneimittel. Oft sind auch krampflösende Pflanzen zugesetzt.

Einige Beispiele für beruhigende Teemischungen sind:

- **Entspannungstee:** Lavendelblüten 30 g, Melissenblätter 30 g, Johanniskraut 10 g, Passionsblumenkraut 30 g
- **Kinderberuhigungstee:** Lavendelblüten 20 g, Baldrianwurzel 40 g, Melissenblätter 20 g, Orangenblüten 20 g

Antidementiva

Ginkgo-biloba-Extrakte (z. B. Tebonin®) sind indiziert bei Demenz, Schwindel und Tinnitus. Sie wirken als Radikalenfänger, haben neuroprotektive Effekte und verbessern die Durchblutung. Sie spielen v. a. im ambulanten Bereich eine große Rolle, da sie wegen ihrer guten Verträglichkeit rezeptfrei erhältlich sind.

Tab. 4.13 Indikationen pflanzlicher Hypnotika

Verwendeter Pflanzenteil (Droge)	Botanischer Name der Pflanze	Indikationen
Hopfenzapfen	*Humulus lupulus*	Angst- und Unruhezustände, Einschlafstörungen
Melissenblätter	*Melissa officinalis*	Einschlafstörungen, nervöse und krampfartige Magen-Darm-Beschwerden
Passionsblumenkraut	*Passiflora incarnata*	Unruhezustände, Nervosität, Einschlafstörungen
Baldrianwurzel	*Valeriana officinalis*	Unruhezustände, Einschlafstörungen

Wiederholungsfragen

1. Wie wirken Antidepressiva allgemein und wodurch unterscheiden sich die verschiedenen Wirkstoffe in ihrer Wirkung? (► 4.1.1)
2. Was ist bei suizidgefährdeten Menschen unter Therapie mit Antidepressiva zu beachten? (► 4.1.1)
3. Welches sind die Symptome einer Lithiumintoxikation und wie kann es dazu kommen? (► 4.1.2)
4. Welche Vorteile haben atypische Neuroleptika gegenüber klassischen Neuroleptika? (► 4.1.3)
5. Welche unerwünschten Wirkungen sind typisch für Neuroleptika und wie kann ihnen begegnet werden? (► 4.1.3)
6. Wie wirken Tranquilizer und bei welchen Erkrankungen werden sie eingesetzt? (► 4.1.4)
7. Wie wirken Psychostimulanzien bei ADHS? (► 4.1.5)
8. Welche Probleme bringt die Anwendung von Hypnotika mit sich? (► 4.2)
9. Wie wirken Antiepileptika und welche unerwünschte Wirkung ist sehr häufig? (► 4.4)
10. Warum wird bei der Parkinson-Erkrankung Levodopa immer gemeinsam mit Decarboxylasehemmern gegeben? (► 4.5)
11. Wie wirken Arzneimittel bei MS? Was ist bei der Applikation zu beachten? (► 4.6)
12. Welche Möglichkeiten zu medikamentösen Suchtbehandlung gibt es? Wie wirken die verschiedenen Arzneimittel und in welchen Arzneiformen kommen sie zum Einsatz? (► 4.7)
13. Welche Phytopharmaka werden bei psychischen Erkrankungen eingesetzt? Welche Pflanzen finden sich in einem Beruhigungstee? (► 4.8)

5 Arzneimittel im Hormonsystem

Überblick

Das Hormonsystem ist sehr gut für Arzneimittel zugänglich, denn Hormone werden wie die Wirkstoffe in Arzneimitteln über den Blutkreislauf im Körper verteilt und greifen dann wie Arzneimittel auch an ihren Wirkorten z. B. bestimmten Rezeptoren an. Hormonelle Erkrankungen können durch Gabe fehlender Hormone oder entsprechender Gegenspieler relativ einfach behandelt werden. Aber auch andere Erkrankungen sind mit Hormonen oder hormonartiger Wirkstoffe therapierbar.

Das Kapitel beantwortet folgende Fragen:

- Wie funktionieren hormonelle Regelkreise?
- Wie behandelt man Schilddrüsenerkrankungen mit Arzneimitteln?
- Wie wirken Sexualhormone?
- Welche Erkrankungen sind mit Sexualhormonen behandelbar?
- Welche Arzneimittel sind für Schwangerschaft, Geburt und Stillzeit von Bedeutung?
- Wie funktioniert die hormonelle Verhütung?
- Welchen Nutzen bieten Kortikoide in der Arzneimitteltherapie?
- Welche Nebenwirkungen verursachen Kortikoide?

Definition

Hormonsystem

Endokrinium: Gesamtheit der endokrinen Gewebe bzw. Drüsen, einschließlich ihrer Steuerungszentren.

Endokrinologie

Teilgebiet der Inneren Medizin, das sich mit der Funktion hormonproduzierender Drüsen sowie der Diagnostik und Behandlung von Störungen des Hormonsystems beschäftigt.

Behandlungsstrategien bei Hormonstörungen

Im Hormonsystem gibt es verschiedene Angriffsmöglichkeiten für Medikamente.

Hormonsubstitution

Eine mangelnde Produktion von Hormonen kann durch Applikation dieser endokrinen Stoffe als Arzneimittel ausgeglichen werden. L-Thyroxinpräparate kommen z. B. zum Einsatz, wenn das Hormon aufgrund einer **Schilddrüsenunterfunktion** (*Hypothyreose*) nur unzureichend produziert wird (► 5.2.1). Auch die **Diabetestherapie** mit Insulin ist ein Beispiel für die Substitution eines fehlenden Hormons (► 8.1.1).

Unterdrückung der Hormonsynthese

Ein Hemmen der Hormonsynthese bietet sich bei übermäßiger Hormonproduktion an. Dies bewirken z. B. **Thyreostatika** bei der **Schilddrüsenüberfunktion** (*Hyperthyreose* ► 5.2.3). **Tamoxifen** hemmt das Wachstum hormonabhängiger **Brustkrebsarten** durch ein Unterdrücken der **Östrogensynthese.**

Antagonisierung der Hormoneffekte

Arzneimittel können Hormonwirkungen über strukturspezifische Rezeptorblockaden hemmen. Dies nutzen Ärzte therapeutisch besonders im Bereich der Geschlechtshormone (► 5.3).

Beeinflussung des hormonalen Regelkreises

Der **hormonale Regelkreis** ist durch Arzneimittel regulierbar und somit können Hormonstörungen behoben bzw. der endokrine Status des Organismus verändert werden. Durch Gabe von Gonadotropinen oder Gonadoliberinen ist z. B. die Behandlung mangelnder **Fertilität** (*Fruchtbarkeit*) bzw. Ovulation möglich (► 5.3.1). Nimmt dagegen eine gebärfähige Frau effektorische Sexualhormone ein, wird dem Körper eine Schwangerschaft „vorgetäuscht" und eine weitere Ovulation unterbleibt. Dies ist der Wirkmechanismus vieler hormoneller Kontrazeptiva (*empfängnisverhütende Mittel* ► 5.3.4). Ähnliches bewirken Hormone, die bei **Krebserkrankungen** der Geschlechtsorgane appliziert werden. Derartige Tumoren sind zumeist abhängig vom Einfluss entsprechender Sexualhormone. Wenn hormonale Arzneimittel über eine negative Rückkopplung so in den Regelkreis eingreifen, dass weniger Sexualhormon ausgeschüttet wird, kann das Tumorwachstum stoppen (► 13.1.2). Ein Unterdrücken der körpereigenen Hormonsynthese durch negative Rückkopplung stellt auch die Therapie einer **Strumaerkrankung** (► 5.2.1) mit L-Thyroxin dar.

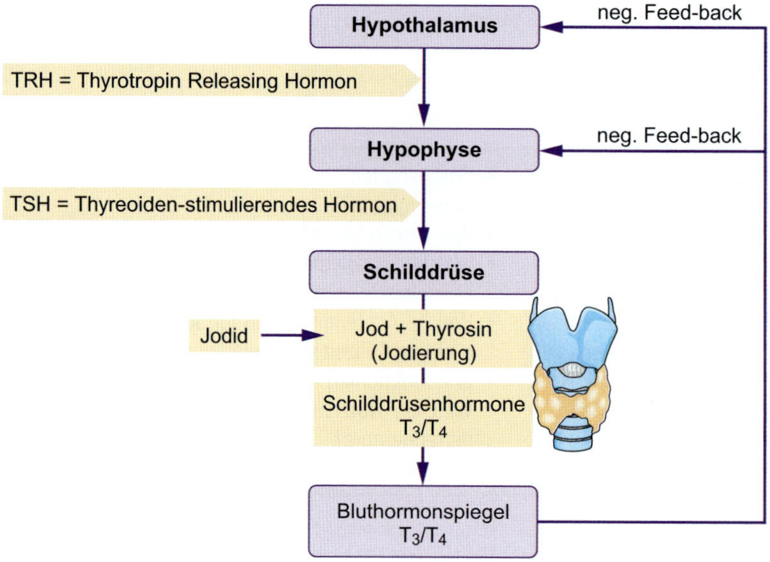

Abb. 5.1 Beispiel für einen hormonellen Regelkreis [L157]

Durch die Gabe des effektorischen Schilddrüsenhormons wird weniger Thyrotropin (*übergeordnetes Hormon der Hypophyse*) gebildet, sodass eine weitere Schilddrüsenvergrößerung unterbleibt (► Abb. 5.1).

5.1 Beeinflussung von Hypothalamus und Hypophyse

Zum **Beeinflussen von Hypothalamus und Hypophyse** werden häufig Hormone/Hormonanaloga bzw. Antagonisten (*Hemmstoffe*) als Arzneimittel eingesetzt, um die Wirkung der körpereigenen Hormone nachzuahmen bzw. zu unterdrücken.

Arzneimittel an Hypothalamus und Hypophyse verstehen

Hormone bzw. Analoge zur Substitution bei mangelnder körpereigener Hormonproduktion sind **Adiuretinanaloga** (► Tab. 5.1) sowie gentechnisch gewonnenes **Somatotropin.** Hemmstoffe natürlicher Hormone sind **Somatostatinanaloga** oder Prolaktininhibitoren wie **Dopaminagonisten.**

Therapie des Diabetes insipidus

Die mangelnde Adiuretinsekretion kann durch Hormonsubstitution ausgeglichen werden. Dies ist notwendig, wenn die erhöhten Wasserverluste des Körpers über verstärktes Trinken nicht mehr kompensiert werden können. Adiuretin selbst wird wegen relativ geringer Wirkdauer jedoch kaum noch angewendet. Günstiger sind **Adiuretinanaloga** wie **Desmopressin.** In peroralen Zubereitungen ist eine wesentlich höhere Dosis nötig als bei nasaler oder intravenöser Applikation. Ursache hierfür ist das Zerstören der Peptidstruktur der Hormone im Gastrointestinaltrakt, wodurch der Körper nur einen geringen Teil der verabreichten Dosis resorbieren kann. Die weiteren Indikationen von **Adiuretin** bzw. seiner Analoga erscheinen

Tab. 5.1 Adiuretinanaloga

Wirkstoff	Handelspräparate	Indikation	Applikation
Desmopressin	Minirin®	Diabetes insipidus, nächtliches Bettnässen	intranasal oder peroral, s. c./i. v.
		Blutungsprophylaxe bei OP hämophiler Patienten	i. m.
Terlipressin	Glycylpressin®	Ösophagusvarizenblutungen	i. m.

plausibel, wenn man die Wirkungen des Hormons im Organismus betrachtet. Neben seiner antidiuretischen (*wasserzurückhaltenden*) Effekte bewirkt Adiuretin außerdem eine Vasokonstriktion (*Gefäßverengung*) und kann somit Blutverluste bei Gefäßverletzungen vermindern (▸ Tab. 5.1).

Praxistipp

Menschen mit zerebralen Schädigungen

Die Pflegenden achten bei Menschen mit einer zerebralen Schädigung wie Trauma, Entzündung oder Tumor besonders auf die Urinausscheidung und bestimmen regelmäßig das spezifische Gewicht (*Dichte*) des Urins. Ist dieses, bei erhöhter Urinausscheidung, stark vermindert, informieren sie den Arzt darüber.

Therapie der Hypophysenvorderlappen-Unterfunktion

Neben ursächlichen Therapiemöglichkeiten wie Tumorentfernung steht die Substitution vermindert gebildeter Hormone im Vordergrund. Dies sind hauptsächlich:

- Hormone der Nebennierenrinde (*Glukokortikoide* ▸ 5.4.1)
- Hormone der Schilddrüse (▸ 5.2.1)
- Sexualhormone (▸ 5.3)
- Somatotropin (Genotropin®) als Wachstumshormon
  - Bei Kindern zur Verhinderung des Kleinwuchses
  - Bei Erwachsenen zur positiven Beeinflussung des körperlichen Wohlbefindens

Mineralokortikoide müssen im Allgemeinen nicht ergänzt werden.

Therapie der Hypophysenvorderlappen-Überfunktion

Häufige Form einer **Hypophysenvorderlappen-Überfunktion** ist das **Prolaktinom** – ein Tumor, der durch verstärkte Prolaktinsekretion charakterisiert ist. Neben operativen Maßnahmen gibt es einige Möglichkeiten zur Arzneimitteltherapie:

- Applikation von Dopaminagonisten wie **Bromocriptin** (Pravidel®).
  - Dopamin wirkt inhibitorisch gegenüber Prolaktin, sodass Stoffe, die am Dopaminrezeptor agonistisch wirken, übermäßigen Prolaktineinflüssen gegensteuern können.
  - Dopaminagonisten werden darüber hinaus als Parkinson-Therapeutika (▸ 4.5) sowie zum Abstillen (▸ 5.3.3) eingesetzt.
- Die Gabe des Somatostatin-Analogons **Octreotid** (Sandostatin®). Somatostatin und sein Analogon Octreotid wirken hemmend gegenüber Wachstumshormonen. Octreotid kann somit zu einer Tumorverkleinerung und Behandlung akromegalieartiger Symptome eingesetzt werden. Außerdem werden Somatostatin-Analoga bei Blutungen des Magen-Darm-Traktes eingesetzt (▸ 7.1.2).

Arzneimittel an Hypothalamus und Hypophyse in der Pflege

Menschen mit **Hypothalamus-/Hypophysenerkrankungen** sollten zur Sicherheit einen Notfallausweis mit Informationen zu Erkrankung, Arzneimitteltherapie und Erste-Hilfe-Maßnahmen bei sich tragen. Halten die Patienten die Therapievorgaben ein, bessern sich auch die das Körperbild beeinträchtigenden Symptome. Eine entsprechende Aufklärung über die Behandlung erhöht die Compliance. Dabei müssen die Pflegenden gegenüber den seelischen Bedürfnissen der Patienten sensibilisiert sein.

Praxistipp

Applikation von Wachstumshormonen

Die beste Wirksamkeit entfaltet Somatotropin bei abendlicher Gabe. Die Injektionsstellen sind täglich zu wechseln, um das Rückbilden subkutanen Fettgewebes (*Lipatrophie*) zu vermeiden.

Einnahmehinweise für Octreotid

- Octreotid zwischen den Mahlzeiten bzw. vor dem Schlafengehen und möglichst in Teildosen applizieren. Dies vermindert unerwünschte Wirkungen wie Magen-Darm-Beschwerden und Schwankungen des Blutzuckerspiegels.
- Um Schmerzen an der Injektionsstelle vorzubeugen, die Octreotidzubereitung temperiert (Raumtemperatur) anwenden.

Unerwünschte Wirkungen

An **unerwünschten Wirkungen** können bei **Adiuretinanaloga** neben gastrointestinalen Beschwerden auch Veränderungen im kardiovaskulären System auftreten. Die ausgeschiedene Harnmenge sollte überwacht werden. Die Pflegenden informieren über die Wichtigkeit einer angepassten, erhöhten Trinkmenge sowie geeignete Getränke. Bei Patienten, die Hilfe bei der Ernährung benötigen, sorgen die Pflegenden dafür, dass die notwendige

Trinkmenge erreichbar ist oder helfen beim Trinken. Ein Trinkprotokoll erleichtert den Überblick.

Vorsicht

Gabe von Adiuretin

Adiuretin und seine Analoga führen durch Vasokonstriktion und Wasserretention zu **Blutdrucksteigerungen.** Eine Anwendung bei Hypertonikern, Menschen mit fortgeschrittener Arteriosklerose oder Koronarerkrankungen verbietet sich.

Adiuretinanaloga können außerdem vereinzelt zu Unverträglichkeitsreaktionen führen. Bei nasaler Applikation kommt es zu lokalen unerwünschten Wirkungen wie Nasenbluten. **Somatotropin** wirkt in höherer Dosierung diabetogen und beschleunigt die Zellteilung. Eine Anwendung darf daher bei Menschen mit Diabetes und Tumoren nicht erfolgen. Auf Anzeichen eines hypophysären Komas ist zu achten. Die Pflegenden überwachen die Vitalfunktionen der Patienten. Bei Gabe von **Octreotid** treten neben Schmerzen an der Injektionsstelle und gastrointestinalen Beschwerden auch Störungen des Blutzuckerspiegels auf.

Praxistipp

Kontrolle Blutzuckerspiegel

Eine regelmäßige Kontrolle des Blutzuckerspiegels ist bei Therapie mit **Octreotid** notwendig.

5.2 Schilddrüsentherapeutika

Schilddrüsentherapeutika sind entweder selbst Hormone, greifen in die Hormonsynthese ein oder beeinflussen das Schilddrüsengewebe.

5.2.1 Schilddrüsenhormone

Einsatz finden die stoffwechselaktiven Hormone **L-Thyroxin** (*T4*) und **Trijodthyronin** (*T3*) v. a. bei der **Hypothyreose** (*Schilddrüsenunterfunktion*).

Schilddrüsenhormone als Arzneimittel verstehen

Ihre **Wirkungen** sind:

- Steigerung von Energieumsatz und Wärmeentwicklung des Körpers
- Förderung der Glukosebildung, Steigerung der Fettverstoffwechslung und des Eiweißaufbaus (in höheren Dosen eiweißabbauende Wirkung)
- Stimulation von Längenwachstum sowie Organentwicklung (besonders des Gehirns) in Wachstumsphasen des Organismus

L-Thyroxin besitzt im Vergleich mit Trijodthyronin eine deutlich längere Plasmahalbwertszeit von ca. 7 Tagen. Aufgrund der langen Wirkdauer lässt sich T4 besser steuern als T3 und wird bevorzugt angewendet. Die Therapie ist häufig lebenslang durchzuführen. In der Schwangerschaft besteht ein deutlich erhöhter Bedarf an Schilddrüsenhormonen.

Therapie der Hypothyreose

Die **Hypothyreose** wird über andauernde Substitution mit **L-Thyroxin** (Eferox®, Euthyrox®) behandelt. Die Therapie erfolgt einschleichend, um einer Kumulation sowie stärkeren unerwünschten Wirkungen wie Tachykardie, Zittern und Schlaflosigkeit vorzubeugen. Die mittlere Erhaltungsdosis beträgt 100–200 µg pro Tag. In der Schwangerschaft ist der erhöhte Bedarf zu berücksichtigen.

Schilddrüsenhormone in der Pflege

Praxistipp

Einnahmehinweise L-Thyroxin

L-Thyroxin ist morgens nüchtern und 30 Min. vor dem Frühstück, mit stillem Wasser (kein kalziumreiches Mineralwasser) einzunehmen. Dies erhöht die Bioverfügbarkeit. Auf Milch und Milchprodukte sollten Patienten zum Frühstück weitgehend verzichten, da das enthaltene Kalzium mit L-Thyroxin Komplexe bildet. Geringe Mengen wie Kaffeesahne oder eine Scheibe Käse sind unkritisch. In der häuslichen Pflege für das Richten der Arzneimittel genaue Absprachen treffen. Eine Möglichkeit kann sein, einen beschrifteten Becher bereitzustellen, in den das L-Thyroxin für die Einnahme vor dem Frühstück gerichtet werden kann.

Bei Patienten, die Sondenkost erhalten, pausieren Pflegende die Nahrungszufuhr eine Std. vor und eine Std. nach Gabe des Hormons.

Schilddrüsenpräparate

Da die Bioverfügbarkeit bei den Schilddrüsenhormonen relativ gering ist und großen Schwankungen unterliegt, die im Wesentlichen auch von der Zubereitung (Tablette) bestimmt ist, dürfen Präparate verschiedener Hersteller nicht ausgetauscht werden. Krankenhäuser, Pflegeeinrichtungen usw. müssen das entsprechende Präparat für den Patienten besorgen.

Unerwünschte Wirkungen
Die unerwünschten Wirkungen von L-Thyroxin entsprechen den Symptomen einer Hyperthyreose und zeigen eine Überdosierung an.

Vorsicht

Gabe von L-Thyroxin

Bei **Tachykardien, Angina pectoris** sowie **Kardiomyopathien** sollte L-Thyroxin nicht bzw. sehr vorsichtig angewendet werden.

5.2.2 Jodid

Zur Therapie der euthyreoten Struma (*Vergrößerung der Schilddrüse bei normaler Schilddrüsenfunktion*) sowohl zur Prophylaxe als auch zur Therapie und Stabilisierung des Therapieerfolges ist die Gabe von **Jodid** angezeigt. Bei älteren Patienten sowie Schwangeren bevorzugt man die kombinierte Gabe von **Jodid** (100–150 µg)/**L-Thyroxin** (50–100 µg ▸ Tab. 5.2).

Jodid als Arzneimittel verstehen

Jodid ist nötig zur Synthese der Schilddrüsenhormone L-Thyroxin und Trijodthyronin. Meist wird es als **Kaliumjodid** zugeführt. Anwendungsgebiete sind Prophylaxe und Therapie der euthyreoten Struma. Zu beachten ist der erhöhte Jodidbedarf in Wachstumsperioden wie der Schwangerschaft oder in Gebieten mit massiver Jodunterversorgung z. B. in küstenfernen Regionen. Bei hoher Dosierung wirken Jodidsalze kurzfristig hemmend auf das Freisetzen von Schilddrüsenhormonen. Dies lässt sich während der Vorbereitung operativer Eingriffe nutzen.

Tab. 5.2 Fertigarzneimittel zur Behandlung der euthyreoten Struma

Handelspräparate mit Jodid	Handelspräparate mit Jodid/L-Thyroxin
Jodetten®	Jodthyrox®
Jodinat®	Eferox Jod® N
Jodid-ratiopharm®	Thyronajod®

Jodid in der Pflege

Bei regelmäßiger Jodzufuhr ist bei Struma ein guter Therapieerfolg erkennbar. Innerhalb von 6–12 Monaten lässt sich gerade bei Kindern und Jugendlichen ein deutlicher Rückgang des Schilddrüsenvolumens erreichen (▸ Tab. 5.3).
Die Pflegenden berücksichtigen den Jodgehalt der Nahrung und bringen ihn den Patienten nahe. Während Menschen mit Struma, Hypothyreotiker und „Risikogruppen" wie Schwangere auf eine jodreiche Ernährung achten sollten, ist eine übermäßige Zufuhr von Jod durch Hyperthyreotiker zu vermeiden.

Praxistipp

Jodgehalt der Nahrung

Der Jodgehalt der meisten Lebensmittel ist recht gering. Er liegt für viele Teig- und Brotwaren bei 1–2 µg und für viele Obst- und Gemüsesorten bei ca. 5 µg pro Portion. Etwas jodreicher sind Milch und Milchprodukte sowie ausgewählte Gemüse wie etwa Broccoli oder Möhren. Jodreichsind z. B. Kabeljau und Schellfisch mit über 20 µg pro Portion. Mediziner empfehlen, durch Verwendung jodierten Kochsalzes (15–25 mg Jod/kg Kochsalz) sowohl im Haushalt als auch bei Fertigprodukten, häufige Fischmahlzeiten und ggf. Jodidtabletten eine ausreichende Zufuhr sicherzustellen und so der Entwicklung einer Struma vorzubeugen.

Unerwünschte Wirkungen
Unerwünschte Wirkungen von Jodid äußern sich in Form von Haut- und Schleimhautreizungen.

Tab. 5.3 Dosierungsempfehlungen zur Therapie der euthyreoten Struma durch Jodzufuhr (*modifiziert nach Fülgraff und Palm 1995*)

Medikamentöse Therapie der Jodmangelstruma (Tagesdosen)	
Schulkinder	100–200 µg Jodid
Jugendliche/junge Erwachsene	200(–300) µg Jodid
Erwachsene < 40 Jahre	200–300 µg Jodid oder100–200 µg Jodid + 50–100 µg Levothyroxin oder 75–150 µg Levothyroxin

Vorsicht

Gabe von Jodsalz

Jodsalze können **tuberkulöse Prozesse** aktivieren und sind bei entsprechenden Patienten kontraindiziert.

5.2.3 Thyreostatika

Definition

Thyreostatika

Schilddrüsenhemmende Stoffe: Arzneistoffe, die eine Synthese und einen Einbau von Jod in Schilddrüsenhormonvorstufen bzw. die Freisetzung von Schilddrüsenhormonen blockieren.

Thyreostatika sind besonders bei der immunogenen Hyperthyreose (*Schilddrüsenüberfunktion*) – dem Morbus Basedow – indiziert. Nach einer Therapiedauer von etwa einem Jahr ist bei vielen Patienten die Erkrankungssymptomatik dauerhaft behoben. Thyreostatika kommen auch bei der **thyreotoxischen Krise,** der lebensbedrohlichen Entgleisung einer Hyperthyreose, zum Einsatz.

Operative Maßnahmen oder die Radiojodtherapie sind angezeigt bei:

- Schilddrüsenautonomie (*Schilddrüse produziert ohne Regulation zu viel Schilddrüsenhormon und reagiert nicht mehr auf die Signale des Regelkreises*)
- Rezidiven des Morbus Basedow

Zur Operationsvorbereitung oder Überbrückung der Latenzzeit bis zum Wirkeintritt einer Radiojodtherapie werden Thyreostatika (► Tab. 5.4) gegeben.

Thyreostatika verstehen

Die Synthese des jodhaltigen Schilddrüsenhormons L-Thyroxin kann an mehreren Stellen gehemmt werden. So blockieren **Jodinationshemmer** wie Perchlorate die Aufnahme von Jodid in die Schilddrüse, während **Jodisationshemmer** wie Propylthiouracil die nötige Oxidation von Jodid zu Jod unterbinden (► Abb. 5.1). **Perchloratsalze, die als Jodinationshemmer** die Aufnahme von Jodid in die Schilddrüse durch Konkurrenz um die Transportmöglichkeiten unterdrücken, werden aufgrund der ernst zu nehmenden Nebenwirkungen wie Blut- und Nierenschäden nur bei Unverträglichkeit der Jodisationshemmer zur Dauertherapie eingesetzt. Bei Patienten, bei denen eine Diagnosestellung mittels jodhaltiger Kontrastmittel (z. B. Hirnszintigrafie) unumgänglich ist, beugt man einer thyreotoxischen Krise durch die Gabe von Perchlorat vor.

Tab. 5.4 Thyreostatika

Wirkstoffe	Handelspräparate
Thiamazol/Methimazol	Methizol®
Carbimazol	Carbimazol Henning®
Propylthiouracil	Propycil®
Perchlorat	Irenat®

Vorsicht

Absetzen von Perchloraten

Auch unmittelbar nach Absetzen von Perchloraten kann die **Wirkung jodhaltiger Präparate** beeinträchtigt sein, denn diese haben eine lange Wirkdauer. Perchlorate sind in Schwangerschaft und Stillzeit kontraindiziert.

Jodisationshemmer sind Mittel der Wahl zur Dauertherapie der Hyperthyreose. Sie unterbinden die Oxidation von Jodid zu Jod in der Schilddrüse. Dieser Vorgang stellt jedoch eine Voraussetzung für die Synthese von L-Thyroxin und Trijodthyronin dar, sodass deren Bildung vermindert wird (► Abb. 5.2).Für eine kurzfristige, präoperative Hemmung der Hormonfreisetzung werden hohe Dosen **Jodid** verabreicht.

Therapie der Hyperthyreose

Zur Behandlung der Hyperthyreose stehen prinzipiell drei Möglichkeiten zur Verfügung. Sowohl die **Radiojodtherapie** als auch **operative Maßnahmen** verringern hormonproduzierendes Schilddrüsengewebe. Demgegenüber führen **Thyreostatika** zu einer verminderten Hormonsynthese bzw. -freisetzung ohne Gewebsentfernung.

Radiojod

Radiojod (^{131}I) wird analog dem nicht radioaktiven Jod in der Schilddrüse gespeichert und zerfällt unter Abgabe von β- sowie γ-Strahlung. Über eine Zerstörung von Schilddrüsengewebe vermindert sich im Verlauf von 2–4 Monaten die Hormonproduktion. Die Latenzzeit bis zum Wirkeintritt muss evtl. mit Thyreostatika überbrückt werden. Nachbargewebe ist aufgrund der geringen Strahlenreichweite kaum betroffen.

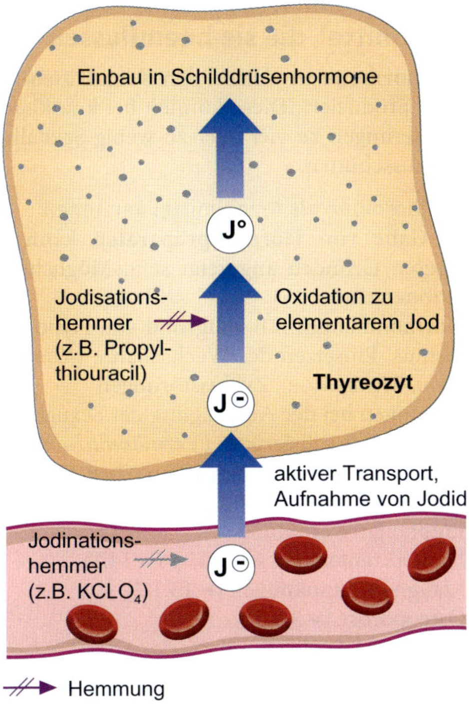

Abb. 5.2 Wirkweise von Thyreostatika. Jodinationshemmer blockieren die Aufnahme von Jodid in die Schilddrüse. Jodisationshemmer unterdrücken die Oxidation zu Jod. [L157]

Die gut verträgliche Therapie wird bei Personen ab 25 Jahren durchgeführt, ist jedoch in Schwangerschaft, Stillzeit sowie Wachstumsperioden kontraindiziert. Als Spätfolge tritt in wenigen Fällen, evtl. auch erst Jahre nach der Therapie, eine Hypothyreose auf. In niedriger Dosierung wird Radiojod auch als Funktionsdiagnostikum der Schilddrüse eingesetzt.

Thyreostatika in der Pflege

Vorsicht

Keine Selbstmedikation bei Hyperthyreose

Menschen mit einer Hyperthyreose sollen Arzneimittel nicht eigenmächtig einnehmen. Das Schmerzmittel Aspirin® in sehr hohen Dosen z. B. kann durch Verdrängen der Schilddrüsenhormone aus ihrer Bindung an die Bluteiweiße die Hyperthyreose verstärken. Auch das ansonsten sinnvolle Jodsalz sollten die Patienten und Patientinnen nicht zu sich nehmen, da Jodzufuhr eine thyreotoxische Krise auslösen kann.

Unerwünschte Wirkungen

Bei zu hoher Dosierung von **Jodisationshemmern** besteht die Gefahr der **Kropfbildung** (*iatrogene Struma*). Neben Übelkeit, allergischen Reaktionen und Geruchsstörungen sind auch Knochenmarksschäden möglich. Die Jodisationshemmer sind plazentagängig. Um eine Hypothyreose zu vermeiden, sind in der Schwangerschaft, aber auch in der Stillzeit Niedrigstdosen einzusetzen.

Praxistipp

Zeichen einer Knochenmarksschädigung

Bei der Mundpflege achten Pflegende auf die Zeichen einer Knochenmarksschädigung, z. B. Entzündungen im Mund-Rachen-Raum, und leiten die Patienten zur Selbstbeobachtung an.

Anwendung von Radiojod

Nach dem **Anwenden von Radiojod** zur Therapie einer Schilddrüsenüberfunktion werden die Patienten zu ihrer eigenen Sicherheit und zum Schutz ihrer Umgebung über Verhaltensregeln im Alltag aufgeklärt.

5.2.4 Arzneimittel bei Nebenschilddrüsenerkrankungen

Bei Erkrankungen der Nebenschilddrüse kommt es zu Störungen im Kalziumhaushalt, zu Hypo- oder Hyperkalzämien (▸ 8.5.3).

Arzneimittel bei Nebenschilddrüsenerkrankungen verstehen

Zur Behandlung des **Hypoparathyreoidismus** (*Parathormonmangel*) dient **Colecalciferol** (Vigantoletten®). Diese haben gegenüber dem Parathormon den Vorteil der peroralen Applizierbarkeit. Das Erhöhen des Kalziumspiegels im Blut resultiert aus einer Förderung der Kalziumresorption aus dem Darm, aber auch aus den Nierenkanälchen. **Colecalciferol** (*Vitamin D*) führt zur Förderung des Knochenaufbaus.

Beim primären **Hyperparathyreoidismus** ist die operative Entfernung der Tumoren angezeigt. Präoperativ kann dabei die Senkung eines erhöhten Blutkalziumspiegels mittels intravenöser Flüssigkeitszufuhr, Kalzitonin (▸ 3.3.3), Diuretika (z. B. Furosemid ▸ 10.1) oder Bisphosphonaten (▸ 3.3.3) nötig sein. Postoperativ kann sich dagegen eine **Hypokalzämie** einstellen, die mittels Kalziumgabe behandelt werden muss.

Ein sekundärer Hyperparathyreoidismus ist oft die Folge einer Niereninsuffizienz. Hier hat sich die Gabe von 2–3 g Kalziumkarbonat pro Tag bewährt. Kalziumkarbonat dient als Phosphatbinder und der Zufuhr von Kalziumionen.

Arzneimittel bei Nebenschilddrüsenerkrankungen in der Pflege

Die Dosierung von **Colecalciferol** muss durch ständige Kontrolle des Blutkalziumspiegels gefunden und überwacht werden. Die Pflegenden achten auf Zeichen einer Elektrolytverschiebung, besonders auf Unregelmäßigkeiten des Kalziumhaushalts. Diese könnte sich in verändertem Ausscheidungsverhalten von Harn und Stuhl äußern.

Vorsicht

Hypokalzämie

Eine Hypokalzämie äußert sich in Muskelkrämpfen, erhöhter Krampfbereitschaft (*Tetanie*), abnormer Psyche oder Bewusstseinstrübungen.

Hyperkalzämie

Zeichen einer Hyperkalzämie sind Obstipation, Appetitlosigkeit, Arrhythmien, Polyurie, psychotische Zustände sowie Koma. Zu beachten ist die erhöhte Gefahr der Nierensteinbildung.

Bei Menschen mit Niereninsuffizienz ist eine besonders engmaschige Krankenbeobachtung nötig. Generell muss beim Hyperparathyreoidismus auf das Auftreten einer **hyperkalzämischen Krise** geachtet werden.

Praxistipp

Patientenbeobachtung

Ein unbehandelter Hyperparathyreoidismus kann zu einer **hyperkalzämischen Krise** führen. Um diese frühzeitig zu erkennen, sind engmaschige Kalziumkontrollen im Blut und eine gezielte Beobachtung des Patienten auf Warnsymptome erforderlich: massive Polyurie, Polydipsie, Erbrechen, Exsikkose, Fieber und Bewusstseinstrübung. Bei einer hyperkalzämischen Krise wird der Patient auf die Intensivstation verlegt.

5.3 Sexualhormone und Arzneimittel, die sie beeinflussen

Sexualhormone werden in den Keimdrüsen (*Gonaden*) produziert. Diese können bei krankhaften Veränderungen zu viel oder zu wenig Sexualhormone ausschütten.

Sexualhormone als Arzneimittel verstehen

Eine **Gabe von Hormonpräparaten** kann aus mehreren Gründen angezeigt sein. Mögliche Indikationen sind:

- Hormonmangel, z. B. aufgrund von Hypogonadismus, Einsetzen der Wechseljahre (*Klimakterium, Menopause*), Zyklusstörungen
- Störungen bei der Ausprägung der Sexualmerkmale wie Virilisierung (*Vermännlichung*) der Frau, Vergrößerung der männlichen Brustdrüsen (*Gynäkomastie*)
- Empfängnisverhütung
- Hauterkrankungen wie Akne (▸ 14.1)
- Maligne Erkrankungen (▸ 13.1.2)
- Osteoporose (▸ 3.3.3)
- Geschlechtsangleichung

Sexualhormone in der Therapie

Hormone sind hoch wirksame Stoffe, die individuell dosiert und appliziert werden. Meist erfolgt eine Therapie mit Sexualhormonen in möglichst geringer Dosis über einen längeren Zeitraum.

Östrogene sind die weiblichen Sexualhormone und werden physiologisch in den Ovarien und in der Plazenta, beim Mann in geringer Menge in den Hoden, gebildet. Verschiedene natürliche Östrogene und Östrogenderivate werden therapeutisch oder in Kontrazeptiva angewendet (▸ Tab. 5.5, ▸ 5.3.4).

Gestagene sind v. a. für den Erhalt einer Schwangerschaft wichtig. Sie werden physiologisch im Gelbkörper und in der Plazenta gebildet und kommen bei Männern nicht vor. Verschiedene natürliche Gestagene und Gestagenderivate werden therapeutisch oder als Kontrazeptiva angewendet (▸ Tab. 5.6, ▸ 5.3.4).

Androgene sind die männlichen Sexualhormone und werden in den Testes (*Hoden*) und in geringem Umfang in der Nebennierenrinde gebildet. Das natürliche Androgen Testosteron (Testoviron®) wird substituierend oder therapeutisch angewendet (▸ Tab. 5.7).

Tab. 5.5 Östrogene

Genitale Wirkungen	Extragenitale Wirkungen	Indikationen	Vertreter	Handelspräparate
• Wachstum von Vulva, Vagina, Uterus, Zervix, Scheidenepithel • Vermehrte Sekretion von dünnflüssigem Zervixschleim • Proliferation (*Wachstum*) der Uterusschleimhaut, Vorbereitung der Nidation (*Eieinnistung*) • Bildung Graafscher Follikel im Ovar, Eisprung • Stimulation des Brustdrüsenwachstums • Zunahme von Libido und Kinderwunsch	• Anabole Wirkungen auf Eiweiß- und Knochenstoffwechsel, Kalziumeinlagerung in den Knochen • Erhöhte Produktion von Transportproteinen, Gerinnungsfaktoren und Enzymen • Retention (*Zurückhalten*) von Natrium und Wasser • Charakteristische Verteilung des subkutanen Fettgewebes (Oberschenkel, Hüften, Brust)	• Unterentwicklung (*Hypoplasie*) des Uterus • Östrogenmangel aufgrund Ovarialinsuffizienz • Abstillen • Zyklusstörungen • Klimakterische Beschwerden • Wechseljahresbedingte Osteoporose • Zur Empfängnisverhütung in Kombination mit Gestagenen • Geschlechtsangleichung bei Geschlechtsdysphorie	**Natürliche Östrogene**	
			Estradiol (hoher First-Pass-Effekt)	Estramon® TTS
			Estriol (Estradiolmetabolit, besonders lokal anwendbar)	Ovestin®

Tab. 5.6 Gestagene

Genitale Wirkungen	Extragenitale Wirkungen	Indikationen	Vertreter	Handelspräparate
• Viskositätserhöhung des Schleims in Tuben, Uterus und Zervix • Verlangsamung der Tubenperistaltik • Engstellung von Muttermund und Zervikalkanal • Erhaltung der Schwangerschaft. Bei Progesteronmangel kommt es zum Abort	• Temperaturerhöhung in der zweiten Zyklushälfte • Hemmung von Aldosteron und Natriurese (*Ausscheiden von Natrium*) • Hemmung der Gonadotropinausschüttung, besonders von luteinisierendem Hormon (*LH*)	• Empfängnisverhütung • Klimakterische Beschwerden • Hemmung von Uterusblutungen • Zyklusstörungen • Vorkommen von Uterusschleimhaut außerhalb der Gebärmutter (*Endometriose*) • Uterus-, Mamma-, Nierenkarzinom	**Natürliches Gestagen**	
			Progesteron	
			Gestagenderivate (für orale und Depotanwendungen)	
			Levonorgestrel, Norethisteron (androgen)	28Mini®
			Dienogest (keine Androgenwirkung)	Bestandteil von Valette®
			Cyproteronacetat, Chlormadinonacetat (antiandrogen)	Androcur®, Chlormadinon Jenapharm®
			Medroxyprogesteronacetat (antiöstrogen)	MPA Hexal®

Tab. 5.7 Androgene

Wirkungen	Indikationen
• Förderung des Wachstums von Prostata und Samenblasen • Förderung der Spermiogenese in den Hoden. • Vermehrung der Muskelproteine und des Eiweißstoffwechsels (anaboler Effekt) • Bartwuchs, Stimmbruch durch Kehlkopfwachstum bei Jungen • Knochenreifung • Positive Bilanz von Stickstoff, K^+, Ca^{2+}, Phosphat, Sulfat und Chlorid. Retention von Mineralien und Einbau der Mineralien in den Knochen • Stimulation der Erythropoese durch Freisetzung von Erythropoetin	• Beim Mann zur Substitution bei Androgenmangel und Oligospermie • Bei Frauen als Reservetherapeutika bei Mammakarzinom • Behandlung der aplastischen Anämie • Illegaler Einsatz zum Doping

Beeinflussung der Hormonsynthese und Hormonantagonisten

Die **Verringerung der Hormonbildung** ist ein Ziel bei der Therapie von Erkrankungen mit unerwünscht starker Hormonwirkung oder -bildung. Beim Hypergonadismus liegt eine übermäßige Hormonproduktion vor, die gebremst werden soll. Bei einigen Tumoren der Sexualorgane wirken die normal gebildeten Hormone begünstigend auf die Zellteilung. Beispielsweise wirken Östrogene als weibliche Sexualhormone förderlich auf das Entstehen und Wachstum von Brustkrebs. Durch Gabe von **Aromatasehemmern** erfolgt ein Hemmen der Östrogensynthese, die das Fortschreiten der Erkrankung verlangsamt. Bei Erkrankungen mit unerwünschtem Hormoneinfluss, wie dies bei einigen Tumoren der Fortpflanzungsorgane der Fall ist, kann der Effekt des Sexualhormons durch Gabe entsprechender **Rezeptorantagonisten** gemindert werden. **Antiöstrogene** (► 13.1.2) blockieren die Wirkung der Östrogene und können zur Brustkrebstherapie genutzt werden. Entsprechend finden **Antiandrogene** (► 13.1.2) Einsatz in der Behandlung des Prostatakarzinoms.

GnRH-Analoga (GnRH, Gonadotropin-Releasing-Hormon) z.B. **Leuprorelin** sind als Pubertätsblocker zur Verzögerung der Pubertas praecox (vorzeitige Pubertät) zugelassen. Ihre Anwendung bei Kindern, die unter Geschlechtsdysphorie leiden, ist umstritten und ein OFF-Label-Use, also nicht von der Zulassung gedeckt.

Sexualhormone als Arzneimittel in der Pflege

Da Hormone hoch wirksame Substanzen sind, ist das Festlegen der individuell benötigten Dosis von höchster Bedeutung, um unerwünschten Wirkungen vorzubeugen. Auch die Auswahl einer geeigneten Arzneiform kann zum Optimieren der Hormontherapie beitragen. So stehen für die Hormontherapie neben den leicht einzunehmenden Dragees („*Pille*") verschiedene Arzneiformen zur lokalen und systemischen Anwendung zur Verfügung. Es werden halbfeste Zubereitungen wie Gele und Cremes, vaginal zu applizierende Ringe und Zäpfchen, aber auch Parenteralia wie Spritzen und Implantate eingesetzt. „Hormonpflaster" bzw. TTS (*transdermale therapeutische Systeme* ► 2.3.4) mit ihrer gleichmäßigen Wirkstofffreisetzung und geringerer Nebenwirkungsrate sind ebenfalls sehr gebräuchlich.

5.3.1 Arzneimittel in der Schwangerschaft

Definition

Eisprung

Ovulation: Ausstoßen eines reifen Eis aus dem geplatzten Graafschen Follikel des Eierstocks.

Schwangerschaft

Gravidität: Zustand der Frau von der Empfängnis (*Konzeption, Befruchtung*) bis zur Geburt (*Partus*).

Wochenbett

Puerperium: Zeitraum von ca. 6–8 Wochen nach der Geburt (*post partum*), in dem Rückbildung der schwangerschaftsbedingten Körperveränderungen erfolgt.

Unfruchtbarkeit

Sterilität: Zustand der ungewollten Kinderlosigkeit, da keine Befruchtung stattfindet. Liegt die Unfähigkeit vor, nach der Konzeption die Schwangerschaft bis zur Geburt eines lebensfähigen Kindes auszutragen, spricht man von Infertilität.

Arzneimittel in der Schwangerschaft verstehen

Der Erhalt einer **Schwangerschaft** ist stark vom Hormonhaushalt der Frau abhängig. So werden zur Therapie der Sterilität Hormone eingesetzt, die den Eisprung auslösen. Um eine Schwangerschaft vorzeitig zu beenden, benutzt man entsprechend Hormonantagonisten.

Behandlung der Sterilität

Vor Therapiebeginn muss der Grund der **ungewollten Kinderlosigkeit** ermittelt werden. Dies gelingt nicht in allen Fällen. Diagnostische Methoden sind neben der Untersuchung der Sexualorgane sowie von Sperma, Vaginalsekret und Schleimhautproben auch Hormontests. Werden bei einer Frau z. B. Abnormitäten des Aufbaus der Gebärmutterschleimhaut in Folge eines gestörten Hormonhaushalts als Sterilitätsursache vermutet, bekommt die Patientin Hormone in Konzentrationen, wie sie für den weiblichen Zyklus typisch wären. Ergibt sich durch die Applikation von Östrogenen und Gestagenen der natürliche Auf- und Umbau der Gebärmutterschleimhaut, gilt es als erwiesen, dass der Hormonmangel die Ursache der Sterilität ist.

Ein Hormonmangel kann auf primärem oder sekundärem Hypogonadismus beruhen. Liegt ein reiner Mangel an effektorischen Sexualhormonen vor, werden diese substituiert (► Tab. 5.6, ► Tab. 5.7). Geht der Ausfall der effektorischen Sexualhormone jedoch auf eine gestörte Funktion von Hypothalamus bzw. Hypophysenvorderlappen zurück, bietet sich die Therapie mit Gonadotropinen an. Zu den **Gonadotropinen** (► Tab. 5.8) gehören Follitropin (*FSH; follikelstimulierendes Hormon*), Lutropin (*LH; luteinisierendes Hormon*), Postmenopausengonadotropin (*HMG*) und Choriongonadotropin (*Schwangerschaftshormon; HCG*).

Aufgrund der besseren Verfügbarkeit werden vorwiegend HCG und HMG zu therapeutischen Zwecken eingesetzt. Beide sind indiziert zur Behandlung der Sterilität des Mannes in Folge von Hypogonadismus bzw. zur Follikelreifung und Ovulationsauslösung bei sterilen Frauen.

Praxistipp

Psychische Probleme

Frauen mit Fertilitätsstörungen haben aufgrund des unerfüllbar scheinenden Kinderwunsches häufig psychische Probleme. Einfühlsame Gespräche, auch mit den Angehörigen bzw. dem Partner, können ihnen helfen, mit der Situation besser klarzukommen.

Arzneimittel zur Auslösung eines Aborts

Prostaglandine können aufgrund ihrer uteruskontrahierenden Wirkung in höheren Dosen zur Abortauslösung genutzt werden. Die Anwendung erfolgt intrauterin. **Antigestagene** sind Stoffe, die antagonistisch zum natürlichen Gestagen Progesteron wirken. Dieses dient dem Erhalt der Uterusschleimhaut. Antagonisten wie **Mifepriston** (Mifegyne®) bewirken einen Abbau der Schleimhaut und können daher zur Abortauslösung in der Frühschwangerschaft eingesetzt werden. Mifepriston ist als Abortivum bis zum 49. Schwangerschaftstag zugelassen.

Arzneimittel in der Schwangerschaft in der Pflege

Gonadotropine und **Gonadoliberin** müssen parenteral appliziert werden. Die Applikation von **Gonadoliberin** erfolgt als intervallweise Infusion, indem alle 90 Min. 5–20 µg Gonadoliberin in die Vene verabreicht werden. Diese stoßweise Dosierung ahmt die natürlichen Sekretionsverhältnisse nach.

Unerwünschte Wirkungen

Eine Gonadotropingabe zur Behandlung der Sterilität bei Frauen führt häufig zu Mehrlingsschwangerschaften. Unerwünschte Wirkungen

Tab. 5.8 Gonadotropine des Menschen

Abkürzung	Hormon	Bildungsort	Bemerkung
FSH	Follikelstimulierendes Hormon, Follitropin	HVL	Regt die Reifung des Eis im Eierstock an
LH	Luteinisierendes Hormon	HVL	Fördert Gelbkörperbildung
HMG	Postmenopausengonadotropin	HVL	Gemisch aus LH plus FSH
HCG	Choriongonadotropin	Plazenta	Nur in der Schwangerschaft

HVL: Hypophysenvorderlappen

von **Mifepriston** (Mifegyne®) sind neben schweren Blutungen auch gastrointestinale Beschwerden und Müdigkeit.

Praxistipp

Schwangerschaftsunterbrechung

Patientinnen werden nach einer Schwangerschaftsunterbrechung auf schwere Blutungen hin beobachtet. Die Pflegenden berücksichtigen außerdem den sensiblen Umgang mit den emotional stark belasteten Frauen.

Strenge Indikation für alle Arzneimittel in der Schwangerschaft

Die **Gabe von Arzneimitteln während der Schwangerschaft** ist immer erst nach einer strengen Nutzen-Risiko-Analyse möglich. Viele Arzneistoffe sind erwiesenermaßen teratogen bzw. embryotoxisch oder überwinden zumindest die Plazentaschranke bei noch nicht belegter Unbedenklichkeit für das Ungeborene (► 2.5.1, ► 2.4.5). Allerdings gibt es auch Arzneistoffe, deren Anwendung in der Schwangerschaft typisch ist. Um dem erhöhten Bedarf Rechnung zu tragen, ist eine Substitutionsbehandlung mit Folsäure, Jodid, Eisen- und Kalziumsalzen häufig notwendig. Außerdem erfordern schwangerschaftstypische Beschwerden wie Ödeme, Sodbrennen, Verstopfung neben einer angepassten Lebensweise durchaus auch eine entsprechende medikamentöse Therapie.

Praxistipp

Arzneimittelgebrauch von Schwangeren

Die Pflegenden achten in der Betreuung Schwangerer auf deren Arzneimittelgebrauch, denn auch Arzneimittel zur Selbstmedikation können während der Gravidität kontraindiziert sein. Jegliche Einnahme von Arzneimitteln ist von der Frau mit dem Arzt abzusprechen.

In der Schwangerschaft ist unbedingt auf **ausreichende Zufuhr der Mineralstoffe** Kalzium und Magnesium, der Spurenelemente Jod, Eisen und Zink sowie der Vitamine A, C, D, E und Folsäure zu achten. Mangelerscheinungen können zu Störungen sowohl des mütterlichen als auch des kindlichen Organismus führen. Folsäuredefizite sind mögliche Auslöser von Missbildungen und verminderte Magnesium- oder auch Kalziumspiegel erhöhen das Auftreten von Schwangerschaftskomplikationen wie Hypertonie und Präeklampsie.

5.3.2 Arzneimittel während des Geburtsvorgangs

Vor, während und nach der Geburt können Hormone und hormonell wirksame Arzneimittel indiziert sein.

Arzneimittel während des Geburtsvorgangs verstehen

Man nutzt den Einfluss dieser Arzneimittel auf die Kontraktion des Uterus. Um die Geburt einzuleiten, werden Oxytocin oder Prostaglandine gegeben.

Oxytocin

Oxytocin (Oxytocin Hexal®) ist ein Hormon, das natürlicherweise aus dem Hypophysenhinterlappen ausgeschüttet wird. Es wirkt kontraktionsfördernd auf den Uterus und die Milchdrüsen. Unterstützt wird die kontrahierende Wirkung durch einen ausreichend hohen Östrogenspiegel, der physiologischerweise zum Ende der Schwangerschaft vorliegt. Indikationen für Oxytocin in Zusammenhang mit dem Geburtsvorgang sind:

- Notwendigkeit der Geburtseinleitung
- Wehenschwäche
- Förderung der Uteruskontraktion nach Kaiserschnitt
- In der Nachgeburtsperiode zur Plazentalösung, zur Verminderung von Blutverlusten bzw. um einer Uterusatonie (*Uterus zieht sich nicht zusammen*) entgegenzuwirken

Prostaglandine

Prostaglandine gehören ebenfalls zu den natürlich vorkommenden uteruskontrahierenden Stoffen. Die Ausschüttung ist physiologischerweise gegen Ende der Schwangerschaft sowie zu Menstruationsbeginn erhöht. Vertreter der Prostaglandine (*PG*) und PG-Derivate sind:

- PG E_2 (Dinoproston; Minprostin® E_2)
- Sulproston (Nalador®)

Eingesetzt werden Prostaglandine zur Geburtseinleitung sowie bei atonischen Nachblutungen (*wenn sich der Uterus nach der Geburt nicht zusammenzieht*) und außerdem zur Abortauslösung.

Mutterkornalkaloide

Mutterkornalkaloide werden aufgrund ihrer uteruskontrahierenden Wirkungen in der Nachgeburtsperiode eingesetzt, um die Plazentaablösung bei geringer Blutungsneigung zu fördern oder um die Uterusrückbildung während des Wochenbetts zu unterstützen. **Methylergometrin** (Methergin®) wird bevorzugt angewendet, da es im Unterschied zu anderen Mutterkornalkaloiden keine Vasokonstriktion (*Gefäßverengung*) bewirkt.

Tokolytika

Definition

Tokolytika

Wehenhemmer: Stoffe, die den Uterus erschlaffen lassen.

Indikationen für **Tokolytika** sind:

- Drohende Frühgeburt bzw. vorzeitig oder zu stark einsetzende Wehen
- Geburtshilfliche Notfälle und operative Eingriffe in der Schwangerschaft

Als Tokolytika können β_2-Sympathomimetika (▸ 1.3.4) eingesetzt werden, da sie erschlaffend auf die glatte Muskulatur des Uterus wirken. Angewandt wird v. a. **Fenoterol** (Partusisten®).

Arzneimittel während des Geburtsvorgangs in der Pflege

Viele Patientinnen haben Angst vor dem „Wehentropf" mit Oxytocin. Die Pflegenden beruhigen die Patientinnen und erläutern, dass Oxytocin ein natürliches Hormon ist und das Verabreichen einen natürlich ablaufenden Prozess unterstützt. Die Dosierung von **Methergin** beträgt 0,1–0,2 mg mittels peroraler oder auch parenteraler Applikation. Bei der Anwendung zur Plazentaablösung ist eine Kombination mit Oxytocin möglich.

Unerwünschte Wirkungen

Bei Überdosierung führt Oxytocin zur **Dauerkontraktion** des Uterus. Eine gleichzeitige Gabe von Prostaglandinen ist wegen verstärkter Uteruskontraktionen kontraindiziert. Auch eine Überdosierung von Prostaglandinen und Mutterkornalkaloiden bewirkt eine Uterusdauerkontraktion.

Vorsicht

Prostaglandine

Bei Patientinnen mit *Asthma, Glaukom, Krampfleiden, akuten Magenreizungen* und vorangegangenem **Kaiserschnitt** dürfen Prostaglandine nur mit größter Vorsicht angewendet werden.

Bei der Anwendung von **Fenoterol** als Tokolytikum können Auswirkungen auf das kardiovaskuläre System z. B. Blutdrucksteigerung und Tachykardie vorkommen. Pflegende überwachen während dieser Therapie Blutdruck und Puls engmaschig.

5.3.3 Arzneimittel bei der Laktation

Definition

Stillzeit

Laktation: Natürliche Säuglingsernährung an der Mutterbrust.

Arzneimittel zur Beeinflussung der Laktation verstehen

Oxytocin (Oxytocin Hexal®) wirkt nicht nur uteruskontrahierend, sondern fördert auch den Milchfluss und kann daher zum Auslösen bzw. Fördern des Stillvorgangs eingesetzt werden (▸ Abb. 5.3). Das **Abstillen** wird durch Östrogene und Prolaktininhibitoren gefördert. **Östrogene** setzt man eher zum primären Abstillen ein. Dies bedeutet, dass noch keine Milchsekretion stattgefunden hat. Primäres Abstillen ist angezeigt bei Fehl- und Totgeburten, großen Brustoperationen, HIV-Infektionen oder massivem Nikotinmissbrauch. **Prolaktininhibitoren** sind Stoffe wie Dopamin bzw. **Dopaminagonisten** (▸ 4.5).

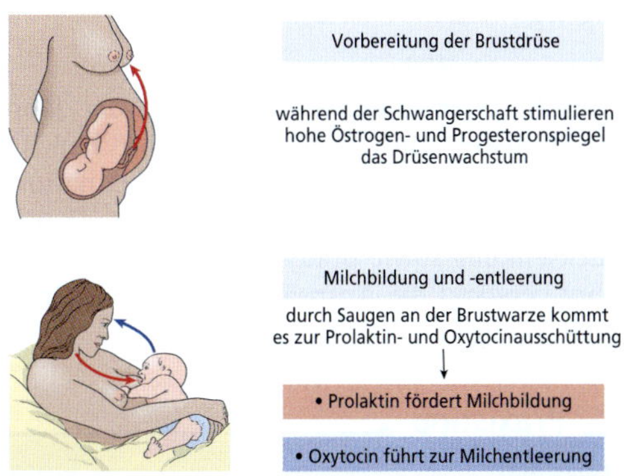

Abb. 5.3 Laktation. Sie wird hormonell gesteuert und kann auch über Arzneimittel beeinflusst werden. Oxytocin fördert den Milchfluss, während Hemmstoffe des Prolaktins die Milchbildung unterdrücken. [L190]

Dopamin ist der natürliche Hemmstoff des milchbildungsfördernden Hypophysenvorderlappenhormons Prolaktin. Eingesetzt werden die synthetischen Dopaminagonisten wie Bromocriptin (Pravidel®) oder Metergolin (Liserdol®) besonders zum sekundären Abstillen (*nachdem die Milchsekretion stattgefunden hat*). Dies ist z. B. notwendig, wenn die Mutter mit Arzneimitteln behandelt werden muss, die dem Kind gefährlich werden könnten.

Arzneimittel zur Beeinflussung der Laktation in der Pflege

Oxytocin wird zumeist als **Nasenspray** appliziert. Dazu werden kurz vor dem Anlegen des Kindes 1–2 Sprühstöße in die Nase appliziert.

> **Praxistipp**
>
> **Stillen**
>
> - Stillfördernde Maßnahmen sind eine ausreichende Flüssigkeitsaufnahme durch die Mutter von mindestens 2 l am Tag, das regelmäßige Anlegen des Kindes sowie das Leertrinken der Brüste (► 5.5).
> - Bei Trinkschwäche des Kindes kann die Milch abgepumpt und mittels Fläschchen verabreicht werden.

Strenge Indikation für alle Arzneimittel in der Stillzeit

In der **Stillzeit** ist eine **Arzneimitteltherapie** zwingend auf Notwendigkeit und Unbedenklichkeit zu prüfen, da viele Arzneimittel in die Muttermilch übergehen und das Kind schädigen können (► 2.3). In vielen Fällen muss vor dem Einnehmen von Arzneimitteln abgestillt oder eine Stillpause eingelegt werden (► 2.5.2).

Unerwünschte Wirkungen

Typische unerwünschte Wirkungen der **Dopaminagonisten** sind Übelkeit und Erbrechen, Obstipation, Schlafbeeinträchtigung, Halluzinationen sowie motorische Störungen, selten auch Blutdrucksenkung sowie Bradykardie. Zufuhr von Alkohol verstärkt die Ausprägung der unerwünschten Wirkungen.

> **Praxistipp**
>
> **Abstillen**
>
> Maßnahmen, die das Abstillen zusätzlich fördern, sind eine eingeschränkte Flüssigkeitszufuhr sowie das Tragen eines straffen BHs.

5.3.4 Hormonelle Kontrazeptiva

> **Definition**
>
> **Kontrazeptiva**
>
> Antikonzeptiva: Empfängnisverhütende Mittel. Hormonelle Kontrazeptiva werden umgangssprachlich als „Pille" bezeichnet.

Die **Kontrazeption** (*Empfängnisverhütung*) kann auf hormonellem Wege, aber auch mithilfe von Medizinprodukten (z. B. Kondom, Intrauterinpessar) bzw. Spermiziden vorgenommen werden. **Hormonelle Kontrazeptiva** sind allerdings die sichersten Verhütungsmittel. Dies spiegelt auch der **Pearl-Index.**

> **Definition**
>
> **Pearl-Index**
>
> Gibt die Zahl der Schwangerschaften an, die eintreten, wenn 100 Frauen die jeweilige Methode ein Jahr lang anwenden („100 Frauenjahre").

Kondome weisen einen Pearl-Index von 3–7 auf. Hormonelle Kontrazeptiva (je nach Präparat) erreichen Werte zwischen 0,2 und 0,5 (► Tab. 5.9).

Tab. 5.9 Zuverlässigkeit verschiedener Kontrazeptiva, gemessen nach dem Pearl-Index. Ohne Empfängnisverhütung liegt der Pearl-Index bei ungefähr 80.

Verhütungsmethode	Pearl-Index
Sterilisation	< 0,2
„Pille"	0,2–0,5
„Minipille"	0,3–3
Intrauterinpessar	0,3–3
Depotgestagene	0,3–3,6
Symptothermale Methode	0,8
Diaphragma plus Spermizid	2–6
Kondom	3–7
Periodische Enthaltsamkeit	15–20
Coitus interruptus	ca. 25

Hormonelle Kontrazeptiva beeinflussen den Zustand des Organismus und entsprechen daher durchaus dem Arzneimittelbegriff, obwohl sie gelegentlich auch zu therapeutischen Zwecken verordnet werden. So wirken bestimmte Präparate positiv auf die Akne junger Frauen oder auf Zyklusstörungen.

Hormonale Kontrazeptiva verstehen

Die **hormonale Empfängnisverhütung** (► Tab. 5.10) besteht in der Gabe von Gestagenen in Kombination mit Östrogenen (**Ovulationshemmer;** *„Pille"*) oder nur von Gestagenen als Monopräparat (*„Minipille"*). Die schwangerschaftsverhütende Wirkung oraler Antikonzeptiva beruht vor allem auf der Ovulationshemmung und der Veränderung des Zervixsekrets. Die Gabe von hormonellen Antikonzeptiva unterdrückt Follikelreifung und Eisprung. Die präovulatorische Verflüssigung des Zervixsekrets bleibt aus, sodass die Spermien den Zervixpropf nicht durchdringen können. Zusätzlich werden die für die Eipenetration zuständigen Spermienenzyme gehemmt. Die Tubenperistaltik wird beschleunigt. Eine Ausnahme bildet die Minipille, weil sie ausschließlich Gestagene enthält und deshalb die Ovulation nicht sicher verhindert. Ihre kontrazeptive Wirkung entsteht durch andere Mechanismen, v. a. die Veränderung des Zervixsekrets.

Östrogen-Gestagen-Kombinationen

Östrogen-Gestagen-Kombinationen gelten als die sichersten Antikonzeptiva. Eine Monatspackung enthält i. d. R. 21 Wirkstoffpillen. Während der Einnahmepause kommt es durch den Hormonabfall zu einer Entzugsblutung. **Mikropillen** sind Kombinationspräparate mit besonders niedrigem Wirkstoffgehalt. **Ein-Phasen-Präparate** enthalten in jeder Tablette Östrogen und Gestagen in gleicher Zusammensetzung (*alle Tabletten einer Packung sind identisch*). Wohingegen **Drei-Phasen-Präparate** dem weiblichen Hormonzyklus angepasst sind. Diese enthalten Pillen mit drei

Tab. 5.10 Auswahl kontrazeptiver Präparate mit ihren Dosierungen

Wirkstoffe	Handelspräparate	Tagesdosis (µg)	
		Östrogen	Gestagen
Ein-Phasen-Präparate			
Ethinylestradiol + Levonorgestrel	Microgynon® Leios®	30 20	150 100
Drei-Phasen-Präparate			
Ethinylestradiol + Levonorgestrel	Triquilar®	30/40/30	50/75/125
Vaginalring			
Etonogestrel + Ethinylestradiol	Nuvaring®	15	120
Verhütungspflaster			
Ethinylestradiol + Norelgestromin	Evra®	33,9	203
Gestagene			
Levonorgestrel	Jubrele®	–	30
Desogestrel	Cerazette®	–	75
Dreimonatsspritze			
Medroxyprogesteronacetat	Depo-Clinovir®	–	150 000 µg (Gesamtdosis für die dreimonatige Anwendung)
Implantat			
Etonogestrel	Implanon NXT®	–	68 000 µg (Gesamtdosis für die 3-jährige Anwendung)

unterschiedlichen Zusammensetzungen. Der Östrogenanteil ist in allen fast gleich, der Gestagenanteil steigt im Laufe des Zyklus. Sie werden sehr gut vertragen. Der **Vaginalring** zur hormonellen Empfängnisverhütung enthält ebenfalls eine Östrogen-Gestagen-Kombination. Er hat eine hohe kontrazeptive Sicherheit bei guter Verträglichkeit und einfacher Handhabung. Der entscheidende Vorteil für die Frau ist, dass sie nicht an die tägliche Pilleneinnahme denken muss und eine vaginale Hormonaufnahme von vielen Frauen als geringerer Eingriff in ihren natürlichen Hormonhaushalt empfunden wird. Die Frau legt den Ring selbst in die Scheide ein und kann ihn jederzeit entfernen, wenn sie keine kontrazeptive Wirkung wünscht. Meist bleibt der Ring 3 Wochen lang liegen. Nach einer Woche ohne Ring ist ein neuer Ring einzulegen. Auch über die Haut können Gestagene und Östrogene resorbiert werden und so eine Schwangerschaft verhindern. Dazu wird das **transdermale Pflaster** 3 Wochen am Stück angewendet, danach folgt eine Woche Pause.

Gestagenpräparate

Die **„Minipille“** (Jubrele®) enthält nur Gestagen und ist das unsicherste orale Antikonzeptivum, da sie nur in 30 % der Fälle die Ovulation unterdrückt. Hauptwirkung ist die Schleimverfestigung im Zervikalkanal. **Parenterale Depotgestagene** werden als Spritze („Drei-Monats-Spritze“, z. B. Depo-Clinovir®) oder Implantat (Implanon NXT®) angewendet. Sie sind dem Zyklus nicht angepasst und führen häufig zu Schmierblutungen. Oft erfolgt eine Rückbildung des Endometriums mit Amenorrhö (*keine Blutung*). Die Spritze zur intramuskulären Injektion enthält eine hohe Gestagendosis, die sich über 3 Monate nahezu gleichmäßig freisetzt. Das 4 Zentimeter lange und 2 Millimeter dünne Implantat („*Stäbchen*“) wird an der Innenseite des Oberarms unter die Haut geschoben. Es besteht aus einem weichen Kunststoff, in dem sich ein Depot mit Gestagen befindet. Täglich setzt es eine bestimmte Menge des Hormons frei – ein äußerst sicherer Empfängnisschutz für 3 Jahre.

Notfallverhütung

Die **„Pille danach“** (*Morning After Pill*) kann zu Übelkeit und Zyklusstörungen führen und ist nur als Notlösung, z. B. nach Reißen eines Kondoms oder nach einer Vergewaltigung geeignet. Zudem wirkt sie nicht hundertprozentig zuverlässig. Die Wirksamkeit ist vor allem vom Menstruationszyklus und dem Zeitpunkt des Geschlechtsverkehrs abhängig. Gestagenpräparate (z. B. PiDaNa®) verhindern durch hohe Hormonmengen nicht die Befruchtung, sondern das Einnisten des befruchteten Eis und zählen daher streng genommen nicht mehr zu den empfängnisverhütenden Mitteln. Ulipristalacetat (Ellaone®) ist ein Progesteronantagonist, der den Eisprung verschiebt und ebenfalls das Einnisten eines befruchteten Eis verhindert. Die Frau muss Gestagenpräparate maximal 72 Std., Ulipristal 120 Std. nach dem ungeschützten Geschlechtsverkehr einnehmen um eine Schwangerschaft zu verhindern.

Hormonelle Kontrazeptiva in der Pflege

Sowohl die Zuverlässigkeit der erwünschten Wirkung als auch die Minimierung unerwünschter Effekte sind entscheidend von der **korrekten Anwendung** abhängig. Die Mehrzahl der Pillenversager (*Eintreten einer Schwangerschaft trotz Einnahme empfängnisverhütender Mittel*) ist auf inkorrekte Applikation oder Missachtender Hinweise zu Wirksamkeitsbeeinträchtigungen zurückzuführen.

> **Praxistipp**
>
> **Patientinneninformation**
>
> - Um den kontrazeptiven Schutz zu gewährleisten, weisen Pflegende die Anwenderinnen auf die Bedeutung der pünktlichen Einnahme ihres Präparats hin. Da Minipillen den Eisprung nicht verhindern, genügen teilweise schon 2 Std. Abweichung von der normalen Einnahmezeit, um den Empfängnisschutz zu gefährden.
> - Um Langzeitschäden wie Herz-Kreislauf-Erkrankungen, Leberschäden oder Tumoren vorzubeugen, sollten die Anwenderinnen regelmäßige Vorsorgeuntersuchungen beim Gynäkologen wahrnehmen.

Unerwünschte Wirkungen

Zu den eher **subjektiven Beschwerden,** die mit der Einnahme oraler Kontrazeptiva in Verbindung gebracht werden, gehören Übelkeit, Erbrechen, Schmerzen der Brüste, Ziehen im Unterleib, Kopfschmerzen und Nervosität sowie depressive Verstimmungen und Störungen der Libido. Die Übelkeit nach Einnahme der Tabletten kann durch abendliche Einnahme verringert werden. Erfahrungsgemäß gehen die meisten dieser Beschwerden in den ersten Monaten der Behandlung zurück.

Zyklusstörungen, v. a. zu Beginn einer Einnahme hormonaler Kontrazeptiva (in den ersten Zyklen), äußern sich oft in Durchbruchsblutungen (*Schmierblutungen*). Meist stabilisiert sich der Zyklus nach einigen Monaten. Die Blutungsstärke kann im Vergleich zu den normalen Menstruationsblutungen vermindert sein. Bei ca. einem Fünftel bis der Hälfte der Frauen kommt es zu leichten **Leberfunktionsstörungen** mit einer abnormen Retention (*Zurückbehalten*) gallenpflichtiger Substanzen. Selten, d. h ein Fall auf 10 000 Frauen, tritt ein cholestatischer Ikterus auf. Die Einnahme von oralen Kontrazeptiva kann den **Blutdruck steigern.** Deshalb sind v. a. in den ersten 3 Monaten der Einnahme häufige Blutdruckkontrollen notwendig, später in halbjährigem Abstand. Steigt der Blutdruck schon in den ersten Monaten, ist eine weitere Einnahme nicht vertretbar. Die schwersten Zwischenfälle, die nach Einnahme von oralen Kontrazeptiva auftreten können, sind **Thrombosen,** Embolien und Herzinfarkte. Rauchen erhöht zusätzlich das Thromboserisiko. Dies hat zu der Empfehlung geführt, dass Raucherinnen, die älter als 35 Jahre sind, keine oralen Kontrazeptiva einnehmen sollten. Langjährige Pillenanwenderinnen haben häufig einen **Folsäuremangel.** Dies wirkt sich bei Kinderwunsch nach Absetzen der Pille negativ auf das Einsetzen und den Verlauf einer Schwangerschaft aus.

Praxistipp

Vitaminmangel ausgleichen

Neben der allgemeinen Empfehlung, sich abwechslungsreich und vollwertig zu ernähren, um den erhöhten Bedarf an Vitaminen und Mineralien zu decken, sollte auch der veränderte Energieumsatz berücksichtigt werden. Hinsichtlich der Zufuhr von Vitaminen und Mineralien ist zu prüfen, ob ein Anpassen des Speiseplans ausreicht oder ob evtl. Präparate zur Substitution notwendig sind.

5.3.5 Arzneimittel bei Zyklusstörungen

Zyklusstörungen können Symptom ernster Erkrankungen sein, sodass vor einer hormonellen Therapie zunächst die möglichen Ursachen zu klären sind.

Arzneimittel bei Zyklusstörungen verstehen

Zyklusstörungen können prinzipiell zu allen Zeiten des gebärfähigen Alters besonders aber im Klimakterium auftreten.

Definition

Klimakterium (der Frau)

Wechseljahre (der Frau): Lebensphase zwischen dem Ende der Fortpflanzungsfähigkeit, also mit Beginn der nachlassenden Ovarialfunktion, etwa ab dem 45. Lebensjahr und dem Senium (*Greisenalter*), etwa ab dem 60. Lebensjahr.

Bei Beschwerden durch Zyklusstörungen kommen **Östrogene** und **Gestagene** sowie deren Kombinationen zum Einsatz. Die Hormongaben können einen ausgeglichenen Zyklus erreichen bzw. einen Hormonmangel ausgleichen. Neben Tabletten sind auch Hormonpflaster gebräuchlich.

Arzneimittel bei Zyklusstörungen in der Pflege

Bei der Therapie mit Hormonen ist die **Patientinnenmitarbeit** von entscheidender Bedeutung. Die Arzneimittel müssen regelmäßig eingenommen werden, sonst bleibt die Wirkung aus. Pflegende wirken auf die Einnahmedisziplin der Patientinnen ein und klären über die verzögert einsetzende Wirkung nach 6–8 Wochen auf. Beim Anwenden von **transdermalen therapeutischen Systemen** (*TTS*) achten die Pflegenden auf das Wechseln der Hautareale sowie auf deren Beschaffenheit. Die Applikationsstelle sollte unbehaart und sauber sein und darf keine Verletzungen oder Veränderungen aufweisen (▸ 2.3.4).

5.4 Kortikoide

Die Hormone der Nebennierenrinde werden in Glukokortikoide und Mineralokortikoide unterschieden.

5.4.1 Glukokortikoide

Physiologische **Glukokortikoide** sind das **Kortison** und das **Hydrokortison** (*Kortisol*). Letzteres besitzt die größte Bedeutung als natürliches Glukokortikoid.

Glukokortikoide verstehen

Die Glukokortikoidausschüttung unterliegt dem hypothalamisch-hypophysären Regelkreis und ist einem zirkadianen Rhythmus (*tageszeitenabhängig*) unterworfen.

Praxistipp

Einnahme von Glukokortikoidpräparaten

Da die Glukokortikoidkonzentration natürlicherweise morgens zwischen 6 und 9 Uhr am höchsten ist, sollten auch systemische Glukokortikoidpräparate morgens eingenommen werden.

Glukokortikoide (▶ Tab. 5.11) werden auch als „Stresshormone" bezeichnet, da sie dem Körper helfen, schwierige Situationen wie Schock, Traumen und Infektionen zu überstehen.

Für die **therapeutische Anwendung** von Glukokortikoiden spielen die antiphlogistischen, antiallergischen und immunsuppressiven Eigenschaften die größte Rolle neben dem substitutiven Einsatz bei mangelnder körpereigener Produktion. Die einzelnen Wirkstoffe unterscheiden sich in ihrer Wirkstärke und der vergleichsweise mehr oder weniger stark ausgeprägten mineralokortikoiden Wirkung (▶ Tab. 5.12).

Glukokortikoide eignen sich zur Behandlung von Allergien (▶ 9.2), chronischen Entzündungen, z. B. chronische Polyarthritis, Darmentzündungen, sowie Autoimmunerkrankungen (▶ 9.1). Dexamethason hat die **COVID-19-Therapie** relevant verbessern und die Überlebensrate erhöhen können. Auch in der Transplantationsmedizin und bei der Krebstherapie haben die Glukokortikoide zur Begleitbehandlung ihren festen Platz. Die Derivate des Hydrokortisons unterscheiden sich von diesem z. B. durch eine verlängerte Plasmahalbwertszeit.

Tab. 5.11 Glukokortikoidwirkungen in normalen und erhöhten Konzentrationen

Glukokortikoidwirkungen bei Normalkonzentration	Glukokortikoidwirkungen bei erhöhtem Spiegel (in Belastungssituationen)
• Erhöhen des Blutzuckerspiegels und der Glykogenbildung in Verbindung mit verstärktem Eiweißabbau • Retention (*Zurückhalten*) von Natriumionen, verstärkte Ausscheidung von Kalium- und Kalziumionen • Verminderte Sekretion von Aldosteron • Verstärkte Spaltung von Fetten (*lipolytische Wirkung*)	• Antiproliferative Wirkung (*es wird weniger Binde- und Stützgewebe gebildet*) • Antiphlogistische Eigenschaften durch Blockade der Immunabwehr (*immunsuppressiv*) • Kreislaufstabilisierend in Schocksituationen durch verbessertes Ansprechen der Gefäße auf Noradrenalin/Adrenalin • Zunahme der Thrombozyten • Unterdrücken der Gonadenfunktion • Gesteigerte Hirnerregbarkeit mit Erhöhung der Krampfbereitschaft • Psychotrope Eigenschaften von euphorisierend (*stimmungsaufhellend*) bis deprimierend

Tab. 5.12 Häufig eingesetzte Glukokortikoide

Substanz	Relative Glukokortikoidwirkung	Relative Mineralokortikoidwirkung	Cushing-Schwelle (mg/Tag)
Hydrokortison (z. B. Hydrokortison „Hoechst"®)	0,8	0,8	40
Kortison	1	1	30
Prednison (z. B. Lodotra®)	4	0,6	7
Prednisolon (z. B. Pred Forte®)	4	0,6	7
Dexamethason (z. B. Fortecortin®)	30	0	2
Methylprednisolon (z. B. Urbason®)	5	0	6

Glukokortikoide in der Pflege

Der Patient oder die Patientin sollte einen **Notfallausweis** erhalten, aus dem Indikation, Dauer und Dosierung der Glukokortikoidtherapie hervorgehen. Pflegende verdeutlichen dem Patienten, wie notwendig und sinnvoll es ist, den Ausweis stets bei sich zu tragen, damit etwa bei Unfällen keine zusätzliche Gefährdung durch die sekundäre Nebennierenrindenunterfunktion entsteht.

Praxistipp

Essen und trinken

Die Ernährung soll der katabolen Wirkung der Kortikoide und den evtl. auftretenden Elektrolytverschiebungen entgegensteuern. Daher sorgen die Pflegenden für eine eiweiß-, kalzium- und kaliumreiche, aber salzarme Kost. Bei vielen Menschen führt die Kortikoidgabe zu einer deutlichen Appetit- und Gewichtssteigerung; dann kann es notwendig sein, den Kaloriengehalt der Nahrung zu reduzieren.
Patienten werden aber auch zur Selbstkontrolle angehalten, um eine übermäßige Gewichtszunahme zu verhindern. Wegen der Gefahr der Flüssigkeitsretention überprüfen Pflegende täglich das Gewicht der Patienten und achten auf das Auftreten von Ödemen.

Unerwünschte Wirkungen

Die **pharmakologische Glukokortikoidtherapie,** z. B. bei Autoimmunprozessen, ist von der **Substitutionstherapie bei Glukokortikoidmangel** zu unterscheiden, bei der kaum Nebenwirkungen auftreten.

Fallbeispiel

Ist es das Cushing-Syndrom?

Nachdem Frau Karlinowa ihre COVID-19-Erkrankung überstanden hat, hat sie deutlich an Gewicht zugenommen, vor allem am Bauch bildete sich eine deutliche Fettschürze. Ihr Gesicht wirkt sehr rundlich.

Erläuterungen

Typische Symptome für ein Cushing-Syndrom sind eine Gewichtszunahme, wobei sich Körperfett meist am Bauch (*Stammfettsucht*) und am Nacken (*Stiernacken*) ansammelt, während Arme und Beine relativ dünn bleiben. Ebenso ist eine runde Gesichtsform (*Vollmondgesicht*) typisch. Bei Frau Karlinowa hat die übermäßige Zufuhr von kortisonhaltigen Medikamenten, hier die lebensrettende Hochdosis-Dexamethason-Gabe im Rahmen der COVID-19-Therapie die Cushing-Symptomatik verursacht (*exogenes Cushing-Syndrom*).

Der lang dauernde, hoch dosierte Einsatz von Glukokortikoiden zusätzlich zur körpereigenen Produktion unterdrückt die Funktion der Nebennierenrinde (*Nebennierenrindenatrophie*). Bei Absetzen der Therapie besteht dann eine mangelnde körpereigene Glukokortikoidproduktion.

Weitere unerwünschte Wirkungen, die aus einer Glukokortikoidtherapie resultieren können, sind:

- Ausbilden eines Cushing-Syndroms (Schwellenwerte zur Ausbildung des Cushing-Syndroms ▸ Tab. 5.12).
- Erhöhte Infektanfälligkeit, Infektionen können maskiert sein. Die Pflegenden kontrollieren regelmäßig die Temperatur des Patienten und achten auf Entzündungszeichen.
- Magen-Darm-Geschwüre, auch ohne dass der Patient nennenswerte Beschwerden hat. Daher achten die Pflegenden auf Teerstuhl und führen ggf. einen Test auf okkultes Blut durch.
- Verzögerte Wundheilung, Atrophie von Muskulatur und Haut (Striaebildung, Pergamenthaut), Fettumverteilung.
- Osteoporosegefahr.
- Diabetogene Eigenschaften.
- Wachstumsstörungen bei Kindern.
- Ödemneigung, erhöhte Thromboseneigung und Blutdruckanstieg.
- Zentralnervöse Störungen wie Schlaflosigkeit, Antriebshemmung, Depressionen, Reizbarkeit und Halluzinationen.
- Erhöhung des Augeninnendrucks mit Glaukomneigung und Erblindungsgefahr.

Vorsicht

Kontraindikationen und Wechselwirkungen

- Relative Kontraindikationen für die Anwendung von Glukokortikoiden sind gastrointestinale Ulzera, verschiedene Infektionserkrankungen, Psychosen, Glaukom sowie schwere Osteoporose.
- Die Wirkung von Herzglykosiden wird durch viele Glukokortikoide verstärkt, die Wirkung von Antikoagulanzien und Antidiabetika vermindert.

Praxistipp

Individuelle Applikation und Dosierung von Glukokortikoiden zum Vermeiden einer Nebennierenrindenatrophie

- Hohe Einzeldosen bzw. alternierende Gaben sind unproblematischer als Dauertherapien und der Einsatz lang wirksamer Stoffe wie Dexamethason.
- Glukokortikoide werden frühmorgens gegeben, um die körpereigene Produktion zu simulieren.
- Bei Dauertherapie mit mehrmaliger täglicher Applikation, empfiehlt es sich, neben der morgendlichen Anwendung die 2. Dosis am frühen Abend zu verabreichen.

5.4.2 Mineralokortikoide und Aldosteronantagonisten

Die primäre Nebennierenrindeninsuffizienz wird durch parallele Gabe von Gluko- und Mineralokortikoiden therapiert. Als Glukokortikoide eignen sich besonders **Hydrokortison** und **Kortison. Fludrokortison** wird als mineralokortikoide Komponente verabreicht.

Mineralokortikoide und Aldosteronantagonisten verstehen

Aldosteron ist das natürliche **Mineralokortikoid** und sorgt für vermehrte Rückresorption von Wasser sowie Natrium aus den Nierenkanälchen. Gleichzeitig erhöht sich das Ausscheiden von Kalium. Über diese Effekte steigt der Blutdruck. Gesteuert wird das Ausschütten von Aldosteron durch Veränderungen der Durchblutung und der Natriumkonzentration in den Nieren. Ein teilsynthetisches Mineralokortikoid mit therapeutischer Verwendung ist **Fludrokortison.** Es wird z. B. bei Morbus Addison zum Ausgleich des Aldosteronmangels oder zur Therapie des Androgenitalen Syndroms eingesetzt.

Spironolacton ist ein **Aldosteronantagonist** und wirkt daher diuretisch und zugleich kaliumsparend. Die Wirkung setzt allerdings erst allmählich ein, häufig erst am zweiten Anwendungstag. Es wird zur Therapie des Hyperaldosteronismus und als kaliumsparendes Diuretikum bei Hypertonie (► 6.2.1) eingesetzt. Bei einer Nebennierenrindenhyperplasie muss die Aldosteronwirkung mit **Spironolacton** (Aldactone®) dauerhaft unterdrückt werden. Ein weiterer Vertreter der Aldosteronantagonisten ist Eplerenon (Inspra®). Dieser Wirkstoff wird jedoch nur zur Behandlung einer Herzinsuffizienz nach einem Herzinfarkt eingesetzt.

Mineralokortikoide und Aldosteronantagonisten in der Pflege

Vorsicht

Addison-Krise

Als typische Erstmanifestation einer **Nebennierenrindeninsuffizienz,** aber auch während der Substitutionsbehandlung, kann eine Addison-Krise auftreten. Sie wird bei bis dahin gerade noch kompensierter Insuffizienz durch zusätzliche Belastungen wie z. B. Infekte oder Unfälle ausgelöst. Gefährlich sind Exsikkose, Schock mit Oligurie und Bewusstseinsstörungen bis zum Koma, evtl. auch Erbrechen und Durchfälle. Lebensrettend ist dann die Intensivtherapie mit Kortisongabe und Volumensubstitution.

Praxistipp

Patientenbeobachtung und -information

- Pflegende beobachten Patienten mit Verdacht auf eine Nebennierenrindeninsuffizienz auf die Warnsymptome einer Addison-Krise. In den Anfangsstadien sind dies insbesondere zunehmende Schwäche bei gleichzeitiger Unruhe, Übelkeit, Erbrechen und Verminderung der Urinmenge. Das Auftreten möglicher Hypotonien erfordert regelmäßige Blutdruckkontrollen.
- Aufklärung des Patienten, viel zu trinken und sich eher kochsalzreich zu ernähren.

Unerwünschte Wirkungen

Mögliche unerwünschte Wirkungen von **Mineralokortikoiden** sind Ödeme sowie Kaliumverluste. Bei **Spironolacton** ist, da es als Antagonist wirkt, eher das Gegenteil der Fall. Neben gastrointestinalen Beschwerden und Hautausschlag können Veränderungen im Bereich der Geschlechtsmerkmale auftreten, etwa Stimmveränderung, Potenz- bzw. Zyklusstörungen sowie Veränderungen der Brust und der Behaarung.

Vorsicht

Hyperkaliämie

Pflegende achten auf die Zeichen einer **drohenden Hyperkaliämie** wie Muskelschwäche, Apathie, EKG-Veränderungen und Magen-Darm-Beschwerden.

Praxistipp

Kosmetische und psychische Probleme

... ergeben sich für die Patienten aus Veränderungen der Haut sowie der Sexualmerkmale. Die Pflegenden nehmen darauf Rücksicht durch eine sorgfältige Körperpflege und einfühlende Betreuung der Patienten.

5.5 Phytopharmaka bei hormonellen Störungen

Bei hormonellen Störungen spielen Phytopharmaka eher eine untergeordnete Rolle. So werden z. B. Extrakte der **Traubensilberkerze** (*Cimicifuga racemosa,* Remifemin®) oder des **Rhapontikrhabarbers** (*Rheum rhaponticum,* FemiLoges®) bei klimakterischen Beschwerden eingesetzt. Durch ihre östrogenartige Wirkung wirken sie auch bei prämenstruellem Syndrom (*PMS, Missempfindungen vor dem Einsetzen der monatlichen Regelblutung,* z. B. Spannungsgefühl der Brüste, Kopfschmerzen, Gewichtszunahme, Reizbarkeit) und Dysmenorrhoe. Bei PMS sind allerdings Extrakte aus **Mönchspfeffer** (*Vitex agnuscastus,* Agnolyt®, Agnucaston®) Mittel der Wahl. Sie haben Einfluss auf das luteinisierende und das follikelstimulierende Hormon sowie Prolaktin. Extrakte des Mönchspfeffers sind außerdem gut wirksam bei Dysmenorrhö, Rhythmusanomalien der Menstruation sowie bei Schmerzen und Spannungsgefühl in den Brüsten (*Mastodynie*).

Um das **Stillen** zu unterstützen, ist das Trinken von Stilltee zu empfehlen. Besonders die Früchte von Doldengewächse sind hierfür geeignet, denn sie regen die Milchbildung an. Auch beruhigende und krampflösende Bestandteile sind in einem Stilltee sinnvoll, z. B. zu gleichen Teilen Anisfrüchte, Melissenblätter, Fenchelfrüchte, Korianderfrüchte.

Praxistipp

Zubereiten von Stilltees

Stilltee enthält Früchte mit ätherischen Ölen z. B. Anis oder Fenchel. Diese werden vor der Zubereitung von den Pflegenden zerstoßen oder gequetscht, um die Inhaltsstoffe besser freizusetzen. Der Teeaufguss sollte **abgedeckt** 5–10 Min. ziehen.

Zum **Abstillen** ist Salbeitee geeignet, denn er verringert die Milchbildung.

Wiederholungsfragen

1. Welche Arzneistoffe werden zur Therapie der Hyperthyreose eingesetzt? (▸ 5.2.3)
2. Welches sind die drei wichtigsten effektorischen Sexualhormone bei Mann und Frau? (▸ 5.3)
3. Was sind Tokolytika? Bei welchen Indikationen werden sie eingesetzt? (▸ 5.3.2)
4. Mit welchen Wirkstoffen kann das Abstillen eingeleitet werden? (▸ 5.3.3)
5. Warum muss der Einnahmezeitpunkt bei der „Minipille" sehr genau eingehalten werden? (▸ 5.3.4)
6. Wie wirkt die „Pille danach"? (▸ 5.3.4)
7. Welche unerwünschten Wirkungen können bei der Anwendung von hormonalen Kontrazeptiva auftreten? (▸ 5.3.4)
8. Welche unerwünschten Wirkungen können bei einer Kortisontherapie auftreten? (▸ 5.4.1)
9. Welche Indikationen gibt es für die Verabreichung von Glukokortikoiden? (▸ 5.4.1)
10. Warum sind die unerwünschten Wirkungen von Spironolacton denen der Mineralokortikoide entgegengesetzt? (▸ 5.4.2)

6 Arzneimittel im Herz-Kreislauf-System

Überblick

Herz-Kreislauf-Pharmaka sind eine sehr heterogene Gruppe von Arzneimitteln, die formal in Kardiaka (*Herzmittel*), Kreislaufpharmaka und Arzneimittel bei Bluterkrankungen eingeteilt werden können. Sie beeinflussen die Funktion des Herzens, des Kreislaufs und des Bluts, können bei verschiedenen Herz-Kreislauf-Erkrankungen indiziert sein oder sind an den unterschiedlichen Bereichen von Herz und Blutkreislauf wirksam.

Auf die folgenden Fragen geht das Kapitel ein:

- Wie kann eine Herzinsuffizienz medikamentös behandelt werden und was ist bei der Arzneimitteltherapie der Herzinsuffizienz zu beachten?
- Wie kann mit Arzneimitteln die Mangeldurchblutung des Herzens bei der koronaren Herzkrankheit sinnvoll verbessert werden?
- Welche Angriffspunkte gibt es im menschlichen Organismus, um den Blutdruck zu senken?
- Wie erfolgt die Blutdruckregulierung über das Renin-Angiotensin-Aldosteron-System?
- Wodurch unterscheiden sich Antihypertonika in ihren Wirkungen und Nebenwirkungen?
- Wie erfolgt die Stufentherapie bei Hypertonie?
- Wie können Durchblutungsstörungen medikamentös behandelt werden?
- Welche Arzneimittel haben Einfluss auf die Gerinnung und bei welchen Erkrankungen werden sie eingesetzt?
- Welche Vorsichtsmaßnahmen sind bei Therapie mit Antikoagulanzien angezeigt?
- Welche Arzneimittel sind bei Erkrankungen mit verändertem Blutbild indiziert und was ist bei der Anwendung zu beachten?
- Was ist in der Pflege bei Therapie mit Herz-Kreislauf-Pharmaka zu beachten?

6.1 Kardiaka

Definition

Kardiaka

Herzmittel: Arzneimittel, die bei Herzerkrankungen eingesetzt werden.

Um das Herz bei den verschiedenen Herzerkrankungen zu entlasten, kann es sinnvoll sein, die Vor- oder Nachlast zu senken.

Definition

Vorlast

Preload: Mechanische Vorbelastung des Herzens, z. B. durch hohen Blutrückstrom aus dem Körper zum Herzen, messbar als Dehnung der Muskelfasern der linken Herzkammer.

Nachlast

Afterload: Auswurfwiderstand, den die Herzmuskulatur bei der Kammerentleerung überwinden muss, z. B. bei erhöhtem Blutdruck in der Aorta.

6.1.1 Arzneimittel bei Herzinsuffizienz

Definition

Herzinsuffizienz

Herzmuskelschwäche: Unvermögen des Herzens, das zur Versorgung des Körpers erforderliche Blutvolumen zu fördern.

Arzneimittel bei Herzinsuffizienz verstehen

Die medikamentöse Behandlung der Herzinsuffizienz (► Tab. 6.1›) erfolgt über Wirkmechanismen, die von verschiedenen Arzneimitteln erbracht werden (► Abb. 6.1).

- Positiv inotrope (*herzkraftverstärkende*) Wirkung: Herzglykoside
- Vor- und nachlastsenkende Wirkung: Diuretika (► 10.1), ACE-Hemmer, AT_1-Rezeptorantagonisten (► 6.2.1)
- Minderung der schädlichen Kompensationsmechanismen: Betablocker

Die Therapie der Herzinsuffizienz richtet sich nach den Beschwerden des Patienten und nach dem Erkrankungsstadium. Es stehen verschiedene Arzneistoffklassen zur Verfügung.

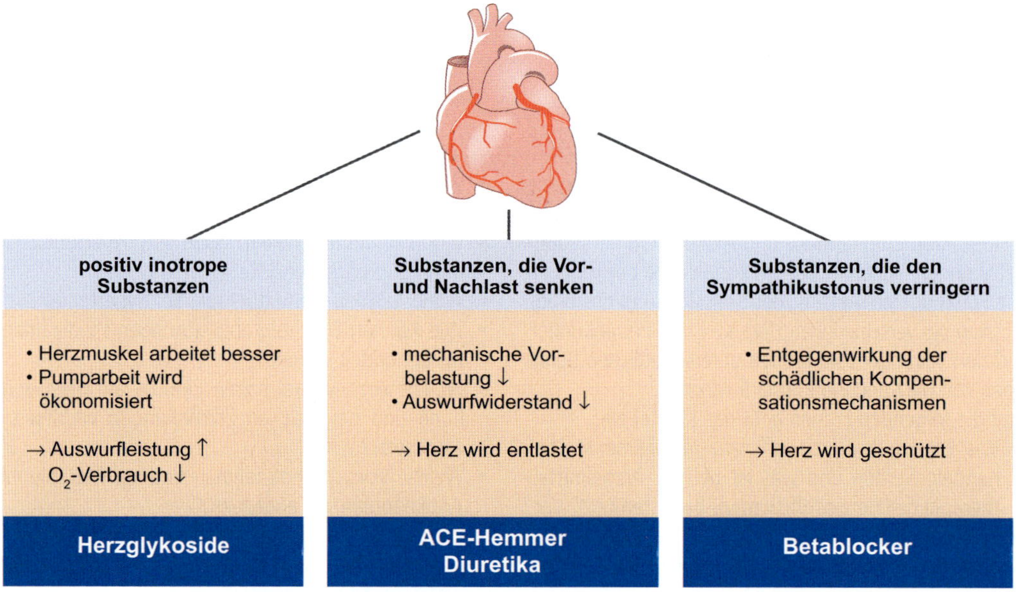

Abb. 6.1 Wirkweise verschiedener Wirkstoffgruppen bei Herzinsuffizienz [L157]

Tab. 6.1 Arzneimittel bei Herzinsuffizienz

Arzneimittel	Einnahmehinweise	Unerwünschte Wirkungen
ACE-Hemmer	• Captopril in 2–3 Tagesgaben; alle anderen ACE-Hemmer meist morgens als Einmalgabe, unabhängig von den Mahlzeiten • Übermäßige Sonnenbäder vermeiden • Einschleichende Dosierung, um plötzliche starke Blutdruckabfälle zu vermeiden	• In ca. 10 % der Fälle trockener, z. T. quälender Reizhusten • Beim Auftreten von schwerwiegenden Hautreaktionen, bei Fieber und Lymphknotenschwellungen Arzt aufzusuchen • Angioneurotisches Ödem kann auftreten • Auf Zeichen einer Hyperkaliämie achten
Herzglykoside	• Einnahme unzerkaut nach den Mahlzeiten • Festlegung einer individuellen Dosierung für jeden Patienten, bei älteren Menschen häufig reduziert	• In erster Linie gastrointestinale Beschwerden wie Übelkeit, Erbrechen, Durchfall • Bradykardien oder Arrhythmien • Zentrale unerwünschte Wirkungen mit Verwirrtheit, motorischer Unruhe, Kopfschmerzen, Müdigkeit und Schlaflosigkeit • Veränderungen im Farbsehen und allgemeine Sehstörungen sind Zeichen der Überdosierung
Betablocker	• Einnahme erfolgt unabhängig von der Mahlzeit, aber zu einem festgelegten Zeitpunkt • Einnahme von Sotalol, Talinolol, Atenolol vor dem Essen verbessert die Resorption	• Blutdruckabfall mit Schwindel und Übelkeit, v. a. bei Therapiebeginn • Abnahme der Herzfrequenz • Bronchospasmen v. a. bei vorbelasteten Menschen
Dapagliflozin (Forxiga®)	• unabhängig von einer Mahlzeit	• Vaginitis, Harnwegsinfektionen • Schwindel • Dysurie, Polyurie

Bei einer leichten Herzinsuffizienz der **Stadien I** oder **II** erfolgt die **Monotherapie** mit einem Wirkstoff:

- Diuretika: niedrig dosierte Thiaziddiuretika oder Spironolacton
- ACE-Hemmer: z. B. Captopril, Enalapril, Ramipril

Bei schwereren Formen der Herzinsuffizienz (**Stadium III** oder **IV**) wird eine **Kombinationstherapie** mit mehreren Wirkstoffen notwendig. Zur Auswahl stehen: ACE-Hemmer, Herzglykoside, Diuretika (es können auch mehrere Diuretika mit unterschiedlichen Wirkungsmechanismen kombiniert werden), AT_1-Antagonisten und Betablocker. Die zu kombinierenden Wirkstoffe werden nach den Beschwerden und evtl. Begleiterkrankungen ausgewählt. So sollten z. B. bei einem Asthmatiker keine Betablocker eingesetzt werden.

Herzglykoside

Um der Herzschwäche entgegenzuwirken, setzt man Arzneistoffe mit stimulierender Wirkung auf die Kontraktionskraft des Herzens (*positiv inotrope Arzneistoffe*) wie **Herzglykoside** ein. **Roter Fingerhut** wird als natürliche Quelle von Herzglykosiden schon seit Jahrhunderten zur Herzkraftstärkung eingesetzt. Inzwischen kommen in der Medizin nicht mehr die Pflanzenauszüge, sondern synthetische Reinsubstanzen zum Einsatz. Zu den Herzglykosiden zählen Digoxin, β-Acetyldigoxin (z. B. Novodigal®), Metildigoxin (z. B. Lanitop®) und Digitoxin (z. B. Digimerck®). Die Hemmung einer Ionenpumpe am Herzen erhöht die Kontraktilität des Herzmuskels und ökonomisiert die Herzarbeit. Dies verbessert die Auswurfleistung des Herzens und senkt den kardialen Sauerstoffverbrauch.

Die herzwirksamen Glykoside besitzen **vier** wichtige **Wirkqualitäten**:

- Positiv inotrope Wirkung (*Stärkung der Herzkraft*)
- Negativ chronotrope Wirkung (*Senkung der Herzfrequenz*)
- Negativ dromotrope Wirkung (*Verlängerung der atrio-ventrikulären Überleitung*)
- Positiv bathmotrope Wirkung (*Zunahme der Erregbarkeit*)

Digitoxin wird am wenigsten über die Nieren ausgeschieden. Viele Ärzte bevorzugen es bei älteren Menschen, da bei diesen häufig eine zumindest latente Niereninsuffizienz vorliegt. Allerdings braucht es am längsten, bis es seine Wirkung erreicht hat, und bei einer Überdosierung klingen die Erscheinungen aufgrund der langen Halbwertszeit von ca. einer Woche nur langsam ab. Bei Funktionsstörungen der Leber wie z. B. Stauungsleber bei Herzinsuffizienz darf Digitoxin wegen der Kumulationsgefahr nicht eingesetzt werden.

Digoxin und -abkömmlinge (*Metildigoxin, β-Acetyldigoxin*) werden zu einem Großteil über die Nieren ausgeschieden. Ihre Wirkung tritt schneller ein und klingt rascher ab als die des Digitoxins. Aus diesem Grund ist die Behandlung mit Digoxinpräparaten besser steuerbar, allerdings sind sie für Menschen mit eingeschränkter Nierenfunktion wegen der Kumulationsgefahr ungeeignet.

Die **Anwendung** von Herzglykosiden bei Herzinsuffizienz wird allgemein **nicht** mehr **empfohlen** (Reservemittel). Ausnahme: bei gleichzeitig bestehender tachykarder Herzrhythmusstörung können sie zur Frequenzregulierung sinnvoll sein.

ACE-Hemmer und Sartane

Zu den **ACE-Hemmern** gehören die Wirkstoffe Captopril (z. B. Captopril ABZ®), Enalapril (z. B. Xanef®), Lisinopril (z. B. Lisilich®), Ramipril und Fosinopril. ACE-Hemmer sind Hemmstoffe des **A**ngiotensin **C**onverting **E**nzyme. Dieses Enzym ist für die Bildung des blutdrucksteigernden Angiotensin II zuständig. Infolge der Enzymhemmung wird das vasokonstriktorisch aktive Angiotensin II nur noch vermindert gebildet (► Abb. 6.2).

Zusätzlich verhindert dieser Mechanismus den Abbau des vasodilatorischen Peptids Bradykinin, was ebenfalls zur Minderung des Blutdrucks führt. Der Blutdruck sinkt, ohne dass eine kompensatorische Herzfrequenzerhöhung auftritt. Die ACE-Hemmer reduzieren den peripheren arteriellen Widerstand (*Nachlastsenkung*) und führen zu einer Erhöhung der venösen Kapazität (*Vorlastsenkung*). Die maximale Blutdrucksenkung tritt nach 3–4 Wochen ein (► 6.2.1). ACE-Hemmer werden je nach Indikation – Hypertonie oder Herzinsuffizienz – unterschiedlich dosiert (► Tab. 6.2).

Alternativ, besonders beim Auftreten von Reizhusten, können auch **Sartane** z. B. Valsartan oder Losartan zur Therapie der Herzinsuffizienz gegeben werden (► 6.2.1). Sie wirken als Angiotensin-Rezeptor-Antagonisten. Das neuere **Kombinationspräparat** zur Therapie der Herzinsuffizienz ist Entresto®. Es enthält Valsartan und den Neprylisininhibitor Sacubitril, der den Blutdruck senkt, indem er den Abbau eines Peptids hemmt, das die Natriumausscheidung erhöht.

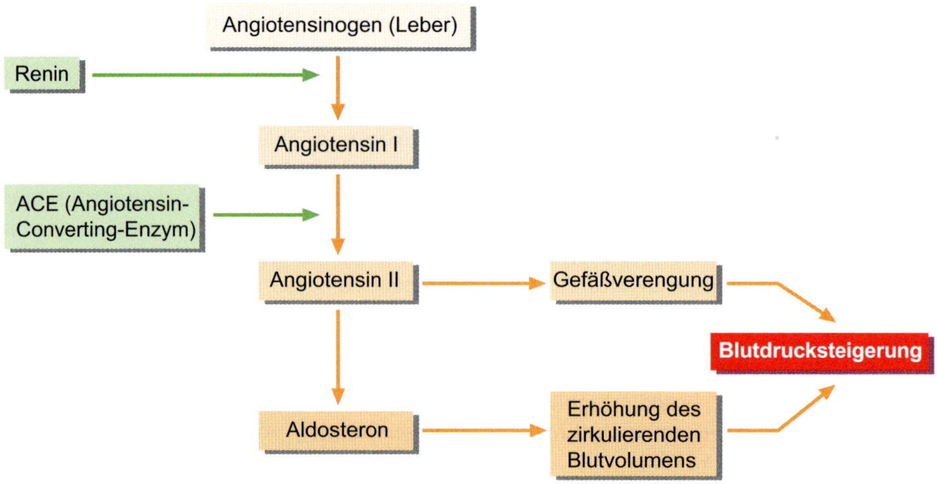

Abb. 6.2 Renin-Angiotensin-Aldosteron-System [L157]

Tab. 6.2 Dosierung der ACE-Hemmer bei Hypertonie und Herzinsuffizienz

ACE-Hemmer	Mittlere Tagesdosis bei Hypertonie	Tageshöchstdosis	Tagesdosis bei Herzinsuffizienz
Captopril	2-mal 25 mg	150 mg	2-mal 25–75 mg
Enalapril	1-mal 10 mg	40 mg	1–2-mal 5–10 mg
Ramipril	1-mal 5 mg	10 mg	2-mal 1,25–2,5 mg
Lisinopril	1-mal 10 mg	35 mg	1-mal 5–10 mg
Fosinopril	1-mal 10 mg	40 mg	1-mal 10 mg

Durch das vermehrte Natriumausscheiden wird der Blutdruck zusätzlich gesenkt und das Herz noch mehr entlastet.

Betablocker

Betablocker dämpfen die Wirkung der Stresshormone Adrenalin und Noradrenalin am Herzen. Früher galten sie bei Herzinsuffizienz als kontraindiziert, weil sie die Kontraktionskraft senken. Inzwischen wurde herausgefunden, dass Betablocker die Überlebenswahrscheinlichkeit von Menschen mit Herzinsuffizienz steigern können, wenn sie in vorsichtig einschleichender Dosierung zusätzlich zu anderen Wirkstoffen gegeben werden. Verwendet werden z. B. Wirkstoffe wie Carvedilol (Dilatrend®), Bisoprolol (Concor®) oder Metoprolol (Beloc-ZOK®). Bei Unverträglichkeit oder Kontraindikation kann alternativ Ivabradin (Procoralan®) verabreicht werden, das nur die Herzfrequenz verringert, nicht aber die Kontraktilität (► 6.1.2).

Dapagliflozin

Dapagliflocin (Forxiga®) ist seit November 2020 für Erwachsene zur Behandlung der chronischen Herzinsuffizienz mit Beschwerden zugelassen. In Studien hat sich eine Verbesserung der Symptomatik und eine Erhöhung der Lebenserwartung herausgestellt. Der genaue Wirkmechanismus ist noch nicht geklärt.

Arzneimittel bei Herzinsuffizienz in der Pflege

Praxistipp

Übergewicht und Herzinsuffizienz

Übergewichtige Menschen leiden häufig unter einer Herzinsuffizienz. Eine gezielte Diät ist ein erster Schritt in der Therapie. Symptome einer leichten Herzinsuffizienz verschwinden oft nach erfolgreicher Diät.

Unerwünschte Wirkungen

Praxistipp

Pflege bei Erstanwendung

Wegen evtl. besonders starker Blutdrucksenkung nach der ersten Gabe anfangs den Blutdruck engmaschig kontrollieren. Gegebenenfalls kann zu Therapiebeginn Bettruhe wegen der Gefahr zu starker Blutdruckabfälle beim Aufstehen nötig sein.

Vorsicht

Therapie mit ACE-Hemmern

Bei der Therapie mit ACE-Hemmern kann es zum Auftreten des lebensbedrohlichen **angioneurotischen Ödems** (*akute ödematöse Haut- und Schleimhautschwellung*) kommen. Bei Zungen-, Glottis- und Kehlkopfbeteiligung sind unverzüglich Notfallmaßnahmen einzuleiten, also Arzt rufen; in der häuslichen Pflege den Notarzt verständigen.

Alle Herzglykoside haben eine geringe therapeutische Breite (▸ 1.3). Die Dosierung erfolgt unter Kontrolle der Blutspiegel: Digitoxin 10–30 ng / ml, Digoxin 8–20 ng / ml. Das Auftreten von unerwünschten Wirkungen ist für die Pflegenden ein Warnsignal für das Vorliegen einer **Digitalisüberdosierung** (*Herzglykosidintoxikation*). Die Symptomatik beginnt meist mit Übelkeit und Erbrechen, später kommen Sehstörungen (*Farbensehen*), Mydriasis (*Pupillenerweiterung*), Halluzinationen, Delirien, Tremor und Konvulsionen hinzu. Es kann zu **Herzrhythmusstörungen** kommen, die tödlich verlaufen.

Praxistipp

Pflege bei Anwendung von Digitalis

Die Pflegenden achten bei digitalisierten Patienten auf die Alarmzeichen einer Überdosierung. Sie fragen gezielt nach den Symptomen, z. B. nach Änderungen des Sehens, Bradykardie. Beim geringsten Verdacht informieren sie den Arzt.

Das Digitalisantidot ist ein Antitoxin, das sich nach i. v.-Gabe an Digoxin und Digitoxin bindet.

Wechselwirkungen

Bei einer **Digitalistherapie** sind alle Einflüsse zu vermeiden, die zu Störungen des Säure-Basen- und des Elektrolythaushalts führen können (▸ Tab. 6.3). Diese Arzneistoffe führen zu veränderten Elektrolytspiegeln, was die Wirkung der Herzglykoside beeinflussen kann. Hypokaliämie verursacht eine Wirkverstärkung der Herzglykoside bis hin zu Vergiftungserscheinungen. Bei einer bestehenden Hypokaliämie oder Hyperkalzämie dürfen keine Herzglykoside gegeben werden.

Tab. 6.3 Arzneistoffe, die bei digitalisierten Patienten nur mit Vorsicht anzuwenden sind.

Wirkstoff	Elektrolytstörung
Amphotericin B	K^+-Verlust, Hypokaliämie
Glukose i. v.	
Glukokortikoide	
Thiazide	Verlust von K^+ und Mg^{2+}
Schleifendiuretika	Verlust von K^+, Ca^{2+} und Mg^{2+}
Laxanzien	Verlust von K^+ und Mg^{2+}
Aldosteronantagonisten	K^+-Anstieg, Hyperkaliämie
ACE-Hemmer, Sartane	
Heparin	

Vorsicht

Gabe von Digitalis und Kalzium

Digitalis und Kalzium dürfen **nie gleichzeitig** gegeben werden, da sie sich in ihrer Wirkung verstärken (*Synergismus*). Die Kaliumwerte müssen im Normbereich liegen, da bei erniedrigten Werten die Empfindlichkeit gegenüber den Herzglykosiden erhöht und damit das Auftreten von unerwünschten Wirkungen wahrscheinlicher ist.

Merke

Hyperkaliämiegefahr

Sowohl **ACE-Hemmer** (alternativ *Sartane*) als auch **Spironolakton** erhöhen den Kaliumspiegel und können zu einer lebensbedrohlichen Hyperkaliämie führen. Deshalb ist ihre Kombination kontraindiziert. Bei der Herzinsuffizienz dürfen sie aber kombiniert werden, da die Vorteile für die Therapie der Herzinsuffizienz größer sind als die Risiken, die mit der Hyperkaliämie verbunden sind. Es versteht sich von selbst, dass hier die Kaliumwerte besonders engmaschig kontrolliert werden müssen.

6.1.2 Koronartherapeutika

Definition

Koronare Herzkrankheit (*KHK*)

Mangeldurchblutung (*Ischämie*) und dadurch Sauerstoffmangel (*Hypoxie*) des Herzmuskels durch verengte (*stenosierte*) oder verschlossene Koronararterien.

Koronartherapeutika sind Medikamente zur Behandlung der **koronaren Herzkrankheit.** Leitsymptom der KHK ist die **Angina pectoris** (*Herzangina, Brustenge*). Sie äußert sich durch stechende Schmerzen hinter dem Brustbein. Ursache ist ein Missverhältnis zwischen der Sauerstoffzufuhr über die Koronargefäße und dem Sauerstoffbedarf des Herzmuskels.

Koronartherapeutika verstehen

Zwei Grundprinzipien umfassen die medikamentöse Therapie der KHK:

- Senken des Sauerstoffbedarfs des Herzmuskels
- Erhöhen des Sauerstoffangebots für die Herzmuskelzellen

Diese Effekte sind durch verschiedene Substanzgruppen mit unterschiedlichen Wirkprofilen zu erreichen (► Abb. 6.3).

Das **Senken des Sauerstoffbedarfs** erfolgt über ein Senken der Herzfrequenz (Betablocker, Ivabradin), ein Senken der Kontraktilität (Betablocker, Kalziumantagonisten, Ranolazin) und ein Senken der Vorlast bzw. Nachlast (Kalziumantagonisten, organische Nitrate). Dies entlastet das Herz, sodass es weniger Sauerstoff benötigt.

Ein **Erhöhen des Sauerstoffangebots** kann durch ein Erweitern der Koronargefäße und damit einer Senkung des Koronargefäßwiderstandes sowie einem Beseitigen eventuell vorhandener Gefäßspasmen durch Nitrate, Kalziumantagonisten oder Trapidil erreicht werden. Auch Betablocker und Ivabradin erhöhen das Sauerstoffangebot für das Herz, da sie die Diastolendauer verlängern.

Um der **Arteriosklerose** als wichtigster Ursache der KHK entgegen zu wirken, verabreichen Ärzte Arzneimittel, die die Fließeigenschaften des Blutes verbessern und die Risiken der Arteriosklerose vermindern. Standard in der Therapie der KHK sind Thrombozytenaggregationshemmer wie ASS und Clopidogrel sowie CSE-Hemmer (z. B. Simvastatin), die den Cholesterinspiegel senken. Auch Trapidil hemmt die Thrombozytenaggregation.

Organische Nitrate

Der Körper setzt aus organischen **Nitraten** Stickstoffmonoxid (*NO*) frei, das die Gefäße erweitert,

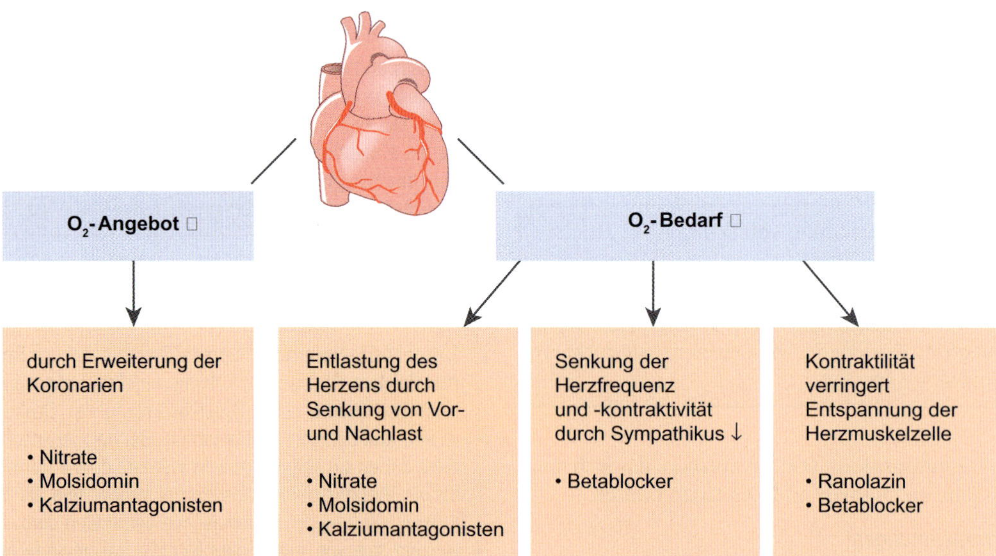

Abb. 6.3 Wirkungsweise der Koronartherapeutika [L157]

besonders die Koronararterien und die großen Gefäße im venösen System. Die Venen können so ein größeres Blutvolumen aufnehmen. Diese Erscheinung heißt **venöses Pooling.** Der verminderte Blutrückstrom zum Herzen bewirkt ein Senken der Vorlast (▸ 6.1). In der Folge nehmen das Herzvolumen und der Füllungsdruck ab. In der Austreibungsphase pumpt das Herz das Blut in die Arterien. Sind diese verengt, setzen sie dem Blut einen Widerstand entgegen, gegen den das Herz ankämpfen muss. Die Nitrate erweitern auch diese Gefäße und senken somit auch den Auswurfwiderstand (*Nachlastsenkung,* ▸ 6.1). Durch das **schnelle Erweitern** der Koronargefäße steht den Herzmuskelzellen rasch wieder mehr Sauerstoff zur Verfügung, weshalb organische Nitrate im Angina-pectoris-Anfall so effektiv wirksam sind.
In der Therapie und der Prophylaxe der Angina pectoris und der KHK kommen die folgenden Nitrate zum Einsatz:

- **Glyzeroltrinitrat** (Nitroglyzerin), z. B. Nitrolingual®: sehr kurze Halbwertszeit (*HWZ*) von nur 2 Min. Es eignet sich deswegen besonders für die Anfallsbehandlung der Angina pectoris.
- **Isosorbiddinitrat,** z. B. Isoket®: HWZ 0,5–0,7 Std., wird aber im Körper in das Mononitrat umgewandelt.
- **Isosorbidmononitrat,** z. B. ISMN® Stada, Is-5 mono ratiopharm®: HWZ 4–5 Std.

Molsidomin

Der pharmakologische Wirkungsmechanismus des **Molsidomins** ist ähnlich dem der organischen Nitrate. Auch aus Molsidomin (z. B. Corvaton®) wird Stickstoffmonoxid (*NO*) freigesetzt, das die gleichen Mechanismen auslöst, wie bei den Nitraten beschrieben. Der Unterschied besteht in dem Mechanismus der Stickstoffmonoxidfreisetzung. Während bei den organischen Nitraten Enzyme beteiligt sind, geschieht das Freisetzen beim Molsidomin enzymunabhängig. Da es beim enzymatischen Freisetzen eine Gewöhnung gibt, die zur **Nitrattoleranz** führt, bleibt die Wirkung beim Molsidomin auch bei einer kontinuierlichen Gabe erhalten.

Kalziumkanalblocker

Die **Kalziumkanalblocker** (*Kalziumantagonisten, Ca^{2+}-Antagonisten*) erweitern die peripheren Blutgefäße und senken dadurch den Widerstand in den Gefäßen und den Blutdruck. Sie verringern die Herzkraft und führen zu einer Abnahme der Herzarbeit und des Sauerstoffverbrauchs des Herzens. Sie erweitern aber auch die Koronargefäße und verbessern so das Sauerstoffangebot am Herzen. Die Kalziumkanalblocker binden an den unterschiedlichen Kalziumkanälen. Dadurch sinkt die Konzentration der Kalziumionen in der Zelle, was zu einem Erweitern der Koronararterien und der peripheren Gefäße führt. Es gibt nach ihrer chemischen Struktur drei verschiedene Typen: die **Dihydropyridine** (z. B. Nifedipin), die **Benzothiazepine** (z. B. Diltiazem) und die **Phenylalkylamine** (z. B. Verapamil). Die Kalziumkanalblocker vom Benzothiazepin-Typ und vom Phenylalkylamin-Typ werden auch bei Herzrhythmusstörungen angewandt (▸ Abb. 6.4).

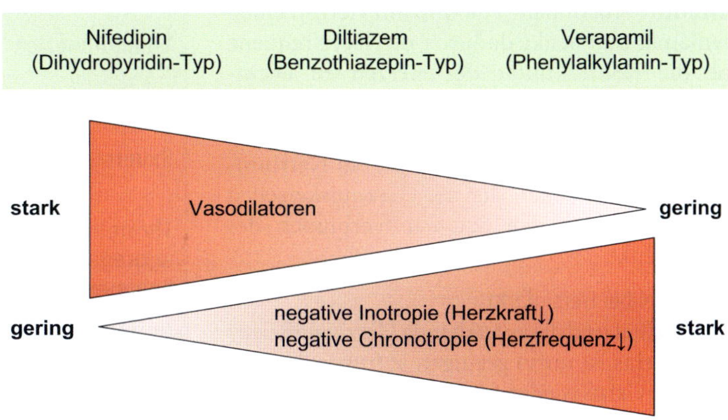

Abb. 6.4 Wirkprofile der verschiedenen Kalziumkanalblocker [L157]

Betablocker

Die **Betablocker** besitzen Affinität zu den β-Rezeptoren des Sympathikus (► 1.3.4), die am Herzen, an den Bronchien und den Gefäßen lokalisiert sind. Die β_1-Rezeptoren befinden sich vorwiegend am Herzen und werden von einigen Arzneistoffen aus der Gruppe der Betablocker selektiv blockiert. Man spricht von einer **β_1-Selektivität** oder auch **Kardioselektivität.** Diese kardioselektive Wirkung ist vorteilhaft, da sie unerwünschte Wirkungen vermeidet. Erst höhere Dosen heben die selektive Herzwirkung auf und es erfolgt auch die Blockade der an den Gefäßen und den Bronchien lokalisierten β_2-Rezeptoren. Aufgrund der β-Blockade wird die Reizübertragung im AV-Knoten (*Teil des Erregungsleitungssystems im Herzen*) verzögert, die Herzfrequenz reduziert und das Schlagvolumen vermindert, sodass das Herz weniger Arbeit zu leisten hat. Der periphere Widerstand bleibt meist unverändert. Betablocker zeigen außerdem eine organprotektive Wirkung, d.h. sie beeinflussen eine Linksherzinsuffizienz und Gefäßschäden positiv.
Oft eingesetzte **Substanzen** sind:

- Atenolol (z.B. Tenormin®)
- Metoprolol (z.B. Beloc ZOK®)
- Pindolol (z.B. Visken®)
- Propranolol (z.B. Dociton®)

Carvedilol (z.B. Dilatrend®) wirkt sowohl als Betablocker als auch als (peripherer) α_1-Blocker, sodass es zusätzlich zu einer Vasodilatation kommt.
Betablocker werden in der Therapie der Hypertonie, der KHK, der Angina pectoris, bei Herzrhythmusstörungen und der Herzinsuffizienz eingesetzt.

Weitere Koronarpharmaka

Ivabradin (Procoralan®) hemmt am Herzen einen Ionenkanal und senkt dadurch die Herzfrequenz ohne die Kontraktilität des Herzen zu beeinflussen. Es ist bei stabiler Angina pectoris und Herzinsuffizienz indiziert. Der Phosphodiesterasehemmer **Ranolazin** (Ranexa®) ist ein Natrium-Kalzium-Kanalblocker, der die Herzmuskelzellen entspannt und so den Sauerstoffverbrauch des Herzens senkt.

Arzneimittel bei Herzinfarkt

Die Mortalität und die entstehende Herzinsuffizienz eines **Infarkts** ist umso geringer, je früher das verschlossene Gefäß wieder durchgängig ist. Deswegen ist das sofortige Einleiten der Therapie unbedingt notwendig (innerhalb von 6 Std.). Initial werden 5 000–10 000 IE **Heparin** gegeben und nach Möglichkeit einige Laboruntersuchungen zur Bestimmung des Gerinnungsstatus durchgeführt. Die Eröffnung des verschlossenen Gefäßes wird mittels **Herzkatheter** oder einer systemischen **Lysetherapie** durchgeführt. Zur Lyse des Blutgerinnsels in dem verschlossenen Koronargefäß werden **Gewebeplasminogenaktivatoren** (*rt-PA*, Actilyse®, Metalyse®) verwendet.

Praxistipp

Arzneimittelgabe durch Notarzt/-ärztin

Um so schnell wie möglich mit der Therapie zu beginnen, leitet in vielen Städten schon der Notarzt die erforderliche Arzneimittelgabe ein.

Neben dem Beseitigen des Gefäßverschlusses erfordert der Myokardinfarkt weitere medikamentöse Maßnahmen (► Tab. 6.4).

Koronartherapeutika in der Pflege

Zur **Langzeittherapie der KHK** soll ein möglichst gleichmäßiger Wirkstoffspiegel der Nitrate erzielt werden. Darum eignen sich hierfür in erster Linie retardierte Arzneiformen. Die Dosis wird für jeden Patienten individuell festgelegt. Es gibt auch Pflaster (z.B. Nitroderm® TTS), die auf die Haut

Tab. 6.4 Weitere Arzneimittelgaben beim Herzinfarkt neben der Lysetherapie

Schmerztherapie	3–5 mg Morphin i. v. jeweils alle 10 Min. bis zum Abklingen der Schmerzen, alternativ Fentanyl
Tranquillanzien	5–10 mg Diazepam langsam i. v., bei unruhigen Patienten
Betablocker	Metoprolol oder Atenolol i. v.
Sauerstoffgabe	3–6 l/Min. per Nasensonde (bei Sauerstoffsättigung < 90 %)
Thrombozyten-aggregationshemmer	Acetylsalicylsäure 250 mg i. v.
Antikoagulanzien	Heparin 5 000–10 000 IE i. v. als Bolus mit anschließender Heparinisierung

aufgeklebt werden und aus denen der Wirkstoff gleichmäßig resorbiert wird.

Merke

Gewöhnungseffekt bei Nitraten

Bei **wiederholter Gabe von Nitraten** tritt bereits nach wenigen Tagen eine **Gewöhnung** ein und die Wirkung auf das Herz lässt nach. Eine nächtliche „Nitratpause" reicht zumeist aus, um die Wirksamkeit wiederherzustellen. Auch bei den Pflastern ist die Nitratpause einzuhalten, d. h. das Pflaster nach 12 Std. (abends) abziehen. Eine bestehende Nitrattoleranz klingt nach 24 Std. Therapiepause ab. Bei intermittierender (*unterbrochener*) Gabe tritt keine Nitrattoleranz auf.
Um der Nitrattoleranz vorzubeugen, kann Molsidomin anstelle von Nitraten eingesetzt werden.

Therapie des Angina-pectoris-Anfalls

In der **Therapie** des **Angina-pectoris-Anfalls** werden **Nitrate** in einer über die Mundschleimhaut resorbierbaren galenischen Form eingesetzt. Hierzu gehören z. B. Glyzeroltrinitrat-Kapseln (Nitrolingual® Kapseln), die zerbissen werden und deren Wirkstoff im Mund resorbiert wird. In gleicher Weise wirken das in den Mund zu sprühende Nitro-Spray. Man gibt 1–3 Kapseln bzw. 1–3 Sprühstöße; die nach etwa 30 Sek. einsetzende Wirkung erkennt man an dem Rückgang der Angina-pectoris-Symptomatik. Alternativ können **Kalziumantagonisten** wie Nifedipin 10 mg als Tropfen eingesetzt werden.

Praxistipp

Korrektes Anwenden eines Nitrosprays

Das Ventil des Sprays vor dem Benutzen solange betätigen, bis Flüssigkeit austritt. Somit ist gewährleistet, dass die Dosierkammer ordnungsgemäß gefüllt ist. Den Sprühkopf sorgfältig und vollständig durchdrücken und dann wieder loslassen. Das Spray vor der Anwendung nicht schütteln. Die Flasche senkrecht halten und die Öffnung möglichst nah an den Mund heranführen. Die Sprühöffnung lässt sich leicht ertasten und bietet somit eine Orientierungshilfe bei nächtlichen Attacken. Mit angehaltenem Atem – **nicht inhalieren** – in einem Abstand von 30 Sek. **unter die Zunge sprühen.** Tritt 15 Min. nach der Applikation der Notfallmedikamente keine Beschwerdefreiheit ein, verständigen Pflegende einen Arzt.

Fallbeispiel

Nitro-Spray wirkt angeblich nicht

Herr König beklagt sich bei seiner ambulanten Pflegefachfrau, dass das Spray für seine Herzattacken nicht richtig hilft. Auf Nachfrage erklärt er, dass er das Spray einmal in den Mund sprüht und dabei tief einatmet. So würde es auch seine Gattin mit ihrem „Spray für die Luft" machen. Die Herzbeschwerden gingen so nicht weg.

Erläuterungen

Wichtig für die Aufklärung der Patienten: die Anwendung des Nitro-Sprays erfolgt **nicht** wie die Applikation von Asthmaspray. Es ist darauf zu achten, dass Herr König die Flasche senkrecht mit der Öffnung möglichst nah am Mund hält. Die Pflegefachfrau erklärt und zeigt ihm, dass das Spray nicht inhaliert werden darf, sondern mit angehaltenem Atem unter die Zunge gesprüht wird.

Unerwünschte Wirkungen

Bei der Einnahme von Nitraten kommt es v. a. zu Therapiebeginn häufig zu **Nitratkopfschmerzen,** die durch eine einschleichende Dosierung abgeschwächt werden können. Sie lassen bei einer Dauertherapie nach einigen Tagen bis Wochen nach. Die häufigsten **unerwünschten Wirkungen** der **Betablocker** sind Bradykardien, AV-Block, Durchblutungsstörungen, Hypoglykämien bei Menschen mit Diabetes, Übelkeit, Diarrhöen und Müdigkeit. Eine latente (*versteckte*) Herzinsuffizienz kann sich unter der Therapie manifestieren. Betablocker erhöhen den Bronchialwiderstand und können dadurch zum Auslösen eines Asthmaanfalls führen. Deswegen dürfen sie beim **Asthma bronchiale,** aber auch bei Bradykardien und Überleitungsstörungen **nicht** eingesetzt werden. Es sind **Pulskontrollen** und bei Menschen mit Diabetes **Blutzuckermessungen** durchzuführen (▸ Tab. 6.5).

Vorsicht

Überdosierung mit Betablockern

Die ersten Zeichen treten 2 Min. bis 2 Std. nach Einnahme des Betablockers auf. Zu den wichtigsten **Vergiftungszeichen** gehören schwere Hypotonie, AV-Block, Herzinsuffizienz, kardiogener Schock, Bradykardie bis zum Herzstillstand, generelle Atembeschwerden bis zum Bronchospasmus, Übelkeit, Erbrechen, Zyanose, Bewusstseinsstörungen und generalisierte Krampfanfälle.

Tab. 6.5 Wichtige Einnahme- und Anwendungshinweise zu Koronartherapeutika

Präparate	Einnahmehinweise	Unerwünschte Wirkungen und Warnhinweise
Nitrate (z. B. Isosorbiddinitrat, Isosorbidmononitrat, Glyzeroltrinitrat)	• Behandlung mit niedrigen Dosen beginnen, langsam steigern, nicht abrupt absetzen, sondern ausschleichen • Retardtabletten unzerkaut mit ausreichend Flüssigkeit einnehmen • Bei einer 2-mal täglichen Dosierung wird die zweite Dosis spätestens 8 Std. nach der ersten eingenommen, um eine Toleranz zu vermeiden	• Bei lang anhaltenden und starken Kopfschmerzen den Arzt informieren • Unter einer Nitrattherapie können Kollapszustände und Synkopen auftreten
Molsidomin (Corvaton®)	• Retardtabletten morgens und abends unzerkaut einnehmen • Molsidomin ist lichtempfindlich, Ampullen erst unmittelbar vor der Anwendung aus der Verpackung nehmen, rasche Herstellung der Molsidomininfusionen unter möglichst geringer Lichteinwirkung, Infusion über ein lichtundurchlässiges System verabreichen	• Nicht geeignet zum Kupieren des akuten Anfalles (verzögerter Wirkungseintritt) • Vorrangig zu Therapiebeginn treten Kopfschmerzen auf, die sich in den ersten Wochen bessern • Starke Senken des Blutdrucks mit Kollaps oder Schock möglich
Kalziumantagonisten z. B. Amlodipin (Norvasc®), Felodipin (Modip®), Nifedipin (Nifedipin Denk®)	• Retardtabletten sollten ganz eingenommen werden, möglichst morgens	• Knöchelödeme • Flushsymptome, Hitzegefühle, Schwindel • Allergische Reaktionen
Betablocker z. B. Metoprolol (Beloc ZOK®, Metohexal®), Atenolol (Tenormin®), Bisoprolol (Concor®)	• Retardtabletten unzerkaut einnehmen • Therapie nie plötzlich abbrechen, sondern ausschleichen (Ischämie- und Infarktgefahr)	• Bradykardien, AV-Block, Durchblutungsstörungen, Hypoglykämien bei Menschen mit Diabetes • Übelkeit, Müdigkeit • Auslösen eines Asthmaanfalls möglich

Beim abrupten Absetzen der Arzneimittel (z. B. Betablocker) können pektanginöse Beschwerden auftreten. Deshalb wird die Therapie immer ausschleichend beendet.

Wechselwirkungen

Vorsicht

Gabe von Phosphodiesterase-5-Hemmern

Nitrate und Molsidomin dürfen **nicht** mit Phosphodiesterase-5-Hemmern (Viagra®, Cialis®) zusammen gegeben werden. Ein starker Blutdruckabfall und lebensgefährliche Synkopen bzw. ein Infarkt können auftreten.

Fallbeispiel

Viagra® auf Privatrezept

Herr Schneidwind ist 67 Jahre alt und KHK-Patient. Er hat Betablocker und bei Bedarf ein Nitro-Spray auf seinem Medikationsplan. Vom Urologen bekam er nun ein Privatrezept über Viagra® ausgestellt, dass seine Pflegefachfrau Sybille in der Apotheke einlösen soll. Die Pflegende fragt, ob er denn dem Urologen von seiner Herzerkrankung berichtet habe. Das verneint Herr Schneidewind, denn er wollte unbedingt das Viagra® bekommen, da seine Jugendliebe Annalena am Wochenende zu Besuch kommt und da wollte er gern vorbereitet sein…

Erläuterungen

Auf keinen Fall darf Herr Schneidwind Viagra® einnehmen. Das kann für ihn lebensgefährlich sein. Die Pflegende sollte das Rezept nicht einlösen und den

Urologen über die koronare Herzerkrankung von Herrn Schneidwind informieren. Der Arzt hätte in Kenntnis der KHK und der Medikation mit Nitro-Spray die Verordnung sicher nicht ausgestellt. Sybille klärt Herrn Schneidwind freundlich aber mit Nachdruck über die Gefahren der Einnahme von Viagra® bei KHK und die Wechselwirkung mit dem Nitro-Spray auf.

Bei gleichzeitigem Verabreichen von Betablockern und **sympathomimetisch wirkenden Substanzen** (z. B. in Hustenmitteln, Nasen- und Augentropfen) kann es zu einem beträchtlichen Blutdruckanstieg kommen, da sie die Wirkung der Betablocker abschwächen. Die gleichzeitige Anwendung mit **Kalziumantagonisten** vom Verapamil- und Diltiazem-Typ sollte unterbleiben. Es besteht die Gefahr eines Blutdruckabfalls, einer Pulsverlangsamung und von Herzrhythmusstörungen. Bei gleichzeitiger Insulintherapie oder einer Gabe von oralen Antidiabetika kann deren Wirkung verstärkt werden. Dies hat einen Blutzuckerabfall und eine Pulsbeschleunigung zur Folge.

Vorsicht

Menschen mit Diabetes und Betablocker

Bei Diabetikern mit **Betablocker-Therapie** sollte unbedingt der **Blutzucker kontrolliert** werden, da sich einerseits die Wirkung von Insulin und oralen Antidiabetika verstärkt und andererseits die Symptome einer Hypoglykämie verschleiert sind.

6.1.3 Antiarrhythmika

Bei Herzrhythmusstörungen können **Antiarrhythmika** zur Stabilisierung des Herzschlags gegeben werden. Da die medikamentöse Therapie von Herzrhythmusstörungen nicht unproblematisch ist und Antiarrhythmika selbst auch Rhythmusstörungen auslösen können, werden sie nur eingeschränkt eingesetzt.

Antiarrhythmika verstehen

Eine **Therapie von Herzrhythmusstörungen** ist notwendig, wenn subjektive Beschwerden vorliegen, wenn hämodynamische Symptome (z. B. Synkopen, Schwindel) auftreten oder wenn die Arrhythmie zu lebensbedrohlichen Situationen führen kann, z. B. zum plötzlichen Herztod.

Antiarrhythmika sind Substanzen mit einem hohen **Gefährdungspotenzial:**

- Wegen ihrer potenziell pro-arrhythmogenen (*Rhythmusstörungen begünstigenden*) Wirkung und einer oft ungünstigen Langzeitprognose gilt eine strenge Indikationsstellung für die medikamentöse Therapie mit Antiarrhythmika.
- Fast alle Antiarrhythmika haben eine negativ inotrope (*Kontraktionskraft mindernde*) Wirkung.
- Es gibt zahlreiche Interaktionen mit anderen Wirkstoffen.
- Es treten viele extrakardiale Wirkungen auf (Leber-, Schilddrüsenfunktion, Blutbild), deshalb sind engmaschige Kontrollen notwendig.

Therapie tachykarder Störungen

Klasse-I – IV-Antiarrhythmika (*Einteilung nach Vaughan und Williams*) sind Arzneistoffe zur Therapie tachykarder Störungen (▸ Tab. 6.6). Die Klassen I – IV unterscheiden sich in ihren subzellulären Angriffspunkten. Gemeinsam ist ihnen, dass sie Ionenströme hemmen und darüber die Reizleitung blockieren. An welchen Ionenkanälen sie genau angreifen, entscheidet darüber, welcher Klasse sie angehören.

Herzglykoside wirken verlangsamend auf Herzfrequenz und Erregungsleitung und senken die Reizschwelle zur Erregungsbildung. Sie werden bei supraventrikulären Tachykardien eingesetzt.

Vorsicht

Antiarrhythmika

Bei Therapie mit Antiarrhythmika muss der **Elektrolythaushalt** ausgeglichen sein. Besonderes Augenmerk gilt hier Kalium, Natrium, Magnesium.

Therapie bradykarder Störungen

Die bradykarden Rhythmusstörungen werden in den meisten Fällen mit einer Schrittmacherimplantation therapiert. Seltener wird eine medikamentöse Therapie angestrebt. Bei Gabe von Arzneistoffen aus der Gruppe der Antiarrhythmika, der Herzglykoside, der Kalziumantagonisten oder der Betablocker können diese für die Bradykardie verantwortlich sein. In diesem Fall ist zu prüfen, ob der Arzneistoff abgesetzt oder die Dosis reduziert werden kann.

Medikamentöse Maßnahmen bei einer behandlungsbedürftigen Bradykardie sind:

Tab. 6.6 Antiarrhythmika

Wirkstoffgruppe		Wirkstoffe	Wirkung	
Bei bradykarden Herzrhythmusstörungen	Parasympatholytika	Atropinsulfat	Blockade des Parasympathikus	Herzfrequenz- und Kontraktionskraft ↑
	β-Sympathomimetika	Adrenalin	Erregung der β-Rezeptoren	
Bei tachykarden Herzrhythmusstörungen	Klasse-I-Antiarrhythmika (Natriumkanalblocker)	**Ia:** Ajmalin (Gilurytmal®)	Hemmung des Natriumeinstroms in die Herzmuskelzelle: Verringerung der Leitungsgeschwindigkeit, Kontraktionskraft ↓	
		Ic: Flecainid (Tambocor®), Propafenon (Rytmonorm®)		
	Klasse-II-Antiarrhythmika (Betablocker)	Propranolol (Obsidan®), Metoprolol (Beloc ZOK®), Atenolol (Tenormin®), Sotalol (Sotalex®)	Blockade der β_1-Rezeptoren: Herzfrequenz und Kontraktionskraft ↓	
	Klasse-III-Antiarrhythmika (Kaliumkanalblocker)	Amiodaron (Cordarex®), Dronedaron (Multaq®), Sotalol (Sotalex®), Adenosin (Adrekar®)	Blockade von Kaliumkanälen: Aktionspotenzialdauer an der Herzmuskelzelle verlängert	
	Klasse-IV-Antiarrhythmika (Kalziumkanalblocker)	Verapamil (Isoptin®mite), Diltiazem (Dilzem®)	Hemmung des Kalziumeinstroms in die Herzmuskelzelle: Verzögerung der Erregungsbildung in Sinus- und AV-Knoten und Verringerung der Leitungsgeschwindigkeit	
	Herzglykoside	Digitoxin (Digimerck®), Digoxin (Digacin®, Lanicor®)	Positiv inotrop: Kontraktionskraft ↑, Negativ chronotrop: Herzfrequenz ↓, Negativ dromotrop: Erregungsleitung erschwert, positiv bathmotrop: Senkung der Reizschwelle	

- **Atropin:** bei akuter Bradykardie 0,5–2 mg i. v.
- **Adrenalin:** im kardiogenen Schock oder zur Reanimation

Atropin ist ein spezifisch an den muskarinergen Rezeptoren des Acetylcholins angreifendes Anticholinergikum (*Parasympatholytika* ► 1.3.4). Es führt zu einer Frequenzbeschleunigung, die v. a. auf eine Abnahme der Erholungszeit des Sinusknotens und eine beschleunigte AV-Überleitung zurückzuführen ist. Die Kontraktionskraft des Herzens nimmt zu. Atropin wird bei einer Bradykardie oder einem hochgradigen AV-Block gegeben.

Therapie des Herzstillstands

Die Ursachen eines plötzlichen **Herzstillstands** können in einem Kammerflimmern oder einer Asystolie liegen. Die Pflegenden rufen sofort den Arzt oder das Notfallteam und beginnen mit der Reanimation.

Vorsicht

Herzstillstand

- Herzdruckmassage und Beatmung im Rhythmus 30:2 durchführen: Arbeitsfrequenz ca. 100–120 / Min.; Drucktiefe ca. 5 cm; beachten: harte Unterlage notwendig; Herzdruckmassage hat Vorrang vor allen anderen Maßnahmen; Unterbrechen der Kompressionen jeweils für höchstens 10 Sek. bis zum Ende der Reanimation
- Arzt / Notfallteam rufen (lassen)
  - Beim Kammerflimmern: transthorakale Defibrillation; wenn nötig, mehrmals
  - Bei Asystolie: 1 mg Adrenalin injizieren
  - Bei Kammertachykardie: Amiodaron
- Wiederholung der Maßnahmen bei Erfolglosigkeit

Tasten der Halsschlagadern

Niemals beide Halsschlagadern gleichzeitig tasten, weil die Komprimierung der Gefäße die Blutversorgung des Gehirns einschränken kann. Auch ein zu starker Druck auf eine Halsschlagader ist gefährlich, weil er bedrohliche Kreislaufreflexe auslösen kann, die im Extremfall zum Herzstillstand führen.

Merke

Amiodaron

Es darf nur mit Glukose 5 % verdünnt werden. Bei kontinuierlicher Gabe muss es lichtgeschützt und über einen separaten Schenkel zentralvenös verabreicht werden.

Praxistipp

Feststellen eines Herzstillstands

Helfer sollen zum Feststellen eines Herzstillstands und somit der Notwendigkeit einer Reanimation nicht mehr als 10 Sek. aufwenden. Zentrale Frage: atmet der Betroffene ausreichend? Wenn nicht, beginnt die Wiederbelebung unverzüglich. Es gelten die Richtlinien des **German Resuscitation Council** (*GRC;* www.grc-org.de) und des **European Resuscitation Council** (*ERC;* www.erc.edu).

Antiarrhythmika in der Pflege

Bei der Therapie von Herzrhythmusstörungen sind die Behandlungsindikationen und die Therapieziele streng abzuwägen. Nur für wenige Antiarrhythmika ist eine günstige Langzeitprognose erwiesen. Die Antiarrhythmika besitzen selbst ein pro-arrhythmogenes Potenzial und meist eine negativ inotrope Wirkung.

Vorsicht

Antiarrhythmische Therapie

Die Einstellung auf eine antiarrhythmische Therapie bedarf einer sorgfältigen **kardiologischen Überwachung.** Es sollte eine kardiologische Notfallausrüstung zur Verfügung stehen.

Unerwünschte Wirkungen

Die Antiarrhythmika sind eine Arzneistoffgruppe mit zahlreichen unerwünschten Wirkungen, die neben dem Herzen auch das zentrale und vegetative Nervensystem, die **Hämatopoese** (*Blutbildung*), die Leber, den Gastrointestinaltrakt und die Haut beeinflussen können (▸ Tab. 6.7).

Bei allen Antiarrhythmika können neue Arrhythmien auftreten und die bestehenden Arrhythmien können in Häufigkeit und Dauer zunehmen. Es ist nicht vorhersagbar, bei welchen Menschen die pro-arrhythmogene Wirkung auftritt.

Praxistipp

Menschen mit Herzrhythmusstörungen

Diese haben häufig psychische Probleme, da diese Erkrankung eine letale Bedrohung darstellt. Pflegende unterstützen die Patienten und informieren im Zweifel den Arzt oder die Ärztin.

6.2 Kreislaufpharmaka

Kreislaufpharmaka wirken v. a. auf den Blutdruck und bei Durchblutungsstörungen.

6.2.1 Antihypertensiva

Definition

Arterielle Hypertonie

Bluthochdruck: Dauerhafte, nicht situationsabhängige Blutdruckerhöhung über 140 / 90 mmHg; eine der häufigsten Erkrankungen überhaupt.

Antihypertensiva

Antihypertonika: Arzneimittel gegen Hypertonie, senken den Blutdruck

Antihypertensiva verstehen

Praxistipp

Nichtmedikamentöse Maßnahmen bei Bluthochdruck

Die Patienten können den Blutdruck durch nichtmedikamentöse Maßnahmen beeinflussen. Hierzu zählen bei Übergewicht eine Gewichtsreduktion, eine eingeschränkte Kochsalzzufuhr und eine verminderte Flüssigkeitsaufnahme. Außerdem kann körperliches Training den Blutdruck stabilisieren. Häufig verschlechtert eine ungesunde Lebensweise wie z. B. Stress, Hektik, Nikotin und Alkohol die Blutdruckwerte. Entspannende Übungen zum psychischen und physischen Ausgleich im Alltagsleben wirken sich positiv auf die Hypertonie aus. Omega-3-Fettsäuren, wie sie in Seefisch enthalten sind, wirken infolge ihrer positiven Eigenschaften auf die Blutfettwerte auch der Hypertonie entgegen.

Tab. 6.7 Unerwünschte Wirkungen und Patientenbeobachtungen während der Behandlung mit wichtigen Antiarrhythmika

Wirkstoff	Unerwünschte Wirkungen	Hinweise, Notfallsituationen und Pflegemaßnahmen
Parasympatholytika	• Gastrointestinale Störungen, Sehstörungen wie Akkommodationsstörungen und Glaukomanfälle, Wärmestau wegen der verminderten Schweißsekretion, Harnblasenentleerungsstörungen • **Verkehrsteilnehmer:** Sehleistung und Reaktionsvermögen evtl. beeinträchtigt • **Atropin** zusätzlich zentrale unerwünschte Wirkungen wie Unruhe und Halluzinationen	• Kontrolle von Puls, Blutdruck und EKG, auf ZNS-Symptome, z. B. Tremor, achten • Bei Intoxikation (*Symptomen einer anticholinergen Vergiftung*), z. B. Tachykardie, Mydriasis, heiße, rote Haut, Mundtrockenheit, Durst, erfolgt die Gabe von peripheren Cholinergika, z. B. Pyridostigmin • Bei Hyperthermie physikalische Maßnahmen wie Wadenwickel
Amiodaron	• Schilddrüsenstörungen, Jodgehalt von 37 % • Sehstörungen wie Korneatrübungen • Fotosensibilisierung • Nervenschädigungen • Lungeninfiltrate und -funktionsstörungen • Bläuliche Verfärbung der Haut	• Sonnenstrahlung und Solarien sind zu meiden bzw. eine starke Lichtschutzsalbe zu verwenden, auch noch einige Tage nach Beendigung der Therapie • Sehstörungen klingen meist 6–12 Monate nach Beendigung der Therapie ab; regelmäßig ophthalmologische Untersuchungen • Bei Atemproblemen: mögliche lungentoxische Wirkung
Ajmalin (Gilurytmal®)	• Kardiale unerwünschte Wirkungen wie Herzinsuffizienz, Arrhythmien • Wärmegefühl, Flush, Parästhesien	• Intensivüberwachung bei Intoxikation • Bei Tachyarrhythmie: Natriumionen infundieren • Bei Bradyarrhythmien: Dopamin bzw. Orciprenalin geben
Flecainid (Tambocor®)	• Hypotonien, Gleichgewichtsstörungen, Sehstörungen, Kurzatmigkeit • Geschmacksstörungen, Verwirrung, Missempfindungen	• Bei Intoxikation symptomatische Therapie
Propafenon (Rytmonorm®)	• Übelkeit, Mundtrockenheit, bitterer Geschmack • Fieber, Kreislaufreaktionen	• Bei Intoxikation vitale Parameter sichern und intensivmedizinische Überwachung
Sotalol (Sotalex®)	• Müdigkeit, Schwindel, Fieber, Verwirrtheit • Geschmacks- und Sehstörungen • Mundtrockenheit, Muskelkrämpfe	• Bei Intoxikation vitale Parameter sichern und intensivmedizinische Überwachung
Adenosin (Adrekar®)	• Gesichtsröte, Bronchospasmus, Schwindel, Schwitzen, Hitzegefühl, metallischer Geschmack	• Bei Überdosierung treten Bradykardien auf, die nicht mit Atropin behandelbar sind • Durch die sehr kurze HWZ von unter 10 Sek. sind die Intoxikationen selbstlimitierend

Eine medikamentöse Therapie der Hypertonie ist erst angezeigt, wenn trotz nichtmedikamentöser Maßnahmen nach 3 Monaten kein Behandlungserfolg zu erzielen ist. **Antihypertensiva** können an unterschiedlichen Stellen im Körper eingreifen. Eine Kombination mehrerer Wirkstoffe mit verschiedenen Wirkungsmechanismen kann den Blutdruck effektiv senken (► Abb. 6.5).

Die Therapie der **essenziellen** (*primären*) **Hypertonie** richtet sich nach dem **Stufenschema der Deutschen Liga zur Bekämpfung des Bluthochdrucks** (► Tab. 6.8).

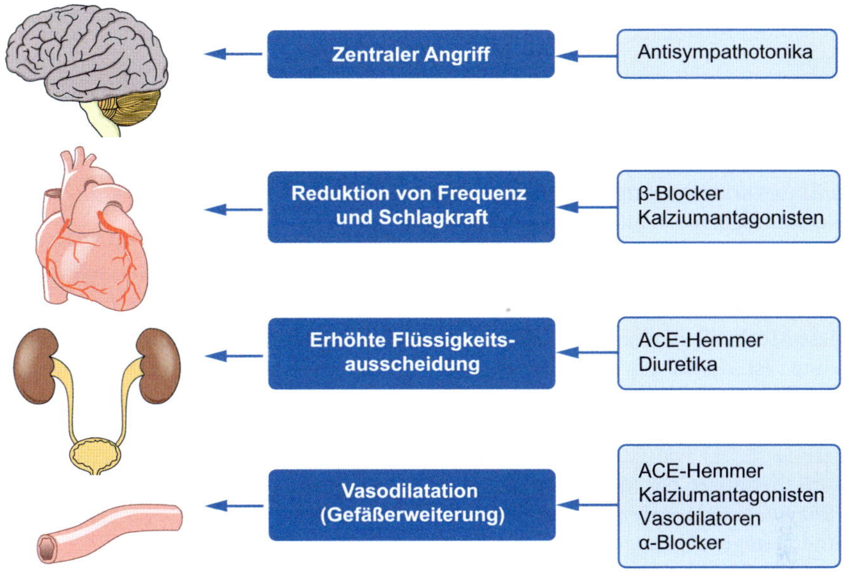

Abb. 6.5 Angriffsorte der Antihypertensiva [L157]

Tab. 6.8 Stufenschema der Deutschen Liga zur Bekämpfung des Bluthochdrucks mit Antihypertensiva

Stufe 1	Monotherapie	Diuretikum, Betablocker, ACE-Hemmer, Kalziumantagonist, AT_1-Antagonist
Stufe 2	Zweierkombination	alle möglichen Kombinationen der Wirkstoffe aus Stufe 1; Ausnahme ACE-Hemmer mit AT_1-Antagonist, da ähnlicher Wirkmechanismus
Stufe 3	Dreierkombination	Zahlreiche Kombinationsmöglichkeiten z. B. Diuretikum + ACE-Hemmer + Kalziumantagonist, evtl. zusätzliche Stoffgruppen wie Alphablocker oder Vasodilatatoren
Stufe 4	Viererkombination	Zahlreiche Kombinationsmöglichkeiten, zusätzlich α_2-Agonisten
Stufe 5	Minoxidil	Minoxidil zusammen mit anderen Substanzen in Dreier- oder Viererkombination

Bei der **Auswahl** der zu verwendenden Substanzen spielen Faktoren wie der Schweregrad, die unerwünschten Wirkungen und die Wirksamkeit bei einer möglichen früheren Behandlung eine Rolle. Daneben besitzen einige Substanzen beim Vorhandensein einer Zweiterkrankung günstige Begleiteffekte. So werden Thiaziddiuretika bei allen unkomplizierten Hypertonien eingesetzt, wenn keine Kontraindikationen vorliegen. Betablocker haben sich für hektische, gestresste, unruhige Patienten mit labilem Blutdruck und Herzklopfen als günstig erwiesen. ACE-Hemmer haben bei einer zusätzlichen Herzinsuffizienz, bei linksventrikulärer Hypertonie, bei Diabetes und Proteinurie gute Wirksamkeit. Kalziumantagonisten sind für ältere, bradykarde Menschen für Asthmatiker und Menschen mit atherosklerotischen Beschwerden geeignet. Bei **renaler** (*durch Nierenerkrankung verursacht*) **Hypertonie** wird meist mit einem Schleifendiuretikum behandelt. Bei einer **Schwangerschaftshypertonie** kann Methyldopa eingesetzt werden.

Betablocker

Betablocker (► 6.1) wirken durch Blockade der β_1-Rezeptoren. Das Herzzeitvolumen sinkt und die Reninausschüttung wird verringert. Dadurch sinkt der Blutdruck. Betablocker werden auch in der Therapie der Herzinsuffizienz, der koronaren Herzkrankheit und bei tachykarden Arrhythmien sowie zur Migräneprophylaxe eingesetzt.

Wichtige Vertreter sind Atenolol, Bisoprolol, Carvedilol, Metoprolol, Sotalol, Nebivolol, Talinolol und Propranolol.

Arzneimittel, die das RAAS beeinflussen

Das **Renin-Angiotensin-Aldosteron-System** (*RAAS*) ist an der Blutdruckregulation beteiligt (► Abb. 6.2). Angiotensin II bewirkt ein Engstellen der peripheren Widerstandsgefäße. Außerdem wird aus der Nebennierenrinde Aldosteron freigesetzt, das zu einer vermehrten Rückresorption von Natriumionen führt. In der Folge erhöht sich das Plasmavolumen. Diese Mechanismen bewirken eine Blutdrucksteigerung. Ist der Blutdruck pathologisch erhöht, wird versucht, diesen Regelkreis durch Arzneistoffe zu beeinflussen.

ACE-Hemmer (► 6.1.1) wie Captopril, Enalapril oder Lisinopril hemmen das **ACE** (*Angiotensin Converting Enzyme*), sodass weniger Angiotensin II gebildet und weniger Aldosteron ausgeschüttet wird. Es entsteht auch mehr Bradykinin, da dessen Abbau gehemmt wird. Durch diese Mechanismen sinkt der Blutdruck. ACE-Hemmer werden auch bei der Herzinsuffizienz und nach einem Myokardinfarkt eingesetzt.

Sartane (*AT_1-Rezeptorantagonisten*) blockieren den Angiotensin-II-Rezeptor vom Typ 1. Angiotensin (*AT*) II kann an seinem spezifischen zellmembranständigen Rezeptor nicht mehr angreifen. So wird der Blutdruck gesenkt. Zu den Sartanen zählen die folgenden Substanzen: Losartan, Valsartan, Eprosartan, Irbesartan, Candesartan.

Renin-Hemmer (Aliskirin, Rasilez®) wirken bereits auf Angiotensin I als Vorstufe des Angiotensin II, indem sie Renin hemmen, das Enzym, das zu seiner Bildung nötig ist.

Diuretika

Diuretika senken über eine vermehrte Natrium- und Wasserausscheidung das Blutvolumen. Dadurch und durch weitere Mechanismen, die z. T. noch unklar sind, senken sie den Blutdruck. Das Anwendungsspektrum der **Diuretika** (► 6.1.1, ► 10.1) umfasst neben der arteriellen Hypertonie die Herzinsuffizienz, Ödeme kardialer, hepatischer und nephrogener Genese und den Diabetes insipidus.

Kalziumkanalblocker

Kalziumkanalblocker (► 6.1.2, ► 6.1.3) hemmen den Einstrom von Kalziumionen in die Gefäßmuskelzellen. Dies führt zum Erweitern der Gefäße und der Blutdruck sinkt. Sie kommen je nach Untergruppe (► 6.4) auch bei Angina pectoris und Arrhythmien zum Einsatz. Als Antihypertensiva werden v. a. Nifedipin, Amlodipin und Nitrendipin verwendet.

Wirkstoffgruppen ab Stufe 3 des Stufenschemas

Antihypertensiva, die ab **Stufe 3 des Stufenschemas** als Kombinationspartner in Frage kommen, sind **α_1-Rezeptorblocker, Vasodilatatoren** und **Antisympathotonika** (► Tab. 6.9).

Gefäßerweiternd wirken **Dihydralazin** und **Hydralazin, α_1-Rezeptorblocker** und **Minoxidil.** Dadurch sinken der periphere Gefäßwiderstand und der Blutdruck. Minoxidil ist der Kombinationsbehandlung der schweren Formen der Hypertonie vorbehalten. Außerdem wird es auch zur Therapie des Haarausfalls eingesetzt, da verstärkter Haarwuchs eine Nebenwirkung ist.

Antisympathotonika senken den Sympathikotonus. Dadurch sinken der periphere Gefäßwiderstand und auch der Blutdruck. **α_2-Rezeptorago-**

Tab. 6.9 Wirkstoffgruppen der Antihypertensiva, die ab Stufe 3 gegen Hypertonie eingesetzt werden.

Stufe	Wirkstoffgruppe	Wirkstoffe	Wirkmechanismus
3	Alphablocker	Doxazosin, Terazosin, Uradipil	Blockade der α_1-Rezeptoren; Erweiterung der Gefäße (Arterien und Venen) in der Peripherie: Blutdruck ↓
	Vasodilatatoren	Dihydralazin, Hydralazin	Direkte Wirkung auf die Gefäßmuskelzellen; Erweiterung v. a. der Arteriolen: Blutdruck ↓
4	Antisympathotonika (α_2-Agonisten)	Clonidin, Moxonidin, Methyldopa	α_2-Rezeptoren im ZNS blockiert; Sympathikusaktivität vermindert: Blutdruck ↓
5	Vasodilatatoren	Minoxidil	Wirkung auf die Gefäßmuskelzellen über Kaliumkanal, Erregbarkeit der Zelle herabgesetzt; Erweiterung der Gefäße: Blutdruck ↓

nisten, die im zentralen Nervensystem angreifen, beeinflussen eine übergeordnete Steuerregion, die das periphere sympathische Nervensystem reguliert. **Clonidin** wird nicht nur zur Behandlung der Hypertonie, sondern auch in der Entzugsbehandlung bei Alkohol- und Opiatabhängigkeit und in der Glaukomtherapie genutzt. **β-Methyldopa** ist ein Antihypertensivum der zweiten Wahl und wird in der Behandlung der Schwangerenhypertonie eingesetzt.

Arzneimittel bei pulmonaler Hypertonie

Die **pulmonale Hypertonie** betrifft nur den Lungenkreislauf und wird mit speziellen Wirkstoffen behandelt. Folgende Therapieoptionen gibt es:

- **Kalziumkanalblocker** können bei ca. 20 % der Patienten den Lungenhochdruck senken.
- Der Phosphodiesterasehemmer **Sildenafil** (Revatio®) bewirkt eine Entspannung der glatten Muskelzellen und führt so zu einer Erniedrigung des erhöhten pulmonalen Drucks.
- **Iloprost** (Ventavis®), ein Analogon des körpereigenen Prostacyclins, das die Lungengefäße erweitert, wird Patienten mit Schweregrad III nach der NYHA-Klassifikation (*New York Heart Association*) über einen Vernebler verabreicht.
- Endothelin-Rezeptorantagonisten, z. B. **Bosentan** (Tracleer®) werden bei pulmonaler Hypertonie eingesetzt wird. Endotheline bewirken eine starke Gefäßverengung, der die entsprechenden Antagonisten entgegenwirken.

Antihypertensiva in der Pflege

Die **Bluthochdrucktherapie** beginnt zunächst mit einer Einzelsubstanz in einer niedrigen Dosis. Die Dosierung wird nur langsam gesteigert und auf die endgültige Menge eingestellt. Die maximalen blutdrucksenkenden Effekte treten häufig erst nach Tagen oder Wochen auf. Die Bluthochdrucktherapie ist eine Langzeittherapie. Beim Beenden der Therapie wird die Medikation nur langsam verringert (*Ausschleichen*).

Die Tabletten werden üblicherweise am Morgen unzerkaut mit einem Glas Wasser eingenommen. Viele Arzneimittel besitzen eine für die Einmalgabe genügend lange Wirkdauer. Diese wird entweder durch eine lange Plasmahalbwertszeit der Substanz oder durch Retardformen von kürzer wirkenden Substanzen realisiert. Einige Patienten müssen aber zusätzlich eine abendliche Gabe bekommen. Retardtabletten oder Kapseln dürfen nicht zerkaut, zerstoßen oder zerteilt werden. Bei manchen Präparaten (z. B. Cardular® PP) sind leere Tablettenrückstände im Stuhl zu finden. Solche Retardtabletten geben den Wirkstoff kontinuierlich ab. Die äußere Form der Tablette bleibt unverändert.

Praxistipp

Übergewichtige Patienten und Patientinnen

Pflegende sollten bei ihnen auf eine Diät achten und nach Möglichkeit einen Ernährungsplan erstellen.

Unerwünschte Wirkungen

Praxistipp

Begleiterscheinungen Antihypertensiva

Es kann bei allen Antihypertensiva v. a. zu **Beginn** der Therapie zu übermäßigen Blutdrucksenkungen kommen, die mit Schwindel, Schwächegefühl, Sehstörungen und Bewusstseinsverlusten einhergehen können. Nach einigen Wochen verschwinden diese unerwünschten Begleiterscheinungen. Um Schwindel und Synkopen zu minimieren, empfiehlt sich langsames Aufstehen bzw. Wechseln der Lage. Der Patient soll sich möglichst festhalten. **Alkohol** verstärkt durch seine blutdrucksenkende Wirkung alle Antihypertensiva, deshalb sollte der Konsum größerer Mengen Alkohol unterbleiben. Die Pflegenden klären die Patienten über Beeinträchtigung während der Teilnahme am **Straßenverkehr** auf.

Zur Selbstkontrolle sollten die Betroffenen ein Blutdruckgerät zuhause haben, die Werte regelmäßig kontrollieren und dokumentieren. Es ist sinnvoll, zu vereinbaren, welche Maßnahmen der Patient bei bestimmten Messwerten ergreifen soll.

Alle Antihypertensiva haben **Nebenwirkungen,** die durch die eigentlich erwünschte Blutdrucksenkung entstehen. Zusätzlich können die einzelnen Wirkstoffgruppen andere für sie typische unerwünschte Wirkungen aufweisen (► Tab. 6.10).

Die Einnahme von **Diuretika, ACE-Hemmern** und **Sartanen** geht mit einer Störung der Flüssigkeits- und Elektrolytverhältnisse einher, die v. a. zu Hypo- oder Hyperkaliämien (► 8.5.2) führen können. Bei der Einnahme von **ACE-Hemmern** kann sehr häufig ein unangenehmer **Reizhusten** auftreten. Dieser lässt meist nach einigen Wochen nach. Bleibt der Reizhusten bestehen, muss ein anderer Arzneistoff z. B. ein Sartan verwendet werden.

Fallbeispiel

Die Erkältung geht gar nicht mehr weg

Frau Kowalski klagt seit einigen Wochen über Erkältungssymptome, die zwar nicht schlimm seien, aber nun doch endlich einmal weggehen sollten. Vor allem ein hartnäckiger Reizhusten stört sie sehr. Die Pflegefachfrau Karin fragt sie, ob sich an ihren Arzneimitteln etwas geändert hat. Das bejaht Frau Kowalski, seit 4 Wochen nimmt sie nun täglich eine Ramipril-Tablette ein, da der Blutdruckwert beim letzten Arztbesuch zu hoch war.

Erläuterungen

Der hartnäckige Reizhusten ist eine typische Nebenwirkung der ACE-Hemmer. Es ist davon auszugehen, dass dieser bei Frau Kowalski durch das Ramipril verursacht wird. Die Pflegende hält deshalb Rücksprache mit dem Arzt, der Frau Kowalski auf ein Sartan-Präparat umstellen wird. Diese Wirkstoffgruppe hat ein den ACE-Hemmern sehr ähnliches Wirkprofil, weist aber als Nebenwirkungen keinen Reizhusten auf.

Diuretika führen zu vermehrtem **Harndrang.** Deshalb sollten sie morgens zum Frühstück oder bei mehrmaliger Gabe spätestens am Nachmittag eingenommen werden, da bei einer abendlichen Gabe die Nachtruhe durch ständigen Harndrang gestört ist. Die Wirkung von Insulin und oralen Antidiabetika wird bei gleichzeitiger Gabe eines **Betablockers** verstärkt, sodass eine Hypoglykämie auftreten kann. Die herzfrequenzsenkende Wirkung von Betablockern kann zudem die Symptome eines erniedrigten Blutzuckers (u. a. schneller Puls) verschleiern. Zentral wirksame Antihypertonika wie **Clonidin** und **Moxonidin** können stark **sedierend** wirken und verstärken die Wirkung von Schlaf- und Beruhigungsmitteln, besonders die der Benzodiazepine.

Mangelnde Patientenmitarbeit

Die Therapie der Hypertonie wird oft nur inkonsequent durchgeführt. Dies liegt oft in der **mangelnden Mitarbeit** (*Compliance*) der Patienten, den anfänglich fehlenden oder nur geringen Beschwerden und dem zu Therapiebeginn häufig geminderten Wohlbefinden der Patienten begründet.

Tab. 6.10 Unerwünschte Wirkungen der Antihypertensiva

Ab Stufe	Wirkstoffgruppe	Handelspräparate	Unerwünschte Wirkungen
1	Diuretika	Furanthril®, Spirobeta®, Triam Lichtenstein®	Gastrointestinale Beschwerden, Dermatosen, hämodynamische Veränderungen, Elektrolytverschiebung
	Betablocker	Beloc ZOK®, Obsidan®, Bisolich®	Rhythmusstörungen, Erhöhung des Bronchialwiderstandes (Asthmaanfälle), Hypoglykämien, Müdigkeit, Impotenz
	ACE-Hemmer	Captopril AL®, Benalapril®, Lisilich®	Trockener Reizhusten bei 5–20 % aller Patienten, Kopfschmerzen, Angioödem – selten, aber lebensbedrohlich, Hyperkaliämien, Geschmacksstörungen
	AT_1-Blocker	Lorzaar®, Diovan®, Blopress®	Schwindel, Angioödem, Elektrolytstörungen
	Kalziumkanalblocker	Isoptin®	Flush, Hitzegefühle, allergische Reaktionen, Rhythmusstörungen, Knöchelödeme
3	Alphablocker	Cardular PP®, Ebrantil®	Gastrointestinale Beschwerden, Müdigkeit, orthostatische Hypotonie, zentralnervöse Nebenwirkungen
	Vasodilatatoren	Nepresol®	Sympathische Gegenregulation: Tachykardien, Herzklopfen und pektanginöse Beschwerden, Missempfindungen in den Beinen, Ödeme, Kopfschmerzen
4	Antisympathotonika (α_2-Agonisten)	Physiotens®, Catapessan®, Dopegyt®	Mundtrockenheit, Müdigkeit, Kopfschmerzen, Schwächegefühl, Hautreaktionen, Potenzstörungen, Gynäkomastie, Galaktorrhö; Methyldopa: Dunkelfärbung des Urins
5	Vasodilatatoren (Minoxidil)	Lonolox®	Salz- und Wasserretention, Tachykardie, Angina pectoris, pulmonale Hypertonie, Perikarderguss, starker Haarwuchs

Kritischer Blick

Pro und Contra: Soll der hohe Blutdruck mit Medikamenten gesenkt werden?

Bleiben nichtmedikamentöse Maßnahmen bei Hypertonie ohne Erfolg, wird der hohe Blutdruck leitliniengemäß mit Arzneimitteln gesenkt.

Pro

- Unbehandelte Hypertonie kann zu Rupturen von Blutgefäßen führen. Hirnbluten, Netzhautschäden und Niereninsuffizienz sind die Folge.
- Hypertonie ist ein Risikofaktor für Schlaganfall und Herzinfarkt.
- Die Nebenwirkungen sind im statistischen Vergleich weniger gefährlich als die Folgen der unbehandelten Hypertonie.
- Nebenwirkungen sind oft nur vorübergehend und verschwinden nach kurzer Zeit von selbst.

Contra

- Antihypertensiva besitzen viele, auch gefährliche Nebenwirkungen.
- Medikamente sind ein unnatürlicher Eingriff in den Körper.
- Die regelmäßige Tabletteneinnahme wird oft vergessen.
- Der Patient oder die Patientin fühlt sich nicht krank, subjektiv ist er bzw. sie gesund und fühlt sich wohl.

Hypertoniker fühlen sich ohne eine Therapie wohl, vital und frei von körperlichen Einschränkungen. Jedoch treten nach Therapiebeginn mit Antihypertensiva oft Kreislaufbeschwerden, Müdigkeit, Schwindel, Sehstörungen und Schwäche auf. Die Lebensqualität ist beeinträchtigt. Allerdings verschwinden diese Symptome meist nach 2–3 Wochen Therapiedauer. Dem Patienten sind aber die Langzeitfolgen der Hypertonie wie Herzinfarkt, Schlaganfall oder Organveränderungen oft nicht bewusst. Deshalb brechen sie die Therapie bei Auftreten der unerwünschten Wirkungen häufig ab. Ein abruptes Absetzen der Antihypertonika kann jedoch auch zu gefährlichen Rebound-Phänomenen führen (► 2.4.9).

Praxistipp

Mitarbeit der Patienten sicherstellen

Die Pflegenden informieren die Patienten über die Bedeutung einer konsequenten Therapie und darüber, dass unerwünschte Wirkungen im Allgemeinen vorübergehender Natur sind. Blutdrucksenkende Medikamente müssen, um effektiv zu wirken, dauerhaft und regelmäßig eingenommen werden. Deswegen sollten die Patienten zur Einhaltung der nichtmedikamentösen Therapie angehalten werden.

6.2.2 Kreislaufstimulanzien

Definition

Kreislaufstimulanzien

Wirkstoffe, die den Blutdruck erhöhen und die Herztätigkeit aktivieren.

Antihypotonika

Medikamente gegen Hypotonie (*niedriger Blutdruck*).

Kreislaufstimulanzien verstehen

Ein Mensch, der sich bei **hypotonen Blutdruckwerten** wohl fühlt, ist nicht behandlungsbedürftig. Hypotonien, die die Lebensqualität beeinträchtigen, im Rahmen einer anderen Erkrankung auftreten oder bei Vorliegen von Risikofaktoren, z. B. für eine verminderte Hirndurchblutung, und in Schocksituationen sollten medikamentös behandelt werden. Die eingesetzten Substanzen wirken über eine Stimulation des **Sympathikus** (*Sympathomimetika*).

Epinephrin (Adrenalin, Suprarenin®) und **Etilefrin** (Effortil®) stimulieren im Sympathikus sowohl α- als auch β-Rezeptoren. Dadurch verengen sie die Gefäße. Sie besitzen positiv inotrope (*herzkraftverstärkende*) Effekte, die zu einem Anstieg des Herzzeitvolumens führen. Beide Effekte bewirken letztlich eine Blutdruckerhöhung. **Etilefrin** wird bei essenzieller Hypotonie eingesetzt. **Epinephrin** ist das biologisch aktive, physiologische Hormon **Adrenalin.** Es reguliert die Herzfrequenz, die myokardiale Kontraktilität, den Tonus der glatten Muskulatur, die Drüsenfunktionen und die Stoffwechselreaktionen bei Belastung. **Epinephrin** wird in der Notfalltherapie bei verschiedenen Formen des Schocks, bei Herzstillstand, bei Asthma bronchiale und bei angioneurotischen Ödemen eingesetzt.

Dobutamin hat eine ausgeprägte β_1-Wirkung. Es führt zur Steigerung der Kontraktilität des Herzens (*positive Inotropie*) und somit zur Erhöhung von Schlag- und Herzzeitvolumen. Dobutamin ist indiziert bei akuter Herzinsuffizienz und kardiogenem Schock.

Das ebenfalls physiologisch vorkommende **Noradrenalin** (Arterenol®) findet Verwendung in der Notfall- und Schocktherapie. Im Gegensatz zu Adrenalin wirkt es stärker an den α- als an den β-Rezeptoren und erhöht vor allem den Blutdruck.

Therapie des Schocks

Die verschiedenen **Schockformen** stellen akute, lebensbedrohliche Ereignisse dar. Es kommt zu einer kritischen Verminderung der Organdurchblutung, wodurch die Zellfunktionen geschädigt werden. Es müssen sofort Notfallmaßnahmen eingeleitet werden. Für die verschiedenen Schockformen existieren einige lebensrettende Erstmaßnahmen (► Tab. 6.11). Der Mensch wird **hingelegt** und die **Beine werden hochgelagert.** Als **Ausnahme** gelten die Herzinsuffizienz, der Herzinfarkt und Blutungen im Kopf-, Lungen- oder Magen-Darm-Trakt. In diesen Situationen wird der Oberkörper hochgelagert. Der Patient erhält **Sauerstoff** (4–15 l / Min.), evtl. ist eine **Intubation** und **Beatmung** notwendig. Es werden großlumige und evtl. zentrale **Zugänge** gelegt. Zur **Schmerzbekämpfung** bekommt er Opioide – außer beim anaphylaktischen Schock wegen des Erbrechens, zur **Sedierung** Midazolam oder Propofol. Elektrolytstörungen werden korrigiert. Bei Herz-Kreislauf-Stillstand erfolgt die Reanimation, beim Volumenmangelschock eine Flüssigkeitszufuhr unter Kontrolle des ZVD (*zentral-venöser Druck*) bzw. zentralvenöser Sättigung.

Tab. 6.11 Auf die Schockursache abgestimmte Therapieansätze

Schockform	Maßnahmen
Volumenmangelschock (*hypovolämischer Schock*)	Ausreichende Flüssigkeitszufuhr, Kreislaufkontrolle, Erythrozytenkonzentrate
Kardiogener Schock	Dopamin, Dobutamin, Noradrenalin, Schleifendiuretika
Septischer Schock	Antibiotika, Vollheparinisierung
Anaphylaktischer Schock	Allergenzufuhr stoppen, Volumenauffüllung, Adrenalin, Glukokortikoide, Antihistaminika

Therapie des Kreislaufversagens

Eine hochgradig reduzierte Pumpleistung des Herzens kann zu einem **akuten Kreislaufversagen** führen. Die Letalität ist mit über 50 % sehr hoch. Es werden endogene Katecholamine freigesetzt, die zu einem Anstieg der Herzfrequenz und einer Vasokonstriktion führen, um die Vitalfunktion aufrechtzuerhalten. Im manifesten Schock reichen die Kompensationsmechanismen nicht aus.

Vorsicht

Maßnahmen bei akuter Herzinsuffizienz

- Sauerstoffgabe, Oberkörperhochlagerung
- Arzt verständigen, medikamentöse Therapie nach Anweisung:
  - Diuretika, Vasodilatatoren
  - Dobutamin, Noradrenalin
  - Adrenalin

Sowohl beim Herz-Kreislauf- als auch beim Lungenversagen ist die Sauerstoffversorgung der Körperzellen lebensbedrohlich eingeschränkt. Das rasche Bereitstellen hoher Sauerstoffkonzentrationen in der eingeatmeten Luft erhöht den Sauerstoffpartialdruck im Blut und verbessert das Sauerstoffangebot an die Zelle. Aus diesem Grunde sollte bei allen Notfällen mit eingeschränkter Herz-Kreislauf- oder Atemfunktion für eine effektive Erhöhung der Sauerstoffkonzentration in der Einatemluft gesorgt werden.

Praxistipp

Sauerstoff (O_2) ist ein Arzneimittel

Er bedarf darum einer ärztlichen Anordnung. Haben die Pflegenden an einer Reanimationsfortbildung teilgenommen und hat ein Arzt ihre Kenntnisse über Komplikationen einer Sauerstofftherapie bestätigt, dürfen sie dem Patienten bis zum Eintreffen des Arztes Sauerstoff geben.

Kreislaufstimulanzien in der Pflege

Die Pflegenden vermitteln dem Patienten, dass eine **Hypotonie** oftmals eine harmlose Erscheinung ist, die sehr gut mit **physikalischen Maßnahmen** behandelt werden kann. Hierzu gehören v. a. kreislaufstärkende Wechselduschen, Bürstenmassagen, Kneippanwendungen und körperliches Training. Auf eine ausreichende Flüssigkeits- und Salzzufuhr

(10–15 g pro Tag) ist zu achten. Am Morgen möglichst Kaffee trinken. Einen guten Erfolg verspricht auch eine Gewichtszunahme untergewichtiger Menschen. Neben physikalischen Maßnahmen und einer geeigneten Lebensweise können Antihypotonika bei zu niedrigem Blutdruck Abhilfe schaffen. Dabei ist auf die sachgerechte Anwendung zu achten.
Neben den Injektionszubereitungen für die Anwendung in der Klinik kommen folgende Arzneiformen vor: Tabletten, Depotkapseln, Tropfen und Dragees. Bei einer Einnahme vor dem Essen wirken die Antihypotonika besonders schnell. Dragees und Kapseln werden unzerkaut mit einem Glas Wasser eingenommen. Tropfen können auf Zucker oder in etwas Flüssigkeit genommen werden. Da Kreislaufbeschwerden morgens besonders häufig auftreten, empfiehlt sich die Einnahme kurz nach oder 15 Min. vor dem Aufstehen.

Vorsicht

Menschen mit Hypotonie

Diese können bei längerem Stehen **kollabieren.** Häufig verspüren die Patienten vorher einen Schwindel, ihnen wird schwarz vor Augen und sie sacken langsam zu Boden. Bei Anwendung der folgenden Maßnahmen erwacht der Patient meist innerhalb kürzester Zeit:

- Patienten hinlegen und die Beine hochlagern, nicht hinsetzen
- Arzt benachrichtigen
- Vitalzeichen kontrollieren
- Evtl. Sympathomimetika nach ärztlicher Anweisung geben
- Bei Diabetikern und Alkoholikern kann auch eine Hypoglykämie vorliegen, vorsorglich den Blutzucker messen

Patientenüberwachung bei kardiovaskulären Notsituationen

Bei allen lebensbedrohlichen Zuständen werden die **Vitalzeichen** des **Patienten** engmaschig oder kontinuierlich **überwacht.** Besonders ist auf den Bewusstseinszustand, den Blutdruck, den Puls und die Atemfunktion zu achten. Die Haut gibt durch Blässe und Zyanose Auskunft über die Sauerstoffversorgung. Die Körpertemperatur ist zu überwachen und der Patient ist ggf. zu wärmen oder seine Temperatur zu senken. Die Flüssigkeit ist zu bilanzieren und die Urinausscheidung zu überprüfen, die Kreislauffunktion durch Messen des zentralen Venendrucks bzw. der zentralen Sauerstoffsättigung überwachen.

Dosierung des Epinephrins

- **Herzstillstand:** 1 ml Epinephrinlösung wird auf das 10-fache verdünnt, wovon 10 ml (1 mg Epinephrin i. v.) injiziert wird. Nach 3–5 Min. kann die Injektion, falls nötig, wiederholt werden. Epinephrin kann auch – bei Fehlen eines intravenösen Zugangs – intraossär injiziert werden. Hierzu werden 2–3 ml Epinephrinlösung auf ca. 20 ml verdünnt (2–3 mg Epinephrin).
- **Anaphylaktischer Schock:** 1 ml Epinephrinlösung wird auf das 10-fache verdünnt und davon 1 ml (0,1 mg Epinephrin) unter Puls- und Blutdruckkontrolle langsam injiziert. Achtung: Herzrhythmusstörungen. Die Gabe kann nach einigen Min. bis zur Kreislaufstabilisierung wiederholt werden.
- **Andere Schockformen:** 0,25–0,5 ml Epinephrinlösung werden auf 10 ml verdünnt (25–50 µg Epinephrin) und langsam i. v. injiziert. Achtung: Herzrhythmusstörungen. Die Gabe kann nach einigen Min. wiederholt werden.
- **Akute allergische Reaktionen, Schockprophylaxe:** Besteht noch keine Schocksituation, kann Epinephrin auch i. m. oder s. c. appliziert werden. Zur Resorptionsverzögerung und zur Prophylaxe anaphylaktischer Reaktionen (z. B. bei Wespenstichen) wird die Einstichstelle mit 0,3 ml der Lösung (0,3 mg Epinephrin) um- und unterspritzt. Bei akuten allergischen Reaktionen werden 0,3–0,5 ml Epinephrinhydrochlorid (0,3–0,5 mg Epinephrin) i. m. injiziert. Die Injektion kann nach 15 Min. wiederholt werden.

Vorsicht

Gabe von Epinephrin

Ein bestehender **Volumenmangel** oder eine **Azidose** sind vor der Epinephringabe auszugleichen.
Es sind nur klare und farblose Lösungen zu verwenden, da bereits geringe Verfärbungen und Trübungen auf einen beginnenden Abbau des Wirkstoffmoleküls hinweisen. Die hergestellten Injektions- und Infusionslösungen sind innerhalb von 24 Std. zu verbrauchen.

Unerwünschte Wirkungen

Bei der Einnahme von **Etilefrin** kann es dosisabhängig zu Herzdruck, Druckgefühl im Hals,

Tab. 6.12 Mögliche unerwünschte Wirkungen von Epinephrin und Dobutamin

Arzneistoff	Wichtige unerwünschte Wirkungen
Epinephrin (Adrenalin, Suprarenin®)	• Vasokonstriktion (Haut, Schleimhaut, Niere), Anurie, Blutdruckanstieg, Gefahr für zerebrale Blutungen, Myokardschädigung, Herzrhythmusstörungen, Krämpfe • Vorsicht bei einer diabetischen Stoffwechsellage, einer Hyperkalzämie oder Hypokaliämie. Durch eine Stimulation der β-Rezeptoren können Herzrhythmusstörungen, Herzklopfen und pektanginöse Beschwerden auftreten. Die Insulinfreisetzung im Pankreas wird gehemmt und der Glykogenabbau in der Leber gefördert, sodass mit einer Hyperglykämie gerechnet werden muss • Epinephrin enthält Sulfit, das bei Asthmatikern zu allergischen Reaktionen bis hin zum Schock führen kann
Dobutamin (Dobutamin Carino®)	• Herzfrequenzanstieg, Blutdruckanstieg, Hemmung der Thrombozytenaggregation, Thoraxschmerzen, Herzklopfen
Noradrenalin (Arterenol®)	• Blässe, Kopfschmerzen, Zittern, Atemschwierigkeiten, Schwäche, Brustschmerzen, Unruhe, Schlaflosigkeit • Tachykardie und andere Herzrhythmusstörungen

Hitzegefühl, Kopfschmerzen, Erregungs- und Angstzuständen und zu Schlafstörungen kommen.

Dobutamin und **Epinephrin:** Die Pflegenden überwachen Herzfrequenz, -rhythmus, Blutdruck, Urinfluss und die Infusionsgeschwindigkeit. Bei Menschen mit Diabetes kann es zu einem erhöhten Bedarf an Insulin kommen. Dobutamin ist inkompatibel mit alkalischen Lösungen (*Natriumhydrogenkarbonat*), mit Natriumsulfit und alkoholhaltigen Lösungen sowie mit vielen Elektrolyt- und Arzneistofflösungen. Epinephrin ist empfindlich gegenüber Sauerstoff, Metallionen und pH-Werten über 5 (► Tab. 6.12).

6.2.3 Arzneimittel gegen Durchblutungsstörungen

Durchblutungsstörungen können durch Gehtraining, Wechselduschen oder andere rheologische Maßnahmen, die zu einer Verbesserung der Fließeigenschaften des Blutes führen, therapiert werden. Außerdem kann eine lytische Therapie hilfreich sein, die Blutgerinnsel auflöst. Die lokale Lyse von Thromben oder auch eine Angioplastie (*Gefäßrekonstruktion*) gehören zu den revaskularisierenden (*das Gefäß wiedereröffnende*) Maßnahmen. Darüber hinaus wird auch versucht medikamentös das Fließverhaltens des Blutes zu verbessern. Die Thrombenbildung wird durch die Gabe von Thrombozytenaggregationshemmern und durch die Gabe von Heparin oder oralen Gerinnungshemmern verhindert (► 6.3.1).

Arzneimittel bei Durchblutungsstörungen verstehen

Arzneimittel bei Durchblutungsstörungen verbessern die Fließeigenschaften des Blutes und die Mikrozirkulation.

Nimodipin ist ein Kalziumantagonist aus der Gruppe der Dihydropyridine (► 6.1.2). Nimodipin überwindet aufgrund seiner hohen Lipophilie die Blut-Hirn-Schranke, erweitert dort die Hirngefäße, verbessert die Funktionsfähigkeit des Gehirns und wirkt der Hirnischämie entgegen. Es übt positive Einflüsse auf Lern- und Gedächtnisdefizite aus. Der Wirkstoff kann bei Menschen mit Hirnödem häufig zu Blutdruckabfällen führen, die sich ungünstig auf die Prognose auswirken. Pflegende sollen rasch auf Blutdruckschwankungen reagieren.

Naftidrofuryl senkt den Tonus in den Arteriolen. Außerdem blockiert es Serotoninrezeptoren. Damit wirkt es selektiv den thrombozytenaggregierenden und vasokonstriktorischen Wirkungen des Serotonins im Gewebe entgegen. Der normale Zellstoffwechsel bleibt trotz des lokalen Sauerstoffmangels aufrechterhalten.

Pentoxifyllin erhöht die Gewebedurchblutung durch Besserung der Fließeigenschaften des Bluts. Es besitzt antithrombotische Eigenschaften. Diese sind durch die Wirkung auf die Thrombozytenverformbarkeit, die Thrombozytenaggregation, den Fibrinogenspiegel, die Leukozyten und die Blutviskosität zu erklären.

Acetylsalicylsäure und **Clopidogrel** hemmen die Thrombozytenaggregation (► 6.3.1).

Therapie der akuten Phlebothrombose

Bei einer **akuten Phlebothrombose** ist eine Klinikeinweisung erforderlich. Der Patient muss strenge Bettruhe einhalten. Die Beine werden hochgelagert, ein Kompressionsverband wird angelegt und eine Antikoagulation mit Heparin durchgeführt. Bei frischen Oberschenkel- und Beckenvenenthrombosen wird eine thrombolytische Therapie oder eine Thrombektomie (*operative Entfernung des Thrombus*) durchgeführt. Es kann sich in der Folge ein postthrombotisches Syndrom entwickeln, das v. a. durch eine Beinschwellung, Fibrosen und eine Hyperpigmentation gekennzeichnet ist.

Die **Thrombolyse** mit Streptokinase, Urokinase oder rt-PA (▸ 6.3.1) sollte nur in der Frühphase bei frischen Thromben durchgeführt werden. Die Wiedereröffnungsraten sind bei einer thrombolytischen Therapie höher als unter einer Antikoagulationstherapie mit Heparinen. Allerdings besteht auch ein ca. 3-fach erhöhtes Blutungsrisiko. Eine **Antikoagulation mit Heparin** wird entweder bei einer fehlenden Indikation zur Thrombolyse oder im Anschluss an diese durchgeführt. Dabei werden 5 000 IE Heparin als Bolus verabreicht und danach unter Kontrolle der partiellen Thromboplastinzeit (*pTT*) dosiert. Häufig werden statt des unfraktionierten Heparins die niedermolekularen Heparine eingesetzt (▸ 6.3.1).

Eine **Sekundärprophylaxe** wird meist mit Kompressionstrümpfen und oralen Antikoagulanzien durchgeführt. Dabei ist ein therapeutischer Quick-Wert von 25–30 % angestrebt. Die Therapiedauer beträgt in Abhängigkeit von der Lokalisation der Thrombose 3–12 Monate.

Arzneimittel bei Durchblutungsstörungen in der Pflege

Bei venösen **Durchblutungsstörungen** (*CIV, Varikosis*) steht die **nichtmedikamentöse Therapie** im Vordergrund. Die Pflegenden motivieren die Patienten zu körperlichem Training der Muskelpumpe, zum Vermeiden von stehenden Tätigkeiten, zum Hochlagern der Beine, bei Übergewicht zu einer Gewichtsreduktion und zum Tragen von medizinischen Strümpfen. Der Therapieerfolg hängt von einer effizienten **Kompressionsbehandlung** ab. Bei arteriellen Durchblutungsstörungen darf sie hingegen nur mit großer Vorsicht und nur auf ärztliche Anordnung hin durchgeführt werden.

Generell gilt bei Durchblutungsstörungen:

- Keine einschnürenden Strümpfe und Schuhe tragen.
- Unterlassen von Saunabesuchen und ausgedehnten Sonnenbädern, da die Überwärmung die Venen erweitert und die Haut reizt.
- Die Haut regelmäßig auf Veränderungen hin inspizieren, um Ulcera schnell erkennen und behandeln zu können.

Bei Hämatomen (*Blutergüssen*) und **Thrombophlebitis** (*Venenentzündung*) empfiehlt sich das Anwenden von Heparinsalben und kühlenden Umschlägen.

> **Vorsicht**
>
> **Bei Venenerkrankungen**
>
> Bei Menschen, die an Venenerkrankungen leiden, ist das Risiko für das Auftreten von **Thrombosen** während einer **Diuretikagabe,** v. a. bei hoher Dosierung, erhöht.

> **Praxistipp**
>
> **Thrombosepräventionsmaßnahmen nach Anweisung des Arztes**
>
> - Nach Operationen eine Frühmobilisierung durchführen
> - Bei medizinischer Indikation Heparinisierung oder Gabe von oralen Antikoagulanzien
> - Physiotherapie, Antithrombosestrümpfe, Kompressionsbehandlung

Unerwünschte Wirkungen

Die bei Durchblutungsstörungen angewandten Wirkstoffe wirken über unterschiedliche Mechanismen und zeigen daher auch unterschiedliche **unerwünschte Wirkungen** (▸ Tab. 6.13). Sie sind aber insgesamt relativ gut verträglich.

6.3 Arzneimittel bei Bluterkrankungen

Bei **Bluterkrankungen** kann ein Mangel an bestimmten physiologischen oder essenziellen Stoffen auftreten. Dieser kann durch Arzneimittel, z. B. Vitamine oder Eisen, aber auch durch Gerinnungsfaktoren, Blutplasma oder bestimmte Blutzellen, ausgeglichen werden. Es gibt einige Arzneistoffklassen, die zur Beeinflussung der Hämostase bzw. Fibrinolyse eingesetzt werden können (▸ Abb. 6.6).

Tab. 6.13 Arzneistoffe zur Behandlung von Durchblutungsstörungen

Wirkstoff	Handelspräparate	Anwendungshinweise und wichtige unerwünschte Wirkungen
Nimodipin	Nimotop®	• Wärme- und Hitzegefühl, Flush, Tachykardie, Schwindel, Übelkeit, Schwäche, depressive Verstimmung, Schwitzen
Pentoxifyllin	Trental®	• Übelkeit, Erbrechen, Durchfall, Flush, Herzrhythmusstörungen, Überempfindlichkeitsreaktionen, Blutungen
Acetylsalicylsäure (*ASS*)	Aspirin protect®	• Magenbeschwerden, Mikroblutungen, Magenulzera, Hautreaktionen, bei Asthmatikern Atemnot
Clopidogrel	Plavix®	• Vorsicht bei einer erhöhten Blutungsgefahr (Operationen, Verletzungen); Nasenbluten, Hämatome, gastrointestinale Beschwerden, Kopfschmerzen, Parästhesien
Heparin	Thrombareduct®, Vetren®	• Nicht auf Schleimhäuten, offenen Wunden oder nässenden Ekzemen anwenden • Bei hoch dosierten Zubereitungen (180 000 IE) und gleichzeitiger Antikoagulanzgabe besteht ein lokales Blutungsrisiko, ggf. Hämatombildung

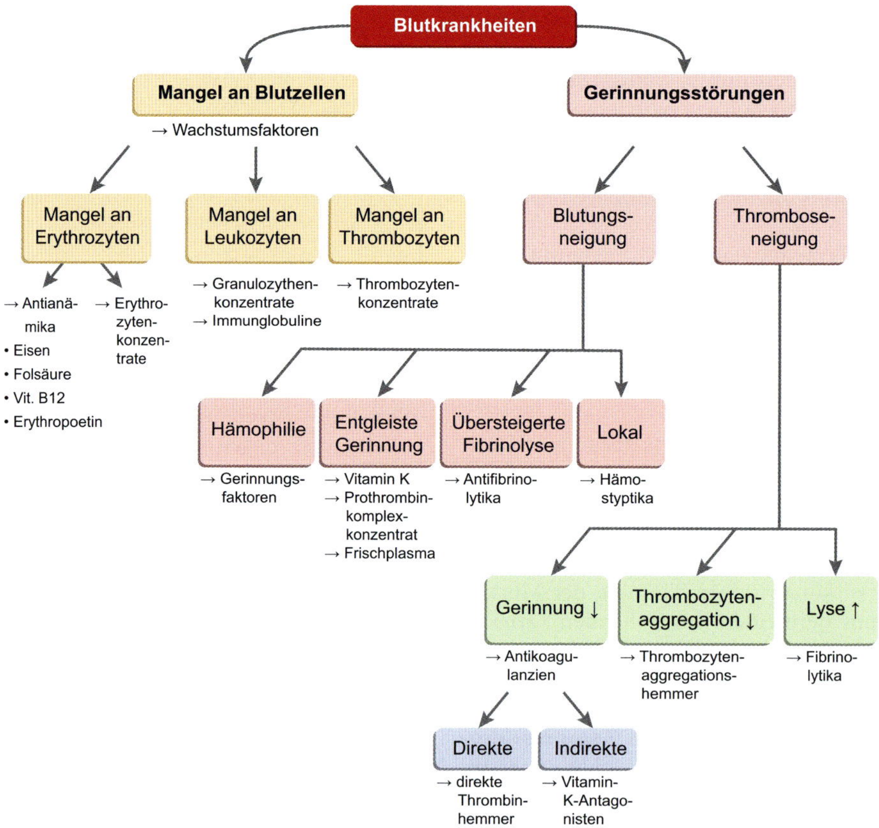

Abb. 6.6 Übersicht über Bluterkrankungen und entsprechende Arzneimittel [L157]

6.3.1 Arzneimittel gegen Gerinnungsstörungen

Störungen in der Gerinnung (*Hypokoagulopathie*) führen zu einer **erhöhten Blutungsneigung.** Die Gefahr einer zu starken **Gerinnungsneigung** (*Hyperkoagulabilität*) liegt demgegenüber im **erhöhten Thrombose- und Embolierisiko.**

Definition

Thrombose

Lokale, intravasal stattfindende Blutgerinnung und Pfropfbildung, v. a. im venösen System.

Phlebothrombose

Tiefe Venenthrombose: Verschluss einer tiefen Vene durch eine Thrombose. Meist sind die tiefen Bein- oder Beckenvenen betroffen.

Embolie

Gefäßverlegung durch ein in die Blutbahn verschlepptes Gebilde (arteriell, Embolus).

Disseminierte intravasale Gerinnung (*DIC*)

Verbrauchskoagulopathie: Erworbene Störung der Blutgerinnung mit erhöhter Blutungsneigung durch Aktivierung des Fibrinolysesystems nach Thrombenbildung in Mikrogefäßen und Verbrauch von Thrombozyten und Gerinnungsfaktoren. Einblutungen in Gewebe und Organe und schwer stillbare Blutungen sind die Folge.

Hämophilie

Angeborene Gerinnungsstörung, bei der einzelne Gerinnungsfaktoren nicht oder in nicht ausreichendem Maße gebildet werden.

Arzneimittel gegen Gerinnungsstörungen verstehen

Definition

Thrombozytenaggregationshemmer

Thrombozytenfunktionshemmer: Hemmen in den Arterien die Zusammenballung von Thrombozyten. Die primäre Hämostase wird gestört.

Antikoagulanzien

Unterdrücken durch verminderte Fibringerinnselbildung den endgültigen Wundverschluss. Die sekundäre Hämostase wird gehemmt.

Thrombozytenaggregationshemmer

Acetylsalicylsäure (*ASS*, z. B. in Aspirin protect® ► 3.1.2) wird nicht nur als Analgetikum, sondern auch zur Thrombozytenaggregationshemmung eingesetzt. Sie gilt als Mittel der Wahl für die Sekundärprophylaxe des Myokardinfarkts und zerebraler Insulte. Die Dosierung für eine thrombozytenaggregationshemmende Wirkung ist mit 100 mg pro Tag wesentlich geringer als die analgetische.

Clopidogrel (Plavix®) und **Ticlopidin** (Tiklid®) sind Antagonisten am ADP-Rezeptor der Thrombozyten und verhindern damit die Plättchenaggregation. Die maximale Wirkung tritt nach ca. 3–5 Tagen ein. Nach dem Ende der Therapie normalisieren sich die Thrombozytenaggregation und die Blutungszeit ebenfalls innerhalb von 3–5 Tagen.

Antikoagulanzien

Antikoagulanzien senken wie die Thrombozytenaggregationshemmer das Thrombose- und Embolierisiko und werden hauptsächlich prophylaktisch angewendet. Sie dienen besonders der venösen Thromboseprophylaxe, z. B. nach Operationen. Unterteilt nach dem genauen Wirkungsmechanismus gibt es direkte und indirekte Antikoagulanzien. **Direkte Antikoagulanzien** wie Heparin oder orale Thrombinhemmer greifen unmittelbar hemmend in die Gerinnungskaskade ein. **Indirekte Antikoagulanzien** wie die Cumarine (*Vitamin-K-Antagonisten*) erreichen mit einer Latenzzeit ihre gerinnungshemmende Wirkung durch eine verminderte Bildung des Gerinnungsfaktors Prothrombin.

Die **oralen Antikoagulanzien** der neueren Generation Dabigatran (Pradaxa®), Apixaban (Eliquis®) und Rivaroxaban (Xarelto®) hemmen Thrombin direkt. **Vitamin-K-Antagonisten** (*Cumarine*), z. B. Phenprocoumon (Falithrom®, Marcumar®) verhindern die Bildung von aktiven Gerinnungsfaktoren. Mithilfe von Vitamin K bildet die Leber die Blutgerinnungsfaktoren II, VII, IX und X. Bei der Gabe indirekter Antikoagulanzien wird die maximale gerinnungshemmende Wirkung erst nach 2–3 Tagen erreicht, die Halbwertszeit beträgt 6,5 Tage, sodass auch nach dem Absetzen ein erhöhtes Blutungsrisiko besteht. Orale Antikoagulanzien werden zur Langzeitantikoagulation eingesetzt,

z. B. bei Vorhofflimmern oder Thromben in den Herzhöhlen, nach Herzklappenersatz, nach tiefen Bein- oder Beckenvenenthrombosen oder nach Lungenembolien.

Heparin ist ein körpereigener Stoff. Für therapeutische Zwecke wird es aus Schweinen oder Rindern gewonnen. Heparin unterdrückt über ein Aktivieren von Antithrombin III die Blutgerinnung. Die Gerinnungsfaktoren XIIa, XIa, Xa, VIIa und in besonderem Maße IIa (*Thrombin*) werden gehemmt. Bereits mit einer niedrigen Dosierung („*Low-dose-Heparinisierung*") kann eine Prophylaxe vor thromboembolischen Erkrankungen erzielt werden. Heparin kann nicht peroral gegeben werden, da es im Magen inaktiviert wird.

Praxistipp

Low-dose-Heparinisierung

Sie ist die sicherste einzelne Vorbeugungsmaßnahme gegen Thrombosen bei Immobilisation. Deshalb ist sie bei allen Patienten indiziert, die täglich weniger als 6 Std. das Bett verlassen.

Die **niedermolekularen Heparine** (*NMH*) besitzen aufgrund einer Spaltung ein niedrigeres Molekulargewicht als physiologisches (*unfraktioniertes*) Heparin. Dadurch verändert sich die Affinität zur Bindung an die aktivierten Gerinnungsfaktoren. Die NMH richten sich in ihrer Wirkung v. a. gegen den Faktor Xa (*aktiver Faktor X*).Ein therapeutischer Vorteil liegt in ihrer längeren Wirkungsdauer, sodass im Allgemeinen die Einmalgabe pro Tag eine ausreichende Thromboseprophylaxe bewirkt (► Tab. 6.14).

Merke

Heparinüberdosierung

Zur **Therapie** einer Heparinüberdosierung ist **Protamin** geeignet. Protamin verbindet sich mit Heparinen zu Salzen, die keine hemmende Wirkung auf die Blutgerinnung haben. Protamin ist also ein **Antidot** für Heparin. Dieses wird z. B. bei einer Überdosierung der Heparine benötigt, da es sonst zu Blutungen (*Hämorrhagien*) kommen kann.
Im Blut wird Protamin viel schneller abgebaut als die Heparine und es kann zu einer erneuten Heparinaktivität kommen. Protamin muss deshalb ggf. nachdosiert werden. Bei einer Therapie mit niedermolekularen Heparinen ist die Gabe von Protamin zur Wirkungsaufhebung nur teilweise möglich.

Fibrinolytika

Definition

Fibrinolytika

Thrombolytika: Stoffe, die die Gerinnselauflösung (*Fibrinolyse*) fördern.

Tab. 6.14 Niedermolekulare Heparine und ihre Anwendung

Niedermolekulares Heparin	Handelspräparate	Dosierung und Anwendung
Certoparin	Mono Embolex®	• Zur Prophylaxe von Gefäßverschlüssen nach Hüftgelenksoperationen und allgemeinchirurgischen Eingriffen im Bauchraum • 3 000 IE pro Tag beginnend 1–2 Std. vor Operation
Enoxaparin	Clexane®	• 20 mg, 40 mg pro Tag je nach Risikoeinstufung • Zur Prophylaxe tiefer Venenthrombosen bei allen Risikostufen • Bei internistischen Erkrankungen mit hohem thromboembolischen Risiko
Dalteparin	Fragmin®	• Zur Prophylaxe tiefer Venenthrombosen bei niedrigem, mittleren und hohen Risiko • Je nach Risiko 2 500 IE oder 5 000 IE pro Tag
Nadroparin	Fraxiparin®	• Zur Prophylaxe von tiefen Venenthrombosen mit niedrigem, mittlerem und hohem Risiko • Zur Therapie tiefer Venenthrombosen • Dosierungsschema des Beipackzettels beachten

Fibrinolytika können bei rechtzeitigem Einsatz Gerinnsel auflösen, z. B. bei einem Herzinfarkt, einer massiven Lungenembolie, einer tiefen Bein- oder Beckenvenenthrombose oder bei einem akuten Arterienverschluss (Lysetherapie). Die Fibrinolysestimulation bewirken die Substanzen durch Aktivierung der Vorstufe Plasminogen zum fibrinspaltenden Plasmin.
Alteplase (Actilyse®), **Reteplase** (Rapilysin®) und **Tenecteplase** (Metalyse®) binden sich an das Fibrin in einem Thrombus. Dadurch kommt es zu einem Aktivieren des Plasminogens zu Plasmin. Dieses baut das Fibringerüst ab, d. h. es kommt zu einem Auflösen des Fibringerinnsels und das verschlossene Blutgefäß wird wieder durchlässig. Wegen der Aktivierung des Plasminogens im Gewebe nennt man diese Arzneistoffe auch Gewebsplasminogenaktivatoren (*engl. tissue: t-PA*). Der Zusatz „rekombinant" deutet auf ihre gentechnische Herstellung hin.

Antifibrinolytika

Definition

Antifibrinolytika
Stoffe, die die Fibrinolyse unterdrücken.

Antifibrinolytika können bei Überdosierung von Fibrinolytika innerhalb einer Lysetherapie die bestehende Blutungsgefahr eindämmen. **Tranexamsäure**(Cyklokapron®) hemmt die Umwandlung von Plasminogen in Plasmin.

Antihämorrhagika

Definition

Antihämorrhagika
Arzneistoffe, die die Hämostase (*Blutgerinnung*) fördern.

Zu den **Antihämorrhagika** zählen **Vitamin K,** das die Synthese von Gerinnungsfaktoren (v. a. Prothrombin) steigert, sowie Zubereitungen mit **Gerinnungsfaktoren.**
Vitamin K (Konakion®) wird eingesetzt bei Vitamin-K-Mangel-Zuständen und bei Überdosierung mit Vitamin-K-Antagonisten. Vitamin K ist im Körper notwendig, damit die Leber Blutgerinnungsfaktoren bilden kann. Die Synthese der Gerinnungsfaktoren II, VII, IX und X ist Vitamin-K-abhängig.

Die Gerinnungsfaktoren VIII und IX finden Anwendung bei der Hämophilie (*Bluterkrankheit*). Zur Behandlung gibt es **Faktor-VIII-** und **Faktor-IX-Präparate,** die zum Schutz vor der Übertragung von Viruserkrankungen virusinaktiviert sind. Teilweise werden die Präparate auch gentechnisch hergestellt. Der **Blutgerinnungsfaktor VIII** (z. B. Beriate®) kommt bei der Hämophilie A zur Prophylaxe und Therapie von Blutungen zum Einsatz. Das Präparat Haemate® enthält neben dem Blutgerinnungsfaktor VIII auch den **Von-Von-Willebrand-Faktor.** Dieser dient als Trägerprotein für den Faktor VIII und wird außerdem beim Von-Willebrand-Jürgens-Syndrom angewendet. Der **Blutgerinnungsfaktor XIII** (z. B. Fibrogammin®) greift in der Endphase der Gerinnungskaskade an. Er führt zu einer Quervernetzung der Fibrinfasern. Dadurch kommt es zu einer Stabilisierung des Blutgerinnsels. Außerdem bewirkt der Faktor XIII eine verbesserte Wundheilung. Daraus leiten sich auch die Einsatzgebiete ab, z. B. hämorrhagische Syndrome, Blutungen, Wundheilungsstörungen und Unterstützung der Knochenbruchheilung. **Fibrinogen,** z. B. in Haemocomplettan P®, ist der Gerinnungsfaktor I. Es wird durch Thrombin gespalten und unter dem Einfluss von aktiviertem Faktor XIII und Kalziumionen zu einem festen, dreidimensionalen Netzwerk umgewandelt. Dieser Mechanismus stellt die Basis der plasmatischen Gerinnung dar.
Bei schweren Blutungen werden Prothrombinkomplexkonzentrate (*PPSB*) eingesetzt. Darin sind die plasmatischen Blutgerinnungsfaktoren II, VII, IX und X (**P**rothrombin + **P**rokonvertin + **S**tuart-Prower-Faktor + antihämophiles Globulin **B**) in einer konzentrierten Form enthalten (*Prothrombinkomplex*). PPSB wird bei angeborenen und erworbenen Gerinnungsstörungen eingesetzt, z. B. bei dekompensierter Leberzirrhose, Leberversagen oder Überdosierung mit Vitamin-K-Antagonisten.

Merke

Prothrombinkomplexkonzentrate (*PPSB*)
PPSB enthält Heparin und darf deswegen bei bereits aus der Vorgeschichte bekannter heparininduzierter Thrombozytopenie Typ II (HIT II) nicht eingesetzt werden.

Bei massiven Blutungen findet auch **Frischplasma** (*FFP: Fresh Frozen Plasma, gefrorenes Frischplasma*) Anwendung.

Tab. 6.15 Hämostyptika – lokale Blutstiller

Wirkstoffe	Handelspräparate	Zubereitung
Cellulose	Tabotamp®,	Schwamm
Gelatine	Gelaspon®	
Gelatine + Thrombin	Floseal®, Surgiflo®	Ampulle/ Applikator

FFP ist ein durch Zitrat ungerinnbar gemachtes Plasma eines Spenders, das Plasmaproteine und Gerinnungsfaktoren in physiologischer Konzentration enthält. Es wird bei klinisch relevanten Gerinnungsstörungen, z. B. Leberinsuffizienz, Verbrauchskoagulopathie, massiven Blutverlusten, oder zur Substitution der Gerinnungsfaktoren V und XI gegeben. Zur alleinigen Auffüllung des Blutvolumens ist FFP nicht geeignet.

Hämostyptika

Lokale Blutstiller, die in direkten Kontakt mit einer oberflächlichen Wunde gebracht werden, heißen **Hämostyptika.** Dabei handelt es sich um zusammenziehende (*adstringierende*) Zubereitungen wie Alaunstifte oder um Polymere wie Gelatineschwämme, die über den Flächenkontakt zu einem schnelleren Verschluss kleinerer Wunden führen (► Tab. 6.15).

Therapie der Lungenembolie

Bei einer **Lungenembolie** kommt es zu einem Verschluss von Arterien in den Lungen. Meist entstehen die Thromben in den Beinvenen und gelangen über den Blutkreislauf in die Lungenarterien. Klinisch äußert sich eine Lungenembolie in Form von Husten, Dyspnoe (*Atemnot*), Hämoptysen (*Bluthusten*), Thoraxschmerzen, Tachypnoe (*schnelle Atmung*), Zyanose, Hypotonie, Synkopen, Schweißausbrüchen und weiteren Symptomen des Schocks. Der Patient muss strenge **Bettruhe** einhalten. Es wird **Sauerstoff** über eine Nasensonde gegeben, ggf. muss der Patient beatmet werden. Je nach Schweregrad der Embolie und dem klinischen Zustand des Patienten wird mit **Heparin** antikoaguliert oder mit **rt-PA** lysiert. Durch die Therapie wird versucht, ein weiteres Wachsen des Thrombus zu verhindern, den bestehenden Embolus aufzulösen und ein erneutes Entstehen zu verhindern.

Vorsicht

Bei Symptomatik Lungenembolie

Bei einer Symptomatik, die auf eine Lungenembolie deutet, **sofort einen Arzt verständigen!**

- Sedierung mit 5–10 mg Diazepam
- Schmerzbekämpfung mit 5–10 mg Morphin
- Antikoagulation: 10 000 IE Heparin als Bolus, dann nach pTT (*partielle Thromboplastinzeit*)
- Lyse: mit Alteplase oder Streptokinase
- Kreislaufstabilisierung: Nitrate, Katecholamine (Dobutamin, Noradrenalin)

Therapie der Verbrauchskoagulopathie

Bei der Behandlung der **Verbrauchskoagulopathie** spielt die Therapie des Schocks und der Grunderkrankung eine entscheidende Rolle. Im Frühstadium kann Heparin zum Einsatz kommen, um Thrombenbildung zu verhindern. Im späteren Stadium ist Heparin kontraindiziert, weil es die Blutungen verstärkt. Es müssen Gerinnungsfaktoren und Thrombozyten substituiert werden.

Therapie zentraler arterieller Durchblutungsstörungen

Therapeutisch wird eine **Thrombozytenaggregationshemmung** mit Acetylsalicylsäure und Clopidogrel durchgeführt. Die Gabe von Heparinen gehörte früher zur Standardtherapie, wird heute aber wegen der möglichen Blutungskomplikationen kritisch beurteilt. Der **Blutzuckerspiegel** sollte bei Abweichungen unbedingt normalisiert werden. Der **Blutdruck** sollte hoch sein bzw. im hochnormalen Bereich liegen, um die evtl. noch bestehende Perfusion (*Durchblutung*) des Hirnareales nicht zu verschlechtern. Bei einem frischen thromboembolischen Insult wird innerhalb der ersten 3 Std. eine systemische **Lysetherapie** mit Gewebsplasminogenaktivatoren (*rt-PA*) durchgeführt.

Arzneimittel gegen Gerinnungsstörungen in der Pflege

Unabhängig von der Ursache, die sehr unterschiedlich sein kann, gilt für die Pflege von Menschen mit **erhöhter Blutungsneigung:**

- Bei akuten Blutungen Patienten genau beobachten: Aussehen, Bewusstsein, Ausscheidungen, z. B. Blut im Stuhl, Urin, Erbrochenes.
- Je nach Anordnung Vitalzeichen häufig kontrollieren: insbesondere Blutdruck und Puls, dabei beim Blutdruckmessen die Manschette nur so weit und so lange aufpumpen, wie unbedingt

nötig, da das Aufpumpen Hauteinblutungen provozieren kann

- Lokale Maßnahmen zur Blutstillung: z. B. Ruhigstellung und Hochlagerung der betroffenen Extremität, evtl. Druckverband, Kälteanwendung oder Tamponaden
- Keine i. m.-Injektionen geben, bei schwerer Thrombozytopenie auch keine s. c.-Injektionen
- Keine Arzneimittel verabreichen, die eine Blutungsgefahr weiter erhöhen: z. B. Acetylsalicylsäure (etwa Aspirin®)
- Sturzprophylaxe bei verwirrten Menschen vornehmen: z. B. Bett ganz tief stellen, Matratze vor das Bett legen (Expertenstandard des DNQP: „Sturzprophylaxe in der Pflege")
- Ausschließen von „Stolperfallen": z. B. keine bodennahen Kabel, bei hoher Gefährdung Bettruhe
- Keine rektalen Temperaturmessungen, keine Klysmen oder Einläufe, keine Zäpfchen
- Je nach Ausmaß der Gefährdung: weiche Kost, Verzicht auf harte und scharfkantige Nahrungsmittel wie etwa Krustenbrot, Nüsse oder grätenhaltigen Fisch
- Weiche Zahnbürste benutzen: möglichst nur die Zähne bürsten und nicht das Zahnfleisch; bei hochgradiger Blutungsneigung u. U. gar keine Zahnbürste benutzen, sondern die Mundreinigung mit Watteträgern, durch Mundduschen oder Mundspülungen durchführen
- Kürzen der Finger- und Zehennägel nur, wenn unbedingt notwendig: möglichst durch Fachleute für medizinische Fußpflege
- Bei Männern Trockenrasur mit Elektrorasierer statt Nassrasur
- Obstipationsprophylaxe: um Verletzungen und Einblutungen beim Pressen zu vermeiden, ggf. auf Arztanordnung Laxanzien verabreichen
- Kein „festes Schnäuzen": wegen der Gefahr von Nasenbluten, Pflege der Nasenschleimhaut mit einer Nasensalbe

Leben mit oralen Antikoagulanzien

Für die Pflege von Menschen mit **oraler Antikoagulanzientherapie** gelten folgende Richtlinien:

- Wegen der Blutungsgefahr sind i. m.-Injektionen kontraindiziert.
- Patienten informieren, dass er sorgfältig auf Blutungen achten und jede Blutung sofort den Pflegenden oder dem Arzt mitteilen muss.
- Patient oder Patientin noch während des Krankenhausaufenthalts sorgfältig über die notwendigen Vorsichtsmaßnahmen bei Langzeitantikoagulation informieren, denn ein gut aufgeklärter Patient ist kooperativer und die Komplikationsgefahr ist geringer als bei einem unzureichend informierten Patienten.

Praxistipp

Patienteninformation: Leben mit Gerinnungshemmern

Die Blutungsgefahr ist unter Langzeitantikoagulation erhöht. Deshalb sind besondere **Schutzmaßnahmen** nötig:

- Hierzu gehören der Verzicht auf Sportarten mit hohem Verletzungsrisiko, aber auch die Trocken- statt der Nassrasur. Fernreisen in Länder, in denen Blutkonservengaben nicht gewährleistet oder risikoreich sind, sind verboten.
- Schwarzer Stuhl kann durch Blut im Stuhl bedingt sein und erfordert eine sofortige Vorstellung beim Arzt. Auch gehäuft auftretende „blaue Flecke" können auf eine zu starke Hemmung der Blutgerinnung hinweisen.
- Bei jedem (neuen) Arztkontakt muss der Arzt über die Medikation mit Gerinnungshemmern informiert werden. Dies gilt insbesondere auch für Zahnarztbesuche. Umgekehrt sollte der Arzt, der die Behandlung steuert, über alle weiteren Erkrankungen und Arzneimittel informiert werden, da evtl. Gerinnungskontrollen notwendig sind.
- Der Patient erhält noch im Krankenhaus einen **Pass** (z. B. Marcumar®-Pass), den er immer bei sich tragen sollte. Der Patient soll seine Tabletten immer zur gleichen Tageszeit nehmen. Hat er die Einnahme vergessen, darf er auf keinen Fall am Tag darauf die Dosis „nachholen", sondern soll seinen Arzt aufsuchen.
- Viele auch frei verkäufliche Arzneimittel beeinflussen die Wirkung der Gerinnungshemmer. Der Patient soll keinerlei Arzneimittel eigenmächtig einnehmen, sondern auch bei scheinbar leichten Befindlichkeitsstörungen beim behandelnden Arzt anrufen und fragen, wie er sich verhalten soll und worauf er zu achten hat.
- Ganz wichtig sind auch die regelmäßigen Kontrollen der Blutgerinnung zur individuellen Dosierung der Tabletten nach dem aktuell gemessenen Quick- bzw. INR-Wert. In der Anfangszeit sind sie ca. 2-mal pro Woche erforderlich, später wird das Intervall meist auf eine Kontrolle wöchentlich verlängert. Bei sehr stabilen Werten und zuverlässigen Patienten reichen Kontrollen alle 2 Wochen aus. Zunehmende Bedeutung, insbesondere bei jüngeren Patienten, erlangt die Selbstkontrolle der Blutgerinnung mit kleinen Testgeräten, die ohne Labor auskommen (z. B. Coagu

Check®), vergleichbar der Blutzucker-Selbstkontrolle des Diabetikers.
- Die „Pille" (*hormonale Kontrazeption, Ovulationshemmer*) ist kontraindiziert, da sie ganz erheblich das Thromboserisiko erhöht.
- Für **Vitamin-K-Antagonisten** (Marcumar® oder Falithrom®) gilt:
- Da die Wirkung der Gerinnungshemmer von dem Verhältnis zwischen Vitamin K und seinem Antagonisten abhängt, ist eine möglichst konstante Vitamin-K-Zufuhr wichtig. Dies bedeutet, die besonders Vitamin-K-haltigen grünen Gemüse und Salate sowie Kohl nur in Normalportionen zu verzehren. Eine besondere Diät ist aber nicht erforderlich (► 2.4.7, ► Abb. 2.10).
- Der Patient sollte für den Notfall Vitamin K (Konakion®) bereithalten.

Dosierung und Applikation von oralen Antikoagulanzien

Die Wirkung von **Phenprocoumon** setzt erst nach einigen Tagen ein, da zu Beginn der Behandlung noch genügend funktionsfähige Gerinnungsfaktoren im Blut vorhanden sind. In den ersten Tagen der Cumarintherapie kann die Blutgerinnbarkeit sogar gesteigert sein, weshalb in der Anfangsphase oft Heparin zusätzlich gegeben wird. Die Dosierung richtet sich nach dem **Quick-Wert** (Zielbereich laborabhängig: 20–25 %) bzw. **INR-Wert** (Zielwert je nach Grunderkrankung: 2,0–4,5). Die Erhaltungsdosis liegt meist bei 0,3–2,5 Tabletten Marcumar® täglich.

Merke

Quick-Test

Der Quick-Test ist ein **Globaltest für die Blutgerinnung** über die exogene Kaskade, in dem besonders die Faktoren I, II, V, VII und X berücksichtigt werden. Der Normalwert liegt zwischen 70 und 120 %. Der Quick-Wert kann auf verschiedene Art bestimmt werden und hat in diversen Laboratorien verschiedene Werte. Um die Werte miteinander vergleichen zu können, wurde ein Korrekturfaktor eingeführt, mit dessen Hilfe man die **International Normalized Ratio** (*INR*) berechnet. Der Normalwert der INR ist 1,0 und erhöht sich, wenn die Blutgerinnung herabgesetzt wird.

Bei **Überdosierung** von Phenprocoumon oder vor geplanten Operationen wird das Arzneimittel abgesetzt und **Vitamin K** (z. B. Konakion®) gegeben. Bei behandlungsbedürftigen Blutungen gibt man 5–10 mg oral, bei lebensbedrohlichen Blutungen 10–20 mg intravenös. Die Wirkung setzt aber erst nach 6–12 Std. ein, da die Gerinnungsfaktoren erst in der Leber synthetisiert werden müssen. Es können anaphylaktische Reaktionen auftreten. Ist ein sofortiger Wirkungseintritt erforderlich – etwa bei schweren Blutungen oder einer Notfalloperation, muss PPSB i. v. gegeben werden.

Dosierung und Applikation von Heparinen und PPSB

Bei intravenöser Applikation setzt die Wirkung der **Heparine** sofort ein, bei subkutaner Gabe nach 30 Min. Die subkutane Gabe der **niedermolekularen Heparine** (*NMH*) sollte vorzugsweise am liegenden Patienten vorgenommen werden. Ein evtl. an der Injektionsnadel anhaftender Tropfen ist vor der Applikation zu entfernen, da das in den Einstichkanal gelangende NMH zu Blutergüssen und einer Allergisierung führen kann. Zur Injektion wird eine Hautfalte der Bauchwand oder des Oberschenkels mit zwei Fingern angehoben. Während der Applikation die Hautfalte nicht lockern.

Vorsicht

Niedermolekulare Heparine

Niedermolekulare Heparine dürfen **nicht i. m. appliziert** werden.

Die **Low-dose-Heparinisierung** (*prophylaktische Heparinisierung*) dient der Vorbeugung venöser Thrombosen nach Operationen oder bei überwiegend bettlägerigen Menschen. Eine weitere Indikation ist die Embolieprophylaxe, z. B. bei Vorhofflimmern oder Herzklappenerkrankungen, falls keine Cumarine gegeben werden dürfen.

Unfraktioniertes Heparin muss 3-mal täglich in einer Dosis von 5 000 IE s. c. gespritzt werden. **Niedermolekulare Heparine** (z. B. Fraxiparin®) erfordern dagegen nur eine Injektion täglich mit 2 500–5 000 IE. Das Heparin wird am günstigsten s. c. in die Bauchdecke oder den Oberschenkel gespritzt. Dabei ist ein Sicherheitsabstand von ca. 5 cm zum Bauchnabel einzuhalten (dort ist die Gefahr größer, ein Gefäß zu treffen).

Die **High-dose-Heparinisierung** (*Vollheparinisierung, therapeutische Heparinisierung*) ist angezeigt z. B. bei thromboembolischen Erkrankungen wie frische Venenthrombose oder Lungenembolie, Herzinfarkt, Verbrauchskoagulopathie oder extrakorporaler Zirkulation wie Dialyse oder Herz-Lungen-Maschine. Normalerweise wird das Heparin intravenös appliziert. Zu Beginn wird meist ein Bolus von 10 000 IE unfraktioniertem Heparin (z. B. Heparin Calcium ratiopharm®) gespritzt, dann die Behandlung über eine Dauerinfusion mittels Perfusor fortsetzen (z. B. 20 000 IE unfraktioniertes Heparin auf 50 ml NaCl 0,9 % entsprechend 200 IE / ml). Die Wirkung setzt praktisch sofort ein. Therapieziel ist eine Verlängerung der pTT auf das 1,5–2-fache, alternativ – je nach Labor – der Thrombinzeit (*TZ*) auf das 2–4-fache des Ausgangswerts. Daher sind diese Gerinnungsparameter anfangs alle 4–8 Std. und später 1–2-mal täglich zu kontrollieren. Bei einer zu starken Hemmung der Blutgerinnung ist eine Therapiepause von 1–2 Std. mit nachfolgender Dosisreduktion erforderlich.

Praxistipp

Wichtigste Aufgabe der Pflegenden

Auf Blutungen achten – auch auf Blut im Stuhl!

Die Blutproben für die 8-, 12- oder 24-stündlichen Gerinnungskontrollen dürfen nicht aus der Extremität mit dem Heparinperfusor und erst recht nicht aus dem Zugang selbst entnommen werden. Nach der Blutabnahme wird die Punktionsstelle wegen der Gerinnungshemmung über mehrere Min. komprimiert.

Vorsicht

Bei Blutung

Bei einer Blutung, die auf eine **erhöhte Heparindosis zurückzuführen** ist und bei der andere Ursachen ausgeschlossen (Verbrauchskoagulopathie, Faktorenmangel) sind, kann **Protamin** zur Antagonisierung langsam i. v. gegeben werden. Bei einer vollständigen Neutralisierung des Heparins durch Protamin besteht Thrombosegefahr.

Vorsicht

Acetylsalicylsäure

Bei **Schmerzen keine** Acetylsalicylsäure geben, da sie die Wirkung des Heparins verstärkt!

Zur **Herstellung** einer gebrauchsfertigen PPSB-Lösung sollte das Lösungsmittel zunächst auf 37 °C erwärmt werden. Die enthaltenen Gerinnungsfaktoren lösen sich nach spätestens 10 Min. auf, wobei die Pflegenden ein zu starkes Schütteln vermeiden. Die Lösung darf nicht trüb sein und keine Partikel oder Rückstände enthalten. Bei der intravenösen Applikation darf kein Blut in die Spritze gelangen, da es dort sofort gerinnen würde und Blutgerinnsel injiziert werden könnten. Die Dosierung richtet sich immer nach dem Grad der Gerinnungsstörung und nach dem klinischen Zustand des Patienten.

Unerwünschte Wirkungen

Häufigste unerwünschte Wirkungen bei der Anwendung von **Thrombozytenaggregationshemmern** sind **Magen-Darm-Beschwerden** bis hin zu Geschwüren oder Magen-Darm-Blutungen, **Allergien** und **Verengungen der Atemwege.** Thrombozytenaggregationshemmer sind daher bei Asthmatikern nur eingeschränkt einsetzbar. Da die Wirkstoffe **Clopidogrel** und **Ticlopidin** keinen Einfluss auf den Prostaglandinstoffwechsel haben, sind unerwünschte Wirkungen am Gastrointestinaltrakt seltener als bei Anwendung der Acetylsalicylsäure. Es treten unerwünschte Wirkungen in Form von Hämatomen, Hämaturie, Blutbildveränderungen, Hautausschlägen, Kopfschmerzen und Schwindel auf. Die Gabe von **Acetylsalicylsäure** ist kontraindiziert bei Magen-Darm-Ulzera, asthmatisch-allergischen Erkrankungen, Kindern und Schwangeren. Vorsicht ist auch geboten bei einer Beeinflussung der Hämostase durch operative Eingriffe oder andere Blutverdünner.

Praxistipp

Blutbildveränderungen

Bei Menschen, die **Ticlopidin** (Tiklid®) einnehmen, achten die Pflegenden auf Symptome und Zeichen einer **Neutropenie** (Fieber, Halsentzündung, Mundgeschwüre), einer Thrombopenie und gestörter Hämostase (Blutungen, Hämatome, Purpura, Teerstuhl). Die Ausscheidungen auf Symptome einer Gelbsucht kontrollieren (heller Stuhl, dunkler Urin).
Erste Anzeichen einer **heparininduzierten Thrombozytopenie Typ II** als gefährliche Nebenwirkung mit Thrombosegefahr sind neben Laborparametern: neue Thrombosen bzw. Thromboseverdacht, systemische Reaktion auf Heparingabe, Hautrötung und später Hautnekrose an der Injektionsstelle.

Unerwünschte Wirkungen der **oralen Antikoagulanzien** sind v. a. Blutungen, Allergien, „Marcumarnekrosen" (*Hautnekrosen, meist in der ersten*

Woche der Cumarinbehandlung und vorzugsweise an Brüsten, Hüften, Gesäß und Oberschenkeln lokalisiert), Ikterus und Haarausfall. Besonders bei Traumen besteht eine erhöhte Blutungsgefahr.

Vorsicht

Orale Antikoagulanzien und Schwangerschaft

Orale Antikoagulanzien sind in der Schwangerschaft **kontraindiziert.** Sie sind plazentagängig und wirken **teratogen.** Eine Alternative ist die Thrombose- und Embolieprophylaxe mittels Heparin.

Die gefürchtetsten Komplikationen bei einer Überdosierung mit **Heparinen** sind bedrohliche Blutungen (Haut, Schleimhaut, Wunden, Magen-Darm-Trakt, Urogenitaltrakt, Nasenbluten, Hämatome). Als weitere unerwünschte Wirkungen treten **heparininduzierte Thrombozytopenien,** allergische Reaktionen, Transaminasenanstieg, Osteoporose und Alopezie (*Haarausfall*) auf.

Merke

Heparininduzierte Thrombozytopenie Typ II

Nach Beginn der Heparintherapie kommt es zu einem Abfall der Thrombozyten unter 100 000/µl Blut oder einem plötzlichen Abfall auf unter 50 % des Ausgangswerts. Die Thrombozytopenie ist antikörpervermittelt, tritt plötzlich und meist 6–14 Tage nach Behandlungsbeginn, bei Sensibilisierten u. U. innerhalb von Std. auf. Es kommt zu arteriellen und venösen Thrombosen und Embolien, zu einer Verbrauchskoagulopathie, zu Hautnekrosen an der Injektionsstelle, zu Petechien, Purpura, Blutstuhl und zu einer veränderten Empfindlichkeit gegenüber Heparinen (*Heparintoleranz*).
Daher sollte bei einer Heparinapplikation die Thrombozytenzahl bestimmt werden.

Im Rahmen einer **Lysetherapie** sind Arrhythmien, Embolien und bei älteren Menschen zerebrale Blutungen möglich.

Vorsicht

Gabe von Alteplase

Bei der Gabe von Alteplase treten z. B. **Blutungen** mit Hämatokritabfall auf. Bei einer bedrohlichen Blutung muss die Infusion abgebrochen werden.

Praxistipp

Pflege bei Lysetherapie

- Medikament in verordneter Verdünnung über Perfusor geben, dabei hausinterne Richtlinien beachten.
- Patienten während der Infusion nicht allein lassen und genau auf unerwünschte Wirkungen beobachten. Dies sind insbesondere allergische Reaktionen (z. B. Hautrötung), Blutungen (Bewusstseinsstörungen als Zeichen einer Hirnblutung) und Temperaturanstieg. Bei Verdacht auf unerwünschte Wirkungen sofort den Arzt informieren.
- Täglich Stuhl und Urin auf Blut untersuchen.
- Wegen der Gefahr lebensbedrohlicher Blutungen keine i. m.-Injektionen und keine nichtsteroidalen Antiphlogistika bzw. Acetylsalicylsäure (z. B. Voltaren®, Aspirin®) bei Schmerzen verabreichen.

Bei einer Gabe von **PPSB** über mehrere Tage muss bei dem Patienten auf die Zeichen einer Thrombose oder einer Verbrauchskoagulopathie geachtet werden.

Merke

Applikation von Gerinnungsfaktoren

Bei der Applikation von Gerinnungsfaktoren besteht, neben der **Gefahr von allergischen Reaktionen,** ein erhöhtes Risiko für einen **Myokardinfarkt** oder eine **Verbrauchskoagulopathie.** Generell steigt das Risiko für thromboembolische Komplikationen, weil es u. U. zu einem Aktivieren der Gerinnungskaskade kommt. Bei gefährdeten Menschen z. B. mit KHK, Lebererkrankungen oder nach Operationen wird gleichzeitig der Gerinnungsinhibitor Antithrombin III gegeben, um das Gerinnungssystem im Gleichgewicht zu halten.

Wechselwirkungen

Merke

Viele Wechselwirkungen

Es tritt eine Vielzahl von Wechselwirkungen mit anderen Arzneimitteln auf, die die Gerinnung erhöhen oder erniedrigen können. Die Wirkung der oralen Antikoagulanzien (*Vitamin K-Antagonisten*) wird durch zahlreiche Arzneimittel verstärkt oder abgeschwächt. Auch durch massive Zufuhr Vitamin-K-reicher Kost kann die Wirkung vermindert werden.

Vitamin K-Antagonisten werden **verstärkt,** woraus eine erhöhte Blutungsgefahr resultiert, durch:

- Wirkstoffe mit synergistischer Wirkung wie Salicylate, NSAR, Pentoxiphyllin und Ginkgoextrakte
- Wirkstoffe, die ihren Abbau hemmen wie Allopurinol, Tramadol, Chloralhydrat und verschiedene Antibiotika

Vitamin K-Antagonisten werden **abgeschwächt,** woraus ein erhöhtes Thromboserisiko resultiert durch Wirkstoffe, die ihren Abbau beschleunigen, wie Antiepileptika und Johanniskraut.

6.3.2 Antianämika

Definition

Antianämika

Arzneimittel gegen Anämien.

Anämie

Blutarmut: Verminderung der Hämoglobinkonzentration (*Hb*) bezogen auf normales Blutvolumen. Bei Frauen liegt eine Anämie bei einem Hb < 12 g/dl und bei Männern bei einem Hb < 13 g/dl vor.

Antianämika verstehen

Die **Eisenmangelanämie** ist mit 80 % aller Anämien die häufigste Anämieform. Therapiert wird neben den ursachenbezogenen Maßnahmen wie z. B. das Stillen von Blutungsquellen über eine perorale oder eine parenterale Eisensubstitution.

Eisensalze

Eisen wird peroral in zweiwertiger Form (Fe^{2+}) verschiedener **Eisensalze** wie Eisenaspartat, -fumarat, -glukonat, -glycinsulfat u. a. (z. B. Tardyferron® 100, Ferro sanol® duodenal) bei Eisenmangel eingesetzt. Bei einer Anämie aufgrund einer schweren Nierenerkrankung sollten Eisen und Erythropoetin gemeinsam verabreicht werden. Die Eisentherapie wird so lange fortgesetzt, bis die Eisenspeicher im Körper aufgefüllt sind. Bei einer zu großen Eisenzufuhr oder einer Eisenvergiftung steht als spezifisches **Antidot Deferoxamin** zur Verfügung. Die parenterale Gabe von Eisen-III-Salzen (z. B. Ferrlecit®) führt man nur bei einigen speziellen Indikationen durch, z. B. Resorptionsstörungen, bei Unverträglichkeit von oralem Eisen, akut-entzündlichen Erkrankungen des Gastrointestinaltrakts oder schwerer enteraler Unverträglichkeit. Hier kommt es häufig zu unerwünschten Wirkungen.

Folsäure

Bei einem Mangel an **Folsäure** können die roten Blutkörperchen im Knochenmark nicht regelgerecht ausreifen. Es kommt zu einer Megaloblastenanämie (Megaloblasten: *abnorme Erythrozytenvorstufen*). Die täglich empfohlene Zufuhr von Folsäure liegt bei 400 µg für einen gesunden Erwachsenen. Lieferanten sind Blattgemüse, Leber, Hefe und Milch. Ein Folsäuremangel oder ein erhöhter Bedarf besteht bei chronischem Alkoholmissbrauch, bei Mangel- oder Fehlernährung, bei gastrointestinalen Erkrankungen, in der Schwangerschaft und Stillzeit und bei chronischen Blutverlusten. Auch bei einer Therapie mit Folsäureantagonisten (z. B. Trimethoprim ▸ 12.1.2, Methotrexat ▸ 13.1), mit Antiepileptika (z. B. Barbiturate, Phenytoin, Primidon ▸ 4.4) oder bei lang dauernder Anwendung von hormonalen Kontrazeptiva (▸ 5.3) kann ein Folsäuremangel auftreten.

Vitamin B_{12}

Die durch Vitamin-B_{12}-Mangel hervorgerufene Anämie wird **perniziöse Anämie** genannt. **Vitamin B_{12}** (*Cyanocobalamin*) nimmt Einfluss auf die Nukleinsäuresynthese, insbesondere bei der Hämatopoese, und auf andere Vorgänge bei der Zellreifung. Therapeutisch eingesetzt werden das Cyanocobalamin, das Hydroxocobalamin und das Hydroxocobalaminacetat. Sie werden als Prodrugs erst im Körper in die eigentliche Wirkform überführt. Bei einem Vitamin-B_{12}-Mangel sollte man besonders Nahrungsmittel wie z. B. Leber, Niere, Herz, Fisch, Austern, Milch, Eigelb und Muskelfleisch zu sich nehmen. Damit das Vitamin B_{12} im Dünndarm resorbiert werden kann, bedarf es eines **intrinsischen Faktors** aus der Magenschleimhaut. Dieser Faktor bildet mit dem Vitamin B_{12} einen Komplex, der vom Körper aufgenommen werden kann. Fehlt der intrinsische Faktor, z. B. bei Erkrankungen des Magens, ist die perorale Zufuhr wegen der ungenügenden Resorption sinnlos. Daher appliziert man das Vitamin häufig parenteral. Die täglich notwendige Menge an Vitamin B_{12} beträgt 1 µg und der Speicher des Körpers reicht für mehrere Monate.

Erythropoetin

Im gesunden Organismus produziert die Niere das Hormon **Erythropoetin,** das im roten Knochenmark die Bildung von roten Blutkörperchen induziert. Menschen mit chronischem Nierenversagen entwickeln häufig bereits in einem frühen Stadium ihrer Erkrankung eine **renale Anämie.** Es kommt zu einem Mangel an Erythropoetin und an Eisen, wodurch normo- bis hypochrome Anämien entstehen.

Erythropoetin (Erypo®) stimuliert die Bildung und Differenzierung von Erythrozyten aus den Vorläuferzellen des Stammzellkompartiments im Knochenmark (*Erythropoese*), während die Bildung der weißen Blutkörperchen (*Leukopoese*) nicht beeinflusst wird. Um es therapeutisch einsetzen zu können, wird es gentechnisch hergestellt und ist mit dem körpereigenen, in der Niere gebildeten Erythropoetin identisch. Der Stoff gehört zu den im Sport verbotenen Dopingmitteln.

Darbepoetin (Aranesp®) ist ein ebenfalls gentechnisch hergestelltes Erythropoetinanalogon. Es besitzt eine etwas andere Struktur als das endogene Erythropoetin. Der Vorteil dieses Präparats liegt darin, dass sich die Gabe, im Vergleich zu Erythropoetin, von vorher 2–3-mal auf 1-mal pro Woche reduziert. Die Patienten benötigen weniger Spritzen, sind dadurch flexibler und gewinnen an Lebensqualität.

Antianämika in der Pflege

Applikation und Dosierung

Die **oralen zweiwertigen Eisenverbindungen** besitzen eine Bioverfügbarkeit von 10–20 %. Die Patienten bekommen anfangs 2-3-mal täglich 50 mg, dann 2-3-mal täglich 100 mg, möglichst auf leeren Magen. Nach 1–2 Wochen ist ein Anstieg der Erythrozytenvorstufen (*Retikulozyten*) zu beobachten, danach folgt ein Anstieg des Hb-Spiegels um 0,1–0,2 g/dl pro Tag. Nachdem sich der Hb-Spiegel normalisiert hat, erhält er noch 3 Monate lang 100 mg Eisen täglich, um die Eisenspeicher zu füllen.

Um Eisen auf **parenteralem Weg** zu verabreichen, kommen die **dreiwertigen Formen** zum Einsatz. Da die i. v.-Gaben schmerzhaft sind und zu Thrombophlebitiden und anaphylaktischen Reaktionen führen können, ist die parenterale Applikation auf seltene Indikationen beschränkt. Die Eisensalze werden sehr langsam oder besser in 0,9 % Kochsalz verdünnt appliziert. Bei der parenteralen Eisenapplikation dürfen prinzipiell keine Mischspritzen verwendet werden, da es zu zahlreichen Unverträglichkeiten kommen kann.

Eine entsprechende Substitution beseitigt den erniedrigten Plasmaspiegel an **Folsäure** oder **Vitamin B_{12}**. Dazu werden 5 mg Folsäure oral pro Tag gegeben, bis sich die Blutwerte normalisiert haben. Anschließend kann niedriger dosiert werden. Bei der isolierten perniziösen Anämie wird Vitamin B_{12} einmal wöchentlich 0,5 mg intramuskulär für die Dauer von 3 Monaten injiziert. Dann werden die Gaben auf eine Injektion alle 3 Monate reduziert. Kommt es aufgrund des Vitamin-B_{12}-Mangels zu neurologischen Störungen, wird die Dosis auf 1 mg täglich für 2 Wochen erhöht. Danach reduziert man die Gabe auf 1 mg 2-mal in der Woche, bis sich der Hämatokrit normalisiert hat. Zur Dauersubstitution genügt 1 mg alle 2–3 Monate. Sollte aufgrund der Symptomatik eine höhere Dosis nötig sein, wird die Häufigkeit der Injektionen erhöht, nicht die Dosis pro Applikation.

Sowohl beim Folsäuremangel als auch beim Vitamin-B_{12}-Mangel ist die gleichzeitige Gabe von Eisenpräparaten sinnvoll, da durch die rasche Erythrozytenneubildung nach Behandlungsbeginn ein Eisenmangel entstehen kann.

Einnahmehinweise

- Flüssige **Eisenpräparate** führen zu einer Verfärbung der Zähne. Dies kann u. U. durch die Verwendung eines Trinkhalms bei der Einnahme verhindert werden.
- Die Einnahme von Tabletten, Dragee oder Kapseln sollte nüchtern mit Wasser oder Fruchtsäften bzw. Vitamin-C-haltigen Getränken erfolgen.
- Werden die Präparate schlecht vertragen, kann vorher eine ballaststoffarme Kleinigkeit gegessen werden.
- Die Aufnahme wird durch Komplexbildung mit z. B. Kalziumionen oder Gerbstoffen verhindert, darum nicht mit Milch, Kaffee, Tee (auch Kräutertee) oder Rotwein einnehmen
- Wegen der vielfältigen Interaktionen mit anderen Arzneimitteln werden Eisentabletten grundsätzlich nicht gemeinsam mit anderen Arzneimitteln gegeben, auf keinen Fall jedoch zusammen mit Antazida, Tetrazyklinen oder Colestyramin (► 2.4.7).

Unerwünschte Wirkungen

Häufig ist eine orale Medikation durch unerwünschte Wirkungen am Magen-Darm-Trakt begleitet. Besonders bei Therapie mit Eisenpräparaten treten Übelkeit, Magenschmerzen, Durchfälle,

Blähungen und auch Verstopfung auf. In einigen Fällen lässt sich die gastrointestinale Verträglichkeit verbessern, indem das Arzneimittel gewechselt wird. Auch die Einnahme mit den Mahlzeiten verbessert häufig die Verträglichkeit. Bei Eisenpräparaten senkt dies jedoch die Resorptionsquote (► 2.4.7). Speziell bei der Einnahme von Eisensalzen tritt häufig eine **Schwarzfärbung des Stuhls** auf. Diese ist ungefährlich, die Pflegenden klären die Patienten bei Behandlungsbeginn darüber auf, weil sie über das Aussehen ihres Stuhles oft beunruhigt sind. Die Dunkelfärbung des Stuhls kann Zeichen einer Blutung im Magen-Darm-Trakt verdecken.

Vorsicht

Schwarzfärbung des Stuhls

Tritt eine Schwarzfärbung des Stuhls auf, **ohne dass Eisensalze gegeben wurden,** deutet dies auf eine gastrointestinale Blutung hin, deren Ursache abgeklärt werden muss.

Bei der **parenteralen Eisengabe** treten als unerwünschte Wirkungen Gesichtsrötungen, Herzklopfen, Schwindel, Schmerzen, Blutdruckabfälle und Kollapszustände auf.

Praxistipp

Parenterale Eisentherapie

Um die unerwünschten Begleiterscheinungen der parenteralen Eisentherapie zu mildern, wird die Injektion stets **sehr langsam** verabreicht. Bei einer Überdosierung treten schwere körperliche Reaktionen, z. B. ein Kreislaufkollaps, Schockzustände, Blässe und Atemnot auf.

Praxistipp

Langsames Verabreichen

Die i. m.-Injektion von Vitamin B_{12} ist **schmerzhaft.** Auch nach der Injektion klagen die Patienten über brennende Schmerzen. Die Pflegenden teilen dies dem Patienten mit und achten auf ein langsames Verabreichen.

Bei der Anwendung von **Erythropoetin** kann es zu einem Blutdruckanstieg kommen. Die Pflegenden überwachen deshalb den Blutdruck. Als Symptome einer hypertensiven Krise können Schwindel, Konfusion, Krampfanfälle und grippeähnliche Symptome auftreten. Um ein Eindicken des Blutes zu verhindern, achten die Pflegenden auf eine ausreichende Flüssigkeitszufuhr.

6.3.3 Wachstumsfaktoren

Die im Knochenmark stattfindende **Hämatopoese** (*Blutzellbildung*) ist außerordentlich kompliziert. Alle Blutzellen entwickeln sich höchstwahrscheinlich aus einer hämatopoetischen Stammzelle. Sie ist pluripotent, d. h. noch nicht auf eine Entwicklungsrichtung festgelegt. Aus ihr entwickeln sich über Vorläuferzellen die verschiedenen Blutzellen. Gesteuert wird die Hämatopoese durch verschiedene **Wachstumsfaktoren** (*koloniestimulierende Faktoren*, **CSF**), wobei die genauen Mechanismen der Steuerung unbekannt sind.

Definition

„-penie", „-zytose", „-pathie"

Der Mangel einer Zellfamilie wird als **„-penie"** (*Leukozyto-, Erythrozyto-, Thrombozytopenie*), ein Überschuss als **„-zytose"** (*Leuko-, Erythro-, Thrombozytose*) und eine Funktionsstörung als **„-pathie"** (*Thrombozytopathie*) bezeichnet.

Leukozytopenie

Leukopenie: Verminderung der weißen Blutkörperchen. Normwert 4–10 / nl (4 000–10 000 / µl). Weiße Blutkörperchen sind für die Immunabwehr und die Entzündungsreaktion von entscheidender Bedeutung.

Agranulozytose

Sehr starke, lebensbedrohliche Verminderung der weißen Blutkörperchen unter 1 000 / µl mit fast völligem Fehlen der Granulozyten.

Bei einer **Leukozytopenie** ist die Zahl der weißen Blutkörperchen vermindert. Ursachen können z. B. eine Bildungsstörung im Knochenmark, ein vermehrter Abbau oder Verteilungsstörungen sein. Auch durch bestimmte Arzneimittel wie z. B. Zytostatika können als unerwünschte Wirkungen Blutbildungsstörungen auftreten. Die Patienten sind im Stadium der Leukozytopenie besonders anfällig für Infektionen, da die zelluläre Abwehr beeinträchtigt ist.

Bei der **Agranulozytose** kommt es zu einer Verminderung der Granulozyten und evtl. der Thrombozyten. Diese kann sich sehr schnell, innerhalb von Std. entwickeln und mit schweren Krankheitssymptomen einhergehen. Es kommt zu Schüttelfrost, Fieber, Tachykardien, Schleimhautnekrosen und Lymphknotenschwellungen. Früher kam es häufig zu einem septischen Verlauf mit letalem Ausgang. Eine Agranulozytose entsteht einerseits durch eine **toxische Knochenmarksschädigung,** z. B. bei Zytostatikatherapie (► 13.3), oder **allergisch** bedingt nach Einnahme bestimmter Arzneimittel wie Thyreostatika, Metamizol, Chloramphenicol oder Analgetika.

Wachstumsfaktoren verstehen

Wachstumsfaktoren der Blutbildung im Knochenmark sind Zytokine (*hormonartige Botenstoffe*), die zur Vermehrung und Differenzierung von T- und B-Zellen anregen. In der Hämatologie besitzen der **G-CSF** (*Granulozyten-koloniestimulierender Faktor*), der **GM-CSF** (*Granulozyten-Makrophagen-koloniestimulierender Faktor*), das **Erythropoetin** (*Bildung von Erythrozyten*), das **Thrombopoetin** und der **megakaryozytenstimulierende Faktor** (*Bildung von Thrombozyten*) eine große Bedeutung.

Granulozyten-koloniestimulierender Faktor

Filgrastim ist ein **Granulozyten-koloniestimulierender Faktor** (*G-CSF*). Dieses Glykoprotein bewirkt die Entstehung von neutrophilen Granulozyten. Bereits 24 Std. nach dem Verabreichen steigt die Zahl der neutrophilen Granulozyten im peripheren Blut. Nach dem Ende der Behandlung, fällt ihre Zahl nach 1–2 Tagen ab und erreicht nach 1–7 Tagen normale Werte. Filgrastim wird eingesetzt, wenn ein Mangel an neutrophilen Granulozyten auftritt. Dies ist häufig im Anschluss an eine Zytostatikagabe im Rahmen der Therapie von malignen Erkrankungen der Fall.

Pegfilgrastim (Neulasta®) ist ein retardiertes Filgrastim, das auch zu einer vermehrten Bildung von neutrophilen Granulozyten führt. Es hat eine längere Wirkungsdauer und wird nur 1-mal pro Therapiezyklus gegeben.

Der dritte Vertreter in der Gruppe der G-CSF ist das **Lenograstim** (Granozyte®). Dabei handelt es sich um eine von Hamsterovarialzellen produzierte Form des G-CSF.

Molgramostim bewirkt eine Steigerung der Bildung der Granulozyten, der Makrophagen und T-Lymphozyten.

> **Merke**
>
> **Myeloische Leukämie**
>
> Bei myeloischer Leukämie sind **koloniestimulierende Faktoren kontraindiziert.** Es ist eine unerwünschte Beeinflussung des Knochenmarks möglich.

Therapie von Leukozytopenie und Agranulozytose

Bei der **Agranulozytose** erkrankt der Mensch innerhalb weniger Tage schwer. Das auslösende Agens und alle verdächtigen Medikamente werden sofort abgesetzt und therapiert mit Glukokortikoiden. Die Gabe von Wachstumsfaktoren (*G-CSF*) regt die Granulozytenbildung an. Ist die akute Phase überstanden, sind die Chancen des Patienten gut. Bei zytostatikabedingter **Leukozytopenie** sollte die Behandlung mit Wachstumsfaktoren frühestens 24 Std. nach der Applikation der Zytostatikatherapie begonnen und so lange fortgesetzt werden, bis der Nadir (*tiefster Wert der Granulozyten*) durchschritten ist und die Anzahl der neutrophilen Granulozyten wieder den normalen Bereich erreicht hat. Die Behandlung kann sich über 14 Tage erstrecken.

Wachstumsfaktoren in der Pflege

Bei niedrigen Leukozytenzahlen sind die Menschen sehr anfällig für Infektionen. Es sind je nach Ausmaß der Leukozytopenie Maßnahmen zur Infektionsprophylaxe bis hin zur völligen Isolierung des Patienten notwendig.

Vorbeugende Maßnahmen zur Infektionsprophylaxe bei Leukozytopenie:

- Meiden von Menschenansammlungen, z. B. U-Bahn
- Infektiöse Personen meiden, auch frisch geimpfte Personen
- Keine keimhaltigen Lebensmittel wie Obst, Gemüse, Salate, Nüsse, Trockenobst, rohen Schinken, schimmelhaltigen Käse und Joghurt verzehren
- Zimmerpflanzen entfernen
- Gründliche Körperhygiene
- Haut- und Schleimhautläsionen vermeiden, Zähneputzen nur mit einer weichen Bürste

Unerwünschte Wirkungen

Bei Gabe von Wachstumsfaktoren können Knochen- und Muskelschmerzen in der Sternal-, Becken- und unteren Rückenregion sowie ein Hautausschlag auftreten. Bei Molgramostim treten **unerwünschte Wirkungen** in Form von Fieber, Dyspnoe, Schüttelfrost und allergischen Reaktionen auf.

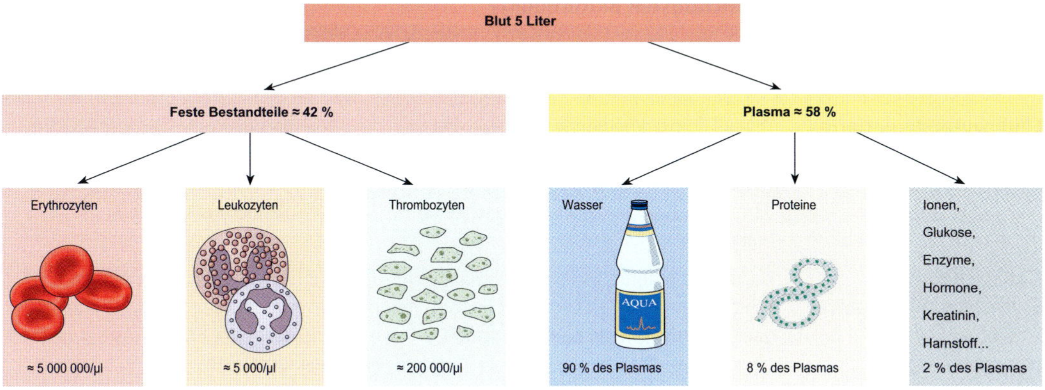

Abb. 6.7 Übersicht über die Bestandteile des Bluts [L190]

6.3.4 Blutprodukte

Das **Blut** (► Abb. 6.7) setzt sich zusammen aus den festen Bestandteilen, den Blutzellen (Erythro-, Leuko- und Thrombozyten) sowie den flüssigen Anteilen (Wasser, Proteine und Elektrolyte).
Störungen der Blutzusammensetzung haben wegen der vielfältigen und sehr wichtigen Funktionen des Blutes wie z. B. Sauerstofftransport, Infektionsabwehr, Transport von Nährstoffen und Abdichtung von Gefäßverletzungen große Auswirkung auf den gesamten Körper.

Blutprodukte verstehen

Viele Menschen können durch die Gabe von **Blutprodukten** (*Blutpräparate* ► Tab. 6.16) gerettet werden. Die hierfür gebräuchliche Bezeichnung **Transfusion** (*lat. transfusio: das Hinübergießen*) stammt aus einer Zeit, als Vollblut direkt vom Spender auf den Empfänger übertragen wurde.

Therapie des akuten Blutverlusts

Bei **akuten Blutungen** unterschiedlicher Genese kommt es durch den massiven Volumenverlust zu einem hypovolämischen Schock. Die Kreislauf- und Atmungssituation ist instabil und muss notfallmäßig behandelt werden.
Zuerst sind die Vitalfunktionen zu sichern und dann die Größe des Flüssigkeitsverlusts einzuschätzen. Hier ist zwischen Verlusten unter oder über 30 % des Blutvolumens zu unterscheiden. Bei geringeren Verlusten genügt es, Volumen in Form von Ringer-Lösung, kolloidalen Plasmaersatzmitteln (► 8.5) und Elektrolyten zu substituieren, während bei größeren Verlusten zusätzlich Erythrozytenkonzentrate, Sauerstoff und evtl. Sympathomimetika (► 6.2.2) zu geben sind.

Blutprodukte in der Pflege

Die Vorbereitung einer Blutkonserve zur Transfusion ist Aufgabe des Arztes. Er kann diese Tätigkeit aber an die Pflegenden delegieren. Bei Blutprodukten muss eine Chargendokumentation durchgeführt werden mit Name, Charge, Dosierung, Hersteller, Datum der Anwendung und Empfängerdaten. Das Ausfüllen des Blutgruppenscheins und die Abnahme des Kreuzbluts sind nicht delegierbare ärztliche Tätigkeiten.

Durchführung einer Bluttransfusion

Die Blutbank bzw. das Labor gibt die Konserven meist gekühlt an die Stationen aus. Normalerweise können kalte Blutkonserven verabreicht werden, aber nicht, wenn Kälteagglutinine vorhanden sind. Beim Lagern der Konserven auf Station im Kühlschrank muss dieses erschütterungsfrei geschehen. Die Temperatur ist täglich zu kontrollieren und zu dokumentieren. Bei **Notfällen** kommt es vor, dass eine Transfusion sofort erfolgen muss. Ist die Konserve dann zu kalt, ist sie auf Station nach Arztanordnung zu erwärmen. Dazu empfehlen sich spezielle Blut-Aufwärmgeräte (z. B. Plasmatherm®) nach dem Wasserbad-Prinzip oder besser Durchlauferwärmer, da bei einem „Improvisieren" die Gefahr einer Temperaturüberschreitung zu groß ist. Bei zu hohen Temperaturen kann es zur Hämolyse des Blutes und zur Proteindenaturierung kommen, die Konserve ist damit unbrauchbar.

Tab. 6.16 Überblick über die wichtigsten Blutprodukte

Präparate	Beschreibung	Indikation
Ersatz von Erythrozyten		
Leukozytendepletiertes Erythrozytenkonzentrat (*gefiltertes EK*)	Durch Filterung gewonnene leuko- und thrombozytenfreie Erythrozyten (Restleukos< 5 Mio./Einheit). Geringer immunogen, damit geringeres Risiko von Unverträglichkeitsreaktionen	Routinetransfusion bei akutem Blutverlust oder Anämie, vor Knochenmarktransplantation, bei Leukämie, transplantierten Menschen
Gewaschenes Erythrozytenkonzentrat	Durch wiederholtes Aufschwemmen und Abzentrifugieren („*Waschen*") der Erythrozyten in geeigneten Lösungen plasmareduziert	Nur bei speziellen Indikationen, z. B. Unverträglichkeit auf Gabe leukozytendepletierter EK, Antikörper gegen Plasmaproteine
Ersatz von Thrombozyten		
Leukozytendepletiertes Pool-Thrombozytenkonzentrat	Aus Poolen von bis zu acht blutgruppenkompatiblen Einzelspender-TK gewonnene TK durch Filterung um 99 % leukozytenreduzierte TK	Thrombozytopenie, insbesondere bei Thrombozytenbildungsstörung, Standard-Präparat
Einzelspender- Thrombozytenkonzentrat (*Zellseparator-TK, Apherese-TK)*	Mittels Zellseparator gewonnene Thrombozyten eines einzelnen Spenders, damit weniger immunogen	Thrombozytopenie bei Menschen mit Immunisierung gegen HLA oder Plättchenantigene (nach Antigenen ausgewählte Einzelspender)
Ersatz von Granulozyten		
Granulozytenkonzentrat	Mittels Zellseparator gewonnene Granulozyten von nur einem Spender. Enthalten Resterythrozyten, daher blutgruppengleiche Transfusion	Agranulozytose bei gleichzeitigem, nicht beherrschbaren Infekt (selten verwendet)
Ersatz von Plasma		
Gefrorenes Frischplasma (*Frozen Fresh Plasma, FFP*)	Schockgefrorenes, zellarmes Plasma (Resterythro-, -leuko- und -thrombozyten) eines Einzelspenders mit Gerinnungsfaktoren. Blutgruppengleiche Transfusion sofort nach Auftauen	Massentransfusion, komplexe Gerinnungsstörungen, Faktorenmangel V, XI (für diese Faktoren keine Einzelpräparate verfügbar)
Ersatz einzelner Plasmabestandteile (*Fertigarzneimittel, die unabhängig von der Blutgruppe infundiert werden*)		
Humanalbumin	Humanalbumin	Akuter Volumenersatz als Teilkomponente, chronische Hypoalbuminämie
Immunglobuline	„Antikörperquerschnitt" entsprechend den in der Bevölkerung üblichen Antigenen v. a. als Immunglobulin G	Passive Immunisierung bei erhöhter Infektions- oder Komplikationsgefährdung, Immundefekte mit Antikörpermangel
Spezifische Immunglobulinpräparate (*Hyperimmunglobulin*)	Durch geeignete Spenderauswahl ca. 10-mal höherer Gehalt bestimmter Antikörper, z. B. Hepatitis-B-Immunglobulin S Behring®, Tetagam®	Prophylaxe nach Kontakt Nichtimmuner mit bestimmten Erregern, z. B. Hepatitis A, Hepatitis B, Röteln, Tetanus, Tollwut, Varizellen, Zytomegalie; Rhesusprophylaxe
PPSB	Prothrombin-Komplex reich an Faktoren II, VII, IX, X, z. B. Beriplex® HS	Blutungen bei Lebererkrankungen, Marcumar®-Überdosierung, DIC, Hämophilie B
Einzelfaktorkonzentrate	Faktor VIII bzw. Faktor VIII/Von-Willebrand-Faktor	Einzelfaktormangel, Hämophilie

Hat die Konserve die richtige Temperatur, wird das **Transfusionsbesteck angeschlossen** und dabei eine **Sicherheitsüberprüfung** durchgeführt:

- Arbeitsfläche desinfizieren.
- Benötigte Materialien bereitlegen. Händedesinfektionsmittel, alkoholisches Sprühdesinfektionsmittel, Infusionsständer, Blutkonserve mit Begleitpapieren, Transfusionsbesteck (mit Filter in der Tropfkammer), evtl. NaCl 0,9 % zum Verdünnen des Erythrozytenkonzentrats.
- Sicherheitsüberprüfung von zwei Personen durchführen. Angaben auf der Konserve mit denen der Begleitpapiere und mit den Patientenunterlagen vergleichen: Personalien des Patienten, Blutgruppe und Rhesusfaktor, Ergebnis der Kreuzprobe, Registriernummer der Konserve und der Begleitpapiere, Herstellungsdatum der Konserve und Verfallsdatum, besondere Anforderungen, z. B. Bestrahlung oder negative Testung auf das Zytomegalievirus. Evtl. Unstimmigkeiten erst zweifelsfrei klären, bevor die Konserve verwendet werden darf. Danach Konservenbeutel auf Beschädigungen und Konserve auf Farbveränderungen (z. B. hellrot oder fast schwarz) prüfen. Der Arzt entscheidet über die Freigabe der Konserve.
- Hygienische Händedesinfektion durchführen.
- Blutkonserve durch Kippen – nicht Schütteln – vorsichtig durchmischen.
- Gegebenenfalls Folienkappe bzw. Lasche am Konservenbeutel öffnen, mit Sprühdesinfektionsmittel benetzen (Einwirkzeit beachten) und die vom Labor beigelegte physiologische Kochsalzlösung zur Konserve hinzufügen und durchmischen.
- Zweite Folienkappe/Lasche am Konservenbeutel öffnen, mit Sprühdesinfektionsmittel benetzen (Einwirkzeit!) und den Dorn des Transfusionsbestecks in den Konservenbeutel einstechen.
- Rollklemme schließen.
- Transfusionsbesteck füllen, z. B. Beutel flach hinlegen, Transfusionsbesteck schräg nach oben halten (Tropfkammer steht auf dem Kopf), durch sanften Druck auf den Beutel Tropfkammer füllen, bis der Filter benetzt ist.
- Transfusion am Infusionsständer aufhängen. Rollklemme öffnen und Transfusionsbesteck komplett entlüften.
- Transfusionsprotokoll vorbereiten.
- Evtl. Material für großlumigen venösen Zugang bereitstellen.

Die **Aufklärung** des Patienten ist Sache des Arztes bzw. der Ärztin. Die Pflegenden informieren den Patienten über die bevorstehende Transfusion und bitten ihn, noch einmal zur Toilette zu gehen.

Vor der Transfusion werden die **Vitalzeichen** kontrolliert und dokumentiert (*Ausgangslage*). Das Anlegen einer Transfusion ist ausschließlich Aufgabe des Arztes. Es ist empfehlenswert, bei Erythrozytenkonzentraten ca. 50 ml Blut zügig einlaufen zu lassen und das Befinden des Patienten über 10 Min. zu kontrollieren (*Oelecker-Probe*). Die normale Tropfgeschwindigkeit der Transfusion beträgt dann 40–60 Tropfen pro Min., d. h. ein Erythrozytenkonzentrat läuft in etwa einer Std. ein. Bei Menschen mit einer Herzinsuffizienz ist die Durchlaufzeit auf 3–4 Std. zu verlängern. Für Transfusionen anderer Blutprodukte gelten andere Richtlinien, z. B. sollte ein Thrombozytenkonzentrat nach ca. 30 Min. eingelaufen sein.

Bei Vorliegen eines hämorrhagischen Schocks kann es notwendig sein, eine Massivtransfusion durchzuführen, dazu einen Druckbeutel um das Erythrozytenkonzentrat aufblasen, um möglichst viel Blut in möglichst kurzer Zeit zu substituieren. Normalerweise sind dann auch Gerinnungsfaktoren (z. B. FFP) zu substituieren.

Nach unauffälliger Einleitung einer Transfusion liegt die **weitere Überwachung** üblicherweise bei den Pflegenden. Durch die engmaschige Überwachung des Patienten lassen sich etwaige **Transfusionsreaktionen** frühzeitig erkennen. Dies bedeutet:

- Nach dem Befinden des Patienten erkundigen (Kopf-, Gelenk- oder Gliederschmerzen? Übelkeit? Hitzewallungen? Juckreiz?)
- Haut beobachten (Rötung, Quaddelbildung)
- Regelmäßig Puls, Blutdruck, Atmung und Bewusstseinslage kontrollieren
- Transfusionssystem und Füllungszustand des Konservenbeutels, Inspektion der Einstichstelle kontrollieren
- Alle Befunde im Transfusionsprotokoll dokumentieren

Vorsicht

Unklare Beschwerden

Auch unklare Beschwerden des Patienten wie etwa „Mir wird so komisch" oder „Irgendwie habe ich ein flaues Gefühl" sind unbedingt **ernst zu nehmen.** In solchen Fällen die **Transfusion stoppen,** den Patienten kontinuierlich überwachen und den Arzt benachrichtigen. Der Venenzugang auf jeden Fall belassen, um bei Bedarf schnell Arzneimittel injizieren zu können.

Venenkatheter verstopfen leicht nach Transfusionen. Deshalb werden sie nach einer Transfusion gut durchgespült und ggf. nach Anordnung eine Folgeinfusion anhängen, z. B. NaCl 0,9 %.
Wenn die Blutkonserve bis auf einen Rest von ca. 10 ml eingelaufen ist, wird die **Transfusion beendet:**
- Den Venenzugang mit NaCl 0,9 % durchspülen und – auch wenn keine weiteren Infusionen geplant sind – zunächst noch belassen, um Spätkomplikationen medikamentös behandeln zu können.
- Den Patienten nach der Transfusion noch ca. eine Std. engmaschig überwachen.
- Das gebrauchte Transfusionssystem, inkl. dem Blutrest, gut verpackt (Infektionsgefahr) für 24 Std. im Labor oder im Kühlschrank auf der Station aufbewahren, damit bei etwaigen Spätkomplikationen noch Blut für Nachuntersuchungen vorhanden ist.
- Das Transfusionsprotokoll abschließen und den Patientenunterlagen hinzufügen.

Unerwünschte Wirkungen

Dank der Gabe von **Blutprodukten** lassen sich Leben retten, doch birgt eine Transfusion auch **Risiken** für den Patienten:
- Blutpräparate bestehen in erster Linie aus Zellen und Eiweißstoffen fremder Spender. Bis heute ist nur ein Teil der zu **Unverträglichkeitsreaktionen** führenden Antigene bekannt, und von diesen können wiederum nur die wichtigsten vor der Gabe von Blutpräparaten getestet werden. Unverträglichkeitsreaktionen gefährden den Patienten nicht nur unmittelbar. Vielmehr besteht bei jeder Gabe von Blutpräparaten auch die Gefahr einer Immunisierung, die den Erfolg späterer Transfusionen, aber auch die Erfolgschancen einer späteren Organtransplantation vermindert.
- Bei einigen Blutprodukten besteht die Gefahr, **Infektionserreger** zu übertragen. Besonders bedrohlich sind die Hepatitiserreger und das HI-Virus. Auch die vorherige Testung aller Blutspender erfasst, u. a. wegen der diagnostischen Lücken, nie alle Infizierten. Bei einem Teil der Blutprodukte können die Viren mit einem Höchstmaß an Sicherheit inaktiviert werden.
- Auch **Stoffwechselentgleisungen,** z. B. eine Zitratvergiftung mit Azidose durch das in den Blutkonserven enthaltene Zitrat oder eine Hyperkaliämie und Gerinnungsstörungen durch Hämolyse, können auftreten, insbesondere nach der Übertragung größerer Mengen von Plasma oder Erythrozytenkonzentraten. Bei Massivtransfusionen kommt es auch häufig zu einer akuten Niereninsuffizienz.

Vorsicht

Hauptgefahren bei der Gabe von Blutprodukten
- Unverträglichkeitsreaktionen
- Übertragung v. a. viraler Infektionen

Auch wenn die Risiken in Deutschland vergleichsweise gering sind, dürfen Blutpräparate nur nach strenger Indikationsstellung eingesetzt werden. Um das Risiko weiter zu verringern, sollte – wann immer möglich – die Eigenblutspende Anwendung finden.

Blutgruppenunverträglichkeiten

Die Erythrozyten besitzen auf ihren Oberflächen unterschiedliche antigene Eigenschaften, die man als Blutgruppensysteme (*AB0-* und *Rhesusfaktor-System*) klassifiziert. Das AB0-System ist besonders bei Bluttransfusionen von entscheidender Bedeutung. Bei einem Kontakt von ungeeignetem Blut mit den Antikörpern des Empfängers kommt es zu einer Antigen-Antikörper-Reaktion. Diese führt zu einer lebensgefährlichen Zerstörung der Erythrozyten und zu einer anaphylaktischen Reaktion. Deswegen ist vor jeder Bluttransfusion die Blutgruppe des Spenders und des Empfängers zu ermitteln.

Merke

Extrem hohe Blutverluste

Bei extrem hohen Blutverlusten können im Rahmen der **Notfalltherapie** Blutkonserven auch **ungekreuzt** verabreicht werden, um Zeit zu sparen. Bei Erythrozytenkonzentraten bezeichnet man in diesem Zusammenhang die Blutgruppe 0 neg. als Universalspender und die Blutgruppe AB pos. als Universalempfänger. Bei Blutplasma gelten die entgegengesetzten Regeln.

Transfusionszwischenfälle

Häufigste Ursache von **Transfusionszwischenfällen** (*Transfusionsreaktionen*) sind Unverträglichkeitsreaktionen des Patienten gegen mittransfundierte weiße Blutkörperchen, ohne dass es dabei zur Hämolyse kommt. Seltene, aber ernste Komplikationen sind Hämolyse und bakteriell verursachte Reaktionen durch kontaminierte Transfusionen bis hin zum Schock mit Verbrauchskoagulopathie. Bei Transfusionen muss der Notfallkoffer oder -wagen immer bereitstehen. Bei allen Transfusionszwischenfällen bleibt immer eine Pflegefachperson beim Patienten. Symptomatisch sind eine Schocklagerung des Patienten und Sauerstoffgabe nach Arztanordnung möglich.

Vorsicht

Erstmaßnahmen bei Transfusionszwischenfall

- Unruhe, Beklemmungsgefühl, Übelkeit, Brechreiz, Atemnot, Kopf-, Gelenk- und Gliederschmerzen und in schweren Fällen Schockzeichen können Zeichen einer Unverträglichkeitsreaktion sein. Transfusion stoppen, Arzt benachrichtigen, venösen Zugang unbedingt (mit NaCl 0,9 %) offen halten.
- Hautrötung, Quaddelbildung und Juckreiz, evtl. mit Blutdruckabfall, sind Hinweise auf eine allergische Reaktion. Transfusion zunächst stoppen, Arzt benachrichtigen.
- Fieber und Schüttelfrost weisen auf eine bakterielle Verunreinigung der Konserve hin. Transfusion stoppen, Arzt benachrichtigen, venösen Zugang offen halten, Blutkulturentnahme richten.

Praxistipp

Eigenblutspende

In bestimmten Fällen stellt auch die Eigenblutspende eine geeignete Maßnahme dar, um Transfusionsrisiken zu minimieren. Möglich ist eine Eigenblutspende z. B. bei geplanten Operationen, wobei dem Patienten sein eigenes, 4–6 Wochen vor der Operation entnommenes Blut bei Bedarf wieder transfundiert wird. Voraussetzung ist, dass der Patient keine Erkrankungen hat, die eine Blutspende ausschließen, z. B. eine Anämie.

6.4 Phytopharmaka bei Herz-Kreislauf-Erkrankungen

Die größte Bedeutung herzwirksamer Phytopharmaka besitzt der **Weißdorn** (z. B. Crataegutt®). Er stärkt die Pumpkraft des Herzens und hält die Gefäße elastisch, damit das Blut leichter durch den Körper fließen und ihn so besser mit Sauerstoff versorgen kann (► Abb. 6.8). Er kann bei leichten Formen der Herzinsuffizienz und zur Blutdruckregulierung eingesetzt werden.

Bei Durchblutungsstörungen kommt vor allem der **Ginkgo** (*Ginkgo biloba*, z. B. Rökan®, Tebonin®) als Phytopharmakon in Frage. Indikationen sind zentrale und periphere Durchblutungsstörungen (Demenz, pAVK), Tinnitus und Schwindel. Der Extrakt bewirkt besonders im Bereich der Mikrozirkulation eine Durchblutungsförderung, verbesserte Fließeigenschaften des Blutes und eine Hemmung der Thrombozytenaggregation. Ginkgo steigert zudem die Toleranz des Hirngewebes gegen ischämische Zustände. Er verbessert die Gedächtnisleistung und die Lernfähigkeit, inaktiviert toxische Sauerstoffradikale und übt eine neuroprotektive Wirkung aus.

Bei chronisch venöser Insuffizienz (*CVI*) kommen Präparate mit Aescin, einem Saponingemisch aus der **Rosskastanie** (Aescusan®, Venostasin®) und Extrakte aus **rotem Weinlaub** (Antistax®) zum Einsatz. Gefäßstabilisierende Venenmittel vermindern die Durchlässigkeit der Gefäße für Wasser und Proteine. Somit wird der Entstehung von Ödemen vorgebeugt und die mikrovaskuläre Funktion verbessert. Aescin, greift an der Gefäßwand an und vermindert eine Exsudation (*Absonderung*) von Flüssigkeit in das Gewebe, d. h. es verhindert die Bildung von Ödemen bzw. beschleunigt das Abfließen. Darüber hinaus hemmt Aescin entzündliche Prozesse und verbessert die Mikrozirkulation.

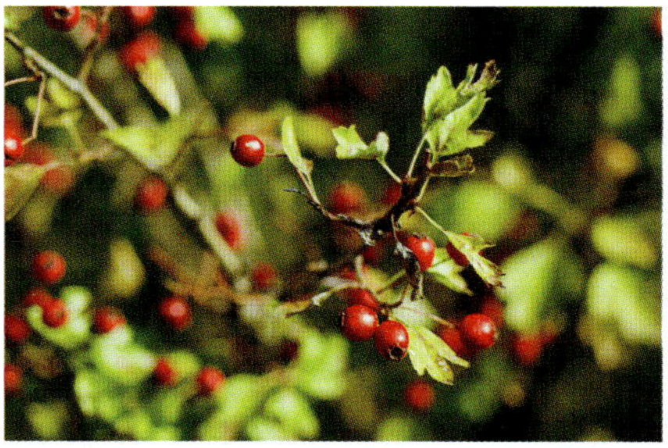

Abb. 6.8 Weißdorn. Er ist ein gut wirksames Phytopharmakon bei Herzerkrankungen. [J787]

Wiederholungsfragen

1. Was bedeutet im Zusammenhang mit Herz-Kreislauf-Erkrankungen „Vorlast" und „Nachlast"? (► 6.1)
2. Was bedeutet „ACE"? Über welchen Mechanismus wirken ACE-Hemmer? (► 6.1.1)
3. Welches sind die Symptome einer Digitalisüberdosierung? (► 6.1.1)
4. Wie wirken Nitrate bei der Therapie der koronaren Herzkrankheit? (► 6.1.2)
5. Warum sind bei der Therapie mit Betablockern Kontrollen des Blutzuckers notwendig? (► 6.1.2)
6. Welche unerwünschten Wirkungen treten häufig zu Beginn einer antihypertensiven Therapie auf? Gibt es pflegerische Möglichkeiten, diese unerwünschten Wirkungen zu mildern? (► 6.2.1)
7. Wodurch unterscheiden sich ACE-Hemmer und Sartane? (► 6.2.1)
8. Welche Maßnahmen dienen der Prävention einer Thrombose? (► 6.2.3, ► 6.3.1)
9. Welche Arzneimittel werden zur Therapie von Anämien (Eisenmangel-, megaloblastäre Anämie, renale Anämie) angewendet? (► 6.3.2)
10. Wie wirken orale Antikoagulanzien im Vergleich zu Heparinen? (► 6.3.1)
11. Wozu dienen Fibrinolytika? Was versteht man unter Lysetherapie? (► 6.3.1)
12. Bei welchen Erkrankungen kommen Wachstumsfaktoren zum Einsatz? (► 6.3.3)
13. Welche Risiken bestehen immer bei der Gabe von Blut- und Blutprodukten? (► 6.3.4)

7 Arzneimittel im Magen-Darm-Trakt

Überblick

Die Therapie von Erkrankungen des Magen-Darm-Trakts muss zunächst darauf abzielen, die Beseitigung der Ursachen zu erreichen. Meist können über eine medikamentöse Therapie nur die Symptome beeinflusst, nicht jedoch die Erkrankung an sich geheilt werden. Solche Symptome sind Erbrechen und Übelkeit, Durchfall und Verstopfung, aber auch Sodbrennen, Bauchschmerzen, Krämpfe oder Blähungen. Obwohl die Ursachen vielfältig sein können, ist eine Therapie dieser Symptome mit speziellen Arzneimitteln gut möglich.

Um diese Fragen dreht es sich in dem Kapitel:

- Wie können Magenerkrankungen und deren Symptome mit Arzneimitteln behandelt werden?
- Wie wirken Antiemetika und was ist bei ihrer Anwendung zu beachten?
- Welche Möglichkeiten gibt es mit Arzneimitteln, eine schützende Wirkung auf den Magen aufzubauen?
- Wie kann mit Arzneimitteln der Stuhlgang beschleunigt oder verzögert werden?
- Was ist bei der medikamentösen Behandlung von Durchfall bzw. Verstopfung zu beachten?
- Welche Arzneimittel kommen bei chronisch-entzündlichen Darmerkrankungen zum Einsatz und wie wirken sie?
- Was sind Karminativa und wie wirken sie?
- Welche medikamentösen Möglichkeiten gibt es zur Behandlung von Leber- und Pankreaserkrankungen?
- Welchen Stellenwert besitzen pflanzliche Magen-Darmmittel?
- Wie wirken Phytopharmaka im Magen-Darm-Trakt und bei welchen Erkrankungen werden sie eingesetzt?

7.1 Arzneimittel bei Magenerkrankungen

Definition

Stomachika

Magenmittel: Arzneimittel, die bei Magenbeschwerden angewendet werden.

Magenerkrankungen sind häufig durch Symptome wie Übelkeit, Erbrechen, Sodbrennen, Völlegefühl und Bauchschmerzen gekennzeichnet. Solche Symptome sind durch Arzneimittel gut zu therapieren.

7.1.1 Antiemetika

Definition

Übelkeit

Nausea: Flaues Gefühl in der Magengegend mit Brechreiz; verschwindet oft nach Erbrechen.

Erbrechen

Emesis, Vomitus: Schwallartige Entleerung des Mageninhalts entgegen der natürlichen Richtung durch die Speiseröhre und den Mund.

Antiemetika

Arzneimittel, die Brechreiz und Erbrechen unterdrücken.

Antiemetika verstehen

Das Erbrechen wird durch das **Brechzentrum** (*Area postrema*), eine sehr empfindliche Neuronenansammlung im Hirnstamm reguliert.

Das Brechzentrum kann über drei Wege stimuliert bzw. gehemmt werden:

- **Direkt** über die Neurotransmitter Acetylcholin und Serotonin (*5-Hydroxytryptamin*); bedeutsam bei Dehnungen von viszeralen Hohlorga-

nen, entzündlichen Erkrankungen wie Peritonitis, Hepatitis, Cholangitis, Pankreatitis
- **Indirekt** über eine das Brechzentrum umgebende v.a. dopaminerge Triggerzone (*durch den Neurotransmitter Dopamin vermittelt*); die Triggerzone wird z.B. durch Schwangerschaft, Toxine, Arzneimittel, Alkohol und Bestrahlung erregt
- **Indirekt** über ZNS-Einflüsse; hierzu gehören gesteigerter Hirndruck, Migräne, ZNS-Infektionen wie Meningitis und Enzephalitis

Histamin spielt eine Rolle bei Übelkeit, die mit einer Störung des Gleichgewichtsorgans in Zusammenhang steht, z.B. bei Reisekrankheit (*Kinetosen*). **Antiemetika** wirken über unterschiedliche Mechanismen.

Zentral wirksame Antiemetika

H_1-Antihistaminika hemmen die H_1-Rezeptoren des Histamins und können so vestibuläre Störungen (*vom Gleichgewichtsorgan ausgelöst*) beeinflussen. Ihr Haupteinsatzgebiet sind also **Kinetosen** (*Reise- und Bewegungskrankheiten*). Zum Einsatz kommen **Diphenhydramin** (Emesan®) und sein Chlortheophyllinsalz **Dimenhydrinat** (z.B. Reisetabletten ratiopharm®, Vomacur®, Vomex A®, Superpep®). **Dopaminantagonisten** blockieren die Dopaminrezeptoren Area postrema (*Teil des Brechzentrums*). Hierzu gehören Neuroleptika (▸ 4.1.3) wie **Droperidol,** das zur Prophylaxe und Therapie von postoperativem Erbrechen und durch Opioide verursachtes Erbrechen zugelassen ist.

Serotoninantagonisten (*5-HT_3-Antagonisten*) blockieren die 5-HT_3-Rezeptoren im Brechzentrum und der Triggerzone. **Granisetron** (Kevatril®), **Ondansetron** (Zofran®) und **Tropisetron** (Navoban®) werden in der Onkologie zur Bekämpfung des Erbrechens durch Zytostatika und Bestrahlung eingesetzt und sind ein großer Fortschritt für die Lebensqualität der betroffenen Menschen (▸ 13.1.1). Granisetron wird nur i.v. appliziert, Ondansetron und Tropisetron werden auch nach oraler Gabe rasch resorbiert.

Scopolamin ist ein Parasympatholytikum (▸ 1.3.4), dessen antiemetische Wirkung in einer Dosierung von 1 mg in einem transdermalen therapeutischen System (Scopoderm®-Reisepflaster) genutzt wird.

Aprepitant (Emend®) wirkt als Antagonist am Neurokinin-Rezeptor und blockiert im Brechzentrum im Hirnstamm die Wirkung von Substanz P, die an der Entstehung von Erbrechen beteiligt ist.

Nabilon (Canemes®) ist ein synthetisches Cannabinoid, das mit der psychoaktiven Substanz Tetrahydrocannabinol im Hanf chemisch verwandt ist und auch sehr ähnliche Wirkungen entfaltet. Es ist zugelassen zur Therapie von Übelkeit und Erbrechen in Zusammenhang mit einer Chemotherapie bei Krebs und unterliegt dem BTM-Gesetz. Cannabinoide wirken als Agonisten am Cannabinoid-Rezeptor antiemetisch.

Prokinetika

> **Definition**
>
> **Prokinetika**
>
> Arzneimittel, die die Magen- und Darmmotilität fördern.

Die Beschleunigung der Magenentleerung und gleichzeitig der Dünndarmpassage durch **Prokinetika** ist bei funktionellen Magen-Darm-Beschwerden und bei Magenentleerungsstörungen, z.B. bei diabetischer autonomer Neuropathie oder im Migräneanfall (▸ 3.3.4), erwünscht. Prokinetika wirken über eine Blockade der peripheren Dopaminrezeptoren anregend auf die Motilität von Magen und Darm. **Metoclopramid** (*MCP,* Paspertin®) hat auch eine zentral brechreizhemmende Wirkung. Sie bewirken eine Blockade der Dopaminrezeptoren und der HT_3-Rezeptoren der Area postrema (*Teil des Brechzentrums*).

Die am häufigsten verwendete Substanz dieser Gruppe ist **Metoclopramid. Domperidon** (Motilium®) hat im Gegensatz zu MCP keine zentralen Effekte und dadurch auch keine zentralen unerwünschten Wirkungen wie Sedierung oder Bewegungsstörungen. **Alizaprid** wird hauptsächlich als Antiemetikum bei zytostatikabedingtem und prä- und postoperativem Erbrechen eingesetzt.

Therapie von Übelkeit und Erbrechen

So unterschiedlich wie die Ursachen des Erbrechens sind, so verschieden ist auch die **Therapie** (▸ Tab. 7.1). Therapiebestimmend ist, wie häufig erbrochen wird und wie lange der Zustand anhält. Während kurzzeitiges Erbrechen folgenlos bleibt, können bei anhaltendem Erbrechen Wasser- und Elektrolytstoffwechselstörungen mit hypochlorä-

Tab. 7.1 Therapie der Emesis

Ursache des Erbrechens	Therapie
Kinetose	Scopolamin, Dimenhydrinat
Gastrointestinale Ursache	Metoclopramid, Domperidon
Zytostatikainduziertes Erbrechen	Ondansetron (wirkt auf das frühe Erbrechen), Glukokortikoide (wirken auf das späte Erbrechen), Nabilon (2.Wahl)
Prä- und postoperatives Erbrechen	Droperidol
Zentrales Erbrechen	Diphenhydramin, Metoclopramid, Ondansetron
Schwangerschaft	Nur Flüssigkeits- und Elektrolytausgleich, ausnahmsweise Antihistaminika

mischer Alkalose, Oligurie, Exsikkose, Temperaturanstieg und evtl. Koma auftreten.
Für die medikamentöse Therapie des **zytostatikainduzierten Erbrechens** stehen Anticholinergika, Neuroleptika, Benzodiazepine, 5-HT_3-Rezeptorantagonisten, Cannabinoide und Glukokortikoide zur Verfügung. Die Antiemetika werden oft schon prophylaktisch gegeben. Zytostatika (► 13.1.1) führen oft durch direkten Angriff in der Chemorezeptor-Triggerzone bzw. über vegetative Impulse aus dem Magen-Darm-Trakt zu Appetitlosigkeit, Übelkeit (*Nausea*) und Erbrechen (*ANE-Syndrom*). Meist treten die Beschwerden wirkstoffabhängig ca. 1–5 Std. nach der Gabe auf. Besonders stark emetogen (*Erbrechen hervorrufend*) wirken z. B. Cisplatin sowie höher dosiertes Cyclophosphamid und Ifosfamid. Seltener ist die verzögerte Übelkeit bis zu mehreren Tagen nach der Behandlung.

Praxistipp

Zytostatika und Erbrechen

Nüchtern zu bleiben hat bei zytostatikabedingtem Erbrechen keinen antiemetischen Effekt.

Unbedingt erforderlich ist eine ausreichende **Prophylaxe von Übelkeit und Erbrechen** bereits vor der ersten Zytostatikagabe, da es sonst durch die Erwartungsangst bei späteren Zyklen zu psychisch verursachtem Erbrechen noch vor der Zytostatikagabe kommen kann (*antizipatorisches Erbrechen*):

- Bei zu erwartender leichter Übelkeit ist Metoclopramid **oral** (z. B. Paspertin®) 0,5–1 Std. vor Therapiebeginn sowie vor den Mahlzeiten das Arzneimittel der Wahl. Als Alternative kommt Alizaprid (Vergentan®) in Betracht.
- **Standard** bei zytostatikainduzierten Erbrechen sind **Serotoninantagonisten,** etwa Ondansetron (Zofran®) oder Tropisetron (Navoban®), die mit Glukokortikoiden (z. B. Dexamethason) kombiniert werden.
- Der Wirkstoff **Aprepitant** (Emend®) aus der Gruppe der Neurokinin-Rezeptorantagonisten wird meist auch in Kombination mit Serotoninantagonisten und Glukokortikoiden eingesetzt.
- **Nabilon** (Canemes®) ist Mittel 2. Wahl und darf nur eingesetzt werden, wenn der Patient nicht genügend auf andere Therapien anspricht.

Antiemetika in der Pflege

Bei Erbrechen infolge von Störungen des Magen-Darm-Trakts ist zunächst einige Std. Nahrungskarenz anzustreben, anschließend mit Schonkost zu beginnen. Wichtig ist eine ausreichende Flüssigkeitszufuhr, besonders geeignet ist Tee. Bei lang anhaltendem Erbrechen drohen Störungen des Wasser- und Elektrolythaushalts ähnlich wie bei lang anhaltendem Durchfall.

Praxistipp

Erbrechen über längeren Zeitraum

Hält das Erbrechen über einen längeren Zeitraum an, empfiehlt es sich, eine parenterale Ernährung in Betracht zu ziehen. Eine katabole Stoffwechsellage sollte unbedingt vermieden werden.

Einnahmehinweise

Prokinetika werden ca. 30 Min. vor den Mahlzeiten eingenommen. Reisetabletten mit **H_1-Antihistaminika** sollten ca. 30 Min. vor Reiseantritt geschluckt werden, ihre Wirkung hält dann etwa 4 Std. an, sodass bei langen Reisen ggf. eine weitere Gabe erforderlich ist. Reisekaugummis, z. B. Superpep®, können dagegen auch unmittelbar beim Auftreten der ersten Symptome angewendet werden, da sie schneller wirken.

Das **Scopoderm®-Pflaster** wird 5–6 Std. vor der Reise oder am Abend vor Reiseantritt an einer trockenen, unbehaarten Stelle hinter dem Ohr aufgeklebt. Seine Schutzwirkung hält 72 Std. an. Um zu verhindern, dass Wirkstoffreste in die Augen gelangen (mögliche Pupillenerweiterung) sollten nach der Berührung mit dem Pflaster die Hände gewaschen werden.

Bei der Gabe von Antiemetika in Zusammenhang mit einer Zytostatikatherapie hängen die Dosierung und der Einnahmezeitpunkt vom emetogenen Potenzial des Zytostatikums ab. **Ondansetron** kann vor Beginn der Therapie in einer Dosis von 8–32 mg i.v. gegeben oder 15 Min. infundiert werden. Anschließend ist in jedem Fall eine Erhaltungsdosis von 2-mal täglich (alle 12 Std.) 8 mg oral üblich. **Granisetron** kann nur i.v. eingesetzt werden. **Aprepitant** und **Nabilon** sind in Form von Hartkapseln erhältlich, die unzerkaut mit reichlich Flüssigkeit eingenommen werden.

Unerwünschte Wirkungen

- **Metoclopramid** kann wegen der Blockade dopaminerger Rezeptoren im ZNS neben Müdigkeit und Schwindel auch extrapyramidal-motorische Störungen hervorrufen.
- Bei **H_1-Antihistaminika** ist eine häufige unerwünschte Wirkung Müdigkeit. Sie kann die Fahrtüchtigkeit beeinträchtigen.
- Bei **Dopaminantagonisten** können Dyskinesie und Parkinsonsyndrom auftreten.
- **Serotoninantagonisten** führen häufiger zu Kopfschmerzen oder Obstipation. Menschen mit schwerer Beeinträchtigung der Darmmotilität dürfen deshalb keine Serotoninantagonisten erhalten.
- Der Wirkstoff **Aprepitant** ist sehr gut verträglich, weist aber viele Wechselwirkungen auf, die es zu beachten gilt.
- Patienten unter **Nabilon** sollten am besten stationär beobachtet werden. Es kann zu Änderungen der Stimmung und des Verhaltens, zu Eu- und Dysphorie, Konzentrationsschwierigkeiten, Sehstörungen und Ataxie kommen.

7.1.2 Magenschutzmittel

Magenerkrankungen wie Gastritis, Ulkus und Reflux stehen in Zusammenhang mit **Hyperazidität** (*vermehrte Bildung von Magensäure* ▸ Abb. 7.1).

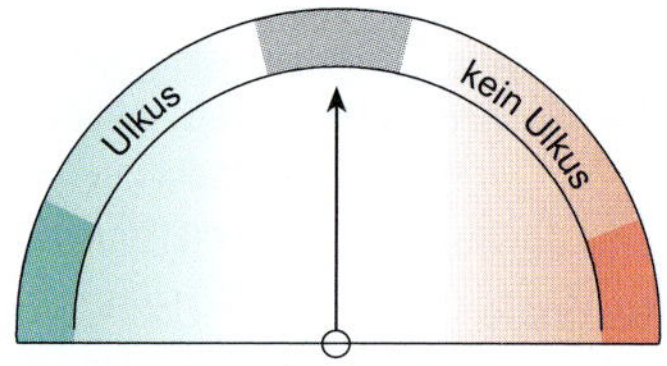

Aggressive Faktoren, Risikofaktoren

- Helicobacter-Infektion
- Magensäure und Pepsin
- Gallensäurehaltiger Duodenalsaft
- Bestimmte Medikamente (Glukokortikoide, nicht-steroidale Antirheumatika, ASS)
- Nikotin, Alkohol
- Unguter körperlicher und psychischer Stress
- Familiäre Disposition

Defensive (schützende) Faktoren

- Aktive Bikarbonatsekretion (Bikarbonat $[HCO_3^-]$ neutralisiert Magensäure, die in die Schleimschicht über der Mukosaoberfläche eindringt)
- Gut durchblutete Magenschleimhaut
- Ausreichende Bildung von Magenschleim

Abb. 7.1 Faktoren, die zur Ulkusentstehung im Magen beitragen oder die Magenschleimhaut davor schützen. [L190]

Definition

Gastritis

Magenschleimhautentzündung, die oft zu Erosionen (*fleckförmigen, oberflächlichen Defekten*) führt.

Ulkus

Geschwür, d.h. Wunde in der Schleimhaut und der Wand des Magens (*Ulcus ventriculi*) oder des Zwölffingerdarms (*Ulcus duodeni*).

Refluxösophagitis

Entzündung der Schleimhaut der Speiseröhre durch Zurückfließen von Magensaft in die Speiseröhre (*Reflux*).

Magenschutzmittel verstehen

Die einfachste Beeinflussung der Magensäuremenge ist die Bindung von (zu viel) freigesetzter Magensäure durch Neutralisation mithilfe von **Antazida.** Um die **Säuresekretion** zu hemmen, kann

- die Protonenpumpe im Magen gehemmt werden (*Protonenpumpenhemmer*),
- die Aktivierung der Belegzellen durch Histamin (*H_2-Blocker*) oder Acetylcholin (*Parasympatholytika*) verringert werden.

Schleimhautprotektiva (z.B. Prostaglandine) können die Schutzwirkung des Magenschleims unterstützen (▸ Abb. 7.2).

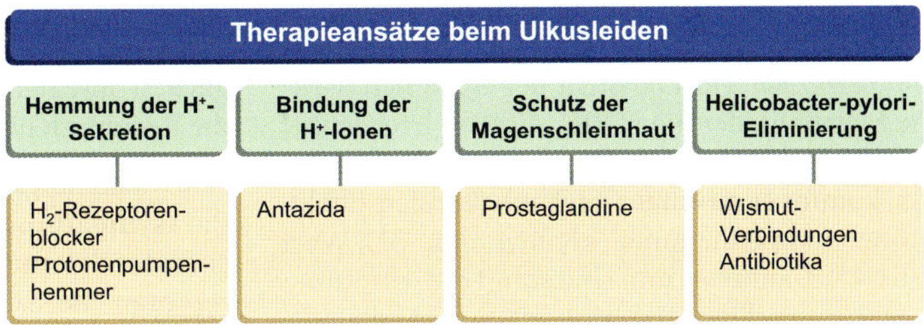

Abb. 7.2 Wirkungsweise von Magenschutzmitteln zur Therapie des Ulkus [L157]

Antazida

> **Definition**
>
> **Antazida**
>
> Substanzen, die die Magensäure neutralisieren oder binden können.

Besonders häufig werden **Magnesiumverbindungen** (*Magnesiumoxid, -hydroxid*), **Aluminiumverbindungen** (**Aluminiumhydroxid**) oder **Aluminium- Magnesium-Silikate** als **Antazida** eingesetzt (► Tab. 7.2). **Natriumbikarbonat** (Bullrich Salz®), ein bekanntes Hausmittel bei Sodbrennen, sollte möglichst nicht angewendet werden, da es zu überschießender Säurebildung und zur CO_2-Entwicklung kommt. Der Vorteil von Antazidakombinationen kann darin bestehen, dass sich unerwünschte Wirkungen ausgleichen, z. B. wirken Aluminiumverbindungen obstipierend, Magnesiumsalze dagegen laxierend. Die Wirkung der Antazida beruht darauf, dass sie die überschüssige Magensäure durch Neutralisationsreaktionen binden. Da Antazida schnell wirken, sind sie zum raschen Beseitigen von gelegentlichem Sodbrennen oder bei akuter Gastritis gut geeignet.
Antazida können den pH-Wert nur kurzzeitig (1–2 Std.) anheben, sie sind daher zur Heilung von Ulzera nicht gut geeignet.

Tab. 7.2 Bekannte Antazida

Inhaltsstoffe	Handelspräparate
Kalziumkarbonat, Magnesiumkarbonat	Rennie®
Aluminiumoxid, Magnesiumhydroxid	Maaloxan®
Aluminium-Magnesium-Silikathydrat (*Almasilat*)	Simagel®
Aluminium-Natrium-karbonat-Dihydroxid	Kompensan®
Aluminium-Magnesium-hydroxid-Karbonathydrat (*Hydrotalcit*)	Talcid®, Talidat®
Aluminium-Magnesium-hydroxid-Sulfathydrat (*Magaldrat*)	Riopan®

Protonenpumpenhemmer

> **Definition**
>
> **Protonenpumpenhemmer**
>
> Wirkstoffe, die durch Blockade der H^+/K^+-ATPase (*Protonenpumpe*) eine fast vollständige Unterdrückung der Magensäuresekretion bewirken.

Protonenpumpenhemmer (► Tab. 7.3) sind Prodrugs (► 1.2.3), die der Körper im sauren Milieu in

Tab. 7.3 Protonenpumpenhemmer und H_2-Blocker

Protonenpumpenhemmer	Handelspräparate
Omeprazol	Antra®
Lansoprazol	Agopton®
Pantoprazol	Pantozol®, Rifun®
Rabeprazol	Pariet®
Esomeprazol	Nexium®
H2-Blocker	**Handelspräparate**
Famotidin	Pepdul®
Cimetidin	CimetidinH²-Blocker ratiopharm®

die aktiven Substanzen umwandelt. Sie werden im Dünndarm resorbiert und gelangen über das Blut in die Belegzelle. Dort entsteht der eigentlich wirksame Metabolit, der die H^+/K^+-ATPase irreversibel blockiert. Da diese erst neu synthetisiert werden muss, kommt es zu einem lang anhaltenden Effekt. Protonenpumpenhemmer können den pH-Wert bis zu 24 Std. anheben und sind somit die wirksamsten Arzneimittel bei Ulzera und Refluxösophagitis. Sie werden ebenfalls zum Schutz vor unerwünschten Wirkungen einer Therapie mit nichtsteroidalen Antirheumatika (*NSAR* ► 3.1.2) eingesetzt.

Kritischer Blick

Pro und Contra: Wie sinnvoll sind Protonenpumpenhemmer?

Protonenpumpenhemmer reduzieren effektiv und dauerhaft die Magensäure

Pro

- Der Magen wird vor der übermäßigen Säure geschützt.
- Nebenwirkungen von anderen Arzneimitteln werden reduziert oder treten gar nicht erst auf.
- Das Befinden der Patienten verbessert sich.
- Die Wirkung von anderen Arzneimitteln z. B. Antibiotika zur Eradikation des Helicobacter wird verbessert.
- Protonenpumpenhemmer sind gut verträglich.

Contra

- Protonenpumpenhemmer werden oft unkritisch, auch wenn sie nicht nötig wären, verordnet.
- Oft wird vergessen die Protonenpumpenhemmer wieder abzusetzen.
- Der Mensch braucht die Magensäure, z. B. zum Schutz vor Bakterien.
- Säurereduktion ist ein Eingriff in die natürliche Funktion des Magens.
- Unter Dauertherapie sind Knochenbrüche und Darminfektionen häufiger.

H_2-Blocker

H_2-Blocker (*H_2-Antihistaminika, Histamin-H_2-Rezeptorantagonisten*) besetzen die H_2-Rezeptoren des Histamins in der Magenschleimhaut. Die kompetitive Blockade der H_2-Rezeptoren an den Belegzellen der Magenschleimhaut schränken die Salzsäuresekretion ein. H2-Blocker (► Tab. 7.3) sind den Protonenpumpenhemmern in ihrer Wirkung unterlegen und nur noch Mittel der 2. Wahl. Verglichen mit den Protonenpumpenhemmern sind die Rezidive häufiger.

Parasympatholytika

Parasympatholytika (*Anticholinergika*) unterdrücken durch kompetitive Blockade von Muskarinrezeptoren die Salzsäure-und Pepsinogensekretion. **Pirenzepin** (Gastrozepin®) verringert die Magensaftsekretion besonders selektiv. Weil wirksamere und verträglichere Substanzen verfügbar sind, wird Pirenzepin zur Ulkustherapie nur selten eingesetzt.

Schleimhautprotektiva

Sucralfat ist ein Aluminiumsalz, das sich über das Geschwür legt und damit die Schleimhaut als Schutzfilm vor weiteren Schädigungen schützt. Sowohl Ulcera ventriculi als auch Ulcera duodeni (*Magen- bzw. 12-Fingerdarngeschwüre*) heilen besser ab.

Prostaglandine haben eine protektive Wirkung auf die Magenschleimhaut, indem sie

- die Schleimbildung fördern,
- die Durchblutung steigern,
- die Säuresekretion reduzieren.

Als Ulkustherapeutikum wird **Misoprostol** (Cytotec®) eingesetzt. Es wird auch zur Begleittherapie bei Patienten mit NSAR-Therapie (► 3.1.2) genutzt.

Bismutverbindungen schützen die Magenschleimhaut, binden Gallensäuren und wirken bakterientötend. Sie können allerdings nur in maximal 20 % der Fälle das Bakterium Helicobacter pylori beseitigen. Bismutsalze werden schon seit dem 18. Jahrhundert bei Magenerkrankungen eingesetzt. Ihre Anwendung wurde durch modernere Arzneimittel verdrängt.

Eradikation des Helicobacter pylori

In der Mehrzahl der Fälle kann eine Beteiligung von Helicobacter pylori an der Entstehung von chronischer Gastritis und Ulzera nachgewiesen werden. Es zeigte sich, dass eine **Eradikation,** also die vollständige Beseitigung des Bakteriums, meist ausreichend für eine anhaltende Heilung ist. Damit wurden die früher üblichen Operationen überflüssig. Als Standardverfahren gelten Dreifachkombinationen (*Triple-Therapien*) aus zwei Antibiotika und einem Protonenpumpenhemmer, die jeweils 7 Tage angewendet werden.

Merke

Französische Triple-Therapie

- Omeprazol 2-mal 20 mg
- Amoxicillin 2-mal 1 000 mg
- Clarithromycin 2-mal 500 mg

Italienische Triple-Therapie

- Omeprazol 2-mal 20 mg
- Metronidazol 2-mal 400 mg
- Clarithromycin 2-mal 500 mg

Quadruple-Therapie

- Omeprazol 2-mal 20 mg, Tag 1–10
- Bismutsalz 4-mal täglich, Tag 4–10
- Tetrazyklin 4-mal 500 mg, Tag 4–10
- Metronidazol 3-mal 400 mg, Tag 4–10

Fallbeispiel

So viele Tabletten soll ich einnehmen? Wie mache ich das richtig?

Frau Korwart bekommt eine Helicobacter-Eradikation verordnet und zwar mit Amoxicillin, Clarithromycin und Pantoprazol auf dem Rezept. Sie soll über 7 Tage eine Tabletten Pantoprazol täglich und jeweils zwei Tabletten Amoxicillin und Clarithromycin täglich einnehmen. Im Beipackzettel findet sie unterschiedliche Angaben, ob die Tabletten vor oder nach dem Essen zu nehmen sind. Sie ist nun ratlos, wie sie die Tablettenkur richtig durchführen soll.

Erläuterungen

Pantoprazol ist prinzipiell vor dem Essen, also nüchtern einzunehmen. Da es sonst unwirksam wäre, ist dies unbedingt einzuhalten. Amoxicillin wird i. d. R. wegen der besseren Magenverträglichkeit nach dem Essen genommen. Darauf kann bei dieser 7-Tage Therapie unter Protonenpumpenhemmern verzichtet werden. Bei Clarithromycin ist die Nahrungsaufnahme für die Wirkung nicht relevant. Hier wäre es also egal, ob es vor oder nach dem Essen eingenommen wird. Empfehlenswert für Frau Korwart wäre, die drei Tabletten am Morgen (Pantoprazol, Amoxicillin, Clarithromycin) eine Std. vor dem Frühstück und die zweite Dosis am Abend (nur Amoxicillin, Clarithromycin) am besten genau 12 Std. später und nach dem Essen einzunehmen. Die Pflegenden vermerken dies, wenn kein Medikationsplan vorliegt am besten schriftlich.

Magenschutzmittel in der Pflege

Um **Stress** als wichtigen Risikofaktor für das Entstehen von Magenerkrankungen zu vermeiden, ist häufig eine Änderung der Lebensführung anzustreben. Wichtig ist, wenn möglich, ein Tagesablauf mit regelmäßigen Mahlzeiten und gleich bleibenden Schlaf- und Ruhezeiten. Hilfreich können Entspannungsbäder z. B. mit Melisse oder Lavendel sein.
Sodbrennen tritt besonders **nachts** auf, da das Zurückfließen der Magensäure durch die waagerechte Lage begünstigt wird. Daher sollte der Oberkörper hochgelagert werden, z. B. durch ein Keilkissen am Kopfende. Die Einnahme der Medikamente sollte in diesen Fällen am Abend erfolgen.

Praxistipp

Essen und trinken

Zu meiden sind alle Speisen, die „Säurelocker" sind, also insbesondere üppige, fette, stark gewürzte Mahlzeiten, Zitrusfrüchte, Alkohol und Kaffee. Auch Rauchen wirkt sich negativ aus.
Günstig sind häufige kleinere Mahlzeiten, die letzte nicht nach 18 Uhr. Die Nahrung bindet Magensäure, daher machen sich die Beschwerden zwischen den Mahlzeiten bemerkbar. Dann kann ein Stück Brot Abhilfe schaffen.
Übergewichtige leiden häufiger unter Sodbrennen, da die größere Körpermasse auf den Magen drückt. Hier ist eine Gewichtsreduktion anzustreben.

Einnahmehinweise

Protonenpumpenhemmer sind nur als magensaftresistente Zubereitungen im Handel. Wichtig ist, dass sie nüchtern ca. 30–60 Min. vor dem Essen eingenommen werden. Für ein Verabreichen über eine Sonde sind nur Kapseln geeignet. Der Inhalt kann entleert und in Wasser aufgeschwemmt verabreicht werden. Tabletten nie mörsern, denn dadurch wird der magensaftbeständige Überzug zerstört und die Tablette unwirksam.
Antazida werden 1–2 Std. nach Mahlzeiten und vor dem Schlafengehen eingenommen. Im Handel sind sie als Kautabletten und Suspensionen, die eine sehr schnelle Wirkung („schon beim Schlucken") aufweisen. Die Tabletten müssen gründlich gekaut bzw. gelutscht werden. Suspensionen werden unverdünnt eingenommen und vor Gebrauch geschüttelt. Nach Bedarf sind häufigere Einnahmen möglich.

Unerwünschte Wirkungen

Antazida wirken lokal und sind sehr gut verträglich. Allerdings führt Bikarbonat (z. B. Bullrich Salz®, Kaisernatron®) zum übermäßigen Freisetzen von Kohlendioxid und damit zu Meteorismus (*stark geblähter Bauchraum*), evtl. aber auch zu Rupturen geschädigter Magenschleimhaut. Von diesem klassischen „Hausmitteln“ ist eher abzuraten. Bei Niereninsuffizienz reichern sich Magnesium- und Aluminiumverbindungen im Körper an. In der Schwangerschaft sind aluminiumfreie Antazida (z. B. Rennie®) Mittel der Wahl.

Bei **H_2-Blockern** treten gelegentlich Diarrhö, Obstipation und Herzrhythmusstörungen, bei Cimetidin zusätzlich Gynäkomastie und Potenzstörungen auf. **Protonenpumpenhemmer** sind gut verträglich, aber auch durch diese Wirkstoffe kann infolge der anhaltenden Säurereduktion eine bakterielle Besiedlung des Magens auftreten. Hierdurch können Atemwegsinfekte auftreten. Gelegentlich kommt es zu gastrointestinalen Störungen, Schwindel, Kopfschmerzen sowie einer Erhöhung der Leberenzyme.

Wechselwirkungen

Antazida sollten nie mit anderen Arzneimitteln gleichzeitig eingenommen werden. Mindestens eine Std. Abstand ist einzuhalten. Da sie mehrwertige Kationen enthalten, bilden sie mit Arzneimitteln wie z. B. Schilddrüsenhormonen (► 5.2), Tetracyclinen oder Gyrasehemmern (► 12.1) Komplexe, die dann nicht resorbiert werden können.

Protonenpumpenhemmer und **Cimetidin** hemmen das Enzym Cytochrom P450 und bewirken damit eine verzögerte Elimination etlicher Arzneistoffe wie z. B. Phenytoin, Benzodiazepine, Carbamazepin, Nifedipin. Der Thrombozytenaggregationshemmer Clopidogrel wird durch Omeprazol in seiner Wirkung abgeschwächt, weil er nicht in seine Wirkform umgewandelt wird.

7.2 Arzneimittel bei Darmerkrankungen

Darmerkrankungen sind in ihrer Frühphase häufig sehr gut zu behandeln. Eine verspätete Diagnose erschwert die Therapie. Die Stuhlgewohnheiten sind von Mensch zu Mensch sehr unterschiedlich. Eine Veränderung der Stuhlgewohnheiten unter sonst gleichen Lebensbedingungen kann Zeichen einer ernsten Erkrankung sein.

7.2.1 Laxanzien

Definition

Obstipation

Verstopfung: Verzögerte Darmentleerung, die sich durch geringe Stuhlfrequenz (alle 3–4 Tage) und harte Stuhlkonsistenz bemerkbar macht.

Laxanzien

Abführmittel: Arzneimittel zur Beschleunigung des Nahrungstransports im Darm und der Darmentleerung.

Laxanzien verstehen

Eine beschleunigte Darmentleerung kann über verschiedene Wirkmechanismen mithilfe von **Laxanzien** (*Abführmittel*, ► Tab. 7.4, ► Abb. 7.3) erreicht werden. Dabei führen Laxanzien letztendlich immer zu einer Vergrößerung der Stuhlmenge. Quellstoffe nehmen durch Einlagerung von Wasser an Volumen zu und dehnen sich so im Darm aus. Osmotische Laxanzien bewirken eine Flüssigkeitsretention im Darm. Hydragoge Laxanzien hemmen die Wasserresorption und fördern den Flüssigkeitseinstrom in den Darm. Lokale Laxanzien führen zu einer Volumenzunahme im Enddarm.

Bei der **medikamentösen Therapie** wird stufenweise vorgegangen, bis das optimale Arzneimittel in der optimalen Dosierung gefunden ist. Therapie der Obstipation nach **Stufenplan:**

1. Nichtmedikamentöse Maßnahmen
2. Quellmittel (► 7.4.2),
3. Osmolaxanzien
4. Hydragoga

Osmolaxanzien

Osmolaxanzien sind schwer resorbierbare Substanzen, die im Darm osmotisch Wasser zurückhalten, wodurch der Stuhl weicher wird. Hierzu gehören Zucker wie **Laktose** und **Laktulose,** die Zuckeralkohole **Mannit** und **Sorbit** sowie die salinischen Abführmittel **Bittersalz** (*Magnesiumsulfat*) und **Glaubersalz** (*Natriumsulfat*). Alle diese Substanzen müssen mit ausreichend Flüssigkeit eingenommen werden.

Die salinischen Abführmittel Bittersalz und Glaubersalz werden gern bei Fastenkuren eingesetzt, um den Darm möglichst umfassend zu entleeren. Die Zucker und Zuckeralkohole werden durch die Darmbakterien in Essig und Milchsäure umgewan-

Tab. 7.4 Wichtige Laxanzien

Arzneistoff			Dosis	Latenz bis zum Wirkungseintritt
Füll- und Quellstoffe (► 7.4.2)		Flohsamenschalen	5 g	Mehrere Tage
Osmolaxanzien	Salinische Abführmittel	Glaubersalz, Bittersalz	10–20 g (1–2 Esslöffel)	2–8 Std.
	Laktulose	Bifiteral®, Lactulose Stada®	10–20 g	4–10 Std.
	Macrogol 4000	Movicol®	10–20 g	2–10 Std.
Hydragoge Laxanzien	Bisacodyl	Dulcolax®	10 mg	Dragee: 6–8 Std. Supp.: 0,5–1 Std.
	Natriumpicosulfat	Laxoberal®	5–10 mg	4–6 Std.
	Anthrachinone, z. B. in Sennesblättern (► 7.4.2)	Agiolax®	Erwachsene: 24–48 mg Kinder: 12–24 mg	8–10 Std.
	Rizinusöl (► 7.4.2)	Abtei® Abführkapseln	1 Esslöffel	2–3 Std.

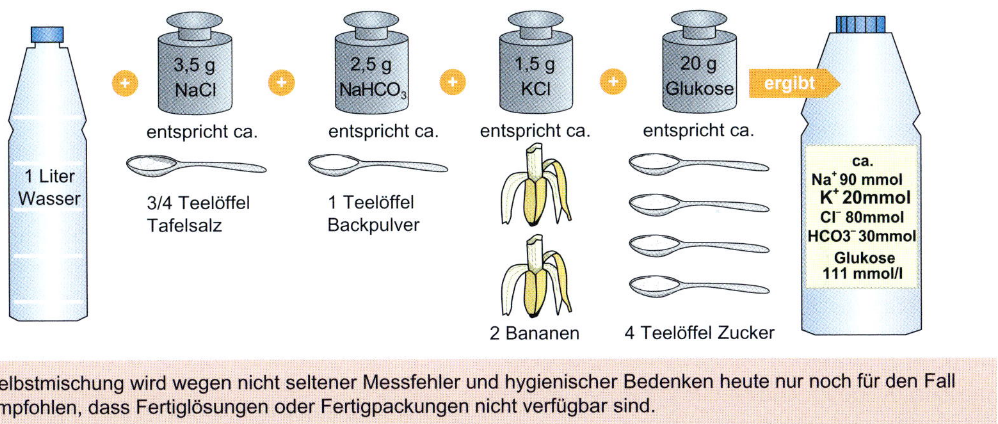

Abb. 7.3 Zusammensetzung der WHO-Lösung zur Rehydratation bei Diarrhö [L157]

delt, was die Darmmotilität zusätzlich anregt. Der Wirkungseintritt erfolgt nach 2–10 Std. Da Lactulose selbst nicht resorbierbar ist, eignet sie sich auch für Schwangere, Stillende und Kinder. Auch für bettlägerige ältere Menschen, die längerfristig Laxanzien benötigen, ist die Laktulose aufgrund der geringen unerwünschten Wirkungen meist das Mittel der Wahl.

Ein weiteres osmotisches Laxans ist **Polyethylenglycol** (z. B. Macrogol 4000). Es bindet das Wasser, mit dem es eingenommen wird, und transportiert es in den Dickdarm. Dort wird es in das Darmlumen abgegeben. Da Polyethylenglycol weder metabolisiert noch resorbiert wird, sind keine unerwünschten Wirkungen zu befürchten und es kann bei chronischer Obstipation auch längerfristig eingesetzt werden.

Hydragoga

Hydragoga (*Antiresorptiva, Sekretagoga*) hemmen die Natriumionen- und Wasserresorption durch Blockade der Na^+/K^+-abhängigen ATPase, gleichzeitig wird der Einstrom von Elektrolyten und

Wasser in das Darmlumen gefördert (*hydragoge Wirkung*).

Anthrachinone sind Pflanzeninhaltsstoffe. Der Wirkungseintritt ist nach 6–10 Std., da die Wirkung erst nach Aufspaltung der Substanzen im Dickdarm einsetzt (► 7.4.2). Ähnliche Wirkungen haben die synthetischen Wirkstoffe **Bisacodyl** und **Natriumpicosulfat.** Die Wirkung tritt bei peroraler Gabe erst nach 6–10 Std. ein.

Vorsicht

Langzeitanwendung

Der kurzfristige Gebrauch aller genannten Substanzen ist unbedenklich, bei einer Langzeitanwendung kommt es jedoch zu einer vermehrten **Ausscheidung von Kalium- und Natriumionen,** v. a. wenn der Stuhl nicht geformt, sondern durchfallartig ist. Die Niere reagiert auf den Natriumverlust mit einer zusätzlichen Natriumrückresorption, wodurch zusätzlich Kaliumionen ausgeschieden werden. Die dadurch entstehende Hypokaliämie schwächt Muskeln, was sich z. B. negativ auf den Herzmuskel auswirkt, aber auch auf die Darmmuskulatur selbst, sodass am Ende dieses Kreislaufs eine Dauerverstopfung steht.

Substanzen mit Wirkung auf den Defäkationsreflex

Zäpfchen oder Mikroklysmen mit **Glyzerol** (Milax®), **Sorbit** (Microlax®) oder Karbonaten, die im Enddarm CO_2 freisetzen (Lecicarbon®), lösen durch die Volumenzunahme im Rektum den Defäkationsreflex aus. Die Wirkung tritt sehr schnell, schon nach ca. 20 Min. ein. Auch Bisacodyl erreicht bei rektaler Gabe nach 30–60 Min. seine abführende Wirkung. Da keine Resorption der Substanzen erfolgt, sind rektale Laxanzien auch für Kleinkinder und Schwangere geeignet.

Laxanzien in der Pflege

Die Frequenz des Stuhlgangs hängt wesentlich von der **Ernährung** ab. Wichtig ist die ausreichende Zufuhr von natürlichen Quell- und Ballaststoffen, z. B. durch Obst, Gemüse, Müsli oder Vollkornprodukte. Eine ausreichende Flüssigkeitszufuhr von mindestens 2 l/Tag sollte gewährleistet sein. Geeignet sind Mineralwässer, Obstsäfte oder Früchtetee. Günstig sind auch vergorene Molkeprodukte wie Buttermilch und Joghurt, da die darin enthaltene Milchsäure die Darmbewegung anregt.

Es herrschen häufig falsche Vorstellungen über die normale Frequenz des Stuhlgangs. Nach wissenschaftlichen Erkenntnissen gilt es als normal, wenn mindestens alle 3 Tage Stuhlgang erfolgt. Der Darm reagiert empfindlich auf Stress. So wirken sich Hektik, Ortswechsel, Zeitverschiebung und seelische Belastungen negativ auf die Verdauung aus. Bei Obstipation kann auch ein **Darmtraining** hilfreich sein. Dabei wird der Darm an bestimmte Entleerungszeiten gewöhnt, z. B. morgens nach dem Frühstück. Unterstützt wird das Training durch das Trinken kühler Flüssigkeit wie Wasser, Tee oder Saft morgens nach dem Aufstehen zum reflektorischen Anregen der Darmperistaltik und Darmentleerung. Der Betroffene sollte sich jeden Tag zur gleichen Zeit auf die Toilette begeben und sich mindestens 15 Min. für die Stuhlentleerung Zeit nehmen. Ein übermäßiges Pressen ist zu vermeiden. Unabhängig davon sollte man die Toilette aufsuchen, sobald man einen Defäkationsreiz verspürt, da sich der Stuhl in diesem Moment leichter entleeren lässt als bei fehlendem Reiz. **Körperliche Bewegung** und Sport verbessern die Darmperistaltik wesentlich. Radfahren, Schwimmen und Spazierengehen sind zu empfehlen. Bei bettlägerigen Menschen erweisen sich eine Bauchmassage (*Kolonmassage*) oder ein feucht-warmer Bauchwickel als günstig.

Unerwünschte Wirkungen

Mit Ausnahme der Quellstoffe und Macrogol sollten Laxanzien nicht mehrere Tage hintereinander eingenommen werden. Die prophylaktische Einnahme von Hydragoga ist grundsätzlich abzulehnen. Bei ständiger Einnahme wird ein Teufelskreis mit gesundheitlichen Schäden in Gang gesetzt. Abführmittel führen zu einem Wasser- und Salzverlust und insbesondere der **Kaliummangel** macht den Darm träge, was vom Patienten mit einer zusätzlichen Laxanzieneinnahme beantwortet wird, die das Problem durch weiteren Kaliumentzug verstärkt. Dies gilt besonders, wenn ungeformter Stuhl erzeugt wird. Viele Laxanzien wirken erst nach 8–10 Std. Nur wenn dann der Wirkungseintritt ausbleibt, ist eine weitere Einnahme zu erwägen. Laxanzien sind völlig ungeeignet, eine Schlankheitskur zu unterstützen.

Bei salinischen Laxanzien ist immer der **Elektrolythaushalt** zu beachten. Durch ein Zuviel an Magnesium kann es zu Blutdruckabfall und Muskelschwäche kommen, zu viel Natrium verursacht eine Flüssigkeitsretention.

Bei rektalen Laxanzien ist darauf zu achten, dass keine **Reizungen am After** bestehen. Diese können durch Zäpfchen oder Klistiere verstärkt werden.

Praxistipp

Missbrauch von Abführmitteln

Wenn Pflegenden auffällt, dass Patienten vermehrt nach Abführmitteln fragen oder vermehrt Abführmittel nehmen, sollten sie diejenigen über die Gefahren des Missbrauchs aufklären. Menschen, die unter Essstörungen wie Bulimie oder Anorexie leiden, benutzen auch häufig Laxanzien. Hier wäre der Hinweis auf eine psychologische Betreuung angebracht.

7.2.2 Antidiarrhoika

Definition

Diarrhö

Durchfall: Darmerkrankung mit mehr als drei ungeformten dünnen Stühlen täglich.

Antidiarrhoika

Arzneimittel zur Therapie der Diarrhö.

Antidiarrhoika verstehen

Bei der **Diarrhö** steht im Vordergrund der Therapie eine Rehydratation, d.h. eine Wiederherstellung des normalen Wasser- und Mineralstoffhaushalts durch Ersatz der verloren gegangenen Stoffe. Die Darmperistaltik kann auch durch eine Hemmung der peripheren Opioidrezeptoren des Dünndarms beeinträchtigt sein, z.B. durch Loperamid (▸ Abb. 7.3).

Substitutionstherapeutika

Zum **Ausgleich des Flüssigkeits- und Mineralstoffverlusts** empfiehlt die WHO (*World Health Organization*) eine orale Rehydratationslösung, die neben Kalium- und Natriumionen Glukose als Energielieferanten enthält (▸ Abb. 7.3).

Merke

Orale Rehydratationslösung der WHO

- Glukose: 20,0 g
- Natriumchlorid: 3,5 g
- Kaliumchlorid: 1,5 g
- Natriumhydrogenkarbonat: 2,5 g
- Wasser (abgekocht): ad 1 000 g

Glukose und Natrium gelangen über einen gekoppelten Transport in die Epithelzellen des Darms, Chlorid und Wasser folgen. Der Zusatz von Kaliumchlorid dient der Kaliumsubstitution und das Natriumhydrogenkarbonat soll die zumeist saure Stoffwechsellage ausgleichen. An dieser Zusammensetzung orientieren sich verschiedene Fertigprodukte (Elotrans®, Oral-Pädon®). Es handelt sich jeweils um Portionsbeutel zum Auflösen in Wasser. In schweren Fällen muss der Flüssigkeits- und Mineralstoffverlust durch Infusionen ausgeglichen werden (▸ 8.5).

Motilitätshemmer

Loperamid (Imodium®) ist der wichtigste Vertreter der **Motilitätshemmer.** Es greift an den Opioidrezeptoren des Dünndarms an und hemmt die Peristaltik. Loperamid darf jedoch nicht bei infektiöser Genese verabreicht werden, da er die Ausscheidung der Erreger verzögert. Es darf bei Kleinkindern nicht und bei größeren Kindern nur mit Vorsicht zum Einsatz kommen. **Racecadotril** (Vaprino®) wirkt ähnlich wie Loperamid, soll aber wegen seiner indirekten Wirkung über die körpereigenen Opioide weniger Verstopfungen verursachen.

Unterstützende Arzneimittel

Arzneimittel dieser chemisch sehr unterschiedlichen Gruppe (▸ Abb. 7.4) haben eine relativ schwache antidiarrhoische Wirkung und werden eher unterstützend bzw. prophylaktisch eingesetzt. **Adsorbenzien** sind Substanzen, die Stoffe durch ihre große Oberfläche physikalisch binden (*adsorbieren*). Die wichtigste Substanz ist **Aktivkohle** (*Carbo medicinalis,* Kohle-Compretten®), die ihren Haupteinsatz bei Vergiftungen hat.

Merke

Adsorbenzien

Adsorbenzien können **Arzneimittelinteraktionen** eingehen. Die Anwendung anderer Arzneimittel sollte daher zeitversetzt erfolgen.

Gerbstoffe (z.B. Tannalbin®) wirken stopfend, indem sie die Darmschleimhaut abdichten. Sie lindern dort die Entzündung und vermindern die Sekretion von Wasser und Salzen in das Darminnere. Auf diesem Mechanismus beruht auch die günstige Wirkung von schwarzem Tee bei Durchfall, da dieser ebenfalls Gerbstoffe enthält, die extrahiert werden, wenn man ihn mindestens 5–10 Min. ziehen lässt (▸ 7.4.2).

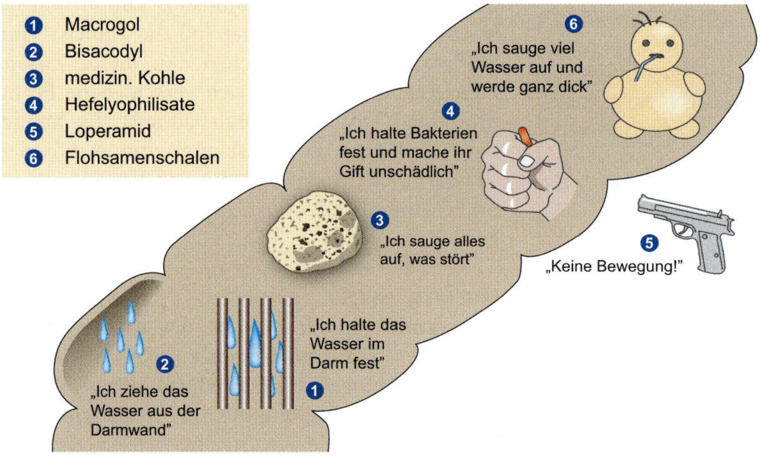

Abb. 7.4 Wirkprinzipien von Antidiarrhoika und Laxanzien [L157]

Lyophilisate von **Saccharomyces boulardii** (Perenterol®) binden Bakterien und machen Toxine unwirksam. **Quellstoffe** (z. B. Flohsamenschalen) binden das Wasser im Darm, wodurch der Stuhl eingedickt wird (► 7.4.2). Alle unterstützenden Arzneimittel sind im Gegensatz zu Loperamid für Kleinkinder geeignet.

Antidiarrhoika in der Pflege

Bei starker, anhaltender Diarrhö steht der Ausgleich des oft enormen Flüssigkeits- und Mineralstoffverlusts im Vordergrund, sonst drohen Austrocknung und Kreislaufprobleme bis hin zum Schock. Erwachsene sollten mindestens 3 Liter Flüssigkeit pro Tag zu sich nehmen, geeignet sind Mineralwasser, gezuckerter Tee, klare fettarme Gemüsebrühe oder kaliumhaltige Brausegetränke. Orale Rehydratationslösungen sind wegen der enthaltenen Geschmackszusätze besonders für Kinder geeignet. Für die schnelle Hilfe im häuslichen Bereich ist auch das Herstellen einer vereinfachten Rehydratationslösung möglich, indem 1 Teelöffel Salz und 1 Esslöffel Traubenzucker in einem Liter abgekochten Wasser aufgelöst wird. Günstig sind auch pektinreiche Nahrungsmittel, dazu gehören geriebene rohe Äpfel, Bananen und getrocknete Heidelbeeren. Normalerweise erholt sich der Darm sehr schnell und nur vorübergehend ist auf leicht verdauliche Nahrung wie Reisbrei, Weißbrot, Reis oder Kartoffelpüree zu achten.

Unerwünschte Wirkungen

Unter Therapie mit **Loperamid** können gastrointestinale Beschwerden auftreten. Eine Obstipation deutet auf eine Überdosierung mit Loperamid hin. Zudem können Kopfschmerzen, Überempfindlichkeitsreaktionen sowie Benommenheit unerwünschte Wirkungen sein.

Vorsicht

Unerwünschte Wirkungen Loperamid

Bei Obstipation, aufgetriebenem Bauch, Darmverschluss oder auch Anwendung über 48 Std. ohne Besserung der Symptomatik ist Loperamid abzusetzen. Die Pflegenden verständigen in diesen Fällen den Arzt.

Gegenüber **Hefelyophilisaten** und **Adstringenzien** können Überempfindlichkeitsreaktionen auftreten. Das Anwenden von Hefelyophilisaten kann zudem zu Blähungen führen. Gleichzeitig mit **Adsorbenzien** verabreichte Arzneimittel können in ihrer Wirksamkeit beeinträchtigt sein.

Praxistipp

Sondenkost und Durchfall

Menschen, die mit Sondenkost ernährt werden, neigen in der Anfangsphase der Ernährung zu Durchfällen, wenn die Dosis zu rasch gesteigert wird. Deshalb sollte die Therapie einschleichend beginnen.

7.2.3 Arzneimittel bei chronisch entzündlichen Darmerkrankungen

Bei **chronisch entzündlichen Darmerkrankungen** kommen verschiedene Arzneimittelgruppen mit unterschiedlichen Angriffspunkten zum Einsatz.

Arzneimittel bei chronisch entzündlichen Darmerkrankungen verstehen

Definition

Colitis ulcerosa

Chronisch entzündliche Darmerkrankung, die ausschließlich das Kolon befällt.

Morbus Crohn

Chronische Entzündung im Magen-Darm-Trakt, kann alle Passagen des Verdauungstrakts befallen, am häufigsten sind der letzte Abschnitt des Dünndarms (*terminales Ileum*) und der Anfang des sich anschließenden Dickdarms (*Kolon*) betroffen.

Beide Erkrankungen sind nicht heilbar und bedürfen einer lebenslangen Therapie. Zur Behandlung des akuten Schubs sind Glukokortikoide das Mittel der Wahl, zur Remissionserhaltung kommen 5-Aminosalicylsäure sowie Immunsuppressiva in Frage.

Aminosalicylate

Aminosalicylate wirken antiphlogistisch, da sie die Prostaglandin- und Leukotriensynthese beeinflussen. Sie werden beim akuten Schub und zur Rezidivprophylaxe eingesetzt. Da die **5-Aminosalicylsäure** (*Mesalazin, 5-ASA,* Claversal®) bereits im Dünndarm resorbiert wird, die antiphlogistische Wirkung jedoch erst in tiefer liegenden Darmregionen erwünscht ist, kommen Retardpräparate zum Einsatz, die erst im Dickdarm wirksam werden.

Sulfasalazin (Azulfidine®) ist eine Kombination von 5-ASA mit Sulfapyridin, das als Trägerprotein fungiert und gleichzeitig antibakterielle Wirkungen besitzt. Im Dickdarm wird es in 5-ASA und Sulfapyridin gespalten. Die Sulfonamidkomponente ist aber auch Ursache für unerwünschte Wirkungen wie Allergie und Blutbildveränderungen. Der Wirkungseintritt ist erst nach 8–10 Wochen zu erwarten. Sulfasalazin steht neben der Tablettenform auch lokal wirksam als Zäpfchen, Einlauf oder Schaum zur Verfügung

Olsalazin (Dipentum®) besteht aus zwei Molekülen 5-ASA und wird im Dickdarm bakteriell in diese beiden Moleküle gespalten. Es ist besser verträglich als Sulfasalazin.

Glukokortikoide

Bei akuten Schüben, die nicht durch 5-ASA allein beherrschbar sind, werden topische (*lokal wirksame*) **Glukokortikoide** z. B. als Rektalschaum eingesetzt. Besonders geeignet ist **Budesonid,** das nur im Darm wirksam ist und keine systemischen unerwünschten Wirkungen hat. Bei schweren Verläufen muss auf systemische Glukokortikoide (▸ 5.4.1) zurückgegriffen werden. Besonders Prednisolon, initial hoch dosiert und dann langsam ausschleichend, kommt zum Einsatz.

Immunsuppressiva und Immunmodulatoren

Bei chronisch aktiven Verläufen werden auch **Immunsuppressiva** (▸ 9.1.2) wie **Azathioprin** eingesetzt. Eine neue Strategie bei Morbus Crohn ist der Einsatz von **Tumornekrosefaktor-α-Antikörpern** (Infliximab, Remicade®). Bei Morbus Crohn konnte nachgewiesen werden, dass proinflammatorische Zytokine wie der Tumornekrosefaktor-α (*TNF-α*) vermehrt gebildet werden. Durch den Antikörper wird TNF-α neutralisiert. **Infliximab** muss alle 8 Wochen gegeben werden. Seine Wirkung lässt nach mehreren Wochen nach, da vermutlich Antikörper gegen Infliximab gebildet werden.

Therapie des Morbus Crohn

Leichte bis mäßig aktive Formen des **Morbus Crohn** werden mit 5-ASA-Derivaten oder Glukokortikoiden behandelt. Die Dauer der Therapie wird je nach Ansprechen auf die Arzneimittel individuell festgelegt. Zusätzlich werden bilanzierte Diäten verabreicht, um Darmabschnitte zu schonen. Hoch aktive Verlaufsformen sind eine akute Gefahr für den Patienten. Normalerweise ist eine stationäre Behandlung mit i. v.-Gabe hoher Kortikosteroiddosen nötig. Zur Remissionstherapie ist 5-ASA Mittel der ersten Wahl. Bei Menschen mit Morbus-Crohn, die nicht auf 5-ASA, Glukokortikoide und Azathioprin ansprechen, ist eine immunmodulierende Therapie mit dem TNF-α-Antikörper Infliximab möglich.

Therapie der Colitis ulcerosa

Die leichte bis mäßig schwere Form der **Colitis ulcerosa** wird in den meisten Fällen mit 5-ASA erfolgreich behandelt, ggf. sind zusätzliche Kortikoidgaben günstig.

Bei der hoch aktiven Colitis ist ein Klinikaufenthalt mit i. v.-Gabe von Kortikoiden erforderlich. Im beschwerdefreien Intervall sind 5-ASA-Präparate Mittel der ersten Wahl. Bei Patienten, die darauf nicht genügend ansprechen, können Azathioprin und 6-Mercaptopurin zum Einsatz kommen.

Arzneimittel bei chronisch entzündlichen Darmerkrankungen in der Pflege

Praxistipp

Verhalten bei chronisch-entzündlichen Darmerkrankungen

Bei chronisch-entzündlichen Darmerkrankungen darf der Patient im Grunde genommen alles essen, was ihm bekommt, er sollte aber ein Ernährungstagebuch führen. Während eines akuten Schubs ist körperliche Ruhe notwendig. Zwischen den Schüben kann er seinen normalen Tätigkeiten nachgehen.

Vorbeugung von Mangelzuständen

Bei Erkrankungen, die mit Malabsorption (*Resorptionsstörung*), starkem Erbrechen oder lang anhaltendem Durchfall verbunden sind, kommt es im Laufe der Zeit zu Unterernährung (*Kachexie*), Untergewicht und Auswirkungen von Vitamin- und Mineralstoffmangel. Dem entgegenzuwirken ist ein wichtiger Bestandteil der Therapie vor allem bei Morbus Crohn. Oft wird die Situation psychogen verschlimmert: „Angst vor dem Essen aus Angst vor Beschwerden". Über die entzündeten Schleimhautbereiche geht auch verstärkt Eiweiß verloren.

Praxistipp

Häufige Mangelzustände bei Morbus Crohn

- Vitamin A, D, E, K, B_{12} und Folsäure
- Eisen, Zink
- Magnesium
- Kalzium; bei zusätzlicher Laktoseintoleranz
- Kalium; besonders bei Durchfall im akuten Schub
- Eiweiß

Nach einer professionellen **Ernährungsanalyse** werden nach ärztlicher Anweisung Vitamine und Mineralstoffe substituiert oder Trinknahrungen verordnet. Ein guter Ernährungszustand wirkt sich bei chronisch entzündlichen Darmerkrankungen positiv auf den Allgemeinzustand aus. Der Körper eines optimal ernährten Patienten kann einem Entzündungsgeschehen besser begegnen als der Körper eines ohnehin schon mangelernährten Patienten. Deshalb gilt es besonders bei Menschen mit chronisch entzündlichen Darmerkrankungen im symptomfreien Intervall, das Normalgewicht zu erreichen bzw. sogar etwas zu überschreiten, um Reserven aufzubauen. Zu beachten ist auch, dass Menschen mit chronisch entzündlichen Darmerkrankungen mehr Eiweiß benötigen. Es wird mit einem Bedarf von 1,2 g Eiweiß pro kg KG und Tag gerechnet. Der Eiweißgehalt der Nahrung kann über Nährwerttabellen ermittelt werden.

Praxistipp

Eiweißreiche Nahrungsmittel

- Fleisch: 20–25 g Eiweiß/100 g
- Fisch: 20–28 g Eiweiß/100 g
- Geflügel: 22–28 g Eiweiß/100 g
- Eier: 1 Ei enthält 7 g Eiweiß
- Milchprodukte: Sowohl 1 Glas Milch als auch 1 Becher Joghurt und 1 Scheibe Käse liefern jeweils ca. 5 g Eiweiß

Ausscheiden

Bei chronisch-entzündlichen Darmerkrankungen gibt die **Konsistenz des Stuhls** Auskunft über den Erkrankungsverlauf, daher ist eine Beobachtung des Patienten wichtig. Zu achten ist auf Zeichen einer Krankheitsverschlechterung, die sich als Blut im Stuhl, neu auftretende oder sich verändernde Schmerzen und unerklärliches Fieber bemerkbar machen. Oft lässt sich ein Krankenhausaufenthalt dadurch vermeiden, dass bei Verschlechterung des Zustands die normale Nahrung sofort durch Trinknahrung ersetzt wird.

Unerwünschte Wirkungen

Bei notwendiger systemischer Therapie sind die **unerwünschten Wirkungen** ein größeres Problem (Glukokortikoide ► 5.4.1, Immunsuppressiva ► 9.1.2). Die lokale Therapie wird im Allgemeinen gut vertragen.

7.2.4 Karminativa

Definition

Karminativa

Blähungstreibende Mittel, Arzneimittel gegen Blähungen.

Karminativa verstehen

Koliken, Blähungen und Entzündungen sind mit verantwortlich für Schmerzen im Verdauungstrakt. Wenn diese eigentlichen Ursachen bekämpft werden, bessert sich oft das Befinden des Patienten. Aus diesem Grund werden **Analgetika** bei Magen-Darm-Erkrankungen eher zurückhaltend eingesetzt. Sind sie nötig, werden meist Paracetamol und v.a. das gut spasmolytische Metamizol (▸ 3.1.2) genutzt. Alternativ kann Pethidin, das einzige Opioid ohne wesentliche spasmogene Wirkung, verwendet werden.
Bei viszeralen Spasmen, z.B. bei einer akuten Gallensteinkolik, werden zur Minderung der akuten Beschwerden **Spasmolytika** (z.B. Butylscopolamin, ▸ 3.3.1) mit Metamizol kombiniert. Bei Blähungen sind pflanzliche Karminaktiva sehr gut wirksam (▸ 7.4.2, ▸ Tab. 7.6). Oft genügt es auch, **Entschäumer** zu geben.

Definition

Spasmolytika

Arzneimittel, die Krämpfe (*Spasmen*) lösen können.

Spasmolytika führen über eine Wirkung an den glatten Muskelzellen bzw. über das vegetative Nervensystem zu einer Erschlaffung der glatten Muskulatur und lösen so Magen-Darm-Krämpfe (▸ 3.3.1).

Definition

Entschäumer

Arzneimittel, die die Schaumbildung im Magen-Darm-Trakt und damit auch Blähungen beseitigen.

Blähungen sind die Folge von Gasbildungen während der Verdauung. Normalerweise werden die Verdauungsgase durch die Darmwand transportiert und über die Lunge ausgeschieden. Bei Blähungsbeschwerden sind die Darmgase schaumartig im Nahrungsbrei gebunden. Sie können vom Körper nicht aufgenommen werden und machen sich dann als unangenehme Winde bemerkbar. **Simeticon** (z.B. Lefax®, Sab simplex®) führt als **Entschäumer** zu einer Trennung von festen Bestandteilen und Gas und stellt normale Verhältnisse im Darm her.

Karminativa in der Pflege

Bei **Blähungen** kann durch bewusste Ernährung der Darm entlastet werden. Zu meiden sind Hülsenfrüchte, Zwiebeln, Kohl und kohlensäurehaltige Getränke. Günstig sind Joghurt, Obst, Reis, gekochtes Gemüse und mageres Fleisch. Gründliches Kauen kann „Luftschlucken" verhindern.

Einnahmehinweise

Simeticon wird zu den Mahlzeiten eingenommen, um sofort die entstehenden Gase zu binden. Das Arzneimittel liegt entweder als Tropfen (Dosierspray für Säuglinge) oder als Tabletten vor, die gründlich zerkaut werden.

7.3 Arzneimittel bei Leber- und Pankreaserkrankungen

Früher mussten Menschen mit **Erkrankungen an Leber, Gallenwegen und Pankreas** spezielle Diäten einhalten. Diese führen nach neuen wissenschaftlichen Erkenntnissen oft eher zu einer Fehlernährung als zu einem therapeutischen Nutzen. In einzelnen Fällen sind diätetische Maßnahmen aber nach wie vor berechtigt.

7.3.1 Cholagoga

Definition

Cholagoga

Gallemittel.

Choleretika

Arzneistoffe, die die Gallensaftsekretion an den Leberzellen erhöhen.

Cholekinetika

Arzneistoffe, die die Entleerung der Gallenblase fördern.

Cholagoga verstehen

Zu den Arzneimitteln bei Gallenerkrankungen (*Cholagoga*) zählen Choleretika und Cholekinetika sowie Medikamente zur Auflösung von Gallensteinen.
Zur Therapie der **Cholelithiasis** stehen die orale Litholyse (*medikamentöse Gallensteinauflösung*), die extrakorporale Stoßwellenlithotripsie (*ESWL/ Steinzertrümmerung durch Ultraschall*) in Kombination mit der oralen Litholyse und die Operation (*Cholezystektomie*) zur Verfügung.

Die Cholezystektomie ist die Methode der Wahl. Das medikamentöse Auflösen von Gallensteinen (*orale Litholyse*) kommt für Patienten in Frage, die inoperabel sind oder eine Operation ablehnen. Bessere Therapieerfolge als eine alleinige medikamentöse Steinauflösung ist eine vorausgegangene Stoßwellenlithotripsie, die die Gallensteine zertrümmert. Diese Steinbruchstücke werden anschließend mit Ursodeoxycholsäure aufgelöst. Nach 18–24 Monaten beträgt die Erfolgsquote 80 %.

Nur Cholesterinsteine mit einer Steingröße von maximal 1,5 cm sind medikamentös auflösbar. Hierzu eignet sich **Ursodeoxycholsäure** (Ursofalk®). Die Wirkung beruht vornehmlich auf einer Hemmung der Cholesterolsekretion und -resorption. Bei einer Gabe von 10–15 mg Ursodeoxycholsäure täglich kommt es zu einer vollständigen Auflösungsrate von 60 % nach 6–24 Monaten. Die Rezidivgefahr liegt bei etwa 25 %, die dann entstehenden Steine können überwiegend ebenfalls aufgelöst werden.

Choleretika und Cholekinetika

Choleretika sind indiziert, wenn ein vermehrter Gallefluss notwendig ist, z. B. bei Gallensteingrieß. Kontraindiziert sind sie dagegen bei mechanischem Verschluss der Gallenwege. Eine Sonderstellung unter den Choleretika nimmt das neue Orphan Drug (*Arzneimittel bei seltenen Erkrankungen*) **Cholsäure** (Orphacol®) ein. Es handelt sich um eine natürliche Gallensäure, die essentiell für die Resorption von Nahrungsfetten ist. Sie ist indiziert bei angeborenen Störungen der primären Gallensäuresynthese um schweren Leberfunktionsstörungen vorzubeugen. **Cholekinetika** werden bei Störungen des Gallenabflusses aus der Gallenblase und den Gallengängen sowie zur Diagnostik benötigt. Zum Einsatz kommen 10–30-prozentige Lösungen von Magnesiumsulfat und 80-prozentige Sorbitlösungen. **Gallensäuren** als Ochsengalle (Cholecysmon®) können gegeben werden, um fettreiche Mahlzeiten besser zu verdauen. Sie gehören zu den Nahrungsergänzungsmitteln.

Cholagoga in der Pflege

Choleretika werden ca. 30 Min. vor, Präparate mit Gallensäuren während einer Mahlzeit eingenommen, damit der Gallensaft zum richtigen Zeitpunkt zur Verfügung steht. Menschen mit **Gallensteinen** sollten Speisen meiden, die bei ihnen Koliken auslösen. Dies sind v. a. Nahrungsmittel, die eine starke Kontraktion der Gallenblase bewirken und dadurch die Steine in die engen Gallenwege treiben, in denen sie sich festsetzen und zu Koliken führen können. Besonders häufig sind dies fetthaltige und gebratene Speisen, Eier, Kohl, Vollkornprodukte, Kaffee, aber auch rohes Obst.

7.3.2 Verdauungsenzyme

Enzymmangel kann durch eine orale Gabe der fehlenden Enzyme ausgeglichen werden. Therapeutisch ist dies jedoch nur noch bei Maldigestion bzw. Pankreasinsuffizienz von Bedeutung. Dann führt man Pankreasenzyme, die Lipasen, Proteasen und Amylasen in physiologischem Verhältnis zu.

Verdauungsenzyme verstehen

Die wichtigsten **Pankreasenzyme** sind Lipasen (*Enzyme für Fettabbau*), Amylasen (*Enzyme für Kohlenhydratabbau*) und die Proteasen Trypsin, Chymotrypsin und Carboxypeptiasen (*Enzyme für Eiweißabbau*). Zur Substitution fehlender Pankreasenzyme wird **Pankreatin** eingesetzt, ein Pulver aus Schweinepankreas. Es enthält alle genannten Pankreasenzyme in ausreichend hoher Menge. Handelspräparate sind z. B. Kreon® und Pankreatan®. Die Gabe von Pankreasenzymen ist nötig bei exokriner Pankreasinsuffizienz, z. B. nach Pankreatektomie, bei chronischer Pankreatitis oder Mukoviszidose (► 11.5).

Therapie der Pankreatitis

Bei einer **akuten Pankreatitis** ist, um das Organ ruhigzustellen und die Produktion von Pankreassaft zu stoppen, absolute Nahrungskarenz und somit parenterale Ernährung nötig. Weiterhin wird der Magensaft abgesaugt und die Säuresekretion durch H_2-Blocker oder Protonenpumpenhemmer gemindert (► 7.1.2). Zur Schmerzbehandlung hat sich eine Infusion mit Procain (► 3.2.2) bewährt, bei sehr starken Schmerzen wird auf Pethidin (► 3.1.1) zurückgegriffen.

Bei **nekrotisierendem Verlauf** (*Zerfall der Bauchspeicheldrüse*) sind Antibiotika mit breitem Wirkungsspektrum angezeigt (Cephalosporine der dritten Generation, Gyrasehemmer► 12.1). Bei einer **chronischen Pankreatitis** müssen Enzyme und Insulin (► 8.1.1) substituiert werden.

Verdauungsenzyme in der Pflege

Pankreasenzyme werden zu den Mahlzeiten eingenommen, damit sie sich ausreichend mit dem Speisebrei vermischen und die Nahrung gut verwertet werden kann. Wie bei Lebererkrankungen ist Alkohol auch bei Bauchspeicheldrüsenleiden streng zu meiden. Alkoholhaltige Arzneimittel sind auf der Verpackung und dem Beipackzettel entsprechend deklariert. Die Pflegenden achten darauf insbesondere bei flüssigen Zubereitungen, z. B. Tinkturen.

Ist eine Nahrungskarenz wegen akuter Pankreatitis notwendig, achten die Pflegenden darauf, dass die Patienten überhaupt nichts oral zu sich nehmen. Sie werden vollständig parenteral ernährt. Bei Menschen mit chronischen Pankreaserkrankungen ist eine fettarme Kost unter Bevorzugung mehrfach ungesättigter Fettsäuren empfehlenswert. Evtl. gibt man spezielle Fette, **mittelkettige Triglyzeride** (*MCT*) und fettlösliche Vitamine.

Praxistipp

Psychische Situation des Patienten

Bei allen Erkrankungen des Magen-Darm-Trakts sollten die Pflegenden auf die besondere psychische Situation der Patienten eingehen. Besonders bei Erkrankungen, die durch Stress begünstigt sind, empfehlen sich Entspannungsübungen und ein gelassener Lebenswandel.

7.4 Phytopharmaka im Magen-Darm-Trakt

Viele Erkrankungen des Magen-Darm-Traktes können mit pflanzlichen Mittel behandelt werden (▸ Abb. 7.5). Phytopharmaka und Tees sind besonders bei leichteren Beschwerden sehr gut wirksam und verträglich.

7.4.1 Pflanzliche Stomachika

Pflanzliche Stomachika (*Magenmittel*) wirken gegen entzündliche Prozesse oder regulieren die Verdauung im oberen Magen-Darm-Trakt. Auch pflanzliche Spasmolytika und Sedativa können bei Magenbeschwerden angewendet werden.

Pflanzliche Stomachika verstehen

Prinzipiell gibt es pflanzliche Magenmittel mit zwei unterschiedlichen Wirkprinzipien. Zum einen gibt es Pflanzen, die reizlindernd und entzündungshemmend sind. Andere Mittel vor allem Bittermittel wirken appetit- und verdauungsanregend. Erstere werden eher bei Gastritis, Übersäuerung oder Sodbrennen verwendet.

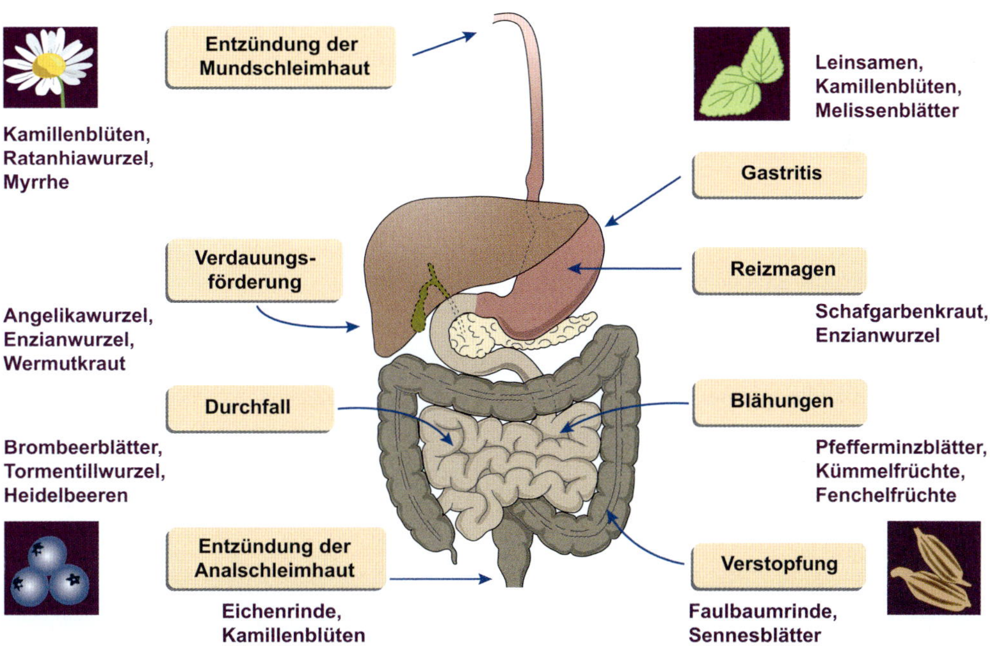

Abb. 7.5 Mögliche Angriffsorte von Heilpflanzen im Magen-Darm-Trakt [L157]

Bittermittel aber zur Anregung der Verdauungssäfte bei Verdauungsschwäche oder Reizmagen.

Reizlindernde Stomachika

Ingwerwurzelstock ist ein gut verträgliches pflanzliches Antiemetikum, das in Kapselform zur Verfügung steht (Zintona®). Als Hausmittel gegen Übelkeit ist Pfefferminztee zu empfehlen. **Kamillenblüten** und **Schafgarbenkraut** haben antiphlogistische Wirkungen und sind bei Gastritis sowohl als Tee als auch als Tropfen geeignet. Beide Heilpflanzen sind sehr gut krampflösend, Kamillenblüten auch reizlindernd, Schafgarbenkraut appetitanregend. Auch **Süßholzwurzel** ist bei Gastritis antiphlogistisch wirksam. **Schleimstoff-haltige Pflanzen** wie Malvenblüten, Eibischwurzel oder Leinsamen hüllen die Schleimhäute ein und wirken dadurch reizlindernd. Sie können bei Gastritis und Übersäuerung angewendet werden. Bei der Refluxösophagitis sind **Alginate** (Gaviscon®) Mittel der Wahl bei leichteren Formen allein und bei schwereren Verläufen in Kombination mit Protonenpumpenhemmern. Sie binden die Säure. Dadurch, dass sie auf dem Mageninhalt schwimmen, verhindern sie auch dessen Aufsteigen in die Speiseröhre.

Amara - Bittermittel

> **Definition**
>
> **Amara**
>
> Bittermittel; Stoffe, die durch ihren bitteren Geschmack wirken.
>
> **Amara pura**
>
> Reine Bittermittel; hauptsächlich Bitterstoffe.
>
> **Amara aromatica**
>
> Aromatische Bittermittel; Bitterstoffe + ätherische Öle.

Amara kommen v. a. bei dyspeptischen Beschwerden bzw. zur Behandlung eines Reizmagens zum Einsatz.

> **Definition**
>
> **Dyspeptische Beschwerden**
>
> Reizmagen, funktionelle Magenbeschwerden, funktionelle Dyspepsie: Verdauungsstörungen mit Symptomen wie Appetitlosigkeit, Aufstoßen, Völlegefühl und Übelkeit durch funktionelle Störungen im Bereich des Oberbauchs.

Die wichtigsten Magensaftlocker sind Gewürze. Sie erhöhen den Wohlgeschmack der Speisen, regen damit den Appetit an und fördern so die Magensaftsekretion und die Verdauung. Der bittere Geschmack spielt dabei eine wesentliche Rolle (► Abb. 7.6).

Bitterstoffe gelangen zu den Geschmacksknospen und reizen dort die Sinneszellen. Diese leiten den Reiz über die Nervenbahnen zum Gehirn. Dort wird der bittere Geschmack wahrgenommen. Über das vegetative Nervensystem kommt es reflektorisch zum Anregen von Speichel- und Magensaftsekretion sowie der Peristaltik. Dadurch wirken Bitterstoffe appetitanregend, verdauungsfördernd und galletreibend (*choleretisch*).

Da **Amara** nur wirken, wenn man sie schmeckt, werden sie als Teeaufguss oder Tinktur angewendet. Sie sind bei Erkrankungen mit verringerter oder gestörter Magensaftsekretion indiziert. Bei Magenerkrankungen, die mit erhöhter Säureproduktion einhergehen, sind sie ungeeignet. Sie wirken bei Appetitlosigkeit, Verdauungsbeschwerden und Reizmagen (*dyspeptische Beschwerden*). Reine Bittermittel sind **Enzianwurzel, Chinarinde** und **Tausendgüldenkraut,** aromatische Bittermittel sind **Wermutkraut, Kalmuswurzel** und **Angelikawurzel.** Sie wirken oft auch spasmolytisch (*krampflösend*). Das bekannte Magenmittel **Iberogast**® enthält neben der bitteren Schleifenblume acht weitere Pflanzenextrakte. Es ist bei funktionellen und motilitätsbedingten Magen-Darm-Erkrankungen wie Reizmagen- und Reizdarmsyndrom sowie zur unterstützenden Behandlung der Beschwerden bei Gastritis zu gelassen.

Pflanzliche Stomachika in der Pflege

> **Praxistipp**
>
> **Patienten und Patientinnen anleiten**
>
> Die Pflegenden leiten die Patienten v. a. in der häuslichen Pflege dazu an, ihre Mahlzeiten regelmäßig und in Ruhe einzunehmen. Für eine Mahlzeit ist mindestens eine halbe Std. einzuplanen – ohne jeden Stress. Das Essen soll angenehm gewürzt und wohlschmeckend sein – ein Genuss, keine Pflicht zwischen anderen Pflichten.
>
> Bei älteren, allein lebenden Patienten, die sich selbst nicht ausreichend versorgen können, kann evtl. das Bestellen von „Essen auf Rädern" oder ähnlichen Angeboten zu einer Verbesserung der Essgewohnheiten führen.

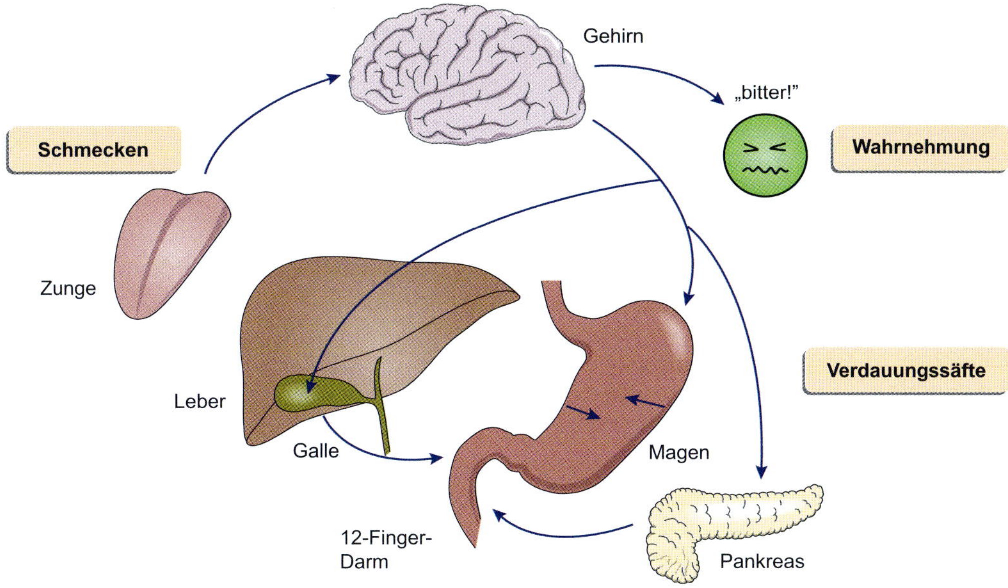

Abb. 7.6 Wirkungsmechanismus der Bittermittel. Die Geschmacksknospen leiten den Reiz weiter, so dass das Gehirn den bitteren Geschmack wahrnimmt. Reflektorisch werden auch die Ausschüttung von Verdauungssäften und die Peristaltik angeregt. [L157]

Schleimhaltige Teedrogen sollten mit kaltem Wasser mehrere Stunden extrahiert werden. Nach dem Abseihen kocht man den Tee aus hygienischen Gründen noch einmal auf. Bei **Teedrogen mit ätherischem Öl** wie Kamillenblüten, Schafgarbenkraut oder Pfefferminzblätter) stellt man einen Teeaufguss her. Die Droge wird dazu mit heißem Wasser übergossen und eine festgelegte Zeit, meist 5–10 Min., zur ausreichenden Wirkstoffextraktion abgedeckt ziehen gelassen und anschließend durch ein Sieb gegossen (▸ 1.1.4).

Pflanzliche Amara werden als Tee, Tinktur oder Wein zur Appetitanregung und als Säurelocker etwa 20–30 Min. vor den Mahlzeiten eingenommen. Bei der Zubereitung von Tees sind deren Gebrauchsanweisungen unbedingt zu beachten, da die Wirkung von einer ausreichenden Extraktion der Inhaltsstoffe abhängt.

Süßholzwurzel darf bei Hypertonie oder Ödemen nicht oder nur mit Vorsicht angewendet werden. Wechselwirkungen mit Herzglykosiden, Diuretika und Cortison sind zu beachten.

Bei Magenerkrankungen können **Teemischungen** individuell kombiniert werden. Je ein Beispiel für einen Tee bei Gastritis und einen Tee bei Reizmagen wären:

- **Milder Magentee:** Süßholzwurzel 40 g, Kamillenblüten 30 g, Pfefferminzblätter 30 g
- **Tee bei dyspeptischen Beschwerden:** Kümmelfrüchte 25 g, Fenchelfrüchte 25 g, Wermutkraut 25 g, Schafgarbenkraut 25 g

7.4.2 Pflanzliche Mittel bei Darmerkrankungen

Phytopharmaka, die auf den Darm wirken, beeinflussen vor allem die Peristaltik. Gut wirksam und verträglich sind pflanzliche Laxanzien, Antidiarrhoika und Karminativa.

Pflanzliche Mittel bei Darmerkrankungen verstehen

Blähungen und Krämpfe sind sehr häufig Symptome von Erkrankungen des Darms. Während bei Verstopfung Laxanzien und bei Durchfall Antidiarrhoika eingesetzt werden, sind pflanzliche Karminativa bei sehr vielen unterschiedlichen Darmerkrankungen angezeigt – immer dann wenn es zu Krämpfen bzw. Blähungen kommt.

Pflanzliche Laxanzien

Es gibt zwei grundsätzlich verschieden wirkende Arten pflanzlicher Laxanzien. Während **Quellstoffe** das Volumen im Darm vermehren und dadurch

Tab. 7.5 Pflanzliche Laxanzien

Droge	Wirkstoffgruppe	Fertigarzneimittel	Zu beachten
Flohsamenschalen	Quellstoffe	Mucofalk®	• Mit viel Flüssigkeit
Sennesblätter, Sennesfrüchte	Anthrachinone Hydragoga	Neda®Früchtewürfel	• Gut kauen • Kein Dauergebrauch
Aloe	Anthrachinone Hydragoga	Kräuterlax®	• Kein Dauergebrauch
Rizinusöl	Hydragoga	Abführkapseln Doppelherz®, Abtei®	• Kein Dauergebrauch • Oft krampfartige Bauchschmerzen
Kombination Sennesfrüchte + Flohsamenschalen	Anthrachinone Hydragoga Quellstoffe	Agiolax®	• Kein Dauergebrauch • Mit viel Flüssigkeit

die Peristaltik steigern, wirken Anthrachinone und Rizinusöl dagegen als **Hydragoga,** die bewirken, dass Wasser und Salze aktiv von der Darmwand in das Lumen abgegeben werden (► 7.2.1, ► Tab. 7.5).
Leinsamen, Flohsamen und die wirkungsvolleren **Flohsamenschalen** sind Produkte, die nicht verdaubare Polysaccharide enthalten. Diese können Flüssigkeit aufnehmen und dadurch das Volumen und die Füllung des Darms vergrößern. Die übliche Dosierung beträgt je nach Quellung mehrere Teelöffel 1–3-mal täglich.
Anthrachinone kommen z. B. in der **Aloe,** der **Faulbaumrinde,** der **Rhabarberwurzel** und in **Sennesblättern und -früchten** vor. Sie werden in Form von Fertigarzneimitteln oder als Teeaufguss eingenommen. **Rizinusöl** hat den Vorteil einer sehr raschen Wirkung innerhalb von 2–3 Std., führt aber zu Krämpfen und Bauchschmerzen. Deshalb wird es nur selten verwendet.

Pflanzliche Antidiarrhoika

Gegen Durchfall wirksam sind Gerbstoffe, die durch ihre zusammenziehende und schleimhautabdichtende Wirkung stopfend wirken. Sie sind z. B. in **Brombeerblättern, Heidelbeeren, Tormentillrhizom, Ratanhiawurzel, Salbeiblättern** und **grünem Tee** enthalten, die gern als Tee bei Durchfall getrunken werden. Auch eine Einnahme entsprechender Tinkturen ist empfehlenswert.
Bei schweren unstillbaren Durchfällen wird **Opiumtinktur** eingesetzt. Sie wirkt durch Morphin und Codein motilitätshemmend (► 7.2.2) und schmerzstillend. Von Vorteil ist auch die durch das enthaltende Papaverin krampflösende Wirkung. Da sie relevante Mengen Morphin enthält, unterliegt sie dem BtM-Gesetz (► 2.1).
Pektine (in **Diarrhoesan**® kombiniert mit Kamillenextrakt) sind wie medizinische Kohle-Adsorbenzien (► 7.2.2). Zusätzlich wirken sie reizlindernd auf die Darmschleimhaut. Das Kombinationspräparat **Myrrhinil-intest**® enthält die Wirkstoffe Myrrhe, Kaffeekohle und Kamillenblüten. Es ist ein traditionelles pflanzliches Arzneimittel, welches in Studien eine gute Wirksamkeit bei chronisch-entzündlichen Darmerkrankungen und Reitdarmsyndrom gezeigt hat.

Pflanzliche Karminativa

Gegen Blähungen und Krämpfe im Magen-Darm-Trakt wirken **pflanzliche Karminativa** sehr gut (► Tab. 7.6, ► 7.2.4). Zusätzlich zu ihrer spasmolytischen Wirkung auf die glatte Darmmuskulatur führen sie auch zu einer Steigerung der Durchblutung der Darmschleimhaut. Ebenso unterstützt die karminative Wirkung den antimikrobiellen Effekt, der das Bilden von Gärungsgasen durch die Darmflora vermindert.
Pflanzliche Karminativa kommen als Kapseln, Dragees, Tropfen oder Tee zum Einsatz. Fertigpräparate, die pflanzliche Karminativa enthalten, sind z. B. Carmenthin®, Divalol®, Gastrovegetalin®, Kamillosan®, Kamillan®, Hingfong®, Carvomin® und Iberogast®. Die Anwendung der pflanzlichen Karminativa als Tee ist ebenso empfehlenswert.

Tab. 7.6 Pflanzliche Karminativa

Droge	Inhaltsstoffe	Wirkungen	Indikationen
Anisfrüchte	2–3 % ätherisches Öl (80–90 % trans-Anethol)	• Krampflösend • Blähungstreibend	• Krampfartige Magen-Darm-Beschwerden • Blähungen
Fenchelfrüchte	4 % ätherisches Öl (trans-Anethol, Fenchon)	• Krampflösend • Blähungstreibend	• Krampfartige Magen-Darm-Beschwerden • Blähungen
Kamillenblüten	bis 0,4 % ätherisches Öl (Chamazulen, Bisabolol), Flavonoide, Schleim (10 %)	• Entzündungshemmend • Reizlindernd • Antibakteriell • Fungistatisch • Krampflösend	• Entzündungen und Spasmen im Magen-Darm-Trakt • Gastritis • Übelkeit, Erbrechen • Durchfall • Krämpfe
Kümmelfrüchte, -öl	3–7 % ätherisches Öl (Carvon)	• Krampflösend • Blähungstreibend • Galletreibend • Antiseptisch	• Blähungen, Völlegefühl • Verdauungsbeschwerden • Gallenbeschwerden • Darminfektionen, Durchfall
Melissenblätter, -öl	0,2 % ätherisches Öl (Citral, Citronellal), Gerbstoffe	• Beruhigend • Blähungstreibend • Krampflösend • Galletreibend	• Nervosität, nervöser Magen • Krampfartige Magen-Darm-Beschwerden, Blähungen
Pfefferminzblätter, -öl	0,5–3 % ätherisches Öl (Menthol), Flavonoide	• Antiseptisch, verdauungsfördernd • Appetitanregend • Blähungstreibend • Krampflösend • Galletreibend	• Krampfartige Beschwerden im Magen-Darm-Bereich und in der Gallenblase • Gastritis • Appetitlosigkeit • Blähungen, Durchfall
Schafgarbenkraut	0,2–1 % ätherisches Öl (Chamazulen), Flavonoide, Bitterstoffe	• Krampflösend • Blähungstreibend • Verdauungsfördernd, appetitanregend • Galletreibend • Entzündungshemmend	• Magen-Darm-Beschwerden wie Gastritis, Durchfall, Krämpfe, Appetitlosigkeit, Reizmagen • Regelbeschwerden
Rosmarinblätter	1–2,5 % ätherisches Öl, Gerbstoffe, Bitterstoffe	• Appetitanregend, verdauungsfördernd • Blähungstreibend • Galletreibend	• Appetitlosigkeit • Magen-Darm-Beschwerden, Blähungen • Gallenbeschwerden

Pflanzliche Mittel bei Darmerkrankungen in der Pflege

Wegen des **Gewöhnungseffekts** und der Gefahr des Mineralstoffverlusts sollten Tees und Fertigarzneimittel mit Anthrachinonen nicht regelmäßig angewendet werden. Hierfür sind Quellstoffe besser geeignet. Sie können zudem prophylaktisch und im Gegensatz zu Anthrachinonen auch in der Schwangerschaft angewendet werden.

Praxistipp

Gabe von Quellstoffen

Bei der Gabe von Quellstoffen achten die Pflegenden auf eine gleichzeitige ausreichende Flüssigkeitsaufnahme, da sonst der Magen-Darm-Trakt verkleben und ein Darmverschluss (*Ileus*) auftreten kann.

Tee mit pflanzlichen Karminativa sollte mit kochendem Wasser übergossen werden und abgedeckt ziehen, damit die ätherischen Öle nicht verfliegen.
Ebenso wie bei Magenerkrankungen können auch bei Darmerkrankungen die **Teemischungen** individuell kombiniert werden. Wobei es günstig ist, krampflösende Bestandteile zuzugeben, um die Verträglichkeit zu verbessern. Abführtees enthalten oft auch Choleretika, die die Wirkung unterstützen. Beispiele für die wichtigsten Indikationen sind:

- **Abführtee:** Faulbaumrinde 30 g, Sennesblätter 30 g, Pfefferminzblätter 15 g, Löwenzahnwurzel mit-kraut 25 g
- **Durchfalltee:** Brombeerblätter 40 g, Salbeiblätter 30 g, Gänsefingerkraut 20 g, Dillfrüchte 10 g
- **Karminativer Tee:** Kümmelfrüchte 20 g, Fenchelfrüchte 20 g, Anisfrüchte 20 g, Kamillenblüten 20 g, Pfefferminzblätter 20 g
- **Bäuchleintee:** Anisfrüchte 30 g, Melissenblätter 20 g, Fenchelfrüchte 20 g, Kamillenblüten 20 g, Schafgarbenkraut 10 g

7.4.3 Pflanzliche Hepatika

Hepatika sind Arzneimittel, die bei Lebererkrankungen eingesetzt werden. Die Möglichkeiten zur medikamentösen Beeinflussung von Lebererkrankungen sind begrenzt.

Hepatika verstehen

Silymarin (Legalon®) hat eine leberschützende Wirkung. Es handelt sich dabei um einen Wirkstoffkomplex aus Flavonoiden aus den **Früchten der Mariendistel.** Er stabilisiert die Zellmembranen und beschleunigt die Regeneration der Leberzellen. Silymarin kann als Hepatikum zur unterstützenden Behandlung bei chronisch entzündlichen Lebererkrankungen, Vergiftungen mit hepatotoxischen Stoffen z. B. Paracetamol oder Knollenblätterpilz und Leberzirrhose eingesetzt werden.
Pflanzliche Choleretika sind z. B. **Javanische Gelbwurzel, Curcumawurzel** (Curcumin Loges®), **Pfefferminzöl** (Divalol®Tropfen) und **Artischockenblätter** (Hepar SL®). Sie regulieren Funktionsstörungen der Leber und Galle und lindern so Verdauungsbeschwerden. Oft sind choleretische und cholekinetische Inhaltsstoffe enthalten (► 7.3.1). **Artischockenblätter** mit dem Inhaltsstoff **Cynarin** fördern neben der Gallensekretion auch den Leberstoffwechsel und senken den Cholesterinspiegel.

Hepatika in der Pflege

Sylimarinpräparate müssen oft über eine längere Zeit genommen werden. Da sie gut verträglich sind, stellt das kein Problem dar. Menschen mit akuten und chronischen Lebererkrankungen vertragen häufig keine fetthaltigen oder in Fett zubereiteten Speisen, Kohl und Hülsenfrüchte und sollten diese Nahrungsmittel meiden. Bei einer Leberzirrhose in einem fortgeschrittenen Stadium muss die Eiweiß- und Kochsalzzufuhr eingeschränkt werden. Ein großes diätetisches Problem ist der Alkohol, der bei allen Lebererkrankungen - egal welcher Ursache - absolut tabu ist.

Wiederholungsfragen

1. Wie wirken Antazida und wann werden sie eingesetzt? (► 7.1.2)
2. Warum sollen Antazida nicht mit anderen Arzneimitteln zusammen eingenommen werden? (► 7.1.2)
3. Wie wirken Protonenpumpenhemmer und H_2-Blocker und bei welchen Erkrankungen werden sie eingesetzt? (► 7.1.2)
4. Was versteht man unter einem Eradikationsverfahren? (► 7.1.2)
5. Was sind Prokinetika? (► 7.1.1)
6. Welche Wirkstoffe stehen zur Unterdrückung von starkem Erbrechen zur Verfügung? (► 7.1.1)
7. Welche Arzneimittel werden zur Behandlung der Obstipation eingesetzt und wie wirken sie jeweils? (► 7.2.1)
8. Welche Folgen hat ein Laxanzienmissbrauch? (► 7.2.1)
9. Wie sind chronisch-entzündliche Darmerkrankungen medikamentös beeinflussbar? (► 7.2.3)
10. Welche pflanzlichen Arzneimittel können bei Magen- und Darmerkrankungen gegeben werden und wie wirken sie jeweils? (► 7.4)

Arzneimittel im Stoffwechsel

Überblick

Der Stoffwechsel ist komplex. Er umfasst alle chemischen Umwandlungen von Stoffen im menschlichen Körper, die der Aufrechterhaltung der Körperfunktionen dienen. Inbegriffen sind also grob gesagt: die Aufnahme, Umwandlung und Ausscheidung von Stoffen. Für die Arzneimittellehre relevant sind vor allem der Energiestoffwechsel, insbesondere der Kohlenhydrat- und Fettstoffwechsel. Aber auch der Eiweißstoffwechsel und die Ausscheidung der Harnsäure spielen eine Rolle. Der Wasser- und Elektrolythaushalt ist nur mittelbar am Stoffwechselgeschehen beteiligt. Er steht aber in vielfältiger Wechselwirkung mit den verschiedenen Stoffwechselvorgängen, so dass er in diesem Kapitel mit besprochen wird.
Auf folgende Fragen geht das Kapitel ein:

- Welche Rolle spielt Insulin im Stoffwechsel?
- In welcher Form kann Insulin bei Diabetes eingesetzt werden und was ist dabei zu beachten?
- Welche Therapiemöglichkeiten gibt es bei Diabetes mellitus?
- Welche Probleme treten bei der Blutzuckereinstellung auf und wie wird ihnen am besten begegnet?
- Wie wirken orale Antidiabetika und welche Vor- und Nachteile besitzen die einzelnen Wirkstoffgruppen?
- Wie wirken Lipidsenker und welche Nebenwirkungen besitzen sie?
- Wie kann die Gicht behandelt werden und was ist dabei zu beachten?
- Welche Antiadiposita gibt es?
- Wie kann der Wasser- und Elektrolythaushalt medikamentös beeinflusst bzw. ausgeglichen werden?

8.1 Antidiabetika

Antidiabetika werden bei Diabetes mellitus eingesetzt und senken auf verschiedene Weise den Blutzuckerspiegel.

Definition

Diabetes mellitus

Zuckerkrankheit: Durch Insulinmangel oder verminderte Insulinempfindlichkeit des Körpers bedingte chronische Störung des Glukosestoffwechsels mit Erhöhung des Blutzuckerspiegels bei erniedrigter intrazellulärer Blutzuckerverfügbarkeit.

Hyperglykämie

Erhöhter Blutzuckerspiegel
(> 7,8 mmol/l bzw. > 140 mg/dl; Überzuckerung).

Hypoglykämie

Erniedrigter Blutzuckerspiegel
(< 2,22 mmol/l bzw. < 40 mg/dl; Unterzuckerung).

Broteinheit (BE)

Entspricht 12 g Kohlenhydraten, die mit der Nahrung zugeführt werden.

8.1.1 Insuline

Die Gabe von **Insulin** entspricht dem Prinzip der Hormonsubstitution. Insulin ist das Hormon aus den B-Zellen der Bauchspeicheldrüse, das den Blutzuckerspiegel durch mehrere Effekte zu senken vermag:

- Insulin verbessert die Aufnahme von Blutglukose in die Zellen.
- Insulin steigert die Umwandlung von Glukose in das Speicherkohlenhydrat Glykogen.
- Insulin fördert die Lipogenese, also die Umwandlung von Glukose in Fette.

Zudem hat Insulin Einfluss auf den Eiweiß- und Fettstoffwechsel. Es verhindert die Lipolyse (*Spaltung von Fett in Glyzerol und freie Fettsäuren*) und ist anabol indem es den Eiweißaufbau in den Zellen fördert (► Abb. 8.1).

Insuline verstehen

In allen Fällen des Typ-1-Diabetes (*bei völligem Funktionsausfall des Pankreas*) und beim schwer einstellbaren Typ-2-Diabetes erfolgt die Blutzuckereinstellung durch die subkutane Gabe von Insulin. Zur Diabetestherapie wird ausschließlich gentechnisch hergestelltes **Humaninsulin** verwendet.

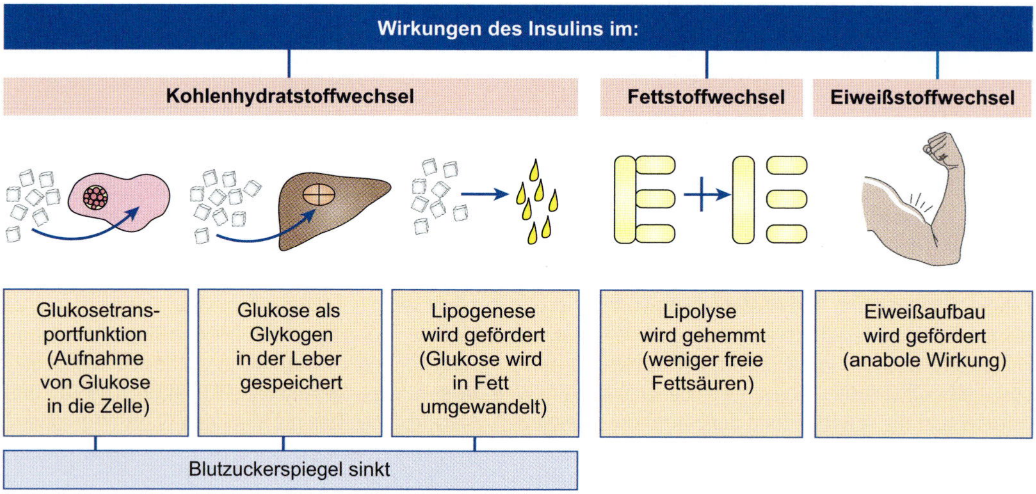

Abb. 8.1 Wirkungen des Insulins auf den Stoffwechsel [L157]

Die verschiedenen **Formen der Insuline** je nach ihrer Wirkdauer sind:

- Kurz wirkende **Altinsuline:** Wirkungsgipfel 1–2 Std. nach der Injektion, Wirkdauer ca. 4–6 Std.
- **Verzögerungsinsuline:** Wirkungsgipfel 4–12 Std. nach der Injektion, Wirkdauer bis 24 Std.
- **Mischinsuline:** Mischungen aus kurz und lang wirksamen Insulinen

Insulintherapieformen

Es gibt verschiedene Ansätze zur Steuerung einer Insulintherapie (► Abb. 8.2).

- **Konventionelle Insulintherapie:** festgelegte Injektion meist mit Mischinsulin morgens (zwei Drittel der Tagesdosis) und abends (ein Drittel der Tagesdosis) vor dem Essen. Dies erfordert genaues Einhalten der Essenszeiten.
- **Intensivierte konventionelle Insulintherapie:** ein Teil der Tagesdosis wird in Form von Altinsulin als genau berechneter Bolus vor den Mahlzeiten gegeben, der Rest abends als Verzögerungsinsulin. Dies erfordert Eigeninitiative, es ist eine bessere Einstellung des Diabetes möglich.
- **Insulinpumpentherapie** (*nur für Typ-1-Diabetiker*): Eine subkutan eingebrachte Pumpe infundiert kontinuierlich Altinsulin, vor den Mahlzeiten wird ein Bolus injiziert.
- **Basal unterstützte orale Therapie** (*BOT*): Eine einmalige Gabe von 24-Std.-Insulin (Lantus®) zur Nacht unterstützt die Therapie mit oralen Antidiabetika bei Typ-2-Diabetes.

Therapieziel beim Typ-1-Diabetiker ist immer ein möglichst normaler Blutzucker, um Wohlbefinden und Leistungsfähigkeit des Menschen wiederherzustellen und Langzeitschäden vorzubeugen. Erstrebenswert ist außerdem eine größtmögliche Flexibilität bei der Nahrungsaufnahme, um dem Patienten ein weitgehend normales Leben zu ermöglichen. Deshalb wird hier die intensivierte Insulintherapie angewendet, die allerdings eine umfassende Schulung des Diabetikers erfordert. Sie bietet jedoch auch die Chance einer relativ freien Lebensgestaltung.

Die konventionelle Insulintherapie wird hauptsächlich bei insulinbedürftigen Typ-2-Diabetikern eingesetzt. Für Typ-1-Diabetiker ist die konventionelle Insulintherapie als Notlösung anzusehen, wenn der Patient zu täglich mehrfachen Blutzuckermessungen und Insulininjektionen nicht fähig oder bereit ist.

Bei schwer einstellbaren Typ-1-Diabetikern oder bei einer geplanten Schwangerschaft kann eine **Insulinpumpentherapie** sinnvoll sein. Diese ähnelt sehr der intensivierten Insulintherapie, da auch hier das Basis-Bolus-Prinzip angewandt wird. Der Katheter liegt meist subkutan, die Pumpe selbst außerhalb des Körpers. Den ganzen Tag über wird eine fest einprogrammierte Basalrate von kurz wirksamem Insulin freigesetzt, die stündlich abgestuft vorgewählt werden kann. Zusätzlich ruft der Patient auf Knopfdruck vor Mahlzeiten einen Bolus ab, den er wie bei der intensivierten konven-

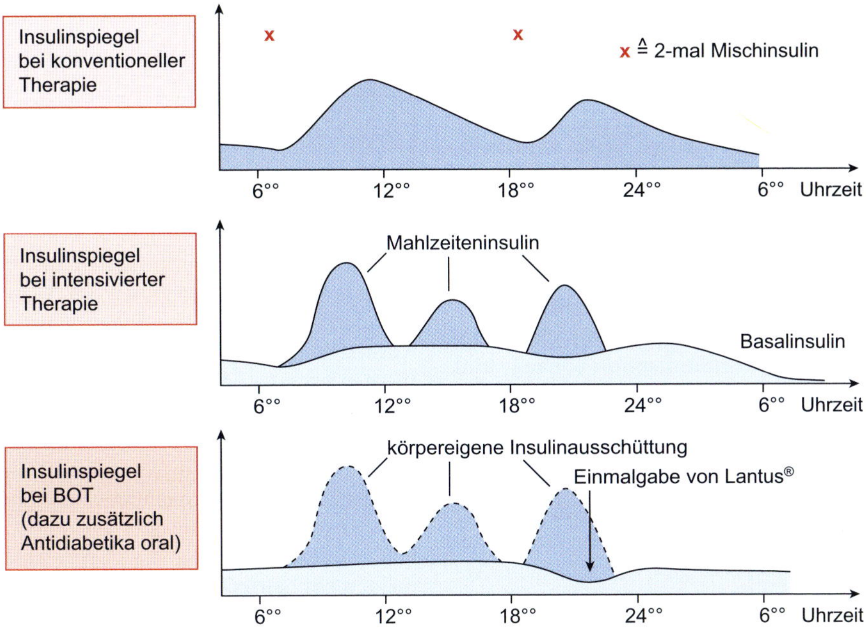

Abb. 8.2 Arten der Insulintherapie [L157]

tionellen Insulintherapie abhängig vom zuvor bestimmten Blutzuckerwert selbst aktuell berechnet. Bei Insulinpumpen mit kontinuierlich messendem Glucosesensor, der am Oberarm subkutan angebracht ist, sendet der Sensor den Blutzuckerspiegel an die Pumpe und stoppt z. B. bei Hypoglykämien die Insulinzufuhr automatisch.

Arten der Insuline

Altinsuline (*Normalinsuline*), z. B. Huminsulin Normal®, sind kurz wirksame Insuline, die gentechnisch (*Humaninsulin*) gewonnen werden. Sie sind Mittel der Wahl bei einer Neueinstellung des Diabetes. Durch i. v.-Gabe sind bei diesen Insulinen eine schnelle Anflutung und damit eine gute Steuerbarkeit gegeben. Altinsulin ist 4–8 Std. wirksam.

Prinzipiell gibt es **zwei Wirkstärken:**

- 40 IE/ml (Spritze)
- 100 IE/ml (Patronen in Insulinpumpen und im Pen, z. B. Insulin Actrapid®Penfill)

Altinsuline werden v. a. zur Erst- und Neueinstellung des Diabetes, zur Insulinpumpentherapie, im Coma diabeticum, perioperativ und in der Intensivtherapie eingesetzt. Die Gabe von Altinsulinen ist s. c. und i. v. möglich.

Verzögerungsinsuline (*Depotinsuline*), z. B. Insuman basal® und Protaphane®, sind gekennzeichnet durch eine lang anhaltende, kontinuierliche Wirkstoffabgabe. Dazu werden die Insuline an Eiweiße oder an Protamin-Zink gekoppelt. Durch die Depotwirkung sind weniger Insulininjektionen erforderlich. Die Wirkdauer der Insuline beträgt 12–18 Std. Die lange Wirkdauer bedingt allerdings eine schlechtere Steuerbarkeit.

Mischinsuline, z. B. Actraphane® oder Insumancomb®, sind fixe Kombinationen von kurz wirksamen Insulinen mit Verzögerungsinsulinen. Dies wird im Namen des Präparats in Form von Zahlenkombinationen angegeben, z. B. Actraphane®30. Hierbei steht „30“ für 30 % Normalinsulin, entsprechend sind 70 % Verzögerungsinsulin. Ihr Hauptanwendungsgebiet ist die konventionelle Insulintherapie.

Verzögerungs- und Mischinsuline dürfen nur s. c. gespritzt werden.

Insulinanaloga unterscheiden sich chemisch geringfügig vom Normalinsulin und werden ebenfalls gentechnisch hergestellt. Einige wirken entweder deutlich schneller und kürzer als Normalinsulin, sodass kein Spritz-Ess-Abstand eingehalten werden muss.

Andere Vertreter sind besonders lange (bis zu 24 Std.) wirksam und können dadurch v. a. für Typ-1-Diabetiker zur Abdeckung der basalen Insulinrate oder zur BOT eingesetzt werden.
Insulinanaloga sind z. B.:
- Insulin lispro, z. B. Humalog®; kurz wirksames Insulinanalogon
- Insulin glargin, z. B. Lantus® oder Insulin detemir, z. B. Levemir®; lang wirksame Insulinanaloga

Insuline in der Pflege

Für die **Insulintherapie gilt grundsätzlich:**
- Die Insulintherapie ist unphysiologisch, da die Mahlzeit von der Insulininjektion abhängt und nicht die Insulinausschüttung von der Mahlzeit.
- Es besteht immer Hypoglykämiegefahr.
- 1 IE Normalinsulin senkt den BZ um ungefähr 30 mg/dl; tageszeitliche Schwankungen, erhöhte Insulinempfindlichkeit durch körperliche Aktivität.
- Die Therapie erfordert eine angepasste Ernährung.
- Bei besonderen Belastungen wie z. B. neue Arbeitsstelle, Sporturlaub oder Operation ist eine Neuanpassung der Insulindosis erforderlich.

Kritischer Blick

Pro und Contra: Insulin spritzen – Nein, danke!

Typ-2-Diabetiker, die schlecht einzustellen sind, werden auf Insulin umgestellt entweder auf BOT oder reine Insulintherapie.

Pro

- Mit Insulin kann der Blutzuckerwert sehr gut kontrolliert und in einen normalen Bereich gebracht werden.
- Insulin ist eine physiologische Substanz, deren Wirkung der natürlichen Hormonwirkung entspricht.
- Insulin hat bei richtiger Dosierung im Vergleich zu oralen Antidiabetika viel weniger Nebenwirkungen.
- Die Spätfolgen des Diabetes sind bei schlechter Einstellung lebensgefährlich oder beeinträchtigen stark die Lebensqualität, mit Tabletten allein sind sie oft nicht zu verhindern.
- Bei guter Einstellung auf Insulin sind mehr Freiheiten beim Essen und im Alltag möglich.

Contra

- Insulin muss gespritzt werden, dies stellt einen unphysiologischen Eingriff in den Körper dar, der mit Risiken verbunden ist und eine Schulung zu Handhabung voraussetzt.
- Insulintherapie erfordert spezielle Regeln zur Ernährung, z. B. Spritz-Ess-Abstand.
- Durch Insulin bekommt man mehr Appetit, was das Problem Übergewicht noch verstärkt.
- Es besteht immer das Risiko der Hypoglykämie, die akut lebensgefährlich ist.
- Der Leidensdruck der Diabetiker ist trotz schlechter Werte oft nicht so hoch, dass sie bereit sind, sich zu spritzen.

Der Vorteil der **konventionellen Insulintherapie** ist, dass nur zwei Injektionen am Tag nötig sind, die auch vom ambulanten Pflegedienst verabreicht werden können, falls der Patient die Selbstinjektion nicht erlernt. Der Nachteil ist, dass der Tages- und Essensablauf des Patienten völlig an das Wirkprofil des Insulins angepasst werden müssen. Das Auslassen von Mahlzeiten bei Appetitlosigkeit oder Mahlzeitenverschiebungen, etwa bei Einladungen, sind wegen der Hypoglykämiegefahr kaum möglich. Außerdem gelingt die Blutzuckereinstellung meist nicht befriedigend.
Vorteilhaft ist die **intensivierte Insulintherapie** wegen der guten Stoffwechsellage und der tageszeitlichen Flexibilität des Patienten. Insbesondere Erwachsene mit unregelmäßigem Tagesablauf kommen mit der intensivierten Insulintherapie gut zurecht. Jedoch muss der Patient vor jeder Mahlzeit den Blutzucker messen und entsprechend Insulin spritzen, was bis zu zehn Nadelstiche pro Tag erfordern kann. Die Berechnung der jeweils notwendigen Insulindosis und die Korrektur von Blutzuckerschwankungen können nur von gut geschulten Patienten geleistet werden.

Praxistipp

Spritz-Ess-Abstand und Zwischenmahlzeiten

Bei Mischinsulinen sind auf jeden Fall ein Spritz-Ess-Abstand, d. h. ein zeitlicher Abstand zwischen der Insulininjektion und der folgenden Mahlzeit und die Einnahme von Zwischenmahlzeiten erforderlich. Bei kurz wirksamen Insulinanaloga ist beides nicht nötig. Möchte der Diabetiker doch eine Zwischenmahlzeit einnehmen, muss meist nochmals Insulin gespritzt werden.
Bei Altinsulin ist die Frage des Spritz-Ess-Abstandes umstritten, nicht wenige Wissenschaftler sind der Ansicht, dass die Insulininjektion zu Beginn der Mahlzeit ausreicht. Jeder Diabetiker wird nur durch regelmäßige und nach jeder Therapieumstellung verstärkte Blutzuckerselbstkontrollen herausfinden, wie er seine Stoffwechselführung optimieren kann.

Dosierung

Alle Insuline werden nach **Internationalen Einheiten** (kurz: *IE*) dosiert. In Deutschland sind zurzeit Insuline für Einmalspritzen in den Konzentrationen 40 IE/ml und 100 IE/ml im Handel. Der Patient oder die Pflegenden müssen darauf achten, dass er die passende Spritze verwendet. Ampullen für Insulin-Pens enthalten immer 100 IE/ml und sind meist durch Zusatz „100“, „Penfill“ oder „für Pens“ gekennzeichnet. Aus ihnen kann im Notfall in aller Regel auch in eine Spritze aufgezogen werden. Achtung: passende Spritze verwenden. Außerdem sind verschiedene Fertigspritzen und -Pens im Handel.

Vorsicht

Verschiedene Insulineinheiten in Spritze und Pen

Beim Aufziehen des Insulins mit einer „normalen" Insulinspritze aus der Penpatrone sind die evtl. **abweichenden Einteilungen der Insulineinheiten** auf der Spritze zu beachten und ggf. umzurechnen.

Insulininjektion

Insulin wird – abgesehen von der intravenösen Injektion durch den Arzt oder in der Intensivpflege – immer **subkutan** gespritzt. Dabei sind die Injektionsstellen systematisch zu wechseln, um Veränderungen des Unterhautfettgewebes zu verhindern (▸ Abb. 8.3). Diese sind nicht nur kosmetisch störend, sondern verändern auch die Insulinresorption. Eine Hautdesinfektion vor der Injektion ist nicht zwingend notwendig, wenn der Patient das Insulin selbst injiziert, da Konservierungsmittel in den Präparaten enthalten sind, wodurch sich eine zusätzliche Desinfektion erübrigt. Pflegende müssen wegen ihrer Sorgfaltspflicht nach Maßgabe des Robert Koch-Instituts vor Insulininjektionen und allen anderen Injektionen stets eine Hautdesinfektion durchführen.

Üblicherweise benutzen Diabetiker Fertigpens, die nach Benutzung weggeworfen werden oder Pens, die mit Patronen „nachgeladen“ werden können. Auch Insulinpumpen werden mit speziellen Patronen befüllt. Es empfiehlt sich für den Fall eines Defekts des Pens oder der Pumpe, einen Ersatzpen oder Einmalspritzen mit passendem Insulin zu Hause zu haben und damit umgehen zu können.

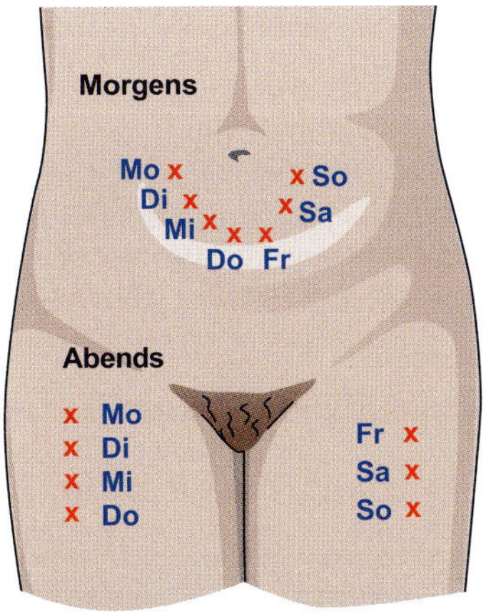

Abb. 8.3 Spritzenkalender. Beispiel für die Insulininjektion (zwei Injektionen täglich). Bevorzugter Bereich ist das Unterhautfettgewebe des Bauches und des Oberschenkels, weil der Patient bzw. die Patientin es bei der Selbstinjektion gut erreicht. [L157]

Praxistipp

Intravenöse Insulintherapie

Wird eine intravenöse Insulintherapie durchgeführt, muss der Blutzuckerspiegel zu Beginn stündlich, im Verlauf 2–4-stündlich gemessen werden, bei schwierigen Stoffwechselentgleisungen entsprechend häufiger.

Praxistipp

Die richtige Technik: Schritt für Schritt

- Verzögerungsinsulin vor dem Aufziehen durch mehrfaches Kippen (Pen) oder Rollen (Flaschen, Ampullen) durchmischen. Es sieht dann milchig trüb aus.
- Nicht schütteln, da dies zur Schaumbildung und Schädigung des Insulins führen würde.
- Bei Ampullen bzw. Fläschchen Gummipfropfen mit Alkoholtupfern desinfizieren, Ampulle kippen und das Insulin aufziehen
- Luft zur Nadelspitze klopfen und Luftblasen sowie zu viel aufgezogenes Insulin in die Ampulle zurückspritzen, beim Pen ggf. 1–2 Einheiten „wegspritzen".
- An der geplanten Injektionsstelle eine Hautfalte abheben und s. c. injizieren, nicht aspirieren.

Bei **Pen-Injektionen** ist folgendes zu beachten:

- Insulinpatronen für Pens enthalten U-100-Insulin (1 ml = 100 IE). Einige Insulinspritzen sind dagegen auf U-40-Insulin (1 ml = 40 IE) ausgelegt.
- Bei Insulin-Pens ist es üblich, dass der Patient die Einmalkanülen mehrfach verwendet. Da jedoch Injektionsnadeln gemäß dem Gesetz nur nach den Vorgaben der Hersteller verwendet

werden dürfen, haftet bei daraus resultierenden Komplikationen wie z. B. lokalen Infektionen allein der Anwender. Wird das Insulin von den Pflegenden verabreicht, wechseln sie die Injektionsnadel des Pens bei jedem Gebrauch.
- Bei Mehrfachverwendung der Injektionsnadeln ist vor jeder Injektion die Durchgängigkeit durch Abgabe von 1–2 IE Insulin zu prüfen (*Probeklick*).
- Vor dem Einsetzen einer neuen Patrone den Kolben ganz zurückdrehen. Bei älteren Geräten erfolgt dies über den Dosierknopf.
- Nach der Injektion die Nadeln vom Pen abziehen, damit keine Luft in die Patrone gelangt.
- Kanülen sind Einwegprodukte und deshalb nach jedem Gebrauch sachgerecht zu entsorgen.

Wie schnell und wie lange das gespritzte Insulin wirkt, hängt von mehreren Faktoren ab. In den Bauch gespritztes Insulin wird schneller resorbiert als das in den Oberschenkel gespritzte. Deshalb ist das Insulin nicht planlos, sondern nach einem festen Muster gespritzt werden. Altinsulin sollte man, um einen schnelleren Wirkeintritt zu erzielen s. c. in den Bauch spritzen. Meist ist es sinnvoll, die letzte Insulingabe des Tages (meist Verzögerungsinsulin) in den Oberschenkel zu injizieren. Bei der Injektion in den Bauch sind rund 2 cm Abstand vom Nabel einzuhalten. Wird in den Oberschenkel immer in die Außenseite gespritzt, sollte dies mindestens eine Handbreit über dem Knie erfolgen. Die Injektion in die Außenseite des Oberarms ist problematisch, da eine versehentliche i. m.-Injektion relativ häufig ist. Manche Diabetiker spritzen aber ihr Normalinsulin bei drohender Hyperglykämie absichtlich i. m., um eine schnellere Wirkung zu erzielen. Nach Reiben der Injektionsstelle, Wärme (warmes Baden, Saunabesuch) oder Muskelarbeit tritt die Insulinwirkung schneller ein.

Insulinlagerung

Wie bei allen Arzneimitteln ist das Haltbarkeitsdatum auf der Flasche zu beachten. Der **Insulinvorrat** wird bei einer Temperatur von 2–8 °C gelagert, z. B. im Butter- oder Gemüsefach des Kühlschranks. Durch Tiefgefrieren wird Insulin komplett wirkungslos. Auch Hitze beeinträchtigt die Wirkung, z. B. im Handschuhfach des Autos, weil es dann ausflockt und unwirksam wird. Den Pen, den der Patient gerade benutzt, kann er aber zu Hause 3–4 Wochen bei Zimmertemperatur lagern (Anbruchdatum aufschreiben). Einmal in Gebrauch befindliche Pens dürfen wegen der Gefahr der Luftblasenbildung nicht im Kühlschrank aufgehoben werden. Im Krankenhaus können angebrochene Insulinfläschchen wegen der Benutzung durch mehrere Personen und wegen der keimbelasteten Umgebung nur 2 Wochen bei Zimmertemperatur gelagert werden. Auf Reisen gehören Insulin und Spritzbesteck in das Handgepäck (je nach Umgebungstemperatur am Körper tragen oder in einem Thermobehälter aufheben).

Unerwünschte Wirkungen

Abgesehen von lokalen Irritationen an der Einstichstelle sind an unerwünschten Effekten bei der Therapie mit Insulin vorrangig die Fehleinstellung des Blutzuckerspiegels zu nennen. Dies ist in der Form der Hyper- bzw. Hypoglykämie möglich. Die Pflegenden kontrollieren den Blutzuckerspiegel des Patienten sowie die Durchführung seiner Insulintherapie und achten auf Zeichen einer Entgleisung des Blutzuckerspiegels (► Tab. 8.1). Zu unterscheiden ist der Nüchtern-Blutzucker und der **Postprandial-Blutzucker,** der nach dem Essen gemessen wird.
- Bei **Hyperglykämie** sind die Menschen müde und nicht leistungsfähig. Erfragt werden kann eine Polyurie mit vermehrtem Durst. Bei zunehmender hyperglykämischer Entgleisung treten Übelkeit und eine allgemeine Verlangsamung bis zum Koma auf.
- Bei **Hypoglykämie** stehen Heißhunger, Unruhe, Schwitzen und Tachykardie im Vordergrund. Gefährlich sind die zentralnervösen Ausfälle wie Geh- und Sprachstörungen. Der hypoglykämische Schock ist ein lebensgefährlicher Notfall.

Fallbeispiel

Hypo- oder Hyperglykämie?

Als die Pflegefachfrau Renate zu Herrn Schmidt ins Zimmer kommt, geht es ihm nicht gut. Ihm ist schwindlig, er fühlt sich schlapp und hat Wortfindungsstörungen. Herrn Schmidt ist Diabetiker und spritzt Insulin.

Erläuterungen

Bei dieser unspezifischen Symptomatik kann es sich sowohl um eine Hypo- als auch um eine Hyperglykämie handeln. Es ist ratsam, den Blutzuckerwert zu bestimmen. Im Zweifel bekommt Herr Schmidt zunächst Glukose, da die Hypoglykämie akut deutlich gefährlicher ist. Hier kann es zu irreversibler Hirnschädigung kommen, da die Glukose zur Versorgung der Nervenzellen fehlt. Ist der Blutzuckerwert bestimmt, wird entsprechend gehandelt (Insulingabe bei Hyperglykämie, Glukosegabe bei Hypoglykämie).

Tab. 8.1 Häufige Probleme bei der Blutzuckereinstellung und deren mögliche Ursachen

Hyperglykämie	Hypoglykämie
Nüchtern: abendliches Insulin zu wenig oder Injektionszeitpunkt zu früh am Abend, Spätmahlzeit oder Abendbrot zu reichlich, nächtliche Hypoglykämie (mit Gegenregulation)	**Nüchtern:** Verzögerungsinsulin am Abend zu hoch, Spätmahlzeit zu gering, Alkoholgenuss, Sport
Morgendlicher Postprandial-Blutzucker. (*nach dem Frühstück*): Spritz-Ess-Abstand zu kurz, zu viele Broteinheiten für die gespritzten Insulineinheiten, Broteinheiten-Zusammensetzung ungünstig (leicht resorbierbare Kohlenhydrate)	**Morgendlicher Postprandial-Blutzucker** (*nach dem Frühstück*): Frühstück zu gering, Insulin am Morgen zu hoch dosiert, Alkoholgenuss, Sport
Nachmittags: Mittags- oder Nachmittagsmahlzeit zu reichlich, Normalinsulin zum Mittag zu gering	**Nachmittags:** Basalrate zu hoch, Normalinsulin am Mittag zu hoch, Mittags- bzw. Nachmittagsmahlzeit zu gering, Alkoholgenuss, Sport
Vor dem Schlafengehen: Abendbrot zu reichlich, Zusammensetzung ungünstig, Normalinsulin zum Abendbrot zu gering, Spritz-Ess-Abstand zu kurz	**Vor dem Schlafengehen:** Abendbrot zu gering, Normalinsulin zum Abendbrot zu hoch, Alkoholgenuss, Sport
Nachts: Spätmahlzeit zu reichlich, Basalrate zu gering	**Nachts:** Spätmahlzeit zu gering, Basalrate zu hoch, Alkoholgenuss, Sport

Vorsicht

Hypoglykämie

Die **Hauptsymptome nächtlicher Hypoglykämien** sind Unruhe, Schwitzen, Albträume sowie Auffälligkeiten in Gestik und Sprache des Menschen. Unter Therapie mit insulinotropen Substanzen oder Insulin treten solche Hypoglykämien relativ häufig auf.

Langjährige Diabetiker schlafen häufig trotzdem weiter, sodass den Pflegenden nur ein vermehrtes Schwitzen des Menschen auffällt:

- Die Pflegenden wecken dann den Patienten und kontrollieren den Blutzucker. Bei niedrigem Blutzucker soll der Patient Kohlenhydrate wie z. B. vier Plättchen Traubenzucker oder Apfelsaft und Brot zu sich nehmen. Traubenzucker und Apfelsaft wirken schnell, Brot hält länger vor.
- Lässt sich der Patient nicht wecken, benachrichtigen die Pflegenden **sofort** den Arzt. Danach wird der Blutzucker bestimmt.

Praxistipp

Traubenzucker

Die Pflegenden müssen Diabetiker darüber informieren, immer Traubenzucker in ihrer Nähe zu haben. Traubenzucker gehört wie das Insulin in die Reiseapotheke.

Praxistipp

Therapiekontrolle: HbA_{1c}-Wert

Die Bestimmung des **Glykohämoglobins HbA_{1c}** im Blut erlaubt eine Aussage über den mittleren Blutzuckerspiegel der vergangenen 6–8 Wochen und damit eine Behandlungskontrolle. Dieser Test beruht darauf, dass sich in Abhängigkeit vom Blutzuckerspiegel Glukose fest an die Hämoglobinmoleküle anlagert und diese Verbindung bis zum normalen Abbau des Hämoglobinmoleküls bestehen bleibt. Der Anteil dieses „gezuckerten" Hämoglobins kann laborchemisch gemessen werden.

Beim Gesunden beträgt der Anteil des HbA_{1c} bis ca. 6,4 %, abhängig von der Bestimmungsmethode. Ein HbA_{1c} unter 6,5 % spricht für eine sehr gute Stoffwechseleinstellung, ein HbA_{1c} über 8 % bedeutet eine unbefriedigende Stoffwechselführung.

Fallbeispiel

„Mir geht es doch gut bei diesem Wert."

Da sich der Blutzuckerwert nicht mehr mit oralen Antidiabetika einstellen lässt, soll Frau Heise nun Insulin spritzen. Sie lehnt das jedoch ab. „Es reicht doch, wenn mein Wert einigermaßen ist, mir geht es doch gut", argumentiert sie. Ihr HbA_{1c}-Wert liegt bei 8,3 %. Spürbare Symptome von Spätfolgen des Diabetes hat sich (noch) nicht.

Erläuterungen

Bei einem HbA_{1c}-Wert von über 8 % ist es wichtig, die Therapie des Diabetes zu optimieren, denn Spätfolgen bleiben bei dauerhaft erhöhten Blutzuckerwerten nicht aus, auch wenn Frau Heise momentan noch keine Probleme hat. Die Schäden an den Blutgefäßen können auch akut lebensbedrohliche Erkrankungen wie Schlaganfall oder Herzinfarkt verursachen. Sind alle therapeutischen Optionen ohne Insulin ausgeschöpft, ist eine Insulintherapie dringend angezeigt. Die Pflegenden sollten Frau Heise entsprechend aufklären.

Insulin steigert das **Hungergefühl.** Bei Typ-2-Diabetikern kann es bei Umstellung auf Insulin, besonders wenn die Insulindosis nicht gut an die Kohlenhydratzufuhr angepasst ist, zu einer **Gewichtszunahme** kommen. Dies lässt sich durch gute Einstellung vermeiden.

Fahrtauglichkeit und Alkoholkonsum

Alkohol in kleinen Mengen in Verbindung mit einer Mahlzeit ist erlaubt.

Vorsicht

Alkohol und Blutzucker

Alkohol senkt den Blutzucker. **Unterzuckerungen** können auftreten. Besonders bei gleichzeitiger Insulinapplikation.

Viele Patienten fragen sich: Beeinträchtigt Insulin die Fahrtauglichkeit? Insulin selbst macht nicht müde bzw. verringert das Reaktionsvermögen nicht. Bei Unterzuckerungen besteht jedoch durch Konzentrations-, Seh- bzw. Koordinationsstörungen keine Fahrtauglichkeit. Bei starkem Sinken des Blutzuckers sollte man Traubenzucker oder zuckerhaltige Getränke zu sich nehmen.

Vorsicht

Injektion in den Oberschenkel

Bei Injektion in den Oberschenkel entsteht durch die Bedienung der Pedale beim Autofahren eine **stärkere Durchblutung** und das **Insulin wirkt schneller.**

8.1.2 Orale Antidiabetika

Vor der Medikation sind bei Typ-2-Diabetikern nichtmedikamentöse Maßnahmen angezeigt. Häufig reicht bei adipösen Patienten konsequentes Einhalten einer **kalorienreduzierten Kost,** die zur Gewichtsreduktion führt. Auf Ein- und Zweifachzucker sollte weitestgehend verzichtet werden. Unterstützend wirkt **körperliche Bewegung.** Erst wenn durch diese Maßnahmen keine ausreichende Senkung des Blutzuckers zu erzielen ist, wird eine medikamentöse Therapie mit **oralen Antidiabetika** begonnen.

Orale Antidiabetika verstehen

Orale Antidiabetika (► Tab. 8.2) entsprechen entweder dem insulinotropen oder nicht insulinotropen Wirktyp. Insulinotrope Antidiabetika steigern die Insulinsekretion aus der Bauchspeicheldrüse. Dies setzt allerdings eine sekretorische Restaktivität der Bauchspeicheldrüse voraus. Nicht insulinotrope Arzneistoffe verbessern meist die Wirkung des ausgeschütteten Insulins. Die neueren Inkretinverstärker stimulieren bedarfsgerecht also glukoseabhängig die Insulinbildung in den β-Zellen.

Sulfonylharnstoffe stimulieren die Insulinfreisetzung aus den β-Zellen des Pankreas unabhängig von der Blutglukosekonzentration (*insulinotrope Wirkung*). **Metformin** (z. B. Glucophage®) vermindert die Zuckerneubildung in der Leber, fördert den Zuckereinstrom in die Muskulatur und scheint auch die Resorption aus dem Darm zu vermindern. Wegen der möglichen, schwer behandelbaren Ausbildung einer Laktatazidose (*Stoffwechselentgleisung mit Verschiebung des Blut- und Gewebe-pH-Werts*) müssen die Kontraindikationen von Metformin streng beachtet werden. Metformin ist insbesondere bei stark adipösen Menschen unter 65 Jahren angezeigt.

Die **α-Glukosidasehemmer** sind im Dünndarmepithel wirksam. Dort wird der Zucker in Glukosemoleküle gespalten, um anschließend resorbiert werden zu können. Für diesen Prozess ist die α-Glukosidase notwendig. Durch ihre Hemmung wird Glukose verzögert aufgenommen. **Glinide** sind prandiale Glukoseregulatoren. Sie steigern ähnlich wie die Sulfonylharnstoffe die Insulinfreisetzung aus der Bauchspeicheldrüse durch Blockade der Kaliumkanäle in den β-Zellen des Pankreas. Der Vorteil der Glinide ist, dass sie sehr schnell und kurz wirken. So verhindern sie v. a. den sehr starken Blutzuckeranstieg nach dem Essen (*postprandial*), der typisch für Typ-2-Diabetiker ist. **Glukose-Rückresorptionshemmer** sorgen dafür, dass mehr Glukose über die Nieren und mit dem Harn ausgeschieden wird. Sie hemmen einen Glukosetransporter, der die Glukose aus dem Primärharn zurück in das Blut befördert.

Tab. 8.2 Orale Antidiabetika und Inkretinmimetika

Wirkstoffgruppe		Wirkstoffe (Handelspräparate)	Wirkprinzip
Insulinotrope Antidiabetika	Sulfonylharnstoffe	Glibenclamid (Glib ratio S®), Glimepirid (Amaryl®)	Verstärkung der Insulinausschüttung, längere Wirkung
	Glinide	Repaglinid (Novonorm®)	Verstärkung der Insulinausschüttung, schnelle und kurze Wirkung
Nicht insulinotrope Antidiabetika	Biguanide	Metformin (Glucophage®)	Verstärkung der Insulinwirkung an den peripheren Geweben
	α-Glukosidasehemmer	Acarbose (Glucobay®)	Verminderte Glukoseresorption in der Dünndarmschleimhaut
	Insulinsensitizer	Pioglitazon (Actos®)	Verstärkung der Insulinwirkung an den peripheren Geweben
	Glukose-Rückresorptionshemmer	Dapagliflozin (Forxiga®)	Verstärkte Ausscheidung von Glukose über den Urin
Inkretinverstärker	Inkretinmimetika	Exenatid (Byetta®), Liraglutid (Victoza®), Dulaglutid (Trulicity®)	Agonisten am Inkretinrezeptor und dadurch bedarfsgerechte (glukoseabhängige) Insulinausschüttung
	Gliptine	Sitagliptin (Januvia®), Vildagliptin (Galvus®)	Hemmung des Inkretinabbaus

Insulinsensitizer (*Glitazone*) sind Agonisten am PPAR-γ-Rezeptor, der in Fettgewebe- und Muskelzellen den Kohlenhydrat- und Fettstoffwechsel reguliert. Wird der Rezeptor aktiviert, speichert das Fettgewebe mehr Glukose, die Lipolyse wird gebremst und weniger freie Fettsäuren zirkulieren im Plasma. Die Zahl der Insulinrezeptoren steigt und die Insulinempfindlichkeit nimmt zu. Dadurch speichert das Muskelgewebe mehr Glukose, weshalb der Blutzuckerspiegel sinkt.

Eine neue Gruppe der Antidiabetika sind die **Inkretinverstärker.** Sie ahmen physiologische Effekte des Inkretinhormons GLP-1 (*Glucagonlike Peptid 1*) nach (*Inkretinmimetika*) oder verstärken seine Wirkung, indem sie dessen Abbau hemmen (*Gliptine*). Das im Darm zu den Mahlzeiten gebildete Inkretinhormon stimuliert bedarfsgerecht die Insulinbildung in den Betazellen. Die Insulinbildung erfolgt streng glukoseabhängig. Wird keine Glukose aufgenommen, wird auch kein Insulin ausgeschüttet. Um eine optimale Wirkung zu erreichen, werden meist orale Antidiabetika mit verschiedenen Wirkprinzipien kombiniert (▸ Abb. 8.4).

Orale Antidiabetika in der Pflege

Die Pflegenden motivieren den Typ-2-Diabetiker, folgende **allgemeinen Maßnahmen** einzuhalten:

- Gewicht reduzieren bei Übergewicht
- So viel Bewegung wie möglich
- Auf abwechslungsreiche Ernährung achten
- Essen von Süßspeisen, Kuchen, Zucker nur in kleinen Mengen und zusammen mit anderen Nahrungsmitteln
- Auf versteckte Zucker in Nahrungsmitteln achten
- Vorbeugung von Folgeerkrankungen des Diabetes, z. B. Vorsorgeuntersuchungen, professionelle Fußpflege

Einnahmehinweise

Die **Einnahme oraler Antidiabetika** sollte zum jeweils gleichen Zeitpunkt erfolgen. Einnahmefehler, z. B. Vergessen einer Einzeldosis, dürfen niemals durch eine anschließende erhöhte Einnahme ausgeglichen werden. Auch sollten Patienten die Dosierung nicht eigenmächtig ändern oder die Einnahme weglassen. Je nach Wirkstoff gelten unterschiedliche Einnahmeempfehlungen (▸ Tab. 8.3).

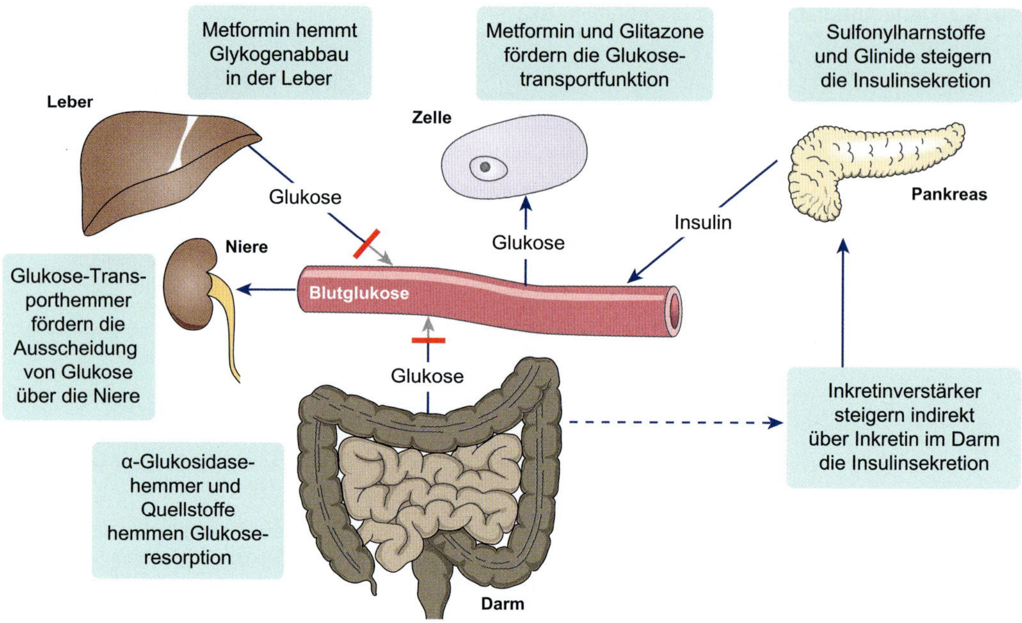

Abb. 8.4 Wirkungen von Insulin und oralen Antidiabetika [L157]

Tab. 8.3 Einnahmehinweise für orale Antidiabetika

Wirkstoffgruppe	Wirkstoffe (Handelspräparate)	Einnahmehinweis
Sulfonylharnstoffe und Kombinationen	Glibenclamid (Glib ratio S®)	15–30 min vor dem Essen
	Glimepirid (Amaryl®)	Unmittelbar vor dem Frühstück
Metformin und Kombinationen	Metformin (Siofor®, Diabesin®), Metformin + Sitagliptin (Janumet®, Velmetia®), Metformin + Dapagliflozin (Xigduo®), Metformin + Pioglitazon (Competact®), Metformin + Saxagliptin (Komboglyze®)	Nach dem Essen
α-**Glukosidasehemmer**	Acarbose (Glucobay®)	Mit dem ersten Bissen der Mahlzeit
Glinide	Repaglinid (NovoNorm®)	Zu Beginn einer Mahlzeit

Die wichtigsten **Nebenwirkungen** der oralen Antidiabetika sind:

- Gastrointestinale Störungen
- Allergische Reaktion
- Hypoglykämien durch Überdosierungen, v. a. durch die Sulfonylharnstoffe
- Laktatazidose, selten, bei Metformin
- Ödeme, Insulinsensitizer

Die häufigsten unerwünschten Wirkungen von **Metformin** sind Magen-Darm-Beschwerden wie Übelkeit, Erbrechen, Bauchschmerzen. Diese können jedoch auch Anzeichen einer beginnenden Laktatazidose sein.

Definition

Laktatazidose

Stoffwechselbedingte (*metabolische*) Übersäuerung durch erhöhten Milchsäurespiegel im Blut, kann zum Tode führen.

Vorsicht

Erste Zeichen einer Laktatazidose

Bei **heftigen Beschwerden und evtl. Durchfall** sollte sofort der Arzt informiert werden. Es könnten erste Zeichen einer Laktatazidose sein. Selten treten Kopfschmerzen, Schwindel oder Blutbildveränderungen auf.

Bei dem **α-Glukosidasehemmer** Acarbose (Glucobay®) sind Blähungen und Völlegefühl häufige unerwünschte Wirkungen und Folge der nicht resorbierten Kohlenhydrate im Dickdarm. Sie können durch eine einschleichende Dosierung vermindert werden. Verstärkt werden sie, wenn zu viele Kohlenhydrate, besonders Zucker, gegessen werden.
Obwohl die Hypoglykämiegefahr nicht so hoch ist wie bei der Insulintherapie, kann es bei den **Sulfonylharnstoffen** (Glibenclamid und Glimepirid) v. a. bei Überdosierung oder bei Gabe zur falschen Tageszeit bzw. Essen von zu wenig Kohlenhydraten zu ernsten und lang dauernden Hypoglykämien kommen. Wenn der Zuckerwert zu niedrig ist, sollten sofort Glukose, Zucker oder zuckerhaltige Getränke verzehrt werden. Weitere unerwünschte Wirkungen der Sulfonylharnstoffe sind Magen-Darm-Beschwerden wie Übelkeit und Erbrechen oder allergische Hautreaktionen. Auch bei **Gliniden** können, wenn nach der Einnahme nichts gegessen wird, Hypoglykämien auftreten. Den erwünschten Effekten der Glitazonen stehen als wichtigste **unerwünschte Wirkungen** eine Gewichtszunahme, Leberschäden, eine Anämie und Ödeme – v. a. der Beine – gegenüber. Da Pioglitazon das Risiko für Blasenkrebs geringfügig erhöhen kann, darf es nur sehr eingeschränkt verordnet werden.

Wechselwirkungen

Die **Wirkung oraler Antidiabetika** wird durch viele andere Arzneimittel beeinflusst. Besonders die blutzuckersenkende Wirkung kann durch Enzymhemmung oder synergistische (*gleichgerichtete*) Wirkung verstärkt werden. Wichtige Beispiele für Arzneimittel, die die Wirkung der oralen Antidiabetika, v. a. der Sulfonylharnstoffe verstärken, sind Betablocker, Salicylate, orale Antikoagulanzien und Fibrate. Auch in Verbindung mit Alkohol kann der Blutzuckerspiegel stärker sinken.

Fahrtauglichkeit und Alkoholkonsum

Alkohol in kleinen Mengen in Verbindung mit einer Mahlzeit ist erlaubt. Er senkt den Blutzucker, Unterzuckerungen können auftreten, besonders bei Einnahme von Sulfonylharnstoffen: Glibenclamid, Glimepirid. Menschen mit Metformin sollten auf Alkohol verzichten, da mehr Nebenwirkungen auftreten können.
Orale Antidiabetika machen nicht müde bzw. verringern das Reaktionsvermögen nicht. Bei Hypoglykämie besteht allerdings durch Konzentrations-, Seh- oder Koordinationsstörungen keine **Fahrtauglichkeit.** Hypoglykämien treten besonders bei Therapie mit Sulfonylharnstoffen (Glibenclamid, Glimepirid) auf, wenn nicht ausreichend Kohlenhydrate gegessen werden. Auch bei hohen Zuckerwerten kann die Fahrtauglichkeit, z. B. durch Müdigkeit oder Sehstörungen, beeinträchtigt sein.

Praxistipp

Diabetesmentoren

Eine wichtige Aufgabe in der Diabetestherapie fällt den Pflegenden zu. Speziell geschulte Diabetesmentoren schulen Patienten und Mitarbeitende im korrekten Umgang mit Erkrankung, Diät, Insulintherapie und Verhalten bei Hypo- bzw. Hyperglykämien. Patienten sollten darüber informiert werden, regelmäßig Diabetesschulungen aufzusuchen, die häufig in Arztpraxen angeboten werden.

8.2 Lipidsenker

Lipidsenker wirken bei Fettstoffwechselstörungen, eine sehr häufige Erkrankung mit enormer sozialer Bedeutung, da eine Hyperlipidämie die koronare Herzkrankheit mit Herzinfarkt, Schlaganfälle und die arterielle Verschlusskrankheit begünstigt. Menschen mit koronarer Herzkrankheit nehmen auch bei normalen Cholesterinwerten Lipidsenker ein, da diese den Krankheitsverlauf günstig beeinflussen.

Definition

Hyperlipoproteinämie

Hyperlipidämie: Erhöhung des Triglyzeridspiegels (*Hypertriglyzeridämie*) oder des Cholesterinspiegels im Blut (*Hypercholesterinämie*). Häufig liegt beides vor.

Lipidsenker verstehen

Eine konsequente lipidsenkende Therapie bei **Fettstoffwechselstörungen** (*Hyperlipidämien*) senkt das Risiko für eine koronare Herzkrankheit um bis zu 40 %. Bei der Mehrzahl der Patienten ist der Cholesterinwert nur mäßig bis mittelgradig auf 250–350 mg/dl erhöht. Dann besteht der erste Behandlungsschritt in einer fett- und cholesterinarmen **Diät.** Führt diese nicht zu einer Normalisierung der Werte, ist eine medikamentöse Therapie mit **Lipidsenkern** angezeigt.

Liegen sekundäre Hyperlipoproteinämien wie z.B. bei Diabetes mellitus vor, werden zunächst die Grunderkrankungen behandelt und der Lipidspiegel des Blutes dadurch positiv beeinflusst. Bei hohen Cholesterinwerten über 350 mg/dl sollte die medikamentöse Behandlung sofort beginnen. **Lipidsenker** können auf unterschiedliche Weise zur Senkung des Cholesterin- bzw. Triglyzeridspiegels führen (▶ Tab. 8.4).

Anionenaustauscherharze senken den Cholesterinspiegel durch Bindung der zur Synthese benötigten Gallensäuren im Darm. Nachteilig sind häufige gastrointestinale Beschwerden, weshalb bis zu 30 % der Patienten das Arzneimittel absetzen. Außerdem vermindern die Anionenaustauscher die Resorption anderer Arzneimittel. Indiziert sind sie als Alternative zu CSE-Hemmern und können auch mit anderen Lipidsenkern kombiniert werden.

Die **CSE-Hemmer** (*Cholesterinsynthese-Enzymhemmer, HMG-CoA-Reduktasehemmer, Statine*) senken den Cholesterinspiegel am stärksten (um 30–40 %) durch Hemmen eines Schlüsselenzyms der körpereigenen Cholesterinsynthese. Der relativ guten subjektiven Verträglichkeit stehen allerdings einige ernste unerwünschte Wirkungen im Bereich der Niere und der Muskulatur gegenüber. **Fibrate** senken den Triglyzeridspiegel über das Aktivieren der Lipoproteinlipase, wodurch triglyzeridreiche Lipoproteine abgebaut werden. Sie wirken jedoch nicht auf den Cholesterinspiegel. Fibrate sind meist gut verträglich.

Ezetimib hemmt spezifisch einen Cholesterintransporter und so die Resorption von Cholesterin im Darm. Es wird oft in Kombination mit Atorvastatin eingesetzt.

Lipidsenker in der Pflege

Die Nahrung sollte fett- und cholesterinarm sein. Angestrebt wird, dass weniger als 30 % der Kalorien aus Fett stammen, wobei jedoch die Art der verwendeten Fette eine große Rolle spielt. Von der aufgenommenen Menge sollte mindestens ein Drittel aus mehrfach ungesättigten, ein Drittel aus einfach ungesättigten und höchstens ein Drittel aus gesättigten Fettsäuren bestehen. **Ungesättigte Fettsäuren** sind v.a. in pflanzlichen Fetten, aber auch in Fischöl enthalten. Auch gibt es spezielle Diätprodukte mit einem hohen Anteil an ungesättigten Fettsäuren, z.B. Becel®. **Gesättigte Fettsäuren** findet man hauptsächlich in tierischen Fetten. An Cholesterin sind maximal 300 mg täglich erlaubt. Diese Menge ist bereits in einem einzigen Eidotter enthalten.

Der Verzehr von reichlich **Ballaststoffen** mit mind. 35 g täglich, insbesondere Haferkleie und Apfelpektin, senkt den Blutfettspiegel zusätzlich. Menschen mit einer Erhöhung der Triglyzeride sollten gänzlich auf **Alkohol verzichten,** wohingegen Menschen mit einer isolierten Erhöhung des Cholesterinspiegels kleine Mengen Alkohol erlaubt sind. Auch auf **Zucker** (Süßigkeiten), Teigwaren und Mehlspeisen sollten insbesondere Menschen mit einer Erhöhung der Triglyzeride weitgehend verzichten, um eine kohlenhydratverursachte

Tab. 8.4 Verschiedene Wirkmechanismen der Lipidsenker

Lipidsenkergruppe	Wirkmechanismus	Wirkstoff (Handelspräparate)
Statine	Verminderte körpereigene Cholesterin (Synthese durch Blockade der HMG-CoA-Reduktase)	Atorvastatin (Sortis®), Fluvastatin (Locol®), Pravastatin (Pravasin®), Simvastatin (Zocor®)
Anionenaustauscherharze	Vermehrter Cholesterinabbau infolge verstärkter Ausscheidung von Gallensäuren nach deren Bindung an Ionenaustauscherharz im Darm; es werden „verloren gegangene" Gallensäuren aus Cholesterin nachgebildet	Colestyramin (Quantalan®)
Fibrate	Aktivitätssteigerung des abbauenden Enzyms Lipoproteinlipase führt vorrangig zur Abnahme der Triglyzeride	Bezafibrat (Cedur®), Etofibrat (Lipocol-Merz®), Fenofibrat (Lipidil®), Gemfibrozil (Gevilon®)
Cholesterolresorptionshemmer	Hemmung der Resorption von Cholesterol im Dünndarm	Ezetimib (Ezetrol®)

Hyperlipoproteinämie zu vermeiden. Bei übergewichtigen Menschen kann eine **Gewichtsreduktion** angestrebt werden. Allerdings sollte bei der Therapie nicht das Gewicht des Patienten im Mittelpunkt stehen, sondern die Senkung der Blutfettwerte. Mit einer bilanzierten Diät lässt sich beides erreichen. Entscheidend für den Therapieerfolg ist die Mitarbeit des Patienten. Der einfache Hinweis, die Ernährung solle umgestellt werden, evtl. unter Aushändigung eines Merkblatts mit vielen Verboten, entmutigt den Patienten. Deshalb sollte die Ernährungsumstellung unter der Obhut einer professionellen Diätberatung erfolgen. Diese kann dem Patienten und ggf. auch dem zu Hause kochenden Partner z. B. zeigen, wie man auch ohne viel Fett schmackhaft essen kann. Oft kann nach einer eingehenden Ernährungsanamnese durch eine dem Patienten angemessene Umstellung nur weniger Gewohnheiten ein Erfolg erzielt werden.

Einnahmehinweise

- CSE-Hemmer sollten abends angewendet werden, da hauptsächlich nachts die zu blockierende Cholesterinsynthese stattfindet.
- Anionenaustauscherharze beeinträchtigen die Resorption anderer Arzneimittel. Diese sollten daher zeitlich versetzt, entweder 2 Std. vor oder 4 Std. nach den Anionenaustauschern, verabreicht werden. Auf eine ausreichende Versorgung besonders mit fettlöslichen Vitaminen ist zu achten.

Unerwünschte Wirkungen

Alle Lipidsenker können gastrointestinale Störungen hervorrufen, die meisten auch Hautreaktionen. Anionenaustauscherharze vermindern die Resorption fettlöslicher Vitamine (A, D, E, K). Die CSE-Hemmer und in geringerem Maße auch die Fibrate können zu schweren Störungen der Leber, der Niere und zu Muskelfaserauflösung führen, sodass während der Therapie die Transaminasen und die Kreatinkinase in regelmäßigen Abständen überprüft werden müssen.

Praxistipp

Kontraindikationen von Lipidsenkern

- CSE-Hemmstoffe sind kontraindiziert bei Muskel-, Nieren- und Lebererkrankungen sowie in Schwangerschaft und Stillzeit. Sie dürfen nicht mit Enzyminhibitoren wie Ciclosporin oder Nikotinsäure, aber auch nicht mit weiteren Arzneistoffen wie Warfarin und Gemfibrozil kombiniert werden.
- Fibrate sind in Schwangerschaft bzw. Stillzeit sowie bei Insuffizienz von Leber oder Niere kontraindiziert. Sie sollten wegen Erhöhung der Toxizität nicht mit CSE-Hemmern kombiniert werden.
- Anionenaustauscherharze sollten nicht angewendet werden bei Verschluss der Gallenwege, Obstipation sowie in der Schwangerschaft.

8.3 Gichttherapeutika

Gegen **Gicht** werden Arzneimittel eingesetzt, die im akuten Gichtanfall schmerzlindernd und entzündungshemmend wirken, und Arzneimittel, die die Harnsäurekonzentration im Blut senken.

Definition

Gicht

Urikopathie, Arthritis urica: Klinische Manifestationsform der Hyperurikämie äußert sich insbesondere in Gichtanfällen mit Gelenkbeschwerden. Betrifft in 95 % Männer, v. a. solche mit Übergewicht, Fettstoffwechselstörungen, Diabetes mellitus und Hypertonie.

Hyperurikämie

Erhöhte Harnsäurekonzentration im Blut; Risikofaktor zur Ausprägung der Gicht.

- **Primäre Hyperurikämie** (*Gicht*): erblich bedingte Störung im Purinstoffwechsel bzw. der Harnsäureausscheidung mit Harnsäureerhöhung im Serum über 7 mg/dl (420 µmol/l); häufig
- **Sekundäre Hyperurikämie:** Harnsäureerhöhung infolge vermehrten Zelluntergangs (z. B. unter Zytostatikatherapie) oder Nierenfunktionsstörungen; selten

Purine

Bestandteile der Nukleinsäuren. Endprodukt des Purinstoffwechsels ist beim Menschen in erster Linie die Harnsäure.

Gichttherapeutika verstehen

Bei **erhöhtem Harnsäurespiegel** ist eine **purinarme Ernährung** die Grundvoraussetzung für eine erfolgreiche Behandlung. Das medikamentöse Beeinflussen des Harnsäurespiegels verfolgt zwei Ansätze (▸ Abb. 8.5):

- Verminderte Harnsäuresynthese durch Blockade des Enzyms Xanthinoxidase durch **Urikostatika** wie Allopurinol
- Erhöhte renale Ausscheidung der Harnsäure mittels **Urikosurika** wie Benzbromaron

Im akuten **Gichtanfall** werden entzündungs- und schmerzhemmende Arzneimittel gegeben.

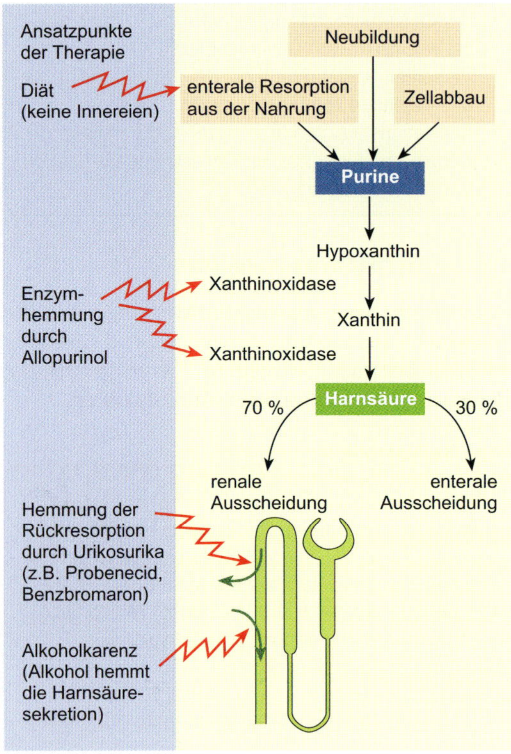

Abb. 8.5 Purinstoffwechsel und Angriffspunkte der Gichtbehandlung [L157]

Urikostatika

> **Definition**
> **Urikostatika**
> Wirkstoffe, die die Harnsäurebildung hemmen.

Allopurinol (z. B. Allobeta®) ist ein kompetitiver Antagonist der Xanthinoxidase, dem maßgeblichen Enzym für den Abbau der Purine zur Harnsäure. Durch die Blockade der Abbaureaktion wird die Harnsäurebildung gehemmt. Somit wirkt Allopurinol urikostatisch. Die infolge der Wirkung vermehrt anfallenden Substanzen Xanthin und Hypoxanthin können renal gut ausgeschieden werden.

Urikosurika

> **Definition**
> **Urikosurika**
> Wirkstoffe, die die Harnsäureausscheidung fördern.

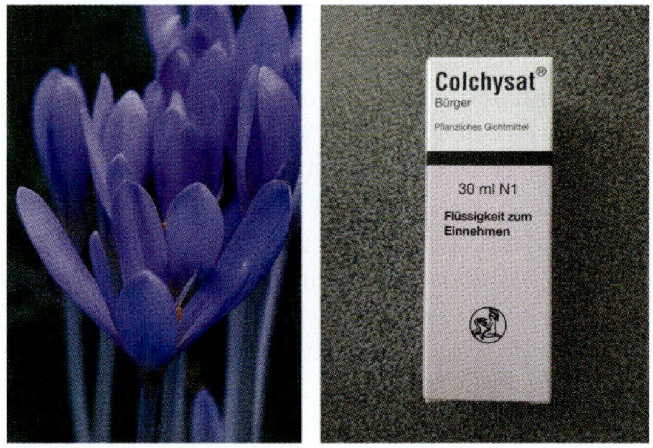

Abb. 8.6 Herbstzeitlose. Sie enthält Colchicin, das seit Jahrhunderten zur Therapie akuter Gichtanfälle verwendet wird. [O562, M275]

Zu den Urikosurika gehören **Probenecid** und **Benzbromaron,** die sich chemisch völlig voneinander unterscheiden. Beide hemmen in der Niere die Sekretion und Reabsorption von Säuren, darunter auch die der Harnsäure. Da alle Säuren im Urin beeinflusst werden, ist die Wirkung bei saurem Urin geringer als bei alkalischem. Deshalb lässt sich die Harnsäureausscheidung verbessern, wenn der Urin-pH mit **Natriumzitrat** auf 6,5–6,8 eingestellt wird. Dies senkt zudem die Gefahr von Uratkristallablagerungen in der Niere.

Colchicin

Die Wirkung von **Colchicin,** dem Gift der Herbstzeitlose, ist seit Jahrhunderten bekannt (► Abb. 8.6). Das Alkaloid hemmt verschiedene Proteine in der Zelle, wodurch die Einwanderung von Leukozyten in das befallene Gelenk und die Phagozytose der Harnsäurekristalle vermindert wird. Da Colchicin keine Wirkung auf den Harnsäurespiegel hat, darf es nur während des akuten Gichtanfalls gegeben werden.

Therapie des akuten Gichtanfalls

Beim **akuten Gichtanfall** werden entzündungs- und schmerzhemmende Arzneimittel gegeben:

- Colchicin (z. B. Colchysat®, Colchicin Ysat®) 4 Std. lang 1 mg oral pro Std., dann 0,5–1 mg alle 2 Std., jedoch nicht mehr als 8 mg/Tag. Schnelle Dosisreduktion am 2. Tag. Die rasche Wirksamkeit des Colchicins bei Gicht ist so typisch, dass es auch als diagnostisches Kriterium gilt
- Alternativ oder zusätzlich Indometacin oder andere entzündungs- und schmerzhemmenden Substanzen, etwa Diclofenac (z. B. Voltaren®, ► 3.1.2)

- Glukokortikoide (5.4.1) intraartikulär (*in das Gelenk hinein*) oder systemisch nur bei Erfolglosigkeit der genannten Therapie

Gichttherapeutika in der Pflege

Die Prognose ist für die Mehrzahl der Patienten gut. Allerdings sind Diät und in vielen Fällen auch die medikamentöse Behandlung lebenslang erforderlich. Die Stoffwechselanomalie ist zumeist chronisch und eine dauerhafte Normalisierung der Harnsäurespiegel ist dann unerlässlich, um Folgeschäden zu vermeiden.

- Generell, aber insbesondere bei der Behandlung mit Urikosurika, muss der Patient viel trinken. Die tägliche Urinmenge sollte mindestens 2 l betragen, um der Harnsäuresteinbildung vorzubeugen. Bier ist aber trotz seiner harnflussfördernden Wirkung nicht geeignet, da es den Harnsäurespiegel erhöht.
- Extreme körperliche Anstrengung und Unterkühlung können durch Änderungen des pH-Werts bzw. Temperaturabfall zur Bildung von Uratkristallen führen und somit Anfälle auslösen.
- Die Ernährung sollte purinarm sein. Fleisch ist nur in kleinen Portionen erlaubt. Auf Innereien, Wild, Fisch und Fleischextrakte muss der Patient ganz verzichten. Auch übermäßig viel Kaffee sollte gemieden werden. Als Eiweißträger sind Milch und Milchprodukte sowie, bei normalem Blutcholesterinspiegel, Eier geeignet.
- Bei übergewichtigen Menschen ist eine Gewichtsnormalisierung anzustreben. Verboten sind jedoch radikale Fastenkuren, da diese den Harnsäurespiegel erhöhen.

Im akuten Gichtanfall wirken kühlende Umschläge und die Ruhigstellung des Gelenks lindernd.

Unerwünschte Wirkungen

Wichtigste **unerwünschte Wirkung** von **Allopurinol** ist das Auslösen eines Gichtanfalls bei Therapiebeginn. Es darf daher nicht im akuten Anfall gegeben werden. Ebenfalls zu Therapiebeginn treten häufig Überreaktionen wie allergisches Fieber, Juckreiz und Hauterscheinungen auf. Übelkeit, Erbrechen und Durchfall sind möglich.

Auch die **Urikosurika** können einen Gichtanfall auslösen und werden daher einschleichend dosiert. Im Gichtanfall dürfen sie nicht gegeben werden. Häufig lösen sie die Bildung von Nierensteinen aus.

> **Praxistipp**
>
> **Achtung Nierensteine**
>
> Bei Therapie mit Urikosurika achten die Pflegenden wegen des Risikos für den Patienten, Nierensteine zu entwickeln, auf eine Trinkmenge mit mind. 2–3 l.

Colchicin führt schon in therapeutischer Dosierung zu Durchfall infolge einer Schädigung des Darmepithels. Bei höherer Dosis treten weitere gastrointestinale Störungen wie Übelkeit, Erbrechen und Koliken hinzu. Eine Vergiftung ist außerdem durch Kollapsneigung und Tachykardie gekennzeichnet.

> **Vorsicht**
>
> **Colchicin**
>
> Colchicin hat eine geringe therapeutische Breite und muss daher **streng nach Dosieranweisung** verabreicht werden. Es besteht **Vergiftungsgefahr!**

Wechselwirkungen

Allopurinol verzögert den Abbau der Zytostatika Azathioprin und Mercaptopurin. Bei gleichzeitiger Anwendung muss die Dosis der Zytostatika reduziert werden. Auch die Wirkung von Cumarinen und Salicylaten wird verstärkt. **Colchicin** schädigt das Knochenmark und darf nicht mit Arzneimitteln gegeben werden, die ebenfalls das Knochenmark schädigen, z. B. Clozapin.

8.4 Antiadiposita

> **Definition**
>
> **Übergewicht**
>
> Liegt vor bei einem Body-Mass-Index > 25 kg/m^2
>
> **Adipositas**
>
> Fettsucht: Liegt vor bei einem Body-Mass-Index > 30 kg/m^2.
>
> **Antiadiposita**
>
> Arzneimittel zur Therapie von Übergewicht (*Adipositas*).

Antiadiposita verstehen

Die Behandlung der Adipositas mittels Arzneimitteln gilt nicht als Mittel der Wahl und wird daher von den gesetzlichen Krankenkassen im Allgemeinen nicht getragen. Für **Orlistat** gibt es jedoch positive Bewertungen, v. a. in der Therapie adipöser Diabetiker. Vorsicht ist geboten bei den oft als Nahrungsergänzungsmitteln vertriebenen „Sättigungskapseln". Diese können u. U. zu Schäden führen, z. B. kann die Anwendung von quellenden Substanzen unter zu geringer Flüssigkeitszufuhr einen Darmverschluss verursachen. Zudem fehlt häufig der Wirksamkeitsnachweis.

Orlistat

Orlistat (Xenical®) ist ein Lipasehemmstoff und blockiert somit den Abbau und die Resorption von Fett im Darm. Die Patienten werden außerdem zu einer fettreduzierten Ernährung angehalten und führen ein Tagebuch, in dem sie die „Fettpunkte" der verzehrten Lebensmittel dokumentieren. Eine verringerte Fettzufuhr ist Voraussetzung für die gastrointestinale Verträglichkeit des Präparats.

Appetitzügler

Indirekte Sympathomimetika wie **Amfepramon** (Regenon®) vermindern den Appetit. Die Wirkung lässt jedoch schnell nach, zudem haben sie ein Abhängigkeitspotenzial.

Antiadiposita in der Pflege

Unerwünschte Wirkungen

Menschen unter **Orlistatanwendung** schildern relativ häufig gastrointestinale Beschwerden wie Völlegefühl, Diarrhö und Fettstühle (*Steatorrhö*). Diese unerwünschten Wirkungen gehen jedoch zumeist auf eine zu hohe Fettzufuhr über die Nahrung zurück. Die Pflegenden weisen daher auf die Bedeutung der fettreduzierten Kost und geeigneter Lebensmittel hin.

Praxistipp

Versorgung mit fettlöslichen Vitaminen

Aufgrund der verminderten Fettresorption kann die Versorgung mit fettlöslichen Vitaminen beeinträchtigt sein. Dies sollte ernährungsmedizinisch berücksichtigt werden, indem auf ausreichende Zufuhr der fettlöslichen Vitamine mit der Nahrung geachtet wird, ggf. erfolgt die parenterale Zufuhr der Vitamine.

Bei Therapie mit Appetitzüglern sind besonders vegetative Störungen wie Unruhe, Schlaflosigkeit, Tachykardie, Blutdrucksteigerung und gastrointestinale Beschwerden zu beobachten.

Vorsicht

Appetitzügler

Appetitzügler sind **für Hypertoniker ungeeignet.** Dies ist besonders wichtig vor dem Hintergrund, dass adipöse Menschen generell zu erhöhtem Blutdruck neigen.

8.5 Arzneimittel für den Wasser- und Elektrolythaushalt

Der menschliche Körper besteht zu etwa 60 % aus **Wasser.** Davon befinden sich zwei Drittel innerhalb (*intrazellulär*) und ein Drittel außerhalb der Körperzellen (*extrazellulär*). Drei Viertel des extrazellulären Wassers füllen den Raum zwischen den Körperzellen, das **Interstitium.** Das verbleibende Viertel zirkuliert in den Blutgefäßen (*intravasal*). Dieses Verteilungsmuster ist lebensnotwendig. Zahlreiche Regulationsmechanismen des Stoffwechsels sorgen für dessen Aufrechterhaltung. Einen wesentlichen Beitrag leisten die im Körperwasser gelösten Stoffe, insbesondere die Elektrolyte.

Definition

Elektrolyte

Stoffe, die in wässriger Lösung in der Lage sind, den elektrischen Strom zu leiten, hauptsächlich Salze.

In gelöster Form bilden **Elektrolyte** elektrisch geladene Teilchen, die **Ionen** wie z. B. Natrium-, Kalium-, Kalziumionen. Die Verteilung dieser Ionen im Körper bildet ein empfindliches Gleichgewicht, das man **Elektrolythaushalt** nennt. Der Elektrolythaushalt kann durch verschiedene Erkrankungen u. U. lebensgefährlich gestört werden.

In den Zellen liegt eine andere Konzentration der verschiedenen Ionen vor als außerhalb. Während in den Zellen Kalium und Phosphat die vorherrschenden Ionen sind, enthält die extrazelluläre Flüssigkeit, und damit auch das Blutplasma, hauptsächlich Natrium und Chlorid.

8.5.1 Infusionstherapie

Zentrales Element bei der Behandlung von Störungen des Wasser- und Elektrolythaushalts ist die **Infusionstherapie.**

Infusionstherapie verstehen

Definition

Infusionszubereitung

Sterile Arzneiform zur intravenösen Applikation größerer Flüssigkeitsmengen (> 20 ml). Wässrige Lösung oder O/W-Emulsion.

Praxistipp

Berechnung der Infusionsrate

Einem Patienten soll innerhalb einer bestimmten Zeit ein definiertes Volumen zugeführt werden. Die Aufgabe des Pflegenden ist es, nach diesen Angaben die dazu nötige Tropfgeschwindigkeit einzustellen. Mit folgender Formel lässt sich diese, abgestimmt auf das jeweilige Infusionsset, errechnen:

$$\text{Tropfen pro min} = \frac{\text{Gesamtvolumen (ml)} \times \text{Tropffaktor (Tropfen/ml)}}{\text{Gesamtzeit (min)}}$$

Der Tropffaktor, d.h. die Zahl der Tropfen pro Milliliter, wird durch die Öffnungsgröße des Infusionssets bestimmt. Übliche Tropffaktoren sind 15, 20 und 60 Tropfen/ml. Infusionssets mit kleinen Öffnungen (60 Tropfen/ml) werden nur für die Infusion kleiner Flüssigkeitsvolumina verwendet, z. B. für Säuglinge und Kleinkinder.

Beispiel: Wenn 500 ml über eine Zeitspanne von 4 Std. infundiert werden sollen und der Tropffaktor des Infusionssets 20 Tropfen/ml beträgt, ergibt sich folgende Tropfgeschwindigkeit:

$$\frac{500 \times 20}{4 \times 60} = \frac{10.000}{240} = 42 \text{ Tropfen pro min}$$

Während der ersten Std. der Infusion kann sich die anfängliche Flussrate um bis zu 50 % vermindern. Deshalb ist es wichtig, die Flussrate zu überwachen und ggf. zu regulieren.

Infusionen zur Korrektur des Flüssigkeits-, Elektrolyt- oder Säure-Basen-Haushalts oder zur parenteralen Ernährung werden in größeren Mengen von 0,5 bis zu mehreren Litern intravenös gegeben. Kleinvolumige Infusionen werden hauptsächlich zum Zweck einer Arzneistoffapplikation durchgeführt. Es gibt folgende **Arten von Infusionszubereitungen:**

- Elektrolytlösungen
- Kolloidale Plasmaersatzmittel
- Kohlenhydrat- und Aminosäurelösungen
- Fettemulsionen

Elektrolytlösungen

Parenterale **Elektrolytlösungen** dienen dem Ersatz von Wasser- und Salzverlusten, wie sie z. B. nach starken Durchfällen oder anhaltendem Erbrechen auftreten. Bei Intensivpatienten werden Elektrolytlösungen perioperativ (*während und nach einer Operation*) oder im Rahmen einer längerfristigen parenteralen Ernährung zum Aufrechterhalten des Flüssigkeitshaushalts angewendet, wenn eine perorale Flüssigkeitszufuhr nicht möglich ist.

Man unterscheidet:

- Drittelelektrolytlösungen
- Halbelektrolytlösungen
- Zweidrittelelektrolytlösungen
- Vollelektrolytlösungen

Drittelelektrolytlösungen, z. B. Sterofundin® sind Basislösungen. Sie enthalten ca. 50 mmol Natrium/l und dienen in der Routinebehandlung der Zufuhr des **Basisbedarfs** an Wasser und Elektrolyten. Etwa 3 l einer solchen Lösung pro Tag decken den normalen Wasser- und Elektrolytbedarf. Im Allgemeinen enthalten diese Lösungen zusätzlich Kohlenhydrate. Für den raschen Ausgleich von Volumenmangelzuständen sind Basislösungen nicht geeignet.

Halb- und **Zweidrittelelektrolytlösungen** sind Lösungen zur **perioperativen Therapie,** d. h. am OP-Tag und am ersten Tag danach. Halbelektrolytlösungen enthalten etwa 70 mmol Natrium/l, Zweidrittelelektrolytlösungen besitzen einen Natriumgehalt von 100 mmol/l und einen relativ hohen Kaliumgehalt. Der Bedarf an Natrium und Wasser ist in der unmittelbaren postoperativen Phase gegenüber dem Basisbedarf gesteigert. Lösungen mit einem gegenüber den Basislösungen erhöhten Natriumgehalt tragen dieser Veränderung Rechnung. Ein Beispiel für eine Halbelektrolytlösung ist Tutofusin® HG5, Beispiel für eine Zweidrittelelektrolytlösung ist Jonosteril® Na 100.

Vollelektrolytlösungen z. B. Jonosteril® sind Lösungen, deren Elektrolytzusammensetzung der des Plasmas bzw. der extrazellulären Flüssigkeit stark ähnelt. Sie enthalten ca. 140 mmol/l Natrium und 5 mmol/l Kalium, daneben Kalzium, Magnesium und Chlorid. Zu den Vollelektrolytlösungen gehören die **Ringer-Lösung** und ihre Varianten, z. B. Ringer-Laktat. Das Anwendungsgebiet von Vollelektrolytlösungen ist die **kurzfristige Wasser- und Elektrolytzufuhr,** z. B. perioperativ oder bei Zuständen, in denen der Körper sowohl Wasser als auch Elektrolyte verliert, wie in Fällen von chronischem Erbrechen oder anhaltenden Durchfällen.

Außerdem dienen sie zum kurzfristigen Volumenersatz bei geringen Blutverlusten oder zu Beginn einer Volumenersatztherapie. Eine längerfristige Infusionsbehandlung über mehrere Tage darf damit nicht vorgenommen werden, da die Natriumzufuhr viel zu hoch wäre. In der Intensivtherapie kommen aufgrund der veränderten Stoffwechsellage hauptsächlich Vollelektrolytlösungen zum Einsatz. Durch regelmäßige Laborkontrollen wird der Natriumspiegel überwacht. Wenig unterschiedlich im Verwendungszweck ist auch die **„physiologische" Kochsalzlösung** (0,9 % NaCl).

Kolloidale Plasmaersatzmittel

Bei **massiven Blutverlusten** hat das Auffüllen des Gefäßsystems absoluten Vorrang vor anderen medikamentösen Maßnahmen. Die Infusion von Volumenersatzmitteln bildet daher den ersten Schritt. Erst dann erfolgt eine Therapie des Gefäßtonus oder der Herzfunktion.
Elektrolytlösungen sind nicht dazu geeignet, das intravasale Volumen aufzufüllen. Sie können ungehindert die Gefäßwände durchdringen. Daher strömt der überwiegende Teil der zugeführten Menge (> 75 %) aus dem Gefäßsystem in das Gewebe ab und es bilden sich periphere Ödeme. Wenn die Drainagekapazität des Lymphsystems überschritten wird, entwickelt der Patient sogar ein Lungenödem mit dem Hauptsymptom der Dyspnoe. Deshalb verwendet man bei Blutverlusten, die 10 % des Blutvolumens übersteigen, **kolloidale Lösungen** zur Substitution. Kolloidale Lösungen enthalten gelöste Makromoleküle. Aufgrund ihrer enormen Größe sind Makromoleküle nicht in der Lage, Zellmembranen zu durchdringen. Sie bleiben im Gefäßsystem und binden dort Wasser.
Hydroxyethylstärke (*HAES,* z. B. Volulyte®, Voluven®) ist ein kolloidales **Volumenersatzmittel,** das bis vor einigen Jahren als Mittel der Wahl galt. Im Moment verfügt HAES in Deutschland jedoch nur über eine sehr eingeschränkte Zulassung. Studien haben ergeben, dass es im Zusammenhang mit der Gabe des Präparats zur Behandlung von kritisch kranken Menschen zu einer erhöhten Rate von Nierenfunktionsstörungen gekommen ist. Menschen mit Sepsis zeigten unter HAES-Behandlung eine höhere Mortalitätsrate. Deshalb ist **HAES** nun **kontraindiziert** bei intensivpflichtigen Patienten, speziell mit:

- Sepsis
- Verbrennungen
- Eingeschränkter Nierenfunktion sowie Nierenersatztherapie
- Intrakranieller bzw. zerebraler Blutung
- Hyperhydratation
- Lungenödem
- Dehydratation
- Schwerer Gerinnungsstörung
- Schwerer Leberfunktionsstörung

Die Gabe von HAES ist noch möglich bei schweren akuten Blutungen, die mit kristalloiden Infusionslösungen nicht wirksam zu behandeln sind. Dann soll es aber so kurz wie möglich und in der niedrigsten wirksamen Dosierung zur Anwendung kommen. Es ist dringend empfohlen, die Nierenwerte der mit HAES behandelten Patienten zu überwachen.
Plasmaersatzmittel auf Gelatinebasis (*modifizierte Gelatine,* z. B. Gelafundin®) besitzen kleinere Moleküle als HAES. Dadurch können sie rasch über die Niere ausgeschieden werden, die Wirkungsdauer beträgt daher nur 2 Std. Für den perioperativen Einsatz ist dies meist ein zu kurzer Effekt. Der günstige Preis von Gelatinepräparaten relativiert sich, da zum Erreichen des gleichen Effektes größere Volumina infundiert werden müssen.

Vorsicht

Gelatinepräparate und Zitratblut

Gelatinepräparate enthalten **größere Mengen von Kalzium.** Sie dürfen daher **nicht** mit **Zitratblut** (*durch Zitrat antikoaguliertes Blut*) gemischt oder unmittelbar nacheinander über denselben Zugang infundiert werden, da es sonst durch die **Rekalzifizierung** des Blutes zur Gerinnung kommen kann. Die gleichzeitige Gabe von Gelatinepräparaten und Zitratblut über getrennte Zugänge ist möglich.

Humanalbuminlösungen (z. B. Plasbumin®, Biseko®, Albiomin®) werden aus gemischten Spenderplasmen gewonnen. Sie sind hauptsächlich in Form 5- und 20-prozentiger Lösungen im Handel. Sie gehören zu den Blutprodukten mit entsprechenden Risiken bei der Anwendung. Deshalb und wegen des hohen Preises wird Humanalbumin bzw. Spenderplasma eher zurückhaltend eingesetzt.

Infusionstherapie in der Pflege

Bei Erkrankungen, die den Wasser- und Elektrolythaushalt beeinflussen, kann eine **Flüssigkeitsbilanz** zum Erfassen der täglichen Flüssigkeitsaufnahme und -ausscheidung notwendig werden (► Abb. 8.7).

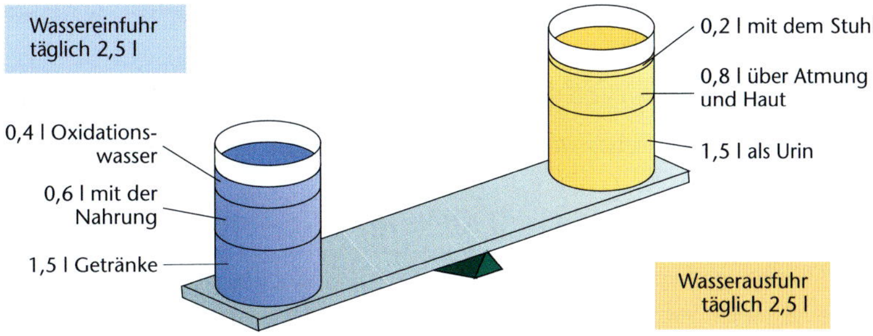
Wassereinfuhr täglich 2,5 l
0,4 l Oxidations-wasser
0,6 l mit der Nahrung
1,5 l Getränke
0,2 l mit dem Stuhl
0,8 l über Atmung und Haut
1,5 l als Urin
Wasserausfuhr täglich 2,5 l

Abb. 8.7 Tägliche Wasserein- und -ausfuhr. Beide betragen jeweils ca. 2 500 ml und müssen im Gleichgewicht zueinander stehen. [L190]

Praxistipp

Bilanzieren mit der Waage

Menschen mit einem sehr hohen Flüssigkeitsbedarf und Schwierigkeiten beim Bilanzieren wie z. B. aufgrund von Dialysepflicht oder Verbrennungen müssen gewogen werden. Neuere Krankenbetten verfügen z. T. über integrierte Waagen.

Merke

Flüssigkeitsbilanz

Erfassung aller Flüssigkeiten, die in einem festgesetzten Zeitraum (24 Std., evtl. auch 12 Std.)

- dem Körper oral, parenteral oder per Magensonde zugeführt werden (*Einfuhr*), z. B. Getränke, Infusionen,
- vom Körper ausgeschieden werden (*Ausfuhr*), z. B. Urin, Stuhl, Wundsekret, Erbrochenes, Schweiß, Blutungen, Punktate, Abfluss über Sonden.

Die Differenz von Ein- und Ausfuhr lässt sich einteilen in:

- **Positive Bilanz:** Einfuhr übersteigt Ausfuhr, z. B. bei Nierenversagen
- **Ausgeglichene Bilanz:** Einfuhr ist ca. 250 ml größer als Ausfuhr
- **Negative Bilanz:** Ausfuhr übersteigt Einfuhr, z. B. bei Diuretikagabe

Praxistipp

Durchführen der Flüssigkeitsbilanz

- Bilanzblatt (mit Namen und Datum) vorbereiten
- Patienten, Mitarbeitende und Angehörige informieren, z. B. das Steckbecken, die Urinflasche und den Nachtstuhl mit Namen und „Sammelurin" beschriften
- Zu Beginn Patienten die Blase entleeren lassen, Urin verwerfen oder zum Vortag mitrechnen, ebenso andere Sekrete, z. B. aus Drainagen
- Ab jetzt Ein- und Ausfuhr aufschreiben (► Tab. 8.5)
- Tassen und Gläser immer ganz füllen bzw. immer die auf dem Nachttisch stehende volle Teekanne oder Mineralwasserflasche berechnen und aufschreiben
- Flüssigkeiten in ml aufschreiben
- Am Ende des Bilanzzeitraums Patienten Blase entleeren lassen, Urin mitberechnen
- Bilanz in das Dokumentationssystem übertragen

Nicht messbare Größen werden bei der Flüssigkeitsbilanz meist geschätzt. Das sind:

- Flüssigkeitsverluste durch Schwitzen, über die Atemluft und die Haut (*Perspiratio insensibilis*)
- Zusätzliche Verluste bei Fieber (Faustregel: 500 ml pro 1 °C Temperaturerhöhung)
- Versteckte Zufuhr aus Oxidationswasser, das bei der „Verbrennung" von Kohlenhydraten entsteht

Wenn bei einer vollständigen Bilanzierung nur die messbaren Größen berücksichtigt werden, entspricht eine gering positive Bilanz einem ausgewogenen Flüssigkeitshaushalt, da die nicht messbaren Verluste größer sind als die Zufuhr durch das Oxidationswasser (► Tab. 8.5).

Die Bilanzierung hat nur Aussagekraft, wenn sie gewissenhaft geführt wird. **Fehlerquellen** sind z. B.:

- Mangelnde Mitarbeit des Patienten oder der Angehörigen, z. B. Getränke werden nicht angegeben oder notiert
- Inkontinente Patienten
- Stark schwitzende Patienten, deren Flüssigkeitsverlust nur schwer geschätzt werden kann
- Fehlende Berücksichtigung von Flüssigkeitsverlusten durch Fieber bzw. Verluste über Sonden und Drainagen

Folgende **Informationen** ergänzen die Aussagekraft der Flüssigkeitsbilanz:

- Tägliche Gewichtsbestimmung

Tab. 8.5 24-Std.-Flüssigkeitsbilanz messbarer Größen im Vergleich zur tatsächlichen Bilanz, anhand eines Beispiels

	Bilanz messbarer Größen		Tatsächliche Bilanz	
	Zufuhr	Verlust	Zufuhr	Verlust
Flüssigkeitszufuhr	+ 1 900 ml		+ 1 900 ml	
Oxidationswasser			+ 400 ml	
Urin, Drainagen, Stuhl		– 1 400 ml		– 1 400 ml
Verluste über Haut und Atmung				– 900 ml
Bilanz	+ 500 ml		Ausgeglichen	

- Zentraler Venendruck, hat jedoch in der Intensivmedizin kaum noch Bedeutung, weil sich über Pulmonalis- und PICCO-Katheter genauere und aussagekräftigere Parameter erheben lassen
- Spannungszustand der Haut
- Zentralvenöse Sauerstoffsättigung

Unerwünschte Wirkungen

Vollelektrolytlösungen und physiologische Kochsalzlösung dürfen nur zur kurzfristigen Wasser- und Elektrolytzufuhr angewendet werden. Eine längerfristige Infusionsbehandlung über mehrere Tage darf mit ihnen nicht erfolgen, da die Natriumzufuhr viel zu hoch wäre.

Kolloidale Plasmaersatzmittel können Ödembildung verstärken. Bei einem kapillären Leck werden nicht nur Flüssigkeit, sondern auch hyperkolloidale Stoffe ins Gewebe abgeben. Dies führt zu einem erhöhten kolloidosmotischen Druck und zieht noch mehr Flüssigkeit ins Gewebe. Plasmaersatzmittel können wegen ihres hohen onkotischen Drucks auch die Nierenfunktion beeinträchtigen.

Gelatinepräparate haben unter allen Plasmaersatzmitteln das höchste Risiko für anaphylaktische Reaktionen (0,35 %, schwerwiegende Reaktionen 0,009 %). Auch bei den **Dextranpräparaten** ist das Risiko für anaphylaktische Reaktionen, im Vergleich zu anderen Plasmaersatzmitteln, relativ hoch (0,27 %, schwerwiegende Reaktionen 0,008 %). Sie führen außerdem zu einer Verschlechterung der Blutgerinnung. Die Pflegenden achten bei der Anwendung von Plasmaersatzmitteln auf das Auftreten von Hautrötungen, Tachykardie, Blutdruckabfall oder asthmaähnlichen Zuständen (*Bronchospasmen*). Sie können Zeichen für anaphylaktische Reaktionen sein.

Der Einsatz von Plasmaersatzmitteln bedarf einer strengen Indikationsstellung.

8.5.2 Arzneimittel bei Störungen des Kaliumhaushalts

Kaliumionen sind für die normale Funktion von Nerven und Muskeln sowie für die Aktivität vieler Enzyme notwendig. Der Gesamtkaliumbestand des menschlichen Körpers befindet sich zu 98 % innerhalb der Körperzellen und nur zu 2 % im extrazellulären Raum. Dieser Konzentrationsunterschied wird durch Transportmechanismen in den Zellmembranen aufrechterhalten, die Kalium in die Zellen und Natrium aus den Zellen herauspumpen. Diese Mechanismen werden durch Hormone gesteuert (Aldosteron, Insulin) und sind eng mit dem Säure-Basen-Haushalt verknüpft. Werden im Plasma Kaliumkonzentrationen außerhalb des Normbereichs gemessen, bedeutet dies nicht immer einen Korrekturbedarf für den Gesamtkaliumbestand des Körpers. Häufig ist es nur Ausdruck eines Ungleichgewichts zwischen intra- und extrazellulärem Kalium. Der Normbereich für die Kaliumkonzentration im Plasma liegt zwischen 3,5 und 5,2 mmol/l, bei einem Überschreiten handelt es sich um **Hyperkaliämie.** Besonders Dialysepatienten bzw. Menschen mit Niereninsuffizienz sind Hyperkaliämie gefährdet und müssen auf entsprechend geringe Kaliumzufuhr achten.

Fallbeispiel

Achtung Kaliumwert!

Herr Hübner ist Diabetiker. Er bekommt Metformin und wegen seiner Hypertonie Ramipril. Gegen seine Arthrosebeschwerden nimmt er regelmäßig Ibuprofen 800 ein. Herr Hübner isst gern deftig und mag es immer gut gesalzen. Seine Schwägerin empfahl ihm nun ein Diätsalz, um Salz zu sparen, das ja bekanntlich für den hohen Blutdruck ungünstig ist. Was kann passieren?

Erläuterungen

Herr Hübner nimmt zwei Arzneimittel (Ramipril und Ibuprofen) ein, die den Kaliumwert erhöhen. Außerdem besteht durch den Risikofaktor Diabetes mellitus die Möglichkeit, dass der Kaliumspiegel relativ hoch ist. Benutzt er nun ein Diätsalz, das in der Regel Kaliumsalze enthält, kann es zu einer gefährlichen Hyperkaliämie kommen. Die Pflegenden raten ihm deshalb davon ab und achten darauf, dass der Kaliumspiegel in regelmäßigen Abständen überprüft wird.

Unter den Störungen des Kaliumhaushalts ist jedoch die **Hypokaliämie** die häufigste Form. Sie kann auftreten, wenn im Rahmen einer parenteralen Ernährung nicht auf eine ausreichende Kaliumzufuhr geachtet wird. Bei chronischem Erbrechen oder starken Diarrhöen gehen dem Körper auf gastrointestinalem Weg große Mengen Kalium verloren. Ein besonderes Problem in diesem Zusammenhang ist die Langzeitanwendung bestimmter **Laxanzien,** insbesondere pflanzlicher Abführtees wie Sennesblätter oder Faulbaumrinde. Diese werden häufig unkontrolliert, im Rahmen der Selbstmedikation, angewendet und führen bei Dauergebrauch zu einer Hypokaliämie, die wiederum die Obstipation verstärkt und so den Patienten zu einer Fortsetzung der Einnahme veranlasst. **Thiazid-** und **Schleifendiuretika** (z. B. Hydrochlorothiazid und Furosemid 10.1) fördern die Kaliumausscheidung über die Niere. Eine länger dauernde **Therapie mit Kortikoiden** (5.4.1) führt über eine gesteigerte renale Kaliumausscheidung zur Hypokaliämie (▸ Tab. 8.6).

Arzneimittel bei Störungen des Kaliumhaushalts verstehen

Leichte Formen der **Hyperkaliämie** können durch verminderte Kaliumzufuhr mit der Nahrung korrigiert werden. Nierenversagen oder hohe Serumwerte erfordern dagegen ein rasches therapeutisches Eingreifen.

Therapie der Hyperkaliämie

Das Ionenaustauscherharz **Polystyrolcodivinylbenzolsulfonsäure** (*CPS*, Antikalium NA®, CPS Resonium A®) kommt bei Hyperkaliämie zum Einsatz. Mit dem Darmsaft wird auch Kalium in das Darmlumen ausgeschieden. Polystyrensulfonat ist in der Lage, dieses Kalium zu binden, sodass eine Rückresorption von Kalium ins Blut verhindert wird. Dadurch sinkt der erhöhte Kaliumspiegel.
CPS wird peroral verabreicht. In Notfällen, d. h. bei Funktionsstörungen des Herzens oder bei einem Serumkaliumwert über 6 mmol/l, versucht man durch Gabe von **Natriumbikarbonat** oder **Insulin** (zusammen mit Glukose Kaliumionen aus dem Serum in die Zellen zu verschieben. Alle Maßnahmen zur Umverteilung von Kalium in die Zellen senken jedoch die extrazelluläre Kaliumkonzentration nur vorübergehend.
Durch eine intravenöse Applikation von **Kalzium** (*Kalziumglukonat*) lassen sich die kardialen Effekte der Hyperkaliämie symptomatisch unterdrücken, da Kalzium und Kalium die Zellfunktionen am Herzen entgegengesetzt beeinflussen.
Ist eine Niereninsuffizienz Ursache der Hyperkaliämie, wird oftmals eine **Hämodialyse** erforderlich.

Therapie der Hypokaliämie

Kalium kann bei einer **Hypokaliämie,** unabhängig von ihrer Ursache, als Kaliumchlorid oder als Kaliumsalz verschiedener organischer Säuren z. B. als Zitrat oder Adipat substituiert werden. Bei leichten Hypokaliämien kann allein die Therapie der zugrundeliegenden Erkrankung ausreichen.

Tab. 8.6 Verschiedene Arzneimittel haben Einfluss auf den Kaliumhaushalt

Hyperkaliämie begünstigen	Symptome	Ernste Folgen
Diabetes mellitus, Niereninsuffizienz	Parästhesien, Muskelschwäche, Diarrhö, Wadenkrämpfe, Müdigkeit, Schwindel, Arrhythmien	Metabolische Azidose, Herzstillstand
ACE-Hemmer, AT_1-Blocker, kaliumsparende Diuretika, Kaliumsalze, Co-Trimoxazol, NSAR		
Hypokaliämie begünstigen	**Symptome**	**Ernste Folgen**
Durchfall, Erbrechen	Muskelschwäche, Magen-Darm-Störungen, Hyporeflexie, Apathie, Bewusstseinsstörung, Nierenfunktionsstörungen, EKG-Veränderungen	Koma
Thiaziddiuretika, Schleifendiuretika, Glukokortikoide, Laxanzien, Süßholzwurzel		

Arzneimittel bei Störungen des Kaliumhaushalts in der Pflege

Zu den Nahrungsmitteln, die besonders viel Kalium enthalten, zählen: **Fleisch, Bananen, Trockenobst, Kartoffeln, Tomaten** und **Kohl.** Bei Hyperkaliämien sollte der Patient diese Nahrungsmittel meiden. Ist der Kaliumspiegel jedoch zu niedrig, sollten die aufgezählten Nahrungsmittel bevorzugt auf dem Speiseplan stehen.

Anwendung von Kaliumsalzen

Die **Zufuhr von Kalium** erfolgt nach Möglichkeit peroral. Da Kaliumchlorid schlecht magenverträglich ist, sollte es zu oder nach den Mahlzeiten eingenommen werden. Um hohe Konzentrationen an der Magen- und Darmschleimhaut zu vermeiden, empfiehlt sich die Gabe von Retardtabletten, aus denen das Kalium langsam und zeitverzögert abgegeben wird (Kalinor®retard P).

Vorsicht

Parenterale Kaliumzufuhr

Wenn eine parenterale Kaliumzufuhr notwendig ist, darf diese **nicht zu schnell** erfolgen (maximal 20, besser 10 mmol/Std.), da der Transport der Kaliumionen in die Zellen nur langsam vonstattengeht. Eine raschere Zufuhr darf nur unter EKG-Kontrolle vorgenommen werden.
Um **Herzrhythmusstörungen** zu vermeiden, den Serum-Kalium-Spiegel nur langsam über mehrere Tage anheben. Für Kaliuminfusionen nutzen die Pflegenden Infusionspumpen oder Perfusoren.

Praxistipp

Gabe von Kaliumchlorid

Die periphere parenterale Gabe des Kaliumchlorids ist bis zu einer Gesamtdosis von 20 mmol/24 Std. möglich, wenn das Elektrolyt einer geeigneten Trägerlösung zugemischt ist (mind. 500 ml; z. B. physiologische Kochsalzlösung). Wegen der starken Venenreizung durch Kaliumchlorid erfolgt eine höher dosierte Substitution von Kalium über einen zentralen Venenkatheter.

Praxistipp

Rasches Heben des Kaliumspiegels

Perioperativ und in der Intensivtherapie ist es häufig notwendig, den Kaliumspiegel rasch anzuheben. Dies darf nur unter EKG-Kontrolle und häufigen Kontrollen des Serum-Kalium-Spiegels erfolgen.

Wechselwirkungen

Viele Arzneimittelwechselwirkungen kommen durch eine Verschiebung des Kaliumspiegels zustande. Thiazid-Diuretika, Schleifendiuretika, Glukokortikoide, Laxanzien und Süßholzwurzel verringern den Kaliumspiegel, ACE-Hemmer, AT1-Blocker und Kaliumsparende Diuretika erhöhen diesen.

Vorsicht

Herzrhythmusstörungen

Menschen, die **Digitalispräparate** einnehmen, können bereits bei **leichteren Hypokaliämien lebensbedrohliche** Herzrhythmusstörungen erleiden (> 6.1.3). Ein unregelmäßiger bzw. zu schneller Puls sowie subjektive Beschwerden des Patienten deuten auf Herzrhythmusstörungen hin.

8.5.3 Arzneimittel bei Störungen des Kalziumhaushalts

Kalzium ist Hauptbestandteil des Knochens und notwendig für die Mineralisierung neugebildeter Knochenmasse. Darüber hinaus ist es an einer Vielzahl von Stoffwechselprozessen beteiligt, z. B. Muskelkontraktion, Herzfunktion, Drüsensekretion und Blutgerinnung. 99 % des Kalziumkörperbestandes sind im Skelett gebunden. Die Kalziumionen der extrazellulären Flüssigkeit werden täglich vollständig mit dem Kalzium des Skeletts ausgetauscht. Der Normbereich für die Kalziumkonzentration im Serum liegt zwischen 2,1 und 2,6 mmol/l. Nur etwa die Hälfte des Serumkalziums liegt in freier Form vor, die andere Hälfte ist an Plasmaeiweiße und z. T. auch an Phosphat und Zitrat gebunden. Allein das ungebundene Kalzium ist an physiologischen Prozessen beteiligt. Der Kalziumstoffwechsel wird hauptsächlich durch **Parathormon,** das in der Nebenschilddrüse gebildet wird, **Kalzitonin** aus der Schilddrüse und **Vitamin D** gesteuert. Parathormon veranlasst die Freisetzung von Kalzium aus dem Knochen, stimuliert die Resorption von Kalzium aus dem Darm und vermindert die Kalziumausscheidung über die Niere. Insgesamt bewirkt es also ein Erhöhen des Serumkalziumspiegels. Kalzitonin ist der regulatorische Gegenspieler des Parathormons. Auch Vitamin D hat, nach seiner Aktivierung im Stoffwechsel, ähnliche Hormonwirkungen. Die Wirkung dieser Hormone ist vom jeweiligen Kalziumspiegel abhängig und dadurch sehr komplex (5.2.4). **Östrogen** fördert den Einbau von Kalzium in die Knochen. Frauen nach der Menopause können aufgrund ihres Östrogenmangels eine Osteoporose entwickeln.

Arzneimittel bei Störungen des Kalziumhaushalts verstehen

Bisphosphonate (3.3.3) werden zur Therapie von tumorbedingten Osteolysen und Hyperkalzämien sowie zur Therapie der Osteoporose verwendet. Sie binden spezifisch an die Knochensubstanz, behindern die tumorinduzierte Zerstörung der Knochenstruktur und verlangsamen das Fortschreiten von Knochenmetastasen. Bisphosphonate hemmen die überschießende Tätigkeit der Osteoklasten, jener körpereigenen „Fresszellen", die an den normalen Regenerationsprozessen der Knochensubstanz beteiligt sind. Dadurch führen sie auch zu einer Schmerzlinderung. Eine ähnliche Wirkung besitzt auch das Schilddrüsenhormon **Kalzitonin** (z. B. Calcitonin Panpharma®), das ebenfalls zur Behandlung der Osteoporose und der tumorbedingten Hyperkalzämie eingesetzt wird (5.2.4).

Therapie der Hyperkalzämie

Die **Therapie der Hyperkalzämie** richtet sich nach der zugrundeliegenden Erkrankung. Eine unspezifische Akutbehandlung ist die **Flüssigkeitszufuhr** mit physiologischer Kochsalzlösung. Diese Hydratationstherapie bewirkt einen Verdünnungseffekt und damit eine Erniedrigung des Serumkalziumspiegels. Gleichzeitig sollte die Kalziumzufuhr eingeschränkt werden.

Bei der Mehrzahl malignombedingter Hyperkalzämien hilft die diätetische Reduktion des mit der Nahrung zugeführten Kalziums nicht, den Serumkalziumspiegel zu senken. Menschen mit Malignomen können evtl. mit einer **zytostatischen Chemotherapie** behandelt werden. Da die Hyperkalzämie jedoch oftmals das Endstadium einer malignen Erkrankung darstellt, ist es angebracht, den Nutzen und die Belastung, die eine solche Therapie für den Patienten mit sich bringt, auch unter ethischen Aspekten sehr sorgfältig abzuwägen. Der primäre Hyperparathyreoidismus kann chirurgisch durch Entfernen der vergrößerten Nebenschilddrüsen behandelt werden. Innerhalb weniger Tage nach der Operation kommt es zur Normalisierung des Kalziumhaushalts.

Therapie der Hypokalzämie

Bei chronischer **Hypokalzämie,** bedingt durch Hypoparathyreoidismus oder Nierenstörungen, wird **Kalzium** gewöhnlich zusammen mit **Vitamin D_3** oral verabreicht (1–2 g pro Tag).

Schwere oder symptomatische Formen der Hypokalzämie stellen einen medizinischen Notfall dar und erfordern eine intravenöse Kalziumgabe. Kalziumglukonat wird zunächst als Bolus gegeben. Die Wirkung hält jedoch nur wenige Std. an. Deshalb wird die Behandlung mit einer 12–24-stündigen Infusion fortgesetzt. Da intravenös zugeführtes Kalzium Venenreizungen (*Thrombophlebitiden*) bewirkt, sollte es vor der Infusion mit 5-prozentiger Glukose- oder physiologischer Kochsalzlösung verdünnt werden. Intramuskuläre oder versehentliche paravenöse Injektionen führen zu Gewebsschäden.

Arzneimittel bei Störungen des Kalziumhaushalts in der Pflege

Milchprodukte, z. B. Vollmilch, Käse und Joghurt, sowie einige Gemüsesorten wie weiße Bohnen, Spinat und Grünkohl enthalten besonders viel Kalzium. Bei Hyperkalzämien sollte der Patient diese Nahrungsmittel meiden.

Einnahmehinweise

Für die Wirkung von **Bisphosphonaten** ist das Beachten der Einnahmehinweise ganz besonders wichtig. Nach peroraler Gabe wird nur etwa 1 % der verabreichten Bisphosphonatdosis resorbiert. Um dennoch ausreichende Plasmaspiegel zu erreichen, sollte der Patient eine Std. vor und nach der Einnahme keine Nahrung zu sich nehmen. Am besten ist, er nimmt die Tablette morgens nüchtern mit mindestens 200 ml Leitungswasser in aufrechter Position ein.

8.5.4 Arzneimittel bei Störungen des Säure-Basen-Haushalts

Merke

Normalwerte der arteriellen Blutgasanalyse

- pH: 7,36–7,44
- pCO_2: 32–45 mmHg (4,3–6,0 kPa)
- pO_2: 65–100 mmHg (8,7–13,4 kPa)
- Standardbikarbonat: 22–26 mmol/l
- Basenüberschuss (*Base Excess/BE*): 0 mval (–2 bis +3 mmol)

Säuren finden sich im menschlichen Organismus in mannigfacher Form. Der saure Geschmack ist die bekannteste Eigenschaft von Säuren.

Chemisch gesehen sind es Substanzen, die in wässriger Lösung Wasserstoffionen aus ihren Molekülen abspalten können. Eine der wichtigsten Säuren im menschlichen Körper ist die Kohlensäure. Sie bildet sich aus Kohlendioxid und Wasser. Durch Abgabe von Wasserstoffionen entsteht aus ihr das Bikarbonat, eine der wichtigen Basen im menschlichen Organismus. **Basen** sind Substanzen, die in wässriger Lösung Wasserstoffionen aufnehmen. Aus Bikarbonat bildet sich bei diesem Vorgang Kohlensäure. Es ist dieselbe chemische Reaktion, die auch beim Brausepulver zu beobachten ist, bei dem ein Gemisch aus Zitronensäure und Natriumbikarbonat (*Natron*) nach Wasserzugabe Kohlendioxidgas entwickelt.

Das Gleichgewicht zwischen Kohlensäure und Bikarbonat ist wesentlich daran beteiligt, die Wasserstoffionen-Konzentration im Blut auf dem physiologischen Niveau zu halten. Ausgedrückt wird die Wasserstoffionen-Konzentration durch den **pH-Wert.** Säuren besitzen pH-Werte unter 7, Basen Werte darüber. Kohlensäurehaltiges Mineralwasser hat z. B. einen pH-Wert von ca. 3. Der normale pH-Wert des Blutes beträgt 7,4 ± 0,04 (7,36–7,44). Wie aus dem engen Normalbereich zu erkennen ist, toleriert der Stoffwechsel nur minimale Abweichungen vom Sollwert. Bei pH-Werten des Blutes unter 7,36 spricht man von einer **Azidose,** bei pH-Werten über 7,44 von einer **Alkalose.** Werte unter 7,0 und über 7,8 sind mit dem Leben nicht mehr vereinbar.

Merke

Störungen des Säure-Basen-Haushalts

- Respiratorische Azidose durch verminderte Atemfrequenz und/oder -tiefe
- Respiratorische Alkalose durch z. B. Hyperventilieren
- Metabolische Azidose durch z. B. Stoffwechselstörungen oder Niereninsuffizienz
- Metabolische Alkalose durch z. B. Diuretikatherapie oder starkes Erbrechen

Arzneimittel bei Störungen des Säure-Basen-Haushalts verstehen

Zur Behandlung einer metabolischen Azidose, die durch einen renalen oder enteralen Verlust von Bikarbonat entstanden ist, wird eine **8,4-prozentige Natriumbikarbonat-Lösung** (*Natriumhydrogenkarbonat-Lösung*) verwendet. Die Zufuhr von Bikarbonat kann das Säure-Basen-Gleichgewicht des Bluts zur basischen Seite hin verschieben und eine Azidose ausgleichen.

Merke

Orale Rehydratationslösungen

Orale Rehydratationslösungen, die Basistherapeutika für alle Durchfallerkrankungen sind, enthalten neben Glukose, Natrium- und Kaliumchlorid auch Natriumbikarbonat oder ein anderes basisches Salz (z. B. Natriumzitrat) als wichtigen Bestandteil.

Therapie respiratorischer Störungen

Eine respiratorische **Azidose** kann u. a. durch Überdosierung atemdepressiver Arzneimittel (z. B. Opioide) ausgelöst werden. Hier muss eine Dosisanpassung erfolgen. Die Ursache für eine respiratorische **Alkalose** ist oftmals eine psychogene Hyperventilation (*durch starke Gefühlserregung übermäßig gesteigerte Atmung*). Sie kann durch Plastikbeutelrückatmung behandelt werden. Der Patient atmet langsam in eine größere Plastiktüte, wodurch er abgeatmetes Kohlendioxid erneut inhaliert. Zusätzlich können Benzodiazepine zur Beruhigung eingesetzt werden.

Therapie der metabolischen Azidose

Die Behandlung der metabolischen **Azidose** mit **Natriumbikarbonat-Lösung** richtet sich nach dem Schweregrad und den zugrundeliegenden Ursachen. Die erforderliche Menge berechnet der Arzt aus den Ergebnissen der Blutgasanalyse und dem Körpergewicht des Patienten. **Diabetische Ketoazidosen** lassen sich in vielen Fällen allein durch intravenöse **Flüssigkeitszufuhr** in Form von isotoner Kochsalzlösung sowie der Gabe von **Insulin** behandeln.

Praxistipp

Störungen des Säure-Basen-Haushalts

Es gilt: metabolische Störungen werden metabolisch behandelt, respiratorische respiratorisch.

Arzneimittel bei Störungen des Säure-Basen-Haushalts in der Pflege

Die Symptome der **diabetischen Ketoazidose** – Übelkeit, Erbrechen, Durchfall und Frösteln – erinnern an eine akute Gastroenteritis. Die Patienten nehmen in diesem Zustand meist keine Nahrung zu sich und unterbrechen folglich auch die Insulinapplikation. Dies verschlimmert den Zustand. Beim Überschreiten der Nierenschwelle für Glukose (10 mmol/l) setzt eine osmotische

Diurese ein, die zusammen mit den gastrointestinalen Wasser- und Elektrolytverlusten zu einer massiven Dehydratation (*Austrocknung*) führt. Über eine Minderdurchblutung des Gehirns kommt es schließlich zur schwersten Form der akuten diabetischen Stoffwechselentgleisung, dem **diabetischen Koma.** Hauptmerkmale des diabetischen Komas sind die nach Azeton riechende Ausatemluft („wie reife Äpfel") und die Kußmaul-Atmung.
Da Azidose auch durch Hungern (*Hungerazidose*) entstehen kann, sollten die Pflegenden auch auf eine ausgewogene Ernährung des Patienten achten. Kohlenhydratfreie Diätkuren sind grundsätzlich abzulehnen. Auch der Diabetiker darf nicht gänzlich auf Nahrung verzichten. Die der Ernährung angepasste Insulingabe verhindert eine Azidose.
Während einer **Reanimation** entwickelt sich meist eine metabolische Azidose. In einer leichten Ausprägung fördert sie die Sensibilität für Katecholamine, muss also nicht unmittelbar ausgeglichen werden. Korrektur und Behandlung erfolgen erst nach einer Blutgasanalyse.

Unerwünschte Wirkungen

Vorsicht

Hypernatriämie und Hyperosmolarität

Infusionen mit Natriumbikarbonat können zu Hypernatriämie (*überhöhte Natriumkonzentration im Blut*) und Hyperosmolarität (*überhöhte Gesamtkonzentration gelöster Stoffe im Blut*) führen. Um Überinfusionen zu vermeiden, sollten die Säure-Basen-Werte bei der Zufuhr überprüft werden. Es ist ein pH-Wert von > 7,2 anzustreben, also keine vollständige Korrektur der Azidose. Bei vorliegender Hypernatriämie kann Tris-Puffer (Trometamol) eingesetzt werden. Natriumbikarbonat fördert die Aufnahme von Kalium in die Zellen, sodass es zu einer Hypokaliämie führen kann.

Praxistipp

Gabe von Natriumbikarbonat

Wegen der Hyperosmolarität von Natriumbikarbonat ist eine paravasale Gabe wegen Gewebsschäden unbedingt zu vermeiden. Auch werden periphere Venen sehr stark gereizt. Wenn Natriumbikarbonat häufiger zu geben ist, sollte ein zentralvenöser Katheter zur Verfügung stehen.

8.5.5 Phytopharmaka im Stoffwechsel

Stoffwechselstörungen können durch verschiedene pflanzliche Arzneimittel und Nahrungsergänzungsmittel unterstützend behandelt werden (▸ Tab. 8.7). Die ärztlich verordnete Therapie können sie aber i. d. R. nicht ersetzen.
Das im akuten Gichtanfall eingesetzte Colchicin wird auch heute noch in Form von Phytopharmaka angewendet (Colchysat®-Tropfen, Colchicum-dispert®-Tabletten, ▸ Abb. 8.6). Allerdings sind diese wegen der geringen therapeutischen Breite auf einen exakten Gehalt an Colchicin eingestellt und unterliegen der Verschreibungspflicht.

Tab. 8.7 Verschiedene Phytopharmaka (*AM*) und Nahrungsergänzungsmittel (*NEM*) bei Stoffwechselstörungen

Pflanzlicher Wirkstoff	Präparatbeispiel	Status	Wirkungen, Indikationen
Flohsamenschalen	Mucofalk®	AM	Senkt Cholesterinspiegel, Verstopfung, Durchfall, Reizdarm
Guar	Guar Verlan®	AM	Diabetes mellitus zum Ausgleich von postprandialen Hyperglykämien, Hypercholesterinämie
Artischockenblätter	Hepar SL®	AM	Senkt Cholesterinspiegel, funktionelle Störungen des ableitenden Gallensystems
Knoblauch	Kwai duo®	AM	Senkt Cholesterinspiegel, Arterioskleroseprophylaxe
Hafer-, Brennnessel-, Frauenmantelkraut	Vollmers grüner Hafertee®	Traditionelles AM	Traditionell zur Unterstützung der Ausscheidungsfunktion der Niere (z. B. bei Gicht)
Omega-3-Öle	Omega 3 Loges®	NEM	Fettstoffwechselstörungen, Arteriosklerose
Pflanzliches Kalium aus Giersch, Spinat und Gänsefuß	Dreiblatt Kalium Bio®	NEM	Kaliummangel
Bittermelone, Curcuma, Ceylon-Zimt, Ingwer plus Chrom (III)	Dia-orthim®	NEM	Zur Aufrechterhaltung eines normalen Blutzuckerspiegels
Monacolin K (natürliches Lovastatin)	Armolipid®	NEM	Bei erhöhtem Cholesterinspiegel

Wiederholungsfragen

1. Welchen Diabetikern können orale Antidiabetika gegeben werden? (► 8.1.2)
2. Wie wirken Inkretinverstärker? Welchen Vorteil haben Sie für den Diabetiker? (► 8.1.2)
3. Welche oralen Antidiabetika sind insulinotrop und was bedeutet das? (► 8.1.2)
4. Zu den Lipidsenkern gehören u. a. die Anionenaustauscherharze und die CSE-Hemmer. Wie ist deren Wirkmechanismus? (► 8.2)
5. Bei welchen Patienten ist die Gabe von Lipidsenkern angezeigt? (► 8.2)
6. Welche Wirkstoffe werden zur Behandlung des akuten Gichtanfalls eingesetzt, welche zur Intervallbehandlung? (► 8.3)
7. Welche Arten von Elektrolytlösungen werden verwendet und wodurch unterscheiden sie sich? (► 8.5.1)
8. Welche Rolle spielen Makromoleküle in Plasmaersatzmitteln? (► 8.5.1)
9. Für welche Indikationen werden Bisphosphonate eingesetzt? (► 8.5.3)

9 Arzneimittel im Immunsystem

Überblick

Fast alle Erkrankungen stehen direkt oder indirekt im Zusammenhang mit dem Immunsystem. Arzneimittel können in die komplizierten Abläufe des Immunsystems eingreifen und Fehlfunktionen beheben. Auch die Erkrankungsprophylaxe vor allem von Infektionskrankheiten erfolgt über eine Beeinflussung des Immunsystems.

Folgende Fragen versucht das Kapitel zu beantworten:

- Wie kann die Immunantwort gezielt verändert werden und bei welchen Erkrankungen nutzt man dieses therapeutische Prinzip?
- Mit welchen Arzneimitteln werden Autoimmunkrankheiten behandelt?
- Wie werden Abstoßungsreaktionen nach Organtransplantationen verhindert?
- Was ist bei der Anwendung von Immunsuppressiva zu beachten?
- Was sind Zytokine und wie werden sie als Arzneimittel eingesetzt?
- Mit welchen Arzneimitteln behandelt man Allergien und wie wirken sie?
- Welche Möglichkeiten zur Immunisierung gibt es?
- Wodurch unterscheiden sich aktive und passive Immunisierung?
- Welche pflanzlichen Immunstimulanzien gibt es?

Definition

Immunsystem

Hochentwickeltes Abwehrsystem, das den Körper vor schädlichen Mikroorganismen der Außenwelt, aber auch vor eigenen abnormen Zellen (z. B. Krebszellen) schützt.

9.1 Immunmodulatoren

Die medikamentöse Beeinflussung des Immunsystems erfolgt mittels **Immunmodulatoren.**

Definition

Immunmodulatoren

Arzneistoffe, die die Immunantwort verändern.

Erfolgt die Veränderung der Immunantwort im Sinne einer Unterstützung, spricht man auch von **Immunstimulanzien,** bei einer Unterdrückung der immunologischen Reaktionen von **Immunsuppressiva.**

9.1.1 Immunstimulanzien

Definition

Immunstimulanzien

Arzneistoffe, die die Immunmechanismen des Körpers unspezifisch anregen können.

Zu den **Immunstimulanzien** zählen Mikronährstoffe wie Zink und Ascorbinsäure (*Vitamin C*), aber auch zahlreiche Phytopharmaka wie Extrakte aus Ginsengwurzel, Rotem Sonnenhut, Lebensbaum, Mistel oder Taigawurzel. Zu beachten sind die ausreichende Dosierung und die eher unspezifische, nicht sofort einsetzende Wirkung.

Immunstimulanzien regen die körpereigenen Mechanismen an. Dies bedeutet jedoch, dass bei völliger Immunschwäche ihre Anwendung zwecklos, evtl. sogar schädlich ist. Bei kompletter Immunschwäche in Kombination mit einer Verarmung an Immunzellen, z. B. als Begleiterscheinung einer Zytostatikatherapie, bietet sich die Möglichkeit der Gabe koloniestimulierender Faktoren (*CSF* ► 6.3.3). Diese regen die Neubildung der immunologisch bedeutsamen Leukozyten an.

9.1.2 Immunsuppressiva

Definition

Immunsuppressiva

Arzneistoffe, die Reaktionen des Immunsystems unterdrücken.

Immunsuppressiva sind indiziert bei **Autoimmunerkrankungen,** bei denen das Immunsystem fälschlicherweise körpereigene Strukturen bekämpft und sie so schädigt, und bei **Abstoßungsreaktionen** gegen transplantierte fremde Gewebe.

Definition

Autoimmunerkrankungen

Autoaggressionskrankheiten: Krankheiten, bei denen sich Antikörper oder sensibilisierte Lymphozyten gegen körpereigene Gewebe richten und diese schädigen.

Abstoßungsreaktionen

Unerwünscht aktiv ist das Immunsystem bei der **Abstoßung** eingepflanzter Organe. Die Transplantation von Organen bedeutet für den Empfänger oft den letzten therapeutischen Ausweg. Das Immunsystem ist jedoch darauf programmiert, körperfremde Strukturen zu erkennen und zu zerstören. Dies kann zum Scheitern der Organtransplantation und damit dem Tod des Menschen führen.

Immunsuppressiva verstehen

Immunsuppressiva (► Tab. 9.1) unterdrücken nicht die komplette Immunantwort, sondern vielmehr bestimmte Bereiche des Immunsystems.

Klassische Immunsuppressiva

Klassische Immunsuppressiva unterdrücken vor allem die Aktivität von Lymphozyten. Da die Makrophagen nicht beeinflusst werden, ist die Bakterienabwehr weiterhin möglich. **Ciclosporin** (Sandimmun®), **Sirolimus** (Rapamune®) und **Tacrolimus** (Prograf®) wirken durch Bindung an spezifische Zellproteine. So unterbleibt die Aktivierung spezifischer Lymphozyten. Ciclosporin und Sirolimus unterdrücken v. a. die durch T-Lymphozyten vermittelten Abwehrreaktionen. Tacrolimus hemmt außerdem die Aktivierung von B-Lymphozyten. **Azathioprin** (Imurek®), **Mycophenolatmofetil** (CellCept®) hemmen spezifisch in T- und

Tab. 9.1 Wichtige Immunsuppressiva

Wirkstoff	Handelspräparate (Beispiel)	Indikationen
Cyclophosphamid	Endoxan®	Maligne Erkrankungen, schwerste Verläufe von Autoimmunerkrankungen
Azathioprin	Imurek®	Abstoßungsreaktion durch Transplantation von Niere, Leber, Herz, Lunge, Pankreas; rheumatoide Arthritis, chronisch entzündliche Darmerkrankungen, Polymyositis
Methotrexat	MTX Hexal®	Maligne Erkrankungen, Autoimmunerkrankungen z. B. rheumatoide Arthritis
Mycophenolatmofetil	CellCept®	Abstoßungsreaktion durch Transplantationen
Prednison	Prednison Galen®	Allergische und entzündliche Erkrankungen, Asthma, Autoimmunerkrankungen, Hirnödem, Immunsuppression im Zusammenhang mit Transplantationen, Hepatitis, Nierenerkrankungen
Ciclosporin	Sandimmun®	Autoimmunerkrankungen, Abstoßungsreaktion durch Transplantationen
Tacrolimus	Prograf®	Abstoßungsreaktion durch Transplantationen
Leflunomid	Arava®	Rheumatoide Arthritis und Psoriasis-Arthritis
Etanercept	Enbrel®	Rheumatoide Arthritis, Psoriasis-Arthritis, Morbus Bechterew, Plaque-Psoriasis

B-Lymphozyten die Synthese von DNS-Bausteinen. **Leflunomid** der antirheumatisch wirksame Immunmodulator hemmt zielgerichtet aktivierte T-Lymphozyten.

Glukokortikoide

Glukokortikoide (► 5.4.1) bessern bei vielen Autoimmunerkrankungen schnell und eindrucksvoll die entzündlichen (Begleit-)Erscheinungen. Langfristig führen sie auch zu einer deutlichen Einschmelzung lymphatischer Gewebe. Allerdings verursachen sie bei längerer Anwendung eine Reihe ernst zu nehmender unerwünschter Wirkungen, nicht zuletzt auch eine erhöhte Infektanfälligkeit oder das Cushing-Syndrom. Bei Transplantationen werden sie oft in der Anfangsphase zusätzlich zu klassischen Immunsuppressiva gegeben.

Zytostatika

Zytostatika (► 13.1), z. B. **Cyclophosphamid** (Endoxan®) oder **Methotrexat** (MTX Hexal®) schwächen unspezifisch das Immunsystem. Ihr Nachteil besteht darin, dass sie auch alle sich häufig teilenden Zellen des Körpers schädigen, v. a. die Knochenmarkzellen. Anämie, Thrombozytopenie oder Granulozytopenie sind daher mögliche unerwünschte Folgen. Deshalb kommen sie nur bei schweren Autoimmunerkrankungen zum Einsatz.

Biologicals

Handelt es sich bei immunmodulierenden Arzneistoffen um biotechnologisch oder mithilfe von gentechnisch veränderten Organismen hergestellte Stoffe, heißen sie **Immunbiologika** (*Biologicals*). Diese Art der Herstellung ist nötig, wenn es sich um kompliziert gebaute Moleküle, z. B. um körpereigene oder auch körperanaloge Substanzen, handelt.
Etanercept (► 3.3.2) ist ein solches Immunbiologikum, das in der Basistherapie der rheumatoiden Arthritis Einsatz findet. Etanercept wird gentechnisch produziert und vermag den am Krankheitsgeschehen beteiligten Immunbotenstoff Tumornekrosefaktor-α (*TNF-α*) an sich zu binden und damit in seiner Zytokinfunktion zu beeinträchtigen.
Polyvalente Antikörper: Bei der Gabe von aus Tierblut gewonnener Antikörper gegen menschliche Lymphozyten (Antilymphozytenglobuline, z. B. Thymoglobulin®) handelt es sich um polyvalente (*„vielwertige", d. h. gegen verschiedene Antigene gerichtete*) Immunoglobuline. Diese Antilymphozytenglobuline bewirken eine Neutralisierung von Lymphozyten und können zur Prophylaxe und Therapie von Abstoßungsreaktionen eingesetzt werden.

> **Definition**
>
> **Monoklonale Antikörper**
>
> Völlig identische Antikörper, die der Vermehrung einer einzigen Ursprungszelle entstammen (*mono: allein* → ein Klon bezeichnet alle Nachkommen einer einzigen Zelle).

Monoklonale Antikörperzubereitungen sind jeweils gegen ein ganz spezifisches Antigen wirksam. So blockiert **Basiliximab** (Simulect®) bestimmte Rezeptoren (Interleukin-2-Rezeptoren) auf der Oberfläche aktivierter T-Lymphozyten, und vermindert deren Proliferation sowie verschiedene zelluläre Immunreaktionen.

Therapie von Autoimmunerkrankungen

Die Behandlung richtet sich nach dem betroffenen Organ und dem Krankheitsbild. Beim Befall endokriner Organe wie z. B. der Nebennierenrinde bei Morbus Addison reicht häufig eine Hormonsubstitution aus. Dagegen erfordert eine Autoimmunerkrankung von Organen, deren Funktion nur schwer oder gar nicht ersetzt werden kann wie z. B. Niere oder ZNS, eine medikamentöse Immunsuppression. Begleitend können zur Entzündungshemmung Antiphlogistika eingesetzt werden.
Bei sehr schweren Erkrankungen wie z. B. dem Guillain-Barrè-Syndrom wird auch versucht, die Autoantikörper durch **Plasmapherese** (*Plasmaseparation, Plasma-Austauschtherapie*) zu entfernen. Hierbei wird das Patientenplasma gegen eine eiweißhaltige Ersatzlösung ausgetauscht.

Prophylaxe und Therapie von Abstoßungsreaktionen

Die Abwehr des Patienten wird vor und nach der Transplantation durch eine **medikamentöse Immunsuppression** – häufig lebenslang – unterdrückt. Bei den hier eingesetzten Arzneistoffen handelt es sich um **Immunsuppressiva,** insbesondere um Glukokortikoide wie Prednison (z. B. Prednison Galen®), Azathioprin (z. B. Imurek®) und Ciclosporin (Sandimmun®). Zusätzlich werden Präparate wie Tacrolimus (Prograf®), Mycophenolatmofetil (CellCept®) und Antikörperzubereitungen (*Immunglobuline*) eingesetzt.
Bei Knochenmarktransplantationen gibt es besonders gute Erfahrungen mit Ciclosporin, da dieses nicht myelotoxisch (*knochenmarkschädigend*) wirkt.

Basiliximab wird im Rahmen einer Tripeltherapie in Kombination mit Glukokortikoiden und Ciclosporin vor und nach der Transplantation zur Abstoßungsprophylaxe eingesetzt. **Akute Abstoßungsreaktionen** können oft durch eine (zeitweilige) Dosiserhöhung der Immunsuppressiva beherrscht werden. Dagegen schreiten **chronische Abstoßungsreaktionen** meist immer weiter fort und führen – wenn auch oft erst nach Jahren – zu einem Funktionsverlust des transplantierten Organs.

Immunsuppressiva in der Pflege

Bei Immunsuppressiva empfiehlt sich vor allem zu Therapiebeginn das Überwachen der Plasmaspiegel, um trotz geringer oder unsicherer Bioverfügbarkeit die therapeutische Wirksamkeit zu gewährleisten. Bei immunsupprimierten Menschen ist die erhöhte Infektanfälligkeit zu beachten. Das Einhalten der Hygienevorschriften ist oberstes Gebot. Die Pflegenden haben auch die Aufgabe, dem Patienten und seinen Angehörigen diese Maßnahmen zu erläutern.

Praxistipp

Unterstützung der Patientenmitarbeit im Zusammenhang mit Transplantationen

Jeder transplantierte Patient muss wissen, dass das Weglassen der nach einiger Zeit oft sehr ungeliebten „Tabletten" das Fremdorgan – und damit (meist) sein Leben – akut gefährdet.

Deshalb ist es wichtig, dass die Pflegenden dem Patienten Möglichkeiten zeigen, sein Leben zu genießen und an gesellschaftlichen Aktivitäten teilzuhaben. Der Kontakt zu einer Selbsthilfegruppe kann hilfreich sein. Die Patienten bedürfen in besonderem Maße seelischen Zuspruchs. Viele müssen sich nicht nur immunologisch, sondern auch emotional mit dem Spenderorgan auseinandersetzen.

Die Pflegenden klären die Patienten über die Bedeutung der medikamentösen Begleittherapie auf. Sie achten bei der Krankenbeobachtung besonders auf die Funktionsfähigkeit des transplantierten Organs. Außerdem sind alle Irritationen des Immunsystems, z. B. durch Infektionen oder seelischen bzw. körperlichen Stress, zu vermeiden. Körperlichen Stress meiden heißt aber nicht, dass Patienten auf Sport verzichten müssen. Sport, besonders Ausdauersport, trägt zum psychischen und körperlichen Gleichgewicht bei und wirkt sogar therapieunterstützend.

Unerwünschte Wirkungen

Während einer immunsuppressiven Therapie sind die Menschen vermehrt infektionsgefährdet und bedürfen sorgfältiger Prophylaxe und Überwachung.

Praxistipp

Infektionsschutz und Infektanfälligkeit

Die Pflegenden achten bei immunsupprimierten Patienten besonders auf ausreichenden Infektionsschutz sowie auf Zeichen einer beginnenden Immunschwäche, z. B. erhöhte Infektanfälligkeit.

Ciclosporin und **Tacrolimus** bewirken dosisabhängig unerwünschte Effekte, auf die auch die Pflegenden achten sollten:

- Nierenschäden
- Reversible Leberfunktionsstörungen
- Kardiotoxizität
- Tremor oder andere neurotoxische Erscheinungen
- Ödeme, Förderung einer diabetogenen Stoffwechsellage
- Zahnfleischwucherungen (*Gingivahyperplasie*) und Hirsutismus (*verstärkte Körperbehaarung*); beides nur bei Ciclosporin, nicht bei Tacrolimus

Sirolimus wirkt nicht nephrotoxisch, kann jedoch zu Lipidspiegelerhöhungen, Gelenkbeschwerden, Anämie, Thrombopenie, gastrointestinalen Störungen oder Akne führen. Bei dem monoklonalen Antikörper **Basiliximab** sind hauptsächlich Obstipation, Harnwegsinfektionen, Schmerzen, Ödeme und Hypertonie als unerwünschte Wirkungen zu beobachten.

Wechselwirkungen

Praxistipp

Dosisanpassung

Ciclosporin, Tacrolimus und Sirolimus gehen Interaktionen mit Enzyminhibitoren und Enzyminduktoren ein. Die Begleitmedikation des Patienten ist deshalb sorgfältig zu überprüfen, ggf. ist eine Dosisanpassung des Immunsuppressivums vorzunehmen.

9.1.3 Zytokine

Bei **Zytokinen** handelt es sich um körpereigene Proteine, die spezifische Funktionen im Immunsystem ausüben und das Wachstum und die Differenzierung von Zellen regulieren. Sie wirken als Wachstumsfaktoren und spielen eine Rolle bei verschiedenen immunologischen Reaktionen wie Fieber und Entzündung.

Zytokine verstehen

Zytokine werden bei unterschiedlichen Erkrankungen eingesetzt, die mit dem Immunsystem im Zusammenhang stehen (▸ Tab. 9.2). Zu unterscheiden sind:

- **Interferone** wirken gegen Viren und Tumorzellen und sind immunmodulierend.
- **Interleukine** wirken gegen Krankheitserreger und Tumoren. Sie spielen bei Fieber und Entzündung eine wichtige Rolle.
- **Koloniestimulierende Faktoren** sind Wachstumsfaktoren, die bei Niereninsuffizienz oder Knochenmarksdepression z. B. durch ein myelodysplastisches Syndrom oder Zytostatikatherapie (▸ 6.3.3) indiziert sind.
- **Tumornekrosefaktoren** sind multifunktionale Signalstoffe im Immunsystem, die die Differenzierung, Proliferation und Apoptose (*programmierter Zelltod*) steuern.
- **Chemokine** vermitteln als „Lockstoffe" die Bewegung der Immunzellen (*Chemotaxis*).

Während sich Interferone, Interleukine und Wachstumsfaktoren in der Therapie verschiedener Krankheiten etabliert haben, ist eine therapeutische Anwendung von Tumornekrosefaktoren und Chemokinen derzeit noch in der Entwicklung. Medizinisch verwendet werden aber Tumornekrosefaktor-Inhibitoren vor allem in der Rheumatherapie (▸ 3.3.2).

Zytokine in der Pflege

Da die Applikation von Zytokinen in der Regel parenteral erfolgt, können **lokale Irritationen** an der Injektionsstelle auftreten. Häufige unerwünschte Wirkung von Interferone sind **grippeähnliche Beschwerden** wie Schüttelfrost, Fieber und Kopf-und Gliederschmerzen.

9.2 Antiallergika

Definition

Antiallergika

Arzneimittel, die gegen die Symptome der Allergie eingesetzt werden.

Allergie

Veränderte, überschießende Reaktionsbereitschaft des Körpers gegenüber speziellen Antigenen. Diese werden dann als Allergene (*allergieauslösende Struktur*) bezeichnet.

Antiallergika verstehen

Bei der Behandlung von Allergien bestehen grundsätzlich folgende Therapiemöglichkeiten, die – je nach Art der Allergie – einzeln oder in Kombination zur Anwendung gelangen können:

- Allergenkarenz
- Spezifische Hyposensibilisierung
- Gabe von Antiallergika, zu denen Antihistaminika, Mastzellstabilisatoren und Glukokortikoide gehören

Antihistaminika (*Histaminantagonisten, Histaminrezeptorenblocker*) blockieren die Histaminrezeptoren und schwächen so die Histaminwirkung (▸ Abb. 9.1).

Tab. 9.2 Zytokine, die als Arzneimittel eingesetzt werden

Wirkstoff	Handelspräparate (Beispiel)	Gruppe	Indikationen
Interferon-β	Rebif®, Betaferon®	Interferone	MS (Multiple Sklerose)
PEG- Interferon-α	Pegasys®		Hepatitis B und C
Aldesleukin	Proleukin®	Interleukine	Metastasierendes Nierenzellkarzinom
Filgrastim	Neupogen®	Koloniestimulierende Faktoren	Neutropenie
Lenogastrin	Granocyte®		

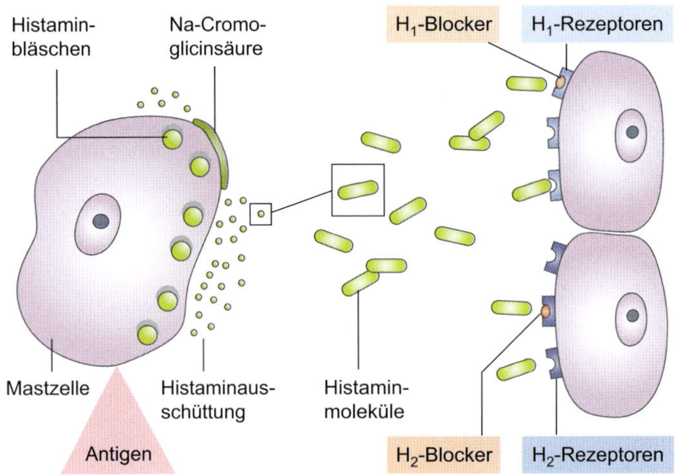

Abb. 9.1 Wirkprinzip von Antihistaminika und Cromoglicinsäure. Nach Antigenkontakt wird Histamin aus den Mastzellen freigesetzt. Cromoglicinsäure hemmt direkt an der Mastzelle diese Histaminfreisetzung. Antihistaminika blockieren die Histaminrezeptoren an den Körperzellen und verhindern so histaminvermittelte Reaktionen, z. B. Quaddelbildung oder Juckreiz. [L157]

Histamin ist eine physiologische vornehmlich in Mastzellen gespeicherte Substanz, die z. B. bei allergischen Reaktionen freigesetzt wird. Über H_1-Rezeptoren führt Histamin zu einer Kontraktion von Darm- und Bronchialmuskulatur. Große Blutgefäße verengen, kleine erweitern sich. Die Kapillardurchlässigkeit steigt. Schmerz und Juckreiz bei allergischen Reaktionen erklären sich durch die Histaminwirkung auf sensible Nervenenden. Durch den Angriff an den H_1-Rezeptoren beeinflusst Histamin außerdem den Wachzustand des Körpers. Über H_2-Rezeptoren steigert Histamin die Magensaftproduktion. Im Bereich der Atemwege hat Histamin beim Entstehen des allergischen Schnupfens, des allergischen Asthmas bronchiale und der allergischen Bronchitis Bedeutung.

Zu den Antihistaminika, die H_1-Rezeptoren blockieren (*H_1-Antihistaminika*) zählen **Dimetinden** (Fenistil®), **Clemastin** (Tavegil®), **Loratadin** (Lorano akut®) und **Levocabastin** (Livocab®). Eine Sonderstellung nehmen **Ketotifen** (Zaditen®), **Azelastin** (Allergodil®) sowie **Cetirizin** (Zyrtec®) ein, die sich zusätzlich durch mastzellstabilisierende Effekte auszeichnen. Antihistaminika sind in verschiedenen oralen Darreichungsformen wie z. B. Tabletten, Dragees oder Sirup, als Suppositorien, als Injektionslösung, als Gele, Salben oder Stifte zum Auftragen auf die Haut, als Spray zum Einsprühen in die Nase und als Augentropfen verfügbar.

Vorsicht

Gabe von Antihistaminika

Bei Menschen mit **Glaukom, Herzerkrankungen, Leberfunktionsstörungen** oder unter Therapie mit **Makroliden bzw. Azolantimykotika** sollte zumindest auf eine systemische Gabe von Antihistaminika verzichtet werden.

Cromoglicinsäure (Allergoval®) ist ein **Mastzellstabilisator.** Sie hemmt die Histaminfreisetzung aus den Mastzellen und sind daher nur prophylaktisch, nicht aber im Akutstadium einer Allergie oder beim akuten Asthmaanfall wirksam (▸ Abb. 9.1). Sie wird aufgrund schlechter Resorbierbarkeit lokal angewendet und ist z. B. als Nasenspray, Dosieraerosol, Inhalationslösung, Pulver zur Inhalation und Augentropfen erhältlich.

Aufgrund der antiphlogistischen Eigenschaften sind **Glukokortikoide** besonders bei allergischen Reaktionen mit entzündlicher Ausprägung von Vorteil. Lokale Kortikoidzubereitungen werden aufgrund der besseren Verträglichkeit bevorzugt für diese Indikationen eingesetzt. Wichtige Inhaltsstoffe solcher lokalen Kortikoidtherapeutika sind **Mometason, Triamcinolon, Fluocinolon** und **Beclometason.** Zur Therapie des anaphylaktischen Schocks kommt dagegen hauptsächlich die parenterale Applikation von Glukokortikoiden zum Einsatz.

Spezifische Hyposensibilisierung

Die **spezifische Hyposensibilisierung** (*Desensibilisierung*) ist bei Typ-I-Allergien (▸ 2.4.1) angezeigt. Dabei wird versucht, durch regelmäßige subkutane Injektion stark verdünnter Antigenextrakte die Bildung von IgG (*Immunglobulin G*) zu provozieren. Diese verdrängen dann bei einem „tatsächlichen" Kontakt mit dem Antigen die symptomauslösenden IgE (*Immunglobulin E*) und besetzen den überwiegenden Teil der Antigene, sodass die Beschwerden des Patienten abnehmen.

Erfolgversprechend ist eine spezifische Hyposensibilisierung v. a. bei relativ jungen Menschen mit kurzer Krankheitsdauer, die nur gegen ein Allergen oder wenige Allergene allergisch sind. Die Behandlung muss über einen längeren Zeitraum, oft über Jahre, fortgeführt werden. Bei Kindern ist manchmal auch eine orale Hyposensibilisierung möglich, die dem Kind die zahlreichen Spritzen erspart. Wegen der erforderlichen hohen Dosen des Antigens ist die orale Form der Hyposensibilisierung allerdings umstritten. Im Krankenhaus werden insbesondere „Schnelldesensibilisierungen" durchgeführt, v. a. gegen Insektengifte. Bei Hyposensibilisierung kann immer ein **anaphylaktischer Schock** ausgelöst werden. Daher muss stets ein Notfalltablett bereitstehen und der Patient wird nach der Injektion noch 30 Min. beobachtet.

Therapie des anaphylaktischen Schocks

Vorsicht

Therapie des anaphylaktischen Schocks

Im anaphylaktischen Schock ist die sofortige Behandlung oft lebensrettend.

- **Allergenzufuhr sofort stoppen,** z. B. Injektion, Infusion, Transfusion unterbrechen
- **Schocklagerung,** d. h. Oberkörper flach und Beine erhöht
- Gabe von **Sauerstoff**
- Gabe von **Adrenalin** langsam i. v. (0,25–1 mg verdünnt in NaCl 0,9 %; die Gesamtmenge der Lösung beträgt 10 ml)
- **Volumenmittel,** Infusion von Plasmaexpandern (z. B. Dextran)
- Hoch dosierte Gabe von Glukokortikoiden i. v.
- Bei leichtem Schock Gabe von Antihistaminika i. v. (z. B. Tavegil®)
- Bei Bronchospasmus Gabe von **Beta2-Mimetikum** i. v. (z. B. Bronchospasmin®)
- Bei Larynxödem Intubation

Menschen mit lebensgefährlichen Manifestationen einer Typ-I-Allergie (▸ 2.4.1) ist eine modifizierte Schockapotheke zur Selbstbehandlung zu empfehlen, die der Patient möglichst immer bei sich tragen sollte, z. B. beim Spazierengehen für den Fall eines Insektenstichs. Bei der Auswahl der Arzneimittel ist zu beachten, dass sie auch Laien problemlos anwenden können müssen.

Fallbeispiel

Anaphylaktischer Schock?

Uwe ist ein Jugendlicher mit Pollenallergie. Auf einem Paddelausflug im Juli, bei dem auch Bier getrunken wird, zeigen sich typische Symptome, vor allem schwellen ihm die Augen zu. Auch die Einnahme von Cetirizin-Tabletten verbessert seinen Zustand nicht. Als ihm zunehmend schwindlig wird und er auch schlecht Luft bekommt, bricht er den Ausflug ab und begibt sich ins Krankenhaus.

Erläuterungen

Die Entscheidung von Uwe ins Krankenhaus zu gehen, war richtig. Auch durch Pollen können anaphylaktische Reaktionen ausgelöst werden. Körperliche Anstrengung und Alkohol erhöhen dabei das Risiko. Besonders bei Atemnot ist Vorsicht geboten, durch das Zuschwellen des Kehlkopfes droht Erstickungsgefahr. Im Krankenhaus kann Uwe nun überwacht werden und bekommt eine i. v.-Gabe von Tavegil®. Falls es zum Schock kommt, erfolgen weitere Therapiemaßnahmen wie Schocklagerung, Sauerstoff-, Adrenalin- und Kortisongabe.

Empfehlenswert sind z. B. ein Adrenalinpräparat zur Inhalation (z. B. Infectokrupp inhal®), ein Glukokortikoid zur oralen oder rektalen Gabe (etwa Urbason® Tbl. bzw. Rectodelt® Supp.) sowie Fertigspritzen mit Adrenalin (Emerade®, Jext®).

Antiallergika in der Pflege

Eine kausale Maßnahme bei Menschen mit Allergie ist die **Allergiekarenz** (*Expositionsprophylaxe*), bei der sie die Auslöser (*Allergene*) meiden.

Merke

Allergietest

Allergietests sind in der **beschwerdefreien Zeit** durchzuführen. Bis zu 4 Wochen vor dem Test sollte der Betroffene kein Antihistaminikum einnehmen.

Viele Allergene sind versteckt auch dort vorhanden, wo man sie nicht vermutet. Beispiele hierfür sind die zahlreichen – teilweise nicht deklarationspflichtigen – Zusatzstoffe in Nahrungsmitteln oder Textilien. Probleme bereiten zudem **Kreuzallergien.** Das ist eine zur bisherigen Allergie zusätzlich auftretende Unverträglichkeit gegenüber einem dem bisherigen Allergen strukturell verwandten Stoff.

Praxistipp

Allergie – eine systemische Erkrankung

Eine Allergie ist immer, auch wenn sie z. B. nur als Heuschnupfen auftritt, eine systemische Erkrankung. Häufig sind Patienten zur Allergiezeit dann auch besonders reizbar. Pflegende bedenken dies bei der Kommunikation.
Empfehlenswert ist einen **Notfallausweis** (*Allergiepass*), den jeder Patient mit einer Allergie immer bei sich tragen sollte.

Menschen, die zu anaphylaktoiden Reaktionen (*starke allergische Reaktionen bis hin zum anaphylaktischen Schock*) neigen, sollten darüber hinaus immer eine medikamentöse Notfallhilfe mit sich führen. Dies ist besonders bei Bienen- oder Wespenstichallergie gefordert, da diese häufig eine anaphylaktische Reaktion auslösen. Trotz Allergenkarenz – soweit möglich – und Hyposensibilisierung brauchen viele Patienten eine Arzneimitteltherapie. Sie erhalten v. a. Antihistaminika, die – je nach Krankheitsbild und Schwere der Erscheinungen – lokal oder systemisch angewendet werden.

Praxistipp

Bekannte Kontrastmitteallergie

Müssen sich Menschen mit bekannter Kontrastmittelallergie einer Untersuchung mit Kontrastmittel (z. B. Koronarangiografie) unterziehen, erhalten sie unmittelbar vor der Untersuchung i. v. H_1-Blocker wie Fenistil®, und Kortikoide wie Prednisolut.

Für schwerwiegendere allergische Erkrankungen oder bei solchen mit massivem Entzündungsgeschehen bieten sich Glukokortikoide zur symptomatischen Lokaltherapie oder zur systemischen Anwendung an.

Unerwünschte Wirkungen

Gastrointestinale Beschwerden, Miktionsstörungen, Mundtrockenheit, Arrhythmien, Schwindel und Sedierung, u. U. mit Beeinträchtigung der Fahrtüchtigkeit, sind die häufigsten **unerwünschten Wirkungen** der Antihistaminika.

Praxistipp

Einnahmehinweis

Wegen der möglichen Sedierung werden perorale Antihistaminika bevorzugt abends verabreicht. Auf weitere sedierend wirkende Arzneimittel oder den Genuss von Alkohol sollten die Patienten verzichten.

Ein vermindertes Reaktionsvermögen tritt allerdings hauptsächlich bei den Antihistaminika der ersten Generation wie Clemastin, Dimetinden und Ketotifen auf. Manche Antihistaminika können außerdem die anticholinergen (*dem Botenstoff Acetylcholin entgegen gerichteten*) Wirkungen von Parasympatholytika (► 1.3.4) und einigen Antidepressiva (► 4.1.1) verstärken. Lokal anzuwendende Zubereitungen haben nur wenig unerwünschte Wirkungen oder Wechselwirkungen mit anderen Arzneimitteln. Mastzellstabilisatoren können vereinzelt zu lokalen Reizungen im Respirationstrakt führen.

Praxistipp

Reizen der Bronchialschleimhaut

Menschen mit besonders „anfälliger" Bronchialschleimhaut, z. B. bei bekanntem Asthma bronchiale, müssen bei der Applikation von Mastzellstabilisatoren auf Reizerscheinungen bis hin zum Bronchospasmus überwacht werden.

Bei lokaler Dauertherapie mit Glukokortikoiden tritt v. a. eine Atrophie der behandelten Haut bzw. der Schleimhäute auf (systemische unerwünschte Wirkungen der Glukokortikoide ► 5.4.1).

9.3 Immunisierung

Definition

Immunität

Unempfindlichkeit eines Organismus für eine Infektion mit pathogenen Mikroorganismen bzw. deren Toxinen (*antiinfektiöse bzw. antitoxische Immunität*).

Immunisierung

Maßnahmen, um den Körper in den Zustand der *Immunität* zu versetzen. Man unterscheidet je nach Mitarbeit des körpereigenen Immunsystems die aktive und die passive Immunisierung.

Antigen

Körperfremdes Eiweiß, das die Bildung von Antikörpern bewirkt, die spezifisch gegen das Antigen wirken.

Antikörper

Körpereigene Eiweiße, die sich spezifisch an Antigene binden und diese so unschädlich machen.

Immunisierung verstehen

Immunität kann angeboren, z. B. als artbedingte Immunität des Menschen gegenüber vielen tierpathogenen Erregern, oder durch einen früheren Antigenkontakt im Rahmen einer natürlichen Infektion bzw. einer Impfung erworben sein. Bei der erworbenen Immunität sind im Rahmen der Infektion spezifische Antikörper und spezifisch sensibilisierte T- und B-Gedächtniszellen gegenüber dem Mikroorganismus gebildet worden. Diese schützen den Organismus über mehrere Monate bis lebenslang vor einer erneuten Erkrankung durch den gleichen Mikroorganismus.

Es existieren zwei Arten von **Impfstoffen,** die sich in ihrem Wirkprinzip unterscheiden und jeweils Vor- und Nachteile besitzen: die passiven und die aktiven Impfzubereitungen.

9.3.1 Aktive Immunisierung

Definition

Schutzimpfung

Aktive Immunisierung: Gabe von Antigenen, Körper wird widerstandsfähig gegen bestimmte Erkrankungen, ohne dass er daran erkrankt.

Aktivimpfstoffe sind Antigenzubereitungen, die den Organismus zur Bildung von Antikörpern und Gedächtniszellen anregen. Durch die Gedächtniszellen (*Memory Cells*) wird ein Schutz erreicht, der jahrelang oder für den Rest des Lebens bestehen bleibt. Hierzu sind oft allerdings mehrere Impfungen in bestimmten Intervallen zur Grundimmunisierung sowie Auffrischimpfungen nötig.

Gegeben werden Antigene in Form von abgeschwächten Erregern, antigenhaltigen Teilen der Oberfläche von Krankheitserregern oder auch Giftstoffen der Erreger. Wichtig ist, dass der Impfstoff einerseits genügend Antigene zur Stimulation des Immunsystems enthält, andererseits das Allgemeinbefinden nicht wesentlich beeinträchtigt.

Zur **aktiven Immunisierung** werden Antigene in folgender Form verabreicht:

- **Lebendimpfstoffe** (*abgeschwächte Krankheitserreger*),
- **Totimpfstoffe** (*tote Krankheitserreger bzw. Teile von diesen*),
- **Toxoidimpfstoffe** (*„entschärfte" Giftstoffe*)
- **mRNA-Impfstoffe** (*mRNA dient als Bauplan, antigenes Eiweiß wird in den Zellen synthetisiert*)
- **Vektor-Impfstoffe** (*DNA dient als Bauplan und wird durch harmlose Viren in den Körper gebracht, antigenes Eiweiß wird in den Zellen synthetisiert*)

Der Organismus des Geimpften bildet bei der aktiven Immunisierung selbst (*„aktiv"*) Antikörper und Gedächtniszellen gegen die Erreger und ist im Falle eines tatsächlichen Eindringens des Erregers in der Lage, diese schnell und meist ohne erkennbare Krankheitszeichen zu vernichten. Toxoid- und Totimpfstoffe sind besser verträglich, aber weniger zuverlässig. Lebendimpfstoffe verursachen mehr unerwünschte Wirkungen, führen aber häufiger zur erwünschten lebenslangen Immunität. Moderne genbasierte Impfstoffe sind erstmalig während der COVID-19-Pandemie gegen das SARS-CoV-2-Virus eingesetzt worden, wobei sie sich als wirksam und zuverlässig erwiesen haben.

Während manche Impfungen für alle Personen empfohlen sind etwa gegen Tetanus, Poliomyelitis und Diphtherie, sind andere nur bei besonderer Gefährdung angezeigt, z. B. vor Fernreisen. Der **Impfkalender** der Ständigen Impfkommission des Robert Koch-Instituts (*STIKO*) zeigt die empfohlenen Impfungen und das Lebensalter, in dem sie vorzugsweise durchzuführen sind (▸ Abb. 9.2).

Impfung	Alter in: Wochen	Monaten									Jahren							
	6	2	3	4	5–10	11*	12	13–14	15	16–23	2–4	5–6	7–8	9–14	15–16	17	ab 18	ab 60
		U4			U5	U6				U7	U7a/ U8	U9	U10	U11/ J1		J2		
Rotaviren	G1[a]		G2	(G3)														
Tetanus[b]		G1		G2		G3[d]						A1		A2			A[f]	
Diphterie[b]		G1		G2		G3[d]						A1		A2			A[f]	
Pertussis[b]		G1		G2		G3[d]						A1		A2			A3[f]	
Hib[b]–H. influenzae Typ b		G1		G2		G3[d]												
Poliomyelitis[b]		G1		G2		G3[d]								A1				
Hepatitis B[b]		G1		G2		G3[d]												
Pneumokokken[b]		G1		G2		G3[d]												S[i]
Meningokokken B[c]		G1		G2			G3[d]											
Meningokokken C							G1										S[g]	
Masern						G1			G2									
Mumps, Röteln						G1			G2									
Varizellen						G1			G2									
HPV– Humane Papillomviren														G1[e] G2[e]				
Herpes Zoster																		G1[j] G2[j]
Influenza																		S (jährlich)[k]
COVID-19																	G1[h], G2[h], G3[h]	S (jährlich)[k]

Empfohlener Impfzeitpunkt

Nachholimpfzeitraum für Grund- bzw. Erstimmunisierung aller noch nicht Geimpften bzw. für Komplettierung einer unvollständigen Impfserie

G Grundimmunisierung (in bis zu 3 Teilimpfungen G1–G3)
A Auffrischimpfung
S Standardimpfung

a Erste Impfstoffdosis bereits ab dem Alter von 6 Wochen, je nach verwendetem Impfstoff 2 bzw. 3 Impfstoffdosen im Abstand von mind. 4 Wochen
b Frühgeborene: zusätzliche Impfstoffdosis im Alter von 3 Monaten, d.h. insgesamt 4 Impfstoffdosen; Säuglinge (inkl. Frügeboren) werden mit PVC_{13} oder PVC_{15} geimpft
c Gemäß Fachinformationen besteht die Impfserie im Alter von 2–23 Monaten aus 3 Impfdosen, ab dem Alter von 24 Monaten aus 2 Impfstoffdosen
d Mindestabstand zur vorangegangenen Impfstoffdosis: 6 Monate
e Zwei Impfstoffdosen im Abstand von mind. 5 Monaten, bei Nachholimpfung im Alter ≥ 15 Jahren oder bei einem Impfabstand von < 5 Monaten zwischen 1. und 2. Impfstoffdosis ist eine 3. Impfstoffdosis erforderlich.
f Td-Auffrischimpfung alle 10 Jahre. Nächste fällige Td-Impfung einmalig als Tdap- bzw. bei entsprechender Indikation als Tdap-IPV-Kombinationsimpfung
g Eine Impfstoffdosis eines MMR-Impfstoffs für alle nach 1970 geborenen Personen ≥18 Jahre mit unklarem Impfstatus, ohne Impfung oder mit nur einer Impfung in der Kindheit
h Impfung bis die Anzahl der für die Basisimmunität erforderlichen ≥3 SARS-CoV-2-Antigenkontakte (davon mindestens 1 Impfung) erreicht ist. Mindestimpfabstand zwischen G1 und G2 ≥ 4 bis vorzugsweise 12 Wochen, und zwischen G2 und G3 ≥ 6 Monate
i Impfung mit PCV_{20}
j Zwei Impfstoffdosen des adjuvantierten Herpes-Zoster-Totimpfstoffs im Abstand von mindstens 2 bis maximal 6 Monaten
k Jährliche Impfung im Herbst
* Impfungen können auf mehrere Impftermine verteilt werden. MMR und V können am selben Termin oder in 4-wöchigem Abstand gegeben werden

Abb. 9.2 Impfkalender der STIKO (*Ständige Impfkommission des Robert Koch-Instituts*) [L157]

Um die Zahl der Injektionen gering zu halten, empfiehlt die STIKO die Verwendung von Kombinationsimpfstoffen. Die Impfempfehlungen werden von der STIKO in engen Zeitabständen aktualisiert. Diese empfohlenen Impfungen sind Pflichtleistungen der gesetzlichen Krankenkassen.

Kritischer Blick

Pro und Contra: Impfpflicht

Einige Impfungen sind in bestimmten Bereichen gesetzlich vorgeschrieben, z. B. die Masernimpfung vor Eintritt in Schule oder Kindergarten.

Pro

- Menschen, z. B. Kinder im Kindergarten oder alte Menschen in Pflegeheimen sind vor der Erkrankung geschützt und erkranken nicht daran.
- Auswirkungen der Erkrankung sind von großer gesamtgesellschaftlicher Bedeutung und können durch die Impfung verringert werden.
- Große Krankheitsausbrüche werden verhindert.
- Krankheit kann ausgerottet werden, wie z. B. Pocken.
- Folgen der Erkrankung sind gravierend, z. B. irreversible Folgen, schwere Behinderungen, Tod, …
- Nutzen und Risiko der Impfung werden wissenschaftlich fundiert abgewogen und nur, wenn der Nutzen größer ist als das Risiko, werden sie empfohlen.
- Impfungen sind gut verträglich.

Contra

- Impfen ist unphysiologisch, da der Impfstoff (meist) gespritzt werden muss.
- Es gibt selten, aber ernste Nebenwirkungen bei Impfungen.
- Jeder Mensch hat das Recht auf Selbstbestimmung.
- Jeder sollte eigene Entscheidungen treffen, besonders, wenn es um die persönliche Gesundheit geht.
- Niemand sollte zu Handlungen gezwungen werden, die auch Risiken mit sich bringen können.

9.3.2 Passive Immunisierung

Definition

Passive Immunisierung

Übertragung von spezifischen Antikörpern (*Immunglobulinen*) gegen bestimmte Erreger oder Toxine, die von einem anderen Organismus gebildet worden sind.

Passivimpfstoffe sind Antikörperzubereitungen (*Immunglobulinpräparate, Sera*), die aus menschlichem oder auch tierischem Blut gewonnen werden. Diese „fertigen“ Antikörper können sofort nach der Applikation die passenden Antigene neutralisieren und unschädlich machen. Der Körper ist sofort abwehrbereit und kann den Krankheitsausbruch verhindern oder eine bestehende Erkrankung leichter überstehen. Der Nachteil der **passiven Immunisierung** ist ihre mit 1–3 Monaten nur kurze Wirksamkeit.

Immunglobuline werden dann gegeben, wenn der Verdacht einer gefährlichen Infektion besteht und ein sofortiger Schutz erforderlich ist. Bei manchen Erkrankungen kann der Krankheitsverlauf durch Gabe von Immunglobulinen noch nach Ausbruch der Erkrankung gemildert und das Komplikationsrisiko reduziert werden, z. B. bei Mumps. Wann möglich, werden homologe Sera verwendet, d. h. menschliche (*humane*) Immunglobuline. Im Gegensatz dazu stammen heterologe Sera von Tieren, in erster Linie vom Pferd. Es handelt sich also um Fremdeiweiß mit entsprechend hoher Allergiegefahr.

Pflege bei Immunisierung

Aus Angst vor unerwünschten Wirkungen von Impfungen (*Impfgegner*) oder aus Nachlässigkeit (*Impfmüdigkeit*) lassen viele Eltern ihre Kinder nicht vollständig durchimpfen. Zwar ist unbestritten, dass Impfungen unerwünschte Wirkungen bis hin zu bleibenden Schäden haben können, doch sind diese stets im Verhältnis zu den Gefahren der Erkrankung zu sehen. Bei Beachtung der Gegenanzeigen der jeweiligen Impfungen ist das Risiko eines Impfschadens viel geringer als das Risiko eines bleibenden Schadens nach durchgemachter Erkrankung.

Pflegende erklären den Patienten oder den Angehörigen, dass nicht jede **Impfreaktion** eine Impfkomplikation darstellt, sondern auch Zeichen der (erstrebten) Auseinandersetzung des Körpers mit dem Impfstoff sein kann. So sind Lokalreaktionen an der Impfstelle, geringes Fieber in den ersten Tagen nach einer Lebendimpfung oder auch eine leichte Erkrankung (*Impfmasern*) normal.

Die Pflegenden bestärken den Patienten und die Eltern in ihrer Entscheidung für die empfohlenen Schutzimpfungen und warnen vor den Erkrankungsrisiken z. B. Taubheit und Unfruchtbarkeit bei Mumps oder schweren geistigen Behinderungen durch Maserninfektionen. Durch die Schutzimpfungen werden auch ungeborene Kinder geschützt, die u. U. schwere geistige Behinderungen erleiden könnten, wenn die Schwangere z. B. an Röteln oder Windpocken erkrankt.

Tab. 9.3 Pflanzliche und mikrobiologische Arzneimittel, die auf das Immunsystem wirken

Wirkstoffe	Handelspräparate	Gruppe	Indikationen
Echinacea purpura	Echinacin® Tropfen, Salbe, Saft	Pflanzliches Immunstimulans	Atemwegsinfekte, Harnwegsinfekte
	Imupret® Dragees, Tropfen		Traditionell bei ersten Anzeichen und während der Erkältung
	In Esberitox® Tabletten		Erkältung und grippaler Infekt
Ginsengwurzel	Ginsana® Kapseln	Adaptogen	Müdigkeits- und Schwächegefühl, Leistungs- und Konzentrationsschwäche, Rekonvaleszenz
Taigawurzel	Eleu Curarina® Tropfen		
Rosenwurz	Vitango®, RhodioLoges® Filmtabletten		Traditionell bei Stress, Erschöpfung und Schwäche
Enterococcus faecalis	Symbioflor 1®Tropfen	Mikrobiologische Zubereitung	Rezidivierende Sinusitis und Bronchitis
Escherichia coli, Enterococcus faecalis	Pro Symbioflor® Tropfen		Immunregulierung, gastrointestinale Störungen, Reizdarm
Escherichia coli	Mutaflor® mite Kapseln		Colitis ulcerosa (Remissionsphase), chronische Obstipation
Lactobacillus gasseri, Bifidobacterium longum	Omniflora® Kapseln		Traditionell bei Darmträgheit und Durchfall

Auch die empfohlenen Schutzimpfungen für ältere Menschen z. B. Pneumokokken, Influenza, SARS-CoV-2 sind sehr wichtig, da hier schwere Verläufe und Todesfälle viel häufiger vorkommen.
Bei einer Impfung müssen bekannte **Überempfindlichkeiten** oder Hinweise auf Allergien, z. B. gegenüber Hühnereiweiß bzw. anderen Proteinen, die in Impfstoffen enthalten sein können, beachtet werden.

9.4 Phytopharmaka im Immunsystem

Pflanzliche Immunstimulanzien können unterstützend bei leichteren Infekten angewendet werden. Besonders der **rote Sonnenhut** (*Echinacea purpura*) ist bekannt für seine immunstimulierende Wirkung. **Adaptogene** sind Mittel, die dazu dienen sich erhöhten körperlichen und emotionalen Stresssituationen anzupassen. Sie wirken über das Immunsystem und den Stoffwechsel. Die Darmflora spielt eine wichtige Rolle für die Immunabwehr. Sie kann durch entsprechende **mikrobiologische Präparate** unterstützt werden (► Tab. 9.3).

Wiederholungsfragen

1. Was bewirken Immunmodulatoren? (► 9.1)
2. Was ist eine Autoimmunerkrankung? (► 9.1.2)
3. Was versteht man unter Immunsuppressiva? Welche Wirkstoffe werden häufig eingesetzt? (► 9.1.2)
4. Welche Gefahr besteht grundsätzlich während der Therapie mit Immunsuppressiva? (► 9.1.2)
5. Was ist eine Allergie? (► 9.2)
6. Wodurch unterscheiden sich aktive und passive Immunisierung? (► 9.3)
7. Welche Arzneimittel sollte ein Mensch mit einer lebensgefährlichen Ausprägung einer Typ-I-Allergie möglichst bei sich tragen? (► 9.2)
8. Welche Arzneimittel werden eingesetzt, um die Abstoßung eines transplantierten Organs zu verhindern? (► 9.1)
9. Welche Besonderheiten weisen Lebendimpfstoffe auf? (► 9.3)
10. Warum ist es wichtig, die empfohlenen Schutzimpfungen durchzuführen? (► 9.3)
11. Was bedeutet adaptogen? Welche adaptogenen Phytopharmaka gibt es? (► 9.4)

10 Arzneimittel im Urogenitaltrakt

Überblick

Der Urogenitaltrakt umfasst die Nieren und die ableitenden Harnwege sowie die Sexualorgane. Arzneimittel können bei Erkrankungen des Urogenitaltraktes, aber auch bei anderen Erkrankungen, die mit dem Urogenitaltrakt im Zusammenhang stehen, wie z. B. Hypertonie, eingesetzt werden.
Das Kapitel beschäftigt sich mit folgenden Fragen:

- Wie wirken Diuretika, bei welchen Erkrankungen werden sie eingesetzt und was ist dabei zu beachten?
- Mit welchen Arzneimitteln können Miktionsstörungen beeinflusst werden?
- Wie wird die Inkontinenz medikamentös behandelt und was ist dabei zu beachten?
- Welche Arzneimittel sind bei benigner Prostatahyperplasie sinnvoll?
- Wie wirken Arzneimittel bei erektiler Dysfunktion und welche Risiken gehen von ihnen aus?
- Wie wirken Phytopharmaka im Urogenitaltrakt und bei welchen Erkrankungen sind sie indiziert?

10.1 Diuretika

Definition

Diuretika

Arzneimittel, die eine vermehrte Harnausscheidung bewirken.

In den Nephronen (*Nierenkörperchen*) der Niere wird der Harn gebildet. Zunächst wird in den Glomeruli aus dem durchfließenden Blutplasma der Primärharn produziert, der jedoch neben Abfallprodukten noch sehr viele für den Körper wichtige Stoffe wie Elektrolyte, Glukose und Aminosäuren sowie eine große Menge Wasser enthält (*glomeruläre Filtration*). Im Tubulus- und Sammelrohrapparat entsteht aus diesem Primärharn der Endharn (*Urin*), der über die ableitenden Harnwege ausgeschieden wird. Für den Körper wichtige Stoffe werden dabei resorbiert (*tubuläre Rückresorption*). Diese Rückresorption erfolgt an der Tubuluswand über verschiedene Transporter (*Carrier*). Einige Stoffe, wie organische Säuren oder Basen, werden im Tubulusapparat jedoch auch aktiv in den Harn abgegeben (*tubuläre Sekretion*). **Diuretika** (▸ Tab. 10.1) greifen an unterschiedlichen Orten im Tubulus- und Sammelrohrapparat an und verhindern v. a. die Rückresorption von Kochsalz und die damit verbundene Rückresorption von Wasser. Somit wird eine größere Menge Urin ausgeschieden.

Indikationen für Diuretika sind neben Harnwegs- und Nierenerkrankungen vor allem Störungen des Wasserhaushalts, die durch andere Erkrankungen verursacht sind:

- Akute Ödeme, z. B. Lungenödem
- Chronische Ödeme
- Hypertonie (▸ 6.2.1)
- Herzinsuffizienz (▸ 6.1.1)
- Forcierte Diurese, z. B. bei akutem Nierenversagen
- Diabetes insipidus renalis

Diuretika verstehen

Thiazide greifen am frühdistalen Tubulus an und hemmen die tubuläre Rückresorption von Natrium und Chlorid durch Hemmen des Na^+/Cl^--Transporters. Sie vermindern somit die Aufnahme von Kochsalz aus dem Tubuluslumen. **Schleifendiuretika** sind stark wirksame Diuretika mit sehr ausgeprägter, allerdings nur kurzer Wirkung. Sie greifen am dicken aufsteigenden Schleifenschenkel der Henle-Schleife (▸ Abb. 10.1) an. Dort hemmen sie den $Na^+/K^+/Cl^-$-Transporter und so die Rückresorption von Natrium, Kalium und Chlorid. Neben den oben genannten allgemeinen Indikationen werden Schleifendiuretika auch beim Lungenödem, zur Prophylaxe des akuten Nierenversagens, bei Niereninsuffizienz und zur forcierten Diurese angewendet.
Thiazide und Schleifendiuretika führen zu einem Verlust von Kalium- und Magnesiumionen. Durch eine Kombinationstherapie mit kaliumsparenden Diuretika, die Kalium- und in geringerem

Umfang auch Magnesiumionen zurückhalten, lassen sich Kaliumverluste ausgleichen. **Kaliumsparende Diuretika** greifen am spätdistalen Tubulus und am Sammelrohr an. Zu ihnen gehören die **Aldosteronantagonisten,** die den Aldosteronrezeptor blockieren. Wichtige Indikationen für Aldosteronantagonisten sind neben der Kombinationstherapie mit anderen Diuretika die chronische Herzinsuffizienz und Ödeme, die mit einem Hyperaldosteronismus verbunden sind, z. B. bei Leberzirrhose. Kaliumsparende Diuretika vom **Cycloamidin-Typ** wirken durch Blockade von

Tab. 10.1 Diuretika

Diuretikagruppe	Ausscheidung		Wirkstoff	Handelspräparate (Beispiele)	Dosierung
	Erhöht	Verringert			
Thiazide	Natrium, Chlorid, Kalium, Magnesium	Kalzium, Phosphat	Hydrochlorothiazid	HCT Beta®	25 mg
			Xipamid	Xipagamma®	20–40 mg
			Indapamid	Natrilix®	2,5 mg
Schleifendiuretika	Natrium, Chlorid, Kalium, Magnesium, Kalzium		Furosemid	Lasix®	20–80 mg
			Torasemid	Torem®	10–200 mg
Aldosteronantagonisten	Natrium, Chlorid	Kalium, Magnesium	Spironolacton	Aldactone®	25–100 mg
Cycloamidintyp-Diuretika			Triamteren	Triampur compositum®	25 mg
			Amilorid	In Amilorid comp.-ratiopharm®	2,5–10 mg

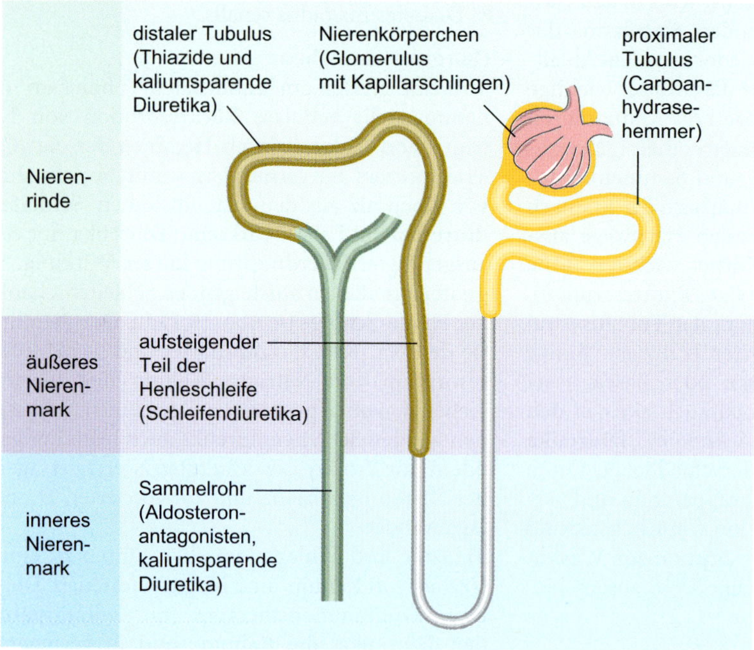

Abb. 10.1 Wirkorte der Diuretika [L157]

Natriumkanälen an der luminalen Membran. Sie werden nur in Kombination mit anderen Diuretika verwendet.

Therapie des Nierenversagens

Im Vordergrund steht die **Therapie der Krankheitsursachen,** die je nach Grunderkrankung sehr unterschiedlich sein kann wie z. B. Kreislaufstabilisierung und Wiederherstellung der Durchblutung, Infektionsbehandlung. In engem Zusammenhang damit müssen die Symptome des akuten Nierenversagens (*ANV*) behandelt werden. Wichtig ist v. a. das Steigern der Urinausscheidung. Dazu werden Diuretika, meist Furosemid, eingesetzt. Thiazide und osmotisch wirksame Diuretika sind nicht geeignet. Gleichzeitig muss der Wasser- und Elektrolythaushalt ausgeglichen und der Kreislauf stabilisiert werden. In der polyurischen Phase muss aufgrund der hohen Urinausscheidung unbedingt auf eine ausreichende Flüssigkeitszufuhr geachtet werden.

Auch bei chronischem Nierenversagen muss zunächst die Therapie der Grunderkrankung versucht werden, z. B. durch **Antibiotikagabe** bei Nierenbeckenentzündung. Die Hypertonie ist mit blutdrucksenkenden Arzneimitteln (▸ 6.2.1) zu behandeln. Zur Entlastung der Nieren ist eine eiweiß- und salzarme Diät günstig. Die Anämie wird mit **Erythropoetin** (▸ 6.3.2) behandelt. Um ein terminales Nierenversagen zu vermeiden, wird schnellstmöglich der Ausgleich des Wasser- und Elektrolythaushalts angestrebt. Als Diuretikum der Wahl wird **Furosemid** eingesetzt. Zur Therapie der Ödeme bei beginnendem Nierenversagen beträgt die Initialdosis 40 mg. Bei unzureichender Diurese können nach 6 Std. weitere 80 mg und nach weiteren 6 Std. nochmals 160 mg oral verabreicht werden. Die Erhaltungsdosis beträgt 40–80 mg pro Tag.

Bei Fortschreiten des Nierenversagens können Dosen von 500 bis maximal 1 500 mg täglich notwendig sein. Zu beachten ist eine mögliche Diuretikaresistenz. Thiaziddiuretika sind unter einer glomerulären Filtrationsrate von 20 ml/Min. wirkungslos und dürfen nicht gegeben werden. Bei bestehender Niereninsuffizienz (Kreatinin-Clearance < 30 ml/Min.) sind sie unwirksam. Kaliumsparende Diuretika sind wegen der Gefahr der Hyperkaliämie kontraindiziert.

Diuretika in der Pflege

Bei Nierenerkrankungen kann zur Entlastung der Nieren eine **salz- und eiweißarme Diät** notwendig sein.

Merke

Diurese und Gewichtsverlust

Der durch die Diurese bedingte Gewichtsverlust darf **1 kg pro Tag nicht überschreiten.** Es ist auf eine Hypovolämie (*verringerte Blutmenge*) und Elektrolytverschiebungen im Blut zu achten.

Um bei einer **Rhabdomyolyse** bzw. anderen Erkrankungen mit einem sehr hohen Anstieg der Kreatinkinase einem Nierenversagen vorzubeugen, muss hier eine forcierte Diurese immer unter Kontrolle der Flüssigkeitsbilanz und der Elektrolyte erfolgen.

Anwendungshinweise

Furosemid wird als Tablette morgens oder in 2–3 Dosen über den Tag verteilt eingenommen. Eine Gabe vor der Nachtruhe soll nur bei unbedingter Notwendigkeit erfolgen. Dann weisen Pflegende die Patienten auf die in der Nacht zu erwartende Ausscheidung hin. Bei fortschreitendem Nierenversagen werden ansteigende Dosen i. v. oder über Perfusor appliziert.

Praxistipp

Injektion von Furosemid

Furosemid (z. B. Lasix®) muss bei i. v.-Gabe unbedingt langsam (< 4 mg/Min.) injiziert werden. Bei schnellerer Injektion können Hypotension, Hörstörungen und Hörverlust auftreten. Furosemid ist lichtempfindlich: Es darf nicht i. v. appliziert werden, wenn die Injektionslösung gelblich ist.

Ausscheiden

Durch die Gabe von Diuretika nimmt die **Urinmenge** stark zu. Bei oraler Gabe von Furosemid tritt die Wirkung nach 30–60 Min. ein, bei intravenöser Gabe bereits nach 15 Min. Die Pflegenden weisen den Patienten auf den zu erwartenden häufigeren Harndrang hin. Bei inkontinenten Patienten wird evtl. eine der höheren Harnmenge angepasste Hilfsmittelversorgung oder Katheterisierung notwendig.

Essen und trinken

Werden keine Kombinationspräparate mit kaliumsparenden Diuretika eingesetzt, kann es bei längerer Therapie zu einem Kaliummangel kommen. Diesem kann der Patient vorbeugen, indem er sich entsprechend ernährt. Die Pflegenden empfehlen nach Rücksprache mit dem Arzt dem Patienten, viel Fleisch, Bananen, Trockenobst, Kartoffeln, Tomaten und Kohl zu essen.

Bei Diuretikatherapie müssen 2 l Flüssigkeit am Tag getrunken werden. Die Pflegenden achten darauf, dass der Patient ausreichend trinkt. Bei Dialysepatienten muss die Trinkmenge allerdings begrenzt werden. Sie stellen hier eine Ausnahme dar.

Kritischer Blick

Pro und Contra: Sollte ein Mineralstoffmangel durch Tabletten oder natürliche Nahrungsmittel ausgeglichen werden?

Es gibt eine große Vielzahl an Mineralstoffpräparaten im Handel, um den Bedarf an Elektrolyten sicher decken zu können. Von vielen Ernährungswissenschaftlern werden sie aber für überflüssig gehalten.

Pro

- Durch Mineralstoffpräparate kann der Bedarf an bestimmten Mineralstoffe gezielt gedeckt werden.
- Auch wenn die Ernährung einmal nicht sehr ausgewogen ist, können Mineralstoffe so zugeführt werden.
- Bei nachgewiesenem Mineralstoffmangel kann dieser sehr schnell ausgeglichen werden.
- Präparate von hoher Qualität mit genau bilanzierter Zusammensetzung sind verfügbar.
- Die Mengen der Mineralstoffe sind ausführlich deklariert, bei natürlichen Lebensmitteln weiß man nie genau wie viele Mineralstoffe genau enthalten sind.

Contra

- Natürliche Lebensmittel sind besser vom Körper verwertbar.
- Es werden dem Körper keine unnötigen Füllstoffe zugeführt.
- Bei ausgewogener Ernährung werden ausreichend Mineralstoffe zugeführt, bei erhöhtem Bedarf können entsprechende Lebensmittel bevorzugt werden.
- Eine ausgewogene Ernährung ist generell gesünder als Nahrungsergänzungsmittel.

Unerwünschte Wirkungen

Bei allen Diuretika kann es durch die gesteigerte Diurese zu erheblichen Flüssigkeits- und **Elektrolytverschiebungen** (Hyponatriämie, -kaliämie, -magnesiämie, -chlorämie und Hyperkalzämie ► 8.5) kommen. Dabei kann es zu allgemeiner Schwäche, Durst, Krämpfen, Schläfrigkeit, einer metabolischen Alkalose und Mundtrockenheit kommen. Bei einer therapieresistenten Entgleisung der Elektrolytwerte, orthostatischen Regulationsstörungen, Überempfindlichkeitsreaktionen oder gastrointestinaler oder zentralnervöser Unverträglichkeit ist die Therapie abzubrechen. Vor allem unter Furosemidtherapie sind der Wasser- und Elektrolythaushalt mit Flüssigkeitsein- und -ausfuhr, die Kaliumwerte sowie die harnpflichtigen Substanzen regelmäßig zu kontrollieren.

Vorsicht

Oligo-/anurische, nicht überwässerte Patienten

Bei oligo-/anurischen, nicht überwässerten Patienten sind Thiazide und Furosemid wegen der Gefahr eines **terminalen Nierenversagens** und **Hörverlusts** kontraindiziert. Schwere Nierenfunktionsstörungen gehören zu den Kontraindikationen der kaliumsparenden Diuretika.

Bei einer **längeren Diuretikatherapie** müssen Serumelektrolyte, aber auch Kreatinin und Harnstoff, Blutfettwerte, Harnsäure, Blutzucker und Blutbild kontrolliert werden.

Praxistipp

Zunächst Flüssigkeitshaushalt stabilisieren

Bevor wegen einer Oligo-/Anurie Diuretika verabreicht werden, muss der Flüssigkeitshaushalt stabilisiert werden. Häufig „springt" nach Traumen durch eine Flüssigkeitstherapie die Urinausscheidung wieder an.

Der Patient sollte auf die Gefahr einer **orthostatischen Reaktion** hingewiesen werden. Menschen mit Blutdruckabfällen werden von den Pflegenden auf die Toilette begleitet. Auch achten diese auf Anzeichen einer Exsikkose: Übelkeit und Durstgefühl können auftreten. Sonnenlicht und UV-Strahlen sind zu meiden.

Wechselwirkungen bei Laxanzieneinnahme

Bei einem übermäßigen Laxanziengebrauch kommt es zu Wasser-, Elektrolyt- und v.a. auch zu Kaliumverlusten. Besonders relevant ist diese

Wechselwirkung bei einer gleichzeitigen Herzglykosidtherapie. Durch den Kaliummangel kann die Herzglykosidwirkung in unerwünschtem Ausmaß verstärkt werden.

Praxistipp

Zusätzliche Einnahme von Laxanzien

Laxanzien werden von vielen Menschen ohne Befragen oder Kenntnis ihres Arztes eingenommen. Den Pflegenden ist es durch den intensiveren Kontakt zum Patienten möglich, durch vorsichtiges Fragen nach weiteren Arzneimitteln oder durch Beobachtung des Umfeldes die Gefahr der zusätzlichen Einnahme von Laxanzien zu erkennen.

10.2 Arzneimittel bei Miktionsstörungen

Die Therapie von Miktionsstörungen umfasst die ursächliche Behandlung z.B. von Nieren- und Harnwegsinfektionen, aber auch ein gezieltes medikamentöses Beeinflussen der Blasenfunktion, v.a. dann, wenn eine ursächliche Therapie nicht möglich ist.

Definition

Miktionsstörungen

Veränderungen oder Störungen bei der Blasenentleerung.

Arzneimittel bei Miktionsstörungen verstehen

In einigen Fällen ist eine kausale (*ursächliche*) Behandlung der Miktionsstörungen möglich, z.B. durch Hormontherapie bei postmenopausalen Frauen, Arzneimitteltherapie bei benigner Prostatahyperplasie (*BPH*), Herzinsuffizienz, Nierenentzündung oder Beseitigen von Verlegungen der Harnwege.

Darüber hinaus werden bei Miktionsstörungen Wirkstoffe eingesetzt, die **im vegetativen Nervensystem** angreifen. Der innere Schließmuskel (*Sphinkter*) und die Blasenwandmuskulatur (*Detrusor*) werden durch sympathische und parasympathische Nervenimpulse beeinflusst (▸ 1.3.4). Parasympatholytika und Spasmolytika (▸ 3.3.1) bewirken eine Blasenwanderschlaffung, Parasympatholytika auch eine Kontraktion des inneren Schließmuskels. Parasympathomimetika führen umgekehrt zu einer Kontraktion der Blasenwandmuskulatur und einer Schließmuskelerschlaffung. Je nachdem, welche Ursache der Miktionsstörung zugrunde liegt, werden auch Sympatholytika und Sympathomimetika eingesetzt. Der selektive **Serotonin-Noradrenalin-Wiederaufnahmehemmer** Duloxetin erhöht die Blasenkapazität in dem er die Harnröhrensphinkter kontrahiert und eine Detrusorerschlaffung bewirkt (▸ Abb. 10.2).

Therapie der Harninkontinenz

Die **Therapie der Harninkontinenz** ist entsprechend der verschiedenen Ursachen sehr unterschiedlich. Zuerst muss versucht werden, die Grunderkrankung zu behandeln, z B. die BPH (*benigne Prostatahyperplasie*) beim Mann, Harnsteine oder Entzündungen.

Parasympatholytika (▸ 1.3.4) senken die nervale Aktivierung der Blasenentleerungsmuskulatur (*Detrusortonus*) und erhöhen indirekt die nervale Aktivierung des Blasenschließmuskels (*Sphinktertonus*). Sie dämpfen demnach die Entleerung und aktivieren den Verschluss der Blase über das vegetative Nervensystem, verhindern v.a. ein zu frühes Zusammenziehen der Blasenentleerungsmuskulatur und damit eine Druckerhöhung in der Blase. Die **Dranginkontinenz** ist medikamentös gut zugänglich. Beim Einsatz von Parasympatholytika liegt die Erfolgsquote bei mehr als 80 %. Mittel der Wahl ist **Tolterodin** (Detrusitol®). Es ist zudem Mittel der Wahl bei instabiler Blase mit Pollakisurie. Ältere Substanzen sind Trospiumchlorid (Spasmex®) und Propiverin (Mictonorm®). **Trospiumchlorid** (Spasmex®) zeichnet sich im Vergleich zum Butylscopolamin durch eine deutlich längere Wirksamkeit aus. Es wird außer bei Dranginkontinenz auch bei Reflexinkontinenz, Pollakisurie und Nykturie eingesetzt.

Bei **Stressinkontinenz** sind medikamentöse Therapieansätze weniger erfolgreich. Hier werden indirekte Parasympathomimetika (▸ 1.3.4) wie **Distigminbromid** (Ubretid®) und bei Frauen **Duloxetin** (Yentreve®) eingesetzt. Die besten Therapieerfolge erreicht jedoch eine gezielte und regelmäßige **Beckenbodengymnastik.** Bei schweren Formen ist eine Operation Mittel der Wahl (▸ Tab. 10.2). **Distigminbromid** wird neben Stressinkontinenz auch bei neurogener Blasenstörung mit hypotonem Detrusor (*Entleerungsmuskulatur der Blase wird nicht ausreichend durch Nervenimpulse angeregt*) eingesetzt.

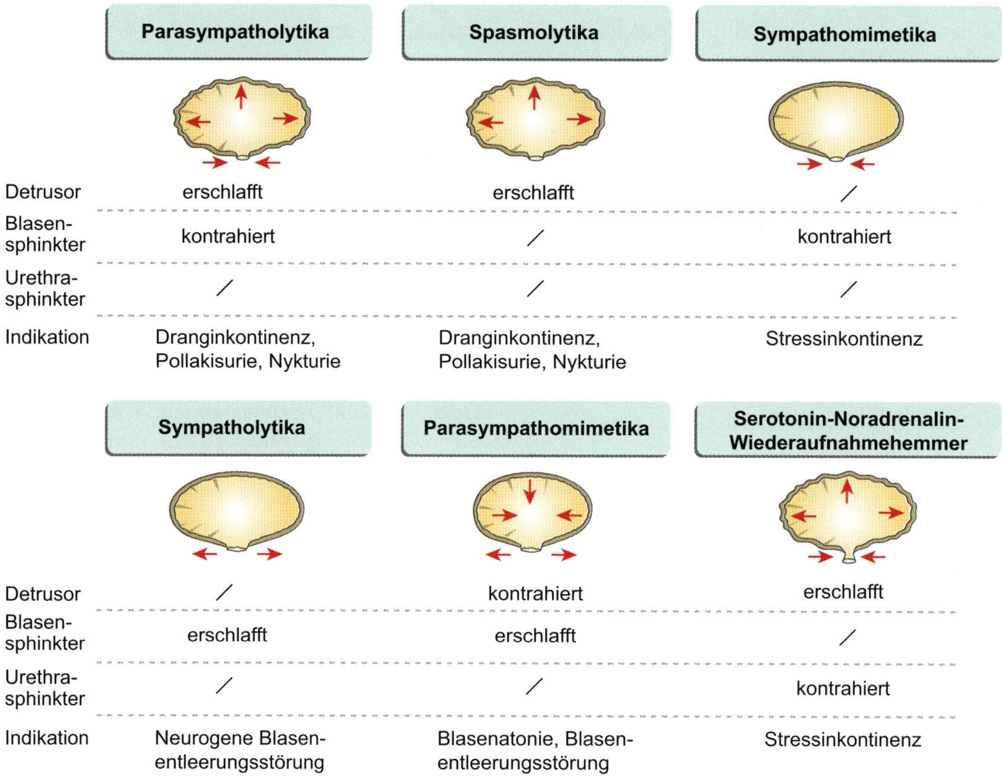

Abb. 10.2 Wirkung von Arzneimitteln bei Miktionsstörungen [L157]

Vorsicht

Verminderte Nierenfunktion, eingeschränkte Leberfunktion, Harnretention

- Bei verminderter Nierenfunktion (Kreatinin-Clearance < 20 ml/Min.) und eingeschränkter Leberfunktion wird die **Dosis reduziert.**
- **Nicht** bei Menschen mit Harnretention (z. B. bei Sphinkterspasmus nach OP oder BPH ▸ 10.3) **anwenden.**

Arzneimittel bei Miktionsstörungen in der Pflege

Die **Harninkontinenz** ist für viele Betroffene ein Tabuthema. Die Pflegenden wirken darauf hin, dass die Patienten lernen, ihr Problem aktiv anzugehen. Der Besuch eines Facharztes ist unbedingt zu empfehlen, ggf. können Selbsthilfegruppen oder Psychotherapie hilfreich sein. Ein Inkontinenzberater sollte hinzugezogen werden, um die individuelle Inkontinenzversorgung mit dem Patienten abzusprechen und zu organisieren. Zur Unterstützung der therapeutischen Maßnahmen kann ein Blasenentleerungsprotokoll geführt werden.

Zum Training des Beckenbodens können spezielle Tampons (Elanee®) verwendet werden, die durch ihr Gewicht zur Anspannung der Beckenbodenmuskulatur führen. Ältere Menschen sollten die Toilette schnell erreichen können. Manche Inkontinenz ist nämlich dadurch bedingt, dass der Betroffene zwar den Harndrang verspürt, die Toilette aber nicht schnell genug erreichen kann. In diesem Fall raten Pflegende den Patienten, in regelmäßigen Abständen und häufig zur Toilette zu gehen.

Tab. 10.2 Arzneimittel zum Beeinflussen von Miktionsstörungen

Wirkstoff	Handelspräparate	Wirkstoffgruppe	Indikation
Oxybutynin, Propiverin	Mictonorm®	Spasmolytika	Blasenentleerungsstörungen (Detrusorhyperaktivität, Nykturie, Pollakisurie, Reizblase, Dranginkontinenz)
Tolterodin **Trospiumchlorid** **Solifenacin**	Detrusitol® Spasmex® Vesikur®	Parasympatholytika	Blasenentleerungsstörungen durch Detrusorinstabilität und -hyperaktivität (Pollakisurie, Reizblase, Dranginkontinenz), Nykturie
Phenoxybenzamin	Dibenzyran®	Sympatholytika (α-Antagonisten)	Neurogene Blasenentleerungsstörungen, bei denen ein erhöhter Tonus des Blasenschließmuskels infolge Überstimulation von α-Rezeptoren vorliegt
Distigminbromid	Ubretid®	Parasympathomimetika (indirekte)	Postoperative Blasenatonie, Blasenentleerungsstörungen mit hypotonem (*zu wenig aktivem*) Detrusor
Midodrin	Gutron®	Sympathomimetika (α-Agonisten)	Stressinkontinenz
Duloxetin	Yentreve®	Selektiver Serotonin-Noradrenalin-Wiederaufnahmehemmer	Stressinkontinenz bei Frauen

Praxistipp

Hautpflege

Bei Menschen mit Inkontinenz muss auf eine gute Hautpflege geachtet werden. Durch das ständige feuchte Milieu sind Intertrigo (*Hautwolf*), aber auch Pilzinfektionen häufige Komplikationen.

Kann die Inkontinenz durch die therapeutischen Maßnahmen nicht oder nicht völlig beseitigt werden, hilft nur eine individuell zugeschnittene **Inkontinenzversorgung.** Dazu gehören Einlagen bzw. für wenig selbstständige Menschen mit schwerer Ausprägung Inkontinenzhosen. Diese Systeme machen viele Patienten allerdings von einer Hilfskraft abhängig. Bei Männern können Kondom-Urinale mit Beinbeutel hilfreich sein.

Viele **Menschen mit Inkontinenz** reduzieren ihre **Trinkmenge,** um den Harnabgang zu vermindern. Konzentrierter Harn verstärkt jedoch die Drangsymptomatik. Gleichzeitig werden durch zu geringe Trinkmengen andere Nierenerkrankungen wie das Bilden von Harnsteinen und das Entstehen von Infektionen begünstigt. Die Pflegenden achten deshalb unbedingt auf ausreichende Trinkmengen (2 l/Tag). Auf den Genuss größerer Mengen Kaffee, Tee oder Cola sollte man bei Inkontinenz jedoch verzichten, da die harntreibende Wirkung des Koffeins die Probleme meist verstärkt. Stattdessen sind Kräutertees, Mineralwasser oder Fruchtsaftschorle zu bevorzugen. Bei der Teeauswahl sollte man ebenfalls auf harntreibende Inhaltsstoffe wie Goldrute oder Brennnessel verzichten (▸ 10.5).

Es gibt ein großes **Sortiment von Hilfsmitteln,** das Menschen mit Inkontinenz im Alltag sehr nützlich sein kann. Aufgabe der Pflegenden ist es, den Patienten bei der Auswahl geeigneter Produkte zu unterstützen oder ergänzend eine Inkontinenzberatung durch eine Fachkraft zu organisieren.

Praxistipp

Überleitungspflege

Bei stationärer Entlassung von Menschen mit Inkontinenz ist, wie bei anderen Einschränkungen auch, eine umfassende Überleitungspflege anzustreben. Viele Probleme in der häuslichen Pflege können durch dieses Instrument schon von Beginn an verhindert werden. Krankenhäuser verfügen zu diesem Zweck in zunehmendem Maß über Case Manager.

Einnahmehinweise

Die **Parasympatholytika** können unabhängig vom Essen eingenommen werden. Retardzubereitungen müssen jedoch unzerkaut geschluckt werden. Bei **Distigminbromid** erfolgt die Einnahme morgens nüchtern, eine Std. vor dem Frühstück.

Unerwünschte Wirkungen

Parasympatholytika, die bei Miktionsstörungen und bei Inkontinenz eingesetzt werden, verursachen unerwünschte anticholinerge Wirkungen (*Verringerung der Wirkung des Neurotransmitters Acetylcholin*), z. B. Hemmen der Schweißsekretion, Mundtrockenheit, Blutdrucksenkung, Pulserhöhung und Obstipation. Diese unerwünschten Wirkungen sind relativ harmlos und verschwinden nach einiger Zeit oft von selbst. Die Pflegenden können mit einfachen Gegenmaßnahmen Abhilfe schaffen (► Tab. 4.2). Wie bei allen den Parasympathikus beeinflussenden Substanzen ist die **Fahrtauglichkeit** wegen Veränderungen an den Pupillen und Akkommodationsstörungen eingeschränkt. Die Pflegenden weisen den Patienten darauf hin.

Aufgrund des Wirkungsmechanismus können bei **Trospiumchlorid** und **Tolterodin** folgende unerwünschte Wirkungen auftreten:

- Mundtrockenheit
- Leichte Tachykardie
- Dyspepsie
- Obstipation
- Reduzierter Tränenfluss

Die meisten unerwünschten Wirkungen sind dosisabhängig. Generell scheint Tolterodin weniger unerwünschte Wirkungen zu verursachen als andere Substanzen der gleichen Wirkstoffklasse.

Distigminbromid sollte nicht bei Asthma, Morbus Parkinson und Spasmen des Magen-Darm-Trakts und der Harnwege verwendet werden. Es können Übelkeit und Diarrhö sowie Schweißausbrüche auftreten. Die Pflegenden achten insbesondere bei den meist älteren Menschen auf mögliche Bronchospasmen, Bradykardie und Hypotonie.

Duloxetin wird auch als Antidepressivum eingesetzt. Bei dieser Wirkstoffgruppe ist wegen der Steigerung des Antriebes zu Beginn der Therapie das Suizidrisiko erhöht (► 4.1.1). Das betrifft auch die Menschen mit Inkontinenz. Die Pflegenden achten auf entsprechende Anzeichen oder Äußerungen und teilen diese dem Arzt mit.

10.3 Arzneimittel bei benigner Prostatahyperplasie

Eine gutartige Vergrößerung der Prostata, die **benigne Prostatahyperplasie** (*BPH*), geht vom direkt um die Harnröhre gelegenen Gewebe aus. Dieses kann in Richtung Harnröhre oder in Richtung Randbezirke wachsen. Das Wachstum in Richtung Harnröhre führt zur Einengung des Blasenausgangs und es kommt zu Miktionsstörungen.

Arzneimittel bei Prostatahyperplasie verstehen

α-Adrenozeptorenblocker

Die **Blockade der α-Rezeptoren** führt zur Erschlaffung der glatten Muskulatur des Blasenhalses, der Harnröhre und der Prostata. Dadurch wird der Harnabfluss erleichtert. Bevorzugt werden bei BPH Substanzen eingesetzt, die weniger stark blutdrucksenkend wirken – wie **Alfuzosin** (Uroxatral®) oder **Tamsulosin** (Tamsublock®).

5α-Reduktasehemmstoffe

Die Substanz **Finasterid** (Proscar®) blockiert die Umwandlung von Testosteron in 5α-Dihydrotestosteron, wodurch in der Prostata die Konzentration von Dihydrotestosteron um 70–80 % sinkt. Hierdurch verringert sich das Prostatavolumen um ca. 20 % und ein weiteres Wachstum wird verhindert oder verlangsamt.

Arzneimittel bei Prostatahyperplasie in der Pflege

Patienten sollten kalte oder hochprozentige alkoholische Getränke sowie Kälteexposition vermeiden, da hierdurch das Risiko eines Harnverhalts steigt. Auch das Trinken großer Flüssigkeitsmengen kann durch Blutüberfüllung der Prostata zu einer verschlechterten Miktion führen.

Anwendungshinweise

Alle **α-Adrenozeptorenblocker** liegen als Retardarzneiformen vor. Sie werden am besten nach dem Frühstück und immer unzerkaut eingenommen. α-Adrenozeptorenblocker lindern akute Beschwerden am schnellsten. Im Gegensatz dazu wirkt **Finasterid** erst nach einigen Tagen bis 2 Wochen. Die Pflegenden klären den Patienten darüber auf, damit er die Therapie nicht in der Annahme vorzeitig beendet, die Arzneimittel würden nicht helfen.

Unerwünschte Wirkungen

Bei **α-Adrenozeptorenblockern** können aufgrund ihrer Wirkung an den α-Rezeptoren folgende unerwünschte Wirkungen auftreten: Schwindel (v.a. beim Aufstehen am Morgen), Kopfschmerzen, Herzklopfen, Übelkeit, Erbrechen. Bei **Finasterid** können Impotenz, Vermindern der Libido und Gynäkomastie (*Vergrößerung der Brust*) auftreten. Diese unerwünschten Wirkungen sind jedoch nach Absetzen des Präparats reversibel.

Vorsicht

Finasterid

Das Arzneimittel senkt das prostataspezifische Antigen (*PSA*), sodass ein **möglicher Tumor unerkannt** bleiben kann.

10.4 Arzneimittel bei erektiler Dysfunktion

Definition

Erektile Dysfunktion

Impotentia coeundi: Unfähigkeit zur Gliedversteifung (*Erektion*), die für den Mann Voraussetzung für den befriedigenden Vollzug des Geschlechtsverkehrs ist.

Arzneimittel zur Behandlung der erektilen Dysfunktion verstehen

Bei erektiler Dysfunktion diagnostiziert der Arzt zunächst die Ursachen für die Störung, um eine entsprechende Therapie einleiten zu können. Bei psychisch bedingter erektiler Dysfunktion kann ein Langzeit-Therapieversuch mit dem α-Rezeptorenblocker **Yohimbin** (Yocon Glenwood®) über 6 Wochen erfolgen. Bei der Hälfte der Betroffenen führt die Therapie zu verbesserter Erektionsfähigkeit. Arzneistoffe, die in direktem Zusammenhang mit dem Geschlechtsverkehr angewendet werden, sind **Prostaglandinpräparate** und **Phosphodiesterasehemmer** (▸ Tab. 10.3). Diese Stoffe sind nicht mit **Aphrodisiaka** gleichzusetzen, die vor allen Dingen den Geschlechtstrieb (*Libido*) erhöhen.

Phosphodiesterasehemmer

Zu dieser Stoffgruppe gehören **Sildenafil** (Viagra®), **Vardenafil** (Levitra®) und **Tadalafil** (Cialis®). Die Wirkung beruht auf der Hemmung des Enzyms Phosphodiesterase 5 (*PDE-5-Inhibitoren*). Dieses katalysiert den Abbau des Botenstoffs cyclisches Guanosinmonophosphat (*cGMP*), der für die Füllung der Schwellkörper zuständig ist. Durch die Enzymblockade kann cGMP nun stärker und länger wirken, was bei 80 % der Anwender zur Erektion führt.

Prostaglandine

Prostaglandine sind nicht nur an Schmerz- und Entzündungsprozessen oder an der Uteruskontraktion beteiligt, sondern regulieren außerdem die lokale Gefäßweite. Prostaglandin E_1, das auch **Alprostadil** genannt wird, hat eine stark vasodilatierende (*gefäßerweiternde*) Wirkung und löst so eine Erektion aus. Der Wirkstoff wird mittels einer vom Patienten erlernbaren Technik direkt in den Schwellkörper (*Schwellkörperautoinjektionstechnik / SKAT*) injiziert. Möglich ist auch eine intraurethrale Applikation mit Stäbchen, die in die Harnröhre eingeführt werden. Aufgrund der arteriellen Durchblutungssteigerung entsteht die Erektion.

Tab. 10.3 Therapeutika der erektilen Dysfunktion unterscheiden sich hinsichtlich ihrer Applikation, dem Wirkeintritt und der Wirkdauer.

Wirkstoff	Handelspräparate	Applikationsart	Dosierung	Dauer bis zum Wirkeintritt (Min.)	Wirkdauer
Alprostadil	Caverject® Muse®	Schwellkörperautoinjektion intraurethral	2,5–5 µg 0,25–1 mg	5–10 5–10	30–60 Min. 30–60 Min.
Sildenafil	Viagra®	Peroral	50 mg	40	4 Std.
Vardenafil	Levitra®	Peroral	5–20 mg	20	4 Std.
Tadalafil	Cialis®	Peroral	10–20 mg	15–30	< 36 Std.

Arzneimittel zur Behandlung der erektilen Dysfunktion in der Pflege

- Die Resorption von Sildenafil und Vardenafil kann durch gleichzeitige Nahrungsaufnahme behindert werden; die Nüchterneinnahme verbessert die Resorptionsquote.
- Tadalafil kann ohne Beeinträchtigung mit der Nahrung eingenommen werden.
- Aufgrund der langen Halbwertszeit darf Tadalafil nicht mehrmals am Tag eingenommen werden, auch wird eine tägliche Nutzung nicht empfohlen.

Unerwünschte Wirkungen

Vorsicht

Phosphodiesterasehemmer und organische Nitrate

Phosphodiesterasehemmer (*PDE-5-Inhibitoren*) dürfen **nicht gleichzeitig** mit organischen Nitraten (► 6.1.2) verabreicht werden, da **lebensbedrohliche Kreislaufzusammenbrüche** drohen. Patienten, denen PDE-5-Inhibitoren verordnet werden, müssen ausdrücklich darauf hingewiesen werden, im Falle von pektanginösen Beschwerden **keine Nitrate** anzuwenden bzw. zu erhalten. Menschen mit schweren kardiovaskulären Erkrankungen dürfen Phosphodiesterasehemmer nicht anwenden.

Bei gleichzeitiger Anwendung von Phosphodiesterasehemmern und Nitraten sind schon Todesfälle vorgekommen. Da Viagra® auch in bedeutenden Mengen über den Schwarzhandel vertrieben wird, ist eine Aufklärung der betroffenen Menschen über diese schwerwiegende Wechselwirkung dringend notwendig. Als unerwünschte Wirkung der **Prostaglandine** nennen die Anwender häufig Penisschmerzen.

Praxistipp

Einhalten der Intimsphäre

Diagnostik, Therapie und Kontrolle des Therapieerfolgs sind oft belastend für den Patienten. Die Pflegenden sollten die Betroffenen entsprechend unterstützen und auf Einhalten der Intimsphäre achten.

Sind medikamentöse Therapien nicht erfolgreich, kann der Arzt je nach Ursache auf operative Maßnahmen zurückgreifen.

10.5 Phytopharmaka im Urogenitaltrakt

Erkrankungen der ableitenden Harnwege können gut mit **Phytopharmaka** und Tee therapiert werden. Bei leichteren Formen sind Phytopharmaka wegen ihrer sehr guten Verträglichkeit auch Mittel der Wahl (► Tab. 10.4).

Phytopharmaka gegen Harnwegsentzündungen

Pflanzliche Diuretika werden v. a. für Durchspülungskuren genutzt. Bei allen Entzündungen können solche Durchspülungskuren den Heilungsprozess fördern. Größere Trinkmengen und harntreibende Heilpflanzen fördern das Ausschwemmen der Bakterien aus den Harnwegen und verdünnen den Harn, so dass er die empfindlichen Schleimhäute weniger reizt. Tees und Fertigpräparate mit pflanzlichen Diuretika enthalten z. B. Goldruten-, Schachtelhalmkraut, Hauhechel-, Petersilien-, Liebstöckelwurzel, Birken- und Brennnesselblätter (► Abb. 10.3). Sie wirken durch ätherische Öle, Saponine und Flavonoide und erhöhen die ausgeschiedene Harnmenge v. a. indem sie die Nierendurchblutung fördern. Ätherische Öle reizen das Nierengewebe und sind deshalb nicht bei Nierenerkrankungen oder zum Dauergebrauch geeignet.

Vorsicht

Keine Durchspülungskuren

Bei Herzerkrankungen, chronischem Nierenversagen sowie **Dialyse,** also auch bei bestimmten **Nierenerkrankungen,** dürfen keine Durchspülungskuren durchgeführt werden. Irreführend ist in diesem Zusammenhang die Bezeichnung „Blasen- und Nierentee".

Auch Pflanzen, die den **Harn desinfizieren** (z. B. Bärentraubenblätter), die **Adsorption** der Bakterien an der Blasenwand **hemmen** (z. B. Orthosiphonblätter) oder **antibiotisch** wirken (z. B. Kapuzinerkressekraut und Meerrettich in Angocin®) sind bei bakteriellen Harnwegserkrankungen eine sinnvolle und wirksame Alternative zu chemischen Antibiotika.

Tab. 10.4 Phytopharmaka bei Erkrankungen des Urogenitaltraktes

Hauptindikation	Handelspräparate	Pflanzenextrakte oder -pulver	Hauptwirkung	Spezielle/weitere Indikationen
Bakterielle und entzündliche Erkrankungen der ableitenden Harnwege wie Harnröhren- und Blasenentzündung	Aqualibra® Filmtabletten	Orthosiphonblätter, Goldrutenkraut, Hauhechelwurzel	Diuretisch, durchspülend, adsorptionshemmend	Harnsteine, Nierengrieß
	Cystinol® akut Dragees, Uvalysat® Tropfen	Bärentraubenblätter	Harndesinfizierend	
	Biofax® Kapseln	Birkenblätter, Hauhechelwurzel, Gartenbohnenhülsen	Diuretisch, durchspülend	Traditionelles Diuretikum
	Canephron® Dragees, Tropfen	Tausendgüldenkraut Liebstöckelwurzel, Rosmarinblätter	Diuretisch, entzündungshemmend	Traditionell bei Harnwegsentzündungen
	Angocin® Tabletten	Kapuzinerkressekraut, Meerrettichwurzel	Antibiotisch	Infekte der oberen Atemwege
Störungen beim Wasserlassen durch BPH	Pollstimol® Kapseln	Gräserpollen	Entzündungshemmend krampflösend	
	Granufink® Prosta Kapseln	Kürbiskerne	Abschwellend, diuretisch	
	Urol Pro®, Natuprosta® Filmtabletten	Brennnesselwurzel	Wachstumshemmend auf Prostatagewebe, abschwellend, entzündungshemmend	
	Prostagutt® duo Kapseln	Sägepalmenfrüchte, Brennnesselwurzel		
	Sabal uno®, Prostagutt® uno Kapseln	Sägepalmenfrüchte		
Traditionell zur Besserung der Blasenfunktion	Granufink® Blase Kapseln	Kürbissamen	Blasenkapazität und –schließfunktion verbessert	Blasenschwäche, Erleichterung der Blasenentleerung
	Granufink® femina Kapseln	Kürbisöl, Sumachrinde, Hopfenzapfen		Blasenschwäche, Reizblase

Bei Harnwegsinfekten können **Teemischungen** individuell kombiniert werden. Der Zusatz von schmerz- und entzündungshemmenden sowie krampflösenden Pflanzen lindert die Symptome einer Blasenentzündung:

- **Blasen-Nierentee NRF:** Mateblätter 10 g, Orthosiphonblätter 10 g, Bärentraubenblätter 20 g, Bohnenschalen 20 g, Schachtelhalmkraut 20 g, Birkenblätter 20 g
- **Blasenentzündungstee:** Weiderinde 25 g, Pfefferminzblätter 20 g, Brennnesselblätter 25 g, Birkenblätter 15 g, Schafgarbenkraut 15 g

Die Patienten trinken 4-mal täglich jeweils eine Tasse Tee (1 TL Kraut/Tasse, 15 Min. ziehen lassen) zur Durchspülung.

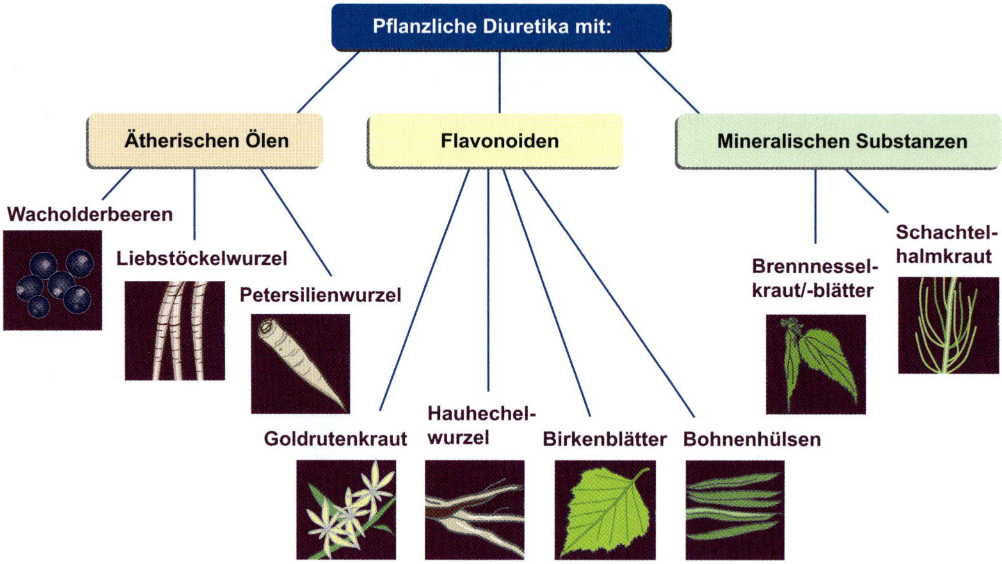

Abb. 10.3 Pflanzliche Diuretika werden als Tee für Durchspülungskuren verwendet. [L157]

Fallbeispiel

Kein Antibiotikum bei Blasenentzündung?

Frau Schmidt und Frau Faraday treffen sich vor der Apotheke. Frau Schmidt berichtet, dass sie eine schmerzhafte Blasenentzündung hat, aber keine Bakterien im Urin nachgewiesen wurden. Deshalb bekam sie kein Antibiotikum gegen die Blasenentzündung, sondern soll nur Brennnesseltee trinken. Frau Faraday wundert sich, denn ihr wurde beim letzten Arztbesuch ein Antibiotikum verordnet, obwohl sie keinerlei Beschwerden hatte, aber Bakterien im Urin. Auch sie soll nun Brennnesseltee trinken.

Erläuterungen

Eine Antibiotikagabe bei Blasenentzündung ist nicht immer zwingend erforderlich. Oft reicht es bei leichten Beschwerden einen schmerzlindernden Entzündungshemmer z. B. Ibuprofen oder bei Krämpfen ein Spasmolytikum z. B. Buscopan® zu geben und mit harntreibendem Tee zu spülen. Sinnlos ist die Antibiotikagabe, wenn kein Erreger nachgewiesen werden kann. Oft ist dann die Blasenwand entzündet, z. B. durch vorangegangene Harnwegsinfektionen oder Unverträglichkeiten. Reizende Stoffe wie Alkohol oder saure Lebensmittel und eine zu geringe Trinkmenge verschlimmern die Beschwerden. Kann aber ein Erreger nachwiesen werden und dessen Empfindlichkeit gegenüber einem bestimmten Antibiotikum, so wird es auch bei fehlenden Beschwerden gegeben. Eine Durchspülungstherapie ist in beiden Fällen sinnvoll, da die Blase so von Bakterien, als auch reizenden Stoffen „gereinigt" wird.

Phytopharmaka zur Verbesserung der Blasenfunktion

Zur Verbesserung der Blasenfunktion, vor allem bei benigner Prostatahyperplasie (*BPH*) sind Tees eher ungeeignet. Es gibt aber zahlreiche Phytopharmaka mit guter Wirksamkeit und ausgezeichneter Verträglichkeit. Besonders Präparate mit **Arzneikürbis** (z. B. Granufink®) sind hier zu empfehlen. Er verbessert das Zusammenspiel von Blasenwandmuskulatur und Schließmuskel (► 10.2). Zur symptomatischen Therapie der BPH werden zusätzlich Extrakte aus **Sägepalmenfrüchten** (*Sabalfrüchten*), **Brennnesselwurzeln** und **Gräserpollen** verwendet. Sie enthalten **Phytosterole,** die das Wachstum der Prostata stoppen. Nachgewiesen ist auch eine antiödematöse (*abschwellende*) und antiphlogistische (*entzündungshemmende*) Wirkung. Für Sabalfrüchte wurde dosisabhängig eine Hemmung der 5α-Reduktase (wie bei Finasterid) nachgewiesen. Die **Phytopharmaka** werden je nach Gehalt an Drogenextrakt 1–2-mal täglich unzerkaut mit Wasser eingenommen.

Wiederholungsfragen

1. Welche Arzneimittel können Miktionsstörungen beeinflussen und zu welchen Wirkstoffgruppen gehören sie? (▸ 10.2)
2. Wie wirken Diuretika und bei welchen Indikationen kommen sie zum Einsatz? (▸ 10.1)
3. Welche Bedeutung haben kaliumsparende Diuretika? (▸ 10.1)
4. Worauf weisen die Pflegenden den Patienten bei neu angeordneter Diuretikatherapie hin? (▸ 10.1)
5. Welche Wechselwirkungen treten bei gleichzeitiger Einnahme von Diuretika und Laxanzien auf? (▸ 10.1)
6. Wie wirken die verschiedenen Wirkstoffgruppen bei BPH? (▸ 10.3)
7. Wie therapiert man eine erektile Dysfunktion? (▸ 10.4)
8. Bei Therapie mit welchen anderen Arzneimitteln dürfen Phosphodiesterasehemmer (z. B. Viagra®) keinesfalls angewendet werden? (▸ 10.4)
9. Welche urologischen Erkrankungen können mit Phytopharmaka behandelt werden? Welche Pflanzen enthalten sie? (▸ 10.5)
10. Welche Bestandteile gehören in einen Blasen- und Nierentee? Wie wirken sie? (▸ 10.5)

11 Arzneimittel im Respirationstrakt

Überblick

Das Spektrum der Atemwegserkrankungen reicht von harmlosen Erkältungen bis zu schweren Lungenkrankheiten wie Lungenemphysem oder COVID-19. Immer dann, wenn es zu einer Unterversorgung des Körpers mit Sauerstoff kommt, können Atemwegserkrankungen schwerwiegend und lebensbedrohlich sein. Dementsprechend kommen Arzneimittel zum Einsatz, die zum einen Beschwerden lindern, aber auch in vielen Fällen das Überleben des Patienten ermöglichen.

Folgende Fragen versucht das Kapitel zu beantworten:

- Welche Arzneimittel wirken bei Husten und Schnupfen?
- Welche Arzneimittel werden bei obstruktiven Atemwegserkrankungen eingesetzt und was ist bei ihrer Anwendung zu beachten?
- Wie erfolgt die Stufentherapie bei Asthma und COPD?
- Wie wird die inhalative Anwendung von Antiasthmatika durchgeführt und wie können dabei Fehler vermieden werden?
- Was ist bei der Sauerstofftherapie zu beachten?
- Welche medikamentösen Optionen gibt es bei Mukoviszidose?
- Wie wirken Phytopharmaka bei Atemwegserkrankungen und wie werden sie eingesetzt?

11.1 Antitussiva und Expektoranzien

Definition

Husten

Tussis: Willkürlich oder unwillkürlich ausgelöste, unter Sprengung eines vorangehenden Stimmritzenschlusses erfolgende explosive Entleerung von Luft aus den tieferen Atemwegen und der Lunge. Der Hustenreflex ist ein Schutzreflex, der die Atemwege von Fremdkörpern und anderen schädigenden Reizen freihält.

Der **Husten** als wichtiges Symptom einer Atemwegserkrankung kann auf unterschiedliche Weise mit Arzneimitteln beeinflusst werden. **Antitussiva** (*Hustenstiller*) unterdrücken den Hustenreflex, sodass die Häufigkeit und Intensität der Hustenstöße verringert werden (*antitussive Wirkung*). Dies ist jedoch nur bei unproduktivem Husten oder nachts erwünscht, da der Husten als Krankheitssymptom zwar lästig ist, jedoch eine wichtige Funktion bei der Reinigung der Atemwege erfüllt. Bei produktivem Husten sind **Expektoranzien** (*Hustenlöser*) indiziert. Der gebildete Schleim in den Atemwegen kann durch sie besser abgehustet werden (*auswurffördernde Wirkung*).

Husten

Merke

Husten

Er kann Ausdruck einer harmlosen Erkältung, aber auch Zeichen einer ernsten Erkrankung sein, z. B. eines Bronchialkarzinoms. Deshalb sollte jeder Husten, der länger als 3–4 Wochen anhält, diagnostisch abgeklärt werden.

Antitussiva und Expektoranzien verstehen

Antitussiva unterdrücken den Hustenreflex, indem sie das Hustenzentrum im Gehirn hemmen oder die Hustenrezeptoren im Bronchialtrakt blockieren. Sie leiten sich chemisch von den Opioid-Analgetika ab und haben ähnliche Wirkungen. Die antitussive Wirkung steht jedoch im Vordergrund (► Tab. 11.1).

Expektoranzien und Sekretolytika

Definition

Expektoranzien

Auswurffördernde Mittel: Fördern das Abhusten und so die Schleimentfernung aus den oberen Atemwegen. Sie wirken sekretolytisch, mukolytisch bzw. sekretomotorisch.

Sekretolytika

Schleimlösende Mittel, die die Bildung dünnflüssigen Schleims stimulieren, der leichter abgehustet werden kann.

Mukolytika

Schleimlösende Mittel, die den zähen Schleim verflüssigen, sodass er leichter abgehustet werden kann.

Sekretomotorika

Fördern den Abtransport des Schleims durch vermehrte Bewegung der Flimmerhärchen.

Alle **Expektoranzien** (▸ Tab. 11.2) sind mehr oder weniger ausgeprägt sekretolytisch oder mukolytisch und dadurch expektorierend wirksam. Einige haben zusätzlich auch eine sekretomotorische Wirkung. Die sekretolytische Wirkung beschränkt sich bei einigen Wirkstoffen nicht nur auf die Bronchien und kann auch z. B. bei einer Sinusitis (*Nebenhöhlenentzündung*) ausgenutzt werden (Gelomyrtol®).

Therapie der akuten Bronchitis

Auch die **akute Bronchitis** ist in 95 % aller Fälle durch Viren verursacht. Antibiotika sind nur bei bakterieller Beteiligung angezeigt, z. B. durch Mykoplasmen, Chlamydien, Streptokokken, Staphylokokken oder Hämophilus influenzae. Hier sollte auf jeden Fall erst eine mikrobiologische Untersuchung des Sputums oder des Bronchialsekrets mit Antibiogramm erfolgen. Eine prophylaktische Gabe ist wegen der Gefahr von Resistenzbildungen zu vermeiden. Bakterielle Superinfektionen sind z. B. an gelblicher oder grünlicher Verfärbung des ausgeworfenen Schleims zu erkennen. Amoxicillin, Cephalosporine oder Makrolid-Antibiotika sind hier Mittel der Wahl (▸ 12.1).

Bei **produktivem Husten** sollten tagsüber keine Antitussiva gegeben werden. Sinnvoll ist eine 3-mal tägliche Gabe von Expektoranzien, wobei die letzte Einnahme nicht zu spät am Abend erfolgen soll. Kurz vor dem Zubettgehen kann u. U. ein Antitussivum gegeben werden, um ein besseres Durchschlafen zu ermöglichen.

Vorsicht

Antitussiva und Expektoranzien

Antitussiva (*Hustenstiller*) dürfen **niemals** mit Expektoranzien **zeitgleich** gegeben werden, da es sonst zu **Sekretstau** mit der Gefahr einer **bakteriellen Infektion** kommt. Codein ist für Kinder ungeeignet, da es durch die Metabolisierung zu Morphin schwere Atemdepressionen verursachen könnte.

Expektoranzien und Antitussiva in der Pflege

Praxistipp

Kombination von Hustenmitteln

Da Expektoranzien und Antitussiva niemals zeitgleich eingesetzt werden dürfen, achten die Pflegenden darauf, dass der Patient bei einer verordneten Therapie mit Antitussiva tagsüber keine zusätzlichen Expektoranzien in der Selbstmedikation anwendet. Bei Verordnung von Antitussiva und Expektoranzien sorgen die Pflegenden dafür, dass die letzte Einnahme des Expektorans spätestens 2 Std. vor dem Schlafengehen, die Einnahme des Antitussivums unmittelbar vor dem Schlafengehen erfolgt.

Tab. 11.1 Antitussiva

Wirkstoff	Präparat	Dosierung	Wirkprofil
Codein	Tryasol®	20–60 mg	Im Körper zu Morphin umgewandelt, deshalb auch analgetisch wirksam; in Kombination mit Nichtopioid-Analgetika verwendet; Abhängigkeitspotenzial
Dihydrocodein (*DHC*)	Paracodin®	10–30 mg	Ähnliches Wirkprofil wie Codein
Noscapin	Capval®	25–50 mg	Keine analgetische Wirkung, auch bronchospasmolytisch
Dextromethorphan	Silomat DMP®	10–30 mg	Schwache sedierende und analgetische Wirkung
Pentoxyverin	Sedotussin®	25–50 mg	Sedierende Wirkung

Tab. 11.2 Expektoranzien

Wirkstoffe	Handelspräparate	Wirkmechanismus	Besonderheiten
Saponine	Prospan®, Hedelix® (Efeublätter), Bronchicum® (Efeublätter, Primelwurzel)	Reizung der Magenschleimhaut, dadurch reflektorische Stimulation der Bronchialsekretion	In hohen Dosen brechreizerregend, Übelkeit, Erbrechen; Efeu wirkt auch bronchospasmolytisch
Ätherische Öle	Gelomyrtol® forte, Soledum®, Aspecton® Pulmotin®, Transpulmin®	Direkte Steigerung der Bronchialsekretion und sekretomotorische Wirkung	Auch nach Resorption wirksam durch Ausscheidung über die Lunge; gut zu inhalieren
Bromhexin, Ambroxol	Bisolvon®, Mucosolvan®	Drüsenzellen werden angeregt, dünnflüssigen Schleim zu bilden, mukolytische Wirkung	Bromhexin wird im Körper zu Ambroxol umgewandelt
Acetylcystein	ACC akut®, Fluimucil®, NAC-ratiopharm®	Mukolytische Wirkung	Auch als Antidot bei Paracetamolvergiftungen
Guaifenesin	Fagusan®	Reflektorische Stimulation der Bronchialsekretion und mukolytische Wirkung	Sedierung als unerwünschte Wirkung

Bei Husten sorgen die Pflegenden dafür, dass der Patient genügend trinkt. Für die Wirkung der Expektoranzien ist eine **ausreichende Flüssigkeitszufuhr** ganz entscheidend. Auch eine Raumbefeuchtung, im einfachsten Fall durch Aufstellen von Wasserschüsseln in die Nähe der Heizung, kann v. a. bei Reizhusten sinnvoll sein. Eine Inhalation mit NaCl 0,9 % oder feuchtem Wasserdampf lindert auch den Reizhusten.

Praxistipp

Hustenreiz

Menschen, die unter einem ständigen Hustenreiz leiden, sind häufig sehr angestrengt und reizbar. Pflegende sollten Unterstützung beim Abhusten anbieten und Tipps zum richtigen Abhusten geben.

Anwendungsformen

Expektoranzien und Antitussiva werden in verschiedenen **peroralen Arzneiformen** wie Saft, Tropfen, Sirup, Dragees, Kapseln und Tabletten angeboten. Bei Expektoranzien sind Brausetabletten sehr günstig, weil ihre Einnahme automatisch mit einer ausreichenden Flüssigkeitsmenge erfolgt. Auch orale Zubereitungen wie **Lutschpastillen** sind im Handel. Sie haben den Vorteil, dass durch das Lutschen die Schleimhäute gut befeuchtet werden, was den Hustenreiz etwas lindert. Ambroxol und Bromhexin stehen auch als Inhalationslösung zur Verfügung. Ambroxol und ACC können in Form von **Injektionslösungen,** z. B. bei Intensivtherapie einer Pneumonie, auch i. v. appliziert werden.

11.2 Nasalia

Nasalia werden direkt in die Nase appliziert. Sie sind bei Schnupfen lokal wirksam. Es gibt **Nasentropfen,** einfache **Nasensprays, Dosiersprays, Nasengele** und **-salben.**

Nasalia verstehen

Am günstigsten ist der Einsatz von unkonservierten Dosiersprays. Diese geben eine bestimmte Menge der Lösung ab und laufen weniger in den Rachen hinunter als Tropfen. Der größte Vorteil liegt jedoch darin, dass sie oft keine Konservierungsmittel enthalten, die nachweislich die Nasenschleimhaut schädigen.

Sympathomimetika verengen an der entzündeten, geschwollenen Nasenschleimhaut die Gefäße und wirken dadurch abschwellend. Die „verstopfte" Nase wird „frei". Das beseitigt nicht nur das lästige Symptom der verstopften Nase, sondern beugt durch die bessere Belüftung auch weiteren Infektionen wie Sinusitis (*Nebenhöhlenentzündung*) oder Otitis (*Ohrentzündung*) vor. Jedoch sollten abschwellende Nasalia mit Sympathomimetika nur maximal eine Woche lang angewendet werden, um eine Gewöhnung zu vermeiden (► Tab. 11.3).

Wenn die Nasenschleimhaut stark gereizt ist, z. B. zum Ende einer Erkältung oder bei chronischem trockenem Schnupfen (*Rhinitis sicca*), sollten Sympathomimetika nicht mehr angewendet werden. Stattdessen werden reizlindernde, wundheilfördernde und befeuchtende Nasalia eingesetzt. Dazu gehören **salzhaltige** Nasensprays (Rhinomer®) und -salben (Nisita® Nasensalbe), Nasalia mit **Dexpanthenol** (Bepanthen® Augen- und Nasensalbe, Nasicur® Nasenspray) und **vitaminhaltige Nasenöle** (Coldastop®).

Nasalia in der Pflege

Bei **abschwellenden Nasalia,** die Sympathomimetika enthalten, kann es zu einer **Gewöhnung** kommen. Nach längerer Anwendung tritt beim Absetzen eine überschießende Reaktion (*Rebound-Effekt*) ein, sodass die Schleimhäute wieder stark anschwellen, allerdings nicht wegen des ursprünglichen Schnupfens, sondern durch die plötzlich fehlende Wirkung der Sympathomimetika. Die Pflegenden weisen die Patienten darauf hin, dass solche Nasalia bei Schnupfen nicht länger als eine Woche angewendet werden sollten und klären sie über den zu erwartenden Rebound-Effekt auf.

Ist ein Patient an Nasalia gewöhnt und kann also eine Nasenatmung nur mithilfe von Nasalia stattfinden, sollte er unbedingt eine Entwöhnung versuchen. Meist normalisiert sich die Nasenatmung nach Absetzen der Nasalia innerhalb einiger Tage oder Wochen. Möglich ist auch ein langsamer „Entzug" mit geringer dosierten Zubereitungen, z. B. solchen für Kinder. Ein Befeuchten der Nasenschleimhaut mit salzhaltigen Zubereitungen (z. B. Rhinomer®) oder das Anwenden von regenerationsfördernden Nasenölen (Coldastop®) sind bei der Entwöhnung von abschwellenden Nasalia sehr hilfreich. Sinnvoll ist es, zuerst ein Nasenloch zu entwöhnen und dann das andere. In der Intensivmedizin bieten sich abschwellende Nasalia vor der nasalen Intubation an. Ihre Anwendung macht es einfacher, den Tubus nasal einzuführen, und die Verletzungsgefahr ist verringert.

Praxistipp

Nasenspülung

Um **unerwünschte Wirkungen der Nasalia** zu verringern und Sekret aus der Nase zu entfernen, kann eine Nasenspülung durchgeführt werden. Dies kann z. B. 10–15 Min. nach Einbringen des Nasensprays mit physiologischer Kochsalzlösung oder Emsersalz erfolgen. Dazu wird eine spezielle Nasendusche benutzt. Auch zum Entfernen schädlicher Substanzen, z. B. Pollen, kann eine Nasenspülung sehr nützlich sein.

Tab. 11.3 Sympathomimetikahaltige Nasalia und ihre Dosierung. Unbedingt ist auf die altersgerechte Verwendung der Arzneimittel zu achten, da eine zu hohe Dosierung bei Säuglingen und Kleinkindern durch die Resorption der Wirkstoffe über die Schleimhäute starke und schwerwiegende unerwünschte Wirkungen verursachen kann.

Wirkstoff	Handelspräparate	Arzneiformen	Dosierung		
			Säuglinge 0–2 Jahre	Kleinkinder 2–6 Jahre	Erwachsene/ Schulkinder ab 6 Jahre
Xylometazolin	Olynth®	Nasentropfen, Dosierspray; auch konservierungsmittelfrei	0,025 %	0,05 %	0,1 %
	Otriven®	Nasentropfen, Nasenspray, Gel, Dosierspray; auch konservierungsmittelfrei			
	Imidin®	Nasentropfen, Nasenspray			
Oxymetazolin	Nasivin®	Nasentropfen, Nasenspray, Dosierspray	0,01 %	0,025 %	0,05 %
	Nasivin® sanft	Dosiertropfer, Dosierspray; konservierungsmittelfrei			

Dosierung

Abschwellende Nasalia gibt es überwiegend in drei unterschiedlich konzentrierten Zubereitungen, die für Säuglinge (0–2 Jahre), Kleinkinder (2–6 Jahre) und für Schulkinder und Erwachsene dosiert sind.

Vorsicht

Sympathomimetikahaltige Nasalia

Die Pflegenden achten bei Nasalia, die Sympathomimetika enthalten, immer darauf, dass die für die **jeweilige Altersstufe der Patienten richtig dosierten Zubereitungen** zum Einsatz kommen. Appliziert man Säuglingen und Kleinkindern zu hoch konzentrierte Nasalia, können erhebliche Wirkstoffmengen über die Nasenschleimhaut resorbiert werden. Herz-Kreislauf-Störungen wie Tachykardie und Blutdruckerhöhung, im schlimmsten Falle Koma und Atemlähmungen mit Todesfolge, können auftreten.

11.3 Antiasthmatika

Antiasthmatika wirken gegen die Verengung der Atemwege, entweder direkt oder indem sie die Entzündung reduzieren. Sie werden bei obstruktiven Atemwegserkrankungen wie Asthma bronchiale und COPD (*engl. Chronic obstructive pulmonal disease*) eingesetzt.

Obstruktion der Bronchien

Definition

Chronisch obstruktive Atemwegserkrankungen

Sammelbegriff für lang dauernde entzündliche Erkrankungen der Bronchien und der Lunge, die mit einer Verengung (*Obstruktion*) der Atemwege einhergehen. Zu den chronischen Atemwegserkrankungen zählen:

- **Asthma bronchiale**: Anfallsweise, im Schweregrad variable Atemwegsobstruktion mit erhöhter Empfindlichkeit bzw. Entzündung der Atemwege (*wechselnde Obstruktion*).
- **Chronische Bronchitis**: Husten und Auswurf an den meisten Tagen von mindestens 3 Monaten zweier aufeinander folgender Jahre. Geht er mit einer Verengung der Atemwege einher, spricht man von chronisch-obstruktiver Bronchitis (*COPD: engl. Chronic obstructive pulmonal disease*).
- **Lungenemphysem**: Irreversible Lungenüberblähung infolge eines Elastizitätsverlusts des Lungengewebes (*Blählunge*).

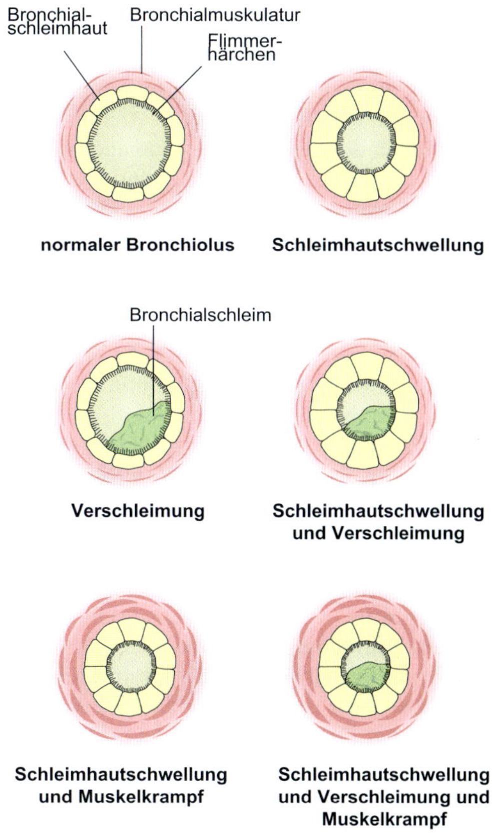

Abb. 11.1 Schematische Darstellung von Bronchialobstruktionen. Durch Schleimhautanschwellung, Verschleimung und Muskelkrampf kommt es zur Verengung der Atemwege. [L157]

Eine **Verengung der Atemwege** (*Bronchialobstruktion* ► Abb. 11.1) ist typisch für das Asthma bronchiale und die chronisch obstruktive Bronchitis. Dabei verringert sich der Durchmesser der Bronchioli (*kleinere, knorpellose Bronchien*), sodass weniger Luft hindurchtransportiert werden kann. Es kommen mehrere **Ursachen** für diese Verengung in Frage:

- Anschwellen der Bronchialschleimhaut durch Entzündungsreaktionen, die z. B. allergisch oder durch permanente Reizung zustande kommen
- Ansammeln von Bronchialschleim, z. B. bei chronischer Bronchitis oder Mukoviszidose
- Verkrampfen der glatten Muskulatur des Bronchiolus, typisch für Asthma bronchiale

Oft sind mehrere Faktoren an der Bronchialobstruktion beteiligt. Dadurch kann die Atemfunktion stark eingeschränkt sein. Durch eine anhaltende Bronchialobstruktion treten nicht nur Beschwerden wie Kurzatmigkeit, Atemnot und Engegefühl in der Brust auf, sie kann auch die Ursache für ein sich sekundär entwickelndes **Lungenemphysem** sein.

Antiasthmatika verstehen

Um die **Obstruktion** (*Verengung der Atemwege*) zu verringern, werden **Bronchospasmolytika** (*Broncholytika*) eingesetzt. Sie erweitern die Bronchien über ein Erschlaffen der verengten Bronchialmuskulatur.

Indirekt beeinflusst wird eine Obstruktion durch:

- Behandlung der entzündlichen Reaktion und das damit verbundene Abschwellen der Bronchialschleimhaut
- Sekretentfernung, die durch Arzneimittel oder nichtmedikamentös erreicht werden kann

Antiphlogistika wirken der entzündlich verursachten Schwellung der Bronchialschleimhaut entgegen und verringern so die Obstruktion. Sie wirken aber auch gegen schmerzhafte Beschwerden, die in der Entzündungsreaktion ihre Ursache haben. Die inhalative Therapie ist mit wesentlich weniger unerwünschten Wirkungen verbunden, da nur wenig Wirkstoff in den Blutkreislauf gelangt und systemisch wirken kann. Sie sollte immer die bevorzugte Therapie bei chronisch obstruktiven Atemwegserkrankungen sein. Nur bei schweren Asthma- bzw. Bronchitisformen oder wenn eine Inhalation für den Patienten, z. B. wegen gestörter Motorik, nicht möglich ist, wird systemisch behandelt.

Theophyllin kann allerdings nur systemisch gegeben werden. Da es eine sehr geringe therapeutische Breite hat, wird es nur noch selten eingesetzt. Bei Neueinstellung auf Theophyllin muss die Dosierung besonders vorsichtig gewählt werden und am besten stationär unter regelmäßiger Plasmaspiegelkontrolle (*Drug Monitoring*) erfolgen.

> **Praxistipp**
>
> **Überdosierungssymptome bei Gabe von Theophyllin**
>
> Auf Überdosierungssymptome wie Tachykardie und Arrhythmien, Krampfanfälle, Unruhe und Zittern muss bei Theophyllin besonders geachtet werden.

Sinnvolle Kombinationspräparate zur **Therapie chronisch obstruktiver Atemwegserkrankungen** sind Arzneimittel zur Inhalation, die lang wirksame Sympathomimetika und Glukokortikoide enthalten (► Tab. 11.4), z. B. Viani® (Salmeterol und Fluticason) oder Symbicort® (Formoterol und Budesonid).

> **Praxistipp**
>
> **Schädigendes vermeiden**
>
> Am Anfang jeder Therapie steht ein Reduzieren bzw. Abstellen pulmonaler Noxen. Das Rauchen sollte auf jeden Fall beendet werden und bei beruflicher Disposition sollten Betroffene einen Arbeitsplatzwechsel in Erwägung ziehen.

Stufentherapie von chronischer Bronchitis und Asthma bronchiale

Sowohl Asthma bronchiale als auch die chronisch obstruktive Bronchitis werden nach einem **Stufenschema** therapiert. Die Schweregrade und deren Therapie orientieren sich an der **Global Initiative for Chronic Obstructive Lung Disease** (*GOLD*). Die Therapie wird mit einem einzelnen Wirkstoff begonnen, der von Verträglichkeit und Wirksamkeit für die Anfangsstadien der Erkrankungen am besten geeignet ist. Bei unzureichendem Ansprechen der Therapie oder Verschlechterung des Zustands wird jeweils ein weiteres Arzneimittel zusätzlich gegeben, bis der Patient optimal eingestellt ist. Der inhalativen Therapie wird wegen ihrer guten Wirksamkeit und Verträglichkeit dabei immer der Vorzug gegeben (► Tab. 11.5).

Ein übermäßiger Gebrauch des kurz wirksamen Sympathomimetikums (Stufe 1: > 2-mal pro Woche, Stufe 2: täglich, Stufe 3: mehrmals täglich) zeigt an, dass in die nächsthöhere Stufe gewechselt werden muss. Besonders bei Kindern sind **Mastzellstabilisatoren** geeignet. **Leukotrienantagonisten** können ab Stufe 2 zusätzlich eingesetzt werden, z. B. um die Therapie effektiver zu machen oder die Glukokortikoid-Dosis zu reduzieren. Die **kurzfristige** Gabe von peroralen Glukokortikoiden kann auf jeder Therapiestufe notwendig sein.

Bei der **Stufentherapie der COPD** (► Tab. 11.6) bedeutet gutes Ansprechen eine subjektive Linderung der Atemnot und Besserung der körperlichen Leistungsfähigkeit sowie eine Verbesserung objektiv messbarer Parameter, z. B. des Peak-Flow-Meter-Werts. Verschlechtert sich die Symptomatik,

Tab. 11.4 Behandlung obstruktiver Atemwegserkrankungen

Wirkstoffgruppe	Applikation	Wirkstoff (Handelspräparate)	Indikation
Broncholytika/Bronchodilatanzien			
Kurz wirksame β-Sympathomimetika	Inhalativ	Salbutamol (Apsomol®, Sultanol®), Fenoterol (Berotec®)	Akute Atemnot/Asthmaanfall
Lang wirksame β-Sympathomimetika	Inhalativ	Salmeterol (Serevent®), Formoterol (Oxis®, Foradil P®)	Basistherapie von Asthma bronchiale und chronisch obstruktiver Bronchitis
Parasympatholytika	Inhalativ	Ipratropium (Atrovent®), Tiotropium (Spiriva®)	
Theophyllin	Peroral	Bronchoretard®, Euphylong®	
	Intravenös	Euphylong® i. v.	Akute Atemnot, Status asthmaticus
Antiphlogistika			
Glukokortikoide	Inhalativ	Fluticason (Flutide®), Beclometason (Junik®), Budesonid (Pulmicort®, Novopulmon®)	Basistherapie des Asthma bronchiale und der chronisch obstruktiven Bronchitis
	Peroral	Triamcinolon (Volon®), Prednison (Prednison Galen®), Prednisolon, Dexamethason (Fortecortin®), Hydrocortison, Methylprednisolon (Urbason®)	
	Rektal	Prednison (Rectodelt®)	Akute Atemnot bei Krupp und Pseudokrupp, krampfartige Bronchitis
	Intravenös	Triamcinolon (Triam®), Prednisolon (Solu-Decortin H®), Dexamethason (Fortecortin inject®)	Status asthmaticus, akute Atemnot, Dexamethason bei COVID-19
Leukotrienantagonisten	Peroral	Montelukast (Singulair®)	Basistherapie des Asthma bronchiale in Kombination mit anderen Antiasthmatika

muss in die nächste Stufe gewechselt werden. **Kortikoide** werden nicht mehr standardmäßig bei COPD eingesetzt. Sie kommen nur noch zum Einsatz, wenn Symptome mit asthmatischer Komponente vorhanden oder Bronchospasmolytika nicht mehr ausreichend wirksam sind.

Auch bei chronisch obstruktiver Bronchitis kann besonders vor körperlichen Belastungen ein inhalatives kurz wirksames Sympathomimetikum als **Bedarfsarzneimittel** sinnvoll sein.

Therapie des Status asthmaticus

Definition

Status asthmaticus

Sehr kurz aufeinander folgende oder lang anhaltende Asthmaanfälle über mehrere Std. Lebensbedrohlicher Zustand, der intensivmedizinisch behandelt werden muss.

Der Mensch im **Status asthmaticus** leidet unter starker Atemnot, erhöhter Atemfrequenz, Zyanose und Tachykardie.

Tab. 11.5 Stufenschema zur Asthmatherapie: In der Basistherapie des Asthma bronchiale werden immer broncholytisch wirksame Arzneimittel mit Glukokortikoiden zur antiphlogistischen Therapie kombiniert.

Stufe	Asthmastadien und Charakteristik	Therapie
1	Zeitweises Asthma: Symptome tagsüber, nicht mehr als 2-mal pro Woche	Schnell wirksames inhalatives Sympathomimetikum bei Bedarf
2	Leichtes Asthma: Symptome tagsüber, weniger als 1-mal täglich	Schnell wirksames inhalatives Sympathomimetikum bei Bedarf + inhalatives Glukokortikoid (niedrige Dosis)
3	Mäßiges Asthma: Symptome täglich, auch nachts mehr als 1-mal pro Woche	Schnell wirksames inhalatives Sympathomimetikum bei Bedarf + inhalatives Glukokortikoid (mittlere Dosis) + lang wirksames inhalatives oder perorales retardiertes Sympathomimetikum
4	Schweres Asthma: ständige Symptome, ausgeprägte Tagesschwankungen	Schnell wirksames inhalatives Sympathomimetikum bei Bedarf + inhalatives Glukokortikoid (hohe Dosis) + lang wirksames inhalatives oder perorales retardiertes Sympathomimetikum + perorales Glukokortikoid

Tab. 11.6 Stufenschema zur Therapie der chronisch obstruktiven Bronchitis. Die broncholytische Therapie steht im Vordergrund. Erst ab Stufe 4 ist eine antiphlogistische Therapie mit Glukokortikoiden notwendig.

Stufe	Therapie
1	Inhalatives Parasympatholytikum oder Sympathomimetikum
2	Lang wirksames inhalatives Parasympatholytikum oder lang wirksames inhalatives Sympathomimetikum oder ggf. perorales Theophyllin
3	Inhalatives Parasympatholytikum oder/und lang wirksames inhalatives Sympathomimetikum ggf. + perorales Theophyllin
4	Inhalatives Parasympatholytikum + lang wirksames inhalatives Sympathomimetikum + ggf. perorales Theophyllin und/oder inhalatives Glukokortikoid oder perorales Glukokortikoid (auch Tripeltherapie)

Folgende Arzneimittel werden eingesetzt:

- Sauerstoff per Nasensonde
- Salbutamol inhalativ
- Intravenöses Glukokortikoid
- Intravenöses Sympathomimetikum

Da auf Beruhigungsmittel wegen der Gefahr einer Atemdepression möglichst verzichtet wird, kommt dem beruhigenden Gespräch der Pflegenden mit dem Patienten eine besondere Bedeutung zu.

Antiasthmatika in der Pflege

Im anfallsfreien Intervall erfolgt die Patientenschulung und -information des Patienten. Mittlerweile gibt es an vielen Kliniken Schulungskonzepte, bei denen der Asthmatiker und auch der COPD-Patient lernt, seine Lebensführung anzupassen, auslösende Faktoren zu vermeiden, seine Atmung besser wahrzunehmen und rechtzeitig der Atemnot gegenzusteuern. **Schwerpunkte der Schulung** sind:

- Einüben von Entspannungs- und Atemübungen zur besseren Wahrnehmung der Atmung
- Umgang mit dem Peak-Flow-Meter und Dokumentation der Ergebnisse im Asthmatagebuch
- Kenntnis der wichtigsten Anfallsauslöser und Möglichkeiten, um sie zu vermeiden
- Atemtechniken zur Verminderung der Atemwegsverengung, z. B. dosierte Lippenbremse oder langsames Einatmen mit nachfolgendem Luftanhalten. Diese Techniken werden so lange geübt, bis der Patient sie sicher beherrscht und auch im beginnenden Anfall „abrufen“ kann. Das Gefühl, sich selbst helfen zu können, gibt ihm Ruhe und Sicherheit
- Hinweise auf Selbsthilfegruppen

Praxistipp

Schulungen

Sinnvoll ist es, wenn solche Schulungen berufsgruppenübergreifend angeboten werden. Eine enge Zusammenarbeit zwischen Ärzten, Pflegenden und Physiotherapeuten, evtl. sogar Psychologen, bietet sich an.

Zu den **nichtmedikamentösen Maßnahmen** bei Atemwegserkrankungen gehören Physiotherapie und Atemtraining, Abklopfen und Vibration zum Sekretlösen, Absaugen von Atemwegssekret (oral, nasal oder endotracheal), aber auch Hausmittel wie Hals- und Brustwickel und eine gute Raumbefeuchtung.

Um Verbesserungen oder Verschlechterungen der Lungenfunktion zu kontrollieren, ist es für jeden Menschen mit einer chronisch obstruktiven Atemwegserkrankung sinnvoll, eine Selbstkontrolle mit entsprechender Buchführung zu etablieren. Ist der Patient dazu nicht in der Lage, z. B. Kinder oder ältere Menschen, kommt den Pflegenden die Aufgabe einer regelmäßigen Dokumentation des Erkrankungszustands zu. Günstig ist das Führen eines Asthmatagebuchs (▸ Abb. 11.2), in das täglich einzutragen sind:

- Eindrücke des Patienten zu seiner Erkrankung, z. B. „Heute gut Luft bekommen“ oder „Nach dem Treppensteigen fiel mir das Atmen schwer“
- Messwerte einer einfachen Lungenfunktionsprüfung (*Atemstoßmessung*)
- Anwendung der Arzneimittel

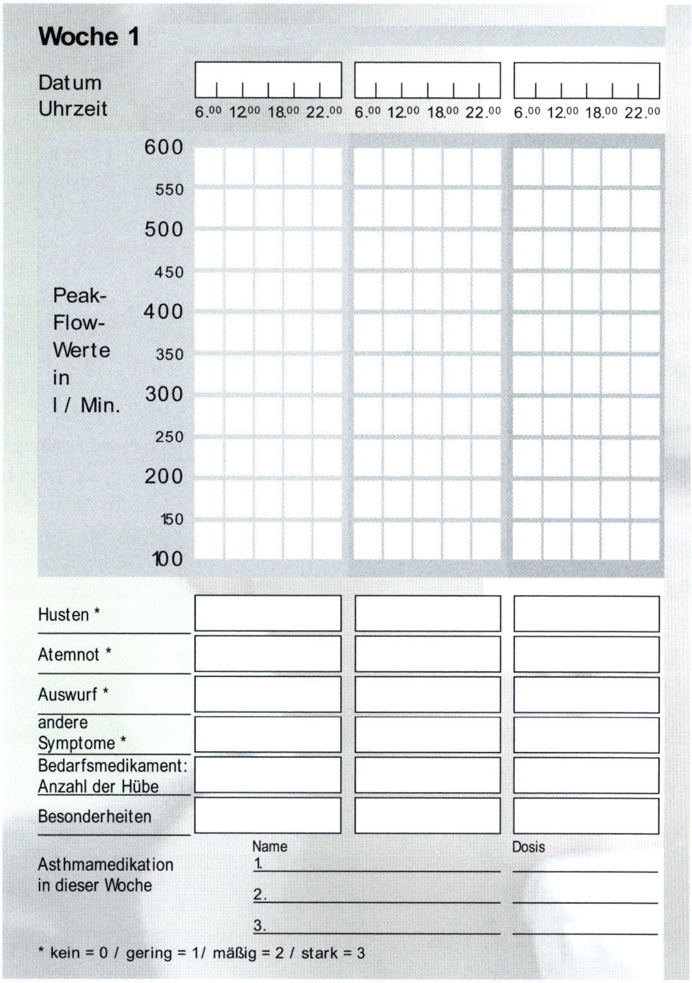

Abb. 11.2 Asthmatagebuch. Das Führen dokumentiert die Schwere und den Verlauf der Erkrankung. Häufige Auslöser für Asthmaanfälle und Fehler bei der Anwendung der Arzneimittel fallen auf und können evtl. vermieden werden. [W242]

Praxistipp

Peak-Flow-Meter-Messungen

Zur Atemstoßmessung durch den Patienten oder die Pflegenden wird ein Peak-Flow-Meter verwendet. Handhabung:

- Immer in der gleichen Position – stehend oder sitzend – messen, da die Werte sonst unterschiedlich ausfallen.
- Messzeiger auf Null stellen.
- Gerät waagrecht vor den Mund halten, dabei Messzeiger nicht mit dem Finger behindern.
- Tief einatmen und kurz die Luft anhalten.
- Mundstück mit den Lippen fest umschließen.
- So schnell und kräftig wie möglich ausatmen.
- Messwert ablesen.

Es werden drei Messungen durchgeführt und dann der Mittelwert ermittelt. Zum Beurteilen der Peak-Flow-Meter-Werte dient das **Ampelschema** (► Tab. 11.7). Vergleichswert ist immer der **persönliche Bestwert** des Patienten.

Die Pflegenden leiten den Patienten zum Führen eines Asthmatagebuchs und zur Benutzung des Peak-Flow-Meters an. Sie kontrollieren, ob der Patient regelmäßig einträgt. Stellen sie eine Verschlechterung fest, z. B. sehr häufigen Gebrauch der Bedarfsarzneimittel, schlechte Peak-Flow-Meter-Werte, schlechtes subjektives Empfinden oder unregelmäßige Arzneimittelanwendung, sprechen sie mit dem Patienten und informieren den behandelnden Arzt.

Praxistipp

Menschen mit COPD

Sie benötigen häufig eingehende psychische Betreuung, denn je nach Dauer der Erkrankung haben sie schon mehrmals unter Atemnotanfällen gelitten, was zu einer starken psychischen Belastung der Patienten und Angehörigen führt.

Häufige Fehler bei der Anwendung

Bei der Therapie von chronisch obstruktiven Atemwegserkrankungen werden **häufig Fehler** bei der Anwendung der Arzneimittel gemacht. Wendet man inhalative Arzneiformen nicht richtig an, wirken sie nur unzureichend und es treten vermehrt unerwünschter Wirkungen auf. Oft werden Bedarfsarzneimittel zu häufig, die Basisarzneimittel jedoch zu unregelmäßig angewendet. Folgende **Ursachen** sind für diese Art der Fehlanwendung häufig verantwortlich:

- **Kortisonangst**: Sie ist unbegründet, da bei inhalativen Kortikoiden nur sehr geringe Mengen in den Blutkreislauf gelangen und die gefürchteten unerwünschten Wirkungen nur sehr selten auftreten.
- **Schnelle einfache Hilfe durch Bedarfssprays**: Diese dürfen nur maximal 4-mal täglich angewendet werden. Da der Effekt sofort spürbar ist – Basisarzneimittel benötigen meist einige Tage, bis eine Wirkung eintritt, nehmen viele Patienten sie relativ gern.
- **Falsches Einschätzen des Krankheitsbildes**: Bei Besserung der Symptomatik glaubt der Patient, auf Arzneimittel verzichten zu können. Da es sich jedoch um eine chronische Erkrankung handelt, bei der Symptomfreiheit nur durch regelmäßiges Anwenden der Arzneimittel erreicht werden kann, kommt es nach Absetzen nach einiger Zeit zu einer Verschlechterung.
- **Verwechslungen** von Basis- und Bedarfsarzneimitteln.
- **Schwierigkeiten bei der Handhabung** bestimmter Inhalationsgeräte zur Basistherapie.

Durch den zu häufigen Gebrauch schnell wirksamer Sympathomimetika kann das Herz stark belastet werden. Unregelmäßiges Anwenden der Basisarzneimittel führt nach einiger Zeit zur Ver-

Tab. 11.7 Ampelschema zur Eigenbeurteilung der Atemstoßmessung mit dem Peak-Flow-Meter

Ampelfarbe	Peak-Flow in % vom Bestwert	Symptome	Maßnahmen
Rot	< 50 %	Husten, Atemnot, starke Schwierigkeiten beim Sprechen und bei körperlicher Aktivität	Notfall: sofort ärztliche Hilfe holen
Gelb	50–80 %	Husten, Giemen, verminderte Belastbarkeit, gestörter Schlaf	Suche nach Ursachen mit Überprüfung der Arzneimittelanwendung, ggf. Arzt informieren
Grün	80–100 %	Keine bzw. normale Belastbarkeit, ungestörter Schlaf	Keine

schlechterung des Krankheitszustands und insgesamt zu einer schlechteren Prognose der chronischen Erkrankungen Asthma bronchiale und chronisch obstruktiven Bronchitis.

Vorsicht

Keine Acetylsalicylsäure bei Asthma bronchiale

Die Patienten müssen wissen, dass sie bei Schmerzen oder Fieber keine Acetylsalicylsäure (z. B. Aspirin®) einnehmen dürfen, da sie **Asthmaanfälle provozieren** kann. Besser ist das ebenfalls rezeptfreie Paracetamol (z. B. ben-u-ron®). Außerdem müssen die Betroffenen bei jedem neuen Arztkontakt auf ihre Asthmaerkrankung hinweisen, da viele Arzneimittel bei Asthma kontraindiziert sind.

Anwendung inhalativer Arzneiformen

Bei der **Anwendung inhalativer Arzneiformen** kommt es darauf an, dass der Wirkstoff weit genug in die Atemwege gelangt. Dazu können verschiedene Geräte (*Inhalatoren*) eingesetzt werden.

Nebelaerosole

Bei den **Nebelaerosolen** (*Dosieraerosole, -sprays*) wird eine Art Nebel (▶ Abb. 11.3) eingeatmet. Durch den Sprühstoß entstehen kleinste Flüssigkeitströpfchen, die dann bis in die tieferen Atemwege gelangen können. Die richtige Benutzung ist bei diesen Inhalationsgeräten ganz entscheidend für deren Wirkung.

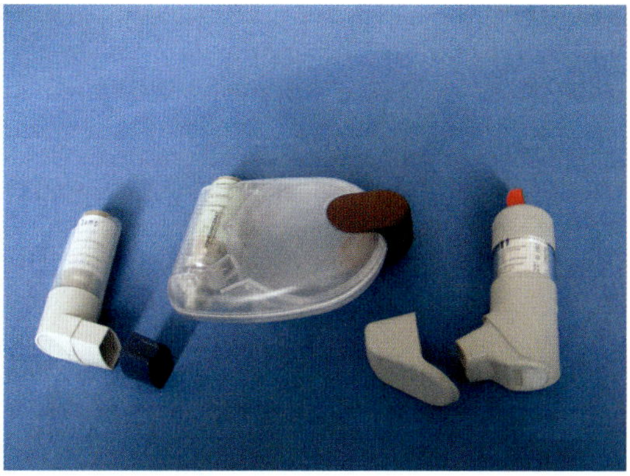

Abb. 11.3 Nebelaerosole (Dosieraerosol, Jetspacer® und Autohaler®) [M275]

Vorsicht

Gefahr des Verkeimens

Inhalationsgeräte, insbesondere elektrische Vernebler, müssen immer sorgfältig gereinigt werden. Ein Verkeimen der Geräte kann zu Pneumonien führen.

Praxistipp

Richtige Inhalation mit dem Dosieraerosol

- Dosieraerosol kräftig schütteln
- Schutzkappe abnehmen
- Langsam und entspannt ausatmen
- Mundstück mit den Lippen umschließen, Arzneimittelbehälter zeigt nach oben
- Langsam und möglichst tief einatmen und **gleichzeitig** den Behälterboden nach unten drücken, um das Arzneimittel freizusetzen
- Atem 5–10 Sek. anhalten
- Langsam und ruhig ausatmen

Ganz wichtig ist, dass der Sprühstoß **während des Einatmens** – nicht davor oder danach – ausgelöst wird, sonst befindet sich der Wirkstoff im Mund- und Rachenraum und nicht in den tieferen Atemwegen, wo er benötigt wird. Der Autohaler® kann diesem Koordinationsproblem begegnen. Bei diesem speziellen Dosieraerosol wird der Sprühstoß automatisch ausgelöst, wenn der Patient einatmet.

Praxistipp

Richtige Inhalation mit dem Autohaler®

- Schutzkappe abnehmen
- Hebel mit dem Daumen nach oben drücken (spannen)
- Autohaler® kräftig schütteln
- Langsam und entspannt ausatmen
- Mundstück mit den Lippen umschließen
- Langsam und möglichst tief einatmen, Sprühstoß wird ausgelöst, Schnappgeräusch ist zu hören
- Atem 5–10 Sek. anhalten
- Langsam und ruhig ausatmen
- Hebel in die Ausgangsposition drücken

Bei der korrekten Benutzung des Autohaler® atmet der Patient weiter, wenn das Schnappgeräusch zu hören ist. Er sollte den Atemzug möglichst nicht unterbrechen. Deshalb ist eine gründliche Aufklärung und Einweisung in die Bedienung unerlässlich. Das Spannen nicht vergessen, denn ist das Gerät nicht

gespannt, ist beim Inhalieren kein Schnappgeräusch zu hören. Jedoch darf der Autohaler® nicht gespannt gelagert werden, sondern der Hebel ist erst unmittelbar vor der Inhalation hochzudrücken.
Um das Handhaben eines Dosieraerosols zu erleichtern, können **Spacer** (▸ Abb. 11.4) verwendet werden. Große Spacer haben zudem den Vorteil, dass sie den eingeatmeten Nebel optimieren. Kleine Tröpfchen, die bis tief in die Atemwege gelangen können, werden aus dem Spacer gut inhaliert, während größere Tropfen an dessen Wänden haften bleiben und so nicht in größeren Mengen in den Mund- und Rachenbereich gelangen. Die Inhalation vereinfacht sich dadurch, dass der Sprühstoß zunächst erst einmal in den Spacer erfolgt. Dann atmet der Patient das Aerosol ein, das sich im Spacer befindet. Beim Jetspacer® bilden Dosieraerosol und Spacer eine kompakte Einheit. Dadurch ist die Handhabung noch einfacher.

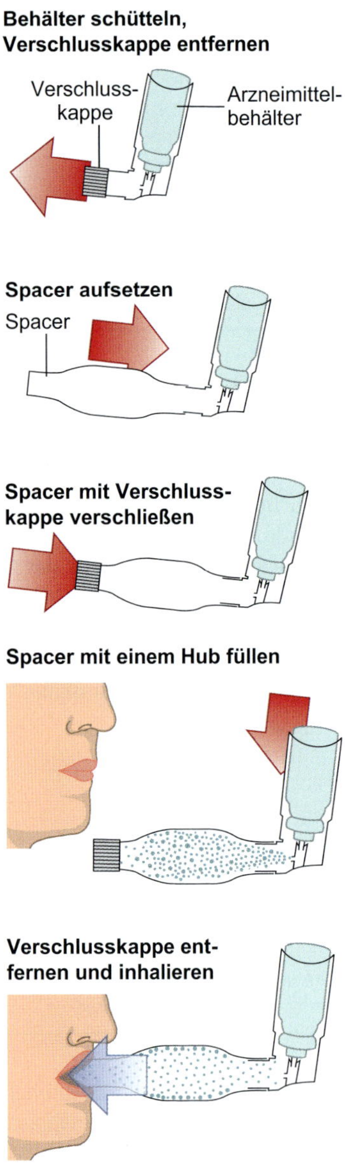

Abb. 11.4 Anwendung eines Spacers als Inhalationshilfe für ein Dosieraerosol [L138]

Pulverinhalatoren

Pulverinhalatoren (▸ Tab. 11.8) haben gegenüber den Nebelaerosolen den Vorteil, dass sie relativ einfach zu handhaben sind. Spacer sind nicht nötig, da die Teilchen des Pulvers (*Staubaerosol*) in optimaler Größe vorliegen und daher gut eingeatmet werden können. Wichtig ist jedoch, dass die Geräte und Nachfüllpackungen immer trocken gelagert werden, um Verklumpungen und dadurch bedingte Dosierungenauigkeiten zu vermeiden. In Pulverinhalatoren darf deswegen auch grundsätzlich **nicht** hineingeatmet werden. Bei Pulverinhalatoren tritt im Gegensatz zu Nebelaerosolen kein Kältereiz auf. Die Pflegenden klären den Patienten darüber auf, dass das eingeatmete Pulver nicht spürbar, aber trotzdem wirksam ist. Zur Veranschaulichung kann der Patient einmal durch ein dunkles Tuch inhalieren, auf dem das Pulver sichtbar wird.
Diskus®, Turbohaler® und Easyhaler® sind Pulverinhalatoren, die eine bestimmte Zahl Dosen enthalten und nach deren Inhalation im Ganzen weggeworfen werden (▸ Abb. 11.5). Ein nachfüllbares Kompaktgerät ist der Novolizer®. In dieses Gerät werden Patronen eingelegt, die eine bestimmte Anzahl Dosen zur Inhalation enthalten.
Neben den kompakten Pulverinhalatoren gibt es auch einige Geräte, die mit Kapseln bestückt werden. Die **Inhalationskapseln** bestehen wie gewöhnliche Hartgelatinekapseln aus einer zweiteiligen Gelatinehülle. Diese enthält das Pulver, das inhaliert werden soll. Die Hülle wird im Inhalationsgerät zerstochen, sodass das Pulver freigesetzt wird. Bei Aerolizer®, Cyclohaler® und Handihaler® wird vor jeder Inhalation eine Kapsel eingesetzt. Nachfüllbare Pulverinhalatoren, einschließlich Kapselinhalatoren, müssen von Zeit zu Zeit mit einem trockenen Pinsel gereinigt werden.

Tab. 11.8 Handhabung von verschiedenen kompakten Pulverinhalatoren

Pulverinhalatoren, nicht nachfüllbar			Pulverinhalatoren, nachfüllbar
Diskus®	Turbohaler®	Easyhaler®	Novolizer®
Diskus öffnen	Kappe abschrauben	Gerät senkrecht halten und gut schütteln; Kappe abziehen	Schutzkappe abziehen
Hebel bis zum Klicken schieben	Dosierrad (unten) vor- und zurückdrehen, Gerät dabei senkrecht halten	Gerät einmal zusammendrücken und danach loslassen	Dosiertaste kräftig drücken und loslassen (Sichtfenster wechselt von rot nach grün)
Tief ausatmen, Mundstück mit Lippen umschließen, **tief und gleichmäßig einatmen,** Luft 5–10 Sek. anhalten, langsam durch die Nase ausatmen			Tief ausatmen, Mundstück mit Lippen umschließen, **rasch und tief einatmen,** Luft 5–10 Sek. anhalten, langsam durch die Nase ausatmen
Diskus schließen (Hebel geht in Ausgangsposition)	Kappe aufschrauben	Kappe aufsetzen	Schutzkappe aufsetzen

Praxistipp

Richtige Inhalation von Inhalationskapseln

Die Kapseln sollten erst unmittelbar vor dem Einlegen in das Gerät aus der Packung (*Blister*) genommen werden. Die Hände müssen trocken sein.

- Öffnen des Inhalators, ggf. nach Entfernen der Schutzkappe
- Kapsel in die für sie vorgesehene Vertiefung legen
- Inhalator schließen
- Kapsel durch Drücken eines Knopfes (bei Aerolizer® zweier Knöpfe) lochen
- Langsam und entspannt ausatmen
- Mundstück mit den Lippen umschließen
- Langsam und möglichst tief einatmen, ein surrendes Geräusch ist zu hören, Kapsel dreht sich
- Atem 5–10 Sek. anhalten
- Langsam und ruhig ausatmen
- Überprüfen, ob Kapsel vollständig entleert ist, ggf. nochmals inhalieren
- Kapselhülle entfernen

Da bei Pulverinhalatoren ein relativ starker Atemzug notwendig ist, um das Pulver tief genug zu inhalieren, sind sie nicht für jeden Patienten geeignet. Bei Kapselinhalation kann dem durch mehrfaches Inhalieren begegnet werden.

Praxistipp

Besonders nach dem **Inhalieren mit Kortisonpräparaten** muss der Mund anschließend ausgespült werden, da sich sonst Soorinfektionen bilden können.

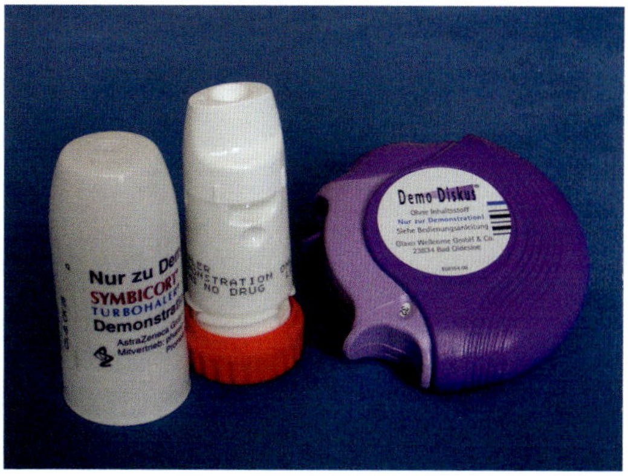

Abb. 11.5 Diskus® und Turbohaler® [M275]

Elektrische Vernebler

Etwas aufwändiger in der Handhabung, aber sehr effektiv, sind **elektrische Vernebler** (z. B. Pariboy®, ▸ Abb. 11.6). Sie kommen v. a. bei Kleinkindern oder Menschen zum Einsatz, die mit anderen Applikationssystemen nicht zurechtkommen. Zudem werden durch sie die Schleimhäute befeuchtet. Die Wirkstofflösungen werden meist als Einzeldosen in Inhalationsampullen in den Vernebler gefüllt.

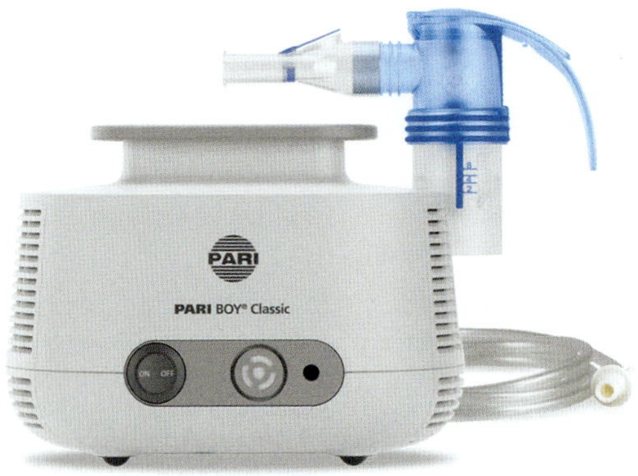

Abb. 11.6 Elektrischer Vernebler [K183]

Praxistipp

Richtige Inhalation mit Verneblern

- Hygienische Händedesinfektion
- Inhalationsflüssigkeit einfüllen, Mehrdosenbehältnissen sofort danach verschließen
- Gerät zusammenbauen
- Zum Inhalieren entspannt und aufrecht hinsetzen
  - Langsam und tief einatmen
  - Atem anhalten
  - Langsam und tief ausatmen
- Nach dem Inhalieren Gerät zerlegen und unter fließendem, warmem Wasser reinigen

Fallbeispiel

Frau Möller kommt nicht mehr klar.

Frau Möller (82 J.) leidet seit Jahren unter COPD. Dosieraerosole und Pulverinhalatoren sind ihr geläufig und sie kam viele Jahre damit gut klar. Seit ihrem Schlaganfall kann sie die Kapseln jedoch nur noch mit großer Mühe in den Handihaler® einlegen. Am meisten Probleme bereitet ihr das koordinierte Auslösen des Dosieraerosols. Dadurch haben sich nun die Symptome ihrer COPD merklich verschlimmert.

Erläuterungen

Die Pflegenden müssen nach Lösungen für die Probleme von Frau Möller suchen. Mit einem Spacer kann das Inhalieren mit dem Dosieraerosol besser koordiniert werden, da der Sprühstoß zuerst in den Spacer abgegeben und danach erst inhaliert wird. Bei der Inhalation der Kapsel muss sie, auch wenn es Mühe bereitet, darauf achten, die Kapsel vollständig zu entleeren. Möglicherweise kümmern sich die Pflegenden auch um die Versorgung von Frau Möller mit einem elektrischen Vernebler.

11.3.1 Broncholytika und Bronchospasmolytika

Bronchospasmolytika (*Broncholytika*) erweitern die verengte Bronchialmuskulatur vorwiegend über das vegetative Nervensystem (► 1.3.4). Zu ihnen zählen:

- Sympathomimetika
- Parasympatholytika
- Theophyllin

Broncholytika und Bronchospasmolytika verstehen

Sympathomimetika verstärken den sympathischen Teil des vegetativen Nervensystems (*Sympathikus*) in seiner Wirkung. Die bei Asthma zum Einsatz kommenden Sympathomimetika greifen selektiv (*gezielt*) an den **β_2-Rezeptoren des Sympathikus** an und lösen dort einen Effekt aus. Die β_2-Rezeptoren befinden sich an den Bronchien. Bei ihrer Aktivierung durch körpereigene Neurotransmitter (Noradrenalin) oder durch Wirkstoffe aus der Gruppe der Sympathomimetika kommt es zu einem Erschlaffen der glatten Muskulatur und so zu einem Erweitern der Bronchien (*Bronchodilatation*). Die bei Asthma und chronischer Bronchitis auftretende Bronchialobstruktion wird verringert, sodass mehr Luft durch die Bronchien strömen und zu den Lungenbläschen gelangen kann. Spasmen der Bronchien, wie sie v. a. im Asthmaanfall auftreten, werden gelöst (*broncholytische Wirkung*). Es gibt lang und kurz wirksame Sympathomimetika. Lang wirksame sind zur **Dauertherapie** gedacht, kurz wirksame wirken nur im Asthmaanfall und gelten als **Bedarfsmedikation.**

Parasympatholytika verringern die Wirkung des parasympathischen Teils des vegetativen Nervensystems (*Parasympathikus*). Auch bei den Parasympatholytika kommen Wirkstoffe zum Einsatz, die gezielt an den Rezeptoren des Bronchialtrakts angreifen. Sie wirken an diesen als Antagonisten, d. h. sie besetzen den Rezeptor, bewirken aber keinen Effekt (*kompetitive Hemmung*). Da der Parasympathikus mit seinem Neurotransmitter Acetylcholin für eine Verengung der Bronchien sorgt (*Bronchokonstriktion*), wirken Parasympatholytika der Konstriktion entgegen und führen wie Sympathomimetika zu einer Bronchodilatation. Eine Bronchialobstruktion wird verringert, mehr Luft kann zu den Lungenbläschen gelangen. Parasympatholytika wirken zwar auch gegen Bronchialspasmen, jedoch ist ihre broncholytische Wirkung geringer als die der Sympathomimetika.

Theophyllin hat eine ausgeprägte bronchienerweiternde und bronchospasmolytische Wirkung. Es verringert die Bronchialobstruktion und löst im Asthmaanfall sehr effektiv den Bronchospasmus. Der genaue Wirkungsmechanismus ist nicht bekannt. Wahrscheinlich wirkt Theophyllin über eine Hemmung des Enzyms Phosphodiesterase und blockiert Adenosinrezeptoren. Zusätzlich hat es eine entzündungshemmende Wirkung. Theophyllin kann im Gegensatz zu den anderen Wirkstoffen bei chronisch obstruktiven Atemwegserkrankungen nicht inhaliert werden. Wegen seiner geringen therapeutischen Breite ist es in der Basistherapie Mittel 3. Wahl. Es wird zur Dauertherapie peroral verabreicht bzw. bei akuter Atemnot i. v. gegeben.

Broncholytika und Bronchospasmolytika in der Pflege

Die unerwünschten Wirkungen von **Theophyllin** sind weitgehend dosisabhängig. Die **therapeutische Breite** (▸ 1.3) von Theophyllin ist gering. Am häufigsten sind Herzbeschwerden wie Tachykardie oder Herzrhythmusstörungen, Magen-Darm-Beschwerden wie Übelkeit, Erbrechen oder Durchfall sowie ZNS-Symptome wie Unruhe, Kopfschmerz und Muskelzittern. Treten solche Symptome auf, informieren die Pflegenden umgehend den Arzt, damit er die Dosis reduzieren kann.

Inhalative **Sympathomimetika** und **Parasympatholytika** sind relativ gut verträglich. Es ist jedoch darauf zu achten, dass kurz wirksame Sympathomimetika zur Anwendung bei akuter Atemnot nicht zu häufig (maximal 4-mal täglich) angewendet werden. Die zeitgemäßen inhalativen Sympathomimetika wirken zwar bevorzugt auf β_2-Rezeptoren, es werden jedoch – wenn auch in geringerem Maße – stets auch die β_1-Rezeptoren miterregt. Daher entfalten die β_2-Sympathomimetika immer auch Wirkungen auf das Herz, was v. a. bei zu häufigem Gebrauch zu Tachykardie, Herzklopfen, Herzrhythmusstörungen, Angina pectoris und Blutdruckkrisen führen kann. Weitere unerwünschte Wirkungen sind Unruhe, Zittern und Kopfschmerzen. Die Pflegenden achten auf das Auftreten solcher Symptome und kontrollieren, ob die Betroffenen das Bedarfsarzneimittel zu häufig verwenden.

11.3.2 Antiphlogistika

Bei vielen Atemwegserkrankungen treten **Entzündungen** auf. Sie sind auch maßgeblich an der Bronchialobstruktion bei Asthma bronchiale und chronischer Bronchitis beteiligt. Antiphlogistisch (*entzündungshemmend*) bei Atemwegserkrankungen wirken:

- Glukokortikoide
- Leukotrienrezeptorantagonisten
- Mediatorhemmstoffe
- Antihistaminika

Antiphlogistika verstehen

Vor allem beim Asthma ist die Entzündung eine der Hauptursachen für die Obstruktion des Bronchialtrakts. **Glukokortikoide** gehören zu den stärksten Antiphlogistika (*entzündungshemmende Wirkstoffe*) und wirken der Entzündungsreaktion effektiv entgegen. Dadurch schwillt die Schleimhaut der Bronchien ab und es kommt zur Bronchienerweiterung, sodass mehr Luft in die Alveolen gelangen kann und Bronchospasmen weniger häufig sind. Da die bronchienerweiternde Wirkung verzögert eintritt, werden sie nicht im Asthmaanfall gegeben – sie sind vielmehr die Hauptkomponente in der Basistherapie des Asthma bronchiale (Ausnahme: i. v.-Gabe im Status asthmaticus). **Dexametason** hat sich in der Behandlung von Menschen mit COVID-19 als sehr wirksam erwiesen. Bei Sauerstofftherapie bzw. künstlicher Beatmung kann es die Sterberate reduzieren und gehört zur Standardtherapie bei schweren COVID-19-Verläufen.

Neben den Glukokortikoiden kommen bei Asthma auch **andere Antiphlogistika** (*entzündungshemmende Wirkstoffe*) zum Einsatz. Ihre Wirkung ist jedoch weniger effektiv, sodass sie nur prophylaktisch oder in Kombination mit anderen Wirkstoffen angewendet werden. **Cromoglicinsäure** (Intal®) ist ein **Mastzellstabilisator** und hemmt die Freisetzung von Entzündungsmediatoren (*körpereigene Stoffe, die Entzündungsreaktion auslösen*) aus den Mastzellen. **Montelukast** (Singulair®) ist ein **Antagonist am Leukotrienrezeptor.** Leukotriene bewirken als Entzündungsmediatoren an den Bronchien Schleimbildung und Schleimhautschwellung, verengen die Bronchien und schädigen das Epithel. Montelukast wirkt dem entgegen.

Antiphlogistika in der Pflege

Unerwünschte Wirkungen

Die **unerwünschten Wirkungen der Antiphlogistika** sind von der Applikationsform abhängig (▸ Tab. 11.9). Insbesondere bei den **Glukokortikoiden** sind die unerwünschten Wirkungen bei peroraler oder intravenöser Applikation wesentlich stärker ausgeprägt als bei pulmonaler Applikation. Unerwünschte Wirkungen bei pulmonaler Applikation stehen weniger mit den systemischen Wirkungen als mit der lokal immunsuppressiven Wirkung der Glukokortikoide in Zusammenhang. Die Pflegenden klären den Patienten über diese Zusammenhänge auf und empfehlen bei inhalativer Anwendung von Glukokortikoiden, immer den Mund auszuspülen oder den Applikationszeitpunkt vor eine Mahlzeit oder das tägliche Zähneputzen zu legen, damit die Wirkstoffe aus dem Mund- und Rachen-Raum entfernt werden. Bei systemischer Anwendung von Glukokortikoiden achten die Pflegenden auf Zeichen unerwünschter Wirkungen und teilen Auffälligkeiten oder Veränderungen dem Arzt mit (► 5.4.1).

Tab. 11.9 Unerwünschte Wirkungen von Glukokortikoiden bei pulmonaler und peroraler Applikation

Unerwünschte Wirkungen bei pulmonaler Applikation	Unerwünschte Wirkungen bei peroraler Applikation
• Heiserkeit, Mundtrockenheit • Orale Kandidose (*Hefepilzinfektion im Mund- und Rachenraum*)	• Vollmondgesicht, Stammfettsucht • Erhöhte Infektanfälligkeit • Verzögerte Wundheilung • Gewebeatrophien • Wachstumshemmungen bei Kindern • Osteoporose • Diabetes • Hypertonie • Depressionen

Fallbeispiel

Ich will kein Kortison!

Nachdem vor 3 Jahren der Heuschnupfen von Herrn Marx (24 J.) in ein zeitweises Asthma übergegangen ist, benutzt er bei Bedarf Sultanol®-Spray. Da er dieses Spray mittlerweile bis zu 6-mal täglich benutzt, verordnete sein Hausarzt ein Flutide®mite-Spray, das er täglich anwenden soll. Da er dem Körper nicht zu viel Kortison zumuten will, hat er es bislang allerdings nur sporadisch benutzt.

Erläuterung

Herrn Marx ist dringend anzuraten, das Kortisonspray (Flutide®mite), wie verordnet, regelmäßig täglich anzuwenden. Seine Kortisonangst ist unbegründet, da in diesem Fall nur sehr wenig Kortison im Körper verteilt wird und kaum Nebenwirkungen auftreten. Macht er so weiter wie bisher, ist aber davon auszugehen, dass sich sein Asthma deutlich verschlechtert und die häufige Anwendung des Bedarfssprays zu einer Schädigung des Herzes führt.

11.4 Sauerstofftherapie

Definition

Dyspnoe

Atemnot: Gefühl, „nicht genug Luft zu bekommen" und die Atemtätigkeit steigern zu müssen. Meist Ausdruck einer respiratorischen Insuffizienz unterschiedlicher Ursache und überwiegend mit sichtbar verstärkter Atemarbeit (z. B. zu hohe Atemfrequenz, Einsatz der Atemhilfsmuskulatur) einhergehend.

Sauerstofftherapie verstehen

Bei Dyspnoe ist es oft sinnvoll, die Sauerstoffkonzentration des Blutes durch Anreichern der Einatemluft mit **Sauerstoff** zu erhöhen. Besonders bei zyanotischen Patienten ist eine Sauerstofftherapie indiziert. Auf vielen Stationen ist Sauerstoff über ein **zentrales Reservoir** (*Wandanschlüsse in den Patientenzimmern*) verfügbar. Die Alternative sind transportable **Sauerstoffflaschen** von 10–50 l Rauminhalt, die komprimierten Sauerstoff enthalten. Der Druck einer vollen Flasche liegt bei 150–200 bar, der einer teilweise entleerten entsprechend niedriger. Der hohe Druck wird durch einen Druckminderer reguliert und ist am Manometer ablesbar.

In beiden Fällen handelt es sich um reinen Sauerstoff (100 %). Zum Vergleich: Die normale Raumluft enthält ca. 20 % Sauerstoff.

Merke

Kennzeichnung Sauerstoff

Sauerstoffflaschen und Wandsteckkupplungen für Sauerstoff sind in weiß gehalten und mit einem schwarzen „N" gekennzeichnet. Stecker und Wandanschlüsse sind sechseckig.

Eine Beatmung mit reinem Sauerstoff darf nicht länger als 6–8 Std. dauern. Sonst besteht die Gefahr eines toxischen Lungenödems. Deshalb dürfen im Stationsalltag nur Sauerstoffmasken, -sonden und -brillen verwendet werden. Eine Beatmung darf nur unter intensiver Überwachung erfolgen.

Sauerstofftherapie in der Pflege

Vorsicht

Umgang mit Sauerstoffflaschen

Folgende **Sicherheitsregeln** müssen die Pflegenden beim Umgang mit Sauerstoffflaschen beachten:

- Sauerstoff selbst ist zwar nicht brennbar, fördert aber die Verbrennung
- Flaschen dürfen nicht fallen. Volle Flaschen liegend oder stehend fixieren (z. B. anketten) und nicht in Treppenhäusern, Gängen oder Patientenzimmern lagern
- Vorsicht vor Feuer. Rauchverbot. Nur in Räumen mit Fenster, nicht aber in explosionsgefährdeten Räumen oder unter Sonneneinstrahlung (Fenster) bzw. Wärmeeinwirkung (Heizung) lagern
- Vorsicht vor Fett. Die Ventile dürfen nicht mit Fett oder Öl in Berührung kommen – Explosionsgefahr!
- Flaschen nicht mit Händen wechseln, die feucht von Desinfektionsmittel sind
- Nur mit geschlossenem Ventil und befestigter Schutzkappe transportieren
- Beim Öffnen der Flaschen keine Gewalt anwenden
- Flaschen nicht im Patientenzimmer wechseln
- Flaschen immer betriebsbereit halten und vor jedem Gebrauch kontrollieren
- Volle und leere Flaschen getrennt voneinander aufbewahren
- Bei Störungen technischen Dienst rufen. Keine Selbstreparatur versuchen

Darüber hinaus achten Pflegende darauf, dass sich die Sauerstoffflasche nicht vollständig entleert, sondern ein Restdruck von 0,5 bar erhalten bleibt. Andernfalls könnte von außen Luft in die Flasche eindringen, die Feuchtigkeit und Keime enthält. Würde die Flasche also ganz entleert, müsste sie aufwändig gereinigt und mit thermischen Verfahren aufbereitet werden, bleibt allerdings ein Restdruck in der Flasche, genügt es, sie nachzufüllen.

Praxistipp

Berechnungsformel für den Inhalt von Sauerstoffflaschen (Restinhalt in Litern)

Flaschenvolumen [l] × angezeigtem Druck auf dem Manometer [bar] = Vorrat [l] (bei normalem atmosphärischem Druck von 1 bar)

Beispiel: 50 l × 150 = 7 500 l

Berechnungsformel für den Sauerstoffvorrat einer Flasche in Min.

$$\frac{\text{Flaschenvolumen[l]} \times \text{angezeigtem Druck[bar]}}{\text{Sauerstoffverbrauch[l /min]} \times 1 \text{ bar}} = \text{Zeit [min]}$$

Beispiel:

$$\frac{10 \text{ l} \times 90 \text{ bar}}{2 \text{ l/min} \times 1 \text{ bar}} = \frac{900 \text{ l}}{2 \text{ l/min}} = 450 \text{ min}$$

Der Vorrat in der Sauerstoffflasche reicht bei einem Verbrauch von 2 l/Min. also 450 Min. (7,5 Std.). Bei einem Verbrauch von 6 l/Min. reicht er nur noch 150 Min. (2,5 Std.).

Anwendungsformen

Am häufigsten wird Sauerstoff über eine **O_2-Nasensonde** mit Schaumgummipolster gegeben. Den Patienten stört diese Sondenform relativ wenig, er hat ausreichend Bewegungsfreiheit und kann essen und trinken. Vorteilhaft ist auch, dass die Einatemluft weiter durch die Nasenschleimhaut angefeuchtet wird, wenn der Patient wie gewohnt durch die Nase einatmet. Allerdings trocknet ein höherer Durchfluss die Nasenschleimhaut aus, was für den Patienten sehr unangenehm ist. Mit **Sauerstoffbrillen** können bis zu 8 l/Min. gegeben werden (Sauerstoffkonzentration der Einatmungsluft 30–50 %). Die **einfache O_2-Maske** ermöglicht eine O_2-Dosierung von 6–10 l/Min. Die Ausatemluft entweicht durch die seitlichen Löcher in der Maske. Der Sauerstofffluss darf nicht unter 6 l/Min. sinken, da es ansonsten zu einem CO_2-Stau in der Maske kommen kann. Sauerstoffkonzentrationen bis annähernd 100 % sind nur mittels **O_2-Masken mit Ventil** und **Reservoirbeutel** zu erzielen.

Praxistipp

Vermeiden von Schleimhautschäden

Da der Sauerstoff sowohl im zentralen Reservoir als auch in der Sauerstoffflasche trocken vorliegt, wird er zum Vermeiden von Schleimhautschäden mit destilliertem Wasser angefeuchtet. Streng aseptisches Arbeiten vermeidet Kontaminationen. Deshalb für jeden Patienten ein neues Schlauchsystem verwenden und täglich das sterile Aqua dest. in den Gefäßen wechseln. Es können auch Einmalartikel wie Aquapak® benutzt werden (ist spätestens alle 4 Wochen bzw. vor der vollständigen Entleerung zu wechseln). Vor der Sauerstoffgabe sollte der Patient seine Nase reinigen bzw. bei der Reinigung der Nase unterstützt werden. Die Sauerstoffsonde spätestens täglich wechseln, bei Kontamination sofort.

Krankenbeobachtung

Menschen unter Sauerstofftherapie bedürfen besonderer Aufmerksamkeit. **Krankenbeobachtung und -dokumentation** erstrecken sich auf:

- Atmung - Frequenz, Tiefe, Form, Rhythmus
- Puls - Tachykardie?
- Bewusstseinslage - Verwirrtheit? Eintrübung?
- Haut - Zyanose? Druckstellen?
- Nasen- und Mundschleimhaut - Feuchtigkeitszustand? Läsionen?
- Mund- und Nasenpflege
- Regelmäßige Kontrolle der Sauerstoffdosierung (O_2-Einstellung am Gerät), der Sondenlage und der Aqua-dest.-Menge
- Kontrolle der peripheren Sauerstoffsättigung bzw. Durchführen einer kapillären oder arteriellen Blutgasanalyse

Praxistipp

Patienteninformation Sauerstoffsonde

Die Pflegenden weisen den Patienten darauf hin, dass die Sauerstoffsonde möglichst immer in der Nase verbleibt und informiert über die Risiken bei Unterlassen.

Vorsicht

Atemlähmung durch Sauerstoffgabe

Besondere Vorsicht ist bei Menschen mit chronisch obstruktiven Atemwegserkrankungen geboten. Ihr Körper hat sich an den ständig erhöhten CO_2-Gehalt im Blut gewöhnt. Den einzigen Atemantrieb stellt der Sauerstoffmangel im Blut dar. Wird dieser nun durch die Sauerstofftherapie behoben, entfällt der letzte Atemanreiz. Dies kann zu einem extremen CO_2-Anstieg und einer CO_2-Narkose führen, die eine Intubation erforderlich macht und unbemerkt tödlich verlaufen würde. Trübt ein Mensch unter Sauerstofftherapie zunehmend ein, muss dies als Zeichen eines CO_2-Anstiegs gewertet werden – sofort Sauerstoffgabe beenden und Arzt rufen.

11.5 Arzneimittel bei Mukoviszidose

Ein speziell bei Mukoviszidose eingesetztes Sekretolytikum ist **Dornase alfa** (Pulmozyme®), das inhalativ mittels Vernebler eingesetzt wird.

Definition

Mukoviszidose

Zystische Fibrose: Erbliche Stoffwechselstörung mit Produktion eines zu zähen Schleims durch die exokrinen Drüsen. Fortschreitende zystisch-fibrotische Veränderungen (*Bindegewebe vermehrt und abgekapselt*) v. a. an Pankreas und Bronchien.

Bei der **Mukoviszidose** nimmt die Viskosität des Bronchialsekrets zu. Es kommt zu Sekretstau, Atemwegsobstruktion, Infektionen und Entzündungen. Die Pankreasinsuffizienz verursacht Mangelerscheinungen mit Fettstühlen und schweren Gedeihstörungen. Die Mukoviszidose ist eine chronische Erkrankung mit relativ schlechter Prognose. Früher starb ungefähr die Hälfte der Patienten bereits im Kindesalter. Heute liegt die durchschnittliche Lebenserwartung durch verbesserte Therapien bei ca. 40 Jahren.

Arzneimittel bei Mukoviszidose verstehen

Die Mukoviszidose löst eine Ansammlung von zähem, eitrigem Schleim in den Atemwegen aus. Dadurch ist die Lungenfunktion stark eingeschränkt, Infektionen treten häufiger auf. Dieser Schleim enthält hohe Konzentrationen von DNS (*Desoxyribonukleinsäure*), die infolge der häufigen Infektionen aus zerfallenden Leukozyten freigesetzt wird. Dornase alfa ist eine Variante des natürlich vorkommenden Enzyms Desoxyribonuklease und spaltet wie dieses DNS, die dadurch besser abgebaut und beseitigt werden kann. Der Schleim wird durch den Abbau der DNS dünnflüssiger und kann besser abtransportiert werden.

Bei nachweislicher Bronchialobstruktion werden **Broncholytika** wie Sympathomimetika und Parasympatholytika mit elektrischem Vernebler verabreicht. **Sekretolytika** wie ACC, Carbocistein und v. a. Dornase alfa verringern die Zähigkeit des Bronchialschleims. Wegen der Keimbesiedlung des Bronchialsystems bei der Mukoviszidose kommen häufig **Antibiotika** zum Einsatz (▶ 12.1). Sie werden immer erst nach Untersuchung des Sputums und Erstellen eines Antibiogramms angewendet, denn wegen der ständig wiederkehrenden Infektionen sind bei der Mukoviszidose Resistenzen häufig. Problemkeime wie Staphylococcus aureus, Pseudomonas aeruginosa und Haemophilus influenzae sind typisch für diese Erkrankung. Oft müssen auch Kombinationen verschiedener Antibiotika eingesetzt werden.
Um die Pankreasinsuffizienz auszugleichen, werden **Pankreasenzyme** (▶ 7.3.3) und fettlösliche **Vitamine** substituiert.

Arzneimittel bei Mukoviszidose in der Pflege

Die Mukoviszidose ist eine **unheilbare Krankheit mit relativ schlechter Prognose** und geringerer Lebenserwartung. Die Patienten wissen das und müssen lernen, mit dieser Tatsache umzugehen und ein für sie ausgefülltes Leben zu führen. Da sich die Therapien von Jahr zu Jahr verbessern, können die Pflegenden den Patienten durchaus Mut machen, denn nur durch eine optimistische Einstellung und aktive Mitarbeit des Patienten können neue und alte Behandlungsstrategien erfolgreich umgesetzt werden.
Menschen mit Mukoviszidose ist im fortgeschrittenen Stadium oft nur durch eine Lungentransplantation zu helfen. Da es in Deutschland aber zu wenige Organe gibt, sterben viele Menschen ohne diese Möglichkeit.

> **Praxistipp**
>
> **Belastende psychische Situation**
>
> Der ständige Husten durch zähen Schleim, die Atemnot und auch die Sorge, früher sterben zu müssen, wirken sich sehr belastend auf die psychische Situation des Menschen aus. Eine begleitende Psychotherapie ist sinnvoll.

Unerwünschte Wirkungen

Häufig treten bei der Anwendung von **Dornase alfa** Heiserkeit und Stimmveränderungen (bis zu 16 %), Brustschmerzen und Rachenentzündungen (bis zu 40 %) auf. Gelegentlich sind auch Kehlkopf-, Bindehautentzündung und Hautausschläge zu beobachten. Die Pflegenden klären über die häufig auftretenden unerwünschten Wirkungen auf und achten darauf, dass die Patienten ausreichend trinken.

11.6 Phytopharmaka bei Atemwegserkrankungen

Bei Erkrankungen der oberen Atemwege und der Bronchien spielen **Phytopharmaka** eine bedeutende Rolle. Sie wirken vor allem bei Erkältungskrankheiten sowohl lokal als auch systemisch und zeichnen sich durch sehr gute Verträglichkeit aus (▶ Abb. 11.7, ▶ Tab. 11.10).
Viele **Expektoranzien** und **Sekretolytika,** die bei Husten und Schnupfen eingesetzt werden, sind pflanzlichen Ursprungs. Die verwendeten Extrakte oder Tees enthalten eine oder mehrere der folgenden Wirkstoffgruppen:

- **Saponine,** z. B. in Efeublättern, Primelwurzel, Süßholzwurzel
- **Ätherische Öle,** z. B. Eukalyptusöl, Myrtol, in Thymiankraut, in Fenchel- und Anisfrüchten

Durch ihre sekretolytische und sekretomotorische Wirkung fördern sie das Abhusten festsitzenden Schleims (▶ 11.1, ▶ Tab. 11.2). Ätherische Öle können, da sie flüchtig sind, auch sehr gut inhaliert werden und so beim Einatmen auch in die tieferen Atemwege gelangen. Zubereitungen mit ätherischen Ölen sind v. a. **Salben** und **Inhalate.** Magensaftbeständige **Kapseln,** die ätherische Öle enthalten (z. B. Gelomyrtol®) wirken systemisch, d. h. die ätherischen Öle werden resorbiert und über die Lunge eliminiert (*abgeatmet*). Dabei können sie effektiv sowohl bei Bronchitis als auch bei Sinusitis wirken. Häufig sind bei pflanzlichen Präparaten auch mehrere Pflanzen kombiniert, z. B. Thymiankraut und Efeublätter in Bronchipret® oder Primelwurzel und Thymiankraut in Bronchicum®.
Pflanzliche **Antitussiva** unterscheiden sich grundsätzlich in der Wirkungsweise von chemischen Antitussiva. Sie wirken lokal und hüllen die gereizten Schleimhäute ein, sodass sie vor Reizungen geschützt sind (*reizlindernde Wirkung*). Beispiele sind Spitzwegerichkraut, Eibischwurzel, Isländisch Moos, Huflattichblätter und Malvenblüten. Kamillenblüten besitzen zusätzlich einen deutlichen entzündungshemmenden Effekt.

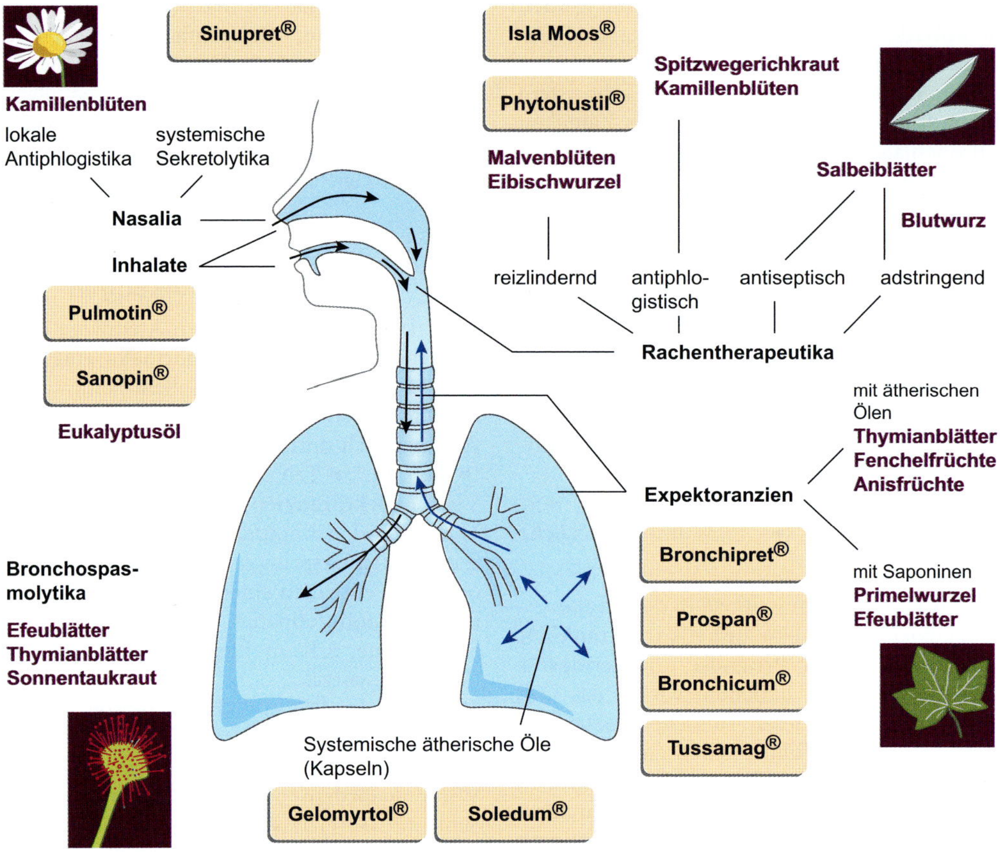

Abb. 11.7 Wirkorte verschiedener Phytopharmaka im Respirationstrakt [L157]

Auch die Anwendung pflanzlicher **Immunstimulanzien** und **Antibiotika** ist bei Atemwegsinfekten sinnvoll (► 9.4, ► 12.7).

Bei Atemwegsinfekten können individuell kombinierte **Teemischungen** sehr hilfreich sein und den Krankheitsverlauf positiv beeinflussen. Traditionell werden schweißtreibende Pflanzen wie Linden- und Holunderblüten und Vitamin-C-haltige Bestandteile wie Hagebutten zugesetzt. Fiebersenkend und schmerzlindernd sind Weidenrinde und Mädesüßblüten. In Hustentees kombiniert man reizlindernde mit expektorierenden Pflanzen. Beispiele für solche Mischungen wären:

- **Erkältungstee**: Mädesüßblüten 40 g, Holunderblüten 30 g, Lindenblüten 30 g
- **Grippetee**: Hagebutten 25 g, Lindenblüten 25 g, Kamillenblüten 25 g, Fenchelfrüchte 25 g
- **Kinderhustentee**: Thymiankraut 25 g, Fenchelfrüchte 25 g, Anisfrüchte 25 g, Spitzwegerichkraut 25 g
- **Brust- und Hustentee**: Eibischwurzel 20 g, Thymiankraut 20 g, Spitzwegerichkraut 20 g, Süßholzwurzel 20 g, Wollblumen 20 g

Wiederholungsfragen

1. Welche drei Faktoren sind beteiligt am Entstehen von Bronchialobstruktionen? (► 11.3)
2. Wie werden Dosieraerosole richtig angewendet? (► 11.3)
3. Was ist bei der Anwendung von Pulverinhalatoren zu beachten und wie werden sie gereinigt? (► 11.3)
4. Warum darf Patienten mit chronisch obstruktiven Atemwegserkrankungen Sauerstoff nur

Tab. 11.10 Phytopharmaka bei Erkrankungen der Atemwege

Handelspräparate	Zubereitung	Enthaltene Pflanzen	Wirkstoffgruppe	Indikation
Hedelix®, Prospan®	Saft, Tropfen, Brausetabletten, Lutschpastillen	Efeublätter	Expektorans, Broncho-spasmolytikum	Akute Entzündungen der Atemwege mit Husten, chronisch-entzündliche Bronchialerkrankungen
Thymiverlan®	Tropfen	Thymiankraut	Expektorans, Antiseptikum	Erkältungskrankheiten der Atemwege mit zähflüssigem Schleim, zur Besserung der Beschwerden bei akuter Bronchitis
Aspecton® Hustensaft	Saft			
Bronchipret®, Bronchicum® Thymian	Lutschpastillen			
Bronchicum®	Saft, Elixier, Tropfen	Thymiankraut, Primelwurzel	Expektorans	
Bronchipret®TP	Filmtabletten			
Bronchipret®	Saft, Tropfen	Thymiankraut, Efeublätter	Expektorans, Bronchospasmolytikum	
Phytohustil®	Saft	Eibischwurzel	Reizlinderndes Antitussivum	Schleimhautreizungen im Mund- und Rachenraum, Reizhusten
Schoeneberger Spitzwegerich®	Saft	Spitzwegerichkraut		
Gelomyrtol®	Kapseln, magensaftresistent	Ätherisches Öl aus Eukalyptus, Myrte, Zitrone	Sekretolytikum, Expektorans	Sinusitis, akute und chronische Bronchitis
Sinupret®	Tropfen, Filmtabletten, Saft	Primel-, Holunderblüten, Ampfer-, Eisenkraut, Enzianwurzel	Sekretolytikum	Sinusitis
Umckaoabo®	Tropfen, Saft, Filmtabletten	Pelargonienwurzel	Virustatikum, Sekretolytikum	Akute Bronchitis
Angocin®	Filmtabletten	Meerrettich, Kapuzinerkresse	Virustatikum, Antibiotikum	Akute Bronchitis, Sinusitis

unter besonderer Aufsicht gegeben werden? (► 11.4)

5. Welche Arzneimittel werden bei Mukoviszidose eingesetzt? (► 11.5)
6. Wie wirken Expektoranzien? (► 11.1)
7. Wodurch unterscheiden sich Expektoranzien und Antitussiva in ihrer Wirkung und warum dürfen sie nicht zeitgleich eingesetzt werden? (► 11.1)
8. Was ist bei der Anwendung von abschwellenden Nasalia zu beachten? (► 11.2)
9. Welche Fehler werden während der Anwendung von inhalativen Arzneimitteln bei chronisch obstruktiven Atemwegserkrankungen häufig gemacht und wo liegen die Ursachen dafür? (► 11.3)
10. Wie unterscheiden sich die unerwünschten Wirkungen bei Glukokortikoiden in Abhängigkeit von der Applikationsart (systemisch oder pulmonal)? (► 11.3)
11. Welche Phytopharmaka sind bei Atemwegserkrankungen wirksam? (► 11.6)
12. Welche Bestandteile gehören in einen Erkältungstee? Wie wirken sie? (► 11.6)

12 Arzneimittel gegen Infektionen

Überblick

Wirksame Arzneimittel gegen Infektionen zur Verfügung zu haben, hat das Leben in unserer Zeit nachhaltig geprägt. Viele Seuchen sind durch den Menschen zu beherrschen und er ist ihnen nicht wie noch vor 100 Jahren völlig hilflos ausgeliert. Jedoch gibt es in der Infektionsbekämpfung Grenzen, wie man an der Corona-Pandemie deutlich erkennen kann. Die medikamentösen Möglichkeiten gegen Infektionen vorzugehen, sind vielfältig und es liegen ihnen ganz unterschiedliche Wirkmechanismen zugrunde.

Folgende Fragen stehen in diesem Kapitel im Vordergrund:

- Welche Arzneimittel gegen Infektionen gibt es und über welche Mechanismen wirken sie?
- Wie wirken Antibiotika und welche Vor- und Nachteile bieten sie?
- Wie werden bakterielle Infektionen effektiv bekämpft und was ist dabei zu beachten?
- Welche Möglichkeiten zur medikamentösen Therapie von Virus-, Pilz- und Protozoeninfektionen gibt es und worauf ist hier zu achten?
- Welche Arzneimittel werden für Wurmkuren verwendet und was ist dabei zu beachten?
- Welche Arten der Desinfektion und welche Desinfektionsmittel gibt es?
- Wie werden Desinfektionen richtig durchgeführt und wodurch unterscheiden sich die verschiedenen Desinfektionsmittel in der Handhabung?

Definition

Infektionskrankheit

Erkrankung durch Übertragung, Haftenbleiben, Eindringen und Vermehrung von Mikroorganismen (*Krankheitserregern*) im menschlichen Körper. Viele Infektionskrankheiten sind ansteckend (*kontagiös*).

Antiinfektiva

Gegen Krankheitserreger wirksame Arzneimittel, die durch Eingriff in spezifische Stoffwechselvorgänge von Mikroorganismen der Bekämpfung von Infektionskrankheiten dienen.

Für eine erfolgreiche Therapie ist die **regelmäßige Anwendung** der Antiinfektiva entscheidend. Wenn z. B. der Blutspiegel fällt, weil die Arzneimittel in zu großen Zeitabständen eingenommen werden, können sich die Keime wieder vermehren und evtl. Resistenzen bilden. Das gilt ebenso für zu niedrig dosierte Antiinfektiva oder eine zu geringe Anwendungsdauer.

12.1 Antibiotika

Definition

Antibiotika

Von Pilzen oder Bakterien gebildete Stoffe mit einer bereits in geringen Konzentrationen wachstumshemmenden oder abtötenden Wirkung auf andere Mikroorganismen.

Bakterielle Infektionen werden mit bakterizid (*Tötung der Bakterien*) oder bakteriostatisch (*Hemmung des Bakterienwachstums*) wirkenden Arzneimitteln behandelt. Je nach Herkunft werden sie als **Antibiotika** (*von Mikroorganismen gebildet*) oder **Chemotherapeutika** (*synthetisch hergestellt*) bezeichnet. Im allgemeinen Sprachgebrauch werden jedoch mit Antibiotika alle gegen Bakterien wirksamen Arzneimittel verstanden, unter Chemotherapeutika die in der Tumortherapie verwendeten Zytostatika. **Infektionen durch Bakterien** betreffen v. a. den Respirationstrakt, die Haut, den Magen-Darm-Trakt, die Harnwege und die Geschlechtsorgane (► Abb. 12.1).

Um Bakterien näher zu charakterisieren, führen mikrobiologische Labore bestimmte Färbungen durch. Dies gibt Aufschluss, welche Bakterien als Ursache für die Infektion in Frage kommen. Bei einer **Gramfärbung** behandelt man die Bakterien mit bestimmten Farbstoffen. Die Bakterien, die eine feste Zellwand besitzen, färben sich blau und werden als grampositiv bezeichnet. Färben sich die Bakterien rot, sind sie gramnegativ.

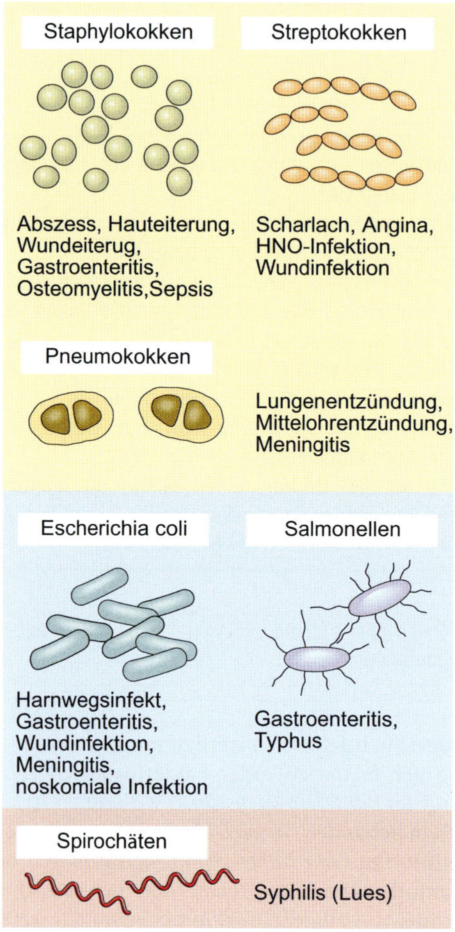

Abb. 12.1 Erkrankungsspektrum medizinisch bedeutsamer Bakteriengruppen [L190]

12.1.1 Grundlagen der Antibiotikatherapie

Einfache bakterielle Infektionen können meist kalkuliert (*Beginn der Therapie, ohne dass der Erreger bekannt ist*) und je nach Art der Erkrankung peroral oder lokal mit Antibiotika therapiert werden. Schwere bakterielle Infektionen werden stationär mit einer parenteralen Gabe von Antibiotika behandelt.

Merke

Kalkulierte und gezielte Therapie

Bei einer **kalkulierten Therapie** werden Standardarzneimittel eingesetzt, die sich bei dem betreffenden Krankheitsbild als wirksam erwiesen haben. Um ein Nichtansprechen auf die Wirkstoffe und somit ein Verschlechtern des Krankheitsverlaufs und Resistenzentwicklungen zu vermeiden, wird jedoch versucht, die Erreger zu isolieren und dann eine **gezielte Therapie** einzuleiten. Dabei werden die Erreger gezüchtet und dann bezüglich ihrer Empfindlichkeit gegenüber bestimmten Antibiotika im Labor getestet. Die Anzucht der Keime erfolgt auf speziellen Nährböden. Nach deren Identifizierung testet das Labor, auf welche Antibiotika sie ansprechen. Das Testblättchen mit dem größten Hemmhof zeigt in vitro die größte Wirksamkeit, d. h. von diesem Antibiotikum ist die vergleichsweise größte Wirksamkeit in vivo zu erwarten, wenn es dem Patienten als Arzneimittel verabreicht wird (*Antibiogramm* ► Abb. 12.2). Dieser Vorgang dauert oft mehrere Tage. Eine Infektion erfordert jedoch fast immer eine sofortige Behandlung, sodass zumindest zu Beginn der Behandlung eine kalkulierte Therapie erfolgen muss. Kulturen zur Diagnostik der Erreger werden immer vor der Antibiotikagabe entnommen.

Fallbeispiel

Warum verschiedene Antibiotika?

Herr Meyer-Hofer (58 J.) bekam bei einer unkomplizierten Pneumonie Amoxicillin 1000-Tabletten vom Hausarzt verordnet, die er über 5 Tage einnehmen sollte. Wegen einer Verschlechterung der Symptomatik wurde er ins Krankenhaus eingewiesen. Hier wurde ein Antibiogramm angefertigt. Danach wurde er auf Avalox® (Moxifloxacin) umgestellt.

Erläuterungen

Bei unkomplizierten Pneumonien ist Amoxicillin ein Mittel der Wahl. Wenn es jedoch nicht wirkt und sich auch im Antibiogramm eine unzureichende Wirksamkeit zeigt, muss auf einen Wirkstoff ausgewichen werden, der sich dort als effektiv wirksam erweist. Im Fall von Herrn Meyer-Hofer könnten atypische Erreger die Pneumonie verursacht haben, die auf einen Gyrasehemmer besser ansprechen, als auf Amoxicillin.

Klassifizierung von Antibiotika

Eine Klassifizierung der zahlreichen Antibiotika erfolgt zumeist nach deren **Wirkmechanismus** (► Abb. 12.3). Es werden aber auch Kriterien wie das **Wirkungsspektrum,** der **Wirkungstyp** und die **Wirkaktivität** herangezogen. Auch Merkmale wie die Resistenzsituation und unerwünschte Wirkungen werden bei der Einteilung berücksichtigt.

Das **Wirkungsspektrum** beschreibt, welche Erreger mit dem betreffenden Antibiotikum bekämpft wer-

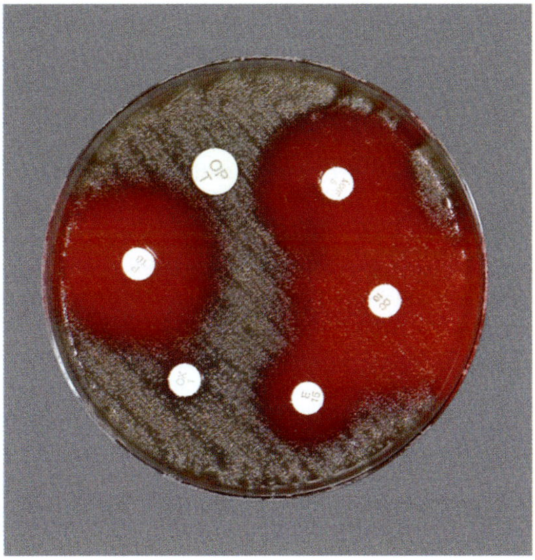

Abb. 12.2 Antibiogramm. Auf den Agar, der mit einem Bakterienstamm beimpft ist, werden mit verschiedenen Antibiotika getränkte Blättchen gelegt. Die Bakterien wachsen nun auf diesem Agar (dunkle Färbung). Im Bereich der Antibiotikablättchen wird ihr Wachstum unterschiedlich stark gehemmt (weiße Ringe). [B109]

den können. Breitspektrumantibiotika sind gegen eine Vielzahl von Erregern wirksam, Schmalspektrumantibiotika nur gegen wenige Erregerarten.

Prinzipiell unterscheidet man bei den Antibiotika zwei **Wirktypen.** Die antibakteriellen Wirkstoffe können **bakteriostatisch** oder **bakterizid** wirken. Bei der **Bakteriostase** (*Wachstumshemmung*) hemmen die Antibiotika die Bakterienvermehrung, ohne dabei die Keime abzutöten. Wird die Bakterienzelle abgetötet, handelt es sich um **Bakterizidie** (*Abtötung*). Das Abtöten der Bakterien kann nur die Vermehrungsphase betreffen oder auch in der Ruhephase erfolgen. Ob ein Antibiotikum bakterizid oder bakteriostatisch wirkt, ist vom Wirkungsmechanismus und bei bestimmten Antibiotika auch von der Konzentration abhängig. Ein Maß für die **Wirkaktivität** ist die **minimale Hemmkonzentration.**

Definition

Minimale Hemmkonzentration (*MHK*)

Kleinste, das Wachstum aller Bakterien gerade noch hemmende Konzentration eines Antibiotikums.

Die Bestimmung der **MHK** eines Antibiotikums gegenüber einem bestimmten Erreger erfolgt nach standardisierten Testverfahren, z.B. mittels eines Antibiogramms, wobei der Wirkstoff in unterschiedlichen Konzentrationen auf ein Nährmedium mit definierter Keimzahl gegeben wird. Die geringste Konzentration, bei der sich nach 20 Std. kein sichtbares Wachstum des Keims zeigt, gilt als MHK. Je geringer die MHK eines Antibiotikums gegenüber einer Erregerart ist, umso größer ist dessen Wirksamkeit.

Pharmakokinetik

Die **Applikationsart** für ein Antibiotikum wird nach folgenden Kriterien ausgewählt:

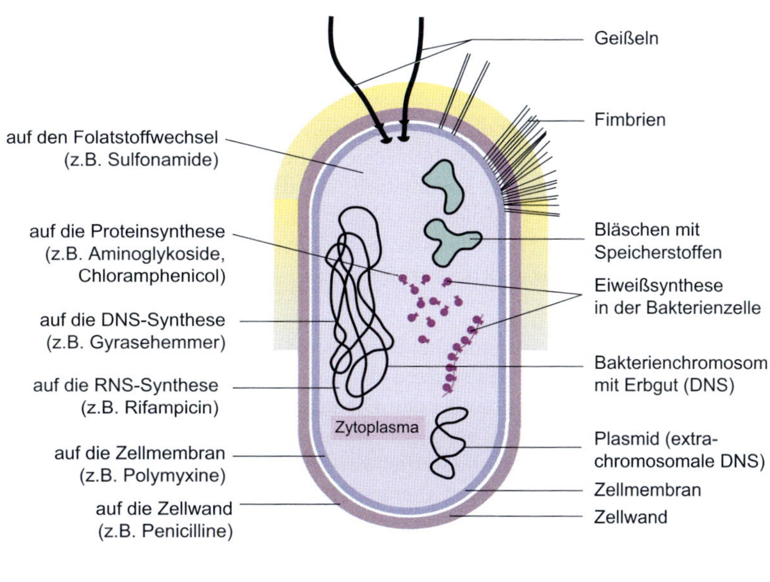

Abb. 12.3 Schematischer Aufbau einer Bakterienzelle und die Angriffsorte von verschiedenen Antibiotika [L190]

- Eigenschaften des Antibiotikums
- Vorliegendes Krankheitsbild
- Schweregrad der Infektion, z. B. ob vitale Gefährdung vorliegt
- Zustand des Patienten, z. B. ob der Patient ansprechbar ist

Einige Antibiotika können nicht peroral verabreicht werden, weil die Magensäure die Substanzen zerstören würde. Sie werden deshalb intravenös gegeben. Nur **säurestabile** Antibiotika sind für die perorale Applikation geeignet. Substanzen, die aus sehr großen Molekülen bestehen (z. B. Vancomycin), können nicht resorbiert werden und müssen deswegen ebenfalls intravenös appliziert werden. Ist jedoch eine Darmerkrankung wie die pseudomembranöse Enterokolitis zu behandeln, erfolgt eine perorale Gabe von Vancomycin. In diesem speziellen Fall sollen die Keime im Darm abgetötet werden. Eine Resorption ist nicht notwendig. Bei schweren Infektionen oder Menschen im Koma wird stets mit einer intravenösen Gabe des Antibiotikums begonnen.

Für die Wirkung eines Antibiotikums ist neben seiner Eigenschaft, einen bestimmten Keim abzutöten oder am Wachstum zu hindern, auch entscheidend, in welchen Konzentrationen es an den Ort gelangt, an dem sich die Keime befinden. Dabei spielt die **Pharmakokinetik,** insbesondere die Verteilung und das Eindringen (*Penetration*) in bestimmte Gewebe sowie die Ausscheidung eine entscheidende Rolle.

In gut durchbluteten Organen wie z. B. Lunge, Leber oder Nieren werden höhere Antibiotikaspiegel erreicht als in weniger gut durchbluteten Geweben wie z. B. Knochen. Um eine Infektion der Gallenblase zu behandeln, ist ein Antibiotikum zu wählen, das über die Leber mit der Galle ausgeschieden wird. Bei Infektionen im Urogenitaltrakt müssen Antibiotika gegeben werden, die über die Niere ausgeschieden werden. Die Verteilung kann auch durch eine Erkrankung beeinflusst sein. Bei einer Meningitis ist z. B. die Liquorkonzentration von Penicillin durch die erhöhte Durchlässigkeit der Blut-Hirn-Schranke (► 1.2.2) viel höher als bei der Therapie anderer Infektionen.

Resistenzen

Ein großes Problem bei einer antiinfektiven Therapie stellen die zunehmenden **Resistenzen** der Erreger gegenüber bestimmten Antibiotika dar. Die Erreger können bereits von Beginn an gegen bestimmte Antibiotika resistent sein. Häufig werden Erreger jedoch während einer antiinfektiven Therapie resistent gegen einen bestimmten Wirkstoff. Das liegt daran, dass Antibiotika Resistenzen direkt induzieren.

Beim Auftreten von Resistenzen werden durch die Antibiotikatherapie die sensiblen Keime abgetötet, während sich die resistenten Keime selektiv weiter vermehren (*Selektion unter Antibiotikagabe*). Dies geschieht meist durch Veränderung der genetischen Information, die durch Mutationen oder durch Aufnahme genetischer Informationen, z. B. durch Plasmide (*ringförmige DNS im Zellplasma*), bewirkt werden kann. Wegen dieser **Selektion** ist der unüberlegte Einsatz von Antibiotika zu vermeiden.

So wurden etwa durch den Antibiotikaeinsatz in der Tiermast zur Infektionsprophylaxe und als Wachstumsbeschleuniger viele resistente Keime in die Umwelt entlassen. Die nun auftretenden Infektionen des Menschen mit diesen früher gut zu therapierenden Keimen sind gefährlicher, da die üblichen Antibiotika nicht mehr wirken.

Kritischer Blick

Pro und Contra: Sollten Antibiotika wegen der Gefahr von Resistenzen nur noch bei lebensbedrohlichen Krankheiten eingesetzt werden?

Weltweit sterben ca. 700 000 Menschen jährlich an den Folgen von Antibiotikaresistenz. In Deutschland sind es ca. 6 000.

Pro

- Mit wirksamen Strategien gegen lebensgefährliche Seuchen muss generell sparsam umgegangen werden.
- Irgendwann gibt es keine Mittel mehr gegen die bakteriellen Krankheiten.
- Menschen mit resistenten Keimen kann nicht mehr richtig geholfen werden.
- Der Mensch muss sich auch mit seinem körpereigenen Abwehrsystem gegen Bakterien wehren können.
- Man kann nicht alle Menschen vor Krankheit und Tod bewahren (in diesen Fall Patienten, die bei banalen Erkrankungen kein Antibiotikum bekommen und dann doch schwer krank werden).

Contra

- Antibiotika können Leben retten, man sollte nicht allzu zu sparsam damit umgehen.
- Jeder Mensch hat das Recht auf eine wirksame Therapie.
- Die Therapien, die heute zur Verfügung stehen, sollten auch heute genutzt werden.
- Es ist möglich, immer wieder neue Wirkstoffe gegen Bakterien zu entwickeln.
- Man kann nicht alle Menschen vor Krankheit und Tod bewahren (in diesen Fall die Patienten mit multiresistenten Keimen).

Bei einer **Kreuzresistenz** sind Bakterien gegen ein Antibiotikum resistent und entwickeln gegen ein anderes, verwandtes Antibiotikum, das den gleichen oder einen ähnlichen Wirkungsmechanismus besitzt, ebenfalls eine Resistenz.

Therapierichtlinien

In der antimikrobiellen Therapie werden trotz des häufigen Einsatzes von Antibiotika vermeidbare Fehler begangen, die negative Auswirkungen auf die Resistenzsituation, die Therapiedauer und das Befinden des Patienten haben können. Antibiotika sind eine bedeutende Arzneistoffklasse, deren Wert durch einen sinnvollen und angemessenen Einsatz erhalten werden sollte. Folgende **Richtlinien** müssen bei der Therapie beachtet werden:

- Die Dauer der Therapie muss genau festgelegt werden. Antibiotika dürfen nicht zu lange gegeben werden (Gefahr einer pseudomembranösen Kolitis ▸ 12.1.3), die Therapie darf aber wegen der Rückfallgefahr auch nicht zu früh beendet werden.
- Nach Möglichkeit werden Schmalspektrumantibiotika eingesetzt, denn durch Breitspektrumantibiotika besteht die Gefahr von Resistenzbildung und Selektion von Keimen.
- Ist eine effektive perorale Therapie möglich, ist diese der parenteralen Antibiotikagabe vorzuziehen, denn sie ist besser verträglich. Reicht dies nicht aus, ist parenteral zu therapieren.
- Wenn ein Antibiogramm vorliegt, sollte das Antibiotikum entsprechend umgestellt werden.
- Bei einer eingeschränkten Nieren- oder Leberfunktion muss die Dosis angepasst werden.
- Die aktuelle Resistenzsituation sollte bekannt sein, um entsprechende Antibiotika auszuwählen und den Einsatz der falschen Antibiotika zu vermeiden.

12.1.2 Antibiotikagruppen

Nach ihrem Wirkmechanismus (▸ Abb. 12.3) und ihrem chemischen Aufbau werden verschiedene Antibiotikagruppen unterschieden.

β-Laktamantibiotika verstehen

Penicilline, Cephalosporine, Carbapeneme und Monobactame gleichen sich in einzelnen chemischen Strukturen (*β-Laktamring als einheitliches chemisches Grundgerüst*) und werden deshalb auch als **β-Laktamantibiotika** zusammengefasst. Sie hemmen die Synthese der Bakterienzellwand und wirken dadurch bakterizid, jedoch nur in der Wachstumsphase der Bakterien. Mit bakteriostatisch wirkenden Antibiotika, z. B. Tetrazyklinen, Erythromycin, Sulfonamiden und Chloramphenicol, ergibt sich teilweise ein antagonistischer Effekt. Deswegen sollten sie nicht zusammen eingesetzt werden.

Penicilline

> **Merke**
>
> **Entdeckung des Penicillins durch Alexander Fleming**
>
> Die Wirkung des Penicillins wurde zufällig im Jahre 1928 durch Alexander Fleming entdeckt. Er stellte fest, dass auf Agarplatten, die an der Luft stehengelassen wurden, die geimpften Staphylokokkenstämme in ihrem Wachstum gehemmt wurden. Als Ursache für die Wachstumshemmung fand er einen Schimmelpilz, der sich über die Luft auf den Platten ansiedelte. Den in diesem Schimmelpilz (*Penicillium notatum*) enthaltenen wirksamen Stoff nannte er Penicillin.

Die ursprünglich bekannten **Penicilline,** die von Penicilliumarten (*Pinselschimmmel*) gebildet werden, wurden vielfach halbsynthetisch verändert. Es gibt somit Vertreter der Penicilline, bei denen Verbesserungen bezüglich Wirksamkeit und Applikation erzielt werden konnten. Von großer Bedeutung ist die Entwicklung säurestabiler Penicilline. Die ursprünglichen Penicilline wurden von der Magensäure zerstört und konnten deshalb nur parenteral eingesetzt werden. Nachfolgend wurden Penicilline entwickelt, die von der Magensäure nicht mehr zerstört werden und darum auch peroral einsetzbar sind. Diese Penicilline werden als **säurestabil** bezeichnet.

Es gibt fünf Penicillinklassen (▸ Tab. 12.1).

Benzylpenicillin kann aufgrund seiner mangelnden Säurestabilität nur parenteral (beispielsweise i. m.) verabreicht werden. Es gelangt gut in Organe und Körperflüssigkeiten. Bei einer bakteriellen Meningitis (*Hirnhautentzündung*) ist es am Wirkort gut verfügbar (50 % der Plasmakonzentration). Vorsicht ist bei Elektrolytstörungen geboten, da parenterale Penicilline oft große Mengen Natrium enthalten. Bei Diabetikern ist bei einer i. m.-Gabe die Resorption verzögert. Benzylpenicillin und andere parenterale Penicilline sind gegen Staphylokokken, Streptokokken, Pneumokokken, Corynebakterien, Aktinomyzeten, Meningokokken, Borrelien und Treponema pallidum wirksam.

Tab. 12.1 Verschiedene Klassen der Penicilline und ihr Wirkungsspektrum

Penicillinklassen	Wirkstoff (Handelspräparate)	Wirkspektrum	Besonderheiten
Parenterale Penicilline	Benzylpenicillin (Penicillin G, Pendysin®)	Grampositive Keime, Treponema, Borrelien	Natürlich vorkommendes Penicillin
	Benzathin-Penicillin (Infectobicillin®, Tardocillin®)		Verlängerte Wirkung
Orale Penicilline	Phenoxymethylpenicillin (Penicillin V, Infectocillin®)	Grampositive Keime, Treponema, Borrelien	Säurestabil, deshalb peroral möglich
Isoxazolylpenicilline	Flucloxacillin (Staphylex®)	Staphylokokken, Streptokokken	β-laktamasestabil, Staphylokokkenpenicilline säurestabil, deshalb auch peroral
Aminopenicilline	Ampicillin, Amoxicillin (Infectomox®)	Grampositive Keime, einige Gramnegative Keime	Erweitertes Wirkungsspektrum; säurestabil, deshalb peroral möglich
Acylaminopenicilline	Piperacillin	Grampositive Keime, gramnegative Keime	Breites Wirkspektrum

Phenoxymethylpenicillin ist säurefest und kann deshalb peroral gegeben werden. Es besitzt eine gute Gewebegängigkeit in verschiedene Organe und Körperflüssigkeiten. Phenoxymethylpenicillin darf wegen seiner guten Verträglichkeit während der gesamten Schwangerschaft bei einer behandlungsbedürftigen Infektion eingesetzt werden. Das Wirkungsspektrum von Phenoxymethylpenicillin und anderen oralen Penicillinen gleicht dem des Benzylpenicillins. **Isoxazolylpenicilline** sind Penicilline, die nicht durch β-Laktamasen (*Penicillinasen*) gespalten werden können. Sie wirken v. a. gegen Staphylokokken und gramnegative Kokken. Da ihre Wirkstärke relativ gering ist, bleibt ihre Anwendung auf Staphylokokkeninfektionen beschränkt.

Merke

β-Laktamasehemmer

Einige Bakterien, z. B. Staphylokokken, sind in der Lage, β-Laktamasen (auch Penicillinasen bzw. Cephalosporinasen genannt) zu bilden. Dies sind hydrolytisch wirkende Enzyme, die zur Inaktivierung von β-Laktamantibiotika führen, sodass der Wirkstoff weniger bzw. nicht mehr wirksam gegen die Bakterien ist.
Deshalb wurden **β-Laktamasehemmer** entwickelt, die die von den Bakterien gebildeten β-Laktamasen inaktivieren. β-Laktamasehemmer werden zusammen mit einem β-Laktamantibiotikum verabreicht. Da die Antibiotika nun auch gegen Bakterien wirksam sind, die β-Laktamasen bilden, erweitern β-Laktamasehemmer das Spektrum und die Wirksamkeit eines Antibiotikums. Zu den β-Laktamasehemmern gehören **Sulbactam** (in Unacid®), das v. a. mit Piperacillin und Cefotaxim kombiniert wird, **Clavulansäure,** meist in Kombination mit Amoxicillin (in Augmentan®), und **Tazobactam** in Kombination mit Piperacillin (in Tazobac®).

Die **Aminopenicilline** Amoxicillin und Ampicillin sind halbsynthetisch gewonnene Penicilline mit einem erweiterten Wirkungsspektrum. Die Aminopenicilline sind gegen grampositive und -negative Keime wie Streptokokken, Pneumokokken, Haemophilus influenzae und parainfluenzae, Escherichia coli und Proteus mirabilis wirksam. Bei der Kombination der beiden Substanzen mit einem β-Laktamasehemmer, kann das Wirkungsspektrum auch auf Staphylokokken, Moraxella catarrhalis, Bacteroides fragilis und Enterobacteriaceae ausgeweitet werden. Zwischen Amoxicillin und Ampicillin besteht eine komplette Kreuzresistenz (► 12.1.1). Amoxicillin und Ampicillin können peroral, intramuskulär oder intravenös appliziert werden.
Die **Acylaminopenicilline** Piperacillin und Mezlocillin wirken im Vergleich zu den Aminopenicillinen zusätzlich gegen Enterobakterien, Piperacillin auch gegen Pseudomonas-Arten. Häufig wird mit einem

β-Laktamasehemmer kombiniert. Da Acylaminopenicilline nicht säurestabil sind, ist eine parenterale Applikation notwendig. Die Gewebe- und Organgängigkeit ist gut. Acylaminopenicilline gelangen auch gut in Körperflüssigkeiten, z. B. Galle, Pleuraflüssigkeit und Bronchialsekret. Bei einigen Erregern (z. B. Pseudomonas) ergeben sich synergistische Effekte (*Wirkungsverstärkung*) mit Aminoglykosiden.

Cephalosporine

Nach ihrem Wirkungsspektrum sind die **Cephalosporine** in 5 Klassen eingeteilt (▸ Tab. 12.2). Oralcephalosporine werden gut resorbiert und sind deshalb peroral applizierbar. **Klassische Cephalosporine** entsprechen in ihrem Wirkungsspektrum in etwa dem des Ampicillins. Sie sind stabil gegen die β-Laktamasen (*Penicillinasen*) der Staphylokokken, nicht aber gegen die β-Laktamasen der Enterobacteriaceae. **Übergangscephalosporine** wirken besser im gramnegativen Bereich und sind weniger empfindlich gegenüber β-Laktamasen. Sie wirken v. a. gegen Streptokokken, sowie Pneumokokken, Staphylokokken, Haemophilus influenzae, Moraxella catarrhalis, Klebsiellen, Proteus-Arten und Escherichia coli. **Breitspektrumcephalosporine** weisen im Vergleich zu anderen Cephalosporinen eine stark verbesserte Aktivität im gramnegativen Bereich auf. Dadurch ergibt sich ein besonders breites Wirkspektrum. **Cephalosporine der 4. und 5. Generation** sind Breitspektrumcephalosporine mit zusätzlicher Wirkung gegen Problemkeime wie Pseudomonas oder MRSA. Sie können jedoch nur parenteral appliziert werden.

Carbapeneme und Monobactame

Die **Carbapeneme** haben eine hohe β-Laktamasestabilität und eine gute Wirksamkeit auf grampositive und -negative Bakterien sowie Anaerobier. Sie haben ein ausgesprochen breites antimikrobielles Spektrum. Besonders wichtig ist ihr Einsatz bei Problemkeimen im Krankenhaus. **Imipenem** wird in der Niere durch ein Enzym abgebaut, sodass es mit einem Hemmstoff dieses Enzyms, dem Cilastatin, kombiniert werden muss (z. B. in Zienam®). Außerdem schützt das Cilastatin die Nieren vor der toxischen Wirkung des Imipenems. **Meropenem** (Meronem®) ist gegen die abbauenden Enzyme stabil. Es braucht nicht mit Cilastatin kombiniert zu werden. **Ertapenem** (Invanz®) ist ein neues Carbapenem. Es braucht nur 1-mal täglich gegeben zu werden.

Aztreonam (Cayston®) besitzt einen stark abgewandelten chemischen Aufbau (*Monobactam*). Dadurch unterscheidet es sich in seinen Eigenschaften stark von den anderen β-Laktamantibiotika. Es wirkt in besonderem Maße auf gramnegative Keime. Gegen grampositive und anaerobe Keime ist Aztreonam jedoch nicht wirksam.

Tetrazykline verstehen

Tetrazykline sind Breitspektrumantibiotika, d. h. sie sind gegen sehr viele Erreger wirksam. Sie wirken bakteriostatisch. Zu den Tetrazyklinen gehören **Doxycyclin, Minocyclin, Oxytetracyclin** und **Tetracyclin.**

Tab. 12.2 Verschiedene Klassen der Cephalosporine

Cephalosporinklassen		Wirkstoff (Handelspräparate)	Besonderheiten
Klassische Cephalosporine	**Parenteral**	Cefazolin (Cefodinin®)	Ohne erhöhte β-Laktamasestabilität
	Peroral	Cephalexin (Cefalexin ratiopharm®), Cefadroxil (Grüncef®)	
Übergangscephalosporine	**Parenteral**	Cefuroxim (Cefurax®)	Erhöhte β-Laktamasestabilität
	Peroral	Cefaclor (Panoral®),	
Breitspektrumcephalosporine	**Parenteral**	Cefotaxim (Cefotaxim Saar®), Ceftriaxon (Rocephin®), Ceftazidim (Ceftazidim Kabi®)	Breites Wirkspektrum, hohe β-Laktamasestabilität
	Peroral	Cefixim (Infectoopticef®), Cefpodoxim (Cefpo Basics®)	
Cephalosporine der 5. Generation	**Parenteral**	Ceftobiprol (Zevtera®), Ceftarolin (Zinforo®)	Breites Wirkspektrum, wirksam gegen MRSA

Sie besitzen ein identisches Wirkungsspektrum. Da Tetracyclin und Oxytetracyclin nur schlecht resorbiert werden, haben sie keine Bedeutung mehr.

Makrolide, Lincosamide und Ketolide verstehen

Makrolide wirken bakteriostatisch. **Erythromycin** (Infectomycin®) besitzt eine sehr stark schwankende Bioverfügbarkeit, die von vielen Faktoren, z. B. dem Füllungszustand des Magens, der chemischen Verbindung (z. B. Erythromycinester), der galenischen Darreichungsform (z. B. magensaftresistente Tablette) und individuellen Faktoren abhängt. Hinzu kommt, dass die Magensäure den Wirkstoff z. T. zerstört. **Clarithromycin** (Klacid®), **Azithromycin** (Zithromax®) und **Roxithromycin** (Rulid®) besitzen eine größere Stabilität und werden besser resorbiert als das Erythromycin. Deswegen können die Substanzen niedriger dosiert werden. Wegen ihrer guten Verträglichkeit werden Makrolide auch in der Kinderheilkunde eingesetzt.

Lincosamide sind bezüglich Wirkungsmechanismus, -spektrum und Pharmakokinetik den Makroliden sehr ähnlich. Kreuzresistenzen mit den Makroliden können auftreten. Der einzige Vertreter, der noch verwendet wird, ist das **Clindamycin** (Sobelin®). Es wirkt in Abhängigkeit von der Konzentration bakteriostatisch oder bakterizid, indem es die Proteinsynthese hemmt.

Gyrasehemmer verstehen

Die **Nalidixinsäure,** das erste Fluorchinolon, galt bei ihrer Einführung 1962/63 als Pioniersubstanz der Gyrasehemmer mit einer neuartigen chemischen Struktur, nach der die **Gyrasehemmer** auch als **Chinolone** bezeichnet werden. Seither wurden eine Reihe weiterer Gyrasehemmer entwickelt, die bezüglich ihrer pharmakokinetischen Eigenschaften und ihres Wirkungsspektrums Vorteile aufweisen. Die Gyrasehemmer haben alle den gleichen Wirkungsmechanismus, unterscheiden sich aber in ihrer antibakteriellen Aktivität, ihrer Pharmakokinetik, ihrer Verträglichkeit und ihren Wechselwirkungen. Gyrasehemmer hemmen, wie ihr Name schon sagt, Gyrasen (*Topoisomerasen*), das sind bakterielle Enzyme, die im Zellkernstoffwechsel eine wichtige Rolle spielen. So führen sie zum Absterben der Bakterien.

Alle Gyrasehemmer werden gut resorbiert und können peroral gegeben werden. Gyrasehemmer werden nach ihrem Wirkungsspektrum in vier Klassen eingeteilt (▸ Tab. 12.3). Gemeinsam ist den Gyrasehemmern die gute Gewebepenetration. Sie erreichen intrazellulär hohe Gewebespiegel. Moxifloxacin muss aufgrund seiner langen Halbwertszeit von 12–15 Std. nur einmal täglich gegeben werden. Als ein zunehmendes Problem haben sich bei den neueren Substanzen die unerwünschten Wirkungen gezeigt. So besitzen einige Substanzen eine relativ starke phototoxische Wirkung, einige können Herzrhythmusstörungen verursachen – sie verlängern die QT-Zeit im EKG, einige sind hepatotoxisch.

Aminoglykoside verstehen

Zu den systemisch eingesetzten **Aminoglykosiden** gehören die folgenden Substanzen: **Gentamicin** (Refobacin®), **Tobramycin, Netilmicin, Amikacin** und **Spectinomycin.** Zur lokalen Therapie werden

Tab. 12.3 Verschiedene Klassen der Gyrasehemmer und ihr Wirkungsspektrum

Gyrasehemmerklassen	Wirkstoff (Handelspräparate)	Wirkungsspektrum
Gruppe I	Norfloxacin (Norfloxacin AL®)	Beschränkte Indikation, nur gegen typische Erreger von Harnwegsinfektionen
Gruppe II	Ofloxacin (Oflox®), Ciprofloxacin (Ciprobay®)	Gut wirksam gegen Enterobakterien, Haemophilus influenzae, Legionellen und andere atypische Bakterien, weniger gegen Staphylokokken und Pneumokokken. Ciprofloxacin ist am besten gegen Pseudomonas aeruginosa wirksam
Gruppe III	Levofloxacin (Tavanic®)	Wie Gruppe II, verbesserte Wirksamkeit gegen grampositive Erreger und atypische Erreger
Gruppe IV	Moxifloxacin (Avalox®)	Wie Gruppe III, verbesserte Wirksamkeit gegen grampositive Erreger und Anaerobier. Wirksamkeit gegen Pseudomonas unzureichend

Paromomycin, Kanamycin und **Neomycin** verwendet. **Streptomycin** ist ein Tuberkulostatikum. Aminoglykoside wirken bakterizid. Sie zeigen im Gegensatz zu β-Laktamantibiotika nicht nur Wirkung in der Proliferationsphase der Bakterien, sondern auch in der Ruhephase. Auch bei den Aminoglykosiden können durch die Wirkung bakterieller Enzyme Resistenzen auftreten. Dabei ist das Amikacin am widerstandsfähigsten.
Aminoglykoside haben erhebliche unerwünschte Wirkungen (▸ 12.1.3) und eine geringe therapeutische Breite. Sie werden daher v. a. bei gefährlichen Infektionen, z. B. bei Sepsis, Endokarditis und gramnegativen Pneumonien eingesetzt. Da Aminoglykoside bei einer peroralen Gabe praktisch nicht resorbiert werden, müssen sie als i. v.-Infusion verabreicht werden. Häufig wird Gentamicin prophylaktisch zur Inhalation nach Lungenoperationen und bei Mukoviszidose eingesetzt.

Folsäureantagonisten verstehen

Sulfonamide waren die ersten Chemotherapeutika, also synthetisch hergestellten antibakteriellen Wirkstoffe. 1935 wurde der erste Vertreter in die Therapie eingeführt. Wegen der fortgeschrittenen Resistenzentwicklung und vieler unerwünschter Wirkungen spielen sie nur noch eine untergeordnete Rolle in der Therapie und werden meist in Kombination eingesetzt.
Cotrimoxazol (Cotrim forte®) besteht aus einer Kombination von **Trimethoprim** und dem Sulfonamid **Sulfamethoxazol.** Trimethoprim hemmt ebenfalls die **Folsäuresynthese,** jedoch an einer anderen Stelle im Stoffwechsel. Durch die Kombination der beiden Wirkstoffe wird die Synthese der bakteriellen Folsäure auf doppelte Weise blockiert und so die antibakterielle Wirksamkeit erhöht. **Cotrimoxazol** wird v. a. bei Harnwegsinfekten eingesetzt.

Nitroimidazole und andere Nitroverbindungen verstehen

Die wichtigsten Vertreter der Klasse der **Nitroimidazole** sind **Metronidazol** (Arilin®) und **Tinidazol.** Sie hemmen die Nukleinsäurebiosynthese von anaeroben Bakterien (z. B. Clostridien) und Protozoen (▸ 12.4). Metronidazol wird auch lokal in Form von Vaginalcremes und -tabletten bei vaginalen Infektionen eingesetzt. Von Bedeutung ist auch seine Wirkung bei bestimmten Hauterkrankungen wie Rosacea und perioraler Dermatitis (▸ 14.4).
Nitrofurantoin (Nifurantin®) gehört in die Klasse der Nitrofurane, **Nitroxolin** (Nitroxolin® forte) ist ein Hydroxychinolinderivat. Beide werden ausschließlich als Harnwegstherapeutikum eingesetzt. Die Wirksamkeit beschränkt sich auf die typischen Erreger von Harnwegsinfektionen. Bei dieser Indikation sind diese Wirkstoffe Mittel der ersten Wahl.

Chloramphenicol verstehen

Chloramphenicol wirkt durch eine Blockade der Proteinsynthese bakteriostatisch. Es ist schlecht wasserlöslich. Deswegen werden chemisch veränderte Formen verabreicht, die erst im Körper gespalten werden und das Chloramphenicol freisetzen. Wegen seiner Toxizität kommt Chloramphenicol nur noch selten zum Einsatz. Besonders bei schweren Infektionen und bei Unverträglichkeiten von anderen Antibiotika wird es jedoch noch verwendet. Zu den Indikationsgebieten gehören Typhus, Paratyphus, Salmonellenmeningitis, Hirnabszesse und Rickettsieninfektionen. Bei Augen- und Ohrinfektionen wird es lokal angewendet.

Reserveantibiotika verstehen

Reserveantibiotika werden nur in Ausnahmefällen eingesetzt, v. a. dann, wenn Resistenzen auftreten. Sie werden zurückhaltend angewendet, damit sich nicht neue Resistenzen gegenüber den Reserveantibiotika entwickeln.

Glykopeptide

Vancomycin (Vanco Saar®) und **Teicoplanin** (Targocid®) wirken wie β-Laktamantibiotika bakterizid, indem sie den Aufbau der Bakterienzellwand hemmen. Sie wirken nur auf grampositive Keime, gramnegative sind völlig resistent. Vancomycin spielt eine wichtige Rolle in der Therapie von Infektionen mit oxacillinresistenten (bzw. methicillinresistenten) Staphylococcus-aureus-Stämmen (*MRSA*), Streptokokken, Pneumokokken, Enterokokken und Clostridien. Aufgrund ihrer Molekülgröße werden die Substanzen bei peroraler Gabe nicht resorbiert und müssen deshalb i. v. appliziert werden. Bei Enterokolitis wird Vancomycin (4-mal 250 mg) peroral zur lokalen Therapie des Darms gegeben. Speziell Vancomycin ist sehr nephro- und ototoxisch. Um Schädigungen der Nieren oder des Innenohrs zu vermeiden, müssen Serumkontrollen durchgeführt werden.

Fosfomycin

Fosfomycin wirkt bakterizid auf proliferierende Keime, indem es ähnlich wie die β-Laktamantibiotika den enzymatischen Aufbau der Bakterienzellwand verhindert. Fosfomycin unterscheidet sich sowohl in seiner Struktur als auch in seiner Wirkung von den anderen gebräuchlichen Antibiotika, weswegen keine Kreuzresistenzen zu diesen bestehen. Unter der Therapie können sich relativ schnell Resistenzen entwickeln. Deswegen sollte keine Monotherapie durchgeführt werden. Ausnahme ist die Therapie von unkomplizierten Harnwegsinfekten mit nur einer Dosis (Monuril®).

Linezolid

Linezolid (Zyvoxid®) gehört zu der neuartigen Antibiotikagruppe der Oxazolidinone. Es ist auch gegen Keime mit multiplen Resistenzen wie multiresistente Staphylokokken, glykopeptidresistente Enterokokken und penicillinresistente Pneumokokken wirksam. Es wird gezielt eingesetzt, um Infektionen zu bekämpfen, gegen die andere Antibiotika wirkungslos sind.

Tuberkulostatika verstehen

Definition

Tuberkulostatika

Antituberkulotika: Arzneimittel, die gegen Tuberkelbakterien wirksam sind und bei Tuberkulose zum Einsatz kommen. Tuberkelbakterien gehören zu den Mykobakterien.

Tuberkulostatika der ersten Wahl

Durch **Isoniazid** (*INH*, Isozid®) werden eine Reihe von Mykobakterien wie M. tuberculosis, M. bovis und M. leprae erfasst. Es wirkt in Abhängigkeit von der Wachstumsphase bakteriostatisch und bakterizid. Als Wirkungsmechanismus wird eine Störung der Nukleinsäuresynthese angenommen.
Rifampicin (Eremfat®) wirkt bakterizid auf proliferierende (*sich vermehrende*) Keime. Auf ruhenden Keimen ist die Aktivität deutlich geringer. Die Proteinsynthese der Bakterien wird gehemmt. **Rifampicin** wirkt auf intra- und extrazelluläre (*innerhalb und außerhalb der Zelle*) Keime. Es wirkt besonders gut auf wachsende (*proliferierende*) Keime und auf Tuberkelbakterien. Bei einer Monotherapie mit Rifampicin entwickeln viele Keime sehr schnell eine Resistenz wie z. B. Staphylokokken, Meningokokken, Gonokokken und Tuberkelbakterien. Deshalb wird es nur als Kombinationspartner bei Infektionen mit grampositiven Erregern oder Legionellen verwendet.
Pyrazinamid (in Pyrafat®) wirkt besonders gegen langsam wachsende Tuberkuloseerreger. Das Einwirken der Substanz führt zu einer Ruhephase der Mykobakterien. **Ethambutol** (*EMB*, Fatol®) wirkt in Abhängigkeit von der Konzentration auf Mykobakterien bakteriostatisch oder bakterizid. Ethambutol blockiert die Nukleinsäuresynthese der Mykobakterien. Gegen andere Bakterien, Viren oder Pilze ist es unwirksam. Es besteht keine Kreuzresistenz mit anderen Tuberkulostatika.

Tuberkulostatika der 2. Wahl (Reservetuberkulostatika)

Protionamid (Peteha®) wirkt ausschließlich gegen Mycobacterium tuberculosis. Gegen intrazelluläre Keime ist es besonders effektiv. Es wirkt bakteriostatisch.

Lokalantibiotika verstehen

Bei der lokalen Anwendung von Antibiotika auf Haut oder Schleimhäute besteht das Resistenzproblem weniger. Auch die Verträglichkeit lokaler Antibiotika ist ausgesprochen gut. Bevorzugt werden in diesem Bereich Breitspektrumantibiotika.

Polypeptidantibiotika

Polypeptidantibiotika beeinflussen die Zytoplasmamembran und wirken so bakterizid. **Polymyxin B** und **Colistin** (*Polymyxin E*) sind sehr ähnlich in ihren Eigenschaften. Da sie bei der systemischen Anwendung relativ toxisch und schlecht verträglich sind, werden sie nur noch lokal verwendet. Polymyxin B wird vorrangig als Kombinationspartner in Salben, Sprays, Pudern, Wundkompressen, Augentropfen und Suspensionen eingesetzt.
Tyrothricin (Tyrosur®Gel) ist ein Gemisch aus antimikrobiell wirksamen Polypeptiden. Es wird als Puder oder Gel auf infektionsgefährdete Wunden, Verbrennungen, Geschwüre, Ekzeme sowie bei Soor und Lippenbläschen appliziert. **Bacitracin** ist ein Antibiotikum, das als Kombinationspartner mit anderen Substanzen in Salben, Tropfen, Sprays und Tabletten eingesetzt wird. Es dient zur lokalen Behandlung von Haut, Schleimhäuten und Augen, zur intrapleuralen und intraperitonealen Behandlung von Empyemen (*Eiteransammlungen in verschiedenen Körperhöhlen*) und zur Instillation in den Urogenitaltrakt.

Fusidinsäure

Fusidinsäure führt durch Hemmung der bakteriellen Proteinsynthese zum Absterben der Mikroorganismen. Fusidinsäure und Penicilline besitzen synergistische Wirkungen (*Wirkungsverstärkung*). Fusidinsäure hemmt die Penicillinaseproduktion der Erreger, während Penicilline die fusidinsäureresistenten Mutanten abtöten. Fusidinsäure wird häufig zur lokalen Applikation in Form von Salben, Cremes oder Gelen verwendet (Fucidine®).

Aminoglykosid-Antibiotika

Kanamycin und **Gentamicin** werden als Lokalantibiotikum in Augensalben und -tropfen bei Infektionen der Bindehaut, der Hornhaut und kleiner Wunden des Auges eingesetzt. Es wird mehrmals täglich appliziert. **Neomycin** wird an Haut und Schleimhäuten sowie peroral zur präoperativen Darmdekontamination (*Darmentkeimung*) und bei Leberkoma zur Reduzierung der Ammoniakproduktion durch die Darmbakterien eingesetzt. Die Anwendung sollte 1–3 Tage nicht überschreiten. **Paromomycin** wird ebenfalls nur lokal im Darm zur präoperativen Reduktion der Darmflora, bei nichtinvasivem Amöbenruhrbefall und zur Therapie und Prophylaxe der portosystemischen Enzephalopathie (*Hirnerkrankung bei Leberinsuffizienz*) eingesetzt.

Mupirocin

Mupirocin (Infectopyoderm®) wirkt ausschließlich gegen Staphylokokken und Streptokokken. Es wirkt bakteriostatisch. Bei einer längeren Anwendung entwickeln sich schnell Resistenzen. Es wird lokal z. B. bei Impetigo contagiosa (*Eiterflechte*) oder bei einer Besiedlung der Nasenschleimhaut mit MRSA (*multiresistente Staphylokokkus-aureus-Stämme* ▸ 12.1.3) in einer Nasensalbe (2–3-mal täglich über 5–7 Tage) eingesetzt.

12.1.3 Therapie von bakteriellen Infektionen

Therapie von Infektionen mit grampositiven Kokken

Streptokokkeninfektionen werden mit **Penicillinen** behandelt. Als Alternativen kommen **Erythromycin** oder **Cephalosporine** in Betracht. Eine gute Therapieoption bei Pneumokokken besteht in der Gabe von **Penicillin G.** Alternativ werden **Breitspektrumcephalosporine, Aminopenicilline, Erythromycin** oder **Moxifloxacin** gegeben.

Bei **Enterokokkeninfekten** kommen **Aminopenicilline** oder **Acylaminopenicilline,** evtl. in Kombination mit einem **Aminoglykosid** zum Einsatz. Alternativ stehen **Vancomycin, Teicoplanin** oder **Linezolid** zur Verfügung.

Meningokokkeninfektionen werden mit **Penicillinen** oder Cephalosporinen (Cefotaxim, Ceftriaxon) behandelt. Zusätzlich steht als Alternative das **Chloramphenicol** zur Verfügung. Kontaktpersonen müssen eine Prophylaxe zum Schutz vor einer Ansteckung erhalten. Diese wird mit **Rifampicin** oder **Ciprofloxacin** durchgeführt.

Merke

Problem: multiresistente Staphylokokken

Ein spezielles Problem stellen die **multiresistenten Staphylococcus-aureus-Stämme** (*MRSA: methicillinresistener Staphylococcus aureus*) dar. Diese Keime besitzen eine große Anzahl von Resistenzen gegen alle Penicilline einschließlich Oxacillin, Amino- und Acylaminopenicilline, gegen alle Cephalosporine und alle Carbapeneme. Die **MRSA** sind v. a. ein Problem der Krankenhäuser und Pflegeheime, wo viele Antibiotika eingesetzt werden und sich die Keime ausbreiten können. Therapiert werden können die MRSA nur mit **Vancomycin, Teicoplanin, Linezolid, Fusidinsäure** und **Rifampicin.** Diese letzten Möglichkeiten bergen die Gefahr weiterer Resistenzen in sich. Außerdem sind diese Therapien oft sehr teuer.

Praxistipp

Maßnahmen bei MRSA

Bei jedem Auftreten multiresistenter Staphylokokken besteht die Gefahr einer weiteren Ausbreitung, die evtl. die Schließung der betroffenen Einrichtung erforderlich macht. Deshalb müssen bei jedem Auftreten multiresistenter Staphylokokken oder anderer multiresistenter Erreger (*MRE*) strenge Hygienemaßnahmen eingehalten werden:

- Den Patienten in einem Einzelzimmer (mit Nasszelle) unterbringen, das er nicht verlassen darf. Ist ein Transport z. B. wegen einer Untersuchung unbedingt erforderlich, erhält der Patient frische Kleidung, ggf. auch einen Mundschutz, und wird auf einer frisch bezogenen Trage/Bett transportiert. Vor dem Transport desinfiziert er sich die Hände und zieht Einmalhandschuhe an. Die Pflegenden, die den Patienten zur Untersuchung bringen, tragen frische Schutzkittel, Einmalhandschuhe und Mundschutz. Alle genannten Gegenstände nach dem Gebrauch entsorgen bzw. desinfizieren.
- Das Zimmer sollte von so wenigen Personen wie möglich betreten werden. Die Pflegenden tragen im Zimmer Schutzkittel und Einmalhandschuhe, bei direktem Kontakt zum Patienten wegen möglicher Aerosolbildung auch Mundschutz. Von größter Bedeutung sind die Händehygiene und das ständige Sich-Vergegenwärtigen, wann eine Keimverschlep-

pung möglich ist. So sind nach einer Pflegemaßnahme an mit MRSA besiedelten Körperstellen vor weiteren Pflegemaßnahmen oder anderen Tätigkeiten im Patientenzimmer die Einmalhandschuhe zu wechseln und die Hände zu desinfizieren, da die an ihnen haftenden Erreger sich sonst verteilen können.

- Kleidung und Wäsche des Patienten – auch Bettwäsche – täglich und bei Bedarf wechseln. Alle Pflegeutensilien streng patientenbezogen einsetzen und verbleiben im Zimmer. Wäsche und Geschirr entsprechend der Regeln für infektiöses Material behandeln.
- Die Angehörigen ebenso wie weitere Mitarbeiter mit Patientenkontakt über die genannten Hygienemaßnahmen informieren.
- Das Auftreten von MRSA ist der Hygienekommission zu melden.
- Bei einer Infektion sind bei Mitpatienten im gleichen Zimmer sowie Pflegenden ein Nasen- und Rachenabstrich durchzuführen. Mitpatienten bis zum Vorliegen eines negativen Ergebnisses „schutzisolieren".
- Prophylaktisch können Nasenabstriche bei Mitarbeitern in besonders gefährdeten Bereichen sinnvoll sein. Werden dabei MRSA festgestellt, sollten die Betroffen eine Woche lang 1-mal täglich Mupirocinsalbe im Bereich der Nasenvorhöfe auftragen, 3 Tage lang 1-mal täglich den ganzen Körper und die Haare mit antiseptisch wirksamen Präparaten waschen bzw. baden und alle Gegenstände austauschen, die ein Erregerreservoir darstellen könnten, z. B. Bettwäsche, Zahnbürste, Deostift. Die betroffenen Mitarbeiter dürfen erst wieder mit Patienten arbeiten, wenn drei Kontrollen negativ waren.
- Patienten, die bereits Träger von MRSA waren, sind in gefährdeten Bereichen, z. B. Intensivstationen, immer zu isolieren.
- Patienten, die ohne Abstrich auf Intensivstation aufgenommen werden, sind immer, bis zum Vorliegen eines negativen Abstrichergebnisses, zu isolieren.

Gonorrhö wird mit **Cefuroxim, Ceftriaxon** oder **Ciprofloxacin** behandelt. Normale **Staphylokokkeninfektionen** werden mit Penicillinen G oder V therapiert. Außerdem stehen die z. B. speziellen **Staphylokokkenpenicilline** (*Isoxazolylpenicilline*), die **Aminopenicilline,** die **Acylaminopenicilline, Cephalosporine** zur Verfügung.

Therapie von Infektionen mit gramnegativen Stäbchen

Oft beschränkt sich aber die Therapie von **Enterobakterieninfektionen** auf Flüssigkeits- und Elektrolytersatz. Nur bei schweren Verläufen (z. B. mit Fieber oder blutigen Stühlen) oder immunsupprimierten Menschen ist eine Antibiotikatherapie notwendig. **Enterobakterien** können gut mit **Ciprofloxacin** therapiert werden. Zudem kommen **Cotrimoxazol, Aminopenicilline, Acylaminopenicilline, Cephalosporine** und **Doxycyclin** in Frage. **Legionelleninfekte** therapiert man mit **Erythromycin** in Kombination mit **Rifampicin** oder **Clarithromycin.** Als Alternative steht das **Doxycyclin** zur Verfügung. **Haemophilus** therapiert man mit **Aminopenicillinen** in Kombination mit einem β-Laktamaseinhibitor oder **Gyrasehemmern.** Alternativ werden **Cephalosporine** eingesetzt.

Merke

Pseudomonas aeruginosa

Ein gefürchteter Problemkeim im Krankenhaus, da er

- praktisch überall vorkommt, v. a. aber in Feuchträumen, z. B. Bäderabteilungen,
- sehr widerstandsfähig gegenüber Umwelteinflüssen ist – er kann sogar in vielen Desinfektionsmittellösungen überleben,
- sich bevorzugt unter Hauttransplantaten ansiedelt und diese zerstört,
- Resistenzen gegen viele Antibiotika entwickelt hat.

Wirksame Substanzen werden nach dem Antibiogramm ausgewählt. Relativ gut wirksam sind z. B. **Ceftazidim, Ciprofloxacin, Piperacillin, Imipenem, Meropenem, Tobramycin, Gentamicin** und **Amikacin.**

Zu einem großen Problem ist in den vergangenen Jahren das Auftreten von **3- bzw. 4-MRGN-Keimen** (*multiresistente gramnegative Bakterien*) geworden. Dabei handelt es sich um gramnegative Stäbchenbakterien, die gegen drei bzw. vier Antibiotikagruppen resistent sind. Zu ihnen zählen u. a. Escherichia coli, Klebsiella pneumoniae, Pseudomonas aeruginosa und Klebsiella baumanii. Die Therapie ist schwierig, da vor allem bei 4-MRGN auch Reserveantibiotika nicht mehr sinnvoll einsetzbar sind.

Therapie der Borreliose und von Infekten durch atypische Erreger

Die Therapie der **Borreliose** richtet sich nach den Stadien, in denen sich der Patient gerade befindet. Zuerst wird **Doxycyclin,** dann **Ceftriaxon** oder **Penicillin G** gegeben. **Chlamydia** wird mit **Doxycyclin,** im Falle der Pneumonie bei Chlamydia pneumoniae mit **Makroliden, Ketoliden** oder **Gyrasehemmern** bekämpft. **Mykoplasmen** therapiert man mit **Doxycyclin, Makroliden, Moxifloxacin** oder **Clindamycin.**

Therapie der Tuberkulose

Die **Therapie der Tuberkulose** erstreckt sich über 6–12 Monate. Im Sechs-Monats-Regime beginnt man in den ersten 2–3 Monaten, der **Initialphase,** mit einer Dreier- oder einer Viererkombination von Tuberkulostatika. Dabei wird normalerweise Isoniazid mit Rifampicin und Pyrazinamid kombiniert. Als vierter Partner kann Ethambutol oder Streptomycin hinzugenommen werden. Die Viererkombination wird meist in sehr schweren Fällen mit einem ausgedehnten pulmonalen Befall, bei extrapulmonaler Tuberkulose oder bei Menschen mit einer HIV-Infektion gewählt. Nach der initialen Therapie schließt sich die **Stabilisierungsphase** an. Diese dauert 3–4 Monate und wird mit einer Zweierkombination aus Isoniazid und Rifampicin durchgeführt. Bei sehr komplizierten Verläufen, bei Menschen mit AIDS und bei einem extrapulmonalen Befall wird mindestens über 9 Monate, evtl. auch 12 Monate therapiert. Dabei zieht sich die Stabilisierungsphase über 7–10 Monate hin.

Eine **prophylaktische Gabe von Tuberkulostatika** kommt in Frage, wenn ein eingeschränkter Immunstatus vorliegt oder ein Kontakt mit Menschen mit einer offenen Tuberkulose stattgefunden hat. In diesem Fall wird Isoniazid als Monosubstanz über 6 Monate gegeben. **Tuberkulostatika der 2. Wahl** (*Reservetuberkulostatika*) kommen bei Resistenzen oder Unverträglichkeiten der anderen Wirkstoffe zum Einsatz.

Nosokomiale Infektionen und Sepsis

Infektionen, die im Krankenhaus erworben wurden, heißen **nosokomiale Infektionen.** Ursachen können mangelnde Hygiene oder eine allgemeine Abwehrschwäche des Menschen sein. Die Erreger nosokomialer Infektionen (*Hospitalkeime*) sind oft gegen gängige Antibiotika resistent und stellen deshalb ein Problem für die Therapie dar. Beispiele für häufige nosokomiale Infektionen sind Harnwegsinfektionen durch Blasenkatheter, postoperative Wundinfektionen, septische Infektionen durch Verweilkatheter und Pneumonien bei Beatmungspatienten. Nosokomialinfektionen müssen immer gezielt nach Anlegen einer Erregerkultur und Bestimmung ihrer Empfindlichkeit gegenüber bestimmten Antibiotika (*Antibiogramm*) bekämpft werden.

Definition

Sepsis

Septikämie, Blutvergiftung: Lebensbedrohliche Allgemeininfektion, bei der von einem Herd aus (z. B. Wunde, infizierter Katheter) kontinuierlich oder periodisch Erreger in die Blutbahn gestreut werden. Trotz optimaler Behandlung und Pflege hohe Sterblichkeit.

Bei einer **Sepsis** sind Infektionserreger im Blut nachweisbar (*Bakteriämie, bei Pilzen Fungiämie*), die in der Folge zu einem septischen Schock mit den typischen Schocksymptomen wie Blutdruckabfall und einer Minderdurchblutung führen. Außerdem werden im Körper Mechanismen in Gang gesetzt, die zu einer systemischen Entzündungsreaktion führen. Die Sepsis gehört zu den häufigsten Todesursachen.

Eine Sepsis kann viele Ursachen haben. Die Keime dringen von ihrem Ausgangsherd ständig oder intermittierend in den Körper ein und breiten sich über das Blut aus. Es treten schwere Krankheitssymptome auf. Je nach der Ursache gibt es z. B. Urosepsis, postoperative Sepsis, cholangitische Sepsis, dentogene Sepsis, katheterassoziierte Sepsis, Sepsis post partum (*nach der Geburt*), Sepsis durch Verbrennungen, neutropenische Sepsis oder Neugeborenensepsis. Je nach der Ursache sind verschiedene Erreger zu erwarten, die unterschiedlich zu therapieren sind.

Fallbeispiel

Ich habe doch gar keinen roten Strich!

Frau Möhring liegt nach einer unkomplizierten OP im Krankenhaus. Nach der Entfernung des Blasenkatheters klagt Frau Möhring am nächsten Morgen über Schmerzen und Brennen beim Wasserlassen. Im Laufe des Tages wirkt sie zunehmend schläfrig und etwas verwirrt. Bei der routinemäßigen Kontrolle von Puls und Blutdruck fällt eine schnelle und flache Atmung auf. Blutdruck liegt bei 90 : 59 mmHg, der Puls bei 110 Schlägen/Min. Der Pflegefachmann Peter prüft nun die Atemfrequenz. Sie liegt bei 23 Atemzügen/Min. Frau Möhring hat kein Fieber, ihr ist aber nicht wohl und sie friert. Als sie hört, dass der Verdacht auf eine Blutvergiftung besteht, wundert sie sich: „Ich habe doch gar keinen roten Strich!"

Erläuterungen

Frau Möhring hat wahrscheinlich eine nosokomiale Harnwegsinfektion nach Katheterisierung, die in eine Sepsis übergeht. Der Pflegefachmann Peter muss sofort den Arzt verständigen, damit schnellstmöglich eine antibiotische Therapie eingeleitet werden kann. Es wird ein Antibiogramm angefertigt, aber sofort mit einer kalkulierten Antibiose begonnen. Diese muss vor allem gegen gramnegative Keime wie E. coli, Klebsiella, Pseudomonas aeruginosa und Proteus sowie gegen Enterokokken (grampositiv) als typische Erreger von nosokomialen Harnwegsinfektionen wirksam sein. Da es sich um eine systemische Infektion handelt erfolgt eine i. v.-Applikation.

Die volkstümliche Meinung, dass ein roter Strich eine Sepsis anzeigt, ist falsch. Bei dem roten Strich, der nach Wunden auftritt und in Richtung Körpermitte wandert, handelt es sich lediglich um eine Entzündung der Lymphbahn, die sich gut behandeln lässt und nicht lebensbedrohlich ist.

Praxistipp

Blutkulturen vor der Therapie

Vor Therapiebeginn einer Sepsis oder einer Nosokomialinfektion werden immer mehrere Blutkulturen angelegt. Sinnvoll ist auch das Anlegen von Kulturen anderer Körperflüssigkeiten, z. B. Urin, Sputum, Bronchialsekret. Nach dem Entfernen von intravasalen Kathetern sollten deren Spitzen mikrobiologisch untersucht werden.

Therapie der Sepsis

Bei der **Sepsisbehandlung** gelten einige Grundregeln. So richtet sich die Wahl des Antibiotikums nach dem klinischen Bild des Patienten und dem zu erwartenden Erregerspektrum. Meist wird mit einer parenteralen Therapie begonnen, ohne dass der Erreger bekannt ist (*kalkulierte Therapie*). Dabei sind die weiteren Erkrankungen des Menschen zu berücksichtigen. Ein Problem stellen die oft langen Zeiträume dar, in denen die Antibiotika gegeben werden müssen. Zur Rezidivprophylaxe kann zu einer peroralen Medikation übergegangen werden. Allerdings treten relativ häufig Rezidive auf. Ursachen dafür sind ein Erregerwechsel, infizierte Fremdkörper oder Erregerreservoire wie z. B. große Eiteransammlungen.

Praxistipp

Beobachten auf unerwünschte Wirkungen

Bei der **Sepsis** werden die Antibiotika in möglichst hohen Dosen verabreicht, weswegen die Pflegenden die Patienten besonders sorgfältig auf unerwünschte Wirkungen beobachten. Gerade bei der Sepsis muss immer mit einer schweren Nierenfunktionsstörung und einer damit verbundenen geringeren Ausscheidung der Antibiotika gerechnet werden. Wenn sich therapieresistentes Fieber (mit ausgeprägten Entzündungszeichen) entwickelt, sollten alle Katheter und Zugänge des Patienten gewechselt werden. Pflegende asservieren die Katheterspitzen für die mikrobiologische Untersuchung.

Zu den **Begleittherapien** der Sepsis gehören Schockbekämpfung, Bluttransfusionen, Behandlung der Azidose, Ausgleich der Flüssigkeits- und Elektrolytverhältnisse und chirurgische Maßnahmen.

Infektionsprophylaxe mit Antibiotika

Antibiotika kommen nicht nur zur Therapie der zahlreichen Infektionskrankheiten, sondern auch zur **Infektionsprophylaxe** in der Chirurgie v. a. vor Implantationen oder bei abwehrgeschwächten Menschen zum Einsatz – die Patienten werden vor bakteriellen Infektionen „abgeschirmt“. Bei dieser Indikation müssen die eingesetzten Substanzen bestimmten Anforderungen entsprechen: ein möglichst breites Erregerspektrum abdecken, gut verträglich und kostengünstig sein. Außerdem verbietet sich die Anwendung eines Reserveantibiotikums. Meist ist in der chirurgischen Prophylaxe die einmalige Gabe ausreichend („*Single shot*“), nur in seltenen Fällen wird eine zweite Dosis benötigt.

Antibiotika in der Pflege

Praxistipp

Gabe mehrerer Antibiotika

Bei Mehrfachantibiose muss darauf geachtet werden, dass manche Antibiotika nicht gleichzeitig parenteral über einen Verweilkatheter verabreicht werden, da es zu **Unverträglichkeitsreaktionen** kommen kann. Die Apotheken besitzen im Regelfall Verzeichnisse, aus denen hervorgeht, welche Antibiotika nicht parallel verabreicht werden dürfen.

Um unerwünschte Reaktionen wie Allergien besser abgrenzen zu können, sollten Antibiotika nach Möglichkeit zeitlich versetzt gegeben werden.

Anwendungsformen

Antibiotika gibt es zur **peroralen Applikation** in Form von Tabletten, Kapseln und Säften. Kinder bekommen meist Säfte, die süß schmecken. Oft müssen sie vor Gebrauch gemäß der Vorschrift zubereitet werden. Sie sind meist im Kühlschrank aufzubewahren, vor der Einnahme zu schütteln und nur eine begrenzte Zeit haltbar.

Praxistipp

Zubereitung von Antibiotikasäften

Der verfügbare Trockensaft wird zunächst mit frischem Leitungswasser bis zur Markierung aufgefüllt und dann kräftig geschüttelt, bis das Pulver vollständig benetzt ist. Anschließend wird gewartet, bis sich der Schaum abgesetzt hat, dann mit Leitungswasser bis zur Markierung aufgefüllt und geschüttelt bis eine klare Lösung oder gleichmäßige Suspension entsteht. Vor jedem Gebrauch ist der Saft noch einmal zu schütteln und kurz zu warten, bis sich der Schaum abgesetzt hat. Der Saft wird üblicherweise im Kühlschrank aufbewahrt, er kann dann 14 Tage lang verwendet werden (Angabe der Packungsbeilage beachten). Das Herstellungsdatum der Lösung ist auf der Flasche zu vermerken. Auch eine Zubereitung mit abgekochtem und abgekühltem Leitungswasser oder mit einem in der Packung beiliegenden Lösungsmittel ist möglich.

Parenteral stehen Injektionen (auch Depotantibiotika für die i. m.-Gabe) oder Infusionen zur Verfügung. Einige Antibiotika können wegen der mangelnden Resorption oder der mangelnden Säurefestigkeit nur parenteral appliziert werden. Außerdem wird bei lebensbedrohlichen Infektionen immer i. v. therapiert.

Praxistipp

Aufzulösende Antibiotika

Da die **Haltbarkeit** der meisten aufzulösenden Antibiotika **begrenzt** ist, werden sie erst unmittelbar vor der Gabe zubereitet.

Ergänzt wird die Palette durch **lokale Arzneiformen.** Dazu gehören z. B. auch Inhalationen, die bei Bronchialinfektionen verwendet werden.

Einnahmehinweise

Nach den ersten Therapietagen fühlen sich die Patienten meist schon viel besser und setzen die Antibiotika ab. Es ist aber wichtig, dass die Einnahme über die gesamte vorgeschriebene Dauer erfolgt. Als Gründe für die mangelnde Compliance können die negative Bewertung und die Angst vor Antibiotika, die unerwünschten Wirkungen und bestimmte Einschränkungen (z. B. Alkoholverzicht, keine Sonnenbäder usw.) genannt werden. Die Pflegenden klären den Patienten darüber auf, dass Antibiotika wichtige und lebensrettende Arzneimittel sind, die unbedingt wie vorgeschrieben angewendet werden müssen.

Für **alle Antibiotika** gilt:

- Bei der Einnahme **viel trinken,** da es sonst zu einer Reizung der Speiseröhre kommen kann. Außerdem sind die Patienten wegen des Fiebers oft dehydriert (*entwässert*).
- Vorgesehene **Therapiedauer** und **Einnahmeintervall** unbedingt einhalten, da es sonst zu einem erneuten Aufflackern der Infektion und zur Bildung von resistenten Keimen kommen kann. Jedoch sollte die Empfehlung, die Packung bis zum Schluss aufzubrauchen nicht mehr erfolgen, da die Therapiedauer immer individuell festgelegt werden muss.

Praxistipp

Einnahmeintervall

Werden Antibiotika z. B. 3-mal täglich eingenommen, bedeutet dies „alle acht Stunden", um einen gleichmäßigen Blutspiegel zu erzielen. Die Pflegenden geben dem Patienten am besten konkrete Uhrzeiten für die Einnahme an. Hinweise wie „Nehmen Sie die Antibiotika alle acht Stunden ein" sind günstiger als „3-mal täglich nehmen". Bei geringer Compliance des Patienten, müssen Pflegende die Antibiotika zeitgenau abgeben und die Einnahme überwachen.

Viele Menschen haben Probleme, die z. T. sehr großen Tabletten und Kapseln zu schlucken. Bei einigen Mitteln ist ein Zerkleinern möglich, einige Substanzen haben aber einen bitteren Geschmack. Ob ein Antibiotikum zerkleinert werden darf, kann im Einzelfall durch Nachfragen beim Arzt oder in der Apotheke geklärt werden.

Antibiotika unterliegen speziellen Einnahmehinweisen, um eine möglichst gute Resorption zu gewährleisten. Dabei ist es von Wirkstoff zu Wirkstoff ganz verschieden, ob sie vor dem Essen, zum Essen oder nach den Mahlzeiten eingenommen werden müssen (▸ Tab. 12.4). Sollten Patienten Antibiotika nicht peroral oder über Sonde bekommen können, muss eine parenterale Gabe erfolgen.

Tab. 12.4 Einnahmehinweise peroral applizierbarer Antibiotika

Antibiotikum	Einnahmehinweise
Amoxicillin, Cefetamet, Cefpodoxim, Cefuroxim, Cotrimoxazol, Doxycyclin, Fusidinsäure, Minocyclin	Zu den Mahlzeiten einnehmen, dann treten weniger gastrointestinale Störungen auf
Ampicillin, Ceftibuten, Erythromycin, Flucloxacillin, Loracarbef, Norfloxacin, Penicillin V, Roxithromycin, Fosfomycin	Eine Std. vor oder 2 Std. nach dem Essen, eine Einnahme auf nüchternen Magen beschleunigt die Resorption
Azithromycin, Cefaclor, Cefadroxil, Cefalexin, Cefixim, Clarithromycin, Enoxacin, Ciprofloxacin, Levofloxacin, Moxifloxacin, Ofloxacin, Sparfloxacin, Clindamycin	Einnahme vor, zum oder nach dem Essen möglich

Wechselwirkungen

Alle Antibiotika können zu Durchfällen führen, was die Resorption von verschiedenen Arzneimitteln beeinträchtigt. Außerdem beeinflussen sie die Darmflora, wodurch der enterohepatische Kreislauf unterbrochen wird (► 1.2.1). So kann die Bioverfügbarkeit hormonaler Kontrazeptiva verringert sein. Bei Einnahme von Antibiotika und der „Pille" sind, wenn gleichzeitig Durchfälle und evtl. auch Erbrechen auftreten, **zusätzliche Verhütungsmethoden** nötig.

Tetrazykline und **Gyrasehemmer** bilden mit mehrwertigen Ionen wie Kalzium-, Magnesium- oder Aluminiumionen schwer lösliche Komplexe im Magen-Darm-Trakt, sodass eine Resorption verhindert wird. Zu beachten ist dies bei Mineralstoffpräparaten, Antazida und Milchprodukten.

Das Expektorans **ACC** inaktiviert einige Antibiotika wie z. B. Penicilline, Tetrazykline, Cephalosporine, Aminoglykoside, sie können nicht mehr wirken, darum dürfen die beiden Arzneimittel nicht gleichzeitig eingenommen werden.

Die Pflegenden weisen den Patienten darauf hin und achten darauf, dass ein mindestens 2-stündiger Abstand zwischen der Einnahme des betreffenden Antibiotikums und ACC bzw. Antazida, Eisen-, Magnesium-, Kalzium- und Zinkpräparaten einzuhalten ist.

Wechselwirkungen mit Nahrungs-und Genussmitteln

Einige Antibiotika dürfen nicht zusammen mit Milch eingenommen werden, da sie mit dem enthaltenen Kalzium Komplexe bilden und dadurch nur unzureichend resorbiert werden. Zu diesen Antibiotika gehören die **Tetrazykline, Gyrasehemmer** und **Cotrimoxazol.** Ein Mindestabstand zwischen der Einnahme des Antibiotikums und der Zufuhr von Milch oder **Milchprodukten** von 2 Std. ist einzuhalten.

Zu Unverträglichkeitsreaktionen mit **Alkohol** kann es mit **Metronidazol** und den **Cephalosporinen** Cefamadol, Latamoxef, Cefotiam kommen. Bei Einnahme dieser Antibiotika ist unbedingt auf Alkoholkonsum zu verzichten.

Die Einnahme von **Gyrasehemmern** kann die Wirkung von **Koffein** verstärken. Ein übermäßiger Konsum von Kaffee, Tee oder anderen koffeinhaltigen Getränken ist zu vermeiden.

Praxistipp

Allgemeine Krankenbeobachtung

Bei der Antibiotikagabe ist besonders zu achten auf:

- Atmung, Temperatur, Befinden
- Haut auf Exantheme, Urtikaria achten
- Injektionsstellen auf Rötung, Schwellung und Verhärtungen kontrollieren
- Ausscheidungen (Stuhl, Urin)
- Hörvermögen, wegen der Ototoxizität von verschiedenen Antibiotika
- Mundschleimhaut, wegen Gefahr der Soorbildung durch Veränderung des oralen Milieus

Insbesondere bei der parenteralen Applikation ist auf die relativ häufig auftretenden allergischen Reaktionen und die vielfältigen Wechselwirkungen mit anderen Arzneimitteln zu achten.

Unerwünschte Wirkungen

Manchmal verursachen Antibiotika Magenschmerzen, Durchfälle oder andere gastrointestinale Beschwerden, die sich durch die Einnahme mit dem Essen abschwächen lassen. In diesen Fällen werden stets die Schwere der Infektion, die Schwere der unerwünschten Wirkung und die alternative i. v.-Gabe gegeneinander abgewogen.

Die häufigsten unerwünschten Wirkungen (► Tab. 12.5) bei Antibiotikatherapie sind **Allergien, Magen-Darm-Beschwerden** wie z. B. Übelkeit, Erbrechen oder Durchfall und durch das zwangsläufige Beeinflussen der physiologischen Bakterienflora **Pilzinfektionen** der Haut oder Schleimhaut. Bei der Frau sind dadurch Pilzinfektionen im Vaginalbereich häufig. Daher werden die Ausscheidungen und die Haut des Patienten beobachtet und Frauen nach Juckreiz oder Ausfluss im Genitalbereich gefragt. Bei oraler Behandlung können die unerwünschten gastrointestinalen Wirkungen die Resorption des Präparats vermindern und zur Wirkungslosigkeit der Behandlung führen. Im Anschluss an eine antibiotische Therapie kann es sinnvoll sein, die **physiologische Darmflora** gezielt aufzubauen. Hier gibt es spezielle Präparate in der Apotheke, aber auch der Genuss von Naturjoghurt mit lebenden Bakterienkulturen ist durchaus sinnvoll.

Verfärbungen des Urins

Durch einige Antibiotika (z. B. Rifampicin oder Nitrofurantoin) kann es zu **Verfärbungen des Urins** kommen. Die Pflegenden machen den Patienten auf die oft irritierenden, aber harmlosen Urinverfärbungen aufmerksam. Bei einer Entzündung der Nieren oder Harnwege sieht der Urin oft trübe aus. Er kann unangenehm riechen und durch Beimengungen von Blut rötlich verfärbt sein. Diese Erscheinungen bessern sich durch die antibiotische Therapie.

Tab. 12.5 Häufige unerwünschte Wirkungen von Antibiotika

Unerwünschte Wirkung	Pflegehinweise	Antibiotikagruppe
Allergie	Auf typische Allergiesymptome wie Hautausschläge, Schleimhautschwellungen, Atemnot achten	Penicilline, Cephalosporine, Tetrazykline, Aminoglykoside, Gyrasehemmer, Folsäureantagonisten
Geschmacksveränderungen	Sind harmlos und meist reversibel	Penicilline, Monobactame, Carbapeneme, Tetrazykline, Ketolide, Metronidazol, Linezolid
Venenreizung	Langsame Injektion; Beobachtung der Injektionsstelle	Vancomycin, Fosfomycin, Isoxazolyl- und Acylaminopenicilline, Cephalosporine, Erythromycin, Carbapeneme, Metronidazol, Linezolid
Blutbildveränderungen	Regelmäßige Blutbildkontrollen	Isoxazolyl- und Acylaminopenicilline, Monobactame und Carbapeneme, Oralcephalosporine, Gyrasehemmer, Chloramphenicol, Glykopeptide, Folsäureantagonisten
Gerinnungsstörungen	Auf erhöhte Blutungsneigung achten	Isoxazolyl- und Acylaminopenicilline, Cephalosporine, Monobactame und Carbapeneme, Tetrazykline
Fotosensibilisierung	Patienten sollten UV- und Sonnenstrahlung meiden	Gyrasehemmer, Tetrazykline, Folsäureantagonisten
Leberschädigung	Regelmäßige Kontrolle der Leberwerte	Monobactame, Carbapeneme, Tetrazykline, Ketolide, Fosfomycin, Linezolid
Nierenschädigung	Regelmäßige Kontrolle der Nierenfunktion	Monobactame, Carbapeneme, Tetrazykline, Glykopeptide, Aminoglykoside
ZNS-Störungen, z. B. Schwindel, Kopfschmerzen, Sehstörungen, Krämpfe	Fahrtauglichkeit beeinträchtigt; bei Schwindel und Sehstörungen Sturzgefahr; auf psychische Auffälligkeiten achten	Monobactame, Carbapeneme, Tetrazykline, Gyrasehemmer, Metronidazol, Aminoglykoside, Makrolide, Ketolide, Folsäureantagonisten
Ototoxizität	Auf Symptome wie Schwindel, Ohrenklingen und Hörverluste achten	Glykopeptide, Aminoglykoside

Durchfälle

Häufig kommt es unter der Therapie mit **Antibiotika** zu **Durchfällen.** Sie können verschiedene Ursachen haben: So besteht bei einer Magen-Darm-Infektion von Anfang an eine Diarrhö als Zeichen der Infektion. Bei einer Antibiotikagabe kommt es oft zu einem Beeinflussen oder Zerstören der natürlichen Darmflora, was ebenfalls zu Durchfällen führt. Außerdem besteht die Gefahr, dass eine pseudomembranöse Enterokolitis auftritt. Durch den Durchfall kann die Wirksamkeit des Antibiotikums beeinträchtigt sein, da die Kontaktzeit im Darm sehr viel kürzer ist. Ein unkomplizierter Durchfall verschwindet meist 5–10 Tage nach dem Ende der Therapie. Auf keinen Fall sollten peristaltikhemmende Stoffe wie Loperamid gegeben werden.

Merke

Pseudomembranöse Enterokolitis

Bei der pseudomembranösen Enterokolitis kommt es zu schweren, anhaltenden, mitunter blutig-schleimigen Durchfällen, die auf eine durch Clostridium difficile hervorgerufene Darmentzündung zurückzuführen sind. Es kann auch zu krampfartigen Bauchschmerzen kommen. Die pseudomembranöse Enterokolitis tritt während oder auch einige Wochen nach einer Antibiotikatherapie v. a. mit Breitspektrumantibiotika auf. Die Clostridien können sich vermehren, da sie von den Antibiotika nicht angegriffen werden.

Diese Erkrankung kommt relativ selten vor, ist aber potenziell lebensbedrohlich. Der Stuhl der Patienten wird auf das Vorhandensein des Erregers oder seines Toxins hin untersucht. Arzneimittel, die die Peristaltik hemmen, dürfen nicht gegeben werden. Eine Therapie der Enterokolitis kann mit Metronidazol, Vancomycin oder Teicoplanin erfolgen.

Unerwünschte Wirkungen der Penicilline

Penicilline gelten aber allgemein als gut verträglich. Die wichtigste unerwünschte Wirkung ist der **anaphylaktische Schock** bei einer Penicillinallergie. Seltener treten **Magen-Darm-Störungen** und **Überempfindlichkeitsreaktionen** auf.

Vorsicht

Gabe von Penicillin

In hohen Dosen kann es bei Gabe von Penicillinen zu **Krämpfen,** zentralnervösen **Erregungszuständen** und **Myoklonien** (*Muskelzuckungen*) kommen. Außerdem besteht die Gefahr, dass **anaphylaktische Reaktionen** auftreten.

Praxistipp

Penicillin und Kaliumhaushalt

Bei Herzerkrankungen oder Elektrolytstörungen muss bei Gabe von Penicillinen auf den Kaliumhaushalt geachtet werden, da Penicilline oft als Kaliumsalze vorliegen. Hinweise auf erhöhte Kaliumwerte geben neu aufgetretene Herzrhythmusstörungen, z. B. Herzrasen oder -stolpern. Beim Auftreten dieser Symptome verständigen die Pflegenden unverzüglich den Arzt (► 8.5.2).

Unerwünschte Wirkungen der Cephalosporine

Cephalosporine können **allergische Reaktionen** bis hin zum anaphylaktischen Schock auslösen. Häufig zu beobachten sind Fieberanstieg, Exantheme oder Urtikaria. Ein Mensch, der auf Penicilline allergisch ist, ist in seltenen Fällen auch auf ein Cephalosporin allergisch (*Kreuzallergie*). Außerdem kann es zu einer **Neutropenie** kommen. Nach dem Absetzen des Cephalosporins bessert sich diese meist sehr schnell. Manchmal beobachtet man unter einer Cephalosporintherapie eine **erhöhte Blutungsneigung.**

Unerwünschte Wirkungen der Carbapeneme und Aztreonam

Es können lokale Reaktionen an der Injektionsstelle, **allergische Reaktionen bis zum Schock,** Hautausschlag, Angioödem, Nesselsucht, Hautjucken und medikamenteninduziertes Fieber auftreten. Bei Verfärbungen des Urins klären die Pflegenden den Patienten darüber auf, dass es sich um eine harmlose Nebenerscheinung des Antibiotikums handelt. Ebenfalls harmlos, aber vom Patienten als besonders unangenehm empfunden, sind vereinzelt vorkommende Verfärbungen der Zähne bzw. der Zunge und eine Beeinträchtigung des Geschmacksempfindens. Diese Erscheinungen verlieren sich meistens nach der Behandlung.

Vorsicht

Gabe von Carbapeneme und Aztreonam

Bei i. v.-Infusion von Carbapenemen und Aztreonam sind **zentralnervöse Reaktionen** häufiger. Myoklonien (*Muskelzuckungen*), Verwirrtheitszustände oder Krampfanfälle können auftreten.

Unerwünschte Wirkungen der Aminoglykoside

Die **erheblichen unerwünschten Wirkungen der Aminoglykoside** begrenzen die Therapiemöglichkeiten. Es kommt zu Schädigungen des Innenohrs und der Nieren (*Oto- und Nephrotoxizität*). Als Zeichen der Ototoxizität treten Symptome auf, z. B. Schwindel, Ohrenklingen und Hörverluste. Diese Nebenwirkung ist rückläufig, seit die Gesamttagesdosis (z. B. 240 mg Gentamicin) einmalig gegeben und nicht auf drei Einzeldosen verteilt wird. Die Grenze zur Ototoxizität wird so nur einmal „überschritten", anstatt 3-mal und das Innenohr nur einmal geschädigt. Die Aminoglykoside lagern sich in der Nierenrinde ab und führen zu Veränderungen der Urinparameter und in hohen Dosierungen auch zu Nekrosen.

Unerwünschte Wirkungen der Tetrazykline

Tetrazykline können **nierenschädigend** wirken. Außerdem sind schwere akute Überempfindlichkeitsreaktionen und Blutgerinnungsstörungen möglich. Es kann zu für den Patienten sehr unangenehmen Störungen des Geruchs- und Geschmacksempfindens kommen. Bei Kindern unter acht Jahren kann es zu Wachstumsverzögerungen der Knochen, zu Verfärbungen der Zähne und zur Schädigung des Zahnschmelzes kommen.

Unerwünschte Wirkungen von Gyrasehemmern

Gyrasehemmer können ZNS-Störungen, Blutbildveränderungen sowie in der Wachstumsphase Knorpelschäden verursachen. Deshalb sind sie bei Kindern und Jugendlichen kontraindiziert.

Unerwünschte Wirkungen der Glykopeptide

Bei der intravenösen Applikation von **Vancomycin** kann es zu einer Thrombophlebitis kommen. Es können auch allergische Reaktionen auftreten. Bei der Gabe von hohen Dosen wirkt Vancomycin ototoxisch.

> **Vorsicht**
>
> **Gabe von Vancomycin**
>
> Bei einer **zu raschen Gabe** von Vancomycin kann es zu einem **Blutdruckabfall** und **Herzstillstand** kommen. Häufig geht eine Hautrötung voraus („*Red-neck-Syndrom*"). Dieses Zeichen wird oft fehlinterpretiert und mit einer Allergie verwechselt.

Vancomycin muss langsam über mindestens 60 Min. infundiert werden. Es kann zu Venenreizungen kommen. Injektionen dürfen wegen der unerwünschten Wirkungen wie Wärmegefühl, Brechreiz, Parästhesien und erhöhte Ototoxizität nicht durchgeführt werden. Auch eine i. m.-Gabe ist nicht erlaubt. Diese ist schmerzhaft und führt zu Gewebsnekrosen.

Unerwünschte Wirkungen von Chloramphenicol

> **Vorsicht**
>
> **Gabe von Chloramphenicol**
>
> Bei Gabe von Chloramphenicol kann es zu schwerwiegenden und **lebensbedrohlichen Erscheinungen** kommen.

Chloramphenicol ist ein Antibiotikum mit **vielen, auch schwerwiegenden unerwünschten Wirkungen.** Darin ist der zurückhaltende Einsatz begründet. Es können schwere, auch tödlich verlaufende **Blutbildschädigungen** auftreten.

Neugeborene und Frühgeborene können auf eine Gabe von Chloramphenicol mit Erbrechen, Meteorismus, Hypothermie, Atemstörung und grauer Hautverfärbung reagieren (*Grey-Syndrom*). Es droht ein nicht zu beherrschender Kreislaufkollaps. Das betroffene Kind kann innerhalb weniger Std. versterben.

Unerwünschte Wirkungen von Fosfomycin

Bei einer intravenösen Gabe von **Fosfomycin** kann es zu Venenreizungen kommen, die intramuskuläre Applikation ist ausgesprochen schmerzhaft. Außerdem treten gastrointestinale Unverträglichkeiten, allergische Reaktionen und Veränderungen der Leberenzymwerte auf.

Tuberkulostatika in der Pflege

Bei **Tuberkulostatika** wird meist die gesamte Tagesdosis in einer Gabe verabreicht. Bei einigen Wirkstoffen, z. B. Pyrazinamid, gibt es auch gute Erfahrung mit einer intermittierenden Gabe 2-mal wöchentlich. Rifampicin sollte auf nüchternen Magen, mindestens 30 Min. vor dem Essen eingenommen werden. Bei Magenunverträglichkeit kann auch eine leichte Mahlzeit eingenommen werden. Pyrazinamid und Ethambutol werden morgens nach dem Frühstück eingenommen. Ist eine i. v.-Gabe der Tuberkulostatika nötig, erfolgt sie in einer 5-prozentigen Glukoselösung.

Unerwünschte Wirkungen der Tuberkulostatika

Bei **Isoniazid** (*INH*) stehen die Hepato- und Neurotoxizität (Häufigkeit 10 %) im Vordergrund der unerwünschten Wirkungen. Es kann auch zu

Hautreaktionen, Kopfschmerzen, Schwindel und epileptischen Anfällen führen. Außerdem treten gastrointestinale Störungen und Blutbildveränderungen auf. Hepatotoxische Wirkungen anderer Arzneimittel werden durch INH verstärkt.

Rifampicin und **Rifabutin** können Leberfunktionsstörungen mit Gelbsucht, Hautreaktionen, Muskel- und Gelenkschmerzen sowie zentralnervöse Wirkungen verursachen. Es kann zu einer Beeinträchtigung des Kalziumstoffwechsels, zu Sehstörungen sowie zu einer Rötung der Augen und einer Konjunktivitis kommen. Außerdem treten Übelkeit, Erbrechen, Blutbildstörungen und Fieber auf.

Praxistipp

Verfärben von Ausscheidungen

Durch die Färbung der Wirkstoffe können Urin und andere Ausscheidungen rot verfärbt sein. Diese Verfärbungen sind ungefährlich. Weiche Kontaktlinsen können jedoch dauerhaft gelb-orange verfärbt werden. Die Pflegenden klären die Patienten darüber auf, weil sie durch solche Verfärbungen oft verunsichert sind.

Pyrazinamid kann zu Fotosensibilisierungen, gastrointestinalen Störungen, Leberschäden, Hyperurikämie und Blutbildungsstörungen führen. **Ethambutol** kann in seltenen Fällen zu Hyperurikämie und zu Sehstörungen führen, die einige Wochen bis Monate nach dem Absetzen des Präparats reversibel sind. Die Sehstörungen treten v. a. im Rot-Grün-Bereich auf. Es kann in seltenen Fällen auch zu einer Schädigung des Sehnervs kommen. Es werden augenärztliche Untersuchungen empfohlen. Die Fahrtauglichkeit kann beeinträchtigt sein.

Bei **Protionamid** treten unerwünschte Wirkungen im zentralen Nervensystem, im Gastrointestinaltrakt, an der Leber, im Blut, im Stoffwechsel und im Immunsystem auf. Es kann zu einem metallischen Geschmack im Mund kommen (► Tab. 12.6).

12.2 Virustatika

Definition

Virustatika

Arzneimittel, die gegen Viren wirksam sind und zur kausalen Behandlung von Viruserkrankungen dienen.

Die **Behandlung von Viruserkrankungen** erweist sich als schwierig. Das Immunsystem eines gesunden Menschen ist jedoch gut in der Lage, die Erreger selbst abzuwehren. Der Zustand des Immunsystems spielt deshalb bei der Ausprägung und Prognose einer Virusinfektion eine erhebliche Rolle. Virustatika stehen nur für einige ausgewählte Erkrankungen zur Verfügung (► Tab. 12.7).

Virustatika verstehen

Da Viren nicht über einen eigenen Stoffwechsel verfügen, können sie sich nur **in den Zellen** vermehren (► Abb. 12.4). **Virustatika** können lediglich das Vermehren der Viren hemmen. Ein vollständiges Inaktivieren der Erreger ist nicht möglich.

Sofosbuvir (Sovaldi®) ist seit 2014 auf dem deutschen Markt und kann in Kombination mit anderen Arzneimitteln Hepatitis C zu 90 % heilen. Aufgrund der hohen Kosten (488 € pro Tablette), 43.500 € für eine 12-Wochen-Therapie und 87.000 € für eine 24-Wochen-Therapie, wird das Medikament nur sehr eingeschränkt, vor allem bei bestehender Leberzirrhose, eingesetzt. Sofosbuvir ist von der WHO in die Liste der unentbehrlichen Medikamente aufgenommen.

Tab. 12.6 Die wichtigsten unerwünschten Wirkungen von Tuberkulostatika

Substanz (Abkürzung)	Handelspräparate (Beispiele)	Wichtigste unerwünschte Wirkungen	Zu beachten
Isoniazid (*INH*)	Isozid®	Hepatotoxisch, sensible Polyneuropathie	Alkoholverbot, Leberenzymkontrollen
Rifampicin (*RMP*)	Eremfat®	Hepatotoxisch	Alkoholverbot, Leberenzymkontrollen
Ethambutol (*EMB*)	EMB-Fatol®	Optikusneuritis bis zur Erblindung	Regelmäßige Sehtests
Pyrazinamid (*PZA*)	Pyrafat®	Harnsäureanstieg, hepato- und nephrotoxisch	Kontrolle Leber-, Nieren, Stoffwechselparameter

Wirkstoffe zur Hemmung der Nukleinsäuresynthese

Um sich zu vermehren, müssen Viren ihr Erbgut, also ihre DNS, verdoppeln. Da sie keinen eigenen Stoffwechsel haben, erfolgt dies in den Zellen des infizierten Menschen (*Wirtszellen*). Die Hemmung der Nukleinsäuresynthese (*Replikation der Nukleinsäure*) in den befallenen Zellen kann die Virusvermehrung stoppen.

Nukleosidanaloga ähneln chemisch den Nukleosiden (*Bausteine der DNS*), erfüllen aber nicht deren Funktionen. Sie werden anstatt der richtigen Nukleoside in die DNS eingebaut und führen zu einer Funktionsunfähigkeit der DNS-Stränge. Nukleosidanaloga werden erst in der virusbefallenen Zelle aktiviert. Sie hemmen dadurch nur virale Strukturen und schädigen gesunde Zellen nicht. Chemisch gesehen gehören auch **Reverse-Transkriptase-Inhibitoren** gegen HIV und **RNA-Polymerase-Inhibitoren** gegen SARS-CoV2 zu den Nukleosidanaloga. Sie wirken aber über eine Hemmung für die Virusvermehrung wichtiger Enzyme.

Tab. 12.7 Virustatika

Virustatikagruppe	Wirkstoff und Handelspräparate (Beispiele)	Indikationen	
Nukleosidanaloga	Aciclovir (Zovirax®), Valaciclovir (Valtrex®), Brivudin (Zostex®), Famciclovir (Famvir®)	Lokal und systemisch	Herpes-simplex- und Varizella-Zoster-Infektionen
	Ganciclovir (Cymeven®)	Keratitis (*Entzündung der Hornhaut*) durch Zytomegalieviren	
	Ribavirin (Copegus®)	RSV-Infektionen, Hepatitis C	
	Adefovir (Hepsera®)	Chronische Hepatitis B	
	Molnupiravir (Lagevrio®)	COVID-19	
Reverse-Transkriptase-Inhibitoren	Abacavir (Ziagen®), Zidovudin (Retrovir®), Lamivudin (Epivir™)	HIV-Infektionen	
RNA-Polymerase-Inhibitoren	Remdesivir (Veklury®)	COVID-19	
Pyrophosphatanaloga	Foscarnet (Foscavir®, Triapten®)	Zytomegalievirus-, Herpes-simplex-Infektionen	
Penetrationsinhibitoren	Amantadin AL®	Virusgrippe (Influenza Typ A)	
Proteaseinhibitoren	Ritonavir (Norvir™), Saquinavir (Invirase®)	HIV-Infektionen	
	Nirmatrelvir (Paxlovid® in Kombination mit Ritonavir)	COVID-19	
Non-Nukleoside	Nevirapin (Viramune®), Efavirenz (Stocrin®)	HIV-Infektionen	
Neuraminidase-inhibitoren	Zanamivir (Relenza™), Oseltamivir (Tamiflu®)	Virusgrippe	
Interferone	PEG-Interferon-α (Pegasys®)	Chronisch aggressive Hepatitis	
	Interferon-β (Avonex®)	Varizella-Zoster-Infektionen, Feigwarzen	
Antivirale Antikörper	Casirivimab + Imdevimab (REGN-COV2®), Regdanvimab	COVID-19	
Immunmodulatoren	Imiquimod (Aldara®)	Feigwarzen	

RSV: Respiratory Syncytial Virus

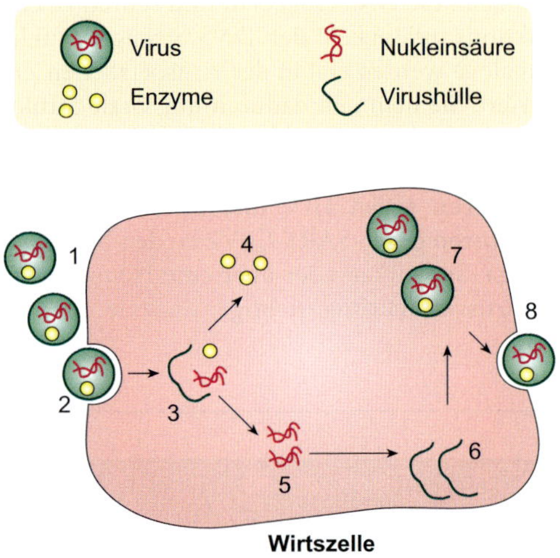

Abb. 12.4 Virusvermehrung in der Wirtszelle. Nach der Adsorption an die Zelloberfläche **[1]** und dem Eindringen (**Penetration**) in die Zelle **[2]** legt das Virus seine Eiweißhülle ab (*Uncoating*) **[3]** und beginnt mit der Synthese von Enzymen (*frühe Proteine*) **[4]**. Dann erfolgt die Verdopplung der viralen Nukleinsäure (*Replikation*) **[5]** und danach die Synthese von Strukturproteinen **[6]**. Nach der Reifung **[7]** wird das Virus freigesetzt **[8]**. [L157]

Non-Nukleoside (*nichtnukleosidische Reverse-Transkriptase-Inhibitoren: NNRTI*) binden an das Enzym Reverse Transkriptase, das speziell beim HI-Virus für die Verdopplung der DNS zuständig ist, und hemmen es in seiner Funktion. So verhindern sie die HIV-Vermehrung. **Foscarnet** ist ein Pyrophosphatanalogon und hemmt virale Enzyme, die an der Nukleinsäuresynthese der Viren beteiligt sind. So wird die Nukleinsäuresynthese und damit die Virusvermehrung unterdrückt.

Penetrationsinhibitoren

Um sich in einer Zelle zu vermehren, muss das Virus in die Zelle eindringen (*Penetration*) und die Eiweißhülle, die es umgibt, ablegen (*Uncoating*). **Penetrationsinhibitoren** verhindern dieses Eindringen der Viren in die Zelle und die Freisetzung der viralen Nukleinsäuren aus der Eiweißhülle.

Proteaseinhibitoren

Proteaseinhibitoren binden an das Enzym Protease des HI-Virus und hemmen es in seiner Funktion. Die Protease ist für die Synthese von Proteinen zuständig, die zur Reifung neuer Viren nötig sind. Ohne diese funktionsfähigen Proteine sind die entstehenden unreifen Viruspartikel defekt und nicht infektiös.

Neuraminidaseinhibitoren

Die **Neuraminidase** befindet sich auf der Oberfläche von Influenzaviren. Sie wird benötigt, wenn sich die Viren vermehrt haben und aus der menschlichen Zelle freigesetzt werden sollen. Durch die Hemmung dieses Enzyms können sich die Influenzaviren nicht ausbreiten.

Interferone und Immunmodulatoren

Interferone und **Immunmodulatoren** induzieren in den menschlichen Zellen eine Resistenz gegen Viren. Das Immunsystem neutralisiert die Viren und eliminiert virusinfizierte Zellen (► 9.1).

Therapie wichtiger Virusinfektionen

Bei leichten Verläufen der **Influenza** wird nur symptomatisch therapiert. Bei schweren Verläufen und bei Risikopatienten werden **Amantadin** oder **Neuraminidaseinhibitoren** eingesetzt. Um effektiv zu sein, muss die Therapie während der ersten Std. nach dem Einsetzen der Symptome beginnen. Einen **prophylaktischen Schutz** stellt die Schutzimpfung gegen Influenzaviren dar. Jedes Jahr ist ein aktualisierter Impfstoff erhältlich.

Eine **HIV-Infektion** ist nicht heilbar. Durch die regelmäßige Einnahme von Virustatika kann jedoch der Ausbruch von AIDS über viele Jahre verhindert werden, sodass die Infizierten ein normales Leben führen können. Werden die Arzneimittel abgesetzt, kommt es nach einiger Zeit bei den Patienten zu einem Anstieg der Viruskonzentration. Die aktuelle Therapie einer HIV-Infektion erhöht die Lebenserwartung und verbessert die Lebensqualität der Menschen erheblich. Da der **Ausbruch** des Krankheitsbildes AIDS verhindert werden kann, können auch die schwer zu therapierenden HIV-assoziierten Erkrankungen vermieden werden. Es wird **immer** mit einer **Kombination** von zwei oder drei Substanzen mit unterschiedlichen Wirkungsmechanismen behandelt. Der Therapieerfolg wird anhand der Viruslast (*Viruskonzentration*) im Blut überprüft. Welche Arzneimittel zum Einsatz kommen, wird v. a. nach den auftretenden unerwünschten Wirkungen ausgewählt.

Die **Herpesinfektionen** durch das Herpes-Virus **Typ I** können erfolgreich lokal mit **Aciclovircreme** behandelt werden. Auch Cremes mit **Zinksulfat** (Virudermin®) sind gut wirksam. Entscheidend für den Therapieerfolg ist ein frühzeitiges Auftragen. Die genitalen Herpesinfektionen (*Herpes-Virus Typ II*) können ebenfalls lokal therapiert werden. Meist werden sie aber systemisch mit Nukleosidanaloga wie Aciclovir oder dem besser resorbierbaren **Valaciclovir** therapiert. Treten Resistenzen auf, kommen zur lokalen Therapie auch Foscarnet oder Tromantadin und systemisch Foscarnet in Frage. Bei den **Varizella-Zoster-Infektionen** benötigen die **Windpocken** keine antivirale Therapie. Ausnahmen bilden Neugeborene und Schwangere sowie ein Befall, der über die Haut hinausgeht. Bei der Reaktivierung des Virus, das entlang der Nervenbahnen persistiert (*überlebt*), kommt es zur **Gürtelrose** (*Zoster*). Diese wird mit Nukleosidanaloga wie **Aciclovir** oder **Brivudin** systemisch therapiert. Die **Zytomegalieviren** (*CMV*) werden mit **Ganciclovir** über 2–3 Wochen, bei Misserfolg oder lebens- und augenlichtbedrohenden Erkrankungen mit **Foscarnet** behandelt.

Virustatika in der Pflege

Der Erfolg der **antiviralen Therapie** hängt in großem Maße von der korrekten Einnahme der Virustatika ab. Besonders die Regelmäßigkeit der Einnahme und das Einhalten des Einnahmeintervalls tragen entscheidend zum Therapieerfolg bei. Die Pflegenden motivieren den Patienten zur richtigen Einnahme der Arzneimittel und unterstreichen dabei den Nutzen der antiviralen Therapie. Bei einer lokalen Therapie des Zosters unterstützen die Pflegenden den Patienten in der korrekten Anwendung der Dermatika.

> **Praxistipp**
>
> **Händehygiene bei Virusinfektionen**
>
> Pflegende informieren den Patienten, dass eine gute Händehygiene stattfinden muss, da sich z. B. ein Lippenherpes bei unsachgemäßer Hygiene auf das Auge ausdehnen kann.

Anwendungsformen

Der Neuraminidasehemmer **Zanamivir** (Relenza®) steht in Form eines **Pulverinhalators** (Diskhaler, Rotadisk) zur lokalen Applikation zur Verfügung. Diese Therapie oder Prophylaxe wird über 5 Tage durchgeführt. Sollten die Patienten weitere inhalative Arzneimittel benötigen, werden diese vor der Inhalation von Relenza® angewendet. Während Zanamivir nicht resorbiert wird, wenn es peroral eingenommen wird, kann **Oseltamivir** (Tamiflu®) als Kapsel geschluckt werden. Zur **lokalen Therapie** von Herpes- und Varizella-Zoster-Infektionen stehen virustatikahaltige Zubereitungen zur Anwendung an Haut und Schleimhäuten zur Verfügung. Dazu gehören Dermatika wie Cremes, Gele, Salben und Lösungen sowie Augentropfen und -salben. Arzneimittel gegen SARS-CoV-2 werden in der Klinik in der Regel i. v. gegeben.

Anwendungshinweise

Bei der **Anwendung von lokalen Virustatika** ist auf die Hygiene besonders zu achten, um die Viren nicht zu verbreiten. Besonders risikoreich ist z. B. das Öffnen von Herpesbläschen. Virustatika zur Therapie chronischer Viruserkrankungen wie z. B. HIV-Infektionen und chronische Hepatitis können peroral verabreicht werden. Didanosin und Indinavir sollten nüchtern also eine Std. vor oder 2 Std. nach den Mahlzeiten, Nelfinavir, Ritonavir und Saquinavir vorzugsweise während oder nach den Mahlzeiten eingenommen werden.

Unerwünschte Wirkungen

Virustatika sind im Allgemeinen gut verträglich. Bei einer parenteralen Applikation können **unerwünschte Wirkungen** jedoch verstärkt in Erscheinung treten. So kann es bei der i. v.-Gabe von **Aciclovir** zu Krampfanfällen, Psychosen oder zu Haarausfall kommen. Bei **Valaciclovir** kann es zu Fotosensibilisierung kommen. Die Pflegenden weisen den Patienten darauf hin, UV-Strahlen (Sonnenbäder, Solarium) zu meiden. Bei **Foscarnet** muss auf eine regelmäßige Elektrolytkontrolle geachtet werden. Durch eine Hypokalzämie können Krämpfe und Parästhesien auftreten. Bei einer **Interferontherapie** müssen sowohl Männer als auch Frauen sichere empfängnisverhütende Maßnahmen anwenden. Zudem sind regelmäßige Blutbildkontrollen erforderlich. Bei Menschen mit **HIV** müssen ebenfalls regelmäßig **Blutbildkontrollen** durchgeführt werden, da Blutbildveränderungen durch die entsprechenden Virustatika häufig sind. Virustatika gegen HIV zeigen oft unerwünschte Wirkungen (► Tab. 12.8) und Wechselwirkungen untereinander bzw. mit anderen Arzneimitteln.

> **Vorsicht**
>
> **Allergische Symptome**
>
> **Bei Zeichen** allergischer Symptome wie z. B. **Fieber, Erbrechen oder Hautausschläge** umgehend den Arzt informieren. Es kann eine **lebensbedrohliche Überempfindlichkeitsreaktion** vorliegen. Bekannt sind solche zwar seltenen, aber schweren Überreaktionen bei Abacavir, Nevirapin, Delaviridin und Ritonavir.

Tab. 12.8 Wichtige unerwünschte Wirkungen von Virustatika zur Behandlung einer HIV-Infektion. Alle Arzneimittel können darüber hinaus zu gastrointestinalen unerwünschten Wirkungen wie Übelkeit oder Diarrhö, fast alle zu Kopfschmerz und Müdigkeit führen.

Substanz	Handelspräparate	Im Vordergrund stehende unerwünschte Wirkungen
Nukleosidanaloga* ► Abb. 12.1		
Abacavir	Ziagen®	Überempfindlichkeitsreaktionen
Zidovudin (*AZT*)	Retrovir®, zusammen mit Lamivudin in Combivir®	Blutbildveränderungen (Leukozytopenie)
Lamivudin (*3TC*)	Epivir®, zusammen mit AZT in Combivir®	Hautausschlag
Non-Nukleoside (*Hemmer der reversen Transkriptase*)		
Efavirenz	Efavirenz Aurobindo®	ZNS-Symptome, Hautausschlag
Nevirapin	Viramune®	Hautausschlag (teils mit Allgemeinsymptomen), Anstieg der Leberwerte
Proteaseinhibitoren**		
Ritonavir	Norvir®	Anstieg der Leberwerte

* alle Nukleosidanaloga: Laktatazidose
** alle Proteaseinhibitoren: Lipodystrophie (v. a. Umverteilung der Fettdepots zum Stamm hin), Verschlechterung der Glukosetoleranz, Fettstoffwechselstörungen, evtl. arterielle Hypertonie

Verbesserung der Compliance bei HIV-Infektion

Bei der Therapie von HIV-Infektionen treten häufig unerwünschte Wirkungen auf, die den Patienten dazu veranlassen können, die Therapie abzubrechen. Die Ursachen liegen zum einen in der schlechteren Verträglichkeit der Wirkstoffe, zum anderen auch in der notwendigerweise hohen Dosierung und der Kombinationstherapie.

Die Pflegenden erläutern den Menschen mit HIV die Ursachen für die schlechte Verträglichkeit der Arzneimittel und schaffen mit einfachen Maßnahmen Abhilfe, z. B. dem Essen kleiner Portionen und viel Flüssigkeitsaufnahme bei Magen-Darm-Beschwerden oder Aromatherapie bei Kopfschmerzen und Müdigkeit. Sie unterstreichen den großen Nutzen der Therapie, die den Ausbruch der tödlichen Immunschwächekrankheit AIDS verzögert. Hier hilft auch der Hinweis auf die hohe Sterblichkeit der AIDS-Erkrankten, als es noch keine Therapie gegen HIV gab, und die Erfolge, die bisher erreicht wurden. Wenn der Patient die Therapie abbrechen will oder bei schweren unerwünschten Wirkungen, informieren die Pflegenden den Arzt. Die Umstellung auf ein anderes Virustatikum kann die Verträglichkeit der Therapie verbessern.

Praxistipp

Situation der Menschen mit HIV

Eine Stigmatisierung von HIV-Infizierten, wie sie in der Zeit nach dem ersten Auftreten dieser Erkrankung stattgefunden hat, ist heute kaum noch zu finden. Mit einfachen Methoden kann man sich vor der Infektion schützen. HIV-Träger können ganz normal am gesellschaftlichen Leben teilnehmen. Für Menschen mit HIV haben sich viele Selbsthilfegruppen gebildet, die den Betroffenen in fast allen Lebensbereichen zur Seite stehen. Pflegende sollten HIV-Infizierte auf die Möglichkeit einer solchen Hilfe aufmerksam machen und Kontakte herstellen.

12.3 Antimykotika

Definition

Antimykotika

Arzneimittel, die gegen Pilzinfektionen eingesetzt werden. Töten Pilze ab (*fungizide Wirkung*) oder hemmen ihr Wachstum (*fungistatische Wirkung*).

Antimykotika verstehen

Bei Pilzerkrankungen der Haut und Schleimhäute ist eine lokale Therapie wegen der wesentlich geringeren unerwünschten Wirkungen und der besseren Effektivität Therapie der Wahl. Systemisch behandelt wird nur bei schweren Verläufen oder nach erfolgloser Lokaltherapie (▸ Tab. 12.9).

Azole

Azole wirken, indem sie die Enzyme der Pilze beeinflussen, was die Sterolsynthese der Pilze hemmt. Die Sterole stellen wichtige Bestandteile der Zellmembran von Pilzen dar und sind an der Regulation der Permeabilität (*Durchlässigkeit*) der Membran beteiligt. Je nach Konzentration wirken die Azole entweder fungistatisch oder fungizid. Therapiert werden können u. a. Infektionen durch Candida-Arten, Kryptokokken, Pityrosporum und Dermatophyten. Einige Wirkstoffe können wegen schlechter Resorption und stärkerer unerwünschter Wirkungen nicht systemisch eingesetzt werden. Ausschließlich lokal angewendete Azole sind Bifonazol, Clotrimazol, Miconazol und Econazol. Die lokalen Antimykotika aus der Gruppe der Azole haben ein breites antimykotisches Spektrum, das Dermatophyten, Sprosspilze und Schimmelpilze einschließt.

Ciclopiroxolamin

Ciclopiroxolamin (Ciclopirox) ist ein Breitbandantimykotikum zur lokalen Behandlung von Infektionen mit Dermatophyten, Schimmelpilzen oder Hefen. Es hemmt bestimmte metallabhängige Enzyme, die für die Entgiftung der Zellen (*Abbau von zelltoxischen Peroxiden*) verantwortlich sind. Dadurch wirkt es fungizid. Ciclopirox dringt sehr gut in Haut- und Hornschichten ein. Aufgrund des andersartigen Wirkungsmechanismus zeigt es keine Kreuzresistenz mit anderen Antimykotika.

Polyene

Polyene verändern die Permeabilität der Zellmembran. Je nach Konzentration wirken sie fungistatisch oder fungizid. **Amphotericin B** wirkt v. a. gegen pathogene Schimmelpilze und Hefen. Es wird intravenös bei Systemmykosen sowie zur Notfalltherapie bei lebensbedrohlichen Pilzinfektionen, z. B. Candida- und Aspergillusinfektionen, eingesetzt. **Nystatin** hat ein schmales Wirkspektrum. Es wirkt v. a. gegen Candida-Arten. Bei einer Behandlung mit Arzneimitteln, die die Darmflora schädigen wie Antibiotika, Kortikoide (▸ 5.4.1) oder Zytostatika (▸ 13.1.1) wird es prophylaktisch gegeben. Dabei wirkt es, da es nicht resorbiert wird, lokal an der Darmschleimhaut. **Natamycin** ist wirksam gegen Hefen, Dermatophyten und Schimmelpilze.

Griseofulvin

Griseofulvin besitzt nur ein enges Wirkungsspektrum vor allem gegenüber Dermatophyten. Es greift am Spindelapparat in die Zellteilung ein. Außerdem beeinflusst es die Proteinsynthese und behindert die Chitinsynthese. Chitin ist ein wichtiger Bestandteil der Zellwand der Pilze.
Griseofulvin wird systemisch gegeben. Es wird nur noch selten bei Pilzinfektionen der Haut eingesetzt, wenn eine lokale Therapie keinen Erfolg hatte und als Erreger Dermatophyten nachgewiesen wurden.

Echinocandine

Caspofungin hemmt die Synthese der Pilzzellwand und dort speziell die Synthese der 1,3-Glucane. Diese Glucane stellen einen Hauptbestandteil der Zellwand vieler Fadenpilze und Hefen dar. Sie fehlen in Säugetierzellen. Echinocandine wirken fungizid gegen Candida- und Aspergillusarten. Caspofungin wird v. a. bei invasiver Aspergillose eingesetzt, wenn andere Mittel, z. B. Amphotericin B, versagt haben oder nicht eingesetzt werden können.

Flucytosin

Flucytosin stört die Protein- und DNS-Biosynthese. Es wird selektiv in die Pilzzellen aufgenommen, dort in 5-Fluorouracil umgewandelt und als falsche Base eingebaut, sodass die Nukleinsäuren in ihrer Funktion gestört sind. Flucytosin wirkt z. B. bei Infektionen durch Candida, Kryptokokken und Aspergillen.

Allylamine

Terbinafin hat ein breites Spektrum bei Pilzinfektionen der Haut. Es greift wie die Azole in die Ergosterolbiosynthese ein und stört so die Zellmembran der Pilze in ihrer Funktion. Ihr Angriffspunkt ist jedoch in einer früheren Phase als jener der Azole. Terbinafin wirkt bei Schimmelpilzen und dimorphen Pilzen fungistatisch und bei Dermatophyten fungizid. **Naftidin** ist ein lokal angewendetes Breitbandantimykotikum zur Behandlung von Dermatophyten-, Aspergillus und Hefeinfektionen sowie bei bakteriellen Mischinfektionen der Haut.

Tolnaftat

Tolnaftat führt in den Pilzen zu Zellwandschäden. Es wirkt gegen Dermatophyten und Aspergillen auf der Haut.

Tab. 12.9 Antimykotika

Antimykotikagruppe	Wirkstoff (Handelspräparate)	Indikationen
Azole	Fluconazol (Diflucan®)	Systemcandidosen, Kryptokokkenmeningitis
		Lebensbedrohliche Pilzinfektionen
		Candidurie (*Candidainfektion der Harnwege*)
	Itraconazol (Sempera®)	Oberflächliche Mykosen
		Dermatomykosen der Handinnenflächen und Fußsohlen
		Pityriasis versicolor
	Ketoconazol (Nizoral®)	Chronische Schleimhautmykosen
		Vaginalmykosen
		Mundsoor
		Haut- und Haarmykosen
		Systemmykosen außer Aspergillom
		Paracoccidioidomykosen, Histoplasmosen
	Miconazol (Micotar®)	Mundsoor (lokale Therapie)
	Voriconazol (Vfend®)	Aspergillose
	Bifonazol (Bifon®)	Dermatomykosen durch Dermatophyten, Hefen, Schimmelpilze u. a.; Pityriasis versicolor, Nagelpilz
	Clotrimazol (Canesten®)	Dermatomykosen, Pityriasis versicolor
	Econazol (Epi Pevaryl®)	Pilzinfektionen von Haut und Nägeln, auch Mischinfektionen mit grampositiven Bakterien
Pyridonderivate	Ciclopiroxolamin (Batrafen®)	Dermatomykosen
		Nagelpilz
		Vaginalmykosen
Polyene	Amphotericin B (AmBisome®, Ampho-Moronal®)	Organmykosen und generalisierte Mykosen, z. B. Aspergillose, Kryptokokkose, Lungenmykosen, mykotische Zystitis
		Hefepilzmykosen der Haut und Schleimhäute
	Nystatin (Biofanal®)	Intestinale Candidosen
		Prophylaktisch bei Antibiotika-, Kortikoid- oder Zytostatikabehandlung
		Candidosen der Haut und Schleimhäute
Griseofulvin	Griseofulvin	Dermatophyteninfektionen
Echinocandine	Caspofungin (Cancidas®)	Invasive Aspergillosen
Allylamine	Terbinafin (Lamisil®)	Pityriasis versicolor, Tinea corporis, crusis, Tinea pedis interdigitalis, Hautinfektionen durch Microsporum, Epidermophyton, Hefen
		Schwere Tinea, Pilzinfektionen der Finger- und Zehennägel durch Dermatophyten
	Naftidin (Exoderil®)	Dermatomykosen einschließlich Mischinfektionen mit Bakterien
Thiocarbamate	Tolnaftat (Tinatox®)	Tinea, Pityriasis versicolor

Therapie von Systemmykosen

Eine **Candidiasis** (*Soor, Moniliaris*) tritt v.a. bei immungeschwächten, diabetischen oder antibiotisch vorbehandelten Menschen auf. In den meisten Fällen ist Candida albicans der Verursacher der Candidiasis. Meist sind nur die Schleimhäute und die Haut betroffen (*Soor*), es kann aber auch zu einer Peritonitis (*Bauchfellentzündung*) oder zur Sepsis kommen. Die Candidiasis wird mit **Fluconazol, Itraconazol** oder **Amphotericin B** therapiert.
Aspergillose wird durch Aspergillen verursacht. Dies sind Schimmelpilze, die in der Umgebung überall vorkommen, z. B. in Blumenerde. Sie können zu Ohrinfektionen (*Otomykose*), zu bronchialem Befall, aber auch zu einer Endokarditis führen. Therapiert wird die **Aspergillose** mit **Amphotericin B,** das man auch in seiner besser verträglichen liposomalen Form (AmBisome®) einsetzen kann. Außerdem kann **Itraconazol** gegeben werden. Bei einem **Aspergillom,** einer Sonderform der Lungenmykose, bei der vorhandene, durch andere Erkrankungen entstandene Hohlräume besiedelt werden, oder bei einer Endokarditis muss operiert werden.
Mit **Caspofungin** und **Voriconazol** stehen zwei weitere Substanzen für die Therapie der Aspergillose zur Verfügung. Sie stellen eine Alternative dar bei Amphotericin-B-Unverträglichkeit oder wenn die Therapie mit Amphotericin B oder mit Itraconazol nicht anspricht.

Antimykotika in der Pflege

In der **Therapie der Pilzerkrankungen** ist zunächst zu entscheiden, ob lokal therapiert werden kann oder eine systemische Therapie notwendig ist. Dabei ist zu berücksichtigen, ob nur ein oberflächlicher Befall an gut zugänglichen Arealen, z. B. Haut und Schleimhäuten, vorliegt oder eine tiefe oder systemische Mykose, die dann peroral oder mit Infusionen therapiert werden muss. Zur peroralen Applikation stehen Tabletten, Kapseln, Dragees oder Saft zur Verfügung.
Zur lokalen Therapie werden je nach befallenem Areal Cremes, Salben, Gele, Pasten, Lösungen, Suspensionen, Sprays, Puder, Shampoos, Nagellacke, Lutschtabletten, Mundgele und Vaginalcremes verwendet. Halbfeste Zubereitungen werden auf die erkrankten Hautgebiete aufgetragen und leicht einmassiert. Bei der Nagelpilzbehandlung ist darauf zu achten, dass erkrankte Nagelteile sorgsam – am besten mit Wegwerf-Nagelfeilen – entfernt werden, bevor Nagellack oder -paste aufgetragen werden.
Die Pflegenden informieren den Patienten über die Anwendung der verschiedenen Arzneiformen und über die Dauer der Therapie. Auch nach dem Verschwinden der Symptome sind die Therapien weiterzuführen (1–3 Wochen). Ein Problem stellt die **Dauer der Behandlung** dar. Solange Symptome wie z. B. Juckreiz vorhanden sind, denken Patienten an die Behandlung. Symptomfreiheit dagegen lässt die Behandlung in den Hintergrund treten, wodurch der Therapieerfolg gefährdet ist. Besonders Nagelmykosen müssen über mehrere Monate therapiert werden, was einem befriedigenden Behandlungsergebnis im Wege stehen kann.

Einnahmehinweise

Da einige Antimykotika wie z. B. Ketoconazol, Nystatin, Natamycin oder Terbinafin zu Magenreizungen führen können, sollten sie während oder nach einer Mahlzeit mit viel Flüssigkeit (mindestens ein Glas Wasser) eingenommen werden. Besonders bei Kapseln und überzogenen Arzneiformen wie Dragees und Filmtabletten weisen die Pflegenden den Patienten darauf hin, dass diese nicht zerkaut werden dürfen. Es kann sonst verstärkt zu Magenreizungen oder zu einer Inaktivierung des Wirkstoffs kommen.
Azolantimykotika wie Ketoconazol können eine Alkoholunverträglichkeit erzeugen. Alkoholische Getränke sind deshalb während der Therapie zu vermeiden (▸ 2.4.7).

Unerwünschte Wirkungen

Lokal angewendet sind die Antimykotika sehr gut verträglich. Es kann lediglich zu vorübergehenden Hautreaktionen wie Rötungen, Juckreiz, Stechen und Brennen kommen, die jedoch meist keinen Grund für einen Therapieabbruch darstellen.
Bei systemischer Therapie, v. a. bei i. v.-Gabe, treten jedoch **häufig unerwünschte Wirkungen** auf:

- Bei Einnahme von **Fluconazol** kann ein Hautausschlag auftreten.
- **Amphotericin B** bleibt wegen seiner eingeschränkten Verträglichkeit schweren Organ- und Systemmykosen vorbehalten. Als häufige unerwünschte Wirkungen bei intravenöser Anwendung treten Fieber, manchmal Schüttelfrost, Appetitlosigkeit, Brechreiz, Erbrechen, Durchfall, epigastrische Krämpfe, Anämien, Schmerzen an der Injektionsstelle, Thrombophlebitis, generalisierte Schmerzzustände und Nierenfunktionsstörungen auf. Bei hoher Dosis (> 5 g) oder in Kombination mit anderen nephrotoxi-

schen Substanzen, kann es zu einem dauernden Nierenschaden kommen.
- Bei Behandlung mit **Griseofulvin** kommt es selten zu Fotosensibilisierung und schweren Hautveränderungen.
- Bei Behandlung mit **Caspofungin** kann es zu Fieber, Schmerzen, gastrointestinalen Beschwerden, Hautausschlag, Anämie, Veränderungen der Leberwerte und einer Thrombophlebitis kommen.
- Bei Gabe von **Flucytosin** treten v. a. gastrointestinale Beschwerden, Allergien, Hautausschläge, Blutbildveränderungen, Veränderungen der Leberwerte, Halluzinationen und Schwindel auf. Schwere unerwünschte Wirkungen werden beobachtet bei Niereninsuffizienz oder wenn gleichzeitig nierentoxische Substanzen gegeben werden.

Praxistipp

Therapie mit Griseofulvin

Die Pflegenden weisen den Patienten darauf hin, dass UV-Strahlung (Solarium, Sonnenbäder) während der Therapie mit Griseofulvin zu vermeiden sind. Treten zentralnervöse Störungen auf, kann die Fahrtauglichkeit beeinträchtigt sein. Wollen Patienten trotz des Hinweises nicht auf eine aktive Teilnahme am Straßenverkehr verzichten, ist der Arzt darüber zu informieren.

Bei der Therapie von **vaginalen Pilzinfektionen** machen die Pflegenden die Patientin darauf aufmerksam, dass durch das Anwenden der Antimykotika in der Scheide ein starker Ausfluss auftreten kann. Das vorsorgliche Verwenden von geeigneten Slipeinlagen oder Damenbinden ist empfohlen. Der Ausfluss ist kein Grund, die Therapie einzustellen. Partnerbehandlung empfiehlt sich, wenn der Partner auch Symptome feststellt.

12.4 Antiprotozoika

Definition

Protozoenerkrankungen

Krankheiten, die durch Protozoen (*einzellige tierische Lebewesen*) verursacht werden. Wirtswechsel zwischen Mensch und verschiedenen Tieren.

Malaria

Wechselfieber: Schwere Infektionskrankheit der warmen Klimazonen, die durch wiederholte Fieberschübe gekennzeichnet ist. In Deutschland jährlich über 1 400 Erkrankungs- und 50 Todesfälle.

Antiprotozoika

Arzneimittel, die gegen Protozoen eingesetzt werden.

Anti-Malaria-Mittel

Antiprotozoika, die gegen Malaria eingesetzt werden.

Bei der **Malaria** kommt es zu einem Befall der Erythrozyten durch Protozoen der Gattung **Plasmodium.** Plasmodien sind intrazelluläre Protozoen, die einem bestimmten **Infektionszyklus** folgen (▸ Abb. 12.5):
- **Sporozoiten** (*Sichelkeime*) gelangen mit dem Speichel der Anophelesmücke durch einen Stich in die menschliche Blutbahn.
- Sie dringen in die Leberparenchymzelle ein und entwickeln sich zu einem die Leberzelle ausfüllenden **Gewebsschizonten.**
- Die befallene Zelle platzt auf und **Merozoiten** werden frei. Sie heften sich an die Membran der Erythrozyten, stülpen diese ein und entwickeln sich über ein „Ringstadium" zu reifen **Blutschizonten.**
- Platzen die befallenen Erythrozyten, werden erneut Merozoiten freigesetzt, die in benachbarte freie Erythrozyten eindringen und wieder zu Blutschizonten ausreifen.
- Einige Merozoiten entwickeln sich zu Geschlechtsformen und werden als solche beim Saugakt von der Mücke aufgenommen.
- Nach der Befruchtung in der Mücke und der Bildung von Sporozoiten können diese mit einem Stich wieder auf den Menschen übertragen werden.

Bei Plasmodium vivax und Plasmodium ovale verbleiben einige Leberschizonten als einzellige Hypnozoiten (*Ruheformen*) in einer Ruhephase. So kann es nach Monaten oder Jahren zu Rezidiven kommen.

Antiprotozoika verstehen

Wirkstoffe, die gegen die **Malaria** eingesetzt werden (*Anti-Malaria-Mittel*) sind Chloroquin, Halofantrin, Primaquin, Atovaquon und das Tetrazyklin Doxycyclin. **Anti-Malaria-Mittel** wirken gegen die verschiedenen Entwicklungsstadien der Plasmodien. Die Entwicklung der Gewebsschizonten hemmen **Primaquin** und **Proguanil.** Sie wirken somit prophylaktisch. Die Vermehrung in den Erythrozyten und die Reifung von Blutschizonten unterdrücken **Chloroquin, Halofantrin** und **Ato-**

vaquon. Diese Stoffe können zur Prophylaxe und Therapie der Malaria verwendet werden. Auch **Proguanil** und **Doxycylin** wirken gegen Blutschizonten, jedoch langsamer.
Primaquin wirkt gegen Hypnozoiten und auf die Geschlechtsformen des Plasmodium falciparum. Es können mit diesem Wirkstoff Malariarezidive und die Übertragung des Erregers vom Menschen auf die Mücke verhindert werden (► Abb. 12.5). Zur Therapie eines akuten Malariaanfalls ist der Wirkstoff nicht geeignet. Nach peroraler Applikation wird **Chloroquin** (Resochin®) rasch und vollständig aus dem Darm resorbiert und in zahlreichen Geweben und Organen angereichert. Da es aus diesen Depots nur langsam freigesetzt wird, hält seine Wirkung lange an. Es ist zur Therapie und Prophylaxe aller drei Malariaformen geeignet. Außerdem wird Chloroquin zur Behandlung einer Amöbiasis, bei chronischer Polyarthritis und systemischem Lupus erythematodes eingesetzt. Weitere **Antiprotozoika** sind Pyrimethamin, Sulfadiazin, Pentamidin und die beiden Antibiotika Metronidazol und Cotrimoxazol.

Malariaprophylaxe

Bei Reisen in Malariagebiete ist eine **Prophylaxe mit Anti-Malaria-Mitteln** empfohlen. Das Auftreten der Malariaformen und die Resistenzlage in den Zielgebieten verändern sich jedoch häufig. Gesundheitsämter und Tropeninstitute geben aktuelle Auskunft darüber, welche Wirkstoffe eingenommen werden sollten. Mitunter ist es empfehlenswert, ein Stand-by-Präparat mitzunehmen, das erst bei Auftreten von Malariasymptomen eingenommen wird.
Zur Malariaprophylaxe mit **Chloroquin** wird in der Woche vor der Abreise sowie am Abreisetag (oder an 2 aufeinanderfolgenden Tagen bei Reiseantritt) je 8 mg Chloroquinphosphat pro kg/KG eingenommen. Anschließend werden für die Dauer der Reise sowie für 6 Wochen (mindestens aber 4) nach dem Verlassen des Malariagebietes in einwöchigen Abständen jeweils am Wochentag der Abreise 8 mg Chloroquinphosphat pro kg/KG eingenommen.
Problematisch ist die Malariaprophylaxe bei Säuglingen und Kleinkindern, bei Schwangeren, bei Menschen mit Herzbeschwerden, bei Epileptikern und bei verschiedenen anderen Erkrankungen.

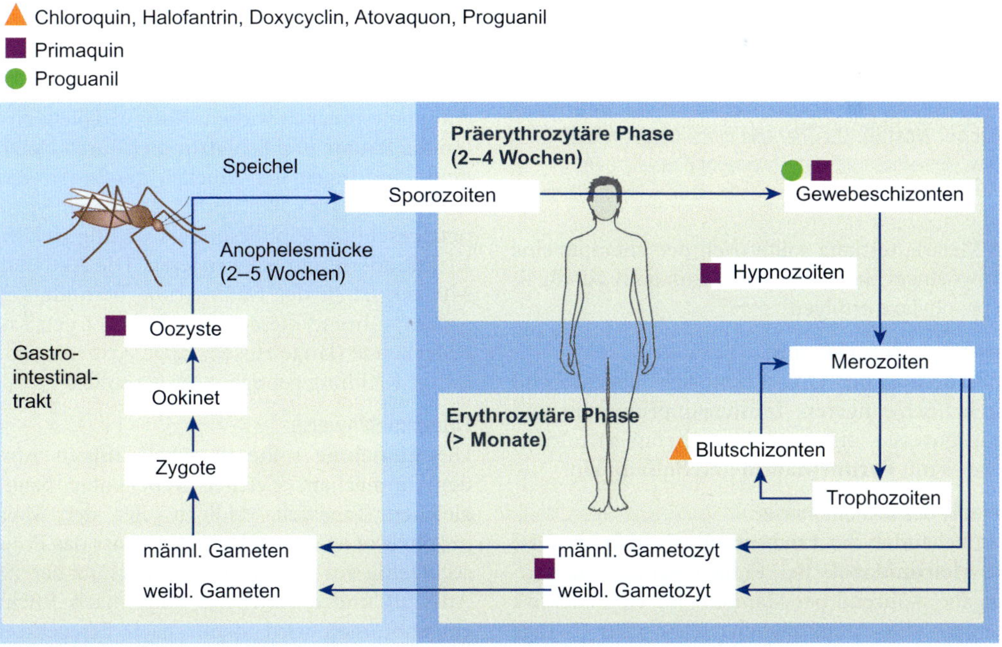

Abb. 12.5 Entwicklungszyklus der Malariaerreger und Angriffspunkte der Anti-Malaria-Mittel [L157]

Eine effektive Prophylaxe stellt auch das Schlafen unter Moskitonetzen dar. Hilfsorganisationen verteilen in betroffenen Ländern dieses Hilfsmittel.

Praxistipp

Homöopathische Medikamente zur Malariaprophylaxe

Im Internet werden zunehmend homöopathische Medikamente zur Malariaprophylaxe angeboten. Da herkömmliche Medikamente einige unerwünschte Wirkungen hervorrufen, greifen Reisende gern darauf zurück. Von diesen Homöopathika ist **absolut abzuraten,** da sie keinerlei Wirkung haben und es zu einigen Todesfällen durch Malaria trotz dieser angeblichen Prophylaxe kam.

Therapie der Malaria

Zur **Therapie der Malaria** wird als Mittel der Wahl **Chloroquin** eingesetzt. Wurde Chloroquin bereits prophylaktisch verwendet oder ist bekannt, dass der Erreger resistent ist, kommen andere Wirkstoffe zum Einsatz. Die Malaria tertiana und die Malaria quartana können gut mit Chloroquintabletten behandelt werden. Zur Therapie schwerer Malariaformen (*Malaria tropica*) stehen auch parenteral zu applizierende Arzneiformen zur Verfügung.

Vorsicht

Malaria tropica

Der Verdacht auf Malaria tropica ist ein **internistischer Notfall.** Die Therapie muss im Zweifelsfall vor bzw. ohne Plasmodiennachweis im Blut erfolgen.

Bei Malaria tertiana sollte nach der Therapie eine zweiwöchige Einnahme von Primaquin zur Rezidivprophylaxe erfolgen.

Therapie der Toxoplasmose

Eine **Therapie der Toxoplasmose** ist überwiegend nur bei Schwangeren, Immunsupprimierten und Neugeborenen angezeigt. Man therapiert normalerweise mit **Pyrimethamin** und **Sulfadiazin.**

Therapie der Trichomoniasis

Man behandelt die **Trichomoniasis** üblicherweise mit **Metronidazol.** Bei Frauen genügt die Einmalgabe, während bei Männern für eine effektive Therapie eine 2-mal-tägliche Gabe über 7 Tage notwendig ist. Die Sexualpartner sollten immer mitbehandelt werden. Oft wird eine systemische Therapie mit einer lokalen Therapie (Cremes, Vaginalcremes oder -tabletten) kombiniert.

Therapie der Amöbenruhr

Die durch **Amöben** verursachte **Ruhr** kommt meist in den Tropen vor und ist durch flüssige und breiige, mit Blut und Schleim vermischte Stühle gekennzeichnet. Diese enthalten viele Erreger. Es kommt v. a. zu abdominalen Beschwerden, aber auch zu Fieber und systemisch-toxischen Symptomen. Zur Behandlung wird v. a. der Flüssigkeits- und Elektrolytverlust ausgeglichen. Gegen die Amöben kann **Metronidazol** oder bei Unverträglichkeit **Chloroquin** gegeben werden. Die Behandlung richtet sich nach dem Schweregrad und der Manifestation der Erkrankung.

Therapie von Pneumocystis carinii

Eine Infektion mit **Pneumocystis carinii** tritt meist bei einer geschwächten Abwehrlage des Menschen, z. B. bei AIDS- oder Krebserkrankung, auf. Die Infektion manifestiert sich häufig in der Lunge und geht mit Fieber, Dyspnoe und unproduktivem Husten einher. Das Medikament der Wahl ist **Cotrimoxazol.** Als Alternative stehen **Pentamidin** oder **Atovaquon** zur Verfügung.

Anti-Malaria-Mittel in der Pflege

Zur Abwehr der Anophelesmücke können **Repellenzien** (*insektenabwehrende Mittel*), z. B. Autan®, benutzt werden. Vor der Verwendung sollte darauf geachtet werden, dass die Präparate auch gegen Anophelesmücken wirken. Nach Möglichkeit sollten die Räume und Schlafzimmer durch Netze vor dem Eindringen der Mücken geschützt werden. Der Schlafplatz sollte immer durch ein Moskitonetz geschützt sein, besonders wichtig ist dies bei Kleinkindern und Schwangeren. Die Aktivität der Mücken ist in der Dämmerung besonders groß, sodass während dieser Zeit möglichst den Körper bedeckende (lange Hosen, lange Ärmel) helle und luftige Kleidung getragen werden sollte.

Einnahmehinweise

Die Einnahme sollte in **regelmäßigen** Abständen – immer am gleichen Wochentag bzw. zur gleichen Tageszeit – erfolgen. Bei der Malariaprophylaxe ist darauf zu achten, dass das Präparat rechtzeitig vor Reiseantritt zum Schutz bereits bei Ankunft und ausreichend lange nach Rückkehr eingenommen wird, damit nach Erregerkontakt keine Ausbreitung der Infektion stattfindet.

Halofantrin und Atovaquon werden bei oraler Gabe langsam und mit großen Schwankungen resorbiert. Die Einnahme zusammen mit einer **fettreichen Mahlzeit** verbessert die Resorption. Um unerwünschte Wirkungen im Gastrointestinaltrakt gering zu halten, sollten Anti-Malaria-Mittel generell **nach** oder **zum** Essen eingenommen werden. Tritt innerhalb einer Std. nach der Einnahme der Malariaprophylaxe **Erbrechen** auf, muss eine weitere Dosis eingenommen werden. Bei Auftreten von Diarrhö kann die Behandlung in den meisten Fällen normal nach Schema weitergeführt werden.

Unerwünschte Wirkungen

Anti-Malaria-Mittel können viele, z.T. **auch gefährliche unerwünschte Wirkungen** haben. **Chloroquin** ist vergleichsweise gut verträglich. Häufig sind gastrointestinale Beschwerden wie Übelkeit, Erbrechen, Appetitlosigkeit und Diarrhö.

Praxistipp

Sicherer Schutz vor Malaria

Reisende sollten darauf hingewiesen werden, Prophylaktika auch beim Auftreten von unerwünschten Wirkungen konsequent weiter einzunehmen, da sonst kein Schutz vor Malaria besteht.

Vorsicht

Unerwünschte Wirkungen

Bei Auftreten von Schwindel, Sehstörungen, Krampfanfällen, Verwirrung oder Sedierung ist die **Fahrtauglichkeit** beeinträchtigt. Der Patient sollte, bevor er Auto fährt, auf das Auftreten dieser unerwünschten Wirkungen achten. Auch Taucher oder andere Sportler sollten bei Auftreten der genannten unerwünschten Wirkungen auf den Sport verzichten, da es sonst zu **Unfällen** kommen kann.

Die Therapie muss, wenn sie länger dauert, konsequent ärztlich betreut werden wie z.B. augenärztliche Überwachung oder Überwachung der Herzfunktion.

12.5 Anthelminthika

Definition

Taeniasis

Bandwurmbefall: Befall des Menschen durch den Rinderbandwurm (*Taenia saginata*) oder den Schweinebandwurm (*Taenia solium*).

Echinokokkose

Echinokokkeninfektion: Infektion des Menschen mit Eiern des Fuchs- oder Hundebandwurms (*Echinococcus multilocularis, Echinococcus granulosus*).

Enterobiasis

Oxyuriasis: Darminfektion mit Enterobius (*Oxyuris*) vermicularis. Bei Kindern häufiger als bei Erwachsenen.

Askariasis

Befall des Menschen mit dem Spulwurm Ascaris lumbricoides. Infektion durch Aufnahme der Wurmeier, z.B. durch ungewaschenes, fäkaliengedüngtes Gemüse.

Trichinose

Infektion des Menschen mit Trichinen (*Trichinella spiralis*). Aufnahme der Larven durch nicht ausreichend erhitztes Fleisch.

Anthelminthika

Wurmmittel: Mittel gegen Wurmerkrankungen. Die Parasiten im Körper des Menschen werden abgetötet.

Anthelminthika verstehen

Die **Bandwurmmittel** Praziquantel (Biltricide®) und Niclosamid (Yomesan®) werden bei verschiedenen Bandwurmerkrankungen wie Rinderbandwurm (*Taenia saginata*), Schweinebandwurm (*Taenia solium*), Fischbandwurm und Zwergbandwurm eingesetzt. **Niclosamid** beeinträchtigt den Stoffwechsel der Würmer, wird aber nicht resorbiert. Die Würmer werden empfindlich für proteolytische Enzyme im Darm, sodass es zu einer Verdauung kommt. Mit **Praziquantel** werden auch Infektionen durch Schistosomen, Leber- und Lungenegel behandelt. Praziquantel lähmt die Muskulatur der Würmer. Sie werden mit dem Stuhl ausgeschieden. In höheren Dosen führt Praziquantel zum Tod der Würmer.

Nematodenmittel wirken v. a. gegen Fadenwürmer. Mebendazol und Albendazol blockieren die Glukoseaufnahme der Parasiten. **Mebendazol** (Vermox®) wird bei Enterobiasis (*Oxyuriasis*), Askariasis, Trichuriasis, Ankylostomiasis, Strongyloidiasis und Taeniasis angewendet. **Albendazol** (Eskazole®) dient zur Behandlung der zystischen Echinokokkose (*Hundebandwurmbefall*) und der alveolären Echinokokkose (*Fuchsbandwurmbefall*) bei inoperabler bzw. nicht radikal operierbarer Verlaufsform und zur präoperativen Unterstützung einer chirurgischen Therapie. Außerdem ist es bei Trichinose und bei Zwergfadenwurmbefall wirksam.
Oxyuren, Askariden, Hakenwürmer und der Amerikanische Hakenwurm können mit **Pyrantel** (Helmex®) behandelt werden. Pyrantel wird im Darm kaum resorbiert und lähmt dort die Würmer. **Pyrviniumembonat** (Molevac®) dient zur Behandlung der Oxyuriasis. Pyrvinium wirkt auf den Kohlenhydratstoffwechsel der Würmer.

Wurmkur

Die sicherste Methode, um eine Infektion mit Würmern zu behandeln, ist die **Wurmkur.** Weil bei manchen Würmern wie z. B. Spulwürmer die Anthelminthika nur gegen die Würmer, nicht aber gegen die Larven wirken, sind die Kuren meist im vorgeschriebenen Abstand zu wiederholen. Auch bei Erfolglosigkeit wird die Wurmkur wiederholt. Mikroskopische Stuhluntersuchungen sind die sicherste Methode, um den Erfolg zu kontrollieren.

Therapie von Fuchs- und Hundebandwurmbefall

Fuchs- und Hundebandwurm und das von Veränderungen betroffene Gewebe werden, wenn möglich, operativ entfernt. Zusätzlich wird eine Wurmkur mit **Albendazol** (Eskazole®) durchgeführt. Es wird 28 Tage lang (1 Zyklus) 2-mal täglich eine Filmtablette Eskazole® eingenommen. Danach wird eine Pause von 14 Tagen eingehalten. Die Behandlungsdauer sollte mindestens zwei, maximal drei Behandlungszyklen umfassen.

Anthelminthika in der Pflege

Wurmkuren werden in Abhängigkeit von der Art der Parasiten, vom Alter des Menschen und dessen Begleiterkrankungen spezifisch durchgeführt. So stehen für jüngere oder ältere Menschen bei einigen Arzneimitteln flüssige Zubereitungen oder Kleindragees zur Verfügung. Bei manchen **Anthelminthika** sind spezielle Maßnahmen wie Diät oder Abführmittel erforderlich.

> **Praxistipp**
>
> **Bei Wurmbefall**
>
> Auf sorgfältige Hygiene wie z. B. Händedesinfektion ist zu achten. Betroffene sollten kochbare Unterwäsche tragen, das Bettzeug täglich wechseln und bei mindestens 60 °C waschen – auch Kuscheltiere und andere Gegenstände. Kommt es zu einem wiederholten Befall, sollten die Familienmitglieder in die Therapie einbezogen werden. Häufig ist ein symptomfreier Angehöriger Träger des Wurms.

Einnahmehinweise

Die **Einnahme** erfolgt immer streng nach den vorgeschriebenen Hinweisen in der Gebrauchsinformation. **Albendazol** soll morgens und abends zu den Mahlzeiten mit etwas Flüssigkeit eingenommen werden. Zur besseren Wirkstoffaufnahme wird zur Tabletteneinnahme eine fetthaltige Kost empfohlen. **Mebendazoltabletten** können während der Mahlzeiten mit etwas Wasser eingenommen werden.
Die Einnahme von **Praziquanteltabletten** sollte unzerkaut während einer Mahlzeit mit ausreichend Flüssigkeit erfolgen. Bei **Niclosamid** werden die Tabletten gründlich zu einem feinen Brei zerkaut oder in Wasser fein zerstoßen und auf einmal nach dem Frühstück eingenommen. Alkoholgenuss soll während der Kur vermieden werden.

Unerwünschte Wirkungen

Die Behandlungsdauer mit Wurmmitteln ist aufgrund der kurmäßigen Anwendung meist kurz. Deshalb ist die Verträglichkeit relativ gut. Bei hohen Dosierungen können vermehrt unerwünschte Wirkungen auftreten. Häufige **unerwünschte Wirkungen der Anthelminthika** sind **Magen-Darm-Beschwerden.** Es kommt zu Leibschmerzen, Brechreiz, Appetitlosigkeit, Übelkeit und Erbrechen. Diese können mit dem Wirkstoff, aber auch mit den Parasiten und deren Absterben in Zusammenhang stehen. Besonders bei starkem Wurmbefall kommt es durch die absterbenden Parasiten zu Magen-Darm-Beschwerden.
Bei einer Wurmkur mit **Albendazol** muss vor jeder Behandlung eine Kontrolle der Leberfunktionswerte und des Blutbildes durchgeführt werden, da es zu **Leberfunktionsstörungen** und **Blutbildveränderungen** kommen kann. Auch bei **Mebendazol** kommt es bei hohen Dosen vereinzelt zu Veränderungen der Leberwerte. Bei **Mebendazol,**

Praziquantel und **Niclosamid** kann es zu allergischen Erscheinungen wie Erythem, Pruritus, Urtikaria und Angioödem kommen. Unerwünschte Wirkungen im Nervensystem wie Kopfschmerzen, Schwindel, Schwäche, Benommenheit, Müdigkeit, Schlaflosigkeit, Myalgie treten bei **Praziquantel, Pyrantel** und **Albendazol** auf.
Für **Pyrvinium** typisch ist eine durch das Arzneimittel verursachte rote Verfärbung des Stuhls. Die Pflegenden weisen den Patienten auf diese völlig harmlose Verfärbung schon vor Beginn der Wurmkur hin. Da eine Beobachtung des Stuhls empfohlen und auch sehr sinnvoll ist, wird der Patient sicher auf die rote Farbe des Stuhles aufmerksam und ist evtl. stark verunsichert. Häufig vermuten Betroffene fälschlich, es sei Blut im Stuhl.

12.6 Desinfektionsmittel

Definition

Desinfektion

Schädigung und Reduktion von pathogenen Mikroorganismen mit physikalischen oder chemischen Maßnahmen zur Verhinderung einer Infektion, z. B. auf Händen, anderen Hautflächen oder auf Materialoberflächen.

Desinfektionsmittel

Chemische Mittel zur Beseitigung oder Inaktivierung von pathogenen Mikroorganismen auf totem oder lebendem Material.

Antiseptika

Desinfektionsmittel zur Anwendung an Haut und Schleimhäuten.

Der Stellenwert von **Desinfektion** und Desinfektionsmitteln hat sich in den vergangenen Jahren seit dem Vorkommen von multiresistenten Erregern, von neuen, bisher unbekannten Krankheiten erhöht. Zum Abtöten von Mikroorganismen stehen verschiedene Möglichkeiten und Verfahren zur Verfügung. So können sie durch die Einwirkung von Wärme, ionisierenden Strahlen oder chemischen Substanzen getötet werden. Beispielsweise werden die vegetativen Formen aller pathogenen Bakterien bei 60 °C innerhalb von 15 Min. vollständig abgetötet.

Kritischer Blick

Pro und Contra: Sollte auch im Alltag möglichst viel desinfiziert werden, um Infektionen vorzubeugen?

Durch die Corona-Pandemie erlangte das Desinfizieren einen sehr hohen Stellenwert in der Gesellschaft, auch bei alltäglichen Dingen.

Pro

- Sind alle Keime abgetötet, können sie uns nicht mehr krank machen.
- Infektionsschutz sollte nicht nur im Krankenhaus stattfinden.
- Krankheiterreger sind überall, also muss auch alles desinfiziert werden.
- Die Sicherheit vor gefährlichen Infektionen geht vor.

Contra

- Desinfektionsmittel töten alle Keime ab, nicht nur die gefährlichen.
- Desinfektionsmittel schädigen Haut und Schleimhäute bei häufigem Gebrauch.
- Das Immunsystem muss auch mit den Krankheitserregern fertig werden, sonst funktioniert die Abwehr irgendwann nicht mehr.
- Desinfektionsmittel kosten Geld und schädigen die Umwelt.

Wichtige Desinfektionsarten

Ein flächendeckender, unspezifischer Einsatz von Desinfektionsmitteln ist unökonomisch und umweltbelastend. Die Desinfektion sollte gezielt und überlegt eingesetzt werden. So muss z. B. bei einer Infektion mit Rotaviren (*virale Gastroenteritis*) ein Mittel gewählt werden, das auch Viren abtötet. Die Pflegenden weisen das Reinigungspersonal auf besondere Erreger hin, sodass das entsprechende Flächendesinfektionsmittel zum Einsatz kommt. Andererseits sind manchmal andere Hygienemaßnahmen, z. B. das Tragen eines Mundschutzes bei Tuberkulose, genauso wichtig wie die sinnvoll eingesetzte Desinfektion.

Praxistipp

Desinfektion und Hygieneplan

Die allgemeine Desinfektion richtet sich nach einem Hygieneplan, der die Angaben zur Häufigkeit, des zu verwendenden Mittels und der korrekten Anwendung enthält. Bei einer Desinfektion sind die **Konzentration** und die **Einwirkzeit** genau einzuhalten.

Bei zu hoher Konzentration und zu langer Einwirkung kommt es zu unerwünschten Wirkungen und zu stärkerer Umweltbelastung. Sind Konzentration und Einwirkungszeit zu gering, ist die Desinfektion nicht erfolgreich.

Grobdesinfektion

Bei der **Grobdesinfektion** handelt es sich um eine Reinigung mit zusätzlich desinfizierender Wirkung. Sie umfasst die Desinfektion von Räumen, Betten, Fußböden, Toiletten und größeren Geräten. Es werden verschieden konzentrierte Lösungen von **Tensiden, Aldehyden** und **Alkoholen** verwendet. Zur Raum- und Bettendesinfektion kommt **Formaldehyd** zum Einsatz.

Flächen- und Instrumentendesinfektion

Flächen und Instrumente werden meist mit **Alkoholen** und **aldehydhaltigen Desinfektionsmitteln** behandelt. Liegt jedoch eine Eiweißbelastung mit z. B. Eiter oder Blut vor, kommen **phenolische Desinfektionsmittel** zum Einsatz. Bei der **Instrumentendesinfektion** ist zu beachten, ob und wo ihnen infektiöses Material anhaftet. Das hängt davon ab, wie die Instrumente eingesetzt werden. So müssen bestimmte Untersuchungsgeräte, z. B. Endoskope, in eine Desinfektionslösung eingelegt werden, die Enterobakterien wirksam abtötet, anhaftende Eiweiße ablöst und die empfindlichen Geräte mit ihrer sensiblen Optik nicht angreift. Wichtig ist auch, dass Viren, v. a. Hepatitiserreger und SARS-CoV-2, wirksam abgetötet werden. Bei vielen Instrumenten und Materialien ist man dazu übergegangen, Einmalartikel zu verwenden, die nicht desinfiziert werden, sondern lediglich sicher entsorgt werden müssen. Bei der **Flächendesinfektion** ist zu entscheiden, ob Keimfreiheit oder lediglich eine Keimreduktion erreicht werden soll. In jedem Fall muss nach jedem Kontakt mit infiziertem Material desinfiziert werden.

Praxistipp

Instrumente desinfizieren

Benutzte Instrumente wie z. B. Skalpelle oder Scheren können nicht nur massiv mit Krankheitserregern behaftet sein, sondern stellen beim Reinigen und Desinfizieren eine nicht zu unterschätzende Verletzungs- mit nachfolgender Infektionsgefahr dar, z. B. mit Hepatitis- bzw. HI-Viren. Damit solche Verletzungen möglichst folgenlos bleiben, gilt die Regel der Berufsgenossenschaft: **Erst desinfizieren, dann reinigen.**

Laufende Desinfektion

Die routinemäßige Desinfektion wird z. T. auch als **laufende Desinfektion, prophylaktische Desinfektion** oder **Desinfektion am Krankenbett** bezeichnet. Sie hat den Zweck, die Verbreitung von Krankheitserregern während der Pflege und Behandlung einzuschränken und erstreckt sich auf Flächen, von denen anzunehmen ist, dass sie mit erregerhaltigem Material kontaminiert wurden, ohne dass dies im Einzelfall erkennbar oder sichtbar wäre.

Händedesinfektion

Zur **Händedesinfektion** kommen Alkohole zum Einsatz. Sie lösen allerdings Fette aus der Haut, sodass diese oft trocken und rissig wird. Deswegen sind den Desinfektionsmitteln häufig rückfettende Substanzen zugesetzt. Bei der alkoholischen Händedesinfektion sollte darauf geachtet werden, dass auch die Haut zwischen den Fingern benetzt ist. Die Hände so langereiben, bis der Alkohol verdunstet ist. Dabei werden die durch den Alkohol aus der Haut herausgelösten Fette z. T. wieder eingerieben. Verwendet werden **Ethanol, Isopropanol** oder **N-Propanol.**

Praxistipp

Vorbeugen nosokomialer Infektionen

Die hygienische Händedesinfektion stellt die einfachste und sicherste Methode der Vorbeugung nosokomialer Infektionen dar.

Die **hygienische Händedesinfektion** reduziert durch Abtöten der Krankheitserreger die Keimzahl auf den Händen stark. Eine hygienische Händedesinfektion ist notwendig:

- Nach Kontakt mit Blut, Sekreten und Ausscheidungen
- Nach Kontakt mit kontaminierten Oberflächen oder Gegenständen
- Vor Kontakt mit Menschen, die besonders vor Infektionen geschützt werden müssen
- Vor und nach Kontakt mit Eintrittsstellen von Kathetern, Drainagen und anderen Leitschienen für Krankheitserreger in den Organismus des Menschen
- Vor allen invasiven Eingriffen – sofern nicht eine chirurgische Händedesinfektion erforderlich ist

Praxistipp

Hygienische Händedesinfektion durchführen

Ca. 3 ml alkoholisches Händedesinfektionsmittel, das entspricht etwa zwei Hüben aus dem Spender, auf den Händen verreiben und einwirken lassen (▸ Abb. 12.6). Die Einwirkdauer beträgt je nach Präparat 30–60 Sek. Auch Nagelfalze und Fingerzwischenräume berücksichtigen.

Erst nach der Händedesinfektion dürfen die Hände gewaschen werden, wenn sie vorher verschmutzt waren; ist dies nicht der Fall, genügt die Desinfektion.

Praxistipp

Händedesinfektion sollte selbstverständlich sein

Die Händedesinfektion so in den normalen Arbeitsalltag einbauen, dass sie zu einer Selbstverständlichkeit wird. Wegen der Beeinträchtigung der Haut sollte die Desinfektion aber nicht um ihrer selbst willen geschehen.
Auch wenn die Pflegenden bei vielen pflegerischen Handlungen Einmalhandschuhe tragen, entbindet dies nicht von der Händedesinfektion. Vor Anlegen und nach Ablegen der Handschuhe ist eine hygienische Händedesinfektion durchzuführen.

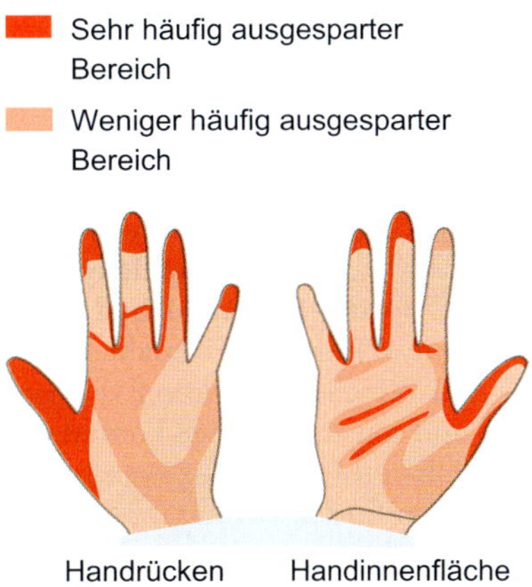

Abb. 12.6 Hygienischen Händedesinfektion. Hautstellen, die bei ihr oft ausgelassen werden. Das Händedesinfektionsmittel ist auf die Handflächen, den Handrücken, die Fingerunter- und -oberseiten sowie auf die Nagelfalze, Fingerkuppen und in die Fingerzwischenräume zu verreiben. [U120]

Praxistipp

Chirurgische Händedesinfektion durchführen

Besondere Beachtung gilt der Händehygiene im OP, da erwiesenermaßen die meisten Keime über die Hände übertragen werden. Die Hände dürfen keine Verletzungen aufweisen, die Nagelbetten müssen gepflegt und die Fingernägel kurz geschnitten sein. Zur Reinigung weiche Bürsten verwenden, um Verletzungen zu vermeiden.

- **Teil 1 „Waschen":** Zuerst die Hände und Unterarme gründlich mit warmen Wasser und Seifenlösung ca. 2 Min. lang waschen, die Fingernägel und evtl. die Handinnenflächen mit sterilen Bürsten reinigen. Das früher geübte „Schrubben" der Haut mit Bürsten im Bereich des Handrückens und des Unterarms ist obsolet. Die Haut wird dadurch gereizt, und es entstehen kleine Hautverletzungen, die das Wachstum von Bakterien begünstigen.
- **Teil 2 „Hautdesinfektion":** Nach dem Waschen Hände und Unterarme sorgfältig abtrocknen. Sind die Hände noch feucht, wird das Desinfektionsmittel verdünnt und entfaltet dann keine genügende Wirksamkeit. Anschließend erfolgt die Händedesinfektion durch mindestens zwei Einreibevorgänge mit jeweils ca. 5 ml Desinfektionslösung über 5 Min. Dabei empfiehlt es sich, beide Male an den Händen zu beginnen und mit der zweiten Desinfektion etwas unterhalb der ersten aufzuhören, um nicht versehentlich in den „unsterilen Bereich" zu gelangen. Es ist darauf zu achten, dass sich Hände und Unterarme über dem Ellenbogengelenk befinden. Diese Haltung verhindert, dass Desinfektionslösung aus dem unsterilen Ellenbogen-Oberarm-Bereich zur Hand läuft und die Region erneut kontaminiert (▸ Abb. 12.7).

Haut-, Schleimhaut- und Wunddesinfektion

Haut, Schleimhäute und **Wunden** werden desinfiziert, um eine Infektion zu vermeiden oder zu behandeln. Bei einer manifesten Infektion muss oft ein chirurgisches Abtragen von Nekrosen und Belägen erfolgen, bevor mit Desinfektion und Wundbehandlung eine Heilung erzielt werden kann. Wunden und Schleimhäute reagieren besonders empfindlich auf Desinfektionsmittel.
Aspekte, auf die bei der Auswahl des **geeigneten Desinfektionsmittels** zu achten ist:

- Der pH-Wert darf nicht zu gering sein.
- Die Lösungen dürfen nicht zu viel oder gar keinen Alkohol enthalten.

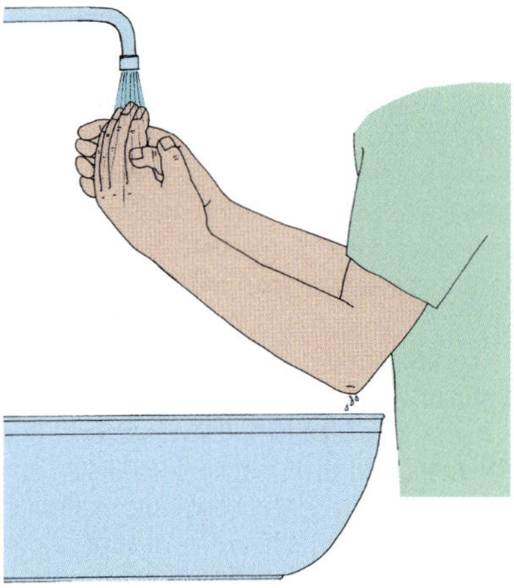

Abb. 12.7 Korrekte Armhaltung beim präoperativen Waschen und Desinfizieren von Händen und Unterarmen [L215]

- Bestimmte Substanzen, die toxisch wirken, dürfen nicht resorbiert werden.
- Wie groß und tief ist die Wunde?
- Mit welchen Keimen ist sie infiziert?
- Wie ist die Durchblutung?
- Bestehen Allergien oder Schilddrüsenfunktionsstörungen bei Verwendung von jodhaltigen Desinfektionsmitteln?
- Was ist das therapeutische Ziel?

Häufig wird zur Haut-, Schleimhaut- und Wunddesinfektion **Jod** eingesetzt. Jod hat ein breites Wirkungsspektrum und eine gute Wirksamkeit, aber auch einige Nachteile, z. B. Eiweißfehler und Korrosivität. Der Eiweißfehler bewirkt, dass die Wirkung in Gegenwart von Eiweißen nachlässt. Die Korrosivität bezeichnet die Aggressivität gegenüber bestimmten Materialien. Günstig sind organische Jodverbindungen wie **Polyvidonjod.** Es handelt sich dabei um einen Polyvinylpyrrolidon-Jod-Komplex, der Jod über einen längeren Zeitraum freigibt. Da Polyvidonjod in wässriger Lösung angewendet werden kann, ist es nicht reizend auf der Haut oder Schleimhaut. Jod verbessert zudem die Wundheilung, da es bestimmte Entzündungsmediatoren zerstört. Bestehen wegen Allergien oder Schilddrüsenerkrankungen Bedenken gegenüber Iod-Verbindungen, sind Polihexanid oder Octenidin als Alternativen gut geeignet. Einige Antiseptika beeinträchtigen die Wundheilung, trocknen die Wunden aus oder verkleben mit dem Verbandsmaterial.

Praxistipp

Jodhaltige Desinfektionsmittel

Viele Haut-, Schleimhaut- und Wunddesinfektionsmittel enthalten Jod. Die Pflegenden fragen den Patienten vor der Anwendung von jodhaltigen Mitteln, ob er eine Jodallergie hat oder unter Schilddrüsenfunktionsstörungen leidet. Es muss dann auf andere Desinfektionsmittel ausgewichen werden. Das gestiegene Angebot jodfreier Desinfektionsmittel eröffnet zahlreiche Alternativen.

Desinfektionsmittel verstehen

Zu den als **Desinfektionsmittel** verwendeten Wirkstoffen zählen **Aldehyde, quartäre Ammoniumverbindungen, Biguanide** und **Alkohole.** Weiterhin gibt es schwermetallhaltige Mittel mit **Silber** und **Kupfer, Laugen, Säuren, Peroxidverbindungen** und **halogenhaltige Präparate.** Desinfektionsmittel (► Tab. 12.10) enthalten häufig eine Kombination von verschiedenen Wirksubstanzen mit unterschiedlichen Angriffspunkten und Konzentrationen. Dadurch werden Wirkspektrum und Effektivität verbessert. Viele Desinfektionsmittel enthalten zusätzlich Lösungsmittel, Komplexbildner, Tenside und Korrosionsinhibitoren (verhindern, dass Oberflächen angegriffen werden). Da einige Desinfektionsmittel ihre volle Wirkung nur bei einem bestimmten pH-Wert entfalten, sind manchmal Substanzen zum Einstellen des pH-Werts (*Puffer*) beigegeben.

Aldehyde

Die Wirkung der **Aldehyde** basiert auf einer Denaturierung der Proteine. Diese werden funktionsuntüchtig und die Mikroorganismen können nicht überleben. Aldehyde wie **Formaldehyd, Glutaral, Glyoxal** und **Ortho-Phthalaldehyd** sind schon lange bekannte Wirkstoffe. Formaldehyd wird zur Flächen- und Wäschedesinfektion verwendet. Für Fußböden und sonstige Flächen kommt es in einer Konzentration von 1 % und zur Wäschedesinfektion von 2 % zum Einsatz. Glutaral ist ein Desinfektionsmittel für die chemo-thermische, maschinelle Endoskopaufbereitung bei 50–60 °C (1 %; 5 Min.). Aldehyde reizen die Atemwege beim Einatmen. Formaldehyd, früher erste Wahl als Flächendesinfektionsmittel, wird heute zunehmend durch neue Mittel wie quartäre Ammoniumsalze, Glucoprotamin und alkoholische Flächendesinfektionsmittel ersetzt.

Tab. 12.10 Präparate zur Desinfektion

Handelspräparate	Zusammensetzung	Einsatz zur Desinfektion
Lysoform®	Formaldehyd	Flächen, Wäsche, Haut
Cutasept®F/G	2-Propanol, Benzalkoniumchlorid	Haut
Hexaquart®	Didecyldimethylammoniumchlorid, Benzalkoniumchlorid	Schuhe und Strümpfe, Flächen, Gegenstände, Geräte, Wannen- und Schwimmbäder, bei Hautpilzen
Skinman®soft	2-Propanol, Benzalkoniumchlorid, Undecylensäure	Hände, Haut
Sterillium®	2-Propanol, 1-Propanol, Mecetroniumetilsulfat	Hände, Haut
Betaisodona®	Povidonjod	Haut, Schleimhäute, Hände, Wunden, Dermatosen
Clorina®Pulver	Tosylchloramidnatrium	Hände, Flächen, Wäsche, Auswurf, Trinkwasser, für Spülungen
Rivanol®	Ethacridinlaktat	Haut, Schleimhäute
Solutio Hydroxychinolini	8-Chinolinolsulfat (Hydroxychinolin)	Haut, Schleimhäute
Octenisept®	Octenidin, Phenoxyethanol	Schleimhäute, Wunden
Spitacid®	Ethanol, 2-Propanol, Benzylalkohol	Hände
Amocid®	2-Biphenylol	Flächen, Wäsche, Ausscheidungen
Cidex®	Glutaral	Chirurgische Instrumente, Zubehör, Endoskope
Dismozon®plus	Magnesiummonoperoxyphthalat	Flächen
Korsolex-Endo-Disinfectant®	Glutaral	Endoskope
Neodisher FT®	Natriumhypochlorit	Hämodialysegeräte
Sekumatic®FD	Glutaral	medizinische Instrumente in Maschinen
Bacillol®	1-Propanol, 2-Propanol, Ethanol, 1,6-Dihydroxy-2,5-dioxahexan, Mecetroniumetilsulfat	Flächen, Inventar in medizinischen Einrichtungen
Ultrasol®F	Formaldehyd, Glyoxal, Glutaral, Benzalkoniumchlorid	Medizinprodukte, z. B. OP-Tische, Krankenbetten (Kurzzeitdesinfektion mit Reinigung der Oberflächen)
Teta®Extra	Didecyldimethylammoniumchlorid, Polihexanid	Medizinprodukte, z. B. OP-Tische, Krankenbetten
Sekusept®forte	Formaldehyd, Glyoxal, Glutaral, Benzalkoniumchlorid	Instrumente, Anästhesiematerial und Endoskope

Quartäre Ammoniumverbindungen

Der Wirkungsmechanismus der **quartären Ammoniumverbindungen** (*Invert- oder Ampholytseifen*) beruht auf der Zerstörung der Membranfunktion von Mikroorganismen. Sie lösen Proteine und andere integrale Bestandteile aus der Membran und bewirken dadurch, dass die Membran durchlässig wird, Proteine austreten und die Elektrolytverhältnisse gestört werden. Invert- und Ampholytseifen wie **Didecyldimethylammoniumchlorid, Benzalkoniumchlorid** und **Mecetroniumetilsulfat** werden zur hygienischen Hände- und Hautdesinfektion meist in einer Konzentration von 2 % für 2 Min. angewendet. Zusätzlich wird Benzalkoniumchlorid eingesetzt:

- Für Körperwaschungen in einer 0,5-prozentigen Konzentration

- Zur Fußpilzprophylaxe 2-prozentig für 30 Sek.
- Zur desinfizierenden Reinigung von Flächen in einer 1-prozentigen Konzentration für 1 Std.
- Als Konservierungsmittel in Augen- und Nasentropfen
- Als Antiseptikum in Lutschtabletten

Didecyldimethylammoniumchlorid kann in verschiedenen Konzentrationen und Einwirkzeiten zur Instrumentendesinfektion verwendet werden. Die quartären Ammoniumverbindungen besitzen eine gute Tiefenwirkung und gute Adsorptionseffekte an Oberflächen. Sie wirken effektiv auf grampositive Keime, schlechter auf gramnegative und haben keine Wirkung auf Mykobakterien. Allerdings büßen sie durch anionische Verbindungen (quartäre Ammoniumverbindungen sind selbst kationisch), oxidierende Substanzen und hartes Wasser einen Teil ihrer Aktivität ein.

Vorsicht

Quartäre Ammoniumverbindungen

Quartäre Ammoniumverbindungen machen den behandelten Boden sehr glatt, wodurch eine **erhöhte Sturzgefahr** entsteht.

Alkohole

Die **Alkohole Isopropanol** (*2-Propanol*), **N-Propanol** (*1-Propanol*) und **Ethanol** koagulieren die Proteine der Bakterien, wodurch die Bakterien und viele Viren sehr schnell abgetötet werden. Alkohole werden häufig zur hygienischen und chirurgischen Händedesinfektion verwendet. Sie werden mit Netzmitteln kombiniert und zur Sprüh-Wisch-Desinfektion von Flächen und Inventar in medizinischen Einrichtungen genutzt. Die Netzmittel haben die Aufgabe, ein zu schnelles Abtrocknen der Alkohole zu verhindern, denn die Desinfektionslösung muss für eine bestimmte Zeit die Oberflächen benetzen. Zur Desinfektion der Haut z. B. vor Injektionen dürfen jedoch nur Mittel verwendet werden, die vollständig verdunsten, d. h. die nur Alkohole und Wasser und keine weiteren Zusätze enthalten. Das Wirkspektrum umfasst Bakterien, Viren, Pilze und Tuberkelbakterien.

Isopropanol wird häufig verwendet:

- Zur Desinfektion der Haut vor der Gabe von Injektionen, z. B. in getränkten Pads
- Zur hygienischen Händedesinfektion, 3–5 ml Lösung in den Händen ca. 30 Sek. verreiben und verdunsten lassen
- Für Kühlumschläge, zu gleichen Teilen mit Wasser verdünnt

Vorsicht

Alkohole

Alkohole sind **leicht entzündlich.** Sie dürfen nicht in der Nähe von Zündquellen eingesetzt oder gelagert werden.

Phenole

Phenole werden meist mit anderen Substanzen kombiniert, um die Effektivität und das Spektrum zu erhöhen. Sie wirken bakterizid (auch auf Salmonellen, Tbc und Listerien), fungizid und virizid (*wirksam gegen Hepatitis-B-Viren*).

Die Einsatzgebiete für **Biphenylol** sind:

- Hygienische Händedesinfektion
- Desinfektion und Reinigung von Flächen und Wäsche
- Desinfektion von Ausscheidungen des Patienten aller Art

Die Hände werden 2 Min. lang gewaschen und anschließend abgespült.

Halogenverbindungen

Halogenverbindungen, die als Desinfektionsmittel verwendet werden, sind **Polyvidonjod** (Povidonjod), **Chloramin T** (Tosylchloramidnatrium), **Dibromhydroxybenzolsulfonsäure, Triclosan, Chlorofen** und **Natriumhypochlorit.** Halogenverbindungen wirken durch ihr Oxidationspotenzial zerstörend auf Proteine und andere Zellbestandteile. Die größte Bedeutung aus der Gruppe der Halogenverbindungen besitzt das **Polyvidonjod.** Es wird zur Antiseptik der intakten äußeren Haut oder der Schleimhaut wie z. B. vor Biopsien, Operationen, Injektionen, Punktionen, Blutentnahmen und Blasenkatheterisierungen angewendet. Außerdem kann es zur antiseptischen Wundbehandlung, bei Verbrennungen und bei infizierten und superinfizierten Dermatosen eingesetzt werden.

Man trägt Polyvidonjod meist unverdünnt auf die zu behandelnden Stellen auf und lässt es trocknen. Zu Spülungen und Waschungen wird es verdünnt oder unverdünnt angewendet. Zur Hautdesinfektion wird die Anwendung in Abhängigkeit vom Zustand der Haut variiert. Bei einer talgdrüsenarmen Haut genügt eine einminütige Einwirkzeit, bei einer talgdrüsenreiche Haut mindestens 10 Min.

lang desinfizieren. Während dieser Zeit wird die Haut feucht gehalten.
Chlorhexidin wird als Lösung zur antiseptischen Behandlung auf Haut und Schleimhäuten v. a. als Mundspülung bei Entzündungen oder zahnärztlichen Eingriffen angewendet. **Chloramin T** dient zur Desinfektion von Flächen, Wäsche, Auswurf und zur Händedesinfektion. Die Anwendungskonzentrationen betragen zwischen 0,75 und 2 %.

Farbstoffe
Das **Ethacridinlaktat** (Rivanol®) ist ein lokales Antiseptikum, das in Form von Salben, Lösungen oder Bädern angewendet werden kann. Je nach der Anwendungsform kommen verschiedene Konzentrationen, z. B. 0,1-prozentige Lösungen zum Einsatz. **Hydroxychinolin** (*8-Chinolinolsulfat*) ist ein lokales Hautantiseptikum für Umschläge, Spülungen und Bäder. Es wird in einer wässrigen Lösung in einer Verdünnung von 1 : 1 000 bis 1 : 2 000 oder in Salben angewendet. **Eosin-, Kaliumpermanganat-** oder **Brillantgrünlösungen** werden wegen ihrer antiseptischen Eigenschaften bei einigen speziellen Indikationen eingesetzt, v. a. bei Hauterkrankungen. Sie haben den Nachteil, sehr stark zu färben.

Praxistipp

Anwenden von Farbstofflösungen

Die Pflegenden weisen hier den Patienten darauf hin, dass die Wäsche verfärbt wird. Das Tragen von älterer bzw. weniger wertvoller Wäsche ist sinnvoll.

Peroxidverbindungen
Die Wirkung von Peroxidverbindungen entsteht durch das Oxidationspotenzial. Durch die Freisetzung von Sauerstoff kommt es zu einer Oxidation von bestimmten Strukturen in den Bakterien. **Peroxidverbindungen** sind Peressigsäure, Wasserstoffperoxid und Magnesiummonoperoxyphthalat. **Peressigsäure** (Wofasept®) dient zur Desinfektion von Glasgeräten und Instrumenten, die eine Behandlung mit Hitze oder anderen Agenzien nicht aushalten (*Kaltsterilisation*). **Wasserstoffperoxid** (H_2O_2) dient zur Hautdesinfektion. Dazu ist die Haut mehrmals täglich zu spülen oder die Lösung aufzutragen. Der freigesetzte Sauerstoff lässt sich an der Blasenbildung der schäumenden Lösung beobachten. Dieser Effekt ist bei der Anwendung von Wasserstoffperoxid besonders wichtig.

Vorsicht

Wasserstoffperoxid

Es ist **unverträglich mit starken Oxidationsmitteln** (z. B. Kaliumpermanganat) und Jod. Zudem muss es dunkel gelagert werden. Die Lösung wird mit einem Stabilisator versetzt, um eine ungewollte Freisetzung von Sauerstoff zu vermeiden. Dadurch würde in den Flaschen ein enormer Druck entstehen und es könnte zu **Explosionen** kommen.

Organische Stickstoffverbindungen
Polihexanid (Lavanid®) ist ein Antiseptikum zur Anwendung auf der Haut und in Wunden. Es dient zum Spülen von infizierten Operationswunden und bei MRSA zur Ganzkörperwaschung. Es ist gut verträglich.
Octenidin (Octenisept®) ist ein wässriges Antiseptikum zur Schleimhaut- und Wundbehandlung. Es wirkt gegen Bakterien einschließlich Chlamydien und Mykoplasmen, gegen Pilze und Hefen, Protozoen und Viren (Herpes simplex, HIV und HBV). Man betupft oder besprüht das zu behandelnde Areal, sodass es vollständig benetzt ist.

Praxistipp

Octenidin

Es wird vermehrt als Ersatz für Polyvidonjod eingesetzt. So werden die unerwünschten Wirkungen durch einen zu hohen Jodanteil vermieden.

Desinfektionsmittel in der Pflege

In allen Bereichen – ob in Krankenhaus, Pflegeheim oder der häuslichen Umgebung – sind die **Grundregeln der Hygiene** einzuhalten. Um eine effiziente Desinfektion durchzuführen, müssen Räume und Geräte einige grundsätzliche Voraussetzungen hinsichtlich ihrer Beschaffenheit aufweisen. Wände, Decken, Fußböden und Arbeitsflächen sollten leicht zu reinigen sein und möglichst glatte Oberflächen aufweisen. Es sollten keine unnötigen Winkel oder Kanten eingebaut sein, in denen sich Schmutz und Keime sammeln können und die für Reinigung und Desinfektion schwer zugängig sind. Die Materialien müssen eine wiederholte und dauerhafte Desinfektion aushalten, ohne eine Beeinträchtigung zu erleiden. Krankenhäuser und Pflegeeinrichtungen sind verpflichtet, für bestimmte Arbeitsbereiche und Geräte einen Hygiene- und Reinigungsplan zu erstellen.

In Krankenhäusern werden zunehmend Instrumente zum Einmalgebrauch eingesetzt. Diese sind recht günstig in der Anschaffung und billiger als Sterilisationsmaßnahmen. Das sofortige Entsorgen reduziert Arbeitsunfälle durch Reinigen auf ein Minimum.

Praxistipp

Arbeitsflächen

Auf den Arbeitsflächen dürfen nur Materialien und Geräte bereitstehen, die unmittelbar für die auszuführenden Tätigkeiten, z. B. zur Zubereitung von Infusionen, benötigt werden.

Unerwünschte Wirkungen

Da Desinfektionsmittel Zellen schädigen und nicht wie Antiinfektiva selektiv auf Krankheitserreger wirken, können sie Haut und Schleimhäute reizen (► Tab. 12.11). Antiseptika, die zur Haut-, Schleimhaut- und Wunddesinfektion dienen, und Händedesinfektionsmittel sind deutlich besser verträglich als Flächen- und Instrumentendesinfektionsmittel.

Praxistipp

Der richtige Einmalhandschuh

Die gängigen Einmalhandschuhe sind nicht undurchlässig für Flächendesinfektionsmittel. Um einer Reizung und Schädigung der Haut vorzubeugen, sollten die mit den Arbeiten beauftragten Personen stets Handschuhe der Chemikalienschutzkategorie 3 (z. B. aus Spezialnitril) während der Desinfektionsmaßnahmen tragen.

Tab. 12.11 Unerwünschte Wirkungen von Desinfektionsmitteln

Stoffgruppe	Unerwünschte Wirkungen
Aldehyde	Hautirritationen, Reizung der Atemwege
Alkohole	Reizungen, Austrocknung der Haut, sollten nicht auf Schleimhäute, in die Augen oder offene Wunden gebracht werden
Jodverbindungen	Hyperthyreose (bei großflächiger Anwendung), Kontaktallergien
Ethacridinlaktat	Kontaktallergien
Hydroxychinolin	Hautirritationen, Ekzeme
Farbstoffe	Färben z. B. Haut und Kleidung sehr stark, Nekrosen
Chlorhexidin	Kontaktallergien, Fotosensibilisierung, Beeinträchtigung des Geschmacks, Verfärbungen der Zähne
Peressigsäure	Reizungen, nicht in die Augen oder auf Schleimhäute bringen
Wasserstoffperoxid	Reizungen, Berührung mit den Augen vermeiden

12.7 Antiinfektive Phytopharmaka

Auch Pflanzen enthalten Wirkstoffe, die gegen Infekte wirksam sind. Phytopharmaka können lokal oder systemisch angewendet werden. Senfölgykoside sind gegen verschiedene Bakterien wirksam. Sie sind enthalten in **Kapuzinerkresse** und **Meerrettich** (in Angocin®Tabletten). Angocin® wird gegen Atem- und Harnwegsinfekte eingesetzt. Gegen Viren wirken Präparate wie Lomaherpan® mit **Melissenblätterspezialextrakt** gegen Lippenherpes oder Umckaloabo® (**Pelargonienwurzelextrakt**) gegen virale Atemwegsinfekte. Gegen Grippeviren haben sich **Cistrosenextrakte** bewährt. Sie sind allerdings nur als Nahrungsergänzungsmittel im Handel (z. B. Cystus®052).

Ätherische Öle wirken antiseptisch. Insbesondere Teebaum-, Salbei-, Thymian-, Kümmel-, Manuka- und Nelkenöl sind sehr gut gegen verschiedene Erreger vor allem Bakterien und Pilze wirksam. Sie kommen pur oder in verschiedene Zubereitungen bei verschiedenen Haut- und Schleimhautinfekten oder Wunden zur Anwendung.

Wiederholungsfragen

1. Wodurch unterscheiden sich kalkulierte und gezielte antibiotische Therapie? (▸ 12.1.1)
2. Welche Rolle spielt die Selektion bei der Resistenzbildung durch die Antibiotikatherapie und welche Therapierichtlinien sollten eingehalten werden? (▸ 12.1.1)
3. Was versteht man unter Sepsis und welche Gefahren bestehen für den Patienten? (▸ 12.1.3)
4. Wie wirken β-Laktamasehemmer und zu welchem Zweck werden sie eingesetzt? (▸ 12.1.2)
5. Für welche Nachteile sind Aminoglykosid-Antibiotika bekannt? (▸ 12.1.2)
6. Welche Antibiotika führen zu welchen Wechselwirkungen mit Nahrungs- und Genussmitteln? (▸ 12.1.4)
7. Welche unerwünschten Wirkungen sind bei Antibiotika häufig? (▸ 12.1.4)
8. Was bedeutet fungizide bzw. fungistatische Wirkung? (▸ 12.3)
9. Wie wird eine hygienische Händedesinfektion durchgeführt? (▸ 12.6)
10. Welche Desinfektionsmittel lassen sich bevorzugt für die Wunddesinfektion einsetzen und wie werden sie allgemein bezeichnet? (▸ 12.6)

13 Arzneimittel gegen Krebs

Überblick

Krebserkrankungen, galten lange als unheilbar, aber die ständige Neu- und Weiterentwicklung von medikamentösen Therapieoptionen haben im Wesentlichen dazu beigetragen, dass es Heilungschancen und ein Leben mit dem Krebs geben kann.
Auf folgende Fragen geht das Kapitel ein:

- Wie wirken Zytostatika und bei welchen Krebsarten werden sie eingesetzt?
- Wie geht man mit den Nebenwirkungen der Chemotherapie um?
- Wie werden Zytostatika appliziert und was ist dabei zu beachten?
- Wie erfolgt eine hormonelle Therapie bei Krebserkrankungen?
- Wie wird eine immunologische Therapie bei Krebserkrankungen durchgeführt?
- Welche Therapieformen und Arten einer Chemotherapie gibt es zur Krebsbehandlung?
- Wie sieht die Chemotherapie bei bestimmten Krebsarten aus?
- Welche Besonderheiten gibt es in der Pflege von Menschen mit Krebs?
- Wie sinnvoll sind alternative Heilmethoden bei Krebs?

Definition

Krebs

Sammelbegriff für alle bösartigen (*malignen*) Erkrankungen. Diese entstehen durch Körperzellen, die aufgrund genetischer Veränderungen ihre Wachstumsregelung verlieren und zu unkontrollierter Vermehrung übergehen. Krebszellen wachsen meist schnell, ungehemmt und ohne Einordnung in den Bauplan der Gewebe (*infiltrierend*). Sie zerstören Gewebestrukturen, in die sie einwachsen. Die entstehende Zellmasse nennt man Tumor.

13.1 Krebstherapeutika verstehen

Die pharmakologischen Ansätze, um unkontrolliert proliferierende Zellen abzutöten oder ihr Wachstum zu stoppen, sind vielfältig und betreffen den Stoffwechsel der Zelle selbst, die Kommunikation der Zellen untereinander und spezifische Mechanismen des Immunsystems.

Hemmung der Nukleinsäuresynthese

Die Replikation (*Verdopplung*) der DNS ist der zentrale Vorgang bei der Zellvermehrung. Arzneistoffe, die diesen Prozess blockieren, können auf unterschiedlichen Stufen in diesen komplexen Ablauf eingreifen. Die **Synthese der DNS-Grundbausteine** (*Nukleotide*) bietet den Angriffspunkt für Zytostatika aus der Gruppe der **Antimetabolite.** Diese werden als falsche Vorstufen in die Biomoleküle eingebaut und führen zu deren Funktionsunfähigkeit. **Alkylanzien** verknüpfen sich fest mit der DNS und verhindern so die Teilung des doppelsträngigen Kettenmoleküls oder die folgende Komplettierung der entstandenen Einzelstränge. **Topoisomerasehemmer** verhindern die für eine reibungslose Replikation notwendige Entflechtung der komplizierten Knäuelstruktur des DNS-Doppelstrangs.

Hemmung der Proteinsynthese

Die Proteinsynthese stellt die Grundlage für den Stoffwechsel der Zelle und eine Voraussetzung für deren Teilung dar. **Alkylanzien** blockieren auch die RNS-Synthese und somit die Erstellung der RNS als Matrize, mit der die genetische Information innerhalb der Zelle von der DNS zu den Orten der **Proteinsynthese** transportiert wird. Andere Zytostatika, z. B. die **Asparaginase,** beeinflussen die Versorgung der Krebszellen mit bestimmten Aminosäuren, die diese als essenzielle Bausteine für die Eiweißsynthese benötigen.

Hemmung der Zellteilung

Mitosehemmstoffe verhindern direkt die **Zellteilung.** Nach einer unbeeinflussten DNS-Verdopplung und der Synthese aller Proteine blockieren sie die Aufteilung der Chromosomen auf die beiden neu entstehenden Tochterzellen.

Hemmung der zellulären Übertragung von Wachstumssignalen

Körperzellen besitzen an ihrer Oberfläche Rezeptoren, die wie Antennen aus der Zellmembran ragen und wachstumsfördernde Botenstoffe erkennen.

Ist die Zellmembran aufgrund einer malignen genetischen Veränderung mit zu vielen dieser Rezeptoren besetzt, wird das Wachstum der Zelle überstimuliert. Ein erfolgreicher Therapieansatz ist es dann, mittels spezifischer **monoklonaler Antikörper** diese **Wachstumsfaktor-Rezeptoren** auf der Zelloberfläche zu blockieren. Hormonabhängig wachsende maligne Tumoren, v. a. Karzinome der Geschlechtsorgane mit positivem Rezeptorstatus (*Hormonrezeptoren an der Zelloberfläche*), können mit **Hormonen** und **Antihormonen** behandelt werden.

Spezifische Aktivierung des Immunsystems

Monoklonale Antikörper, die sich spezifisch an bestimmte Strukturen der Zelloberflächen binden, die ausschließlich auf den von der Erkrankung betroffenen Zelltypen (z. B. Lymphozyten) vorkommen, vermögen **Abwehrreaktionen des Immunsystems** gezielt auf diese Zellen zu lenken. Bei einer immunologischen Abwehrreaktion müssen die daran beteiligten Zellen in ausreichender Menge vorhanden sein. Ihre Differenzierung aus Stammzellen wird durch **Zytokine** gesteuert. Für die Reifung von Granulozyten und Makrophagen sind z. B. **koloniestimulierende Faktoren** (*CSF*) verantwortlich. Die therapeutische Verwendung derartiger Substanzen erfolgt jedoch hauptsächlich ergänzend (*supportiv*) zu einer konventionellen zytotoxischen Chemotherapie. In Fällen, in denen die Knochenmarkstoxizität des applizierten Zytostatikums dosislimitierend ist, kann die medikamentöse Erhöhung der Leukozytenzahl durch CSF unplanmäßige Therapieunterbrechungen verhindern und evtl. auch Dosissteigerungen des Zytostatikums ermöglichen.

13.1.1 Zytostatika

Zytostatika hemmen die Zellproliferation durch eine Blockade der Nukleinsäuresynthese, der Proteinsynthese oder der Zellteilung. Meist wird Apoptose bzw. programmierter Zelltod ausgelöst, bei dem die Zelle nach reguliertem Ablauf zu Grunde geht. Die meisten derzeit gebräuchlichen Zytostatika wirken nicht selektiv auf Tumorzellen, sondern **schädigen alle rasch proliferierenden Zelltypen.** Gewebe mit hoher Zellteilungsrate, die von einer Chemotherapie besonders in Mitleidenschaft gezogen werden, sind das Knochenmark, die Keimdrüsen, die Mund- und Darmschleimhaut sowie die Haarwurzeln.

Verschiedene Zytostatika wirken nur auf die Zellen, die sich zum Zeitpunkt der Applikation in einer ganz bestimmten Phase des Zellzyklus befinden (*phasenspezifische Wirkung*). Andere Substanzen wirken phasenunspezifisch, also während des gesamten Zellzyklus. Dabei werden die gesetzten Schäden aber erst zum Zeitpunkt der Zellteilung manifest.

Bei phasenspezifischen Zytostatika sind Rhythmus und Dauer der Applikation für die Wirksamkeit und Toxizität wichtiger als die Gesamtdosis. Eine Dosissteigerung führt bei diesen Stoffen ab einer bestimmten Schwelle nicht mehr zu einer Zunahme des antiproliferativen Effekts.

Es ist daher von ausschlaggebender Bedeutung, sich beim Durchführen einer Chemotherapie streng an erprobte **Therapieschemata,** die **Chemotherapieprotokolle** zu halten. Darin sind die Zytostatikagaben nach Art, Dosierung, Applikationsform und zeitlicher Reihenfolge festgelegt.

Zur Charakterisierung werden die Therapieschemata mit den Autorennamen der Entwickler (z. B. „Büchner-Schema") oder mit Abkürzungen aus den Anfangsbuchstaben der eingesetzten Zytostatika benannt (z. B. TAD 9: **T**hioguanin, Cyt**a**rabin, **D**aunorubicin, **9** Therapietage). Solange sich neue Chemotherapieprotokolle in der Entwicklung, d. h. in klinischen Studien befinden, spricht man von **Studienprotokollen.**

Die **Dosierung** von Zytostatika erfolgt meist nach der **Körperoberfläche,** die aus dem aktuellen Körpergewicht in kg und der Körpergröße in cm nach der Formel von DuBois berechnet wird. Zum einfacheren Ermitteln gibt es auch Nomogramme und spezielle Rechenschieber.

Merke

Formel von DuBois

Berechnung der Körperoberfläche nach der Formel von DuBois:
Körperoberfläche [m²] = Körpergewicht [kg] 0,425 × Körpergröße [cm] 0,725 × 0,007184

Die Körperoberflächenregel ist allerdings im ersten Lebensjahr nicht anwendbar. In diesem Alter wird der gewichtsbezogenen Dosierung der Vorrang gegeben. Im Falle des Zytostatikums Carboplatin wird inzwischen, die individuelle Nierenleistung (*renale Clearance*) des Patienten in die Dosisberechnung einbezogen.

Zytostatika verstehen

Antimetabolite (▸ Tab. 13.1) verdrängen natürliche Stoffwechselbausteine (*Metabolite*) aus ihren Bindungsstellen an Enzymen und hemmen auf diese Weise den Stoffwechsel und das Zellwachstum. Zytostatisch wirksame Antimetabolite blockieren insbesondere Enzyme und Prozesse, die an der Synthese von DNS und RNS beteiligt sind. Neben den Tumorzellen werden besonders auch andere Gewebe mit einer raschen natürlichen Zellteilung beeinflusst, sodass Leuko- und Thrombozytopenien sowie Schleimhautveränderungen (*Mukositis*) als unerwünschte Wirkungen im Vordergrund stehen.

Die Wirkung von Antimetaboliten kann teilweise durch rechtzeitige Gabe von Antidoten (**Kalziumfolinat,** Leucovorin®) aufgehoben werden, was man sich z. B. beim **Leucovorin-Rescue** nach einer **Hochdosistherapie mit Methotrexat** zunutze macht. **Alkylanzien** (▸ Tab. 13.2) sind Zytostatika, die mit Nukleinsäuren chemisch reagieren und diese dadurch in ihrer molekularen Struktur irreversibel verändern. Die beiden gegenüberliegenden Stränge eines DNS-Moleküls können z. B. stellenweise untrennbar miteinander verknüpft werden, sodass eine Verdopplung der Erbinformation und eine Eiweißsynthese nicht mehr möglich sind. Die Schäden, die diese Stoffe an der DNS setzen, ähneln den Effekten nach einer Strahlentherapie. Alkylanzien sind während des gesamten Zellzyklus zytotoxisch wirksam. Die Zytotoxizität ist bei schnell proliferierenden Zellen ausgeprägter möglicherweise, weil in diesen Fällen den Zellen weniger Zeit für die Reparatur der verursachten DNS-Schäden bleibt.

Topoisomerasehemmer (▸ Tab. 13.3) blockieren den Vorgang der Entspiralisierung der DNS. Die Zellen sterben daraufhin durch Apoptose (*programmierter Zelltod*). Da viele Tumorzellen einen erhöhten Gehalt an Topoisomerase besitzen, sind Topoisomerasehemmer bei diesen sehr effektiv.

Mitosehemmstoffe (▸ Tab. 13.4) blockieren während der M-Phase des Zellzyklus (*Mitose*) die Aufteilung der Chromosomen auf die sich bildenden Tochterzellen. Sie verhindern die Ausbildung von Mikrotubuli, die den Spindelapparat bilden, der die Chromosomen an die jeweils gegenüberliegenden Pole der Zelle zieht.

Bei den Mitosehemmstoffen handelt es sich um Naturstoffe oder halbsynthetische Abwandlungen von Naturstoffen. Die Alkaloide **Vincristin** und **Vinblastin** werden aus den Blättern einer Immergrünart (*Catharanthus roseus*) gewonnen. **Paclitaxel** stammt aus der Rinde oder den Nadeln der pazifischen Eibe (*Taxus brevifolia*). Zur Gewinnung weniger Gramm Wirkstoff sind sehr große Mengen Pflanzenmaterial (mehr als 1 Tonne) erforderlich, was die Arzneimittel sehr teuer macht.

Tab. 13.1 Antimetabolite

Antimetabolite	Handelspräparate	Indikationen
Capecitabin	Xeloda®	Metastasierendes kolorektales Karzinom, metastasierendes Mammakarzinom, fortgeschrittenes Magenkarzinom
Cytarabin (*ARAC*)	Aracell®	AML, ALL, NHL, Blastenschub einer CML, Morbus Hodgkin
Fludarabin	Fludarabin Accord ®	CLL
Fluorouracil (*5-FU*)	5-FU Medac®	Kolorektales Karzinom, Mamma-, Ösophagus-, Pankreas-, und Magenkarzinom
Gemcitabin	Gemicell®	Pankreas-, Harnblasen-, Ovarialkarzinom, nicht kleinzelliges Bronchialkarzinom
Hydroxyharnstoff (*HU*)	Litalir®	CML, Polyzyhämie
Mercaptopurin (*6-MP*)	Puri-Nethol®	ALL
Methotrexat (*MTX*)	Lantarel®	Sarkome, ALL, NHL, HNO-Tumoren, Mammakarzinom
Thioguanin (*6-TG*)	ThioguaninAspen®	Akute Leukämien

AML: akute myeloische Leukämie, ALL: akute lymphatische Leukämie, NHL: Non-Hodgkin-Lymphom, CML: chronisch myeloische Leukämie, CLL: chronisch lymphatische Leukämie

Tab. 13.2 Alkylanzien

Alkylanzien	Handelspräparate	Indikationen
Busulfan (*BUS*)	Myleran®	CML
Carboplatin (*CBCDA*)	Carbomedac®	Keimzelltumoren von Hoden/Ovar, kleinzelliges Bronchialkarzinom
Chlorambucil (*CBL*)	Leukeran®	CLL, NHL
Cisplatin (*DDP*)	Cisplatin Accord®	Keimzelltumoren von Hoden und Ovar, Bronchialkarzinom, HNO-Tumoren, Sarkome
Cyclophosphamid (*CTX*)	Endoxan®	Solide Tumoren wie Mamma-, Ovarialkarzinom, kleinzelliges Bronchialkarzinom, Sarkome, Neuroblastom, Hämoblastosen wie ALL, CLL, NHL, Morbus Hodgkin, multiples Myelom
Dacarbazin (*DTIC, DIC*)	Detimedac®	Morbus Hodgkin, malignes Melanom, Weichteilsarkome
Ifosfamid (*IFO*)	Holoxan®	Mamma-, Hoden- und Zervix-, Bronchialkarzinom, Sarkome, Morbus Hodgkin, NHL
Melphalan (*MPL*)	Alkeran®	Multiples Myelom, Ovarialkarzinom, Neuroblastom, lokale Therapie von Tumoren und Sarkomen der Extremitäten
Mitomycin C (*MMC*)	Mito-medac®	Ösophagus-, Magen-, Leber-, Pankreas-, Colon-, Anal-, Zervix-, Mammakarzinom, nichtkleinzelliges Bronchialkarzinom, Kopf-Hals-Tumoren, lokale Therapie von Blasentumoren
Procarbazin (*PBC*)	Natulan®	Morbus Hodgkin
Thiotepa (*TTP*)	Tepadina®	Solide Tumoren z. B. Mamma- oder Blasenkarzinom, Hämoblastosen z. B. NHL, chronische Leukämien

NHL: Non-Hodgkin-Lymphom, CML: chronisch myeloische Leukämie, CLL: chronisch lymphatische Leukämie

Tab. 13.3 Topoisomerasehemmer

Topoisomerasehemmer	Handelspräparate	Indikationen
Etoposid (*VP 16*)	Vepesid®	NHL, Morbus Hodgkin, Hodenkarzinom, kleinzelliges Bronchialkarzinom, Ovarialkarzinom, AML
Topotecan	Hycamtin®	Rezidivierendes kleinzelliges Bronchialkarzinom

AML: akute myeloische Leukämie, ALL: akute lymphatische Leukämie, NHL: Non-Hodgkin-Lymphom

Tab. 13.4 Mitosehemmstoffe

Mitosehemmstoffe	Handelspräparate	Indikationen
Paclitaxel	Abraxane®	Metastasiertes Mammakarzinom, nicht kleinzelliges Bronchialkarzinom, Pankreas-Adenokarzinom
Docetaxel	Taxotere®	Fortgeschrittenes Mamma- und nicht kleinzelliges Bronchialkarzinom, Prostata-, Magenkarzinom, Kopf,-Halskarzinom
Vinblastin (VBL)	VinblastinTeva®	Hoden-, Mammakarzinom, Morbus Hodgkin, NHL
Vincristin (VCR)	Cellcristin®	Hoden-, Mammakarzinom, Morbus Hodgkin, NHL, Sarkome
Vindesin (VDS)	Eldisine®	ALL, Blastenschub der CML, Morbus Hodgkin, NHL, nicht kleinzellige Bronchialkarzinom

Tab. 13.5 Zytostatisch wirksame Antibiotika

Gruppe	Antibiotika	Handelspräparate	Indikationen
Actinomycine	Actinomycin D (Dactinomycin, *DACT*)	Lyovac-Cosmegen®	Rhabdomyosarkom, Wilms-Tumor, Erwing-Sarkom, Chorionkarzinom
Anthrazykline	Doxorubicin (Adriamycin, *ADM*)	Adrimedac®	AML, ALL, Lymphome, Mamma-, Ovarial-, Endometrium-, Blasen-, kleinzelliges Bronchialkarzinom, Schilddrüsenkarzinom, Sarkome, Neuroblastom, Wilms Tumor
	Daunorubicin (*DNR*)	Daunoblastin®	AML, ALL
	Epirubicin (*EPI*)	Farmorubicin®	Mamma-, kleinzelliges Bronchial-, Blasen-, Weichteil-, Ovarialkarzinom
	Idarubicin (*IDA*)	Zavedos®	AML
Weitere Antibiotika	Bleomycin (*BLEO*)	Bleomedac®	Morbus Hodgkin, Hodenkarzinom
	Mitoxanthron (*MOX*)	Onkotrone®	Metastasiertes Mammakarzinom, NHL, akute Leukämien, AML, Prostatakarzinom

Einige **Antibiotika** (▸ Tab. 13.5), die wegen ihrer toxischen Eigenschaften nicht zur Behandlung bakterieller Infektionen verwendet werden konnten, haben Eingang in die Therapie maligner Erkrankungen gefunden. Sie wirken über eine Hemmung der Nukleinsäuresynthese, die Induktion von DNS-Strangbrüchen und über Zellmembranveränderungen (Anthrazykline).

Einige Krebszellen, besonders bei Leukämien und Lymphomen, sind nicht in der Lage, eigenständig die für die Proteinsynthese wichtige Aminosäure Asparaginsäure zu produzieren. Sie sind auf deren Zufuhr von außen angewiesen. **Asparaginase** (Asparaginase medac®) vermindert die Asparaginsäurekonzentration im Blut und hemmt so das Wachstum von Tumoren, die auf eine exogene Zufuhr dieses Eiweißbausteins angewiesen sind.

Die Behandlung mit **radioaktiven Isotopen** gleicht im Prinzip einer Strahlentherapie. Die Strahlungsquelle wird hier jedoch in den Organismus eingebracht. So kann bei einigen malignen Erkrankungen eine gezielte Therapie erfolgen.

Zytostatika in der Pflege

Nur wenige **Zytostatika** sind für eine perorale Gabe geeignet. Normalerweise werden sie **parenteral** in einer exakt auf den Patienten abgestimmten Dosierung appliziert. Zytostatika werden in den meisten Fällen als intravenöse Infusion verabreicht. Auch Injektionen (*Bolusapplikationen*) werden verschiedentlich angewendet. Daneben lassen sich Zytostatikalösungen aber auch in Körperhöhlen wie z. B. Peritonealraum, Pleurahöhle oder Harnblase instillieren. Intravenöse Infusionen erfolgen häufig über einen Zeitraum von einer halben bis mehrere Std., wobei der Patient sich entweder in stationärer Behandlung befindet oder sich stundenweise zum Zweck der Applikation in die Klinik oder in eine onkologische Praxis begibt. Zur besseren und venenschonenden Applikation werden häufig im Rahmen der ersten Zytostatikagabe Port-Katheter gelegt.

Infusionspumpen

Niedergelassene Onkologen setzen häufig tragbare **Infusionspumpen** ein, um Patienten ambulant zu therapieren. Solche Pumpen haben insbesondere einen Nutzen, wenn Infusionen über einen oder mehrere Tage verabreicht werden sollen.

Es gibt elektrische (*batteriebetriebene*) und mechanische Pumpen. Bei mechanischen Pumpen wird auf das Arzneistoffbehältnis ein Druck ausgeübt, der die Lösung durch den Infusionsschlauch treibt. Die Fließgeschwindigkeit wird durch eine genormte Kapillare (*Flussbegrenzer*) im Schlauch geregelt. Der Volumenfluss durch diese Kapillare ist abhängig von deren Durchmesser – es gibt Pumpen mit unterschiedlichen Kapillarweiten für verschiedene Infusionsgeschwindigkeiten – und von der Viskosität der Flüssigkeit. Da die Viskosität einer wässrigen Lösung in gewissem Umfang temperaturabhängig ist, sollte die Kapillare während der gesamten Infusionsdauer auf gleicher Temperatur gehalten werden. Hier wird die weitgehende Temperaturkonstanz der Hautoberfläche genutzt und der Flussbegrenzer wird mit einem Pflaster auf der Haut des Patienten fixiert.

Zubereitung und Applikation

Die **Infusions- oder Injektionslösungen** müssen, um die auf den Patienten abgestimmte Dosierung zu erreichen, **individuell angefertigt** sein. Man geht dazu von handelsüblichen Konzentraten oder Trockensubstanzen aus, die in einer vom Hersteller vorgeschriebenen Flüssigkeit oder einem mitgelieferten Lösungsmittel aufgelöst und individuell abgemessen werden. Falls die Zubereitung zur Infusion bestimmt ist, wird die zu applizierende Menge mit 0,9-prozentiger NaCl- bzw. 5-prozentiger Glukoselösung auf ein der Infusionsdauer angepasstes Volumen verdünnt.

Die meisten Zytostatika sind, ihrem Wirkungsmechanismus entsprechend, zytotoxische Verbindungen. Sie besitzen karzinogene (*krebsauslösende*), mutagene (*erbgutschädigende*) und teratogene (*fruchtschädigende*) Eigenschaften. Eine Höchstgrenze für den Kontakt mit diesen Stoffen, unterhalb derer gesundheitliche Folgen mit Sicherheit ausgeschlossen werden könnten, lässt sich – anders als bei herkömmlichen Giftstoffen – nicht festsetzen. Für die mit der Zubereitung Beschäftigten ergibt sich ein mögliches Gesundheitsrisiko durch die Inhalation und Hautresorption von Stäuben und Aerosolen, die sich beim Umgang mit den Arzneimitteln bilden.

Die Herstellung applikationsfertiger Zytostatika wird nicht mehr von den Pflegenden, sondern in der **Apotheke** vorgenommen. Ein Hauptgrund für das **zentrale Zubereiten** besteht in den dort vorhandenen besseren Schutzmöglichkeiten für das herstellende Personal. In Einrichtungen zur Zytostatikaherstellung sorgt man insbesondere durch den Einsatz von Lüftungsanlagen, dem Arbeiten innerhalb von Zytostatika-Sicherheitswerkbänken und dem Gebrauch von spezieller Schutzkleidung für die Sicherheit des Personals. Das verabreichende Pflegepersonal muss eine zertifizierte **Zytostatikafortbildung** absolviert haben.

Vorsicht

Zytostatika sind zytotoxisch

Auch bei der **Applikation von Zytostatika** ist zum **Eigenschutz der Pflegenden** besondere Sorgfalt gefordert. Die Berufsgenossenschaft für Gesundheitsdienst und Wohlfahrtspflege empfiehlt folgende **Maßnahmen:**

- Verwenden von speziellen Schutzhandschuhen.
- Das Infusionsbesteck mit der jeweiligen Trägerlösung ohne Zytostatika auffüllen und entlüften. Die Verschlusskappe am Kanülenanschluss aufsetzen und den Tropfenregler ganz zu drehen, dann das Infusionsbehältnis mit dem befüllten Infusionsbesteck verbinden. Hierbei das Besteck von oben durch den Verschluss stecken, um nicht durch heraustropfende Zytostatikalösung die Handschuhe zu benetzen. Vorteilhaft ist es, wenn die Apotheke die Zytostatikabeutel bereits mit angeschlossenem und entlüftetem Infusionsbesteck liefert.
- Nach Ende der Infusion das Infusionssystem so vom Zugang trennen, dass etwaige Zytostatikareste im System bleiben, um die persönliche Schutzausrüstung und andere Flächen und Gegenstände nicht zu benetzen.
- Die Infusionsbehältnisse nach Gebrauch nicht von den Infusionssystemen trennen, sondern komplett als Sondermüll entsorgen. Behältnisse müssen als Zytostatikaabfall gekennzeichnet sein.
- Spritzen nur in einen Tupfer entlüften.
- Spritze und Kanüle nach der Injektion nicht trennen, sondern komplett entsorgen.
- Um Stichverletzungen mit zytostatikakontaminierten Spritzennadeln zu vermeiden, die Kanülen nach der Applikation nicht wieder mit ihren Kappen verschließen, sondern zusammen mit den Spritzen in stichfesten Sondermüllbehältnissen entsorgen. Recapping ist generell zu unterlassen.

Fertig verdünnte (*rekonstituierte*) Zytostatikalösungen sind häufig sehr instabil. Viele Wirksubstanzen zersetzen sich rasch, sodass die Lösungen innerhalb weniger Tage, manchmal sogar innerhalb weniger Std. nach der Herstellung zu verabreichen sind. Um die gewünschte Wirksamkeit zu gewährleisten, dürfen die auf den Zubereitungen angegebenen **Haltbarkeitsfristen** nicht überschritten werden. Da viele der Substanzen auch in hohem Maße lichtempfindlich sind, werden, falls nötig, während der Infusion **Lichtschutzhüllen** über die Infusionsbeutel gestülpt bzw. undurchsichtige Infusionsschläuche benutzt.

Vorsicht

Verschütten von Zytostatika

Sollte **trotz aller Vorsichtsmaßnahmen** Zytostatikalösung bzw. -pulver verschüttet worden sein:

- Das bereitliegende **„Spill-Kit"** öffnen. Dieses enthält eine komplette Schutzausrüstung und eine Anleitung für das weitere Vorgehen.
- Sollte Lösung/Pulver auf Haut bzw. Kleidung gelangt sein, die Kleidung sofort ausziehen und die betroffene Haut kalt abspülten/abduschen.
- Bei Augenkontakt sorgfältig ausspülen und dann sofort zum Augenarzt.
- Eine solche Kontamination ist immer ein Notfall, bei dem der Eigenschutz absoluten Vorrang hat.

Natürlich muss eine Unfallmeldung an den Arbeitgeber und die Berufsgenossenschaft erfolgen.

Unerwünschte Wirkungen der Chemotherapie

Die **unerwünschten Wirkungen** einer zytostatischen Therapie sind mit der zytotoxischen Wirkung in direktem Zusammenhang stehende akute, meist reversible Effekte und Spätfolgen. Zudem weisen einige Zytostatika eine starke lokale Toxizität sowie unterschiedliche substanzspezifische unerwünschte Wirkungen auf.

Akute unerwünschte Wirkungen von Zytostatika betreffen v. a. **Gewebe mit einer hohen Zellteilungsrate.** Dazu gehören das Knochenmark, die Schleimhäute des Verdauungstrakts sowie die Haarwurzeln. Patienten und v. a. Patientinnen empfinden den **Haarausfall** (*Alopezie*) als eine der unangenehmsten unerwünschten Wirkungen einer Chemotherapie, wird doch ihrer Umgebung so offensichtlich klar, dass „mit ihnen etwas nicht stimmt". 85 % der Kopfhaare befinden sich in der Wachstumsphase. Ihre Haarwurzelzellen teilen sich alle 12–24 Std. Deshalb reagieren sie besonders empfindlich auf die zytotoxische Wirkung der Arzneimittel. Fast alle Zytostatika führen zu einer Alopezie. Der Haarverlust beginnt meist 1–2 Wochen nach dem Verabreichen der ersten Chemotherapiedosis und setzt sich über 1–2 Monate fort. Bis zum Verlust von 50 % des ursprünglichen Haarvolumens bleibt der Haarverlust vielfach von Außenstehenden unbemerkt. Nach Abschluss der Therapie ist diese Begleiterscheinung **immer reversibel.** Erneutes Haarwachstum tritt im Allgemeinen 2–4 Wochen nach der letzten Dosis auf. Von diesem Zeitpunkt an kann der Patient damit rechnen, in 3 Monaten keine Perücke mehr zu benötigen. Manchmal unterscheidet sich das neu gewachsene Haar etwas von der Beschaffenheit des ursprünglichen Haares, was sich aber im Laufe der Zeit normalisieren kann. Eine wirksame Prophylaxe gegen die chemotherapieinduzierte Alopezie existiert nicht. Die psychologische Unterstützung des Patienten ist daher umso bedeutsamer und eine wichtige Aufgabe der Pflegenden.

Praxistipp

Kompensieren der Alopezie

Man kann Menschen vor einer Zytostatikatherapie anbieten, aus ihrem eigenen Haar eine Perücke anfertigen zu lassen. Menschen mit langem Haar können dann zunächst einen Kurzhaarschnitt tragen und den Verlust der Haare etwas besser kompensieren.

Früher wurden gelegentlich Eiskappen während der Infusion aufgesetzt, um durch die lokale Vasokonstriktion die Wechselwirkung zwischen dem Zytostatikum und den Haarwurzeln zu reduzieren. Diese Methode ist allerdings umstritten und bei hämatologischen Neoplasien kontraindiziert, da hierdurch auch in der gekühlten Region befindliche Tumorzellen vor der zytotoxischen Wirkung geschützt sind.

Die **Hämatotoxizität** der verabreichten Zytostatika ist häufig der Grund für ungeplante Therapieunterbrechungen. Durch eine **Schädigung des Knochenmarks** wird die Bildung von Leukozyten, Thrombozyten und Erythrozyten unterdrückt. Da insbesondere die im Blut zirkulierenden Granulozyten eine kurze biologische Halbwertszeit aufweisen (4–6 Std.) sinkt ihre Zahl nach Ende der Chemotherapie am schnellsten (*Granulozytopenie*). Der Tiefstwert heißt **Nadir.** Je nach Zytostatikum wird er nach 4–7 Tagen, teilweise aber auch erst nach 28 Tagen oder später erreicht. Fallen die Granulozytenwerte für mehrere Tage unter 500/mm^3 (Durchschnittswert eines gesunden Erwachsenen > 4 000/mm^3), muss mit lebensbedrohlichen Infektionen, z. B. Aspergillosen oder Candidosen gerechnet werden. Eine **antibakterielle** und **anti-**

mykotische Prophylaxe während dieser neutropenischen Phase ist außerordentlich wichtig. Die Gabe von **granulozytenkoloniestimulierenden Wachstumsfaktoren** (Filgrastim, Neupogen®; Granozyte®) kann nicht nur die Dauer, sondern auch die Schwere der Neutropenie erheblich verringern. Bei erniedrigten Granulozytenwerten des Patienten ist es häufig notwendig, die Dosis des Zytostatikums zu reduzieren oder den Beginn des nächsten Zyklus zu verzögern.

Praxistipp

Belastungen durch Umkehrisolation

Zusätzlich zur Schwere der Erkrankung mit der typischen körperlichen und seelischen Erschöpfung kommt die soziale Komponente durch die Umkehrisolation (Schutzisolation) hinzu. Hier müssen Pflegende besonders auf die Bedürfnisse des Patienten eingehen.
Belastend kann sich eine Zytostatikatherapie auch auf Familienmitglieder auswirken. Zur Sorge um den Angehörigen ergeben sich auch gewisse Einschränkungen. So müssen Kinder z. B. für eine gewisse Zeit auf den Kindergarten- oder Schulbesuch verzichten, um Infektionen vorzubeugen. Einfache Kinderkrankheiten könnten sonst gravierende Folgen für den Patienten haben.

Einige Zytostatika führen bereits nach wenigen Tagen zu teilweise schweren **Schleimhautentzündungen,** die den gesamten **Gastrointestinaltrakt** umfassen können. Häufig manifestieren sich solche **Mukositiden** an der Mundschleimhaut (*Stomatitis*), den Lippen (*Cheilosis*) und der Speiseröhre (*Ösophagitis*). Sie sind für den Patienten äußerst schmerzhaft und können die Nahrungsaufnahme erheblich einschränken. Zusätzlich erhöht sich durch die geschädigte Schleimhautbarriere das generelle Infektionsrisiko. Zur Behandlung einer Soorstomatitis erfolgt die Gabe einer Amphotericin-Lösung (4–8-mal 1 Pipette zu 1 ml).

Praxistipp

Gründliche Mundhygiene

Die Pflegenden halten den Patienten zu einer sehr gründlichen Mundhygiene an, bei der dieser eine weiche Zahnbürste benutzen sollte. Während der Therapie und der darauf folgenden Granulozytopeniephase führt der Patient 3-mal täglich Mundspülungen mit 2-prozentiger Chlorhexidinlösung durch. Die Pflegenden inspizieren täglich den Mund- und Rachenraum. Auch die kleinsten Schleimhautläsionen sind desinfizierend zu behandeln.
Erschwerend kommt für Patienten die gestörte Nahrungsaufnahme hinzu. Hier muss zusätzlich eine parenterale Ernährung in Betracht gezogen werden.

Cyclophosphamid und **Ifosfamid** sowie ihre Abbauprodukte werden durch die Nieren ausgeschieden. Sie sind in hohen Konzentrationen toxisch für die **Schleimhäute der ableitenden Harnwege.** Als Folge hochdosierter Therapien mit diesen Zytostatika können schwere Blasenentzündungen mit Blutungen auftreten. Diese Komplikationen werden durch die begleitende Gabe von **Mesna** (Uromitexan®) vermieden. Die Substanz verbindet sich mit den toxischen Abbauprodukten der Zytostatika in den Harnwegen zu einem unschädlichen Komplex. Die schützende Wirkung von Mesna bezieht sich deshalb auch nur auf die Harnwege. Die antitumoralen, aber auch die systemischen unerwünschten Wirkungen, z. B. auf das Knochenmark, werden dadurch nicht beeinflusst. Die Applikation erfolgt zum Zeitpunkt der Chemotherapie sowie 4 und 8 Std. danach.
Viele Zytostatika erzeugen **Übelkeit** (*Nausea*) und **Erbrechen** (*Emesis*). Hervorgerufen werden diese unerwünschten Wirkungen teils durch die Schädigung der Magen-Darmschleimhaut, teils durch zentralnervöse Mechanismen. Die Häufigkeit und Dauer des Erbrechens sind dosisabhängig und werden nicht unwesentlich von der Applikationsart beeinflusst (► Tab. 13.6). Auch reagieren die einzelnen Menschen individuell sehr unterschiedlich. Früher war das zytostatikainduzierte Erbrechen oft dosislimitierend. Inzwischen ist es durch den Einsatz von **Antiemetika** (► 7.1.1) sehr gut beherrschbar. Es werden **Serotoninrezeptorantagonisten** wie Ondansetron (Zofran®), Granisetron (Kevatril®) und Tropisetron (Navoban®) meist schon prophylaktisch eingesetzt. Inzwischen stehen auch TTS mit Antiemetika zur Verfügung (z. B. Scopoderm®).
Im Falle von **Ondansetron** werden bei einer nur leichten emetogenen Wirkung der Therapie drei Dosen (8 mg) peroral oder intravenös am Behandlungstag gegeben. Die erste Dosis erhält der Patient 4 Std. vor Beginn der Chemotherapie, die anderen beiden Gaben 4 bzw. 8 Std. nach Therapiebeginn.

Tab. 13.6 Häufigkeit und zeitlicher Verlauf der emetogenen (*brechreizerregenden*) Wirkungen einiger Zytostatika

Häufigkeit	Wirkstoff	Beginn nach (Dauer)
> 90 %	Cisplatin ab 75 mg	1–6 Std. (24–48 Std.)
	Dacarbazin ab 500 mg	1–3 Std. (1–12 Std.)
60–90 %	Carmustin ab 200 mg	2–4 Std. (4–24 Std.)
	Cyclophosphamid 1 g	4–12 Std. (4–10 Std.)
30–60 %	Asparaginase	1–3 Std.
	Carboplatin	24 Std.
	Daunorubicin	2–4 Std. (24 Std.)
	Doxorubicin ab 20 mg	4–6 Std. (6 Std.)
	Fluorouracil ab 1 g	3–6 Std.
10–30 %	Bleomycin	3–6 Std.
	Etoposid	3–8 Std.
	Ifosfamid	1–2 Std. (ausgedehnt)
	Melphalan	6–12 Std.
	Methotrexat ab 100 mg	4–12 Std. (3–12 Std.)
< 10 %	Vincristin	4–8 Std.

Bei einer mittelstarken emetogenen Potenz gibt man dem Patienten am Folgetag eine weitere Dosis. Chemotherapien, die mit sehr starker Übelkeit einhergehen, benötigen eine 5-tägige antiemetische Therapie (3-mal 8 mg), wobei die erste Dosis pro Tag mit jeweils 20 mg **Dexamethason** als intravenöse Kurzinfusion kombiniert wird.

Merke

Antizipatorisches Erbrechen

Übelkeit und Erbrechen sind häufig auch zusätzlich **psychisch bedingt.** Bei diesem antizipatorischen Erbrechen handelt es sich um einen **konditionierten Reflex,** der häufig bereits schon durch die Situation im Sprechzimmer oder Krankenhaus ausgelöst wird. Je stärker Übelkeit und Erbrechen während der ersten Therapie sind, umso eher wird sich ein antizipatorisches Erbrechen einstellen. Für dessen Prophylaxe ist es wichtig, dass bereits beim ersten Chemotherapiezyklus eine wirksame antiemetische Therapie durchgeführt wird. Einmal vorhanden, kann diese psychogene Form der Übelkeit bzw. des Erbrechens kaum beeinflusst werden.

Praxistipp

Antizipatorisches Erbrechen verhindern

Die Pflegenden bemühen sich, auf die Ängste und Vorbehalte des Patienten einzugehen, um v. a. das antizipatorische Erbrechen zu verhindern. Nierenschale und Zellstoff sollten in Griffnähe, jedoch nicht im Blickfeld des Patienten stehen. Während einer Infusion hilft manchen Patienten das Lutschen von Bonbons oder das Kauen von Kaugummi.

Vorsicht

Zytostatika in Ausscheidungsprodukten

Erbrochenes kann ebenso wie andere Ausscheidungsprodukte des Patienten Zytostatika enthalten. Die Pflegenden ziehen daher beim Umgang mit Erbrochenem **Handschuhe** an.

Spätfolgen einer zytostatischen Therapie

Viele Zytostatika, insbesondere die Alkylanzien, können durch ihre erbgutschädigenden Eigenschaften auch dauerhafte Veränderungen in der DNS von Zellen außerhalb des Tumors herbeiführen. Häufig gehen die veränderten Zellen zugrunde oder die Schäden werden mithilfe verschiedener Reparaturmechanismen rückgängig gemacht. Unter bestimmten Umständen bleiben jedoch Veränderungen an wachstumsregulierenden Genen bestehen, die das Risiko für eine spätere maligne Entartung der Zelle beträchtlich erhöhen. Die Gefahr, Jahre nach einer erfolgreichen Therapie **Sekundärtumoren** oder **Leukämien** zu entwickeln, ist besonders bedeutsam, wenn die Primärtherapie im jungen Lebensalter erfolgt.

Eine Reihe von Zytostatika, darunter die Anthrazykline, Dactinomycin, Mitomycin C und die Vinca-Alkaloide (Vincristin, Vinblastin und Vindesin) sind ausgesprochen **gewebetoxisch.** Ein Austreten der intravenös applizierten Lösungen in das die Injektionsstelle umgebende Gewebe (Paravasation,

Extravasation) führt zu starken und **schmerzhaften lokalen Gewebeschädigungen** (*Paravasaten*). Oft ist zunächst nur eine Entzündung mit einer Rötung zu bemerken. Im weiteren Verlauf können sich Nekrosen und Ulzerationen entwickeln, die schlimmstenfalls zur Zerstörung von Nerven, Sehnen oder Gelenken führen. Im Extremfall kann es dazu kommen, dass eine chirurgische Abtragung des geschädigten Gewebes bis hin zur Amputation erforderlich wird.

Praxistipp

Die wirksamste Prophylaxe von Paravasaten

Sie besteht in einer **korrekten Applikationstechnik.**

- Wenn ein zentraler Zugang vorhanden ist, stets nur dieser für die Applikation von gewebetoxischen Zytostatika nutzen.
- Für einen peripheren Zugang werden nur Venen auf der Streckseite des Unterarms gewählt. Es sollte eine kräftige, oberflächliche, gerade verlaufende Vene fern von Sehnen, Nerven und Gelenken sein.
- Wenn die Venen an dieser Stelle nicht geeignet sind, eine Vene in der Ellenbogenbeuge oder auf dem Handrücken punktieren. Wenn möglich, jedoch der Handrücken, das Handgelenk sowie die Ellenbeuge als Punktionsort vermeiden. Hier verlaufen zahlreiche Sehnen und Nerven, die im Falle einer Paravasation schwer geschädigt werden können. Brüchige Venen (alters- oder krankheitsbedingt), sehr dünne Venen sowie ein verminderter venöser Rückstrom, z. B. bei Herzerkrankungen, erhöhen das Risiko von Paravasationen.
- Nach Brustamputationen wird wegen der Störungen des Abflusses in Lymphgefäßen und Venen nach Axillendissektion nur der Arm der Gegenseite benutzt.
- Vor Beginn der Infusion muss sichergestellt sein, dass die Injektionskanüle korrekt intravenös platziert und fixiert ist (auf Rötung, Schwellung oder lokale Schmerzreaktionen achten). Die Pflegenden ermutigen den Patienten, auch leichte Schmerzen, die während der Infusion an der Punktionsstelle auftreten, sofort zu melden. Im Zweifelsfall immer einen neuen Zugang legen.
- Während der Infusion ist die Lage der Kanüle häufig zu kontrollieren.
- Nach Fehlpunktion einer Vene ist diese keinesfalls abermals distal (*von der Körpermitte weiter entfernt*) des ersten Punktionsortes anzustechen, da es durch den ersten Stichkanal zu einem Paravasat kommen kann.
- Das Infusionssystem vor und nach der Zytostatikainfusion mit einer zytostatikafreien Trägerlösung spülen.

Als sehr sicherer Zugang hat sich der implantierte **Port-Katheter** bewährt. Sein Einsatz schont periphere Venen und minimiert die Infektionsgefahr. In Kombination mit einer Vakuumpumpe ermöglicht dieser Katheter den Patienten, die Chemotherapie nach einem kurzen ambulanten Aufenthalt zuhause durchzuführen. Dies wirkt sich auch positiv auf die psychische Situation der Betroffenen aus.

Vorsicht

Auftreten eines Paravasats

Beim Auftreten eines Paravasats ist die **Infusion sofort zu stoppen,** die Kanüle jedoch vorerst zu belassen. Danach ist ein Arzt zu verständigen, der über das weitere Vorgehen entscheidet.

Die **Behandlung eines Paravasats** kann folgende Maßnahmen umfassen: Mit einer 5-ml-Spritze, die auf den i. v.-Zugang aufgesetzt wird, wird nach Möglichkeit Blut bzw. Gewebeflüssigkeit durch die Kanüle aspiriert, um Restmengen des Zytostatikums zu entfernen – erst danach wird die Kanüle entfernt. Bei Blasen oder großen Paravasaten sollte von allen Seiten transkutan Gewebeflüssigkeit abgesaugt werden. Der betroffene Arm wird anschließend für 24–48 Std. ruhiggestellt und hochgelagert. Medikamentöse Therapie der Wahl ist eine Unterspritzung mit Hyaluronidase (Hylase®). Diese bewirkt das Auflösen der intrazellulären Hyaluronsäure, wodurch die Absorption und Verteilung der Zytostatika beschleunigt wird. Die oft empfohlene Dosis von nur einer Ampulle (150 IE) s. c. ist möglicherweise zu gering. Eine höhere Dosierung (bis zu sechs Ampullen) erhöht die Wirkung. Für Paravasate durch Vinca-Alkaloide wird, anders als für andere Zytostatika, die Anwendung milder, trockener Wärme empfohlen. Durch den Wärmeeinfluss kommt es infolge einer Vasodilatation zu einer verstärkten Durchblutung und dadurch zu einer schnelleren Verteilung und Absorption des Paravasats.

Die Durchblutung im Paravasatgebiet bzw. eine bessere Absorption der toxischen Wirkstoffe kann durch Auftragen eines dimethylsulfoxidhaltigen Gels gefördert werden. Wirksamer ist reines DMSO (**Dimethylsulfoxid**), das als Rezepturgrundstoff aus der Apotheke bezogen werden kann und alle 3–4 Std. mit einem Watteträger aufgetupft wird. Die Anwendung erfolgt über einen Zeitraum von 3–14 Tagen.

Substanzspezifische unerwünschte Wirkungen

Neben den allgemeinen unerwünschten Wirkungen, die mit der zelltoxischen Wirkung von Zytostatika in direktem Zusammenhang stehen, gibt es spezifische unerwünschte Wirkungen der einzelnen Substanzen, die bestimmte Maßnahmen zur Prophylaxe und Früherkennung erfordern (► Tab. 13.7).

13.1.2 Hormone und Antihormone

Hormone (► 5.3) können das Wachstum von Tumoren beeinflussen, z. B. können Östrogene das Wachstum hormonabhängiger Tumoren bei Frauen stimulieren. Umgekehrt geht ein verminderter Östrogenspiegel mit einer Wachstumshemmung eines solchen Tumors einher. Die Zellen eines **Mammakarzinoms** besitzen häufig Östrogen- oder Progesteronrezeptoren. Wenn labordiagnostisch ein positiver Rezeptorstatus nachgewiesen wurde, können die Patientinnen von einer **Anti-Östrogen-Therapie** profitieren.

Tab. 13.7 Substanzspezifische unerwünschte Wirkungen einiger Zytostatika und Maßnahmen zur Prophylaxe und Früherkennung

Zytostatikum	Substanzspezifische unerwünschte Wirkung	Maßnahmen zur Prophylaxe und Früherkennung
Cisplatin	Nephro-, Oto-, Neurotoxizität	Forcierte Diurese während der Chemotherapie, Kontrolle der Nierenwerte, regelmäßige Hörtests, neurologische Untersuchungen
Cyclophosphamid	Hämorrhagische Zystitis, Leber-, Lungentoxizität	Gabe von Mesna, auf rötlichen Urin achten, Kontrolle der Leberwerte
Ifosfamid	Hämorrhagische Zystitis, Nephro-, Neurotoxizität	Gabe von Mesna, Bewusstseinskontrollen
Cytarabin	Diarrhö, Pankreatitis, Neuro-, Lungentoxizität	Neurologische Kontrollen, Kontrolle der Pankreaswerte
Fluorouracil	Neuro-, Kardiotoxizität, Diarrhö	Neurologische Kontrollen, regelmäßig EKG
Gemcitabin	Grippeähnliche Beschwerden, Ödeme, Nephrotoxizität	Gewichtskontrollen
Methotrexat	Nephro-, Lebertoxizität	Kontrolle der Nieren- und Leberwerte
Etoposid	Blutdruckabfall, Nephro-, Neurotoxizität, Cholestase	Neurologische Kontrollen, Kontrolle des Blutdrucks, der Nieren- und Leberwerte
Paclitaxel	Allergie, Neuro-, Kardio-, Lebertoxizität	Gabe von Antihistaminika und Glukokortikoiden, Kontrolle von Puls, Blutdruck und Atmung
Vincristin, Vinblastin	Neurotoxizität, paralytischer Ileus	Kontrolle der Nieren- und Leberwerte, Obstipationsprophylaxe
Bleomycin	Lungenfibrose, Hautveränderungen (Schuppung, Schwielen), Fieber, Strahlensensibilisierung	Kontrolle der Lungenfunktion und des Röntgen-Thorax, Beobachtung der Haut
Daunorubicin	Nephro-, Kardiotoxizität, Rotfärbung des Urins	Kontrolle der Nieren- und Leberwerte, regelmäßig EKG
Doxorubicin	Kardiotoxizität	Regelmäßig EKG
Asparaginase	Blutgerinnungsstörungen, Pankreas-, Neuro-, Lebertoxizität	Kontrollen der Blutgerinnung und des Blutzuckers

Zwei **Wirkmechanismen** kommen hierbei in Frage:

- **Östrogenrezeptor-Antagonisten** (z. B. Tamoxifen, Nolvadex®) binden in gleicher Weise wie die Östrogene an die Rezeptoren der Tumorzellen, allerdings ohne einen Wachstumsreiz auszulösen. Sie verdrängen somit die natürlichen Stimulanzien der Rezeptoren.
- **Aromatasehemmer** (z. B. Anastrozol, Arimidex®; Letrozol, Femara®) greifen in den Biosyntheseweg der körpereigenen Östrogene ein und vermindern ihre Bildung im Organismus.

Gestagene können bei Endometriums- oder Mammakarzinom das Wachstum der Tumorzellen hemmen und Krebszellen zerstören. Eingesetzt wird v. a. Medroxyprogesteronacetat (*MPA*, Clinovir®).

Etwa 80 % der **Prostatakarzinome** werden durch Androgene stimuliert und durch deren Entzug in ihrem Wachstum gehemmt. Hier kann eine **Anti-Androgen-Therapie** mit folgenden Wirkstoffen durchgeführt werden:

- **Antiandrogene** (z. B. Cyproteronacetat, Androcur®) blockieren die Androgenrezeptoren im Tumorgewebe, sodass Androgene nicht mehr wirken können.
- **LH-RH-Agonisten** (z. B. Triptorelin, Decapeptyl®) sind synthetische Nachbildungen des im Hypothalamus freigesetzten Releasing-Hormons für LH (*luteinisierendes Hormon*). Sie unterdrücken die LH-Sekretion der Hypophyse und bewirken damit sekundär die Einstellung der Testosteronproduktion im Hoden.

13.1.3 Immunologisch wirksame Arzneimittel

Immunologisch wirksame Arzneimittel (► 5.1, ► Tab. 13.8) werden in Kombination mit Zytostatika gegeben. Im Vergleich zur alleinigen Zytostatikatherapie ist die Wirksamkeit bei besserer Verträglichkeit verstärkt. An der Oberfläche von Tumorzellen befinden sich Antigene (*Oberflächenantigene*), gegen die **Antikörper** eingesetzt werden können. Diese binden an die Antigene und leiten durch immunologische Prozesse die Zerstörung der Tumorzelle ein.

Zytokine spielen im Immunsystem eine wichtige Rolle. Sie wirken immunmodulierend, antiproliferativ und zytotoxisch. Aldesleukin ist ein Interleukin-2 und erhöht die zytotoxische Wirkung von Killerzellen. Interferon-α wirkt direkt wachstumshemmend auf die Tumorzellen und verstärkt die Immunantwort gegen den Tumor. Der Tumornekrosefaktor (*TNF, Tasonermin*) induziert die Apoptose (*programmierter Zelltod*) und verstärkt ebenfalls die Immunantwort.

Tab. 13.8 Immunologisch wirksame Arzneimittel

Wirkstoffe	Handelspräparate	Indikationen	
Antikörper	Rituximab	Mabthera®	Therapierefraktäre bzw. rezidivierende follikuläre Lymphome
	Trastuzumab	Herceptin®	Mammakarzinom mit schlechter Prognose
	Alemtuzumab	Lemtrada®	CLL
Zytokine	Aldesleukin	Proleukin®	Nierenzellkarzinom, Melanome
	PEG-Interferon-α	Pegasys®	Verschiedene Leukämien, Haarzellleukämie, NHL, Melanome, Nierenzellkarzinom
	Interferon-β	Avonex®	Undifferenziertes Nasopharynxkarzinom
	TNF-α-1a	Beromun®	Nichtrezessierbare Weichteilsarkome
Immunmodulatoren	Lenalidomid	Revlimid®	Multiples Myelom, Myelodysplastisches Syndrom (*MDS*), Mantelzelllymphom
	Pomalidomid	Imnovid®	Multiples Myelom
	Thalidomid	Contergan®	

CLL: chronisch lymphatische Leukämie, NHL: Non-Hodgkin-Lymphom

Thalidomid (Contergan®) und verwandte Substanzen wie Lenalidomid (Revlimid®) sind Immunmodulatoren, die bei bestimmten Hämoblastosen vor allem dem multiplen Myelom angewendet werden. Sie wirken über verschiedene **Wirkungsmechanismen:**

- Hemmung der Proliferation bestimmter hämatopoetischer Tumorzellen
- Hemmung der Produktion von TNF-α und Interleukin-6 und Interleukin-12
- Antiangiogenesehemmung (*Minderung der Gefäßneubildung im Tumorgewebe*)
- Verbesserung der Immunität gegen Tumorzellen durch Stimulation verschiedener T-Zellen
- Steigerung der Blutbildung (*Erythropoese*)

Wegen seiner teratogenen Wirkung sind strenge Regeln bei der Verordnung (z. B. T-Rezept) und Anwendung einzuhalten.

13.2 Therapie maligner Erkrankungen

Die Therapie maligner Erkrankungen basiert auf den Säulen **Chirurgie, Strahlentherapie** und **Chemotherapie** (► Abb. 13.1). Mit wachsendem Kenntnisstand v. a. in der Molekularbiologie und Genforschung eröffnen sich daneben auch neue Wege in der Krebstherapie. Viele davon – wie Angiogenesehemmung, Gen- und **Immuntherapie** – gewinnen zunehmende Bedeutung und konnten in der klinischen Routine etabliert werden. Eine Krebsgeschwulst kann mit den derzeit zur Verfügung stehenden therapeutischen Mitteln nur vernichtet oder in ihrem Wachstum gehemmt werden. Die Rückbildung einer Tumorzelle in eine normale Gewebezelle lässt sich nicht erreichen.

Kurative und palliative Therapie

Während der Begriff „Heilung" im herkömmlichen Sinn auch den Aspekt umfasst, dass der Mensch nach der Behandlung eine normale, von der Erkrankung unbeeinflusste Lebenserwartung hat, ist diese Definition bei malignen Erkrankungen nicht anwendbar, da der Tumor auch viele Jahre nach einer scheinbar völlig erfolgreichen Therapie erneut auftreten kann (*Rezidiv*). Bei Krebserkrankungen sprechen Onkologen von einer **lokalen Heilung,** wenn es gelingt, einen Tumor vollständig zu beseitigen und ein erneutes Wiederentstehen in einem bestimmten Zeitraum, meist 5 Jahre, zu verhindern. Es ist jedoch möglich, dass der Mensch trotz einer lokalen Heilung an den Metastasen des Tumors stirbt. Andererseits gibt es langsam wachsende Tumoren mit geringer lokaler Heilungsrate, mit denen der Mensch lange Zeit leben kann. Die lokale Heilungsrate nach 5 Jahren ist also keineswegs identisch mit der 5-Jahres-Überlebensrate. Entscheidend für den Menschen ist die Dauer des krankheitsfreien also tumor- und metastasenfreien Überlebens nach der Therapie. Bereits dieser Zustand stellt im onkologischen Sprachgebrauch eine Heilung dar. Eine Therapie, die mit dem Ziel eines

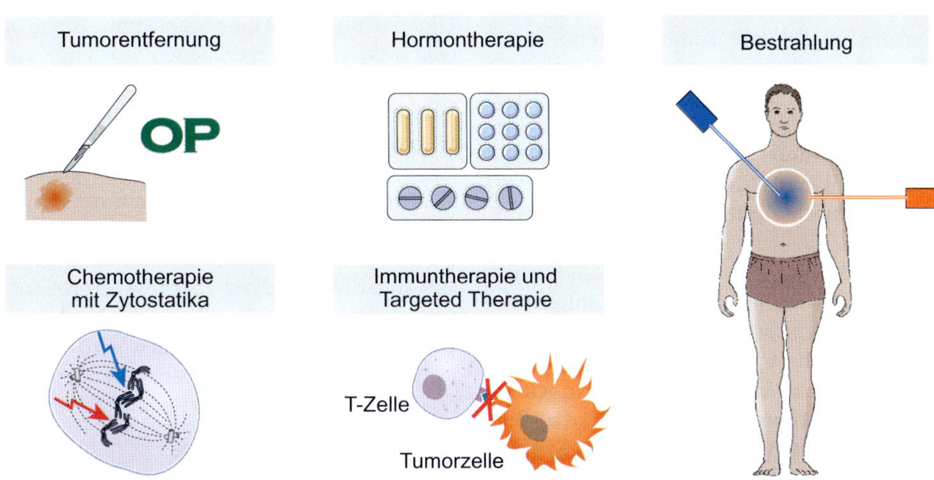

Abb. 13.1 Säulen der Therapie maligner Tumoren [L190]

solch langen krankheitsfreien Überlebens durchgeführt wird, heißt **kurative Therapie.**

Viele Tumoren sind im fortgeschrittenen Stadium nicht heilbar. Bei diesen Menschen haben die Behandlungsmaßnahmen das Ziel, die **Lebensqualität** zu verbessern oder zu erhalten und nach Möglichkeit eine Lebensverlängerung zu bewirken. Man bezeichnet diese Strategie als **palliative Therapie.** Optimale palliative Therapiemaßnahmen berücksichtigen demnach in erster Linie das Befinden und die Motivation des Menschen. Die Maßnahmen dürfen nicht auf eine zeitlich begrenzte Verlängerung der Lebensdauer beschränkt sein, wenn diese mit einer Verschlechterung der Lebensqualität durch die unerwünschten Wirkungen der Therapie einhergehen. Demgegenüber wird Menschen mit Aussicht auf Heilung im Allgemeinen eine deutlich höhere Therapietoxizität zugemutet.

Nichtmedikamentöse Maßnahmen

Zu den nichtmedikamentösen Maßnahmen bei malignen Erkrankungen zählen neben **chirurgischer Therapie** und **Bestrahlung** auch supportive Therapiemaßnahmen, z. B. das Sichern einer ausreichenden **Ernährung, psychische Betreuung** und **pflegerische Maßnahmen** wie Blutungsprophylaxe bei Thrombozytopenie, Infektionsprophylaxe bei Granulozytopenie und sorgfältige Mundpflege zur Soor- und Stomatitisprophylaxe.

13.2.1 Arten der Chemotherapie

Zytostatika wirken meist nur auf proliferierende Zellen. Da Tumoren auch ruhende Zellen enthalten, ist es nicht möglich, alle Tumorzellen mit einer kurzzeitigen Chemotherapie zu erfassen. Eine chemotherapeutische Behandlung erfolgt daher immer über einen längeren Zeitraum, in dem möglichst alle Tumorzellen einmal den Zellzyklus durchlaufen und dabei letal (*tödlich*) geschädigt werden.

Eine **Tumorchemotherapie mit Zytostatika** kann mit sehr unterschiedlichen Zielen durchgeführt werden. Folgende **Therapieformen** werden für die verschiedenen Indikationen und Phasen innerhalb komplexer Behandlungsstrategien unterschieden:

- Die **adjuvante Therapie** wird mit der Absicht durchgeführt, die Heilungsrate nach einer erfolgreichen Tumorresektion durch die Beseitigung chirurgisch nicht erfassbarer Mikrometastasen zu erhöhen.
- Bei der **neoadjuvanten Therapie** geht die zytostatische Behandlung der Operation voraus. Absicht ist, die Tumormasse zu reduzieren, um das Operationsergebnis zu verbessern.
- Bei der **Induktionstherapie** wird eine hochdosierte Chemotherapie eingesetzt, um eine komplette Remission zu erzielen.
- Die **Konsolidierungstherapie** hat das Ziel, die erreichte Remission zu stabilisieren.
- Die **Erhaltungstherapie** soll den Heilungserfolg langfristig sichern. Nach einer Komplettremission kann die Therapie mit weniger aggressiven Arzneimitteln und niedriger Dosierung über einen längeren Zeitraum fortgesetzt werden.
- Die **Salvage-Therapie** ist ein neuer kurativer Therapieversuch bei Versagen der Standardtherapie.
- Bei der **Hochdosistherapie** wird das Zytostatikum in einer Menge verabreicht, die die blutbildenden Knochenmarkszellen so weit zerstört, dass mit einer Regeneration nicht mehr zu rechnen ist. Dem Patienten werden daher im Anschluss Blutstammzellen transfundiert, die ihm vor der Behandlung entnommen wurden oder von einem geeigneten Spender stammen.

Intermittierende Stoßtherapie

Zytostatika werden meist in Form einer **intermittierenden Stoßtherapie** appliziert. Dabei werden die Wirkstoffe innerhalb weniger Std. oder Tage verabreicht. Darauf folgt eine Therapiepause von einer oder mehreren Wochen. Bei diesem Vorgehen sind Wirksamkeit und Verträglichkeit der Therapie besser als bei gleichmäßiger Verteilung der Dosis über den gesamten Chemotherapiezyklus.

Um das erneute Tumorwachstum gering zu halten, sollten die vorgegebenen Abstände zwischen den Zyklen nach Möglichkeit eingehalten werden. Würde man die Zyklusintervalle auf das Doppelte verlängern, bliebe der Behandlungserfolg aus, da in den längeren Therapiepausen genauso viele Tumorzellen nachwachsen, wie durch den vorangehenden Therapiezyklus abgetötet wurden. Wird der Abstand noch weiter erhöht, kann der Tumor sich sogar während der Therapie vergrößern. Auch nach dem Erreichen der klinischen Nachweisgrenze von einer Milliarde (10^9) Zellen wird die Therapie fortgesetzt, um auch die verbleibenden Zellen zu erreichen und ein baldiges Rezidiv zu verhindern.

Kombinations-Chemotherapie

Bei einigen Tumoren vermindert sich die Ansprechrate im Laufe der Therapie. Im Zuge der zahlreichen Zellteilungen, die das Wachstum eines

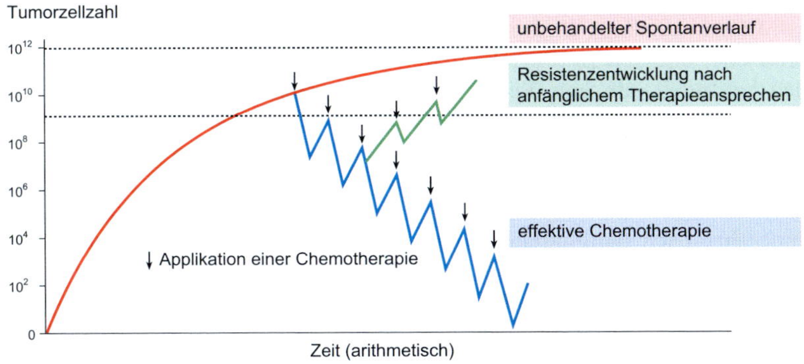

Abb. 13.2 Einfluss einer Chemotherapie auf die Tumorzellzahl. Jede Stufe stellt einen Chemotherapiezyklus dar. Die Pfeile markieren die einzelnen Zytostatika-Applikationen. Direkt im Anschluss an die Chemotherapie lässt sich eine Abnahme der Tumorzellzahl beobachten. Dabei ist der Prozentsatz der abgetöteten Tumorzellen, bezogen auf die jeweilige Zellzahl unmittelbar vor der jeweiligen Zytostatikagabe, konstant. Die absolute Anzahl pro Zyklus vernichteter Zellen wird jedoch mit abnehmender Tumorgröße immer kleiner. Während der therapiefreien Applikationsintervalle beginnt die Zellzahl des Tumors zuzunehmen. [L157]

Tumors bedingen, treten mit einer bestimmten Wahrscheinlichkeit (1 : 100 000 bis 1 : 1 000 000) Mutationen auf, die zur Resistenz einzelner Zellen gegenüber bestimmten Zytostatika führen. Unter einer Therapie mit diesen Wirkstoffen kommt es zur raschen **Selektion resistenter Zellen** und deren Vermehrung. Der Tumor wächst trotz Chemotherapie weiter (▸ Abb. 13.2).

Aufgrund der hohen Mutationsrate in einem Tumorgewebe ist davon auszugehen, dass nicht alle Zellen auf eine bestimmte Substanz ansprechen. Durch **Kombination von Zytostatika** mit unterschiedlichen Wirkungsmechanismen werden auch Tumorzellpopulationen erreicht, die gegen einzelne Arzneistoffe resistent sind. Da sich durch eine **Kombinations-Chemotherapie** oft bedeutend bessere Therapieerfolge erzielen lassen, ist diese Strategie inzwischen in fast allen Therapieschemata etabliert. Die einzelnen Substanzen sollen sich hinsichtlich ihrer unerwünschten Wirkungen möglichst unterscheiden, sodass bei hoher Dosierung jeder Einzelkomponente die Gesamttoxizität der Therapie geringgehalten werden kann.

13.2.2 Therapie von Hämoblastosen

Maligne Erkrankungen, die vom Knochenmark und dem lymphoretikulären System (*Milz und Lymphknoten*) ausgehen, werden als **Hämoblastosen** oder **maligne Systemerkrankungen** bezeichnet. Zu ihnen gehören Leukämien und Lymphome.

Leukämien

Akute Leukämien

Als es noch keine effektive Therapie gab, betrug die mittlere Überlebenszeit bei einer **akuten Leukämie** nach Diagnosestellung ungefähr 4 Monate. Dagegen ist derzeit das erreichbare Ziel der Behandlung sowohl bei der akuten lymphatischen (*ALL*) als auch bei der akuten myeloischen Leukämie (*AML*) die **Heilung.** Direkt nach Diagnosestellung werden akute Leukämien intensiv mit **Zytostatika** wie Antimetaboliten, Topoisomerasehemmern bzw. Anthrazyklinen behandelt. So wird eine Normalisierung des peripheren Blutbilds (< 5 % Leukämiezellen im Knochenmarksausstrich) erreicht. Nach Erreichen der Remission und Erholung der normalen blutbildenden Zellen nach mehreren Monaten wird eine weitere Chemotherapie mit Zytostatika durchgeführt. Um spätere Rezidive und eine Infiltration der Hirnhäute zu verhindern, kann eine **ZNS-Prophylaxe** mit Gabe von Zytostatika in den Liquorraum und eine Bestrahlung des Gehirns notwendig sein. Die abschließende weniger aggressive ambulante Erhaltungstherapie soll verhindern, dass noch vorhandene Leukämiezellen zu einem Rezidiv führen. Nach insgesamt 2 Jahren ist die Behandlung abgeschlossen.

Chronische Leukämien

Bei der **chronisch myeloischen Leukämie** (*CML*) beträgt die mittlere Überlebenszeit nach dem klinischen Beginn der Erkrankung 3–4 Jahre. Abgesehen von Knochenmarkstransplantationen sind die derzeitigen Behandlungsmethoden nicht kurativ. Sofort nach Diagnosestellung wird meist mit **Hydroxyharnstoff** oder anderen Antimetaboliten oder Alkylanzien behandelt, um eine Reduktion der Leukämiezellen zu erreichen. Gleichzeitig oder nach Erreichen einer Zellverminderung wird **Interferon-α** gegeben, das bei einem Teil der Patienten zu einer Remission führt.

Befindet sich eine **chronisch lymphatische Leukämie** (*CLL*) noch in einem frühen Stadium, kann die Überlebenszeit ohne Behandlung bis zu 20 Jahre betragen. Eine Therapie wirkt nicht lebensverlängernd. Sie ist erst indiziert, wenn Symptome auftreten und sollte möglichst schonend für den Patienten sein. Eine **milde Zytostatikatherapie** mit Fludarabin oder Chlorambucil, evtl. die Gabe des Antikörpers **Alemtuzumab** und eine symptomatische Therapie, z. B. Immunglobulingabe, sind hier angezeigt.

Lymphome

An **Morbus Hodgkin** (*Lymphogranulomatose*) erkranken jährlich 2–3 von 100 000 Menschen. Typischerweise kommen die Menschen wegen einer schmerzlosen Lymphknotenvergrößerung, am häufigsten im Halsbereich, zum Arzt. Für die Mehrzahl der Patienten besteht die Möglichkeit einer kurativen Therapie. Abhängig vom Krankheitsstadium zum Zeitpunkt des Therapiebeginns können etwa 80 % der Betroffenen geheilt oder zumindest in eine Vollremission gebracht werden. Während in den anfänglichen Stadien eine alleinige **Strahlentherapie** oft ausreicht, wird diese in fortgeschrittenen Fällen oder bei Vorliegen bestimmter Risikofaktoren mit einer zytostatischen Therapie kombiniert. Da Monotherapien nur palliativ wirksam sind, werden **Zytostatikakombinationen** mit Antimetaboliten, Alkylanzien, Topoisomerasehemmern, Mitosehemmstoffen bzw. Anthrazyklinen eingesetzt, mit denen auch in fortgeschrittenen Stadien Heilungen möglich sind.

Non-Hodgkin-Lymphome (*NHL*) sind eine Gruppe sehr uneinheitlicher Erkrankungen. Zu ihnen gehören Lymphome mit unterschiedlichem Malignitätsgrad.

Relativ **geringmaligne Erkrankungen** sind:

- Chronisch-lymphatische Leukämie, die auch den Lymphomen zugeordnet wird
- Haarzellleukämie (Haarzellen sind Lymphozyten mit zarten Ausläufern)
- Immunozytom

Zu den **hochmalignen Lymphomen** zählen:

- Immunoblastisches Lymphom (*Retikulosarkom*)
- Lymphoblastisches Lymphom, das als die lokalisierte Form der akuten lymphatischen Leukämie betrachtet werden kann

Das **multiple Myelom** (*Plasmozytom*) ist eine Erkrankung mit sehr variabler Malignität. Sie reicht von einer nur langsam fortschreitenden bis hin zu einer sehr aggressiven Verlaufsform mit schlechter Prognose.

Kurative Behandlungsstrategien gibt es für das immunoblastische Lymphom mit Heilungschancen auch im fortgeschrittenen Stadium, das lymphoblastische Lymphom mit Heilungschancen für knapp ein Drittel der Patienten und die Haarzellleukämie. Hochmaligne Lymphome werden **aggressiv** mit Zytostatika, v. a. mit Alkylanzien, aber auch Antimetaboliten, Topoisomerasehemmern und zytostatisch wirksamen Antibiotika sowie durch **Bestrahlung** therapiert. Bei einer Haarzellleukämie werden keine Zytostatika, sondern **Interferon-α** eingesetzt.

Das Immunozytom wird nach den gleichen Grundsätzen wie die chronisch lymphatische Leukämie behandelt. Die Therapie des Plasmozytoms ist darauf ausgerichtet, das Leben des Menschen zu verlängern und Beschwerden zu lindern und hängt von der sehr variablen Malignität dieser Erkrankung ab.

13.2.3 Therapie von Karzinomen

Karzinome des Magen-Darm-Trakts

Zu den **gastrointestinalen Tumoren** zählen:

- Ösophaguskarzinom
- Magenkarzinom
- Pankreaskarzinome; exokrines Pankreas und Inselzelltumoren
- Leberzellkarzinom
- Gallenblasen- und Gallenwegskarzinome
- Dünndarmtumoren
- Karzinoid; an verschiedenen Bereichen des Magen-Darm-Trakts vorkommender hormonproduzierender Tumor
- Kolorektale Karzinome
- Karzinome der Analregion

Die Prognose des **Ösophaguskarzinoms** ist schlecht. Bisher hat die Chemotherapie bei der Behandlung keine entscheidende Bedeutung erlangt. Auch beim **Magenkarzinom** ist die rechtzeitige radikale Operation die einzige kurative Behand-

lungsmaßnahme. Die Chemotherapie ist eine palliative Maßnahme bei lokal fortgeschrittenem oder bereits metastasiertem Magenkarzinom. Ebenfalls unbefriedigend ist die Effektivität der Chemotherapie beim **Pankreaskarzinom.** Die 5-Jahres-Überlebensrate liegt nur bei 20–30 %. **Inselzelltumoren** sind nur in 10–20 % der Fälle bösartig und bedürfen nur dann einer zytostatischen Behandlung, wenn ihr meist langsames Wachstum operativ nicht unter Kontrolle gebracht werden kann.
Für **Tumoren von Leber und Galle** erweist sich eine systemische Chemotherapie als weniger effektiv. Im Einzelfall kann beim **Leberzellkarzinom,** nicht jedoch bei einer metastasierten Erkrankung eine regionale Chemotherapie indiziert sein, bei der die Leber über die Arteria hepatica mit einem Zytostatikum perfundiert wird. **Adenokarzinome** des Dünndarms sowie ein **Karzinoid** werden nur dann chemotherapeutisch behandelt, wenn sie inoperabel oder metastasiert sind. Da das Karzinoid ein Tumor hormonproduzierender Zellen ist, kommen zur symptomatischen Therapie der dadurch ausgelösten Stoffwechselbeschwerden auch Antagonisten der entsprechenden Hormone zum Einsatz.
Kolorektale Karzinome stehen in Deutschland in der Häufigkeit maligner Tumoren an zweiter Stelle. Wenn keine Fernmetastasen vorliegen, ist eine Resektion des betroffenen Darmabschnitts einschließlich der regionalen Lymphknoten mit kurativem Behandlungsziel möglich. Als unterstützende Maßnahme kann eine postoperative adjuvante Chemotherapie erfolgen. Basis aller etablierten Therapieschemata ist 5-Fluoruracil, das meist in Kombination mit Kalziumfolinat oder Levamisol angewandt wird. Für das metastasierende kolorektale Karzinom gibt es bislang keine befriedigende Behandlung. Eine zytostatische Therapie ist daher nicht generell indiziert, kann jedoch insbesondere bei jüngeren, gut motivierten Patienten und wenn der Tumor rasch fortschreitet z. B. mit Capecitabin versucht werden. **Karzinome der Analregion** sind sehr selten. Zu ihrer Behandlung eignet sich eine kombinierte Strahlen- und Chemotherapie, ggf. mit anschließender Operation.

Bronchialkarzinome

Das **Bronchialkarzinom** hat in seiner Häufigkeit in den vergangenen Jahrzehnten erheblich zugenommen. Unter den malignen Erkrankungen ist es die dritthäufigste Todesursache. An einem Zusammenhang zwischen dem Zigarettenrauchen und dem Bronchialkarzinom besteht kein Zweifel. Bezüglich der Prognose und der Therapiemöglichkeiten unterscheidet man das **kleinzellige Bronchialkarzinom** von den anderen nicht kleinzelligen Formen. Charakteristisch sind seine kurze Tumorverdopplungszeit und eine frühzeitige Metastasierung. Bedingt durch das rasche Wachstum und das aggressive biologische Verhalten hat es unbehandelt eine sehr schlechte Prognose. Die mittlere Überlebenszeit beträgt je nach Erkrankungsfortschritt 5–14 Wochen. Im Gegensatz zu den nicht kleinzelligen Tumoren ist das es jedoch außerordentlich chemotherapieempfindlich. Deshalb – und weil bei der Erstdiagnose bereits zwei Drittel der Patienten Metastasen aufweisen – ist die systemische Chemotherapie die primäre Behandlungsmaßnahme. Mit zytostatischen Kombinationstherapien können Remissionsraten von ca. 80 % erreicht werden. Eingesetzt werden alkylierende Substanzen wie Cisplatin, Ifosfamid oder Cyclophosphamid zusammen mit Etoposid oder Doxorubicin und Vincristin.
Die **nicht kleinzelligen Bronchialkarzinome** zeigen häufig einen weniger aggressiven Verlauf. Im Vordergrund der Therapie steht hier meist die Operation. In frühen Stadien können durch chirurgische Maßnahmen 5-Jahres-Überlebensraten von 60–80 % erreicht werden. Allgemein sprechen nicht kleinzellige Bronchialkarzinome deutlich schlechter auf eine Chemotherapie an. Daraus ergibt sich, dass hier keine grundsätzliche Indikation zur zytostatischen Behandlung (z. B. mit Gemcitabin) besteht und diese nur bei gutem Allgemeinzustand und günstigen prognostischen Faktoren begonnen werden sollte.
Ein spezielles Verfahren stellt die **HIPEC** (*hypertherme intraperitoneale Chemoperfusion*) bei ausgedehnter Peritonealkarzinose und die **HITOC** (*hypertherme intrathorakale Chemoperfusion*) bei Pleurakarzinose dar.
Hierbei wird während einer Operation zunächst eine Peritonektomie bzw. Pleurektomie durchgeführt und anschließend eine Spülung der jeweiligen Körperhöhle mit auf 42 °C erwärmter Zytostatikalösung. Die systemische Belastung durch die Zytostase ist bei dieser Methode geringer. Beim Umgang mit Körpersekret muss mit erhöhter Sicherheitsstufe vorgegangen werden.

Karzinome der Geschlechtsorgane

Mammakarzinom

Das **Mammakarzinom** (*Brustkrebs*) ist in Deutschland die häufigste Krebserkrankung der Frau. Etwa jede zehnte Frau entwickelt im Laufe ihres Lebens ein Mammakarzinom. Von erheblicher Bedeutung für die Prognose des Krankheitsverlaufs sind die Größe des Primärtumors, die Zahl der bei Diagnosestellung befallenen axillären Lymphknoten und das Vorhandensein von Fernmetastasen.

Weisen die Patientinnen keinen Befall der axillären Lymphknoten auf, beträgt ihre Chance, 10 Jahre krankheitsfrei zu überleben, 75 %. Endgültige Heilung, die erst nach 20–40 Jahren feststellbar ist, wird in 50 % der Fälle erreicht. Mit zunehmender Zahl karzinomatös infiltrierter axillärer Lymphknoten sinkt die Zahl der Patientinnen, die nach einer Behandlung 10 Jahre krankheitsfrei bleiben. Bei vier oder mehr positiven Knoten sind es nur noch 15 % der Betroffenen.

Liegen keine Fernmetastasen vor, ist stets die **Operation** das erste und wichtigste Element der Therapie, wobei – falls nötig – auch axilläre Lymphknoten entfernt werden. Durch eine **adjuvante Chemotherapie** lässt sich bei axillärem Lymphknotenbefall das Auftreten von Tumorrezidiven deutlich hinausschieben.

Die Gesamtüberlebenszeit wird jedoch nur bei prämenopausalen Patientinnen erwiesenermaßen günstig beeinflusst. Die besten Behandlungsergebnisse finden sich bei Patientinnen mit nur 1–3 befallenen Lymphknoten. Mit zunehmender Zahl verschlechtern sich die Erfolge rapide. Patientinnen mit mehr als sieben positiven Lymphknoten haben meist keinen Nutzen von einer adjuvanten Chemotherapie. In der Postmenopause wird eine adjuvante Chemotherapie nur begonnen, wenn absehbar ist, dass eine protokollgerechte Behandlung ohne Dosisreduktion durchgeführt werden kann.

Grundsätzlich wird mit der Chemotherapie unmittelbar nach der Operation begonnen, spätestens aber nach 4 Wochen, da sie anderenfalls wirkungslos bleibt. Ein sehr gebräuchliches Therapieschema bei 1–3 positiven axillären Lymphknoten ist das **CMF-Schema nach Bonadonna** (► Tab. 13.9), welches ab vier befallenen Lymphknoten um das **EC-Schema** erweitert wird (► Tab. 13.10). Eine weitere adjuvante Maßnahme ist die **Hormontherapie** mit Tamoxifen oder einem Aromatasehemmstoff, sofern das operativ entnommene Tumorgewebe einen positiven Östrogenrezeptorstatus aufweist.

Beim **metastasierten Mammakarzinom** ist die medikamentöse Behandlung die Therapie der Wahl. Dies kann eine Antihormon-Therapie sein oder – bei ungünstigerer Prognose – sofort eine Chemotherapie. Damit sind in ca. 60 % der Fälle Remissionen erreichbar.

Tab. 13.9 CMF-Schema (nach Bonadonna): adjuvante Chemotherapie des Mammakarzinoms bei 1–3 positiven Lymphknoten

Zytostatikum	Dosierung	Applikationsart	Applikationszeitpunkt
Cyclophosphamid	500 mg/m^2	i. v.	Tag 1 und 8
Methotrexat	40 mg/m^2	i. v.	Tag 1 und 8
Fluorouracil	600 mg/m^2	i. v.	Tag 1 und 8

Tab. 13.10 EC-Schema, anschließend CMF-Schema: adjuvante Chemotherapie des Mammakarzinoms bei vier und mehr positiven Lymphknoten. Anfangs werden vier Zyklen EC verabreicht, danach vier Zyklen CMF. Die Regeneration des Blutbildes ist Voraussetzung für die Fortsetzung eines jeden Zyklus.

Zytostatikum	Dosierung	Applikationsart	Applikationszeitpunkt
Epirubicin	90 mg/m^2	i. v.	Tag 1
Cyclophosphamid	600 mg/m^2	i. v.	Tag 1
Vier Zyklen EC alle 3 Wochen.			
Cyclophosphamid	500 mg/m^2	i. v.	Tag 1 und 8
Methotrexat	40 mg/m^2	i. v.	Tag 1 und 8
Fluorouracil	600 mg/m^2	i. v.	Tag 1 und 8

Hodenkarzinom

Hodenkarzinome treten v.a. bei jüngeren Männern auf. Ihre Häufigkeit liegt bei jährlich 1–2 Neuerkrankungen pro 100 000 Männer. Auch im fortgeschrittenen Stadium sind Hodentumoren außerordentlich gut therapierbar. Erster Schritt der Behandlung ist die **operative** einseitige **Entfernung** des Hodens (*Orchidektomie*) und abdominaler Lymphknoten (*retroperitoneale Lymphadenektomie*). Außer bei sehr frühen Erkrankungsstadien folgt darauf eine **adjuvante Kombinations-Chemotherapie.** Hodentumoren reagieren sehr gut auf eine Zytostatikabehandlung. Standardschema ist die Kombination von Cisplatin, Etoposid und Bleomycin (PEB-Schema: 2–4 Zyklen im Abstand von 4 Wochen). Damit lassen sich Vollremissionsraten bei zwei Drittel der Patienten und eine Gesamtansprechrate von nahezu 100 % erreichen. Die Rezidivrate liegt unter 20 %.

Prostatakarzinom

Das **Prostatakarzinom** führt unter den Krebserkrankungen des Mannes die Häufigkeitsliste der jährlichen Neuerkrankungen an. Da es eine Erkrankung des höheren Lebensalters ist, stellt es vielfach nicht die Todesursache für die Erkrankten dar. Viele der Betroffenen sterben durch andere Ursachen, bevor das Karzinom ein finales Stadium erreicht hat. Ziel der palliativen Therapie bei einer lokal fortgeschrittenen Erkrankung ist es daher, die Metastasierung hinauszuschieben und einen symptomarmen Zustand zu erhalten. Etwa 80 % der Prostatakarzinome werden durch Androgene stimuliert und durch deren Entzug in ihrem Wachstum gehemmt. Durch eine **Entfernung der Hoden** kann die Androgenproduktion auf 10 % des Ausgangswerts verringert werden. Wenn der Patient die Kastration ablehnt oder diese aus medizinischen Gründen nicht möglich ist, werden **Antiandrogene** (Cyproteronacetat, Androcur®; Flutamid, Flutacell®) oder **LH-RH-Agonisten** verabreicht.

LH-RH-Agonisten können nicht peroral appliziert werden, da Magensäure sie inaktiviert, darum werden sie als Nasenspray (Buserelin, Profact® nasal) oder als subkutane Injektions- (Triptorelin, Decapeptyl®) bzw. Depotpräparate (Leuprorelin, Enantone® Monatsdepot; Goserelin, Zoladex®) eingesetzt. Ein Senken des Testosteronspiegels tritt nach anfänglichem Anstieg erst mit 2–3-wöchiger Verzögerung ein. Die Behandlung mit LH-RH-Agonisten führt nicht zur Vergrößerung der männlichen Brust (*Gynäkomastie*).

Beim Fortschreiten des Prostatakarzinoms kann auf eine **kombinierte Hormon- und Zytostatikatherapie** umgestellt werden.

13.2.4 Therapie des malignen Melanoms

Unter den Neoplasien der Haut nimmt das **maligne Melanom** eine herausragende Stellung ein. Zwar macht es nur knapp 2 % aller bösartigen Neubildungen aus und verursacht nur ca. 1 % aller Krebstodesfälle in Deutschland, doch ist die Häufigkeit in den vergangenen 30 Jahren deutlich gestiegen. Seit den 1970er-Jahren hat sich die Erkrankungsrate annähernd vervierfacht. Zu den Hauptursachen dieser Erkrankung zählt bekanntlich die übermäßige Sonnenexposition. Die relative 5-Jahres-Überlebensrate liegt zwischen 70 und 80 %. Bei bereits eingetretener Metastasierung sinkt sie auf unter 10 %. Die größte Bedeutung kommt der **operativen Behandlung** zu. Maligne Melanome sprechen nur unbefriedigend auf Strahlen- und Zytostatikatherapien an. Weder mit Einzelsubstanzen noch mit Zytostatikakombinationen sind Remissionsraten von über 25 % zu erzielen. Unter diesem Vorbehalt kann Dacarbazin als Mittel der Wahl angesehen werden. Der Nutzen einer solchen Therapie ist jedoch gegenüber den unerwünschten Wirkungen sorgfältig abzuwägen. Da maligne Melanome relativ gut auf eine Immuntherapie ansprechen, kommen auch **Zytokine** wie Aldesleukin und Interferon-α zum Einsatz.

13.3 Krebstherapie und Pflege

Die **Diagnose** einer Krebserkrankung löst im Allgemeinen starke Ängste und Fassungslosigkeit aus. Viele Menschen empfinden bei der ersten Konfrontation mit dem Befund das Gefühl, „als ob ihnen der Boden unter den Füßen weggezogen würde". Durch gezielte Betreuung und psychosoziale Unterstützung können Pflegende entscheidend mitwirken, die emotionale Belastung für den Menschen zu lindern.

In Hinblick auf die bevorstehende Therapie ist es besonders wichtig, dass der Patient erfährt, was weiter geschehen wird, wie die Behandlung aussehen wird und welche Prognose der Arzt stellen kann. Die Vorteile der Therapie und nicht die un-

erwünschten Wirkungen stehen bei den Patientengesprächen im Vordergrund. Hierbei sollten das Pflege- und das Ärzteteam die gleichen Aussagen treffen, damit der Patient nicht widersprüchlichen Informationen ausgesetzt ist.
Der Patient braucht **Zeit,** um die Informationen zu verarbeiten und sollte die Möglichkeit haben, Fragen zu stellen. Die Wortwahl sowie die Menge der Information werden stets den Bedürfnissen des Erkrankten angepasst. Es ist wichtig zu berücksichtigen, dass in der Vorstellung vieler Patienten gerade gegenüber der medikamentösen Krebstherapie besondere Ängste und Vorbehalte bestehen, die nicht zuletzt durch den Begriff **Chemotherapie** suggeriert werden. Ein Chemotherapeutikum ist jedoch nicht mehr und nicht weniger „chemisch" oder „unnatürlich" als jedes andere Arzneimittel. Zweifellos ist die Anwendung dieser Arzneistoffe häufig mit ungewöhnlich starken unerwünschten Wirkungen verbunden, die man in den vergangenen Jahrzehnten nur unzureichend vermeiden konnte. Gerade in der Therapie des zytostatikabedingten Erbrechens hat sich jedoch die Situation entscheidend gewandelt, was Pflegefachpersonen dem Patienten auch bewusst machen sollten. Die Krankheit „Krebs" ist häufig immer noch stigmatisiert und mit irrationalen Vorstellungen verknüpft. Pflegende können mithelfen, von Anfang an keine Mythen über die Erkrankung und deren Therapie aufkommen zu lassen.

Praxistipp

Psychische Betreuung der Krebserkrankten

Den Pflegenden kommt in der psychischen Betreuung onkologischer Patienten eine Schlüsselrolle zu. Durch den häufigen Kontakt und das kontinuierliche Miterleben der körperlichen und psychischen Veränderungen können sie die Bedürfnisse des Menschen besonders genau wahrnehmen und bei der Pflegeplanung berücksichtigen. Auch auf die Arzt-Patienten-Beziehung haben sie wesentlichen Einfluss und erfüllen dabei immer wieder eine Dolmetscherfunktion, wenn z. B. der Patient nicht alles oder nicht sofort verstanden hat, was der Arzt ihm mitgeteilt hat. Zu den Angehörigen und zu anderen Personen und Helfern, die der Patient benötigt, halten die Pflegenden den Kontakt und verständigen diese, wenn es erforderlich ist oder der Patient es wünscht.

Essen und trinken

Als erstes Zeichen für eine **Kachexie** ist das Auftreten von mindestens einem der folgenden Kriterien zu werten:

- Aktuelles Körpergewicht < 90 % des Normalgewichts
- Ungewollter Gewichtsverlust > 5 % des Ausgangsgewichts in 3 Monaten bzw. > 10 % in 6 Monaten
- Serumalbuminkonzentration < 35 g/dl

Ernährungsprobleme ergeben sich durch:

- Systemische Auswirkungen des Tumors wie Appetitlosigkeit und körperliche Schwäche
- Direkte Auswirkungen des Tumors, z. B. Schluckstörungen bei Tumoren von Mund, Rachen und Ösophagus, Motilitätsstörungen des Darmes, z. B. Ileus
- Therapiebedingte Schädigungen wie Strahlenmukositis, Übelkeit und Erbrechen sowie Appetitlosigkeit v. a. durch Zytostatika

Um das Allgemeinbefindens zu verbessern, ist das Behandeln oder Verhüten einer Mangelernährung (*Malnutrition*) eine wichtige therapeutische Maßnahme. Menschen, die belastende Behandlungen wie Chemo-, Strahlentherapien oder Knochenmarkstransplantationen erhalten, profitieren von optimalen Energiereserven und einem guten Ernährungszustand enorm. Geplante Therapien sollten nicht aus Gründen des schlechten Allgemeinzustands abgesagt, verschoben oder in reduzierter Form durchgeführt werden müssen. Maßstab einer Ernährungstherapie ist das Erhalten eines angemessen guten Allgemeinzustands des Patienten.

Trinknahrungen

Nach Möglichkeit wird die **orale Nahrungszufuhr** beibehalten und unterstützt. Toleriert der Patient feste Speisen nicht oder ist eine alleinige Zufuhr des täglichen Nährstoffbedarfs mit diesen nicht möglich, können die Mahlzeiten mit **eiweißreichen Trinknahrungen** (Fortimel®, Meritene® flüssig) ergänzt werden. Mit **vollbilanzierten Trinknahrungen** (*Formuladiäten*) lässt sich ein Patient auch über längere Zeit ausschließlich ernähren.
Solche vollbilanzierten Trinknahrungen (Nutrison® Standard) besitzen hohe Energiedichten zwischen 75 und 150 kcal/100 ml, die weit über denen von handelsüblichen Dosensuppen mit 30–60 kcal/100 ml liegen. Darüber hinaus enthalten sie die Hauptnährstoffe in dem für eine ausgewogene Ernährung empfohlenen Verhältnis (50–60 % Kohlenhydrate, 25–30 % Fett und 10–15 % Eiweiß). Herkömmliche höherkalorige Süßspeisen in flüssiger oder halbfester Form beziehen ihren Energiegehalt in der Hauptsache aus einem überproportionalen Fettanteil. Abhängig vom Körpergewicht und der Erkrankungs-

situation lässt sich der tägliche Nährstoffbedarf eines durchschnittlichen Erwachsenen mit 2–2,5 l einer vollbilanzierten Flüssignahrung decken.
Leider sind höherkalorige Substrate ausschließlich in süßen oder fruchtigen Geschmacksrichtungen im Handel. Die Überdeckung des Eigengeschmacks der halbsynthetischen Grundstoffe mit „herzhaften" Aromen stößt auf technische Schwierigkeiten und gelingt den Herstellern nicht befriedigend. Die Patienten äußern daher meist nach kurzer Zeit den Wunsch nach weniger süßen Produkten, dem jedoch nur schwierig nachzukommen ist. Für die Angehörigen der Patienten bietet sich die Möglichkeit, unter Einbeziehung anderer Lebensmittel hochkalorische Trinknahrungen mit neutraler Geschmacksrichtung zu abwechslungsreichen Gerichten zu verarbeiten. Entsprechende Kochbücher und Rezepte liefern die Hersteller verschiedener Formuladiäten.

Praxistipp

Freude am Essen wecken, Trinknahrung attraktiver machen

Bei onkologischen Patienten, die meist appetitlos sind, muss auch die psychische Situation bedacht werden. Ist der Patient über längere Zeit ausschließlich auf eine derartige „synthetische" Nahrung angewiesen, fehlt ihm die Freude am Essen: die Optik, der Geschmack, das Kauen und der soziale Kontakt während einer Mahlzeit. Um eine Trinknahrung attraktiver zu gestalten, gibt es einige Möglichkeiten:

- Kleine Portionen anbieten, dafür alle 2–3 Std., evtl. auch nachts, wenn Hungergefühle auftreten.
- „Wunschkost": Viele Krankenhausküchen gehen immer mehr auf individuelle Patientenwünsche ein.
- Essen von zu Hause mitbringen lassen.
- Starke Essensgerüche vermeiden.
- Mahlzeiten appetitlich anrichten, z. B. portionsweise in einem Glas mit einer Serviette darunter.
- Verarbeitung zu Speiseeis: Trinknahrungen lassen sich mit einer Eismaschine zu Speiseeis verarbeiten, was Menschen mit Schluckschmerzen die Nahrungsaufnahme zusätzlich erleichtert. Die Zubereitung sollte jedoch möglichst unter aseptischen Bedingungen in der Krankenhausapotheke erfolgen.
- Aperitifs oder ein Schluck Wein oder Bier eine Std. vor dem Essen wirken appetitanregend.
- Mahlzeiten aus der eigenen Küche sollten gewürzarm zubereitet werden, damit der Patient individuell nachwürzen kann.

Nur wenn eine orale Nahrungsaufnahme nicht mehr in ausreichendem Umfang möglich ist, geht man zur **enteralen Ernährung** (*Sondenernährung*) über. Eine **parenterale Ernährung** ist den Fällen vorbehalten, in denen aufgrund von Darmstenosen, Malabsorption oder schweren Stoffwechselstörungen auch die enterale Nährstoffzufuhr versagt.

Supportive Therapie mit Arzneimitteln

Folgende **Arzneimittel** kommen für eine **supportive** (*unterstützende*) **Therapie** bei malignen Erkrankungen hauptsächlich in Frage:

- **Antiemetika,** v. a. Serotoninantagonisten (▸ 7.1.1) zur Behandlung von tumor- und therapiebedingtem Erbrechen
- **Arzneimittel zur Schmerztherapie**
  - Opioid-Analgetika (▸ 3.1.1) bei starken Schmerzen
  - Nichtopioid-Analgetika (▸ 3.1.2) bei Knochenschmerzen, Tumorzerfall und Geschwürbildung
  - Spasmolytika, Metamizol (▸ 3.3.1, ▸ 3.1.2) bei Tumorbefall viszeraler Organe
  - Lokalanästhetika (▸ 3.2.2) zur Leitungsanästhesie bei sehr starken Schmerzen
- **Erythrozyten**- und **Thrombozytenkonzentrate** (▸ 6.3), **Wachstumsfaktoren** (▸ 6.3) als hämatologischer Support (*Ersatz von Blutbestandteilen*)
- **Nährstoffpräparate** zur ergänzenden oralen, enteralen oder parenteralen Ernährung
- **Glukokortikoide** (▸ 5.4.1) zur Verringerung des Tumorwachstums v. a. bei malignen Systemerkrankungen, zur Behandlung von Strahlenerythemen, zytostatikabedingtem Erbrechen, Hirnödemen und bei Nervenkompressionen
- **Antiinfektiva** zur Infektionsprophylaxe, z. B. bei Granulozytopenie
- **Bisphosphonate, Kalzitonin** (▸ 3.3.3) bei Knochenmetastasen zur Therapie von Osteolysen und Hyperkalzämien
- **Laxanzien** (▸ 7.2.1) zur Behandlung von tumor- und therapiebedingter Obstipation, z. B. durch Opioidanalgetika
- **Gerinnungsfaktoren** (▸ 6.3.1) bei Verbrauchskoagulopathie
- **Antiepileptika** (▸ 4.4) und **Psychopharmaka** (▸ 4.1) bei Infiltration von Nerven

13.4 Phytopharmaka zur Krebstherapie

Alternative Heilmethoden sind im Zusammenhang mit der **Therapie maligner Erkrankungen** sehr kritisch zu sehen. Wegen der zum Teil sehr aggressiven schulmedizinischen Therapieformen und der nicht immer gegebenen Heilungschancen sind die Patienten oft geneigt den vermeintlich besseren, weniger unangenehmen und natürlichen Weg der Behandlung einzuschlagen. Mit der Folge, dass ihre Erkrankung nur unzureichend behandelt wird und sich ihre Prognose verschlechtert. Adjuvant (*ergänzend*) zur etablierten, schulmedizinischen Therapie sind Phytopharmaka durchaus sinnvoll, z. B. zur Linderung der Symptome oder Nebenwirkungen.

Kritischer Blick

Pro und Contra: Sind alternative Heilmethoden bei Krebs sinnvoll?

Die Schulmedizin ist bei Krebs das Mittel der Wahl. Alternative Heilmethoden werden bei Krebserkrankungen ausschließlich adjuvant empfohlen.

Pro

- Alternative Methoden sind bei vielen Patienten sehr beliebt, weil gute Erfahrungen damit gemacht wurden.
- Alternative Methoden haben weniger Nebenwirkungen.
- Die natürlich entstandene Krankheit sollte auch natürlich behandelt werden.
- Die klassische Krebstherapie ist sehr aggressiv, auch an der Therapie kann man versterben.

Contra

- Ohne Schulmedizin ist Krebs eine tödliche Krankheit.
- Es gibt Krebsformen, die vollständig mit der Schulmedizin heilbar sind.
- Es sterben immer wieder Patienten an ihrer Krebserkrankung, denen man eigentlich hätte helfen können, weil sie nur auf alternative Methoden gesetzt haben.
- Viele alternative Heilmethoden sind erwiesener Maßen unzureichend oder gar nicht wirksam.
- Es ist wissenschaftlich bewiesen, dass die klassische Krebstherapie das Leben verlängern und in vielen Fällen den Krebs heilen kann.

13.4.1 Misteltherapie

Eine lange Tradition in der adjuvanten Krebstherapie hat die aus der Anthroposophie stammende **Misteltherapie.** Mistelpräparate z. B. Lektinol® oder Abnobaviscum® werden subkutan gespritzt und unterstützen das Immunsystem beim Bekämpfen der Krebszellen. Außerdem verbessern sie die Lebensqualität der Patienten.

Keine Misteltherapie sollte durchgeführt werden bei:

- Autoimmunkrankheiten
- Starken Allergien
- Stark allergenen Wirkstoffen in der Chemotherapie, z. B. Oxaplatin oder Taxol
- Starker Immunsuppression, z. B. bei Organtransplantaten
- Immunologika, die häufig bei Lymphomen, Leukämien, Melanomen eingesetzt werden

Der Gehalt an wirksamen Mistellektinen schwankt sehr und ist abhängig vom Wirtsbaum der Mistel, die als schmarotzende Pflanze verschiedene Laub- und Nadelbäume besiedelt. Besonders hoch dosiert sind die Präparate von Abnobaviscum®, vor allem die der Wirtsbäume Fraxini und Mali. Lektinol®, das einzige Phytopharmakon in der Misteltherapie ist besonders exakt dosiert und auf einen genauen Lektingehalt standardisiert. Die anderen Präparate sind Anthroposophika, die nach den Gesichtspunkten der Anthroposophie ausgewählt und dosiert werden. Es gibt dazu für bestimmte Krebserkrankungen entsprechende Dosierschemata.

13.4.2 Mykotherapie

In asiatischen Ländern hat die Mykotherapie (*Heilen mit Pilzen,* ► Tab. 13.11) einen festen Stellenwert. Zunehmend werden die sogenannten Vitalpilze auch in Deutschland angeboten. Sie sind als Nahrungsergänzungsmittel im Handel und können unterstützend bei Krebserkrankungen eingenommen werden. Sie verbessern die Verträglichkeit der Chemotherapie und sind nachgewiesen wirksam bei verschiedenen Krebsarten. Sie verringern die Anzahl der Krebszellen, in dem sie z. B. die Apoptose (*programmierter Zelltod*) der Krebszellen verstärken, die Angiogenese (*Blutzellneubildung*) im Tumorgewebe hemmen oder die Differenzierung der Zellen verbessern.

Vitalpilze können als Pulver in Saft oder Smoothie eingerührt oder als Kapseln, die Pilzpulver oder Pilzextrakt enthalten, eingenommen werden.

Tab. 13.11 Vitalpilze zur Unterstützung in der Krebstherapie

Vitalpilz	Deutscher Name	Traditionelle Anwendung	Besonderheiten
Reishi (Ling Zhi)	Glänzender Lackporling	Asien	Auch gegen Fatigue und zur Metastasenprophylaxe
Chaga	Schiefer Schillerporling	Russland	Auch gut wirksam gegen Magen-Darm-Beschwerden
ABM	Mandelpilz	Brasilien	Vor allem zur Metastasenprophylaxe
Coriolus	Schmetterlingstramete	Asien	Auch sehr gut wirksam gegen Infektionen
Shiitake	Pasaniapilz	Asien	Beliebter Speisepilz
Maitake	Klapperschwamm	Asien	Beliebter Speisepilz

Wiederholungsfragen

1. Wodurch unterscheiden sich kurative und palliative Therapie? (► 13.2)
2. Wie kann das Tumorwachstum durch Arzneimittel beeinflusst werden? (► 13.1)
3. Welche Maßnahmen umfasst die supportive Therapie mit Arzneimitteln bei malignen Erkrankungen? (► 13.3)
4. Wie können Wirkstoffe, die im Hormon- oder Immunsystem angreifen, das Wachstum von Tumoren beeinflussen? Beispiele? (► 13.1.2, ► 13.1.3)
5. Welche Arten der Chemotherapie gibt es und wie werden sie durchgeführt? (► 13.2.1)
6. Was ist bei der Patienteninformation von Krebspatienten zu beachten? (► 13.3)
7. Wie kann der Krebspatient bei der Nahrungsaufnahme unterstützt werden? (► 13.3)
8. Welche typischen unerwünschten Wirkungen treten bei Zytostatika auf? (► 13.3)
9. Wie werden Übelkeit und Erbrechen behandelt und welche pflegerischen Maßnahmen sind erforderlich? (► 13.3)
10. Was sind Paravasate und wie können sie verhindert werden? (► 13.1.1)

14 Arzneimittel an der Haut

Überblick

Die Haut bedeckt den Körper und ist unsere Barriere nach außen hin. Wie und ob Stoffe sie durchdringen und so auch über die Haut in den Körper gelangen, hängt von sehr unterschiedlichen Faktoren ab. Bei Hautkrankheiten können Arzneimittel vor allem direkt auf die Haut aufgetragen werden und lokal wirken.
Um diese Fragen geht es in diesem Kapitel:

- Wie interagieren Wirkstoffe mit der Haut?
- Welche Rolle spielen die verschiedenen Arzneimittelgrundlagen bei Dermatika?
- Wie wird die Akne mit Dermatika behandelt und was ist dabei zu beachten?
- Welche Möglichkeiten gibt es, um Ekzeme und Juckreiz zu behandeln?
- Was sind Keratolytika?
- Welche Therapieoptionen gibt es bei Psoriasis und welche Nebenwirkungen sind bei Antipsoriatika zu beachten?
- Wie werden Wunden mit Dermatika behandelt?
- Welche pflanzlichen Dermatika gibt es?

Definition

Dermatika

Arzneimittel, die zur Anwendung auf der Haut bestimmt sind bzw. Arzneimittel, die bei Hauterkrankungen eingesetzt werden.

Pharmakologie der Haut

Die **Haut** ist mit durchschnittlich 1,6 m^2 das größte Organ des Menschen und bietet somit eine große Fläche zur Applikation von Arzneimitteln. In ihrer **Hauptfunktion als Barriere** soll sie jedoch das Eindringen von Stoffen aus der Umwelt verhindern. Ein Arzneistoff, der auf die Haut appliziert wird, dringt zunächst in das Stratum corneum (*Hornschicht der Haut*) ein (*Penetration*), diffundiert dann in tiefere Hautschichten (*Permeation*) und kann schließlich in der Dermis in Blutgefäße übertreten (*Resorption*). Es wird jedoch nicht jeder Wirkstoff in größerer Menge resorbiert. Das ist bei der Therapie von Hauterkrankungen meist auch nicht erwünscht. Einige Arzneistoffe sollen vielmehr lediglich bis dorthin vordringen, wo die Hauterkrankung lokalisiert ist, aber nicht systemisch wirken (► 1.2.1).

Merke

Unterschiede Penetration, Permeation und Resorption

Bei der Therapie von Hautkrankheiten ist die Penetration für die Wirkung der Arzneistoffe unbedingt erforderlich, eine Permeation nicht immer notwendig, die Resorption unerwünscht.

Der Lipidfilm, der sich auf der Hautoberfläche befindet, erschwert hydrophilen (*wasserliebenden*) Stoffen die Penetration. Das größte Hindernis für einen Arzneistoff stellt jedoch das **Stratum corneum** (*Hornschicht*) dar. Es gibt vier Wege, über die ein Arzneistoff durch das Stratum corneum in die Dermis gelangen kann (► Abb. 14.1). Die Passage durch die Zellzwischenräume ist dabei der wichtigste Weg. Ist das Stratum corneum verletzt, kann die Resorption von Arzneistoffen stark erhöht sein, und es muss mit systemischen Wirkungen gerechnet werden.

Lipophile (*fettliebende*) Arzneistoffe dringen meist besser in die Haut ein. Durch **Hydratation,** dem Einlagern von Wasser in die Haut, kann die Penetration von hydrophilen Arzneistoffen verbessert werden.

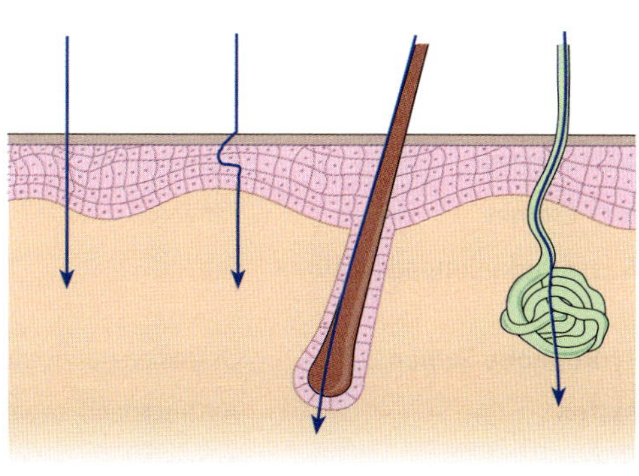

Abb. 14.1 Wirkstoffwege durch die Haut [L157]

Wie weit ein Arzneistoff in die Haut eindringt und ob eine Resorption stattfindet, hängt auch vom Alter und Zustand der Haut, von der Hautregion sowie von seinen Eigenschaften ab. So ist z. B. bei Säuglingen bei verschiedenen Hautkrankheiten oder im Bereich der Achselhöhle die Resorption von Arzneistoffen stark erhöht.
In der Haut findet auch eine Biotransformation statt. So wird z. B. Prednicarbat, ein speziell für die Haut entwickeltes Glukokortikoid, erst in der Haut in seine aktive Form umgewandelt. Manche Arzneistoffe bilden in der Haut ein Depot. Bei stark wirksamen Glukokortikoiden können sich nach 28 Tagen noch 50 % des Wirkstoffs in der Haut befinden.

Grundlagen und ihre Wirkung

Bei Arzneimitteln zum Auftragen auf die Haut spielen die **Grundlagen,** in die der Arzneistoff eingearbeitet ist, eine große Rolle. Die Grundlage selbst kann bereits Wirkungen auf der Haut entfalten (▸ Tab. 14.1, ▸ Abb. 14.2).
Zubereitungen, die sehr viel **Wasser** enthalten, können die Haut austrocknen. An der Ober-

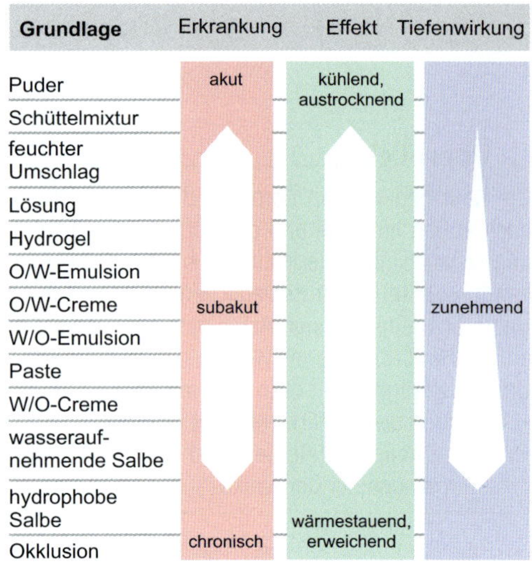

Abb. 14.2 Grundlagen/Arzneiformen und ihre Anwendung [L157]

Tab. 14.1 Wirkung verschiedener Grundlagen/Arzneiformen auf die Haut

Grundlage/Arzneiform	Wirkung	Beispiele
Feuchte Umschläge	Kühlend, erweichend	Umschläge mit Kamillenblütentee, Rivanol®-Lösung
Bäder, Shampoos	Quellend, reinigend	Terzolin®
Alkohole	Kühlend, austrocknend, desinfizierend	Franzbranntwein, Tinkturen
Öle, Ölbäder	Fettend	Linola Fett N Ölbad®, Olivenöl, Zinkoxidöl
Hydrophile Suspensionen	Austrocknend, kühlend	Tannosynt® Lotio
Ölige Suspensionen	Erweichend, separierend	Zinkoxid-Öl
O/W-Emulsionen	Kühlend, entquellend	Lotionen, Milchen
W/O-Emulsionen	Fettend	Excipial® U Lipolotio
Hydrogele	Gut kühlend, stark austrocknend	Fenistil®-Gel
O/W-Cremes	Kühlend, entquellend	Hydrophile Creme DAB
W/O-Cremes	Fettend	Wollwachsalkoholcreme DAB, Lanolin
Wasseraufnehmende Salben	Fettend	Eucerin® wasserfrei, Wollwachsalkoholsalbe
Hydrophobe Salben	Okkludierend, quellend, fettend	Vaseline
Pasten	Austrocknend, separierend, abdeckend	Zinkpaste, weiche Zinkpaste
Puder	Austrocknend, schwach kühlend, abdeckend	Chlorhexidinpuder

fläche der Haut verdunstet das Wasser, das sich in der Zubereitung befindet. Dies führt dazu, dass auch hauteigenes Wasser vermehrt verdunstet. Außerdem werden fettbindende Substanzen wie Harnstoff und Aminosäuren aus der Haut herausgelöst. Die Haut trocknet aus. Fettende Grundlagen hingegen verhindern, dass zu viel Wasser an der Haut verdunstet und schützen so vor Austrocknung. Mit wässrigen Zubereitungen kann man durch die Verdunstungskälte auch einen Kühleffekt erzielen. Durch diese Kühlung wirken solche Grundlagen entzündungshemmend und juckreizstillend.

Grundlagen mit hohem **Feststoffanteil** wie Suspensionen und Pasten können Hautschichten separieren, d.h. sie verhindern, dass Hautschichten aneinander reiben. Hydrophobe (*wasserabweisende*) Salben führen zu einem Okklusionseffekt. Bei **Okklusion** kann in der Haut enthaltenes Wasser nicht mehr an ihrer Oberfläche verdunsten. Die Hornschicht quillt, es kommt zur Erweichung der Haut und zu einer gewissen Erwärmung. Damit lässt sich z.B. Hornhaut aufweichen.

Grundlagen können auch **unerwünschte Wirkungen** haben. Tensidhaltige Zubereitungen wie Shampoos oder Waschlotionen können vor allem an vorgeschädigter Haut zu Hautirritationen führen. Konservierungsmittel und Parfümstoffe können Allergien auslösen. Werden austrocknende Grundlagen falsch angewendet, kann die Austrocknung der Haut zu Juckreiz führen. Puder sollten nicht bei stark nässenden Ekzemen oder Wunden verwendet werden, da sich Krusten bilden. Sie verzögern die Heilung und fördern Infektionen.

14.1 Aknetherapeutika

Die **Akne** ist eine Erkrankung der Talgdrüsenfollikel. Sie ist immer mit der Bildung übermäßig vieler, unreifer Keratinozyten (*Hyperkeratose*) am Talgdrüsenfollikel, starker Seborrhö (*Talgausscheidung*) und der Besiedlung des Follikels mit dem Propionibacterium acnes verbunden. Am häufigsten sind talgdrüsenreiche Körperregionen wie Gesicht, Nacken, Schultern und Gesäß betroffen.

Durch Hyperkeratose (*überschießende Verhornung*) und Seborrhö (*Talgausscheidung*) kommt es zu einem Talgstau im Follikel und es bilden sich zunächst Komedonen (*Mitesser*). Anschließend können diese in entzündliche Veränderungen übergehen. Bei der Entstehung dieser entzündlichen Effloreszenzen spielt die Besiedlung des Follikels mit Propionibakterien eine wichtige Rolle (▸ Abb. 14.3). Bakterielle Enzyme spalten die Fette des Talgdrüsensekrets. Die entstehenden freien Fettsäuren wirken entzündungsfördernd und komedogen (*Bildung von Mitessern fördernd*).

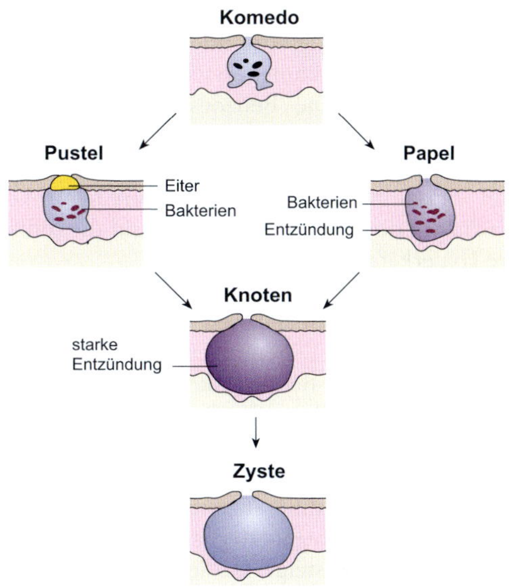

Abb. 14.3 Entstehung der Akne-Effloreszenzen [L157]

Typische entzündliche Hautveränderungen bei der Acne vulgaris sind Pusteln und Papeln, aber auch Knoten. Bei einer sehr schweren Form der Akne (*Acne conglobata*) bilden sich Fisteln, Zysten und Abszesse. Hier können größere Körperregionen betroffen sein.

Aknetherapeutika verstehen

Wirkstoffe, die zur Aknetherapie eingesetzt werden, sollen die Hyperkeratose am Follikel, die Seborrhö und die Besiedlung des Follikels mit Propionibakterien verringern. Wenn die Hyperkeratose am Follikel verringert wird, lösen sich die Komedonen auf (*komedolytische Wirkung*). Um Talgstau zu verhindern, werden **antiseborrhoisch** wirksame Stoffe verwendet. Durch **Bekämpfung der Propionibakterien** können v.a. entzündliche Formen der Akne therapiert werden.

Benzoylperoxid und **Azelainsäure** werden bei verschiedenen Formen der Acne vulgaris eingesetzt. Beide Stoffe wirken gegen das Propionibacterium acnes und sind komedolytisch.

Bei **Benzoylperoxid** entstehen durch die Enzyme auf der Haut Benzoesäure und aktiver Sauerstoff, die antibakteriell, komedolytisch und antiseborrhoisch wirken. Die Benzoesäure bewirkt eine entzündliche Reaktion, die zur Abschuppung der Haut und Komedolyse führt. Der aktive Sauerstoff wirkt antibakteriell. **Azelainsäure** hemmt das Wachstum der Propionibakterien und die follikuläre Hyperkeratose.

Retinoide sind Derivate des **Vitamin A** (*Retinol*). Retinoide normalisieren wie Vitamin A das Wachstum und die Differenzierung von Haut- und Schleimhautzellen. Bei der Akne angewendet führen sie zu einer Reifung der Komedonen, was sehr häufig mit einer Verschlimmerung der entzündlichen Symptomatik (*Aufblühen der Akne*) verbunden ist. Später differenzieren die Zellen besser aus und die Haut regeneriert sich. Die Mitoserate der Keratinozyten steigt. Dadurch wird die Hornschicht aufgelockert und kann besser an der Oberfläche abschilfern. Das Anhaften von Hornzellen im Follikelkanal nimmt ab. Des Weiteren wirken sie entzündungshemmend. **Isotretinoin** vermindert zudem durch Verlängerung der Reifungsphase der talgproduzierenden Zellen die Talgproduktion dauerhaft. Der Talg ist auch in seiner Zusammensetzung verbessert. Zu den bei Akne verwendeten Retinoiden gehören z. B. **Isotretinoin, Tretinoin** und **Adapalen.**

Sexualhormone (► 5.3) spielen bei der Talgausscheidung eine wichtige Rolle. Östrogene vermindern, Androgene fördern die Talgproduktion. **Cyproteronacetat** ist ein Antiandrogen, das bei Frauen systemisch zur Aknebehandlung eingesetzt wird. Prinzipiell haben alle oralen Kontrazeptiva, die Östrogene enthalten, einen positiven Effekt auf Akne.

Antibiotika (12.1) werden bei entzündlichen Akneformen eingesetzt, da Propionibakterien die entzündliche Umwandlung der Komedonen fördern, die gegen Propionibakterien wirksam sind. Lokal werden **Clindamycin** und **Erythromycin** in Form von Gelen, Lösungen und Emulsionen angewendet. Bei schweren Entzündungen wird mit **Erythromycin, Doxycyclin** oder **Minocyclin** in verschiedenen peroral anzuwendenden Arzneiformen systemisch therapiert. Diese Antibiotika sind zur systemischen Aknetherapie geeignet, weil sie sich im Talg anreichern.

Sulfoniertes Schieferöl – v. a. die helle Variante – wird bei entzündlichen Formen der Acne vulgaris eingesetzt. Es wirkt antiseptisch, antiseborrhoisch sowie entzündungshemmend und ist sehr gut verträglich.

Fallbeispiel

Das Gel hilft überhaupt nicht!

Anton Wanner(18 J.) behandelt seine Akne im Gesichtsbereich seit 5 Tagen mit Differin®Gel. Gegenüber seinem Kumpel, dem Pflegefachmann Holger äußert er: „Dieses Gel hilft überhaupt nicht. Ich habe jetzt mehr Pickel. Wenn ich das auftrage, spannt die Haut sehr. Sie brennt und ist extrem trocken. Außerdem schuppt sie sich." Holger rät zum Durchhalten. Sein Freund solle die Behandlung reduzieren und nur jeden 2. Tag durchführen.

Erläuterungen

Die geschilderten Probleme von Herrn Wanner sind typisch für retinoid-haltige Zubereitungen. Das Aufblühen der Akneeffloreszenzen und die genannten Symptome als Nebenwirkungen klingen nach einiger Zeit ab. Die Empfehlung von Holger, die Anwendung etwas zu reduzieren, ist richtig. Auch eine milde speziell für Akne geeignete Pflege ist empfehlenswert. Außerdem kann auf Differin®Creme als Alternative ausgewichen werden. Sie enthält etwas Fett, was bei trockner Haut günstiger ist.

Aknetherapeutika in der Pflege

Oft begegnen Mitmenschen **Aknepatienten** mit Vorurteilen, weil sie mangelnde Hygiene für die Erkrankung verantwortlich machen. Der Mensch leidet darunter und gibt sich selbst die Schuld. Hier ist Aufklärung notwendig, denn gerade ein übermäßiges Reinigen (z. B. mit Seife oder konzentrierten alkoholischen Lösungen) verschlimmert die entzündlichen Effloreszenzen und wirkt komedogen. Eine zur Akne neigende Haut ist immer eine **fettige Haut** und muss entsprechend gereinigt und gepflegt werden. Es sollten fettarme, wenig aggressive und v. a. pH-hautneutrale (pH-Wert 5,5) Produkte verwendet werden. Alkoholhaltige Lösungen zur Anwendung an der Haut dürfen maximal 30-prozentig sein. Ein unfachmännisches Manipulieren an **Komedonen und Pusteln** ist zu unterlassen, da dies die Entzündung verschlimmert, zu Sekundärinfektionen und zu Narbenbildung führen kann. Komedonen sollten am besten nur von ausgebildeten Kosmetikern geöffnet werden. Selbst durchgeführt werden können Peelings, Dampfbäder oder eine Auflage heißer Kompressen. Danach sollte jedoch eine milde, fettarme Lotion oder O/W-Creme aufgetragen werden, um Reizungen vorzubeugen.

Anwendung

Benzoylperoxid und **Azelainsäure** werden ausschließlich lokal in Form von Gelen, Cremes oder Emulsionen angewendet. Benzoylperoxid wird in verschiedenen Konzentrationen zwischen 3–10 % und Azelainsäure als 20-prozentige Zubereitung 1–2-mal täglich auf die betroffenen Hautregionen aufgetragen. Bei empfindlicher Haut erfolgt die Anwendung nur am Abend.

Retinoide können lokal oder systemisch angewendet werden. **Tretinoin** (*Vitamin-A-Säure*) als 0,05-prozentige Creme und Adapalen als 0,1-prozentiges Gel werden bei verschiedenen Akneformen einmal abends auf die Haut aufgetragen.

Vorsicht

Benzoylperoxid, Azelainsäure und Retinoide

Zubereitungen mit Benzoylperoxid, Azelainsäure und insbesondere mit Retinoiden zur lokalen Anwendung dürfen aufgrund ihrer **reizenden Wirkung** nicht auf Schleimhäute, verletzte Haut oder ins Auge gebracht werden. Sie sollten auch nicht mit anderen reizenden Wirkstoffen kombiniert werden.

Einnahmehinweise

Isotretinoin wird in Kapselform v. a. bei schweren Akneformen wie der Acne conglobata oder großflächig auftretender Akne eingesetzt. Eine nachhaltige Besserung stellt sich erst nach 3–5 Monaten ein. Der Patient sollte ermutigt werden, die Therapie konsequent fortzuführen, denn bei der Mehrzahl der Patienten sind keine Rückfälle zu beobachten, wenn sie die Behandlungsdauer einhalten. Die Kapsel wird während der Mahlzeit unzerkaut mit Wasser eingenommen. Zu beachten ist, dass Alkohol und fettreiche Nahrung die Wirkung verstärken, da mehr Wirkstoff resorbiert wird.

Unerwünschte Wirkungen

Retinoide, Benzoylperoxid und Azelainsäure führen häufig – v. a. zu Beginn der Behandlung – zu **Hautirritationen** wie Brennen, Rötung und Juckreiz. Es ist zudem mit vermehrter Entstehung entzündlicher Pusteln und Papeln zu rechnen (*Aufblühen der Akne*). Das hängt mit der Wirkung auf die follikuläre Hyperkeratose zusammen und ist ein Zeichen dafür, dass die Therapie anschlägt. Auch die Schuppung und bei Benzoylperoxid das **Austrocknen der Haut** sind erwünscht.

Praxistipp

Aufblühen der Akne

Den Pflegenden kommt die Aufgabe zu, die Patienten darauf hinzuweisen, dass es zu Beginn der Therapie zu einer Verschlechterung des Hautbildes kommen kann, damit sie die Therapie nicht vorzeitig abbrechen. Die Hautirritationen klingen meist nach kurzer Zeit ab. Es kommt zu einer Regeneration der Haut und zur Abheilung der Akne.

Wegen möglicher **Resistenzentwicklungen** sollte die Anwendung lokaler Antibiotika auf 8 Wochen beschränkt bleiben. Nach 2-monatiger Therapiepause kann jedoch die Behandlung fortgesetzt werden.

Vorsicht

Retinoide sind teratogen

Retinoide sind **stark teratogen** (*fruchtschädigend*). Frauen im gebärfähigen Alter dürfen **Isotretinoin** nicht einnehmen. Die Wirkstoffe können, wenn sie von einer schwangeren Frau eingenommen werden, zu **schweren Missbildungen** beim ungeborenen Kind führen. Nur in Ausnahmefällen kann unter Beachtung besonderer Schutzmaßnahmen eine Therapie mit Isotretinoin bei Frauen durchgeführt werden.

Die Einnahme von **Isotretinoin** führt häufig zu weiteren **unerwünschten Wirkungen:**

- Aufblühen der Akne
- Austrocknen von Haut und Schleimhäuten mit:
  - Lippenentzündung
  - Juckreiz
  - Schuppung an Händen und Füßen
  - Mund- und Nasentrockenheit
  - Trockenem Auge
- Leichtem reversiblen Haarausfall
- Sehstörungen
- Stoffwechselveränderungen, z. B. erhöhte Blutfettwerte und Transaminasen

Folgende Laborwerte müssen vor und während der Behandlung in monatlichen Abständen bestimmt werden: SGOT, SGPT, alkalische Phosphatase, Triglyzeride, Gesamtcholesterin.

Vorsicht

Gabe von Isotretinoin

- **Kontaktlinsen** dürfen bei Einnahme von Isotretinoin wegen der trockenen Augen nicht getragen werden. Der Patient sollte stattdessen über den gesamten Behandlungszeitraum eine Brille tragen.
- **Fahrtauglichkeit** und Bedienung von Maschinen können bei Einnahme von Isotretinoin v. a. bei Dunkelheit beeinträchtigt sein.

Unerwünschte Wirkungen bei systemischer Therapie

Frauen im gebärfähigen Alter dürfen **Cyproteronacetat** nur in Kombinationen mit geeigneten Östrogenen (z. B. in Diane® 35) einnehmen, da diese als Kontrazeptivum wirken. So wird das Eintreten einer Schwangerschaft verhindert, denn Antiandrogene sind hier kontraindiziert.

Vorsicht

Sonne bzw. UV-Strahlung meiden

Bei der Einnahme von **Benzoylperoxid, Doxycyclin** oder **Minocyclin** sowie von **Isotretinoin** ist der Patient unbedingt darauf hinzuweisen, die Sonne bzw. UV-Strahlung zu meiden. Gerade Solarium und Sonnenbäder werden vielfach in der Literatur bei Akne empfohlen, da sie angeblich das Hautbild verbessern. Ein solcher Effekt ist jedoch nicht nachgewiesen.

Wechselwirkungen von Retinoiden

Bei Einnahme von **Isotretinoin** dürfen keine anderen systemisch oder lokal wirksamen **Aknemittel** angewendet werden. Dies gilt auch für **Kosmetika,** die reizende Inhaltsstoffe, z. B. Fruchtsäuren, enthalten. Tetrazykline können mit Isotretinoin kombiniert zu einer Erhöhung des Hirndrucks führen. Da diese auch zur Aknetherapie verwendet werden, ist unbedingt ein ausreichend langer Abstand zwischen der Therapie mit Isotretinoin und einer Antibiotikabehandlung einzuhalten. Bei gleichzeitiger Einnahme von niedrig dosierten Progesteronpräparaten („*Minipille*") ist durch eine Wirkungsabschwächung eine **Empfängnisverhütung** nicht mehr sicher gewährleistet. Bei **Vitamin-A-Einnahme** besteht die Gefahr einer Hypervitaminose. Ist der Patient auf **Carbamazepin** eingestellt, sollte der Plasmaspiegel regelmäßig überprüft werden.

14.2 Antiekzematosa und Antipruriginosa

Definition

Antiekzematosa

Wirkstoffe, die gegen die Symptome von Ekzemen wirken und bei Ekzemen eingesetzt werden.

Antiphlogistika

Entzündungshemmer: Wirkstoffe, die gegen Entzündungen wirken.

Antipruriginosa

Wirkstoffe, die gegen den Juckreiz wirken.

Antiphlogistika und **Antipruriginosa** werden bei unterschiedlichen Hauterkrankungen verwendet. Besonders Ekzeme und Urtikaria gehören zu den Indikationen für diese Dermatika. Ein typisches Symptom von Ekzemen und Urtikaria ist der **Juckreiz** (*Pruritus*), der auch bei vielen anderen Hauterkrankungen und bei trockener Haut auftritt.

Definition

Ekzem

Dermatitis: Entzündlicher, juckender Hautausschlag, bei dem v. a. Rötung, Knötchen oder Bläschen an der Haut zu beobachten sind.

Die verschiedenen Ekzeme:

- **Kontaktekzem,** das durch häufigen Kontakt mit reizenden Stoffen (*toxisches Kontaktekzem, chronisch toxische Dermatitis*) oder durch Kontakt mit bestimmten Allergenen (*allergisches Kontaktekzem*) verursacht ist.
- **Atopisches Ekzem** (*endogenes Ekzem, Neurodermitis*), bei dem eine genetische Veranlagung besteht, die Ausprägung des Krankheitsbildes jedoch auch von Umweltfaktoren abhängt; oft leidet der Mensch zusätzlich unter Asthma oder Heuschnupfen. Im akuten Zustand handelt es sich beim atopischen Ekzem um einen stark juckenden, nässenden Ausschlag, der in ein chronisches Stadium mit sehr trockener, stark vergröberter Haut übergeht.
- **Seborrhoisches Ekzem,** das als Überreaktion auf eine auf der Haut natürlich vorkommende Hefe (*Malassezia furfur*) neben Rötung und leichtem Juckreiz auch zu einer vermehrten Talgproduk-

tion und Schuppung führt. Das seborrhoische Ekzem ist v. a. in der Nasenlippenfalte, im Bart und auf dem Kopf lokalisiert.

Die **Urtikaria** (*Nesselsucht*) mit den typischen geröteten und stark juckenden Quaddeln ist oft auf eine allergische Reaktion (► 2.4.1) zurückzuführen. Die Allergene bewirken eine Ausschüttung von Mediatoren (u. a. Histamin), die zu diesem charakteristischen Krankheitsbild führen. Verursachende Allergene können auch viele Arzneistoffe sein.

Antiekzematosa und Antipruriginosa verstehen

Glukokortikoide (► 5.4.1) sind Wirkstoffe mit ausgeprägter antiphlogistischer Wirkung. An der Haut angewendet wirken sie zudem:

- Antiproliferativ (*vermindern die Zellteilung*)
- Juckreizstillend
- Immunsuppressiv (*unterdrücken Reaktionen des Immunsystems*)
- Vasokonstriktorisch (*gefäßverengend*)

Zu den Hauterkrankungen, bei denen Glukokortikoide zum Einsatz kommen, gehören z. B. Ekzeme, Psoriasis, Juckreiz und Sonnenbrand. Wie bei der systemischen Therapie werden Glukokortikoide auch lokal in verschiedenen Wirkstärken angewendet. Häufigkeit und Intensität der unerwünschten Wirkungen hängen auch bei lokaler Applikation von der Wirkstärke ab. Je nach Ausprägung der entzündlichen Hauterkrankung kommen stark wirksame Wirkstoffe wie **Clobetasol-17-propionat** und **Betamethason-17-valerat** sowie schwach wirksame Wirkstoffe wie **Prednisolon** und **Hydrocortisonacetat** zum Einsatz. **Soft Steroids,** z. B. **Prednicarbat** (Dermatop®), weisen an der Haut angewendet weniger unerwünschte Wirkungen auf. Da der Juckreiz v. a. über das Ausschütten des Gewebshormons Histamin zustande kommt, sind **Antihistaminika** (► 9.2) sehr gut juckreizstillend. Sie wirken jedoch auch antiphlogistisch (*entzündungshemmend*) und gegen Ödeme (*antiödematös*). Indikationen sind v. a. Urtikaria, Insektenstiche, Juckreiz und Verbrennungen.

Lokalanästhetika wirken nicht gegen Entzündungen, sie sind reine Antipruriginosa (*gegen Juckreiz wirkend*). Polidocanol (Thesit®) wird unterstützend bei Ekzemen und Psoriasis eingesetzt.

Gerbstoffe sind in der Lage, an Haut und Schleimhaut Eiweiße zu fällen (*in unlösliche Verbindungen zu überführen*). Es bilden sich wasserunlösliche Eiweißkomplexe. Dadurch entsteht eine feste Gewebeschicht. Gerbstoffe wirken dadurch zusammenziehend (*adstringierend*); sie dichten Haut und Schleimhaut ab. So wirken Gerbstoffe v. a. entzündungshemmend, juckreizstillend und sekretionshemmend. Sie werden bei nässenden Hauterkrankungen, Wunden und unterstützend bei Hautinfektionen verwendet. Es gibt **synthetische Gerbstoffe** (Tannosynt®) und viele gerbstoffhaltige Arzneipflanzen. Zum Einsatz kommen bei Hauterkrankungen v. a. **Hamamelisextrakte** (Hametum®) und **Eichenrinde** (► 14.6).

Therapie von Ekzemen und Urtikaria

Im Vordergrund steht die **lokale Therapie.** Sind die entzündlichen Veränderungen hartnäckig oder großflächig, kann ein systemischer Einsatz von Antihistaminika oder Glukokortikoiden nötig sein. Zur Therapie des atopischen Ekzems sind auch **ungesättigte Fettsäuren** geeignet, v. a. **γ-Linolensäure,** die äußerlich in Form von Salben (Linola®) oder in Kapselform (Epogam®) innerlich angewendet werden können. Die Veränderungen beim atopischen Ekzem sind auch auf einen γ-Linolensäure-Mangel in der Haut zurückzuführen, der so ausgeglichen werden kann.

Trockene Haut, z. B. beim Atopiker, kann neben einer Behandlung mit fettreichen Zubereitungen auch mit **Harnstoff** (Basodexan®) therapiert werden. Harnstoff ist ein hauteigener Stoff, der das Wasser in der Haut bindet. In höheren Konzentrationen (40 %) wirkt er keratolytisch (*die obere Hautschicht auflösend* ► 14.3). Zur Behandlung von kleinen Kindern und im Gesicht ist Harnstoff meist nicht geeignet, da er zu einem unangenehmen Kribbeln auf der Haut führt. Das seborrhoische Ekzem kann auch mit **Antimykotika** (12.3), z. B. Terzolin®, behandelt werden, die gegen die Hefe **Malassezia furfur** als Auslöser der ekzematösen Veränderungen wirken.

Antiekzematosa und Antipruriginosa in der Pflege

Insbesondere die Haut des **Atopikers** braucht **spezielle Pflege.** Die atopische Haut ist eine Sonderform der trockenen Haut. Durch den Mangel an γ-Linolensäure werden funktionsgestörte Ceramide (*wachsartige Stoffe*) gebildet und das Wasser kann nicht genügend in der Haut festgehalten werden. Diese ist rau und schuppig und juckt meist. Die Pflege entspricht weitgehend der bei trockener Haut. Zusätzlich kommen Präparate, die ungesättigte Fettsäuren enthalten, und juckreizstillende Kosmetika zum Einsatz.

Anwendung

Glukokortikoide können je nach Schweregrad bei Hauterkrankungen lokal oder systemisch eingesetzt werden. Zur systemischen Therapie stehen Parenteralia und Zubereitungen zur Einnahme zur Verfügung. Lokal anzuwendende Kortikoidzubereitungen sind z. B. Lösungen, Salben, Cremes oder Lotionen. Sie werden meist 2–3-mal täglich auf die betroffene Stelle aufgetragen. Bei einer **Intervalltherapie** trägt man das Kortikoid nur einmal täglich oder noch seltener auf und benutzt zwischendurch ein wirkstofffreies Präparat (*Basispräparat*).

Da **Antihistaminika** lokal nur wenig wirksam sind und bei systemischer Therapie sehr gut vertragen werden, kommen sie meist in Form peroraler Zubereitungen zum Einsatz. Besonders bei Urtikaria reicht eine lokale Behandlung nicht aus. Lokal anzuwendende Gele mit Antihistaminika sind nur für die Behandlung kleinflächiger Ekzeme oder Insektenstiche geeignet.

Gerbstoffe sind nur lokal wirksam und werden demzufolge in verschiedenen Zubereitungen direkt auf Haut oder Schleimhäute aufgebracht. Es gibt Cremes, Salben, Schüttelmixturen und Badezusätze mit synthetischen Gerbstoffen und entsprechenden Arzneipflanzenextrakten. Aus gerbstoffhaltigen Arzneipflanzen können die Pflegenden Teeaufgüsse oder Abkochungen zubereiten und als Umschläge, Teilbäder oder Spülungen anwenden (▶ 14.6).

Unerwünschte Wirkungen von Glukokortikoiden

Lokal angewendet sind Glukokortikoide (▶ 5.4.1) mit wesentlich weniger gefährlichen **unerwünschten Wirkungen** behaftet als bei einer systemischen Therapie. Dennoch dürfen sie nicht leichtfertig angewendet werden. Auf folgende unerwünschte Wirkungen sollten die Pflegenden bei lokaler Anwendung von Glukokortikoiden achten:

- **Hautatrophie** (*Hautverdünnung*)
- **Periorale Dermatitis,** ein hartnäckiger, juckender Hautausschlag um den Mund
- Allergisches **Kontaktekzem**
- **Pigmentverschiebungen**
- **Steroidakne**

Da Glukokortikoide immunsuppressiv wirken, sollten sie nicht bei infizierten Hauterkrankungen eingesetzt werden. Sie könnten deren Symptome verschlimmern. Auch bei Akne, Rosacea und perioraler Dermatitis sind sie ungeeignet (▶ 14.4).

Vorsicht

Kortikoidhaltige Zubereitungen

Die Pflegenden haben darauf zu achten, dass Patienten kortikoidhaltige Zubereitungen **nicht leichtfertig und ohne Absprache mit dem Arzt** über längere Zeit anwenden. Besonders problematisch ist die Anwendung im Gesicht, bei kleineren Kindern und älteren Menschen, hier nur auf ärztliche Anordnung.
Die Pflegenden informieren und schulen den Patienten im richtigen Umgang mit kortikoidhaltigen Salben.

14.3 Antipsoriatika und Keratolytika

Definition

Antipsoriatika

Wirkstoffe, die zur Behandlung der Psoriasis eingesetzt werden.

Keratolytika

Hornhaut aufweichende bzw. Hautschuppen ablösende Wirkstoffe.

Die **Psoriasis** (*Schuppenflechte*) ist eine der häufigsten Hauterkrankungen und gehört zu den Verhornungsstörungen. Es besteht eine genetische Veranlagung für diese Erkrankung. Die Ausprägung des Krankheitsbilds hängt jedoch auch von Umweltfaktoren ab. Typische Symptome der Psoriasis sind rote Flecke (*Plaques*), die von weißlichen Schuppen bedeckt sind. Sie entstehen durch eine beschleunigte Vermehrung und eine gestörte Reifung der Keratinozyten. Es werden übermäßig viele Keratinozyten gebildet, die jedoch sehr kurzlebig und in ihrer Funktion gestört sind. Es kommt zusätzlich zu einer Immunreaktion mit Entzündung und zu einer starken Rötung.

Antipsoriatika und Keratolytika verstehen

Antipsoriatika bewirken, dass die Keratinozyten sich seltener teilen (*antiproliferative Wirkung*) und besser ausdifferenzieren. Außerdem wirken sie entzündungshemmend und immunmodulatorisch.

Acitretin gehört zu den Retinoiden (▶ 14.1). Dieser Wirkstoff normalisiert v. a. das Wachstum und die Differenzierung der Keratinozyten.

Dithranol (Anthralin, Cignolin) bildet auf der Haut aktiven Sauerstoff, der dazu führt, dass sich die Zellteilungsrate verringert. Obwohl dieser

Wirkstoff stark reizend ist, wirkt er im Psoriasisherd entzündungshemmend.
Methoxsalen (Ammoidin) gehört zu den Psoralenen. Psoralene sind fotoaktive Stoffe. In Verbindung mit UV-Licht bewirken sie eine Hemmung der überschießenden Immunreaktion und der Zellteilung.
Calcipotriol ist chemisch mit dem Kalzitriol (*Vitamin* D_3) verwandt. Es hat bei der Psoriasis einen günstigen Einfluss auf die Zellteilung und -differenzierung. Der Kalziumstoffwechsel wird im Gegensatz zum Vitamin D_3 nur sehr wenig beeinflusst.
Fumarsäureester (Fumaderm®) wirken antiproliferativ und immunmodulierend. Sie werden als Tabletten eingenommen.
Steinkohlenteer und **sulfoniertes Schieferöl** (Ichthyol®) wirken bei Psoriasis antiproliferativ, entzündungshemmend und juckreizstillend. Sulfoniertes Schieferöl ist jedoch wesentlich besser verträglich als Steinkohlenteer und nicht kanzerogen.
Keratolytika sind nicht im eigentlichen Sinne Antipsoriatika. Sie werden v.a. zum Ablösen der Hautschuppen auf den Plaques genutzt. Da sie zudem die Hornschicht erweichen, werden sie auch bei anderen Verhornungsstörungen, z.B. der **Ichthyosis** (*Fischschuppenkrankheit*), bei Hornhaut und Warzen eingesetzt.
Harnstoff ist eine hauteigene Substanz zur Regulation des Wasserhaushalts in der Epidermis. Harnstoff hält Wasser in der Haut fest. In höheren Konzentrationen wird die Hornschicht aufgeweicht bzw. aufgelockert. **Salicylsäure** ist ein sehr gut wirksames Keratolytikum, das zusätzlich mild antiproliferativ und entzündungshemmend wirkt.

Therapie der Psoriasis

Standard in der **Psoriasistherapie** ist die Kombination von Dithranol mit Keratolytika wie Harnstoff und Salicylsäure. Da die Keratolytika das Eindringen des Dithranols in die Haut fördern, verstärken sie dessen Wirkung. Salicylsäure hemmt zudem den oxidativen Abbau des Dithranols. Unterstützend oder alternativ können sulfoniertes Schieferöl oder Calcipotriol eingesetzt werden.
Schwere Formen der Psoriasis, die mit Dithranol nicht zufriedenstellend therapiert werden können, werden mit Retinoiden, Immunsuppressiva und Steinkohlenteer behandelt. Auch eine PUVA-Therapie (*Psoralen + UV-A-Licht*), bei der eine UV-Bestrahlung nach der Anwendung von Methoxsalen erfolgt, kann die Symptomatik der Psoriasis verbessern.

Antipsoriatika und Keratolytika in der Pflege

Acitretin wird zur systemischen Therapie als Kapseln (Neotigason®) eingesetzt. Es gelten die gleichen Anwendungsbeschränkungen und Vorsichtsmaßnahmen wie bei den Retinoiden zur Aknetherapie (▸ 14.1).
Dithranol wird nur lokal v.a. in Form von Cremes und Salben eingesetzt. Die Zubereitung wird einmal täglich aufgetragen und nach ca. 10–30 Min. mit lauwarmem Wasser abgespült. Das Wasser darf nicht heiß sein. Auch Seife oder Waschlotionen dürfen nicht verwendet werden. Nach dem Auftragen sind die Hände mit kaltem Wasser, aber ohne Seife zu waschen.
Für die PUVA-Therapie kann **Methoxsalen** innerlich und äußerlich als Bad angewendet werden. Danach erfolgt die Bestrahlung mit langwelligem UV-Licht (*UV-A*).
Steinkohlenteer wird lokal unverdünnt als Teerverband oder in Form von Salben und Cremes angewendet. Auch die **Steinkohlenteer-Lösung** (*Steinkohlenteer-Spiritus*) ist oft in ähnlichen Arzneiformen enthalten. Solche Zubereitungen sind weniger konzentriert.
Ätzmittel zur Behandlung von Warzen werden am besten in Form einer Lösung auf die **Warze** getupft. Sie enthalten Hilfsstoffe, die über der Warze ein Häutchen bilden, unter dem sie aufweicht. Die gesunde Haut rund um die Warze ist mit einer Fettsalbe vor Reizungen zu schützen.

Unerwünschte Wirkungen

Dithranol reizt die Haut sehr stark. Zur Milderung der Hautreizungen kann die Einwirkzeit verkürzt oder nach der Behandlung eine reizlindernde Pflegecreme oder -lotion aufgetragen werden. Unangenehm für den Patienten kann auch die Braunfärbung der behandelten Hautpartien und ggf. der Wäsche sein. Zubereitungen, die Steinkohlenteer, Zinkoxid oder Stärke als Wirk- oder Hilfsstoffe enthalten, verringern die Wirkung von Dithranol und sollten nicht gleichzeitig eingesetzt werden.

> **Vorsicht**
>
> **Dithranol**
>
> Dithranol darf wegen seiner **starken Reizwirkung** nicht im Gesicht, in Hautfalten oder unter Okklusion (*einem dicht abschließenden Verband*) angewendet werden.

Bei der **PUVA-Therapie** kann es v.a. bei Überdosierung der Strahlung zu **Verbrennungen** kommen. Bei innerlicher Gabe tritt häufig **Übelkeit** auf. Der Patient sollte nach der Behandlung für 6–8 Std. eine UV-A-abschirmende Sonnenbrille tragen.
Fumarsäureester verursachen häufig Magen-Darm-Störungen wie Durchfall und Bauchkrämpfe. Auch die Funktion von Leber bzw. Nieren kann beeinträchtigt werden. Gefährlich sind Blutbildveränderungen als unerwünschte Wirkungen da sie eine erhöhte Infektanfälligkeit bewirken. Es müssen regelmäßig Blutbilduntersuchungen vorgenommen werden.
Steinkohlenteerhaltige Zubereitungen können zu **Fotosensibilisierung, Follikelentzündung** und **Teerakne** führen. Steinkohlenteer enthält krebserregende Stoffe. Aus diesen Gründen unterliegen seine Zubereitungen der Rezeptpflicht.

Vorsicht

Steinkohlenteer

Zubereitungen mit Steinkohlenteer dürfen **nicht über längere Zeit** und **nicht bei nässenden Hauterkrankungen** eingesetzt werden.

Praxistipp

Dermatika – nur nach ärztlicher Rücksprache

Für die meisten Dermatika gilt, dass sie oft erst nach ärztlicher Rücksprache angewendet werden sollten. Falsch angewendet können sich die Symptome z.T. dramatisch verschlimmern. Vorsicht ist daher – besonders in der häuslichen Pflege – bei frei verkäuflichen Präparaten geboten.

14.4 Arzneimittel zur Behandlung von Gesichtshauterkrankungen

Eine spezifische Behandlung erfordern bestimmte Gesichtshauterkrankungen wie **Rosacea, periorale Dermatitis** und **aktinische Keratose.**

Definition

Rosacea

Kupferrose: In der Mitte des Gesichtes auftretende Hautkrankheit mit fleckförmigen Rötungen und Schwellungen sowie entzündlichen Papeln und Pusteln.

Periorale Dermatitis

Stewardessenkrankheit: um den Mund (*perioral*) auftretende Hautentzündung mit Papeln und Pusteln.

Aktinische Keratose

Licht-Keratose: Vor allem an Gesicht, Stirn und Glatze auftretende lichtbedingte Hautveränderung mit rötlichen, manchmal auch hautfarbenen, fest haftenden Rauigkeiten und Schuppen bis hin zu warzigen Hautwucherungen.

Arzneimittel zur Behandlung von Gesichtshauterkrankungen verstehen

Da die Mikroflora der Haut einen Einfluss auf die Gesichtshauterkrankungen hat, sind **Antiinfektiva** (► Kap. 12) durchaus sinnvoll. Bei Rosacea und perioraler Dermatitis hat sich das Antibiotikum Metronidazol bewährt. Da bei der Rosacea auch Demodex-Milben eine gewisse Rolle spielen, wird hier auch das Antiparasitikum Ivermectin eingesetzt.
Antiproliferativa verhindern ein übermäßiges Zellwachstum, bei dem die Zellen nicht richtig ausdifferenzieren. Deshalb werden bei aktinischer Keratose Zytostatika und bei Rosacea Retinoide lokal angewendet.
Obwohl es sich bei allen drei Gesichtshauterkrankungen um entzündliche Veränderung handelt, werden **Antiphlogistika** hier nur sehr zurückhaltend eingesetzt. Besonders Glukokortikoide sind kontraindiziert. Zur Behandlung der aktinischen Keratose ist Diclofenac (Solaraze®) geeignet. **Gerbstoffe** allerdings nur in milder Form, z.B. als Umschläge mit schwarzem Tee, können bei allen drei Erkrankungen angewendet werden (► 14.6). Synthetische Gerbstoffe sind wegen ihrer stärkeren Reizwirkung ungeeignet.

Therapie der Rosacea

Die Behandlung der **Rosacea** gleicht teilweise einer Aknetherapie. Es kommen Antibiotika, Azelainsäure und bei schweren Formen auch Retinoide zum Einsatz. Besonders gut wirksam ist das Antibiotikum **Metronidazol.** Bei schweren Formen kann auch eine systemische Therapie mit Antibiotika oder peroralen Retinoiden angezeigt sein. Um die bei der Krankheitsentstehung beteiligten Demodex-Milben zu reduzieren kann mit **Ivermectin** (Soolantra®) behandelt werden. Gegen die Rötungen ist das Sympathomimetikum **Bri-**

monidin (Mirvaso®) wirksam, das die erweiterten Gefäße verengt (▸ 1.3.4). Die Anwendungen von Kosmetika erfordert hier viel Fingerspitzengefühl, da die Haut auf viele Stoffe sehr sensibel reagiert. Oft ist hier weniger mehr. Am günstigsten sind speziell auf die Rosacea abgestimmte Präparate aus der Apotheke.

Therapie der perioralen Dermatitis

Im Vordergrund steht bei der Therapie der perioralen Dermatitis das **Weglassen aller kosmetischen Maßnahmen.** Die Haut soll weder eingecremt, noch geschminkt werden. Auch zum Waschen sollte nur pures Wasser verwendet werden. Teeauszügen aus Salbeiblättern, grünem Tee oder Kamillenblüten können bei Reizungen Linderung verschaffen. Ärztlich verordnet werden **Antibiotika,** vor allem Metronidazol oder Erythromycin die eine gesunde Hautflora wiederherstellen können. Bleibt die lokale Therapie damit erfolglos sind Erythromycin oder Minocyclin peroral indiziert.

Therapie der aktinischen Keratose

Neben nicht-medikamentöser Therapieverfahren sind folgende Arzneimittel bei aktinischer Keratose indiziert:

- **Diclofenac** gegen die entzündlichen Veränderungen in einem Hyaluronsäure-haltigen Gel (Solaraze®, Solacutan®) bei 2-mal täglicher Applikation über mindestens 60–90 Tage
- Zytostatikum **5-Fluoruracil** (Efudix®, mit Salicylsäure 10 % in Actikerall®) gegen das übermäßige Wachstum der Keratozyten
- Immunmodulator **Imiquimod** (Aldara®), der immunologische Prozesse auslöst, die das Hautbild der aktinischen Keratose verbessern

Arzneimittel zur Behandlung von Gesichtshauterkrankungen in der Pflege

Gesichtshauterkrankungen sind deutlich sichtbar, darum sind sie oft mit einem gewissen Stigma belegt. Können die Hautveränderungen gelindert werden, verringert sich auch der Leidensdruck der Betroffenen. Bei der Rosacea besteht zu dem die Gefahr in der Folge an dem **Rhinophym** (*knollenförmige Verdickung der Nase*) zu erkranken. Bei der aktinischen Keratose kann später weißer Hautkrebs (*Plattenepithelkarzinom*) auftreten. Eine konsequente Behandlung beider Gesichtshauterkrankungen ist deshalb unbedingt angezeigt.

Für alle drei Gesichtshauterkrankungen gilt:

- Konsequenter Sonnenschutz ist angezeigt
- Falsche bzw. übermäßige Pflege verschlimmert die Hauterscheinungen
- Kortison-Zubereitungen sind kontraindiziert

14.5 Arzneimittel zur Wundbehandlung

Mechanische Verletzungen wie Schürf-, Stich-, Platz-, Quetsch- oder Schnittwunden können stark bluten. **Thermische oder chemische Verletzungen** wie Verätzungen, Erfrierungen oder Verbrennungen sind oft mit größerem Gewebeverlust verbunden. Bei chronischen Wunden wie Ulcus cruris, Dekubitus oder dem diabetischen Fuß ist die Wundheilung stark eingeschränkt. Solche Wunden heilen nur sehr langsam und sind oft infiziert.

Arzneimittel zur Wundbehandlung verstehen

Antiseptika zur Wundbehandlung müssen folgende Anforderungen erfüllen:

- Breites Wirkspektrum
- Schnelle und anhaltende Wirkung
- Keine hemmende Wirkung auf die Wundheilung
- Schmerzlos und minimale Gewebereizung
- Geringe Resorption und systemisch toxische Effekte

Ungeeignet sind **Farbstoffe** wie Brilliantgrün und Gentianaviolett. Sie beeinträchtigen die Wundheilung und führen zur Bildung von Nekrosen. Außerdem ist das Beurteilen der Wunde erschwert. **Alkohole** wie Ethanol und Isopropanol sind sehr gut wirksam, brennen jedoch in der Wunde. **Wasserstoffperoxid** entfaltet nur eine relativ kurze Wirkung. Am günstigsten für die Wundbehandlung sind Antiseptika wie **Polyhexanid, Polyvidonjod** (Betaisodona®), **Octenidin, Benzalkoniumchlorid** und **Chlorhexidin.**

Die enzymatische Beseitigung von nekrotischen bzw. schmierigen Belägen auf der Wunde ist v. a. bei chronischen Wunden und Verbrennungen angezeigt, denn derartige Beläge behindern die Wundheilung stark. Diese **enzymatische Reinigung** der Wunde basiert auf einer hydrolytischen Spaltung von biologischen Makromolekülen, wodurch sich Kollagene und Nekrosen verflüssigen. Intaktes Gewebe wird dabei nicht angegriffen. Gebräuchliche Enzyme zur Wundreinigung sind z. B. **Proteasen** oder **Kollagenasen** (Iruxol®), die aus Bakterienfiltraten gewonnen werden.

Voraussetzung für die Wirkung von enzymhaltigen Präparaten ist ein feuchtes Wundmilieu.
Die **Wirkstoffe zur Stimulation der Wundheilung** beeinflussen die Heilung positiv, indem sie einen Mangel an essenziellen Stoffen ausgleichen bzw. deren Konzentration erhöhen. Elektrolytlösungen mit Aminosäuren stellen das für die Heilung wichtige Wundmilieu her. **Dexpanthenol** ist als Provitamin wichtig für regenerative und reparative Prozesse. Es fördert die Epithelisierung. Weitere geeignete Wirkstoffe zum Beschleunigen der Wundheilung sind Zinkoxid, Ringelblumenblüten, Kamillenblüten, Hamamelisrinde und Lebertran.

Arzneimittel zur Wundbehandlung in der Pflege

Eine entscheidende Rolle bei der **Versorgung und Therapie von Wunden** spielen geeignete Wundauflagen und Verbände. Moderne Wundauflagen können den Heilungsprozess erheblich begünstigen. Arzneimittel sollen diesen positiven Effekt der Wundauflage unterstützen. Bei der Therapie von Wunden kommt neben der Wundversorgung und der Anästhesie auch der Prophylaxe von Wundinfektionen große Bedeutung zu.

Kritischer Blick

Pro und Contra: Sollte man die Wundheilung vor allem der Natur überlassen, also trockene Wundheilung bevorzugen?

Traditionell sollen Wunden an der Luft heilen und werden lediglich trocken oder mit einem Verband abgedeckt.

Pro

- Natürliche Abläufe der Wundheilung sollen nicht gestört werden.
- Durch das Auftragen von z. B. Salben werden Keime in die Wunde hineingebracht.
- Feuchte Wundheilung ist zu teuer.
- Die wichtigste Maßnahme zur Wundbehandlung ist die Desinfektion, den Rest macht der Körper selbst.

Contra

- Das feuchte Wundmilieu fördert die Heilung.
- Die feuchte Wundheilung hat sich auch und besonders bei chronischen Wunden bewährt.
- Die harte Kruste auf der Wunde verzögert die Wundheilung und fördert eine Narbenbildung.
- Auch einfache Salbenverbände bewirken eine feuchte Wundheilung.
- Maßnahmen, die ein Austrockenen der Wunde verhindern, unterstützen natürliche Wundheilungsprozesse.

Anwendungsformen

Wirkstoffe zur Wundbehandlung werden in vielen Arzneiformen angewendet. Es gibt vorgefertigte **wirkstoffhaltige Kompressen,** die gleichzeitig Wundauflage sind. **Flüssige Zubereitungen** wie Lösungen oder Sprays sind sehr einfach in der Handhabung. Aus wasseraufnehmenden **Salben** oder W/O-Cremes, z. B. Wollwachsalkoholsalbe, können Salbenkompressen hergestellt werden, die durch ihre wasserabweisenden Eigenschaften nicht mit der Wunde verkleben. Sie sorgen jedoch für ein feuchtes Wundmilieu – ein für die Heilung der Wunde sehr wichtiger Faktor. Werden Salben wie Vaseline für Salbenkompressen verwendet, ist zu beachten, dass diese einen okkludierenden Effekt aufweisen. Da sie die Wunde komplett abdichten, quillt die Haut darunter. Dies kann je nach Art der Wunde von Vorteil oder Nachteil sein. Soll Wundsekret aufgesaugt werden, ist Vaseline ungünstig. Für eine feuchte Wundheilung, z. B. bei chronischen Wunden, ist der okkludierende Effekt oft erwünscht.
Cremes, Gele und **Schüttelmixturen** sind günstig für oberflächliche Wunden. Sie wirken durch ihren Kühleffekt etwas reizlindernd und schmerzstillend.
Puder sollten nicht in größeren Wunden angewendet werden, da sie mit der Wunde verkleben, die Heilung verzögern und Infektionen begünstigen. Sie sind nur für wenige Wunden geeignet, z. B. am Nabel von Neugeborenen.

14.6 Pflanzliche Dermatika

Bei pflanzlichen Dermatika steht wie bei synthetischen Arzneimitteln die lokale Therapie im Vordergrund.

Äußerliche Anwendung von Phytopharmaka

Arzneipflanzen können als Teeumschläge gegen Juckreiz und bei akuten und/oder nässenden Hauterscheinungen angewendet werden. Beispielsweise werden **Kamillenblüten** als wichtigstes pflanzliches Dermatikum in Form eines Teeaufgusses für Umschläge, Spülungen oder Bäder genutzt. Hierzu übergießen die Pflegenden einen gehäuften Teelöffel Kamillenblüten mit 150 ml siedendem Wasser, lassen den Aufguss zugedeckt 5–10 Min. ziehen und seihen ihn dann durch ein Sieb. Es gibt jedoch auch viele Fertigarzneimittel, die Kamillenblütenextrakte enthalten. Solche Zubereitungen mit Pflanzenextrakten sind meist als Cremes, Salben oder Bäder im Handel (► Tab. 14.2). Die Pflanzeninhaltsstoffe wirken je nach Pflanze antiphlogistisch (*entzündungshemmend*), adstringierend (*zusammenziehend*), antiseptisch, wundheilfördernd oder reizlindernd. Viele Pflanzen besitzen auch mehrere dieser Wirkungen (► Abb. 14.4) Eine wichtige Rolle zur Behandlung von entzündlichen Hauterkrankungen spielen Pflanzen, die Gerbstoffe enthalten und dadurch zusammenziehend und entzündungshemmend wirken (*Adstringenzien* ► 14.2). Beispielsweise werden Walnussblätter, Eichenrinde, Odermennigkraut oder Brombeerblätter, ebenfalls in Form von Teeumschlägen oder –bädern, angewendet.

Innerliche Anwendung von Phytopharmaka

Bei **Neurodermitis** werden pflanzliche Öle wie Nachtkerzen- oder Borretschsamenöl eingenommen. Sie enthalten mehrfach ungesättigte Fettsäuren und stehen meist in Kapselform (Epogam®)

Tab. 14.2 Pflanzliche Dermatika

Pflanzenteile	Wirkungen	Indikation	Zubereitung
Kamillenblüten	Entzündungshemmend, antimikrobiell, wundheilungsfördernd und reizlindernd	Ekzeme, bakterielle Hauterkrankungen, Neurodermitis, Sonnenbrand, akute und chronische Wunden	Teeumschläge, Kamillosan® Lösung, Creme, Salbe; Kamillin®Bad
Bittersüßstängel	Entzündungshemmend, antimikrobiell, immunmodulierend	Chronisches Ekzem, Neurodermitis	Teeumschläge, Cefabene® Salbe
Hamamelisblätter, -rinde	Adstringierend, entzündungshemmend, wundheilfördernd, blutstillend	Ekzem, Juckreiz, Wunden, Neurodermitis, Rosacea	Hametum® Wund- und Heilsalbe, Extrakt (Lösung)
Wassernabelkraut	Entzündungshemmend, antimikrobiell, wundheilfördernd	Ekzem, Wunden	Teeumschläge und -bäder
Mahonienrinde	Entzündungshemmend, antiproliferativ, keratolytisch, antiseborrhoisch	Akne, Psoriasis	Urtinktur, Rubisan® Creme, Salbe
Arnikablüten	Entzündungshemmend, antimikrobiell	Follikulitis, Furunkel	Teekompressen, Tinktur
Johanniskraut	Entzündungshemmend, antimikrobiell, wundheilfördernd	Neurodermitis, Sonnenbrand, Wunden	Johanniskraut-Rotöl
Salbeiblätter	Adstringierend, antiseptisch	Ekzem, Rosacea	Teeumschläge, -waschungen, -kompressen
Grüner Teeblätter	Entzündungshemmend, adstringierend,	Ekzem, Sonnenbrand, Rosacea	Teeumschläge, -waschungen, -kompressen
Ballonrebenkraut	Entzündungshemmend, juckreizstillend	Juckreiz, Ekzem, Neurodermitis	Dermaplant® Salbe, Halicar® Creme
Ringelblumenblüten	Entzündungshemmend, antimikrobiell, wundheilfördernd	Akute und chronische Wunden	Teeumschläge, - kompressen, Salbe, Creme
Teebaumöl	Antiseptisch	Furunkel, Akne, Hautpilz, Wunden	Pur auftragen
Birkenrinde	Entzündungshemmend, wundheilfördernd	Aktinische Keratose, Psoriasis	Imlan® Creme, Lotion
Stiefmütterchenkraut	Entzündungshemmend	Windeldermatitis, Neurodermitis	Teeumschläge, -bäder

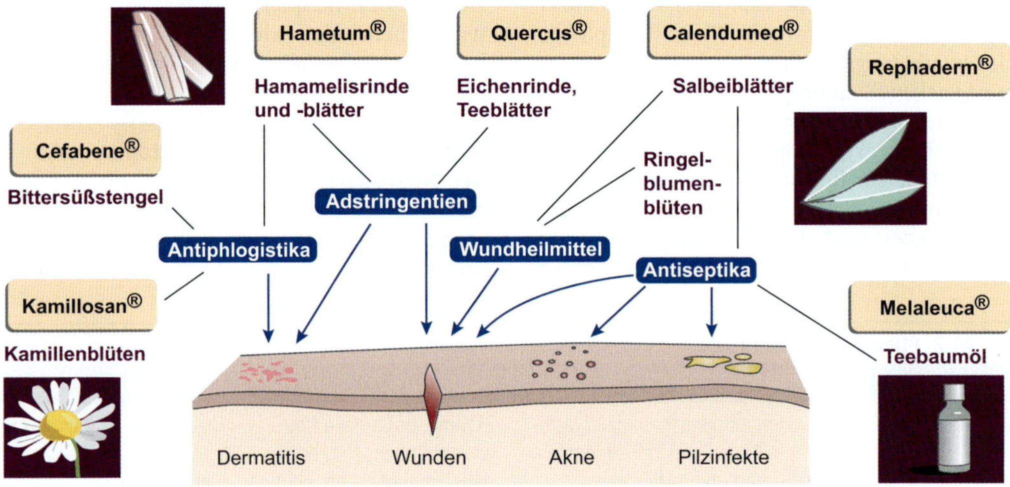

Abb. 14.4 Phytopharmaka zur Anwendung an der Haut - Wirkprinzipien [L157]

zur Verfügung. Da Salbeiblätterextrakte die **Schweißbildung** hemmen, können entsprechende Präparate (Sweatosan® Dragees) bei übermäßigem Schwitzen helfen. Empfehlenswert sind bei allen Hauterkrankungen unterstützend **Teemischungen** mit Antidyskratika. Das sind Pflanzen, die die Ausscheidungsorgane anregen und so ausleitend wirken. Hierfür kommen z. B. in Frage: Bittersüßstängel, Stiefmütterchenkraut, Brennnesselblätter, Löwenzahnwurzel mit -kraut oder Walnussblätter.

Wiederholungsfragen

1. Von welchen Faktoren hängt es ab, ob ein Arzneimittel gut oder schlecht in die Haut eindringt? (► Kap. 14)
2. Welche Rolle spielen die Grundlagen bei der lokalen Therapie von Hautkrankheiten? (► Kap. 14)
3. Mit welchen Wirkstoffen kann die Akne behandelt werden? (► 14.1)
4. Welche schwerwiegenden unerwünschten Wirkungen haben Retinoide? (► 14.1)
5. Welche unerwünschten Wirkungen können bei der Lokaltherapie mit Glukokortikoiden an der Haut auftreten? (► 14.2)
6. Welche beiden Wirkstoffgruppen werden bei der Psoriasis eingesetzt und wie wirken sie? (► 14.3)
7. Wie wird Dithranol richtig angewendet und was ist dabei zu beachten? (► 14.3)
8. Mit welchen Wirkstoffgruppen können Wunden behandelt werden? Nennen Sie Beispiele. (► 14.5)
9. Wie wirken pflanzliche Dermatika und in welcher Form wendet man sie an? (► 14.6)

15 Arzneimittel für Auge und Ohr

Überblick

Die Arzneimitteltherapie von Augen- und Ohrenerkrankungen erfolgt überwiegend lokal. Dadurch lässt sich eine höhere Wirkstoffkonzentration erreichen als bei systemischer Therapie.
Folgende Fragen werden im Kapitel beantwortet:

- Womit werden Entzündungen und Allergien an Auge und Ohr behandelt?
- Welche Ophthalmika werden für Diagnostik und therapeutische Eingriffe am Auge eingesetzt?
- Mit welchen Arzneimitteln wird das Glaukom behandelt und was ist dabei zu beachten?
- Wie werden Ophthalmika und Otologika richtig appliziert?

Definition

Ophthalmika

Ocularia: Arzneimittel zur lokalen Therapie von Augenerkrankungen wie Augentropfen, Augenöle, Augensalben, Augenbäder, Augeninserte (*Tabletten zum Einbringen in den Bindehautsack*).

Otologika

Auricularia: Arzneimittel zur lokalen Therapie am Ohr wie Ohrentropfen, Ohrspüllösungen, Ohrensprays, Ohrensalben.

Am Auge werden ausschließlich Zubereitungen verwendet, die speziell zur Applikation am oder in das Auge gedacht sind, die **Ophthalmika.** Da Ophthalmika in Form von Augentropfen nur 5–8 Min. im Bindehautsack verbleiben und dann bereits in den Tränensack gespült werden, muss in dieser kurzen Zeit ausreichend Wirkstoff resorbiert werden. Deshalb sind nicht alle Wirkstoffe zur lokalen Therapie am Auge geeignet. Im äußeren Gehörgang können neben speziell ausgewiesenen **Otologika** auch Salben zur Anwendung kommen, die man normalerweise auf der Haut einsetzt (*Dermatika*).

Ophthalmika und Otologika in der Pflege

Umgang mit Ophthalmika und Otologika

Angebrochene Packungen, insbesondere von Augen- bzw. Ohrentropfen, sollen kurzfristig also innerhalb von 4–6 Wochen aufgebraucht werden, um ein Verderben v.a. durch bakterielle Kontamination zu verhindern. Solche angebrochenen Packungen werden am besten im Kühlschrank in einem separaten Fach aufbewahrt. Um eine Zersetzung durch Lichteinfluss zu verhindern, wird die Flasche oder Tube wieder zurück in die Schachtel gegeben und das Datum der Erstöffnung auf der Flasche vermerkt. Für eine **Daueranwendung** von Ophthalmika sind konservierungsmittelfreie Zubereitungen besser geeignet, da Konservierungsmittel die Zellen schädigen.

Vorsicht

Vor Kinder sicher geschützt aufbewahren

Augen- und Ohrentropfen müssen vor Kindern sicher geschützt aufbewahrt werden. Obwohl sie lokal angewendet relativ harmlos sind, können sie geschluckt zu **Vergiftungen** führen. Bereits 1-prozentige Atropin-Augentropfen können für Kinder **tödlich** sein.

Praxistipp

Acht Regeln zum Umgang mit Arzneimitteln beim Anwenden am Auge

1. Patientennamen überprüfen
2. Gebräuchliche Abkürzungen kennen (OD: Oculus dexter, rechtes Auge, RA; OS: Oculus sinister, linkes Auge ≈ LA; OU: Oculi uterque, beide Augen, R/L, bds.)
3. Arzneimittel auf Gebrauchsfähigkeit überprüfen: Lagerung bei vorgeschriebener Temperatur? Einhaltung des Verfalldatums? Keine Ausflockung oder Verfärbung?
4. Angeordnete Dosierung, Tropfzeiten und -abstände einhalten
5. Arzneimittel mit Patientendaten kennzeichnen und ausschließlich für diesen Patienten verwenden
6. Flaschen- und Tubenverschlüsse nicht verwechseln; Kontakt zwischen Applikator und Auge vermeiden, um eine Kontamination auszuschließen
7. Augentropfen stets vor Augensalbe verabreichen
8. Trägt der Patient Kontaktlinsen, diese entfernen; Patienten darauf aufmerksam machen, dass er sie nicht vorzeitig wieder einsetzen darf, da viele Augentropfen die Kontaktlinsen auf Dauer verfärben

Anwendung von Ophthalmika und Otologika

Praxistipp

Händewaschen

Vor dem Anwenden von Ophthalmika (► Abb. 15.1) und Otologika sind die Hände zu waschen und bei Bedarf ist eine hygienische Händedesinfektion durchzuführen.

Beim **Applizieren von Augentropfen und -ölen** (► Abb. 15.1) wird die Flasche mit den Augentropfen in der Hand etwas angewärmt, sonst kommt es durch den Kältereiz zu einer stärkeren Tränensekretion. Das Eintropfen der Flüssigkeit erfolgt am besten im Sitzen. Der Kopf ist nach hinten geneigt. Das untere Augenlid wird mit einem Tupfer leicht nach unten gezogen. Mittels eines Tropfaufsatzes wird ein Tropfen direkt in das geöffnete Auge gegeben. Damit keine Krankheitserreger übertragen werden, muss eine Berührung des Auges mit dem Tropfaufsatz vermieden werden. Mehr als einen Tropfen kann das Auge nicht fassen, sodass Überdosierungen durch falsche Applikation weitgehend ausgeschlossen sind. Um die Augentropfenapplikation zu erleichtern, stehen auch Eintropfhilfen (Autodrop®) zur Verfügung. Nach dem Eintropfen kann der Patient mit dem Finger auf den Tränenkanal unterhalb der Innenseite des Auges drücken, um den Abfluss der Flüssigkeit zu verzögern. Der Wirkstoff bleibt dadurch länger auf der Augenoberfläche.

Fallbeispiel

Augentropfen anwenden

Bei Frau Addeo wurde ein erhöhter Augeninnendruck festgestellt. Sie kann die neuen Augentropfen (Timo-COMOD®) nicht richtig benutzen. Es fällt ihr schwer den Behälter zu drücken und dabei das Auge zu treffen. Oft gehen Tropfen daneben.

Erläuterungen

Das Präparat Timo-COMOD® sind konservierungsmittelfrei, da es in einem Gefäß ist, in das auch bei Benutzung keine Keime eindringen können. Im Gegensatz zu üblichen Augentropfen, die oft in Quetschflaschen angeboten werden, muss hier der gesamte Boden des Gefäßes in Richtung Öffnung gedrückt werden. Das erfordert etwas Übung. Wenn Frau Addeo es nicht gelingen sollte, könnten Einzeldosenflaschen alternativ empfohlen werden. Wichtig ist aber, dass sie die Augentropfen täglich anwendet, um den Augeninnendruck zu senken. Dabei reicht es, wenn ein Tropfen in das Auge gelangt, denn mehr kann das Augen nicht fassen.

Augenöle geben die Pflegenden den Patienten wegen der Sehbeeinträchtigung meistens zur Nacht. Bei der **Applikation von Augensalben und -gelen** (► Abb. 15.2) wird das Unterlid leicht heruntergezogen. Man drückt die Tube von der Seite her aus, sodass ein ca. 0,5–1 cm langer Salbenstrang bzw. ein Tropfen Gel in das Auge gelangt. Auch dabei darf kein Kontakt zwischen Tubenspitze und Auge entstehen.

Augenwässer dienen zum Reinigen des Auges durch Spülen oder Abtupfen mit Augenwatte oder

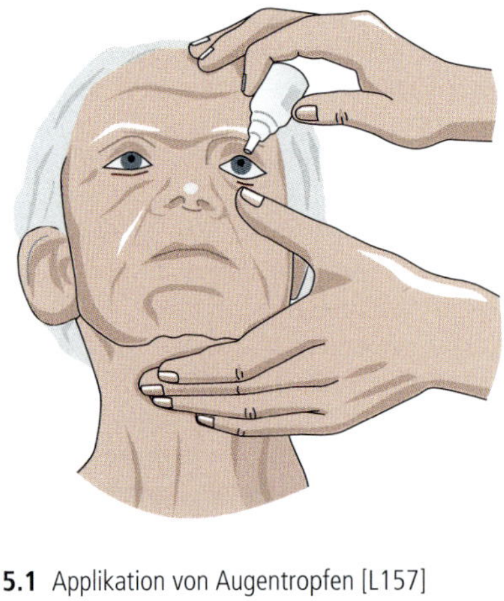

Abb. 15.1 Applikation von Augentropfen [L157]

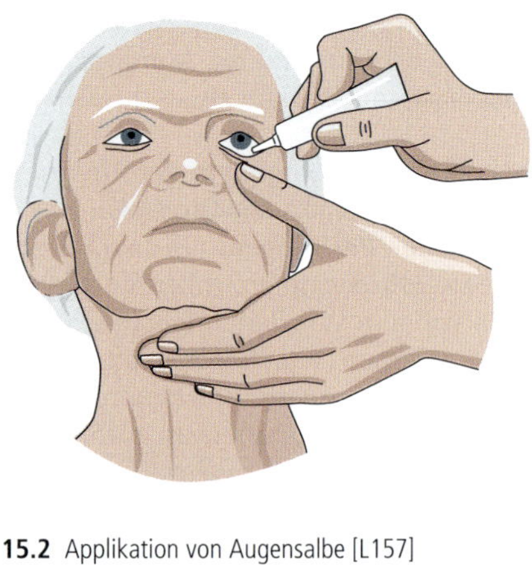

Abb. 15.2 Applikation von Augensalbe [L157]

Augenkompressen. Diese Verbandstoffe sind aus speziellen Fäden hergestellt, die das Auge nicht reizen. Mit Augenwässern können auch Augenbäder durchgeführt werden. Dazu wird eine anatomisch geformte Augenbadewanne mit dem Augenwasser gefüllt. Der Patient neigt den Kopf nach vorn, während die Augenbadewanne fest unter dem Auge platziert ist. Durch Auf- und Abbewegen des Kopfes wird das Auge gespült. Die Spülung sollte maximal eine Min. dauern. Danach wird das Augenwasser vorsichtig mit einem sauberen Tuch vom geschlossenen Auge abgetupft. Es ist günstig, wenn der Patient nach der Spülung 10–15 Min. mit geschlossenen Augen ruht.

Die übliche **Dosierung von Ohrentropfen** beträgt 2–5 Tropfen. Sie werden bei seitlicher Ruhelage oder seitlicher Neigung des Kopfes mit Pipette oder Tropfaufsatz in den Gehörgang getropft. Bei Ohrenschmerzen ist unbedingt darauf zu achten, dass die Tropfen nicht zu kalt sind, um eine Verstärkung der Schmerzen zu vermeiden, ggf. wird die Flasche vor Applikation in der Hand angewärmt. Alternativ kann auch ein Mullstreifen, der mit einer Wirkstofflösung getränkt ist, in den Gehörgang eingelegt werden.

Salben können vorsichtig mit einem Wattestäbchen – möglichst nicht mit dem Finger – in den Gehörgang gestrichen werden. Auch das Einlegen eines Mullstreifens, der mit Salbe bestrichen ist (*Salbenstreifen*), ist üblich.

Praxistipp

Wattestäbchen

Der Patient muss darauf hingewiesen werden, dass das Wattestäbchen nur im äußeren Drittel des Gehörgangs angewendet werden darf, sonst drohen Verletzungen des Trommelfells oder ein zu tiefes Einbringen der Salbe, was zum Verstopfen des Gangs führen kann.

Unerwünschte Wirkungen von Ophthalmika und Otologika

Auch bei **lokaler Therapie** am Auge ist ein Übertritt von einer so großen Wirkstoffmenge möglich, dass es zu unerwünschten Wirkungen über den Kreislauf und somit im ganzen Körper kommen kann. Die Augentropfen fließen über den Tränenkanal und die Nase ab, sodass sie im Nasen-Rachen-Raum und im Magen-Darm-Trakt resorbiert werden können.

Nach der Erstanwendung von Ophthalmika sind **Sehstörungen** wie verschwommenes Sehen nicht ungewöhnlich. Sie sollten jedoch nach kurzer Zeit verschwinden. Tun sie dies nicht, muss das Präparat gewechselt werden mit anderem Wirkstoff oder anderer Zubereitung. Typisch für **Parasympathomimetika, Carboanhydrasehemmer** und **Mydriatika** sind **Störungen der Akkommodation.**

Definition

Akkommodation

Fähigkeit des Auges zur Scharfeinstellung bzw. Scharfabbildung betrachteter Gegenstände auf der Netzhautebene in Relation zur jeweiligen Beobachtungsentfernung.

Pupillenveränderungen wie Mydriasis (*Erweiterung*) durch Mydriatika und Miosis (*Verengung*) durch Parasympathomimetika oder Carboanhydrasehemmer sind zwar auffällig, beeinträchtigen aber das Sehen nicht so stark. Treten Sehstörungen auf, ist die **Fahrtauglichkeit** beeinträchtigt. Der Patient ist darauf hinzuweisen, dass das Sehen zu Beginn der Therapie stark beeinträchtigt sein kann, sodass das Führen eines Fahrzeugs nicht möglich ist. Auch die Art der **Zubereitung** kommt als Ursache für eine Sehbeeinträchtigung in Frage. Aus diesem Grund werden Augenöle und Augensalben bevorzugt am Abend verabreicht. **Lokale Irritationen** und **Missempfinden am Auge** wie Augenbrennen, Fremdkörpergefühl und Bindehautreizungen sind typische unerwünschte Wirkungen für α_2-Sympathomimetika, Carboanhydrasehemmer, Latanoprost und Mydriatika.

15.1 Antiphlogistika und Antiallergika

Entzündungen am Auge können unabhängig von der Ursache mit Antiphlogistika oder abschwellend wirkenden Sympathomimetika behandelt werden(▸ Tab. 15.1). Bei Allergien (▸ 9.2) kommen zusätzlich Antihistaminika und Mastzellstabilisatoren zum Einsatz. Eine heilende Wirkung am Auge haben Ophthalmika mit Panthenol (z. B. Corneregel®, Pan-Ophthal®).

Tab. 15.1 Ophthalmika und Otologika mit antiphlogistisch und antiallergisch wirkenden Inhaltsstoffen

Wirkstoffgruppe	Indikationen	Wirkstoff	Handelspräparate	Darreichungsform
Sympathomimetika	Allergische Konjunktivitis und Augenreizungen	Tetryzolin	Berberil®	Augentropfen
		Naphazolin	Duraultra sine®	Augentropfen
Antihistaminika	Prophylaxe und Therapie allergisch bedingter akuter und chronischer Bindehautentzündungen	Ketotifen	Zaditen®Ophta	Augentropfen
		Azelastin	Allergodil®	Augentropfen
		Levocabastin	Livocab®	Augentropfen
Mastzellstabilisatoren	Prophylaxe und Therapie allergisch bedingter akuter und chronischer Bindehautentzündungen	Cromoglicinsäure	Crom-Ophtal®	Augentropfen
Nichtsteroidale Antiphlogistika	Nichtinfektiöse Augenentzündungen, lokale Schmerztherapie am Auge	Diclofenac	Voltaren®Ophtha	Augentropfen
Glukokortikoide	Allergische Konjunktivitis, Chorioretinitis, Iritis, Iridozyklitis, Uveitis, postoperative Entzündungen bzw. nichtinfektiöse Entzündungen im Gehörgang	Dexamethason	Dexamethason Augensalbe Jenapharm®	Augensalbe
			Dexa-sine®	Augentropfen
			Otobacid®(Kombination)	Ohrentropfen
		Prednisolon	Prednisolon Augensalbe Jenapharm®	Augensalbe
			Inflanefran® forte	Augentropfen
			Predni-Ophtal®	Augengel

Antiphlogistika und Antiallergika verstehen

Glukokortikoide (► 5.4.1) sind bei nichtinfektiösen Augenentzündungen und Entzündungen im äußeren Gehörgang sehr gut wirksam. Bei subakuten Krankheitsphasen kommen auch **nichtsteroidale Antiphlogistika** zum Einsatz. Zur Prophylaxe und Therapie allergisch bedingter Bindehautentzündungen werden überwiegend **Mastzellstabilisatoren** und **Antihistaminika** verwendet. Antihistaminika sind schneller wirksam als Mastzellstabilisatoren. **α-Sympathomimetika** verengen die Kapillargefäße und wirken deshalb abschwellend auf die Schleimhaut. Sie sind nur zur Kurzzeitbehandlung gedacht (► Tab. 15.1).

Therapie des trockenen Auges

Das **trockene Auge** wird mit **Tränenersatzmitteln** (*künstliche Tränen*) behandelt, die aus Wasser und einem Verdickungsmittel bestehen. Dieses soll dafür sorgen, dass die Flüssigkeit länger auf der Augenoberfläche haftet. Solche viskösen Stoffe sind z.B. Hypromellose, Carbomer, Polividon, Carmellose oder Polyvinylalkohol. Besonders die **Hyaluronsäure** ist zur nachhaltigen Befeuchtung des Auges gut geeignet. Im Handel befinden sich sowohl konservierte als auch nichtkonservierte und dadurch besser verträgliche Augentropfen. Ihre Anwendung ist problemlos aber wichtig, da unbehandelte trockene Augen letztlich zu Hornhauttrübungen führen können. Augentropfen bei trockenem Auge werden alle 2 Std. angewendet.

Praxistipp

Intensivkonjunktivitis

Gefürchtet ist die Intensivkonjunktivitis. Neben anderen Einflüssen führen Sedierung, Relaxierung und Überdruckbeatmung zu einer Chemosis (*Ödem der Augenschleimhaut*) und diese unbehandelt zu einer Konjunktivitis, die ein Erblinden verursachen kann. Ein ungenügender Lidschluss führt zum Austrocknen der Augenschleimhaut. Eine sehr gute und hygienische Augenpflege sowie der Schutz des Auges durch Einbringen von Salbe (Bepanthen® Augensalbe oder Corneregel®) sind sehr wichtig, ebenso regelmäßige und häufige Inspektionen. Sind die Augenlider durch starke Schwellungen oder Verletzungen (Verbrennungen) nicht mit den Fingern zu öffnen, können auch Lidhaken benutzt werden.

Antiphlogistika und Antiallergika in der Pflege

Werden **Kortikoide** zu lange angewendet, ist das Risiko erhöht, an Glaukom und Katarakt (*Grauer Star*) zu erkranken. Da Kortikoide immunsuppressiv wirken, können zudem Infektionen durch Bakterien, Viren oder Pilze am Auge bis hin zu Hornhautgeschwüren auftreten. Ebenfalls problematisch ist eine Daueranwendung von **Sympathomimetika,** die ähnlich wie bei Nasentropfen (▸ 11.2) auch am Auge zur Gewöhnung und Schleimhautschädigung führen kann. Aus diesem Grund sind Sympathomimetika lediglich zur kurzzeitigen Symptombehandlung bei unspezifischen Augenreizungen angezeigt. Nach länger dauernder Anwendung und dem Absetzen von Sympathomimetika kommt es durch eine reaktive Hyperämie oft zu einer harmlosen Rötung des Auges.

15.2 Mydriatika und Lokalanästhetika

Lokalanästhetika verstehen

Für kleinere chirurgische Eingriffe am Auge können **lokalanästhetikahaltige Augentropfen** wie Conjuncain® (Wirkstoff: Oxybuprocain) oder Proparakain® (Wirkstoff: Proxymetacain) zur Tropfanästhesie verwendet werden. In **Ohrentropfen** (Otobacid®: Dexamethason + Cinchocain; Otalgan®: Phenazon + Procain) dienen Lokalanästhetika eher zur Juckreizlinderung und Schmerzstillung bei Entzündungen im Gehörgang.

Vorsicht

Gefahr der Hornhautperforation

Augentropfen, die **Lokalanästhetika** (▸ 3.2.2) enthalten, führen bei wiederholtem Anwenden zur Lockerung des Hornhautepithels mit der Gefahr einer Hornhautperforation und des Verlusts des Auges. Sie dürfen deshalb dem Patienten nicht zur Selbstbehandlung gegeben werden.

Mydriatika verstehen

Mydriatika erweitern die Pupille. Für Augenuntersuchungen werden Parasympatholytika und α-Sympathomimetika (▸ 1.3.4) eingesetzt (▸ Tab. 15.2). Eine weitere Indikation für diese **Mydriatika** ist das Ruhigstellen der Iris und des Ziliarkörpers bei intraokulären Entzündungen. Hierfür werden besonders lang wirksame Wirkstoffe wie Atropin und Scopolamin verwendet.

Vorsicht

Vergrößerte Pupillen und Akkomodationsstörungen

Der Patient ist darauf hinzuweisen, dass er durch die vergrößerten Pupillen für einige Zeit sehr **lichtempfindlich** ist. Auch durch die **Akkomodationsstörungen** (*Linse am Augen kann nicht scharf stellen*) darf er nicht aktiv am Straßenverkehr teilnehmen.

Tab. 15.2 Mydriatika (*pupillenerweiternde Ophthalmika*)

Wirkstoffgruppe	Wirkstoff	Handelspräparat	Darreichungsform
Parasympatholytika	Atropin	Atropin-POS®	Augentropfen, -salbe
	Cyclopentolat	Zyklolat-EDO®	Augentropfen
	Tropicamid	Mydriaticum®Stulln	Augentropfen
Sympathomimetika	Phenylephrin	Neosynephrin-POS®	Augentropfen

Mydriatika in der Pflege

Mydriatika führen immer zu Pupillenerweiterung mit starker Lichtempfindlichkeit und Akkomodationsstörungen. Zudem führen Mydriatika zum Austrocknen der Nasenschleimhaut (*trockene Nase*). Hier helfen Meerwasserhaltige Nasensprays zur Befeuchtung der Nase.

15.3 Glaukommittel

Neben chirurgischen Maßnahmen kommt der Arzneimitteltherapie beim Glaukom große Bedeutung zu. Glaukommittel werden in Form von Augentropfen oder Augenöl zum Verringern des Augeninnendrucks lokal verabreicht. Nur einige Carboanhydrasehemmer werden auch systemisch gegeben.

Glaukommittel verstehen

Zur Behandlung des **Glaukoms** werden Wirkstoffe verwendet, die den Augeninnendruck senken. Es kommen prinzipiell zwei **Wirkmechanismen** in Frage:

- Verringern der Kammerwasserproduktion (Betablocker, α_2-Sympathomimetika, Carboanhydrasehemmer ▸ Tab. 15.3)
- Verbessern des Kammerwasserabflusses (Parasympathomimetika, Dipivefrin, Latanoprost, Mannit ▸ Tab. 15.4)

Betablocker und **α_2-Sympathomimetika** senken den Augeninnendruck, indem sie über die Beeinflussung des vegetativen Nervensystems (*Sympathikus*) die Produktion von Kammerwasser reduzieren. Betablocker sind Mittel der Wahl beim Offenwinkelglaukom und werden in Form von Augentropfen lokal angewendet. α_2-Sympathomimetika kommen allein oder in Kombination mit Betablockern ebenfalls lokal zum Einsatz.
Das Enzym Carboanhydratase ist an der Sekretion von Kammerwasser beteiligt. **Carboanhydrasehemmer** sind Wirkstoffe, die dieses Enzym hemmen und den Augeninnendruck ebenfalls verringern. Sie können systemisch oder lokal angewendet werden.
Parasympathomimetika führen über das vegetative Nervensystem (*Parasympathikus*) zu einer Dauerkontraktion des Musculussphinkterpupillae und des Ziliarmuskels. Dadurch wird zum einen die Pupille verengt (*miotische Wirkung*), zum anderen werden über eine Spreizung der Trabekelmaschen die Abflusswege für das Kammerwasser erweitert. So kann der Augeninnendruck für einige Std. gesenkt werden. Insbesondere beim Engwinkelglaukom werden Parasympathomimetika eingesetzt.
Latanoprost ist ein Prostaglandinderivat, das beim Offenwinkelglaukom eingesetzt wird, oft auch in Kombination mit β-Blockern (z. B. Xalacom®).
Bei einem akuten Glaukomanfall (bei Engwinkelglaukom) wird 20-prozentige **Mannitlösung**

Tab. 15.3 Wirkstoffe zur Glaukombehandlung, die die Kammerwasserproduktion senken.

Wirkstoffgruppe	Wirkstoff	Handelspräparate	Darreichungsform	weitere Indikationen des Wirkstoffes
Betablocker	Betaxolol	Betoptima®	Augentropfen, Einzeldosispipetten	Hypertonie (Kerlone®)
	Levobunolol	Vistagan®	Augentropfen, Einzeldosispipetten	nur in Ophthalmika
	Timolol	Timo-COMOD®	Augentropfen, Einzeldosispipetten, Augengel	
α_2-Sympathomimetika	Clonidin	Clonid-Ophthal®	Augentropfen	Hypertonie (Catapresan®), Opiatentzug (Paracefan®)
	Brimonidin	Alphagan®	Augentropfen	nur in Ophthalmika
Carboanhydrasehemmer	Dorzolamid	Trusopt®	Augentropfen	nur in Ophthalmika
	Brizolamid	Azopt®	Augentropfen	
	Acetazolamid	Glaupax®	Tabletten, Retardkapseln, Injektionszubereitung	nur als Glaukommittel

Tab. 15.4 Wirkstoffe zur Glaukombehandlung, die den Kammerwasserabfluss verbessern.

Wirkstoffgruppe	Wirkstoff	Handelspräparate	Darreichungsform
Parasympathomimetika	Pilocarpin	Spersacarpin®, Pilomann®	Augentropfen, -salbe, Einzeldosispipetten, Augenöl
Prostaglandine	Latanoprost	Xalatan®	Augentropfen
Osmodiuretika	Mannit	Osmosteril®	Infusionslösung

infundiert. Diese wirkt über eine Erhöhung des osmotischen Drucks. Durch die höhere Osmolarität des Serums wird mehr Wasser aus dem Augeninneren abtransportiert und der Augeninnendruck sinkt sehr rasch. Außerdem verringert sich das Volumen des Glaskörpers, wodurch sich der Kammerwinkel öffnet.

Die Behandlung des **akuten Glaukomanfalls,** wie er beim Engwinkelglaukom auftreten kann, erfolgt mit:

- 500 mg Acetazolamid i. v.
- Pilocarpin-, Betablocker- und Apraclonidin-Augentropfen
- 20-prozentiger Mannitinfusion

Glaukommittel in der Pflege

Die **regelmäßige Anwendung** der Glaukommittel ist besonders wichtig, da ein erhöhter Augeninnendruck immer auch zu dauerhaften Schäden und schließlich zur Erblindung führen kann.

Unerwünschte Wirkungen

Der **Carboanhydrasehemmer** Acetazolamid wird systemisch eingesetzt und kann **unerwünschte Wirkungen** wie Geschmacksstörungen, Kopfschmerzen, Parästhesien und Allergie verursachen. **Betablocker** können auch bei lokaler Therapie zu den typischen systemischen unerwünschten Wirkungen (► 6.1, ► 6.2.1) wie Herzrhythmusstörungen, Bradykardie und asthmaähnlichen Beschwerden führen. Die Kontraindikationen und Wechselwirkungen, die bei der Einnahme von Betablockern gelten, müssen bei lokaler Therapie ebenso beachtet werden. Auch Augentropfen mit **α_2-Sympathomimetika** können systemisch Müdigkeit, Schwindel oder Blutdruckabfall verursachen.

Eine meist harmlose **Rötung der Augen** wird häufig bei Dipivefrin, Parasympathomimetika, Latanoprost beobachtet. Parasympathomimetika bewirken mitunter auch eine **vermehrte Tränensekretion** sowie **Augen-** und **Kopfschmerzen.** Meist verschwinden die genannten unerwünschten Wirkungen nach kurzer Zeit. Besonders Menschen mit Glaukom sind darauf hinzuweisen, dass sie die Therapie nicht vorzeitig beenden sollen.

Bei Langzeitanwendung von **Parasympathomimetika** besteht die Gefahr von Netzhauteinrissen oder Netzhautablösung. Die Netzhaut wird daher regelmäßig augenärztlich kontrolliert.

Für **Latanoprost** ist eine relativ harmlose Veränderung an der Iris charakteristisch. In die Irismelanozyten wird zwar langsam, aber bleibend mehr Melanin eingelagert, sodass die Iris dunkler wird. Besonders bei gemischtfarbiger Iris (blau-, grau- oder grünbraun) tritt diese unerwünschte Wirkung auf. Daneben können Wimpernveränderungen, Hornhautödeme, Iritis und Exantheme durch Latanoprost hervorgerufen werden.

Da die Augentropfen über den Tränenkanal auch in den Nasen-Rachen-Raum gelangen, verursacht **Dipivefrin** auch dort unerwünschte Wirkungen, z. B. eine verstopfte Nase und Nasenschleimhaut-Schädigungen. Es dürfen auf keinen Fall abschwellende Nasalia verwendet werden, da diese die Symptomatik verstärken. Zu empfehlen sind Meerwassersprays zum Befeuchten der Nasenschleimhaut und Nasenöle, die die Regeneration der Nasenschleimhaut fördern.

15.4 Phytopharmaka für Auge und Ohr

Pflanzliche Zubereitungen zur Anwendung am **Auge oder am Ohr** sind meist Medizinprodukte oder anthroposophische Arzneimittel. Die Tabelle gibt eine kleine Auswahl solcher Zubereitungen wieder (► Tab. 15.5).

Tab. 15.5 Ophthalmika und Otologika, die pflanzliche Extrakte enthalten.

Pflanzenteil	Indikation	Handelspräparate	Einstufung
Augentrostkraut	Linderung gereizter Augen	HerbaVision® Augentrost Augentropfen, Augenbad	Medizinprodukt
	Bei geröteten, gereizten, tränenden Augen, allergischer Bindehautentzündungen	Euphrasia® Augentropfen Wala	Anthroposophisches Arzneimittel
Heidelbeeren	Bei müden und gereizten Augen	HerbaVision® Blaubeere Augentropfen	Medizinprodukt
Liebstöckelwurzel	Bei erkältungsbedingter Mittelohrentzündung	Levisticum Ohrentropfen®	Anthroposophisches Arzneimittel
Kamillen-, Ringelblumenblüten, Aloe vera, Teebaumöl u. a.	Linderung von Reizungen und Reinigung	Otosan® Ohrentropfen und Ohrenspray	Medizinprodukt

Wiederholungsfragen

1. Wie werden Augentropfen richtig appliziert? (▸ Kap. 15)
2. Warum dürfen dem Patienten keine lokalanästhetikahaltigen Augentropfen (z. B. bei Verletzungen der Hornhaut) zum Eigengebrauch überlassen werden? (▸ 15.2)
3. Über welche beiden grundlegenden Mechanismen wirken Glaukommittel? (▸ 15.3)
4. Warum darf bei der Anwendung von Augentropfen das Auge nicht mit dem Tropfaufsatz berührt werden? (▸ Kap. 15)

16 Wiederholungsfragen und Lösungsvorschläge

Kapitel 1

Frage 1
Welche Bedeutung hat es, wenn ein Arzneimittel als „verschreibungspflichtig“, „apothekenpflichtig“ oder „frei verkäuflich“ bezeichnet wird? (► 1.1.2)

Lösungsvorschlag:
Verschreibungspflichtige Arzneimittel dürfen nur in der Apotheke auf eine Verschreibung von einem Arzt/Ärztin, Zahnarzt/-ärztin oder Tierarzt/-ärztin hin abgegeben werden. Apothekenpflichtige Arzneimittel dürfen nur von Apotheken, aber auch ohne Rezept abgegeben werden. Freiverkäufliche Arzneimittel sind in normalen Geschäften wie Drogerien, Kaufhäusern oder Märkten erhältlich, hierfür ist allerdings ein Sachkundenachweis nötig.

Frage 2
Wodurch kann die Resorption eines Arzneistoffs nach peroraler Gabe beeinflusst werden? (► 1.2.1)

Lösungsvorschlag:
Die Resorption eines Arzneistoffes bei peroraler Gabe kann durch die Resorptionsfläche, Erkrankungen wie Magen-Darm-Erkrankungen, Durchblutungsstörungen, Entzündungen, die Nahrungsaufnahme sowie andere Arzneimittel beeinflusst werden.

Frage 3
Wie funktioniert der enterohepatische Kreislauf und warum ist er von so großer Bedeutung? (► 1.2.2)

Lösungsvorschlag:
Beim enterohepatischen Kreislauf wird der Arzneistoff ins Blut aufgenommen, zur Leber transportiert, i. d. R nach Metabolisierung mit dem Gallensaft ins Darmlumen abgegeben und dort erneut resorbiert. Dadurch verlängert sich die Verweildauer des Arzneistoffes im Körper, die Sofortwirkung ist verringert, bei zu schnellem Nachdosieren besteht Kumulationsgefahr.

Frage 4
Was passiert mit einem Arzneistoff, der einen hohen First-Pass-Effekt aufweist? (► 1.2.3)

Lösungsvorschlag:
Weist ein Arzneistoff einen hohen First-Pass-Effekt auf, wird ein großer Teil von ihm bei der ersten Leberpassage bereits inaktiviert, noch bevor er sich im Körper verteilen kann. Die Dosis muss dann entsprechen erhöht werden.

Frage 5
Was versteht man unter der therapeutischen Breite? (► 1.3)

Lösungsvorschlag:
Die therapeutische Breite eines Arzneistoffes ist der Dosisspielraum zwischen erwünschter und toxischer Wirkung. Je geringer sie ist, desto vorsichtiger muss dosiert werden.

Frage 6
Was bedeuten im Zusammenhang mit der Rezeptortheorie die Begriffe „Agonist“, „Antagonist“ und „nichtkompetitiver Hemmer“? (► 1.3.1)

Lösungsvorschlag:
Ein Agonist bindet am Rezeptor und entfaltet eine Wirkung. Ein Antagonist bindet am Rezeptor und entfaltet keine Wirkung. Ein nichtkompetitiver Hemmer schwächt die Wirkung eines Agonisten am Rezeptor ab, bindet aber nicht an der gleichen Stelle wie der Agonist.

Frage 7
Was ist ein Neurotransmitter? (► 1.3.4)

Lösungsvorschlag:
Ein Neurotransmitter ist ein physiologischer Botenstoff an einer Synapse und dient im Organismus dazu, Nervenimpulse über eine Bindung an Rezeptoren weiterzuleiten oder abzuschwächen.

Frage 8
Wie erfolgt die Erregungsübertragung an der Synapse? (► 1.3.4)

Lösungsvorschlag:
An der Synapse wird durch einen Impuls z. B. Aktionspotential die Ausschüttung eines Neurotransmitters in den synaptischen Spalt ausgelöst. Dieser bindet am Rezeptor und löst so einen Effekt aus.

Frage 9
Beschreiben Sie die gegenläufigen Wirkungen von Sympathikus und Parasympathikus. (► 1.3.4)

Lösungsvorschlag:
Grundsätzlich erhöht das Aktivieren des Sympathikus die Leistungsbereitschaft des Körpers. Der Sympathikus dominiert bei nach außen gerichteten Aktivitäten des Körpers. Der Parasympathikus spielt die Hauptrolle bei nach innen gerichteten Körperfunktionen und fördert Erholungsvorgänge wie Schlaf und Verdauung.

Frage 10
Welche Neurotransmitter befinden sich im vegetativen Nervensystem und wo greifen sie an? (► 1.3.4)

Lösungsvorschlag:
Zur Steuerung des vegetativen Nervensystems dienen die Neurotransmitter Acetylcholin und Noradrenalin. An den Ganglien ist Acetylcholin der Neurotransmitter und an den Endorganen befinden sich im Parasympathikus Acetylcholin und im Sympathikus Noradrenalin.

Frage 11
Welche Rezeptor-Subtypen gibt es im Sympathikus und was bewirken Agonisten? (► 1.3.4)

Lösungsvorschlag:
Es existieren vier Rezeptor-Subtypen: an Gefäßen α_1 (Agonisten wirken erweiternd), α_2 (Agonisten wirken verengend), β_1 am Herz (Agonisten wirken frequenzsteigernd und erhöhen Kontraktionskraft), β_2 an den Bronchien (Agonisten wirken erweiternd).

Kapitel 2

Frage 1
Wodurch kann es zu unerwünschten Wirkungen von Arzneimitteln kommen? (► 2.4)

Lösungsvorschlag:
Unerwünschte Wirkungen können durch Überdosierung des Arzneimittels, unspezifischen Wirkungsmechanismus des Wirkstoffs, Wechselwirkungen mit anderen Arzneimitteln oder Nahrungsmitteln, Wechselwirkungen mit UV-Licht, Organtoxizität des Wirkstoffes oder Allergien kommen.

Frage 2
Was versteht man unter den Begriffen „kanzerogen" und „teratogen"? (► 2.4.5)

Lösungsvorschlag:
Kanzerogen bedeutet krebserregende, teratogen fruchtschädigend.

Frage 3
Wie kann es zu Arzneimittelwechselwirkungen kommen? (► 2.4.7)

Lösungsvorschlag:
Arzneimittelwechselwirkungen kommen durch Resorptionsbeeinflussung, Enzymhemmung, Enzyminduktion, also veränderte Biotransformation, Beeinflussung der Exkretion, Agonismus (*gleichgerichtete Wirkung*) oder Antagonismus (*entgegengesetzte Wirkung*) oder selten durch veränderte Verteilung zustande.

Frage 4
Bei welchen Nahrungsmitteln kann es zu Wechselwirkungen mit Arzneimitteln kommen? (► 2.4.7)

Lösungsvorschlag:
Milchprodukte, Grapefruit sowie Vitamin-K-, tyramin- und gerbstoffhaltige Nahrung auch Süßholzwurzel bzw. Lakritz und Kochsalz können u.a. Arzneimittelwechselwirkungen verursachen.

Frage 5
Welche Grundsätze beachten die Pflegenden bei der Lagerung von Arzneimitteln? (► 2.1.3)

Lösungsvorschlag:
Lagerbedingungen wie Temperatur, Schutz vor Licht und Feuchtigkeit (Hinweise in der Gebrauchsinformation) müssen so eingehalten werden, dass die Qualität nicht nachteilig beeinflusst wird, Verwechslungen vermieden werden und eine unbefugte Entnahme durch Dritte nicht möglich ist. Verwendbarkeitsfristen müssen eingehalten und Vorräte überprüft werden.

Frage 6
Welche Grundregeln sind für das Richten von Arzneimitteln zu beachten? (► 2.1.4)

Lösungsvorschlag:
Das Richten sollte sehr sorgfältig zu einem festgelegten Zeitpunkt an einem dafür geeigneten Platz erfolgen. Störungen sollten vermieden und Hygienemaßnahmen müssen eingehalten werden. Die Richtigkeit (Patient, Arzneimittel, richtige Dosierung bzw. Konzentration, Applikationsart, Zeitpunkt, Dokumentation richtig?) muss mehrmals geprüft werden.

Frage 7
Wie funktionieren TTS und wodurch unterscheiden sich Matrix- und Membranpflaster? (► 2.3.4)

Lösungsvorschlag:
Bei transdermalen therapeutischen Systemen (*TTS*) wird aus einem speziellen arzneistoffhaltigen Pflaster der Wirkstoff freigesetzt, damit dieser durch die Haut resorbiert werden kann und so in den Blutkreislauf übergeht. Beim Matrixpflaster ist der Arzneistoff direkt in der Trägermasse (Matrix) gleichmäßig verteilt und diffundiert nach dem Aufkleben unmittelbar in die Haut. Das Membranpflaster enthält den Wirkstoff in einem Depot, das zur Haut hin durch eine Membran abgeschlossen ist, die die Wirkstofffreisetzung steuert. Der Wirkstoff durchdringt diese Membran nach dem Aufkleben, bevor er durch die Haut resorbiert wird.

Frage 8
Unter welchen Voraussetzungen dürfen Tabletten, Kapseln oder Dragees geteilt, zerstoßen bzw. geöffnet werden? (► 2.3.4)

Lösungsvorschlag:
Das Teilen oder Zerstoßen von Tabletten oder das Öffnen von Kapseln muss in der Gebrauchsinformation ausdrücklich erlaubt sein.

Frage 9
Welche Unterschiede bestehen zwischen der intravenösen und der intramuskulären Applikation? Warum wirken die verabreichten Arzneimittel unterschiedlich schnell? (► 2.2.2)

Lösungsvorschlag:
Bei i.m.- und s.c.-Injektion findet eine Resorption, also ein Übertritt ins Blut- oder Lymphgefäß statt. Das Unterhautgewebe ist weniger durchblutet als das Muskelgewebe, deshalb dauert es länger, bis der Wirkstoff abtransportiert wird. Die Resorption dauert deshalb länger.

Frage 10
Welche Probleme treten bei der Compliance älterer Patienten auf und wie kann man ihnen begegnen? (► 2.6)

Lösungsvorschlag:
Complianceprobleme entstehen bei älteren Patienten und Patientinnen durch: Nachlassen der geistigen Leistung (Pflege: Kontrolle bzw. Wiederholen der Anweisung, Arzneimittel selbst applizieren), Sehstörungen und Unterscheidungsproblem bei Tabletten (Pflege: Tabletten nicht zeitgleich austeilen, sondern vor der jeweiligen Applikationszeit), motorische Störungen (Pflege: Hilfe bei Entnahme oder Teilung der Tabletten, Tagesdosette), Schluckstörungen (Pflege: Tabletten, wenn möglich zerstoßen oder auflösen), Auftreten von unerwünschten Wirkungen, Verweigerung der Einnahme, Unsicherheit/Angst (Pflege: Arzt/Ärztin informieren).

Kapitel 3

Frage 1
Wie wirken Opioid-Analgetika und was sind ihre wichtigsten zentralen und peripheren Wirkungen? (► 3.1.1)

Lösungsvorschlag:
Opioide wirken über das endogene schmerzhemmende System im zentralen Nervensystem. Sie wirken als Agonisten an den Endorphinrezeptoren und unterdrücken das Weiterleiten und Verarbeiten von Schmerzimpulsen. Zentral wirken sie analgetisch, sedativ, tranquilierend, euphorisierend, atemdepressiv, antitussiv, emetisch (später antiemetisch) und miotisch. Peripher bewirken sie eine spastische Obstipation, Verzögerung der Magenentleerung, Kontraktion der Schließmuskeln der Gallenwege, Harnverhalt und Erweiterung der Gefäße.

Frage 2
Welche Wirkungen haben Nichtopioid-Analgetika? (► 3.1.2)

Lösungsvorschlag:
Nichtopioid-Analgetika wirken über unterschiedliche Wirkmechanismen analgetisch und im unterschiedlichen Ausmaß antiphlogistisch, fiebersenkend und spasmolytisch.

Frage 3
Wie wirken nichtsteroidale Antirheumatika und welche Vorteile haben COX-2-Hemmer? (► 3.1.2)

Lösungsvorschlag:
Nichtsteroidale Antirheumatika wirken über eine Prostaglandinsynthese-Hemmung analgetisch, antiphlogistisch und fiebersenkend. COX-2-Hemmer verursachen weniger Nebenwirkungen auf den Magen.

Frage 4
Welche Anwendungsformen gibt es für Opioid-Analgetika und welche Vorteile bieten sie? (► 3.1.1)

Lösungsvorschlag:
Parenterale Arzneiformen mit Opioid-Analgetika wirken rasch bei akuten Schmerzen. Für Patienten und Patientinnen mit Durchbruchschmerzen sind schnell freisetzende Kapseln oder ein fentanylhaltiger Stick geeignet, bei dem der Wirkstoff in eine Zuckermatrix eingearbeitet ist. Bei sehr starken Schmerzen oder hohem Analgetika-Bedarf können Opioide peridural appliziert werden. Chronische Schmerzen werden mit retardierten Arzneiformen wie Retardtabletten oder Buprenorphin als Sublingual-Tabletten, die länger wirken, therapiert. Alternativ können Schmerzpflaster als transdermales therapeutisches System, die nur alle 3 Tage aufgeklebt werden müssen, verwendet werden.

Frage 5
Mit welchen unerwünschten Wirkungen muss bei der Schmerztherapie mit Opioiden gerechnet werden und welche Maßnahmen sind erforderlich? (► 3.1.1)

Lösungsvorschlag:
Unerwünschte Wirkungen der Opioide sind die sedierende Wirkung (Mobilisierung und Verzögerungen beachten), die Atemdepression (auf flache und langsamere Atmung achten, Vorsicht Wechselwirkungen), Übelkeit und Erbrechen (ausreichende Flüssigkeitszufuhr, ggf. Antiemetika), Obstipation (Gabe von Laxanzien wie Laktulose und Macrogol) sowie Harnverhalt (Ausscheidung kontrollieren).

Frage 6
Wie wirken Lokalanästhetika und welche Formen der Leitungsanästhesie gibt es? (► 3.2.2)

Lösungsvorschlag:
Lokalanästhetika schalten die Schmerzempfindung in begrenzten Arealen des Körpers aus. Bei der Leitungsanästhesie unterscheidet man periphere (z.B. Plexusblockade) und zentrale Nervenblockade (Spinalanästhesie, Periduralanästhesie).

Frage 7
Wie werden spastische Zustände medikamentös behandelt? (► 3.3.1)

Lösungsvorschlag:
Spastische Zustände der glatten Muskulatur des Eingeweidetrakts, der Bronchial- sowie der Gefäßmuskulatur werden durch Spasmolytika gelöst. Muskelrelaxanzien entspannen die quergestreifte Skelettmuskulatur des Bewegungsapparats.

Frage 8
Wie wirken Muskelrelaxanzien? Was bedeutet in diesem Zusammenhang „depolarisierend" und „nicht depolarisierend"? (► 3.3.1)

Lösungsvorschlag:
Zentral wirksamen Muskelrelaxanzien dämpfen von übergeordneter Stelle im ZNS aus die Erregbarkeit der motorischen Nervenzellen des Rückenmarks. Periphere Muskelrelaxanzien wirken an der Kontaktstelle zwischen einer Nervenendigung und einer Muskelfaser. Nichtdepolarisierende Muskelrelaxanzien blockieren den Acetylcholin-Rezeptor (kompetitive Antagonisten), depolarisierende Wirkstoffe bewirken eine Dauerdepolarisation. Beides führt zur Erschlaffung der Muskelzelle.

Frage 9
Warum dürfen Bisphosphonate nur nüchtern eingenommen werden? (► 3.3.3)

Lösungsvorschlag:
Bisphosphonate werden schlecht resorbiert. Um ausreichend zu wirken, müssen sie deshalb nüchtern eingenommen werden.

Frage 10
Welche Wirkstoffe stehen zur Anfallsbehandlung und welche zur Anfallsprophylaxe der Migräne zur Verfügung und wie wirken sie? (► 3.3.4)

Lösungsvorschlag:
Zur Anfallsbehandlung der Migräne dienen Triptane (Serotoninagonisten) und Ergotamin (gegen verschiedene Symptome der Migräne), Analgetika (gegen die Kopfschmerzen), Antiemetika (gegen

Übelkeit und Erbrechen). Prophylaktisch setzt man Betablocker, Flunarizin und Topiramat ein, die die Häufigkeit, Intensität und Dauer der Migräneattacken reduzieren.

Frage 11

Welche pflanzlichen Schmerzmittel gibt es? Wie werden sie angewendet? (▸ 3.4)

Lösungsvorschlag:

Zur systemischen Therapie können Teufelskrallenwurzel, Brennnesselkraut, Weidenrinde, Hagebutten, Mädesüßblüten, Cannabisblüten und -öl sowie Weihrauch in Form von Tee, Tinkturen oder als Tabletten und Kapseln (oft Nahrungsergänzungsmittel) verwendet werden. Teufelskrallenwurzel- und Brennnesselkrautextrakt können unterstützend bei Arthrose angewendet werden. Wie Phytodolor® (Eschenrinde, Espenrinde und -blätter, Goldrutenkraut) gibt es sie als Fertigarzneimittel. Äußerlich in Form von Cremes, Salben, Gelen, Ölen, Lösungen oder Pflastern werden Beinwellextrakte, Arnikablütentinktur, Cayennepfefferextrakt und ätherische Öle angewendet.

Kapitel 4

Frage 1

Wie wirken Antidepressiva allgemein und wodurch unterscheiden sich die verschiedenen Wirkstoffe in ihrer Wirkung? (▸ 4.1.1)

Lösungsvorschlag:

Antidepressiva wirken bei Depressionen auf das Neurotransmitter-Ungleichgewicht im Gehirn. Sie erhöhen die Konzentration von Serotonin, Noradrenalin und anderen Neurotransmittern und der depressive Gemütszustand bessert sich dadurch. Die Wirkstoffe unterscheiden sich durch ihre Wirkung auf den Antrieb. Dieser wird gedämpft, wird nicht beeinflusst oder gesteigert.

Frage 2

Was ist bei suizidgefährdeten Menschen unter Therapie mit Antidepressiva zu beachten? (▸ 4.1.1)

Lösungsvorschlag:

Die Suizidgefahr erhöht sich zu Beginn der Therapie mit Antidepressiva v.a. bei antriebssteigernden Antidepressiva, denn die antriebssteigernde Wirkung tritt bereits zu Beginn der Therapie, die Stimmungsaufhellung jedoch erst nach ca. 2 Wochen ein. Im schlimmsten Fall ist der eigentlich gehemmte Patient bzw. die Patientin durch die plötzliche Antriebssteigerung auf einmal in der Lage, Suizidgedanken, die er bzw. sie wahrscheinlich bereits hatte, in die Tat umzusetzen.

Frage 3

Welches sind die Symptome einer Lithiumintoxikation und wie kann es dazu kommen? (▸ 4.1.2)

Lösungsvorschlag:

Eine Lithiumvergiftung ist charakterisiert durch Mattigkeit und Schwindel, Lichtempfindlichkeit, Erbrechen und Durchfall, sehr starker Durst, Gedächtnis-, Orientierungsstörungen und Verwirrtheit. In schwersten Fällen zeigen sich zerebrale Krampfanfälle, Koma, Herzrhythmusstörungen und akutes Nierenversagen. Lithium hat eine sehr geringe therapeutische Breite. Banale Erkrankungen (wie Durchfall, Erbrechen oder Fieber) und salzarme Diäten haben Einfluss auf den Lithiumspiegel und die -wirkung und können Lithiumintoxikation verursachen.

Frage 4

Welche Vorteile haben atypische Neuroleptika gegenüber klassischen Neuroleptika? (▸ 4.1.3)

Lösungsvorschlag:

Atypische Neuroleptika verursachen bei guter antipsychotischer Wirkung im Vergleich zu klassischen Neuroleptika kaum oder wesentlich weniger Bewegungsstörungen (extrapyramidal-motorische Nebenwirkungen). Sie wirken auch gut gegen negative Symptome wie Affektverarmung, Antriebsverminderung und sozialen Rückzug.

Frage 5

Welche unerwünschten Wirkungen sind typisch für Neuroleptika und wie kann ihnen begegnet werden? (▸ 4.1.3)

Lösungsvorschlag:

Typisch für Neuroleptika sind unerwünschte Wirkungen wie Bewegungsstörungen, anticholinerge und hormonelle Wirkungen. Bewegungsstörungen vermindert man mit vorsichtiger Dosierung und/oder Anticholinergikagabe. Bei anticholinergischen Nebenwirkungen können die Schleimhäute in geeigneter Weise befeuchtet oder physikalische Maßnahmen zur Kreislaufstabilisierung empfohlen werden.

Frage 6
Wie wirken Tranquilizer und bei welchen Erkrankungen werden sie eingesetzt? (► 4.1.4)

Lösungsvorschlag:
Tranquilizer lösen Spannungen und Unruhe und wirken ausgleichend. Indikationen für sie sind Angst- und Spannungszustände, Neurosen, Schlafstörungen, Herzinfarkt, Vorbereitung von Operationen und Diagnostik.

Frage 7
Wie wirken Psychostimulanzien bei ADHS? (► 4.1.5)

Lösungsvorschlag:
Psychostimulanzien verbessern Konzentration und Aufmerksamkeit, so dass sich schulische Leistungen und Fehlverhalten verbessern.

Frage 8
Welche Probleme bringt die Anwendung von Hypnotika mit sich? (► 4.2)

Lösungsvorschlag:
Hypnotika können zu Abhängigkeit führen. Sie beeinträchtigen das Schlafprofil und die Fahrtauglichkeit, besonders, wenn sie zu einer Nachwirkung am Morgen führen.

Frage 9
Wie wirken Antiepileptika und welche unerwünschte Wirkung ist sehr häufig? (► 4.4)

Lösungsvorschlag:
Antiepileptika erhöhen die Krampfschwelle und vermindern dadurch die Häufigkeit epileptischer Anfälle. Häufige unerwünschte Wirkung sind Bewegungsstörungen, Müdigkeit und Magen-Darm-Beschwerden.

Frage 10
Warum wird bei der Parkinson-Erkrankung Levodopa immer gemeinsam mit Decarboxylasehemmern gegeben? (► 4.5)

Lösungsvorschlag:
Um unerwünschte Wirkungen durch peripher (außerhalb des Gehirns) wirkendes Dopamin zu vermeiden, v.a. aber um mehr Levodopa im Gehirn zur Verfügung zu haben, wird Levodopa immer zusammen mit Decarboxylasehemmern verabreicht. Eine Hemmung des Dopaminabbaus im Gehirn kann die Dopaminkonzentration zusätzlich erhöhen.

Frage 11
Wie wirken Arzneimittel bei MS? Was ist bei der Applikation zu beachten? (► 4.6)

Lösungsvorschlag:
Arzneimittel gegen MS sollen die immunologischen Prozesse, die die Markscheiden der Nervenzellen zerstören, unterbinden. Im akuten Schub der MS wird i. d. R. Kortison für 3–5 Tage hochdosiert als Infusion gegeben. Um den Krankheitsverlauf zum Stillstand zu bringen oder eine fortschreitende Behinderung durch die MS zu verhindern, ist eine konsequente Frühtherapie von entscheidender Wichtigkeit.

Frage 12
Welche Möglichkeiten zu medikamentösen Suchtbehandlung gibt es? Wie wirken die verschiedenen Arzneimittel und in welchen Arzneiformen kommen sie zum Einsatz? (► 4.7)

Lösungsvorschlag:
Die Möglichkeiten zur medikamentösen Suchtbehandlung sind eine Ersatztherapie (*Substitution*), die Reduktion der Wirkung der Suchtmittel oder die Verringerung von Entzugserscheinungen. Neben einer peroralen Anwendung können sie parenteral, als Pflaster oder inhalativ eingesetzt werden.

Frage 13
Welche Phytopharmaka werden bei psychischen Erkrankungen eingesetzt? Welche Pflanzen finden sich in einem Beruhigungstee? (► 4.8)

Lösungsvorschlag:
Bei psychischen Erkrankungen kommen folgende Phytopharmaka zum Einsatz: Johanniskrautextrakt bei Depressionen, Baldrian-, Passionsblumenkraut-, Melissenblätter-Extrakten und Lavendelöl als Sedativa und Hypnotika sowie Ginkgo-Extrakte bei Demenz. In einem Beruhigungstee findet man z. B. Hopfenzapfen, Melissenblätter, Passionsblumenkraut oder Baldrianwurzel.

Kapitel 5

Frage 1
Welche Arzneistoffe werden zur Therapie der Hyperthyreose eingesetzt? (► 5.2.3)

Lösungsvorschlag:
Zur Therapie der Hyperthyreose werden Thiamazol/Methimazol, Carbimazol, Propylthiouracil und Perchlorat eingesetzt.

Frage 2
Welches sind die drei wichtigsten effektorischen Sexualhormone bei Mann und Frau? (▸ 5.3)

Lösungsvorschlag:
Die drei wichtigsten effektorischen Sexualhormone, die also unmittelbar am Rezeptor einen Effekt verursachen, sind beim Mann das Testosteron und bei der Frau Estriol und Estradiol.

Frage 3
Was sind Tokolytika? Bei welchen Indikationen werden sie eingesetzt? (▸ 5.3.2)

Lösungsvorschlag:
Tokolytika sind wehenhemmende Mittel. Sie werden bei vorzeitigen oder zu starken Wehen sowie bei geburtshilflichen Notfällen und operativen Eingriffen in der Schwangerschaft verwendet.

Frage 4
Mit welchen Wirkstoffen kann das Abstillen eingeleitet werden? (▸ 5.3.3)

Lösungsvorschlag:
Mit den Östrogenen Estriol und Estradiol sowie den Prolaktininhibitoren Bromocriptin und Metergolin kann das Abstillen eingeleitet werden.

Frage 5
Warum muss der Einnahmezeitpunkt bei der „Minipille" sehr genau eingehalten werden? (▸ 5.3.4)

Lösungsvorschlag:
Der Einnahmezeitpunkt bei der „Minipille" muss sehr genau eingehalten werden, da sie den Eisprung nicht verhindern und bereits 2 Stunden Verschiebung des Einnahmeabstandes, die Wirkung gefährden kann.

Frage 6
Wie wirkt die „Pille danach"? (▸ 5.3.4)

Lösungsvorschlag:
Die Notfall-Verhütung („Pille danach") verhindert durch hohe Hormonmengen oder als Progesteronantagonist das Einnisten des befruchteten Eis.

Frage 7
Welche unerwünschten Wirkungen können bei der Anwendung von hormonalen Kontrazeptiva auftreten? (▸ 5.3.4)

Lösungsvorschlag:
Zu den unerwünschten Wirkungen der hormonalen Kontrazeptiva gehören Zyklusstörungen, Schmierblutungen, Leberfunktionsstörungen, Blutdruckanstieg, Thrombosen, Embolien und Herzinfarkte sowie Folsäuremangel.

Frage 8
Welche unerwünschten Wirkungen können bei einer Kortisontherapie auftreten? (▸ 5.4.1)

Lösungsvorschlag:
Typische unerwünschte Wirkungen bei einer Kortisontherapie sind Cushing-Syndrom (mit Gewichtszunahme, Stammfettsucht, Stiernacken) und Vollmondgesicht, erhöhte Infektanfälligkeit, Magen-Darm-Geschwüre, verzögerte Wundheilung, Atrophie von Muskulatur und Haut (Striaebildung, Pergamenthaut), Fettumverteilung, Osteoporose, Diabetes, Wachstumsstörungen bei Kindern, Ödemneigung, erhöhte Thromboseneigung, Blutdruckanstieg, zentralnervöse Störungen wie Schlaflosigkeit, Antriebshemmung, Depressionen, Reizbarkeit und Halluzinationen, sowie Erhöhung des Augeninnendrucks mit Glaukomgefahr.

Frage 9
Welche Indikationen gibt es für die Verabreichung von Glukokortikoiden? (▸ 5.4.1)

Lösungsvorschlag:
Folgende Indikationen der Glukokortikoiden gibt es: Substitution bei Hormonmangelerkrankungen, Allergien, chronischen Entzündungen, z. B. chronische Polyarthritis, Darmentzündungen, Autoimmunerkrankungen, Begleitbehandlung in der Transplantationsmedizin und bei der Krebstherapie.

Frage 10
Warum sind die unerwünschten Wirkungen von Spironolacton denen der Mineralokortikoide entgegengesetzt? (▸ 5.4.2)

Lösungsvorschlag:
Spironolacton ist ein Aldosteron-Antagonist, es wirkt dem Mineralokortikoid Aldosteron entgegen, da es dessen Rezeptoren blockiert.

Kapitel 6

Frage 1
Was bedeutet im Zusammenhang mit Herz-Kreislauf-Erkrankungen „Vorlast" und „Nachlast"? (▸ 6.1)

Lösungsvorschlag:
Vorlast bedeutet eine mechanische Vorbelastung des Herzens, z. B. durch hohen Blutrückstrom aus dem Körper zum Herzen. Nachlast ist der Auswurfwiderstand, den die Herzmuskulatur bei der Kammerentleerung überwinden muss.

Frage 2
Was bedeutet „ACE"? Über welchen Mechanismus wirken ACE-Hemmer? (► 6.1.1)

Lösungsvorschlag:
ACE bedeutet engl. *Angiotensin Converting Enzyme*, also das Angiotensin umwandelnde Enzym. Dieses Enzym ist für die Bildung des blutdrucksteigernden Angiotensin II zuständig. Infolge der Enzymhemmung wird das vasokonstriktorisch aktive Angiotensin II nur noch vermindert gebildet.

Frage 3
Welches sind die Symptome einer Digitalisüberdosierung? (► 6.1.1)

Lösungsvorschlag:
Die Symptomatik einer Digitalisüberdosierung beginnt meist mit Übelkeit und Erbrechen, später kommen Sehstörungen (z. B. Farbensehen), Mydriasis (*Pupillenerweiterung*), Halluzinationen, Delirien, Tremor und Konvulsionen hinzu. Es kann zu Herzrhythmusstörungen kommen, die tödlich verlaufen.

Frage 4
Wie wirken Nitrate bei der Therapie der koronaren Herzkrankheit? (► 6.1.2)

Lösungsvorschlag:
Nitrate bewirken bei der Therapie der koronaren Herzkrankheit ein Senken der Vorlast und erweitern auch die Gefäße und senken somit auch den Auswurfwiderstand (*Nachlastsenkung*).

Frage 5
Warum sind bei der Therapie mit Betablockern Kontrollen des Blutzuckers notwendig? (► 6.1.2)

Lösungsvorschlag:
Da Betablocker den Blutzucker senken und zu Hypoglykämien führen können, sind Kontrollen des Blutzuckers notwendig. Zudem können Symptome einer Hypoglykämie verschleiert sein.

Frage 6
Welche unerwünschten Wirkungen treten häufig zu Beginn einer antihypertensiven Therapie auf? Gibt es pflegerische Möglichkeiten, diese unerwünschten Wirkungen zu mildern? (► 6.2.1)

Lösungsvorschlag:
Zu Beginn einer antihypertensiven Therapie kommt es oft zu übermäßigen Blutdrucksenkungen, die mit Schwindel, Schwächegefühl, Sehstörungen und Bewusstseinsverlusten einhergehen. Um Schwindel und Synkopen zu minimieren, empfiehlt sich langsames Aufstehen bzw. Wechseln der Lage. Der Patient soll sich möglichst festhalten. Der Konsum größerer Mengen Alkohol sollte unterbleiben. Zur Selbstkontrolle sollten die Betroffenen ein Blutdruckmessgerät zuhause haben und die Werte regelmäßig kontrollieren und dokumentieren.

Frage 7
Wodurch unterscheiden sich ACE-Hemmer und Sartane? (► 6.2.1)

Lösungsvorschlag:
ACE-Hemmer hemmen das ACE (*Angiotensin Converting Enzyme*), sodass weniger Angiotensin II gebildet und weniger Aldosteron ausgeschüttet wird. Sartane (AT_1-Rezeptorantagonisten) blockieren den Angiotensin-II-Rezeptor vom Typ 1. Angiotensin (*AT*) II kann an seinem spezifischen zellmembranständigen Rezeptor nicht mehr angreifen. Dadurch sinkt der Blutdruck bei beiden Wirkstoffgruppen.

Frage 8
Welche Maßnahmen dienen der Prävention einer Thrombose? (► 6.2.3, ► 6.3.1)

Lösungsvorschlag:
Zur Prävention einer Thrombose werden nach Operationen eine Frühmobilisierung durchgeführt, entweder Heparin oder orale Antikoagulanzien verabreicht und ggf. Physiotherapie, Antithrombosestrümpfe und Kompressionsbehandlung durchgeführt.

Frage 9
Welche Arzneimittel werden zur Therapie von Anämien (Eisenmangel-, megaloblastäre Anämie, renale Anämie) angewendet? (► 6.3.2)

Lösungsvorschlag:
Zur Therapie von Anämien werden Eisensalze (bei Eisenmangelanämie), Folsäure, Vitamin B_{12} (bei megaloblastärer Anämie), Erythropoetin und Darbepoetin (bei renaler Anämie) eingesetzt.

Frage 10
Wie wirken orale Antikoagulanzien im Vergleich zu Heparinen? (▸ 6.3.1)

Lösungsvorschlag:
Die oralen Antikoagulanzien hemmen entweder Thrombin direkt oder verhindern als Vitamin-K-Antagonisten die Bildung von aktiven Gerinnungsfaktoren, die Vitamin K-abhängig gebildet werden (Blutgerinnungsfaktoren II, VII, IX und X). Heparine hemmen über ein Aktivieren von Antithrombin III die Gerinnungsfaktoren XIIa, XIa, Xa, VIIa und in besonderem Maße IIa (*Thrombin*).

Frage 11
Wozu dienen Fibrinolytika? Was versteht man unter Lysetherapie? (▸ 6.3.1)

Lösungsvorschlag:
Fibrinolytika sind Stoffe, die die Gerinnselauflösung (*Fibrinolyse*) fördern. Lysetherapie ist das Auflösen von Gerinnseln z. B. bei einem Herzinfarkt, einer massiven Lungenembolie, einer tiefen Bein- oder Beckenvenenthrombose oder bei einem akuten Arterienverschluss.

Frage 12
Bei welchen Erkrankungen kommen Wachstumsfaktoren zum Einsatz? (▸ 6.3.3)

Lösungsvorschlag:
Wachstumsfaktoren kommen beim Mangel an Blutzellen wie Leukozytopenie oder Agranulozytose zum Einsatz. Diese können u. a. allergisch bedingt oder bei der Therapie mit Zytostatika entstehen.

Frage 13
Welche Risiken bestehen immer bei der Gabe von Blut- und Blutprodukten? (▸ 6.3.4)

Lösungsvorschlag:
Bei der Gabe von Blut- und Blutprodukten besteht immer die Gefahr von Unverträglichkeitsreaktionen oder der Übertragung v. a. viraler Infektionen.

Kapitel 7

Frage 1
Wie wirken Antazida und wann werden sie eingesetzt? (▸ 7.1.2)

Lösungsvorschlag:
Antazida sind Substanzen, die die Magensäure neutralisieren oder binden können. Sie werden zur raschen Beseitigung von gelegentlichem Sodbrennen oder bei akuter Gastritis eingesetzt.

Frage 2
Warum sollen Antazida nicht mit anderen Arzneimitteln zusammen eingenommen werden? (▸ 7.1.2)

Lösungsvorschlag:
Antazida sollten nie mit anderen Arzneimitteln gleichzeitig eingenommen werden. Es ist mindestens 1 Std. Abstand einzuhalten. Grund: Sie enthalten mehrwertige Kationen, die mit Arzneimitteln wie z. B. Schilddrüsenhormonen, Tetracyclinen oder Gyrasehemmern Komplexe bilden, die dann nicht resorbiert werden können.

Frage 3
Wie wirken Protonenpumpenhemmer und H_2-Blocker und bei welchen Erkrankungen werden sie eingesetzt? (▸ 7.1.2)

Lösungsvorschlag:
Protonenpumpenhemmer sind Wirkstoffe, die durch Blockade der Protonenpumpe eine fast vollständige Unterdrückung der Magensäuresekretion bewirken. H_2-Blocker besetzen die H_2-Rezeptoren des Histamins in der Magenschleimhaut. Die kompetitive Blockade der H_2-Rezeptoren an den Belegzellen der Magenschleimhaut schränkt die Salzsäuresekretion ein. Protonenpumpenhemmer werden bei Ulzera und Refluxösophagitis sowie zum Schutz vor unerwünschten Wirkungen einer Therapie mit nichtsteroidalen Antirheumatika eingesetzt. Alternativ als Mittel der zweiten Wahl dienen H_2-Blocker.

Frage 4
Was versteht man unter einem Eradikationsverfahren? (▸ 7.1.2)

Lösungsvorschlag:
Eine Eradikation ist die vollständige Beseitigung des Bakteriums Helicobacter pylori, das an der Entstehung von chronischer Gastritis und Ulzera beteiligt ist.

Frage 5
Was sind Prokinetika? (► 7.1.1)
Lösungsvorschlag:
Prokinetika sind Arzneimittel, die die Magen- und Darmmotilität fördern und u. a. gegen Erbrechen eingesetzt werden.

Frage 6
Welche Wirkstoffe stehen zur Unterdrückung von starkem Erbrechen zur Verfügung? (► 7.1.1)
Lösungsvorschlag:
Ondansetron, Droperidol, Metoclopramid und Diphenhydramin stehen zur Unterdrückung von starkem Erbrechen zur Verfügung.

Frage 7
Welche Arzneimittel werden zur Behandlung der Obstipation eingesetzt und wie wirken sie jeweils? (► 7.2.1)
Lösungsvorschlag:
Laxanzien (*Abführmittel*) werden zur Behandlung der Obstipation eingesetzt. Sie bewirken eine beschleunigte Darmentleerung durch eine Vergrößerung der Stuhlmenge. Quellstoffe nehmen durch Einlagerung von Wasser an Volumen zu und dehnen sich so im Darm aus. Osmotische Laxanzien bewirken eine Flüssigkeitsretention im Darm. Hydragoge Laxanzien hemmen die Wasserresorption und fördern den Flüssigkeitseinstrom in den Darm. Lokale Laxanzien führen zu einer Volumenzunahme im Enddarm.

Frage 8
Welche Folgen hat ein Laxanzienmissbrauch? (► 7.2.1)
Lösungsvorschlag:
Laxanzienmissbrauch als Langzeitanwendung führt zu einer vermehrten Ausscheidung von Kalium- und Natriumionen, v. a. wenn der Stuhl nicht geformt, sondern durchfallartig ist. Die Niere reagiert auf den Natriumverlust mit einer zusätzlichen Natriumrückresorption, wodurch zusätzlich Kaliumionen ausgeschieden werden. Die dadurch entstehende Hypokaliämie schwächt Muskeln, was sich z. B. negativ auf den Herzmuskel auswirkt, aber auch auf die Darmmuskulatur selbst, sodass am Ende dieses Kreislaufs eine Dauerverstopfung steht.

Frage 9
Wie sind chronisch-entzündliche Darmerkrankungen medikamentös beeinflussbar? (► 7.2.3)
Lösungsvorschlag:
Chronisch-entzündliche Darmerkrankungen medikamentös sind durch entzündungshemmende und auf das Immunsystem wirkende Medikamente wie Aminosalicylate, Glukokortikoide, Immunsuppressiva und Immunmodulatoren beeinflussbar.

Frage 10
Welche pflanzlichen Arzneimittel können bei Magen- und Darmerkrankungen gegeben werden und wie wirken sie jeweils? (► 7.4)
Lösungsvorschlag:
Phytopharmaka, die auf den Darm wirken, beeinflussen vor allem die Peristaltik. Gut wirksam und verträglich sind pflanzliche Laxanzien, Antidiarrhoika und Karminativa. Während Quellstoffe das Volumen im Darm vermehren und dadurch die Peristaltik steigern, wirken Anthrachinone und Rizinusöl dagegen als Hydragoga, die bewirken, dass Wasser und Salze aktiv von der Darmwand in das Lumen abgegeben werden. Gegen Durchfall wirksam sind Gerbstoffe, die durch ihre zusammenziehende und schleimhautabdichtende Wirkung stopfend wirken. Opiumtinktur wirkt durch Morphin und Codein motilitätshemmend und schmerzstillend sowie durch das enthaltende Papaverin krampflösend. Pektine sind wie medizinische Kohle-Adsorbenzien. Pflanzliche Karminativa wirken sehr gut gegen Blähungen und Krämpfe im Magen-Darm-Trakt. Neben der spasmolytischen Wirkung auf die glatte Darmmuskulatur führen sie auch zu einer Steigerung der Durchblutung der Darmschleimhaut. Die karminative Wirkung unterstützt den antimikrobiellen Effekt, der das Bilden von Gärungsgasen durch die Darmflora reduziert.

Kapitel 8

Frage 1
Welchen Diabetikern können orale Antidiabetika gegeben werden? (► 8.1.2)
Lösungsvorschlag:
Orale Antidiabetika können nur Typ-2-Diabetikern gegeben werden.

Frage 2
Wie wirken Inkretinverstärker? Welchen Vorteil haben Sie für den Diabetiker? (► 8.1.2)

Lösungsvorschlag:
Inkretinverstärker (*Inkretinmimetika*) ahmen physiologische Effekte des Inkretinhormons GLP-1 nach oder verstärken seine Wirkung, indem sie dessen Abbau hemmen (*Gliptine*). Ihr Vorteil ist, dass das im Darm zu den Mahlzeiten gebildete Inkretinhormon bedarfsgerecht die Insulinbildung stimuliert. Die Insulinbildung erfolgt streng glukoseabhängig. Wird keine Glukose aufgenommen, wird auch kein Insulin ausgeschüttet.

Frage 3
Welche oralen Antidiabetika sind insulinotrop und was bedeutet das? (▸ 8.1.2)
Lösungsvorschlag:
Sulfonylharnstoffe und Glinide sind insulinotrop, da sie die Insulinfreisetzung aus den β-Zellen des Pankreas unabhängig von der Blutglukosekonzentration stimulieren.

Frage 4
Zu den Lipidsenkern gehören u. a. die Anionenaustauscherharze und die CSE-Hemmer. Wie ist deren Wirkmechanismus? (▸ 8.2)
Lösungsvorschlag:
Anionenaustauscherharze senken den Cholesterinspiegel durch Bindung der zur Synthese benötigten Gallensäuren im Darm. Die CSE-Hemmer (Cholesterinsynthese-Enzymhemmer, HMG-CoA-Reduktasehemmer, Statine) senken den Cholesterinspiegel durch Hemmen eines Schlüsselenzyms der körpereigenen Cholesterinsynthese.

Frage 5
Bei welchen Patienten ist die Gabe von Lipidsenkern angezeigt? (▸ 8.2)
Lösungsvorschlag:
Die Gabe von Lipidsenkern ist bei Fettstoffwechselstörungen und koronarer Herzkrankheit angezeigt.

Frage 6
Welche Wirkstoffe werden zur Behandlung des akuten Gichtanfalls eingesetzt, welche zur Intervallbehandlung? (▸ 8.3)
Lösungsvorschlag:
Im akuten Gichtanfall werden entzündungs- und schmerzhemmende Arzneimittel gegeben. Bei erhöhtem Harnsäurespiegel ist das medikamentöse Beeinflussen des Harnsäurespiegels durch Urikostatika wie Allopurinol oder Urikosurika wie Benzbromaron zur Intervallbehandlung notwendig.

Frage 7
Welche Arten von Elektrolytlösungen werden verwendet und wodurch unterscheiden sie sich? (▸ 8.5.1)
Lösungsvorschlag:
Man unterscheidet Drittelelektrolytlösungen, Halbelektrolytlösungen, Zweidrittelelektrolytlösungen und Vollelektrolytlösungen mit unterschiedlich hohem Elektrolytgehalt.

Frage 8
Welche Rolle spielen Makromoleküle in Plasmaersatzmitteln? (▸ 8.5.1)
Lösungsvorschlag:
Kolloidale Lösungen enthalten gelöste Makromoleküle. Aufgrund ihrer enormen Größe sind Makromoleküle nicht in der Lage, Zellmembranen zu durchdringen. Sie bleiben im Gefäßsystem und binden dort Wasser. Elektrolytlösungen ohne diese Makromoleküle sind nicht dazu geeignet, das intravasale Volumen aufzufüllen. Sie können ungehindert die Gefäßwände durchdringen. Daher strömt der überwiegende Teil der zugeführten Menge aus dem Gefäßsystem in das Gewebe ab und es bilden sich periphere Ödeme.

Frage 9
Für welche Indikationen werden Bisphosphonate eingesetzt? (▸ 8.5.3)
Lösungsvorschlag:
Bisphosphonate werden zur Therapie von tumorbedingten Osteolysen und Hyperkalzämien sowie zur Therapie der Osteoporose verwendet.

Kapitel 9

Frage 1
Was bewirken Immunmodulatoren? (▸ 9.1)
Lösungsvorschlag:
Immunmodulatoren sind Arzneistoffe, die die Immunantwort verändern. Unterstützen sie diese, spricht man auch von Immunstimulanzien, bei einer Unterdrückung der immunologischen Reaktionen von Immunsuppressiva.

Frage 2
Was ist eine Autoimmunerkrankung? (▸ 9.1.2)
Lösungsvorschlag:
Autoimmunerkrankungen sind Autoaggressionskrankheiten, bei denen sich Antikörper oder

sensibilisierte Lymphozyten gegen körpereigene Gewebe richten und diese schädigen.

Frage 3
Was versteht man unter Immunsuppressiva? Welche Wirkstoffe werden häufig eingesetzt? (► 9.1.2)
Lösungsvorschlag:
Immunsuppressiva sind Arzneistoffe, die bei Autoimmunerkrankungen oder Abstoßungsreaktionen nach Transplantationen die Reaktionen des Immunsystems unterdrücken. Immunsuppressive Wirkstoffe sind Azathioprin, Methotrexat, Mycophenolatmofetil, Prednison, Ciclosporin, Tacrolimus, Leflunomid und Etanercept.

Frage 4
Welche Gefahr besteht grundsätzlich während der Therapie mit Immunsuppressiva? (► 9.1.2)
Lösungsvorschlag:
Während einer immunsuppressiven Therapie besteht grundsätzlich die Gefahr, dass die Patienten und Patientinnen vermehrt infektionsgefährdet sind.

Frage 5
Was ist eine Allergie? (► 9.2)
Lösungsvorschlag:
Eine Allergie ist eine veränderte, überschießende Reaktionsbereitschaft des Körpers gegenüber speziellen Antigenen, die man als Allergene bezeichnet.

Frage 6
Wodurch unterscheiden sich aktive und passive Immunisierung? (► 9.3)
Lösungsvorschlag:
Bei der aktiven Immunisierung erfolgt eine Gabe von Antigenen, so dass der Körper selbst widerstandsfähig gegen bestimmte Erkrankungen wird, ohne dass er daran erkrankt. Bei der passiven Immunisierung werden spezifische Antikörper (*Immunglobuline*) gegen bestimmte Erreger oder Toxine, die von einem anderen Organismus gebildet worden sind, gegeben, um einen Immunschutz aufzubauen.

Frage 7
Welche Arzneimittel sollte ein Mensch mit einer lebensgefährlichen Ausprägung einer Typ-I-Allergie möglichst bei sich tragen? (► 9.2)
Lösungsvorschlag:
Menschen mit einer lebensgefährlichen Ausprägung einer Typ-I-Allergie sollten möglichst Notfallmedikamente, z. B. ein Adrenalinpräparat zur Inhalation, ein Glukokortikoid zur oralen oder rektalen Gabe sowie Fertigspritzen mit Adrenalin, bei sich tragen.

Frage 8
Welche Arzneimittel werden eingesetzt, um die Abstoßung eines transplantierten Organs zu verhindern? (► 9.1)
Lösungsvorschlag:
Um die Abstoßung eines transplantierten Organs zu verhindern, bedarf es einer häufig lebenslangen medikamentösen Immunsuppression. Verwendet werden dazu Glukokortikoide wie Prednison, Azathioprin, Ciclosporin, Tacrolimus, Mycophenolatmofetil und Immunglobuline.

Frage 9
Welche Besonderheiten weisen Lebendimpfstoffe auf? (► 9.3)
Lösungsvorschlag:
Lebendimpfstoffe verursachen mehr unerwünschte Wirkungen, führen aber häufiger zur erwünschten lebenslangen Immunität. Toxoid- und Totimpfstoffe sind besser verträglich, aber weniger zuverlässig.

Frage 10
Warum ist es wichtig, die empfohlenen Schutzimpfungen durchzuführen? (► 9.3)
Lösungsvorschlag:
Es ist wichtig, die empfohlenen Schutzimpfungen durchzuführen, da die unerwünschten Wirkungen der Impfung im Verhältnis zu den Gefahren der Erkrankung oder des Schadens nach durchgemachter Erkrankung viel geringer sind.

Frage 11
Was bedeutet adaptogen? Welche adaptogenen Phytopharmaka gibt es? (► 9.4)
Lösungsvorschlag:
Adaptogene sind Mittel, die dazu dienen sich erhöhten körperlichen und emotionalen Stresssituationen anzupassen. Sie wirken über das Immunsystem und den Stoffwechsel. Adaptogen wirken Präparate mit Ginsengwurzel, Rosenwurz und Taigawurzel.

Kapitel 10

Frage 1

Welche Arzneimittel können Miktionsstörungen beeinflussen und zu welchen Wirkstoffgruppen gehören sie? (▸ 10.2)

Lösungsvorschlag:

Ursächlich beeinflussbar sind Miktionsstörungen durch Hormontherapie bei postmenopausalen Frauen, Arzneimitteltherapie bei benigner Prostatahyperplasie (BPH), Herzinsuffizienz und Nierenentzündung. Spezielle Wirkstoffe bei Miktionsstörungen greifen im vegetativen Nervensystem an (Parasympatholytika, Spasmolytika, Parasympathomimetika, Sympatholytika, Sympathomimetika) oder sind selektive Serotonin-Noradrenalin-Wiederaufnahmehemmer.

Frage 2

Wie wirken Diuretika und bei welchen Indikationen kommen sie zum Einsatz? (▸ 10.1)

Lösungsvorschlag:

Diuretika sind Arzneimittel, die eine vermehrte Harnausscheidung bewirken. Sie greifen an unterschiedlichen Orten im Tubulus- und Sammelrohrapparat an und verhindern v. a. die Rückresorption von Kochsalz und die damit verbundene Rückresorption von Wasser. Somit wird eine größere Menge Urin ausgeschieden. Indikationen für Diuretika sind neben Harnwegs- und Nierenerkrankungen vor allem Störungen des Wasserhaushalts, Ödeme, Hypertonie, Herzinsuffizienz, forcierte Diurese bei akutem Nierenversagen und Diabetes insipidus renalis.

Frage 3

Welche Bedeutung haben kaliumsparende Diuretika? (▸ 10.1)

Lösungsvorschlag:

Kaliumsparende Diuretika werden in Kombination mit anderen Diuretika eingesetzt, um Kaliumverluste auszugleichen.

Frage 4

Worauf weisen die Pflegenden den Patienten bei neu angeordneter Diuretikatherapie hin? (▸ 10.1)

Lösungsvorschlag:

Die Pflegenden weisen bei einer Gabe von Diuretika vor der Nachtruhe die Patienten und Patientinnen auf die in der Nacht zu erwartende Ausscheidung hin.

Frage 5

Welche Wechselwirkungen treten bei gleichzeitiger Einnahme von Diuretika und Laxanzien auf? (▸ 10.1)

Lösungsvorschlag:

Bei Diuretikatherapie und gleichzeitigem übermäßigen Laxanziengebrauch kommt es zu Wasser-, Elektrolyt- und v. a. auch zu Kaliumverlusten. Besonders relevant ist diese Wechselwirkung bei einer gleichzeitigen Herzglykosidtherapie. Durch den Kaliummangel kann die Herzglykosidwirkung in unerwünschtem Ausmaß verstärkt werden.

Frage 6

Wie wirken die verschiedenen Wirkstoffgruppen bei BPH? (▸ 10.3)

Lösungsvorschlag:

α-Adrenozeptorenblocker führen zur Erschlaffung der glatten Muskulatur des Blasenhalses, der Harnröhre und der Prostata. 5α-Reduktasehemmstoffe blockieren die Umwandlung von Testosteron in 5α-Dihydrotestosteron, wodurch in der Prostata die Konzentration von Dihydrotestosteron sinkt und sich das Prostatavolumen verringert.

Frage 7

Wie therapiert man eine erektile Dysfunktion? (▸ 10.4)

Lösungsvorschlag:

Bei erektiler Dysfunktion werden α-Rezeptorenblocker, Prostaglandinpräparate und Phosphodiesterasehemmer angewendet.

Frage 8

Bei Therapie mit welchen anderen Arzneimitteln dürfen Phosphodiesterasehemmer (z. B. Viagra®) keinesfalls angewendet werden? (▸ 10.4)

Lösungsvorschlag:

Phosphodiesterasehemmer dürfen nicht gleichzeitig mit organischen Nitraten verabreicht werden, da lebensbedrohliche Kreislaufzusammenbrüche drohen.

Frage 9

Welche urologischen Erkrankungen können mit Phytopharmaka behandelt werden? Welche Pflanzen enthalten sie? (▸ 10.5)

Lösungsvorschlag:
Entzündungen der ableitenden Harnwege, benigne Prostatahyperplasie und Störungen der Blasenfunktion können mit Phytopharmaka mit behandelt werden. Sie enthalten u. a. Bärentraubenblätter, Birkenblätter, Bohnenhülsen, Hauhechelwurzel, Brennnesselkraut und -wurzel, Kürbiskerne, Sägepalmenfrüchte, Kapuzinerkressekraut und Meerrettichwurzel.

Frage 10
Welche Bestandteile gehören in einen Blasen- und Nierentee? Wie wirken sie? (► 10.5)

Lösungsvorschlag:
Bestandteile in einen Blasen-und Nierentee sind Bärentraubenblätter (harndesinfizierend), Goldrutenkraut, Hauhechelwurzel, Bohnenhülsen, Brennnesselkraut, Birkenblätter, Mateblätter, Schachtelhalmkraut, Orthosiphonblätter (diuretisch), Pfefferminzblätter, Schafgarbenkraut (spasmolytisch) und Weidenrinde (schmerz- und entzündungshemmend).

Kapitel 11

Frage 1
Welche drei Faktoren sind beteiligt am Entstehen von Bronchialobstruktionen? (► 11.3)

Lösungsvorschlag:
Am Entstehen von Bronchialobstruktionen sind ein Anschwellen der Bronchialschleimhaut durch Entzündungsreaktionen, das Ansammeln von Bronchialschleim und ein Verkrampfen der glatten Muskulatur des Bronchiolus beteiligt.

Frage 2
Wie werden Dosieraerosole richtig angewendet? (► 11.3)

Lösungsvorschlag:
Die richtige Anwendung von Dosieraerosolen verläuft wie folgt:
- Dosieraerosol kräftig schütteln
- Schutzkappe abnehmen
- Langsam und entspannt ausatmen
- Mundstück mit den Lippen umschließen, Arzneimittelbehälter zeigt nach oben
- Langsam und möglichst tief einatmen und gleichzeitig den Behälterboden nach unten drücken, um das Arzneimittel freizusetzen
- Atem 10 Sek. anhalten
- Langsam und ruhig ausatmen

Frage 3
Was ist bei der Anwendung von Pulverinhalatoren zu beachten und wie werden sie gereinigt? (► 11.3)

Lösungsvorschlag:
In Pulverinhalatoren darf grundsätzlich nicht hineingeatmet werden. Bei Pulverinhalatoren tritt im Gegensatz zu Nebelaerosolen kein Kältereiz auf. Sie werden mit einem trockenen Pinsel gereinigt.

Frage 4
Warum darf Patienten mit chronisch obstruktiven Atemwegserkrankungen Sauerstoff nur unter besonderer Aufsicht gegeben werden? (► 11.4)

Lösungsvorschlag:
Besondere Vorsicht ist bei Menschen mit chronisch obstruktiven Atemwegserkrankungen geboten, da der Körper sich an den ständig erhöhten CO_2-Gehalt im Blut gewöhnt hat. Den einzigen Atemantrieb stellt der Sauerstoffmangel im Blut dar. Wird dieser nun durch die Sauerstofftherapie behoben, entfällt der letzte Atemanreiz. Dies kann zu einem extremen CO_2-Anstieg und einer CO_2-Narkose führen, die eine Intubation erforderlich macht und unbemerkt tödlich verlaufen würde.

Frage 5
Welche Arzneimittel werden bei Mukoviszidose eingesetzt? (► 11.5)

Lösungsvorschlag:
Bei Mukoviszidose werden Broncholytika wie Sympathomimetika und Parasympatholytika, Sekretolytika wie ACC, Carbocistein und v. a. Dornase alfa, Antibiotika und bei Pankreasinsuffizienz Pankreasenzyme und fettlösliche Vitamine eingesetzt.

Frage 6
Wie wirken Expektoranzien? (► 11.1)

Lösungsvorschlag:
Expektoranzien fördern das Abhusten und so die Schleimentfernung aus den oberen Atemwegen. Sie wirken sekretolytisch, mukolytisch bzw. sekretomotorisch.

Frage 7
Wodurch unterscheiden sich Expektoranzien und Antitussiva in ihrer Wirkung und warum dürfen sie nicht zeitgleich eingesetzt werden? (► 11.1)

Lösungsvorschlag:
Antitussiva sind Hustenstiller. Sie unterdrücken den Hustenreiz während Expektoranzien den Schleim verflüssigen. Werden sie zeitgleich gegeben kann es zu Sekretstau mit der Gefahr einer bakteriellen Infektion kommen.

Frage 8
Was ist bei der Anwendung von abschwellenden Nasalia zu beachten? (▸ 11.2)

Lösungsvorschlag:
Bei abschwellenden Nasalia, die Sympathomimetika enthalten, kann es zu einer Gewöhnung kommen. Nach längerer Anwendung tritt beim Absetzen ein Rebound-Effekt ein, sodass die Schleimhäute wieder stark anschwellen. Nasalia sollen bei Schnupfen nicht länger als eine Woche angewendet werden. Die Pflegenden achten bei Nasalia, die Sympathomimetika enthalten, immer darauf, dass die für die jeweilige Altersstufe der Patienten richtig dosierten Zubereitungen zum Einsatz kommen. Durch Resorption von relevanten Wirkstoffmengen kann es zu Herz-Kreislauf-Störungen wie Tachykardie und Blutdruckerhöhung kommen.

Frage 9
Welche Fehler werden während der Anwendung von inhalativen Arzneimitteln bei chronisch obstruktiven Atemwegserkrankungen häufig gemacht und wo liegen die Ursachen dafür? (▸ 11.3)

Lösungsvorschlag:
Fehler während der Anwendung von inhalativen Arzneimitteln bei chronisch obstruktiven Atemwegserkrankungen sind eine zu häufige Anwendung von Bedarfsarzneimitteln und eine unregelmäßige Anwendung der Basismedikation. Folgende Ursachen können verantwortlich sein: Kortisonangst, schnelle einfache Hilfe durch Bedarfssprays, falsches Einschätzen des Krankheitsbildes, Verwechslungen von Basis- und Bedarfsarzneimitteln und Schwierigkeiten bei der Handhabung bestimmter Inhalationsgeräte zur Basistherapie.

Frage 10
Wie unterscheiden sich die unerwünschten Wirkungen bei Glukokortikoiden in Abhängigkeit von der Applikationsart (systemisch oder pulmonal)? (▸ 11.3)

Lösungsvorschlag:
Bei pulmonaler Applikation von Glukokortikoiden treten vor allem Heiserkeit, Mundtrockenheit, Hefepilzinfektion im Mund- und Rachenraum auf. Bei systemischer Applikation sind die unerwünschten Wirkungen schwerwiegender. Auftreten können hier Vollmondgesicht, Stammfettsucht, erhöhte Infektanfälligkeit, verzögerte Wundheilung, Gewebeatrophien, Wachstumshemmungen bei Kindern, Osteoporose, Diabetes, Hypertonie und Depressionen.

Frage 11
Welche Phytopharmaka sind bei Atemwegserkrankungen wirksam? (▸ 11.6)

Lösungsvorschlag:
Phytopharmaka sind bei Atemwegserkrankungen gut wirksam. Efeu-, Thymian-, Primel-, Spitzwegerich- und Eibischextrakte sowie bestimmte ätherische Öle sind wirksam gegen Husten. Ätherische Öle und Sinupret® werden bei Sinusitis eingesetzt. Angocin® wirkt als pflanzliches Antibiotikum.

Frage 12
Welche Bestandteile gehören in einen Erkältungstee? Wie wirken sie? (▸ 11.6)

Lösungsvorschlag:
In einen Erkältungstee gehören schweißtreibende Pflanzen wie Linden- und Holunderblüten, Vitamin-C-haltige Bestandteile wie Hagebutten, fiebersenkend und schmerzlindernde Pflanzen wie Weidenrinde und Mädesüßblüten sowie reizlindernde (Spitzwegerichkraut, Eibischwurzel, Kamillenblüten) und expektorierende (Fenchelfrüchte, Anisfrüchte, Thymiankraut, Süßholzwurzel, Wollblumen) Pflanzen gegen Husten.

Kapitel 12

Frage 1
Wodurch unterscheiden sich kalkulierte und gezielte antibiotische Therapie? (▸ 12.1.1)

Lösungsvorschlag:
Bei einer kalkulierten Therapie werden Standardarzneimittel eingesetzt, die sich bei dem betreffenden Krankheitsbild als wirksam erwiesen haben. Bei der gezielten Therapie werden die Erreger gezüchtet und dann bezüglich ihrer Empfindlichkeit gegenüber bestimmten Antibiotika im Labor getestet.

Frage 2

Welche Rolle spielt die Selektion bei der Resistenzbildung durch die Antibiotikatherapie und welche Therapierichtlinien sollten eingehalten werden? (► 12.1.1)

Lösungsvorschlag:

Bei Selektion unter Antibiotikagabe werden durch die Antibiotikatherapie die sensiblen Keime abgetötet, während sich die resistenten Keime selektiv weiter vermehren. So kommt es zu Resistenzen.

Folgende Therapierichtlinien sollten eingehalten werden:

- Dauer der Therapie muss begrenzt werden
- Wenn möglich, Einsatz von Schmalspektrumantibiotika
- Besser perorale als parenterale Antibiotikagabe
- Wenn möglich, Therapie nach Antibiogramm
- Dosisanpassung bei einer eingeschränkten Nieren- oder Leberfunktion
- Therapie entsprechend der Resistenzsituation

Frage 3

Was versteht man unter Sepsis und welche Gefahren bestehen für den Patienten? (► 12.1.3)

Lösungsvorschlag:

Sepsis (*Septikämie, Blutvergiftung*) ist eine lebensbedrohliche Allgemeininfektion, bei der von einem Herd aus kontinuierlich oder periodisch Erreger in die Blutbahn gestreut werden. Besonders gefährlich ist der septische Schock mit den typischen Schocksymptomen wie Blutdruckabfall und einer Minderdurchblutung. Außerdem werden im Körper Mechanismen in Gang gesetzt, die zu einer systemischen Entzündungsreaktion führen. Die Sepsis gehört zu den häufigsten Todesursachen.

Frage 4

Wie wirken β-Laktamasehemmer und zu welchem Zweck werden sie eingesetzt? (► 12.1.2)

Lösungsvorschlag:

Die β-Laktamasen sind hydrolytisch wirkende Enzyme, die von einigen Bakterien gebildet werden und die zur Inaktivierung von β-Laktamantibiotika führen, sodass der Wirkstoff nicht mehr wirksam gegen die Bakterien ist. Deshalb wurden β-Laktamasehemmer entwickelt, die die von den Bakterien gebildeten β-Laktamasen inaktivieren. β-Laktamasehemmer werden zusammen mit einem β-Laktamantibiotikum verabreicht und erweitern das Spektrum und die Wirksamkeit eines Antibiotikums.

Frage 5

Für welche Nachteile sind Aminoglykosid-Antibiotika bekannt? (► 12.1.2)

Lösungsvorschlag:

Die Nachteile der Aminoglykoside sind erhebliche unerwünschte Wirkungen und eine geringe therapeutische Breite. Außerdem werden Aminoglykoside bei einer peroralen Gabe praktisch nicht resorbiert und müssen als i. v.-Infusion verabreicht werden.

Frage 6

Welche Antibiotika führen zu welchen Wechselwirkungen mit Nahrungs- und Genussmitteln? (12.1.4)

Lösungsvorschlag:

Wegen einer Komplexbildung mit Kalzium und dadurch unzureichender Resorption dürfen Tetrazykline, Gyrasehemmer und Cotrimoxazol nicht zusammen mit Milch oder Milchprodukten eingenommen werden. Ein Mindestabstand von 2 Std. ist einzuhalten. Metronidazol und die Cephalosporine Cefamadol, Latamoxef und Cefotiam führen zu Unverträglichkeitsreaktionen mit Alkohol. Bei Einnahme dieser Antibiotika ist unbedingt auf Alkoholkonsum zu verzichten. Gyrasehemmer verstärken die Wirkung von Koffein.

Frage 7

Welche unerwünschten Wirkungen sind bei Antibiotika häufig? (► 12.1.4)

Lösungsvorschlag:

Die häufigsten unerwünschten Wirkungen bei Antibiotikatherapie sind Allergien, Magen-Darm-Beschwerden (Übelkeit, Erbrechen, Durchfall) und durch das Beeinflussen der physiologischen Bakterienflora Pilzinfektionen der Haut oder des Genitals (bei der Frau).

Frage 8

Was bedeutet fungizide bzw. fungistatische Wirkung? (► 12.3)

Lösungsvorschlag:

Antimykotika, die Pilze abtöten sind fungizid. Hemmen sie das Pilzwachstum spricht man von fungistatischer Wirkung.

Frage 9

Wie wird eine hygienische Händedesinfektion durchgeführt? (► 12.6)

Lösungsvorschlag:
Bei einer hygienischen Händedesinfektion ca. 3 ml alkoholisches Händedesinfektionsmittel auf den Händen verreiben und 30–60 Sek einwirken lassen. Auch Nagelfalze und Fingerzwischenräume sind zu berücksichtigen. Erst nach der Händedesinfektion dürfen die Hände gewaschen werden, wenn sie vorher verschmutzt waren.

Frage 10
Welche Desinfektionsmittel lassen sich bevorzugt für die Wunddesinfektion einsetzen und wie werden sie allgemein bezeichnet? (▸ 12.6)

Lösungsvorschlag:
Desinfektionsmittel für die Wunddesinfektion dürfen nicht zu sauer sein. Die Lösungen dürfen zudem keinen Alkohol und keine resorbierbaren toxisch wirkenden Substanzen enthalten. Povidonjod, Ethacridinlaktat, 8-Chinolinolsulfat (Hydroxychinolin), Octenidin und Polihexanid werden in Wunden und auf Schleimhäuten eingesetzt. Man nennt sie Antiseptika.

Kapitel 13

Frage 1
Wodurch unterscheiden sich kurative und palliative Therapie? (▸ 13.2)

Lösungsvorschlag:
Bei Krebserkrankungen sprechen Onkologen von einer lokalen Heilung, wenn es gelingt, einen Tumor vollständig zu beseitigen und ein erneutes Wiederentstehen in einem bestimmten Zeitraum, meist 5 Jahre, zu verhindern. Eine Therapie, die mit dem Ziel eines solch langen krankheitsfreien Überlebens durchgeführt wird, heißt kurative Therapie. Viele Tumoren sind im fortgeschrittenen Stadium nicht heilbar. Bei diesen Patienten und Patientinnen haben die Behandlungsmaßnahmen das Ziel, die Lebensqualität zu verbessern oder zu erhalten und nach Möglichkeit eine Lebensverlängerung zu bewirken. Man bezeichnet diese Strategie als palliative Therapie.

Frage 2
Wie kann das Tumorwachstum durch Arzneimittel beeinflusst werden? (▸ 13.1)

Lösungsvorschlag:
Das Tumorwachstum kann durch Zytostatika, Hormone und Antihormone sowie durch immunologisch wirksame Arzneimittel beeinflusst werden. Angiogenesehemmer und Gentherapeutika gewinnen zunehmend an Bedeutung.

Frage 3
Welche Maßnahmen umfasst die supportive Therapie mit Arzneimitteln bei malignen Erkrankungen? (▸ 13.3)

Lösungsvorschlag:
Folgende Arzneimittel kommen für eine supportive Therapie bei malignen Erkrankungen hauptsächlich in Frage: Antiemetika, Analgetika, Spasmolytika, Lokalanästhetika, Erythrozyten- und Thrombozytenkonzentrate, Wachstumsfaktoren, Nährstoffpräparate zur ergänzenden oralen, enteralen oder parenteralen Ernährung, Glukokortikoide, Antiinfektiva, Bisphosphonate, Kalzitonin, Laxanzien, Gerinnungsfaktoren, Antiepileptika sowie Psychopharmaka.

Frage 4
Wie können Wirkstoffe, die im Hormon- oder Immunsystem angreifen, das Wachstum von Tumoren beeinflussen? Beispiele? (▸ 13.1.2, ▸ 13.1.3)

Lösungsvorschlag:
Hormone können das Wachstum von Tumoren beeinflussen. Ein verminderter Östrogenspiegel z. B. bewirkt eine Wachstumshemmung hormonabhängiger Tumoren bei Frauen. Gestagene können bei Endometriums- oder Mammakarzinom das Wachstum der Tumorzellen hemmen und Krebszellen zerstören. Prostatakarzinome werden durch Anti-Androgen-Therapie behandelt.

Frage 5
Welche Arten der Chemotherapie gibt es und wie werden sie durchgeführt? (▸ 13.2.1)

Lösungsvorschlag:
Bei der adjuvanten Chemotherapie erfolgt eine Beseitigung chirurgisch nicht erfassbarer Mikrometastasen nach erfolgreicher Tumorresektion. Bei der neoadjuvanten Therapie geht die zytostatische Behandlung der Operation voraus, um die Tumormasse zu reduzieren. Bei der Induktionstherapie wird zur kompletten Remission eine hochdosierte Chemotherapie eingesetzt. Die Konsolidierungstherapie zielt darauf ab, die erreichte Remission zu stabilisieren. Die Erhaltungstherapie soll den Heilungserfolg langfristig sichern. Bei Versagen der Standardtherapie ist die Salvage-Therapie ein

neuer kurativer Therapieversuch. Bei der Hochdosistherapie werden nach der Zytostatikatherapie, die die blutbildenden Knochenmarkszellen zerstört, dem Patienten oder der Patientin Blutstammzellen transfundiert. Zytostatika werden meist in Form einer intermittierenden Stoßtherapie appliziert. Dabei werden die Wirkstoffe innerhalb weniger Std. oder Tage verabreicht. Darauf folgt eine Therapiepause von einer oder mehreren Wochen. Durch eine Kombinations-Chemotherapie sind oft bessere Therapieerfolge zu erzielen.

Frage 6

Was ist bei der Patienteninformation von Krebspatienten zu beachten? (▸ 13.3)

Lösungsvorschlag:

In Hinblick auf die bevorstehende Therapie ist es besonders wichtig, dass der Patient oder die Patientin erfährt, was weiter geschehen wird, wie die Behandlung aussehen wird und welche Prognose der Arzt oder die Ärztin stellen kann. Die Vorteile der Therapie und nicht die unerwünschten Wirkungen stehen bei den Patientengesprächen im Vordergrund. Hierbei sollten das Pflege- und das Ärzteteam die gleichen Aussagen treffen, damit die Betroffenen nicht widersprüchlichen Informationen ausgesetzt sind. Der Patient oder die Patientin braucht Zeit, um die Informationen zu verarbeiten, und sollte die Möglichkeit haben, Fragen zu stellen. Die Wortwahl sowie die Menge der Information werden stets den Bedürfnissen der Erkrankten angepasst. Es ist wichtig zu berücksichtigen, dass in der Vorstellung vieler Betroffener gerade gegenüber der medikamentösen Krebstherapie besondere Ängste und Vorbehalte bestehen, die nicht zuletzt durch den Begriff Chemotherapie suggeriert werden. Ein Chemotherapeutikum ist jedoch nicht mehr und nicht weniger „chemisch" oder „unnatürlich" als jedes andere Arzneimittel. Zweifellos ist die Anwendung dieser Arzneistoffe häufig mit ungewöhnlich starken unerwünschten Wirkungen verbunden, die man in den vergangenen Jahrzehnten nur unzureichend vermeiden konnte. Gerade in der Therapie des zytostatikabedingten Erbrechens hat sich jedoch die Situation entscheidend gewandelt, was Pflegefachpersonen den Betroffenen auch bewusst machen sollten. Die Krankheit „Krebs" ist häufig immer noch stigmatisiert und mit irrationalen Vorstellungen verknüpft. Pflegende können mithelfen, von Anfang an keine Mythen über die Erkrankung und deren Therapie aufkommen zu lassen.

Frage 7

Wie kann der Krebspatient bei der Nahrungsaufnahme unterstützt werden? (▸ 13.3)

Lösungsvorschlag:

Menschen mit einer Krebserkrankung können bei der Nahrungsaufnahme z. B. durch das Wecken der Freude am Essen, häufigere kleiner Portionen, Wunschkost oder durch Trinknahrung unterstützt werden.

Frage 8

Welche typischen unerwünschten Wirkungen treten bei Zytostatika auf? (▸ 13.3)

Lösungsvorschlag:

Typische unerwünschte Wirkungen bei Zytostatika sind Haarausfall, Übelkeit, Erbrechen, Schädigung des Knochenmarks, Schleimhautentzündungen wie Stomatitis, Cheilosis und Ösophagitis sowie Sekundärtumoren.

Frage 9

Wie werden Übelkeit und Erbrechen behandelt und welche pflegerischen Maßnahmen sind erforderlich? (▸ 13.3)

Lösungsvorschlag:

Therapie von Übelkeit und Erbrechen erfolgt i. d. R. durch prophylaktische Gabe von Antiemetika. Um antizipatorisches Erbrechen (psychisch bedingt) zu verhindern, bemühen sich die Pflegenden, auf die Ängste und Vorbehalte der Betroffenen einzugehen. Nierenschale und Zellstoff sollten in Griffnähe, jedoch nicht im Blickfeld der Person stehen. Während einer Infusion hilft manchmal das Lutschen von Bonbons oder das Kauen von Kaugummi. Erbrochenes kann ebenso wie andere Ausscheidungsprodukte des Betroffenen Zytostatika enthalten. Die Pflegenden ziehen daher beim Umgang mit Erbrochenem Handschuhe an.

Frage 10

Was sind Paravasate und wie können sie verhindert werden? (▸ 13.1.1)

Lösungsvorschlag:

Paravasate entstehen durch ein Austreten der intravenös applizierten Lösung in das die Injektionsstelle umgebende Gewebe. Sie führen zu starken und schmerzhaften lokalen Gewebeschädigungen.

Paravasate können durch folgende Maßnahmen verhindert werden:

- Wenn möglich, zentralen Zugang verwenden, für peripheren Zugang nur Venen auf der Streckseite des Unterarms nutzen oder eine Vene in der Ellenbogenbeuge oder auf dem Handrücken punktieren.
- Vor Beginn der Infusion muss sichergestellt sein, dass die Injektionskanüle korrekt intravenös platziert und fixiert ist (auf Rötung, Schwellung oder lokale Schmerzreaktionen achten).
- Während der Infusion ist die Lage der Kanüle häufig zu kontrollieren.
- Nach Fehlpunktion einer Vene ist diese keinesfalls abermals distal (von der Körpermitte weiter entfernt) des ersten Punktionsortes anzustechen, da es durch den ersten Stichkanal zu einem Paravasat kommen kann.
- Infusionssystem vor und nach der Zytostatikainfusion mit einer zytostatikafreien Trägerlösung spülen.

Kapitel 14

Frage 1

Von welchen Faktoren hängt es ab, ob ein Arzneimittel gut oder schlecht in die Haut eindringt? (▸ Kap. 14)

Lösungsvorschlag:
Der Lipidfilm, der sich auf der Hautoberfläche befindet, erschwert wasserliebenden Stoffen die Penetration. Das größte Hindernis für einen Arzneistoff stellt jedoch die Hornschicht dar. Der wichtigste Weg verläuft durch die Zellzwischenräume. Ist das Stratum corneum verletzt, kann die Resorption von Arzneistoffen stark erhöht sein. Lipophile Arzneistoffe dringen meist besser in die Haut ein. Durch Hydratation, dem Einlagern von Wasser in die Haut, kann die Penetration von hydrophilen Arzneistoffen verbessert werden. Wie weit ein Arzneistoff in die Haut eindringt und ob eine Resorption stattfindet, hängt auch vom Alter und Zustand der Haut, von der Hautregion sowie von seinen Eigenschaften ab.

Frage 2

Welche Rolle spielen die Grundlagen bei der lokalen Therapie von Hautkrankheiten? (▸ Kap. 14)

Lösungsvorschlag:
Die Grundlage bei Arzneimitteln zum Auftragen auf die Haut kann selbst bereits Wirkungen auf der Haut entfalten. Zubereitungen, die sehr viel Wasser enthalten, können die Haut durch Verdunstungseffekte und das Herauslösen fettbindender Substanzen austrocknen. Fettende Grundlagen hingegen verhindern, dass zu viel Wasser an der Haut verdunstet, und schützen so vor Austrocknung. Wässrige Zubereitungen erzielen durch die Verdunstungskälte einen entzündungshemmenden und juckreizstillenden Kühleffekt. Grundlagen mit hohem Feststoffanteil wie Suspensionen und Pasten können Hautschichten separieren, d. h., sie verhindern, dass Hautschichten aneinander reiben. Hydrophobe Salben führen zu einem Okklusionseffekt. Bei Okklusion kann in der Haut enthaltenes Wasser nicht mehr an ihrer Oberfläche verdunsten. Die Hornschicht quillt, es kommt zur Erweichung der Haut und zu einer gewissen Erwärmung. Damit lässt sich z. B. Hornhaut aufweichen.

Frage 3

Mit welchen Wirkstoffen kann die Akne behandelt werden? (▸ 14.1)

Lösungsvorschlag:
Wirkstoffe zur Aknetherapie sind Benzoylperoxid, Azelainsäure, Retinoiden wie Isotretinoin, Tretinoin und Adapalen, Östrogene, Cyproteronacetat, Antibiotika wie Clindamycin, Erythromycin, Doxycyclin und Minocyclin sowie sulfoniertes Schieferöl.

Frage 4

Welche schwerwiegenden unerwünschten Wirkungen haben Retinoide? (▸ 14.1)

Lösungsvorschlag:
Eine schwerwiegende unerwünschte Wirkung von Retinoiden ist ihre starke Teratogenität. Frauen im gebärfähigen Alter dürfen Isotretinoin nicht einnehmen. Die Wirkstoffe können, wenn sie von einer schwangeren Frau eingenommen werden, zu schweren Missbildungen beim ungeborenen Kind führen.

Frage 5

Welche unerwünschten Wirkungen können bei der Lokaltherapie mit Glukokortikoiden an der Haut auftreten? (▸ 14.2)

Lösungsvorschlag:
Unerwünschte Wirkungen bei der Lokaltherapie mit Glukokortikoiden an der Haut sind Hautatrophie, periorale Dermatitis, allergisches Kontaktekzem, Pigmentverschiebungen und Steroidakne.

Frage 6
Welche beiden Wirkstoffgruppen werden bei der Psoriasis eingesetzt und wie wirken sie? (► 14.3)

Lösungsvorschlag:
Bei der Psoriasis werden Antipsoriatika und Keratolytika eingesetzt. Antipsoriatika wirken entzündungshemmend und immunmodulatorisch und bewirken, dass die Keratinozyten sich seltener teilen (antiproliferative Wirkung) und besser ausdifferenzieren. Keratolytika sind Hornhaut aufweichende und Hautschuppen ablösende Wirkstoffe. Sie werden v. a. zum Ablösen der Hautschuppen auf den Plaques genutzt.

Frage 7
Wie wird Dithranol richtig angewendet und was ist dabei zu beachten? (► 14.3)

Lösungsvorschlag:
Dithranol wird nur lokal, v. a. in Form von Cremes und Salben, eingesetzt. Die Zubereitung wird einmal täglich aufgetragen und nach ca. 10–30 Min. mit lauwarmem Wasser abgespült. Das Wasser darf nicht heiß sein. Auch Seife oder Waschlotionen dürfen nicht verwendet werden. Nach dem Auftragen sind die Hände mit kaltem Wasser, aber ohne Seife zu waschen. Zur Milderung der Hautreizungen kann die Einwirkzeit verkürzt oder nach der Behandlung eine reizlindernde Pflegecreme oder -lotion aufgetragen werden. Unangenehm für den Patienten oder die Patientin kann auch die Braunfärbung der behandelten Hautpartien und ggf. der Wäsche sein. Zubereitungen, die Steinkohlenteer, Zinkoxid oder Stärke als Wirk- oder Hilfsstoffe enthalten, verringern die Wirkung von Dithranol und sollten nicht gleichzeitig eingesetzt werden.

Frage 8
Mit welchen Wirkstoffgruppen können Wunden behandelt werden? Nennen Sie Beispiele. (► 14.5)

Lösungsvorschlag:
Wunden können mit Antiseptika wie z. B. Wasserstoffperoxid, Polyhexanid, Polyvidonjod (Betaisodona®), Octenidin, Benzalkoniumchlorid und Chlorhexidin behandelt werden. Zur enzymatischen Wundreinigung kommen Proteasen oder Kollagenasen (Iruxol®) zum Einsatz. Zudem können auch wundheilungsfördernde Wirkstoffe wie Dexpanthenol, Zinkoxid, Ringelblumenblüten, Kamillenblüten, Hamamelisrinde und Lebertran verwendet werden.

Frage 9
Wie wirken pflanzliche Dermatika und in welcher Form wendet man sie an? (► 14.6)

Lösungsvorschlag:
Pflanzliche Dermatika wirken je nach Pflanze antiphlogistisch, adstringierend, antiseptisch, wundheilfördernd oder reizlindernd und werden in Form von Cremes, Salben, Bädern oder Teeumschlägen angewendet. Innerlich werden pflanzliche Öle wie Nachtkerzen- oder Borretschsamenöl bei Neurodermitis, Salbeiblätterextrakte zur Hemmung der Schweißbildung und Tees mit Bittersüßstängel, Stiefmütterchenkraut, Brennnesselblätter, Löwenzahnwurzel mit -kraut oder Walnussblätter eingenommen.

Kapitel 15

Frage 1
Wie werden Augentropfen richtig appliziert? (► Kap. 15)

Lösungsvorschlag:
Beim Applizieren von Augentropfen wird die Flasche in der Hand etwas angewärmt. Das Eintropfen erfolgt im Sitzen. Der Kopf ist nach hinten geneigt. Das untere Augenlid wird mit einem Tupfer leicht nach unten gezogen. Mittels Tropfaufsatzes wird ein Tropfen direkt in das geöffnete Auge gegeben, ohne dabei das Auge zu berühren. Nach dem Eintropfen können der Patient bzw. die Patientin mit dem Finger auf den Tränenkanal unterhalb der Innenseite des Auges drücken, um den Abfluss der Flüssigkeit zu verzögern. Der Wirkstoff bleibt dadurch länger auf der Augenoberfläche.

Frage 2
Warum dürfen dem Patienten keine lokalanästhetikahaltigen Augentropfen (z. B. bei Verletzungen der Hornhaut) zum Eigengebrauch überlassen werden? (► 15.2)

Lösungsvorschlag:
Augentropfen, die Lokalanästhetika enthalten, führen bei wiederholtem Anwenden zur Locke-

rung des Hornhautepithels mit der Gefahr einer Hornhautperforation und des Verlusts des Auges. Sie dürfen deshalb dem Patienten oder der Patientin nicht zum Eigengebrauch überlassen werden.

Frage 3

Über welche beiden grundlegenden Mechanismen wirken Glaukommittel? (▸ 15.3)

Lösungsvorschlag:

Zur Behandlung des Glaukoms werden Wirkstoffe verwendet, die den Augeninnendruck senken. Sie verringern die Kammerwasserproduktion (Betablocker, α2-Sympathomimetika, Carboanhydrasehemmer) oder verbessern den Kammerwasserabfluss (Parasympathomimetika, Latanoprost, Mannit).

Frage 4

Warum darf bei der Anwendung von Augentropfen das Auge nicht mit dem Tropfaufsatz berührt werden? (▸ Kap. 15)

Lösungsvorschlag:

Damit keine Krankheitserreger übertragen werden, muss eine Berührung des Auges mit dem Tropfaufsatz vermieden werden.

Jörg Schmal

17 Lernsituationen

17.1 Einführung

Dieses Kapitel dient zur persönlichen Prüfungsvorbereitung. Auszubildende und Studierende erhalten hier Gelegenheit, ihr Wissen zu wiederholen, zu überprüfen und zu erweitern.

Die nachfolgenden **Lernsituationen** weisen u. a. folgende Merkmale auf (► Tab. 17.1):

- Zunehmende Steigerung der Komplexität
- Unterschiedliche Versorgungsbereiche
- Unterschiedliche Altersgruppen

Tab. 17.1 Prüfungen gemäß der Ausbildungs- und Prüfungsverordnung für die Pflegeberufe (PflAPrV) mit ergänzenden Erläuterungen

Prüfung	Zeitpunkt und Zielsetzung	Kompetenzbereiche	Konsequenzen
Zwischenprüfung	Dient der Prüfung und Ermittlung des Ausbildungsstands zum Ende des zweiten Ausbildungsdrittels	Siehe Anlage 1 (zu § 7 Satz 2*)Kompetenzen für die Zwischenprüfung nach § 7*	Die Ausbildung kann zunächst unabhängig vom Ergebnis der Zwischenprüfung fortgesetzt werden. Lässt das Ergebnis allerdings darauf schließen, dass das Erreichen des Ausbildungsziels gefährdet ist, prüfen die Träger der praktischen Ausbildung und der Pflegeschule gemeinsam welche Maßnahmen zum Erreichen des Ausbildungserfolgs erforderlich sind und ergreifen diese dann.
Abschlussprüfung	Dient der Ermittlung des Ausbildungserfolgs am Ausbildungsende. Sie umfasst je einen schriftlichen, mündlichen und praktischen Teil.	Siehe Anlage 2 (zu § 9 Absatz 1 Satz 2*) Kompetenzen für die staatliche Prüfung nach § 9*zur Pflegefachfrau oder zum Pflegefachmann	Die staatliche Prüfung ist dann bestanden, wenn alle Prüfungsbestandteile mit mindestens „ausreichend" benotet wurden. Jede Aufsichtsarbeit kann einmal wiederholt werden. Es ist dann eine zusätzliche Ausbildung erforderlich (*Ausbildungsverlängerung*), wenn • Alle schriftlichen Aufsichtsarbeiten nicht bestanden wurden. • Die praktische Prüfung nicht bestanden wurde. • Alle Teile der Prüfung nicht bestanden wurden. • Im Einvernehmen des Vorsitzenden des Prüfungsausschusses und den Fachprüfern eine solche als sinnvoll erscheint.
Bachelorprüfung	Dient der Ermittlung des Studienerfolgs am Ende des Studiums. Sie umfasst je einen schriftlichen, mündlichen und praktischen Teil.	Siehe Anlage 5 (zu § 35 Absatz 2*, § 36 Absatz 1*, § 37 Absatz 1*)Kompetenzen für die Prüfung der hochschulischen Pflegeausbildung nach § 32*	Die hochschulische Pflegeausbildung ist erfolgreich abgeschlossen, wenn sowohl der hochschulische als auch der staatliche Prüfungsteil bestanden sind. Jede Modulprüfung, die Teil der staatlichen Überprüfung ist, kann einmal wiederholt werden, wenn die zu prüfende Person die Note „mangelhaft" oder „ungenügend" erhalten hat.

* Nach der Ausbildungs- und Prüfungsverordnung für die Pflegeberufe (Pflegeberufe-Ausbildungs- und -Prüfungsverordnung – PflAPrV) vom 2.10.2018, online: www.gesetze-im-internet.de/pflaprv/PflAPrV.pdf

Wichtig

Die Lernsituationen stellen **keine** Prüfungsaufgaben dar, sondern sollen Ihnen dabei behilflich sein Ihr Wissen aus der Arzneimittellehre zu festigen und auszubauen.

17.2 Zwischenprüfung

Lernsituation „Grundlagen des Medikamentenmanagements"

In der **Lernsituation „Grundlagen des Medikamentenmanagements"** werden Sie mit drei unterschiedlichen Aufgabenschwerpunkten konfrontiert. Wie im Pflegealltag verändert sich auch hier die Lernsituation von einem Moment auf den nächsten. Lesen Sie daher die Aufgaben nicht im Vorhinein, sondern bearbeiten Sie jeden Fall und die damit verbundenen Aufgaben nacheinander. Nehmen Sie sich die Zeit, die Sie brauchen.

Praxistipp

Zeitvorschlag für Fortgeschrittene

Sie haben die Motivation neben der inhaltlichen Auseinandersetzung noch den zeitlichen Aspekt zu berücksichtigen? Dann können Sie sich gerne an den nachfolgenden Zeitempfehlungen orientieren:

- Fallbeispiel „Einleitung": ca. 5 Min.
- Fallbeispiel „Arzneimittellehre auf Rezept": ca. 40 Min.
- Fallbeispiel „Frau Meier hat Schmerzen": ca. 40 Min.
- Fallbeispiel „Herr Stein kann nicht auf die Toilette" ca. 35 Min.

Fallbeispiel

Einleitung

Mareike Rabe absolviert in der Pflegeausbildung derzeit ihren Pflichteinsatz im langzeitstationären Versorgungsbereich im Pflegeheim Strandsicht. Gemeinsam mit ihrem Praxisanleiter Lothar Scherbe ist sie für einen Wohnbereich zuständig. Der Fokus der heutigen Anleitung liegt auf dem Medikamentenmanagement.

Aufgaben

Einleitung

1. Lesen Sie zunächst die kurze Einführung.
2. Versetzen Sie sich in die Lage der Auszubildenden. Es ist hilfreich, sich den eigenen Einsatz in der langzeitstationären Pflege vor Augen zu führen.

Fallbeispiel

Arzneimittellehre auf Rezept

Nach der Übergabe vom Nachtdienst beschließt Frau Rabe mit ihrem Praxisanleiter Herr Scherbe gemeinsam die Medikamente für ihren Wohnbereich zu überprüfen. Diese wurden bereits vom Nachtdienst gerichtet. Später soll Frau Rabe die Medikamente austeilen und verabreichen.

Aufgaben

Arzneimittellehre auf Rezept

Lernangebot Arzneimittel in der Pflege

(► Kap. 2)

1. Die Arzneimittel sind im Stationszimmer in einem verschließbaren Arzneimittelschrank gelagert. Nennen Sie fünf Aspekte, die es bei der Lagerung von Arzneimitteln zu berücksichtigen gilt.
2. Im Arzneimittelschrank fällt Frau Rabe ein Medikament auf, das bereits abgelaufen ist. Positionieren sie sich, ob sie das Medikament dennoch verabreichen darf. Begründen Sie ihre Antwort.
3. Frau Rabe ist nun bereit, die Medikamente zu überprüfen. Ihr Praxisanleiter Herr Scherbe bittet sie vorab, die 6-R-Regel zu erklären. Benennen Sie die sechs Aspekte.
4. Erläutern Sie, was die Pflegefachpersonen im Nachtdienst beim Ablauf des Richtens der Medikamente zu berücksichtigen haben.
5. Frau Rabe ist der Meinung, dass sie sich als Auszubildende bei der Gabe eines falschen Medikaments nicht strafbar macht. Widerlegen Sie ihre Meinung.

Fallbeispiel

Frau Meier hat Schmerzen

Frau Rabe hat die Medikamente überprüft und einzelne Medikamente bereits an einige Bewohner verteilt. Nun steht die Körperpflege von Frau Meier auf ihrem Plan. Frau Meier, 87 Jahre, benötigt für gewöhnlich nur geringfügige Unterstützung bei der Körperpflege; insbesondere bei der Mobilisation ins Bad. Frau Meier ist gestern gestürzt und hat sich Prellungen und ein Hämatom an der linken Hüfte zugezogen. Nun klagt sie über Schmerzen und bittet darum, ein Schmerzmittel zu erhalten. Frau Rabe überlegt, ob sie ihr ohne weiteres ein Schmerzmittel verabreichen darf.

Aufgaben

Frau Meier hat Schmerzen
Lernangebot Arzneimittel gegen Schmerzen (▸ Kap. 3)

1. Definieren Sie den Begriff Schmerz und geben Sie an, ob Frau Meier an akuten oder chronischen Schmerzen leidet.
2. Diskutieren Sie drei Unterschiede der Therapie bei akuten und chronischen Schmerzen.
3. Frau Rabe schätzt gemeinsam mit Frau Meier die Schmerzen mithilfe einer numerischen Rangskala ein. Erläutern Sie welche Medikamente bei mäßigen oder starken Schmerzen zur Verfügung stehen würden.
4. Erläutern Sie den Aufbau des Stufenplans der WHO zur Schmerztherapie bei chronischen Schmerzen.
5. Frau Rabe entnimmt der Pflegedokumentation, dass Frau Stein bei Schmerzen im Bedarfsfall 3-mal täglich 400 mg Ibuprofen erhalten darf. Gemeinsam mit ihrem Praxisanleiter beschließen sie, das Medikament zu verbreichen. Erklären Sie die Wirkweise nichtsteroidaler Antirheumatika.
6. Beschreiben Sie zwei Maßnahmen, die Frau Rabe bei der Verabreichung von Ibuprofen zu berücksichtigen hat, um die Gefahr von Magenbeschweren zu reduzieren.

Fallbeispiel

Herr Stein kann nicht auf die Toilette

Vor dem Frühstück möchte Frau Rabe bei Herrn Stein, 77 Jahre, den Blutzucker messen. Herr Stein wirkt niedergeschlagen. „Ich war seit drei Tagen nicht mehr richtig auf der Toilette. Kann ich da nicht etwas haben?" Aus der Pflegedokumentation erfährt sie, dass Herr Stein unregelmäßig und selten abführt. Die Stuhlkonsistenz wird als hart beschrieben. Die Defäkation geht laut Herrn Stein häufig mit Schmerzen einher.

Aufgaben

Herr Stein kann nicht auf die Toilette
Lernangebot Arzneimittel im Magen-Darm-Trakt (▸ Kap. 7)

1. Benennen Sie die Unterschiede in der Wirkungsweise von osmotischen und hydragogen Laxanzien.
2. Frau Rabe überlegt, welche medikamentöse Therapie bei einer Obstipation am sinnvollsten ist. Beschreiben Sie den Stufenplan zur Therapie einer Obstipation.
3. Frau Rabe beschließt mit Herrn Stein ein Informationsgespräch zum Thema Obstipationsprophylaxe zu führen. Nennen Sie je zwei Inhalte, auf die Frau Rabe zu den Themen Ernährung, Darmtraining und körperliche Bewegung eingehen kann.

17.3 Abschlussprüfung

Lernsituation „Herr Marsen sieht schlechter"

Die **Lernsituation „Herr Marsen sieht schlechter"** ist eine komplexe Fallsituation, bei der Sie ihr Wissen aus der Arzneimittellehre im Begründungsrahmen heranziehen können:

- **Variante 1 Basiswissen:** Sie benötigen noch eine inhaltliche Auseinandersetzung mit diversen Themen? Bearbeiten Sie die erste Aufgabenstellung.
- **Variante 2 Erweitertes Wissen:** Sie haben sich ausreichend mit dem notwendigen Hintergrundwissen auseinandergesetzt? Bearbeiten Sie die zweite Aufgabenstellung.
- **Variante 3 Vertieftes Wissen:** Bearbeiten Sie die zweite Aufgabenstellung unter realitätsgetreuen Rahmenbedingungen (keine Hilfsmittel, 120 Min. Zeit).

Fallbeispiel

Herr Marsen sieht schlechter

Herr Hartmut Marsen, 73 Jahre, lebt nach einer Scheidung vor 15 Jahren alleine in einer kleinen Erdgeschosswohnung in der Innenstadt. Sein Sohn Tobias wohnt in der gleichen Stadt und besucht ihn mehrmals im Monat. Vor 2 Jahren hatte Herr Marsen einen Schlaganfall. Seitdem erhält er 2-mal wöchentlich Unterstützung durch einen ambulanten Pflegedienst bei der Körperpflege. In der eigenen Wohnung ist er mit dem Rollator selbständig mobil. Herr Marsen wiegt 98 kg bei einer Körpergröße von 172 cm.

Herr Marsen leidet bereits seit vielen Jahren unter Diabetes mellitus, der mit Insulin behandelt wird. Die Blutzuckermessungen und die Insulininjektionen wollte er bislang immer selbst durchführen. Herr Marsen hat eine Linksherzinsuffizienz im 3. Stadium, die medikamentös mit Betablockern, Diuretika und ACE-Hemmern behandelt wird.

Herr Marsen pflegt einen einfachen und genügsamen Lebensstil. Er liest gerne und genießt jede freie Minute vor seiner Haustüre, um den Nachbarskindern beim Spielen auf der Straße zuzusehen. Mit dem Essen des Lieferservices „Essen auf Rädern" ist er zufrieden.

Abends trinkt Herr Marsen gerne ein Bier oder ein Glas Wein.
Seit wenigen Wochen hat Herr Marsen das Gefühl weniger gut zu sehen. Sein Sohn hat ihn daraufhin überredet, einen Arzt aufzusuchen. Nach einer Überweisung zum Augenarzt wurde bei Herrn Marsen ein Glaukom diagnostiziert. Die Pflegefachpersonen des Pflegedienstes sollen von nun an Augentropfen verabreichen und die konventionelle Insulintherapie übernehmen. Herr Marsen ist besorgt, da er die Befürchtung hat zu erblinden und seine Selbstständigkeit zu verlieren.

Aufgabe 1

Basiswissen

Lernangebot Arzneimittel im Herz-Kreislauf-System (► Kap. 6), Lernangebot Arzneimittel im Urogenitaltrakt (► Kap. 10)

1. Unterscheiden Sie die medikamentöse Therapie einer leichten und einer schwereren Herzinsuffizienz voneinander. Erläutern und begründen Sie, ob es sich bei Herrn Marsen um eine leichte oder schwere Form der Herzinsuffizienz handelt.
2. Herr Marsen erhält ACE-Hemmer. Beschreiben Sie deren Wirkungsweise.
3. Nennen und beschreiben Sie drei unerwünschte Nebenwirkungen, die bei Herrn Marsen infolge der medikamentösen Therapie der Herzinsuffizienz auftreten können.
4. Erklären Sie, weshalb es ratsam ist, dass Herr Marsen sein Diuretikum morgens und nicht abends erhält.
5. Die Lebensführung hat einen entscheidenden Einfluss auf die Qualität und das Voranschreiten der Herzinsuffizienz. Nennen Sie fünf inhaltliche Schwerpunkte einer Beratung bei Pflegeempfängern mit einer Herzinsuffizienz.

Lernangebot Arzneimittel im Stoffwechsel (► Kap. 8)

1. Erklären Sie weshalb alle Menschen mit Typ-1-Diabetes mit Insulin therapiert werden, aber nicht alle Typ-2-Diabetiker.
2. Grenzen Sie die drei Insulinformen ihrer Wirkdauer voneinander ab.
3. Erläutern Sie das Vorgehen bei der konventionellen Insulintherapie. Nennen Sie zwei Vorteile und zwei Nachteile der Therapie.
4. Herr Marsen möchte die Nadel seines Insulin-Pens gerne öfters verwenden. Positionieren Sie sich, wie Sie auf sein Anliegen reagieren würden.
5. Angenommen die Pflegefachpersonen des Pflegedienstes messen vor dem Frühstück einen zu niedrigen Nüchtern-Blutzucker. Nennen Sie drei Gründe, die hierfür ursächlich sein könnten.
6. Herr Marsen trinkt am Abend gerne ein Bier oder ein Glas Wein. Erläutern Sie den Einfluss von Alkohol auf den Blutzucker.

Lernangebot Arzneimittel für Auge und Ohr (► Kap. 15)

1. Bei Herrn Marsen wurde ein Glaukom diagnostiziert. Beschreiben Sie die zwei Wirkmechanismen von Glaukommitteln.
2. Erläutern Sie, weshalb es wichtig ist, die verschriebenen Augentropfen regelmäßig zu verabreichen.
3. Nennen Sie fünf Regeln zum Umgang mit Arzneimitteln am Auge.

Aufgabe 2

Erweitertes und vertieftes Wissen

1. Analysieren Sie die Situation und beschreiben Sie die pflegerelevanten Informationen.
2. Formulieren Sie Probleme und Ressourcen bzw. Pflegediagnosen, die sich aus der Situation ergeben.
3. Formulieren Sie pflegerelevante Ziele, die sich aus den formulierten Diagnosen ableiten lassen.
4. Benennen Sie pflegerische Maßnahmen, die Sie ergreifen, um ihre Ziele zu erreichen. Beschreiben Sie, was Sie bei der Durchführung zu berücksichtigen haben.
5. Begründen Sie einen Aspekt ihrer Pflegeprozesssteuerung mit ihren Grundkenntnissen aus der Arzneimittellehre.

17.4 Bachelorprüfung

Lernsituation „Eine komplexe Beratungssituation"

Die **Lernsituation „Eine komplexe Beratungssituation"** ist eine hochkomplexe Fallsituation, bei der Sie ihr Wissen aus der Arzneimittellehre im Begründungsrahmen heranziehen können:

- **Variante 1 Basiswissen:** Sie benötigen noch eine inhaltliche Auseinandersetzung mit diversen Themen? Bearbeiten Sie die erste Aufgabenstellung.
- **Variante 2 Erweitertes Wissen:** Sie haben sich ausreichend mit dem notwendigen Hintergrundwissen auseinandergesetzt? Bearbeiten Sie die zweite Aufgabenstellung.

- **Variante 3 Vertieftes Wissen:** Bearbeiten Sie die zweite Aufgabenstellung unter realitätsgetreuen Rahmenbedingungen (keine Hilfsmittel, 120 Min. Zeit).

Fallbeispiel

„Eine komplexe Beratungssituation"

Bei Maik Frisch, 12 Jahre, wurde bereits vor 5 Jahren ADHS diagnostiziert. Sowohl seinen Eltern als auch den Lehrern der Hauptschule sind Maiks Konzentrationsstörungen, die mangelnde Impulskontrolle und die Hyperaktivität aufgefallen. Seitdem haben er und seine Eltern diverse nicht-medikamentöse Therapien erfahren, die sich ihrer Ansicht nach positiv auf die Ausprägung der Symptome ausgewirkt haben. In seiner Freizeit spielt Maik gerne Computerspiele.

Vor 2 Tagen wurde Maik notfallmäßig infolge einer zunehmenden Atemnot ins Klinikum eingeliefert. Maik hatte bereits zuvor zeitweise unter Atemproblemen gelitten. Dieses Mal litt er unter Todesangst, konnte nicht mehr sprechen und hatte das Gefühl zu ersticken. Die behandelnden Ärzte haben bei Maik ein allergisches Asthma bronchiale diagnostiziert. Therapeutisch erhält er als Bedarfsmedikament (*Reliever*) ein Sympathomimetikum und als Dauermedikament (*Controller*) ein Glukokortikoid. Sie übernehmen heute Maik im Frühdienst. Seine Eltern fühlen sich stark verunsichert und haben um ein Beratungsgespräch u. a. zur medikamentösen Therapie gebeten.

Hinzu kommt, dass sich Maik seit einigen Wochen zunehmend zurückzieht. Er wirkt lustlos und seine bislang ausreichenden schulischen Leistungen haben nachgelassen. Er zeigt nur noch wenig Appetit und kann nachts nicht mehr so gut ein- und durchschlafen. Der Zuwendung und den Informationen der Pflegefachpersonen hat er in den vergangenen Tagen kaum Beachtung geschenkt. Gegenüber der Pflegefachfrau, Sandra Feder, hat er im Nachtdienst geäußert, sie solle ihn in Ruhe lassen.

Aufgabe 1

Basiswissen

Lernangebot Arzneimittel im Respirationstrakt (▸ Kap. 11)

1. Bei Maik wurde Asthma bronchiale diagnostiziert. Nennen und beschreiben Sie eine weitere chronische Atemwegserkrankung.
2. Beschreiben Sie die Wirkungsweise von Bronchospasmolytika.
3. Beschreiben Sie die Wirkungsweise von Antiphlogistika.
4. Im Stufenschema der Asthmatherapie werden verschiedene Stadien voneinander abgegrenzt. Erläutern und begründen Sie, in welchem Stadium sich Maik mutmaßlich befindet.
5. Beschreiben Sie, woran die Pflegefachpersonen und Mediziner der Station erkennen können, dass die Stufentherapie unzureichend und eine Höherstufung mit erweiterter medikamentöser Therapie erforderlich ist.
6. Definieren Sie den Begriff Status asthmaticus. Benennen Sie die vier typischen Symptome und beschreiben Sie vier Maßnahmen der medikamentösen Therapie.
7. Bei Maik wurde ein allergisches Asthma diagnostiziert. Unterscheiden Sie das allergische Asthma vom nichtallergischen Asthma.
8. Maik soll im Umgang mit dem Peak-Flow-Meter geschult werden. Erläutern Sie das Vorgehen der Peak-Flow-Messung und welche Maßnahmen sich aus den Farben des Ampelschemas ableiten lassen.
9. Nennen Sie fünf Aspekte, die es bei der Benutzung von Dosieraerosolen zu beachten gilt.
10. Maik spielt in seiner Freizeit gerne Videospiele bis tief in die Nacht. Wenn er länger wach war, leidet er manchmal unter Kopfschmerzen. Er gibt an, in solchen Fällen morgens einen Energy-Drink zu trinken und sich eine Aspirin-Brause-Tablette aufzulösen. Erläutern und begründen Sie welche Informationen die Pflegefachpersonen Maik daraufhin geben sollten.

Lernangebot Arzneimittel im zentralen Nervensystem (▸ Kap. 4)

1. Bei Maik wurde vor 5 Jahren ADHS diagnostiziert. Bei ADHS werden medikamentös Psychostimulanzien eingesetzt. Zu den bekanntesten zählt Methylphenidat. Beschreiben Sie die Wirkweise von Methylphenidat.
2. Die Eltern von Maik hatten immer Bedenken bezüglich einer medikamentösen Therapie. Nennen Sie drei Argumente, die für eine Therapie mit Psychostimulanzien bei ADHS sprechen.
3. Nennen Sie drei unerwünschte Wirkungen, die bei der Gabe von Psychostimulanzien auftreten können.
4. Maiks Verhalten hat sich in den letzten Wochen stark verändert. Er wirkt depressiv verstimmt. Angenommen, er würde an einer Depression leiden, würden die Eltern vermutlich

ähnlich, wie bei der medikamentösen der Therapie der ADHS, Bedenken bezüglich der Einnahme von Antidepressiva haben. Erklären Sie die Wirkweise von Antidepressiva.
5. Erklären Sie weshalb Pflegefachpersonen besonders in der Anfangsphase der medikamentösen Therapie mit Antidepressiva auf das Suizidrisiko achten.

Aufgabe 2

Erweitertes und vertieftes Wissen

1. Analysieren Sie die Situation und beschreiben Sie die pflegerelevanten Informationen.
2. Formulieren Sie Probleme und Ressourcen bzw. Pflegediagnosen, die sich aus der Situation ergeben.
3. Formulieren Sie pflegerelevante Ziele, die sich aus den formulierten Diagnosen ableiten lassen.
4. Benennen Sie pflegerische Maßnahmen, die Sie ergreifen, um ihre Ziele zu erreichen. Beschreiben Sie, was Sie bei der Durchführung zu berücksichtigen haben.
5. Begründen Sie einen Aspekt ihrer Pflegeprozesssteuerung mit ihren Grundkenntnissen aus der Arzneimittellehre.

17.5 Lösungsvorschläge

17.5.1 Grundlagen des Medikamentenmanagements

Lösungsvorschlag

Arzneimittellehre auf Rezept

Lernangebot Arzneimittel in der Pflege (► Kap 2)

1. Aspekte, die es bei der Lagerung von Arzneimitteln zu berücksichtigen gilt sind u. a.
   - Kein Zugang für unbefugte Dritte, d. h. entsprechende Räumlichkeiten mit verschließbaren Schränken, bei Abwesenheit des Personals muss ein ständiger Verschluss gewährleistet sein.
   - Die Organisation der Medikamente kann z. B. anhand einer Alphabetisierung oder einer Zuordnung zu Pflegeempfängern erfolgen. Die Auswahl der Organisationsform soll die Chance für Verwechslungen reduzieren.
   - Arzneimittel müssen bei der Lagerung vor Temperatureinwirkung, Feuchtigkeit und direkter Sonneneinstrahlung geschützt werden. Temperaturangaben sind bei der Lagerung von temperaturempfindlichen Arzneimitteln zu berücksichtigen.
   - Arzneimittel dürfen ausschließlich verschlossen oder in Blistern in den Originalbehältnissen gelagert werden. Die Gebrauchsinformationen verbleiben bis zum Aufbrauchen in der Verpackung.
   - Arzneimittel dürfen nicht über ihre Verwendbarkeitsfrist hinaus verabreicht werden. Daher erfolgt eine Sortierung der bestellten Arzneimittel nach dem Verfallsdatum.
   - Lichtempfindliche Arzneimittel, die sich nicht in einem braunen Gefäß befinden, sind in einem Umkarton oder lichtdicht zu lagern.
2. Frau Rabe darf das abgelaufene Medikament nicht mehr verabreichen, denn es ist verboten, nicht verkehrsfähige Medikamente zu verabreichen. Unter einem nicht verkehrsfähigen Medikament versteht man ein Medikament, dass entweder abgelaufen ist, keine Zulassung hat oder sichtbare Qualitätsmängel aufweist. Verfallene Medikamente sind sofort auszusondern.
3. Die Bestandteile der 6-R-Regel sind: **r**ichtiger Patient, **r**ichtiges Arzneimittel, **r**ichtige Dosierung bzw. Konzentration, **r**ichtige Applikationsart, **r**ichtiger Zeitpunkt, **r**ichtige Dokumentation.
4. Die Pflegefachpersonen im Nachtdienst sollten die Medikamente in einer störungsfreien Umgebung richten, also z. B. keinen anderen Tätigkeiten wie Telefonieren nachgehen. Daneben sollten sie hygienisch arbeiten, z. B. Kontaktflächen sowie Hände vorab desinfizieren. Es wird empfohlen zum Richten Handschuhe zu tragen. Medikamente dürfen nicht mit der bloßen Hand berührt werden. Die Medikamente sind 3-mal auf ihre Richtigkeit zu überprüfen: bei der Herausnahme, der Umverpackung und dem Zurückstellen in den Schrank. Die Verpackungen sind auf Unversehrtheit und Haltbarkeit zu prüfen. Die Medikamente sind auf sichtbare Qualitätsmängel zu beurteilen, z. B. Verfärbungen.
5. Die rechtliche Grundlage findet sich im Delegationsrecht. Bei einer Delegation existieren verschiedene Arten von Verantwortung:

- Anordnungsverantwortung d. h. korrekte Anordnung der Arzneimittelgabe
- Übernahmeverantwortung d. h. Selbsteinschätzung zur Übernahme der Arzneimittelgabe
- Durchführungsverantwortung d. h. korrekte Durchführung der Arzneimittelgabe
- Auswahlverantwortung d. h. korrekte Auswahl einer befähigten Person zur Übernahme der Delegation

Auszubildende haben demnach eine Übernahme- und Durchführungsverantwortung, d. h. eine übernommene Tätigkeit muss auch korrekt durchgeführt werden. Ist ein Auszubildender dazu nicht imstande oder ist dies aus anderen Gründen nicht möglich, greift die Remonstrationspflicht. Der Auszubildende ist dann verpflichtet, gegenüber seinen Vorgesetzten zu berichten, weshalb eine Übernahme der delegierten Tätigkeit nicht möglich ist. Demnach können Auszubildende bei einer fehlerhaften Medikamentengabe haftbar gemacht werden.

Lösungsvorschlag

Frau Meier hat Schmerzen

Lernangebot Arzneimittel gegen Schmerzen (▸ Kap. 3)

1. Schmerzen können als unangenehmes Sinnes- und Gefühlserlebnis definiert werden. Schmerzen gehen dabei mit einer aktuellen oder potentiellen Gewebebeeinträchtigung einher. Chronische Schmerzen treten dauerhaft oder wiederkehrend auf. Bei chronischen Schmerzen fehlt die akute Warnfunktion des Körpers, vielmehr spielen wechselseitig und dynamisch agierende physiologische und psychologische Aspekte eine Rolle. Frau Meier leidet an akuten Schmerzen aufgrund des Sturzes. Das Ziel einer etwaigen Arzneimitteltherapie ist somit die rasche Behebung des Schmerzes.
2. Während bei akuten Schmerzen beim Behandlungsziel eine rasche Behebung der Schmerzen im Vordergrund steht, steht bei chronischen Schmerzen die Prophylaxe im Vordergrund. Bei akuten Schmerzen ist eine Sedation unerwünscht, bei chronischen Schmerzen kann dies z. B. nachts erwünscht sein. Bei akuten Schmerzen kann die Behandlung standardisiert werden, bei chronischen Schmerzen soll die Therapie individuell angepasst werden. Bei akuten Schmerzen kann die Wirkung des Schmerzmedikaments von kurzer Dauer sein, bei chronischen Schmerzen hingegen soll die Wirkung so lange wie möglich anhalten.
3. Bei mäßigen Schmerzen ist in der Regel eine Therapie mit Nichtopioid-Analgetika wie z. B. Ibuprofen, Paracetamol oder Metamizol ausreichend. Bei starken Schmerzen können Opioid-Analgetika eingesetzt werden. z. B. Piritramid.
4. Der Stufenplan der WHO zur Schmerztherapie setzt sich aus drei Stufen zusammen. Auf der 1. Stufe werden leichte Schmerzen mit Nichtopioid-Analgetika behandelt. Wenn diese keinen nennenswerten Effekt auf die Schmerzsituation haben, werden diese in der 2. Stufe um Opioid-Analgetika ergänzt. Ist der Effekt noch immer nicht ausreichend, werden die Opioid-Analgetika der 2. Stufe durch solche der 3. Stufe ersetzt, die eine stärkere Wirkung haben. Unabhängig von der Stufe können Koanalgetika verabreicht werden. Koanalgetika haben keine direkte Auswirkung auf den Schmerz, beeinflussen aber diverse Schmerzqualitäten.
5. Nichtsteroidale Antirheumatika (*NSAR*) hemmen das Enzym Zyklooxygenase (*COX*) und blockieren auf diese Weise im Organismus die Bildung von Prostaglandinen, einer wichtigen Klasse von Gewebshormonen. Prostaglandine sind im entzündeten Gewebe an entzündlichen Prozess beteiligt und sensibilisieren die Schmerzrezeptoren. Die medikamentöse Hemmung ihrer Neubildung führt daher zur Schmerzreduktion und zur Verringerung anderer Entzündungssymptome, z. B. Rötung und Schwellung. Die Indikationen von Ibuprofen sind Fieber, Schmerzen, Rheuma, Gicht.
6. Frau Rabe sollte zur Reduktion von Magenbeschwerden bei Gabe von Ibuprofen das Medikament erst nach dem Essen verabreichen, um die Magenverträglichkeit zu verbessern. Daneben ist es sinnvoll bei längerer Gabe vor dem Essen auf nüchternen Magen zusätzlich einen Protonenpumpenhemmer wie Pantoprazol zu verbreichen. Bei weiter andauernden Magenbeschwerden kann eine Dosisreduktion oder der Wechsel auf einen anderen Wirkstoff, wie Metamizol oder Paracetamol, diskutiert werden.

Lösungsvorschlag

Herr Stein kann nicht auf die Toilette

Lernangebot Arzneimittel im Magen-Darm-Trakt (▸ Kap. 7)

1. Laxanzien sind Arzneimittel zur Beschleunigung des Nahrungstransports im Darm und der Darmentleerung. Alle Laxanzien führen immer zu einer Vergrößerung der Stuhlmenge. Osmotische Laxanzien bewirken eine Flüssigkeitsretention im Darm. Hydragoge Laxanzien hemmen die Wasserresorption und fördern den Flüssigkeitseinstrom in den Darm.
2. Der Stufenplan zur Therapie einer Obstipation besteht aus vier Stufen. 1. Stufe: nichtmedikamentöse Maßnahmen, z. B. feucht-warme Bauchwickel oder die Kolonmassage nach Vogler. 2. Stufe: Einsatz von Quellmitteln, z. B. Flohsamenschalen 3. Stufe: Einsatz von Osmolaxanzien, z. B. Lactulose oder Macrogol. 4. Stufe: Verabreichen von Hydragoga, z. B. Bisacodyl.
3. Inhalte des Informationsgesprächs zum Thema Obstipationsprophylaxe sind zu den Themen:
   - **Ernährung:** Ausreichende Zufuhr von natürlichen Quell- und Ballaststoffen wie z. B. Obst, Gemüse, Vollkornprodukte, ausreichende Flüssigkeitszufuhr von ca. 2 l/Tag, Reduktion oder Meiden stopfender Nahrungsmittel wie z. B. Weißmehlprodukte oder Bananen, in Ruhe essen und Mahlzeiten gründlich kauen.
   - **Darmtraining:** Gewöhnung des Darms an regelmäßige Entleerungszeiten, Unterstützung der Darmentleerung durch das Trinken kühler Flüssigkeit nach dem Aufstehen, Zeit nehmen für die Stuhlentleerung, Defäkationsreiz nicht unterdrücken.
   - **Körperliche Bewegung:** Regelmäßige Bewegung im Alltag, Durchführung von Bewegungsübungen wie z. B. anziehen und ausdehnen der Bauchdecke, jegliches aktives oder passives Durchbewegen der Beine.

17.5.2 „Herr Marsen sieht schlechter"

Lösungsvorschlag

Basiswissen

Lernangebot Arzneimittel im Herz-Kreislauf-System (▸ Kap. 6)

1. Eine Herzinsuffizienz beschreibt das Unvermögen des Herzens, das zur Versorgung des Körpers erforderliche Blutvolumen zu fördern. Bei einer leichten Herzinsuffizienz der Stadien I oder II erfolgt die Therapie mit nur einem Wirkstoff; entweder mit einem Diuretikum oder einem ACE-Hemmer. Bei einer schweren Form der Herzinsuffizienz (Stadium III oder IV) werden je nach Beschwerden und Begleiterkrankungen mehrere Wirkstoffe kombiniert eingesetzt, z. B. ACE-Hemmer, Herzglykoside, Diuretika, AT_1-Antagonisten und/oder Betablocker. Herr Marsen leidet an einer schweren Form der Herzinsuffizienz, da er sich im Stadium III befindet und mehrere Wirkstoffe kombiniert eingesetzt werden.
2. ACE-Hemmer sind Hemmstoffe des **A**ngiotensin **C**onverting **E**nzyme. Dieses Enzym ist für die Bildung des blutdrucksteigernden Angiotensin II zuständig. ACE-Hemmer senken somit den Blutdruck und die Aldosteronproduktion. Dies führt zu einer reduzierten Natrium- und Wasserrücksorption in der Niere sowie zu einer Weitstellung der Gefäße. Dadurch wird der Blutdruck gesenkt und das Herz entlastet. Die ACE-Hemmer reduzieren den peripheren arteriellen Widerstand (*Nachlastsenkung*) und führen zu einer Erhöhung der venösen Kapazität (*Vorlastsenkung*).
3. Zu den unerwünschten Nebenwirkungen der medikamentösen Therapie bei Herzinsuffizienz zählen u. a.:
   - Bei Gabe von Betablockern: Blutdruckabfälle mit Schwindel, insbesondere beim Aufstehen
   - Bei Gabe von ACE-Hemmern: Gefahr eines angioneurotischen Ödems, bei dem es zu einer akuten und lebensbedrohlichen ödematösen Haut- und Schleimhautschwellung kommen kann, Gefahr von Reizhusten, Gefahr einer Hyperkaliämie
   - Bei Gabe von Diuretika: Gefahr von Flüssigkeits- und Elektrolytverschiebungen mit Schwäche, Durst, Krämpfen, Schläfrigkeit, metabolischer Azidose und Mundtrockenheit
4. Diuretika greifen an unterschiedlichen Orten im Tubulus- und Sammelrohrapparat an und verhindern v. a. die Rückresorption von Kochsalz und die damit verbundene Rückresorption von Wasser. Somit wird eine größere Menge Urin ausgeschieden. Damit die Nachtruhe durch die erhöhte Urinausscheidung nicht gestört wird, sollte Herr Marsen vormittags sein Diuretikum erhalten.
5. Inhaltliche Schwerpunkte einer Beratung bei Pflegeempfängern mit Herzinsuffizienz sind:
   - Wissensvermittlung u. a. zu Ursache und Behandlung
   - Notwendigkeit der Selbst- oder Fremdkontrolle von Puls, Blutdruck, Atmung und Gewicht
   - Bedeutung und Möglichkeiten der Raucherentwöhnung
   - Ernährung anpassen wie z. B. Speisen nicht nachsalzen, Alkoholkonsum reduzieren, Übergewicht reduzieren
   - Körperliche Aktivität, z. B. in Herzsportgruppen
   - Notwendigkeit einer Influenza- und Pneumokokkenimpfung aufgrund des erhöhten Erkrankungsrisikos

Lernangebot Arzneimittel im Stoffwechsel (▸ Kap. 8)

1. Menschen mit einem Typ-1-Diabetes werden immer und lebenslang mit Insulin therapiert, weil bei ihnen ein absoluter Insulinmangel infolge der Zerstörung der β-Zellen vorherrscht. Es besteht ein vollständiger Verlust der Insulinsekretion. Menschen mit Typ-2-Diabetes wird erst in einer späteren Therapiestufe Insulin verabreicht, weil noch körpereigenes Insulin produziert wird.
2. Die Insulinformen unterscheiden sich wie folgt bezüglich Wirkeintritt und -dauer voneinander:
   - Altinsuline: Wirkdauer ca. 4–8 Std.
   - Verzögerungsinsuline: Wirkdauer bis 12–18 Std.
   - Mischinsuline: unterschiedlich, Mischungen aus kurz und lang wirksamen Insulinen
   - Insulinanaloga: unterschiedlich, bis zu 24 Std.
3. Bei der konventionellen Insulintherapie wird 2-mal täglich Mischinsulin verabreicht, d. h. einmal vor dem Frühstück (zwei Drittel der Tagesdosis) und einmal vor dem Abendessen (ein Drittel der Tagesdosis). Vorteile sind die einfache Umsetzung im Alltag und die wenigen Injektionen. Dies erlaubt auch die bequeme Übernahme durch einen Pflegedienst. Nachteile sind, dass der Blutzucker meist nicht optimal eingestellt ist und der Tagesablauf bezüglich Mahlzeiten und Aktivitäten eine gewisse Starrheit besitzt. Bei ausgelassenen Mahlzeiten, z. B. bei Appetitlosigkeit, droht eine Hyperglykämie.
4. Die Materialien sind kostspielig und nicht selten wünschen sich Pflegeempfänger von ihren Pflegenden die Utensilien mehrfach zu verwenden. Pflegefachpersonen zeigen Verständnis für das Anliegen, aber informieren ihre Pflegeempfänger, dass es gesetzlich

vorgeschrieben ist, die Injektionsnadeln nur nach den Vorgaben des Herstellers zu verwenden. Bei Zuwiderhandlung und auftretenden Komplikationen haftet der Anwender. Herr Marsen kann demnach die Injektionsnadel öfters als einmal verwenden, wenn er bereit ist, etwaige Komplikationen zu tragen. Wenn Pflegefachpersonen das Insulin verabreichen, wechseln sie die Injektionsnadel allerdings vor jedem Gebrauch.

5. Mögliche Gründe für einen niedrigen Nüchtern-Blutzucker könnten sein: Verzögerungsinsulin am Abend zu hoch, Spätmahlzeit zu gering, Alkoholgenuss, Sport.
6. Alkohol senkt den Blutzucker. Dadurch können Unterzuckerungen auftreten. Generell ist Alkohol in überschaubaren Mengen vor allem in Kombination mit einer Mahlzeit erlaubt. Für Herrn Marsen ist besonders bei gleichzeitiger Insulinapplikation Vorsicht geboten.

Lernangebot Arzneimittel für Auge und Ohr (► Kap. 15)

1. Die meisten Glaukommittel werden in Form von Augentropfen oder -ölen verabreicht. Die zwei Wirkmechanismen von Glaukommitteln sind zum einen die Verringerung der Kammerwasserproduktion und zum anderen die Verbesserung des Kammerwasserabflusses.
2. Es ist wichtig, die verschriebenen Augentropfen regelmäßig zu verabreichen, weil ein erhöhter Augeninnendruck zu bleibenden Schäden bis hin zur Erblindung führen kann.
3. Regeln zum Umgang mit Arzneimitteln am Auge sind: Überprüfung der Patientendaten; Kenntnis zu den gebräuchlichen Abkürzungen kennen (z. B. OD: Oculus dexter, rechtes Auge); Gebrauchsfähigkeit des Arzneimittels überprüfen; Dosierung, Tropfzeiten und -abstände einhalten; patientengebundener Einsatz, dazu die Arzneimittel mit den Patientendaten versehen; zur Vermeidung einer Kontamination den Kontakt zwischen Applikator und Auge vermeiden; Augentropfen werden immer vor Augensalben angewendet; Kontaktlinsen vor Arzneimittelgabe entfernen, danach nicht vorzeitig wieder einsetzen.

Erläuterung zu Aufgabe 2

Erweitertes und vertieftes Wissen

In diesem Buch liegt der Schwerpunkt auf dem Thema „Arzneimittellehre“. Eine ausführliche Lösung der Aufgabenstellung würde an dieser Stelle den Rahmen sprengen. Gleichen Sie Ihre Lösung doch mit anderen Auszubildenden/Studierenden in Partnerarbeit ab, besprechen Sie den Fall im Rahmen von Lerngruppen oder diskutieren Sie Ihre Lösungen im Kursverbund. Viel Erfolg!

17.5.3 „Eine komplexe Beratungssituation"

Lösungsvorschlag

Basiswissen

Lernangebot Arzneimittel im Respirationstrakt (▸ Kap. 11)

1. Eine weitere chronische Atemwegserkrankung ist die COPD. Die COPD geht mit einer Verengung der Atemwege (*Obstruktion*) einher. Frühe Symptome sind Husten, Auswurf und Atemnot. Zu den wichtigsten vermeidbaren Ursachen zählt das Rauchen.
2. Bronchospasmolytika erweitern die Bronchien durch eine Erschlaffung der verengten Bronchialmuskulatur. Daneben wird die Obstruktion sowohl durch die Behandlung der entzündlichen Reaktion und das damit verbundene Abschwellen der Bronchialschleimhaut als auch die Sekretentfernung, die durch Arzneimittel oder nichtmedikamentös erreicht werden kann, beeinflusst.
3. Antiphlogistika verringern die Obstruktion, indem sie der entzündlich verursachten Schwellung der Bronchialschleimhaut entgegenwirken. Daneben wirken sie gegen schmerzhafte Beschwerden, aufgrund der vorliegenden Entzündungsreaktion.
4. Maik befindet sich mutmaßlich im 2. Stadium. Damit leidet er unter leichtem Asthma. Dies ist zum einen an der Symptomausprägung ersichtlich, da er seltener als einmal täglich unter den beschriebenen Symptomen gelitten hat. Zum anderen kann dies aus den verordneten Medikamenten abgeleitet werden. Maik erhält ein schnell wirksames inhalatives Sympathomimetikum und ein inhalatives Glukokortikoid.
5. Die Pflegefachpersonen und Mediziner erkennen, dass die therapeutischen Maßnahmen der Stufentherapie unzureichend sind, wenn Maik übermäßig Gebrauch vom kurz wirksamen Sympathomimetikum macht. In der 2. Stufe wäre dies der Fall, wenn er es täglich verwenden würde. Dies wäre ein Hinweis darauf, dass in die nächsthöhere Stufe gewechselt werden muss.
6. Der Status asthmaticus wird definiert als sehr kurz aufeinander folgende oder lang anhaltende Asthmaanfälle über mehrere Std. Der Status asthmaticus ist ein lebensbedrohlicher Zustand, der intensivmedizinisch behandelt werden muss. Die typischen Symptome sind starke Atemnot, erhöhte Atemfrequenz, Zyanose und Tachykardie. In der medikamentösen Therapie werden folgende Arzneimittel eingesetzt: Sauerstoff per Nasensonde, Salbutamol inhalativ, Glukokortikoid i. v., Sympathomimetikum i. v. Pflegende sollten außerdem mit einem beruhigenden Gespräch Ruhe vermitteln.
7. Bei einem allergischen Asthma ist eine allergische Typ-I-Reaktion nachweisbar wie z. B. Milben, Pollen, Tierhaare. Bei einem nichtallergischen Asthma werden die Anfälle z. B. durch Infekte, Anstrengung, kalte Luft, Stress oder die Inhalation atemwegsreizender Substanzen ausgelöst.
8. Der Peak-Flow-Meter misst den Atemstoß des Pflegeempfängers. Die Messung erfolgt zum einen regelmäßig 2-mal täglich und zum andern bei Beschwerden oder Medikamentenumstellung. Die Messung wird immer in der gleichen Position durchgeführt. Der Messzeiger wird auf Null gestellt und das Gerät waagrecht vor den Mund gehalten. Der Pflegeempfänger soll nun einmal tief einatmen, das Mundstück fest mit den Lippen umschließen und so schnell und kräftig wie möglich ausatmen. Der Pflegeempfänger kann den Messwert nun am Messzeiger ablesen. Dieser wird mit dem persönlichen Bestwert verglichen und einer Farbe im Ampelschema zugeordnet. Daraus lassen sich folgende Maßnahmen ableiten:
   - Rot (<50 % vom Bestwert): Notfall, sofort ärztliche Hilfe holen
   - Gelb (50–80 % vom Bestwert): Ursachensuche, Überprüfung der Arzneimittelanwendung, ggf. ärztlichen Rat hinzuziehen
   - Grün (80–100 % vom Bestwert): keine Maßnahmen erforderlich
9. Bei der Benutzung von Dosieraerosolen sollte u. a. folgendes beachtet werden: Dosieraerosol vor der Anwendung kräftig schütteln, vor der Anwendung langsam und entspannt ausatmen, das Mundstück mit den Lippen umschließen, gleichzeitig tief einatmen und den Behälterboden nach unten drücken, den Atem nach dem Inhalieren 5–10 Sek. anhalten, anschließend ruhig und langsam ausatmen.
10. Die Pflegefachpersonen sollten Maik darüber informieren, dass Menschen mit Asthma keine Acetylsalicylsäure bei Schmerzen oder Fieber einnehmen dürfen. Die Einnahme von Acetylsalicylsäure wie z. B. in Aspirin kann Asthma-Anfälle auslösen. Eine geeignete medikamentöse Alternative ist Paracetamol. Selbstverständlich wäre es besser den Auslöser zu vermeiden und Maik dahingehend zu informieren, dass die langen Videospielabende und das Schlafdefizit mit den Kopfschmerzen in Zusammenhang stehen.

Lernangebot Arzneimittel im zentralen Nervensystem (▸ Kap. 4)

1. Methylphenidat aktiviert als Wirkstoff bestimmte Hirnregionen und wirkt damit konzentrations- und aufmerksamkeitssteigernd. Daneben werden manche Verhaltensweisen verringert wie z. B. Hyperaktivität, Unruhe, Impulsivität, Aggressivität und Ablenkbarkeit.
2. Argumente für eine Therapie mit Psychostimulanzien bei ADHS sind u. a.: Verbesserung der Aufmerksamkeit und Konzentration, keine Suchtgefahr auch nicht bei langjähriger Therapie, die medikamentöse Therapie begünstigt eine altersgemäße Entwicklung des Kindes, Verbesserung der Symptome bei 75% der Patienten.
3. Unterwünschte Wirkungen bei der Gabe von Psychostimulanzien treten zumeist bei rascher Dosissteigerung auf und sind u. a.: Übelkeit, Kopfschmerzen, Einschlafstörungen, Appetitminderung, Steigerung der Herzfrequenz.
4. Antidepressiva wirken dem Ungleichgewicht an Neurotransmittern, häufig ein Mangel an Serotonin und Noradrenalin, im Gehirn entgegen, indem sie diesen Mangel beheben. Dadurch verbessert sich der depressive Gemützustand, negative Gedanken werden durchbrochen, die Stimmung aufgehellt und der Antrieb gesteigert.
5. Pflegefachpersonen achten insbesondere zu Beginn der medikamentösen Therapie mit Antidepressiva auf das Suizidrisiko, weil es zu diesem Zeitpunkt erhöht ist. Dies hängt damit zusammen, dass die antriebssteigernde Wirkung vor der stimmungsaufhellenden einsetzt. Pflegeempfänger, die bereits Suizidgedanken hatten, können nun infolge der Antriebssteigerung ihre Gedanken in die Tat umsetzen, wozu sie vor der Einnahme der Medikamente durch die Hemmung nicht imstande waren.

Erläuterung zu Aufgabe 2

Erweitertes und vertieftes Wissen

In diesem Buch liegt der Schwerpunkt auf dem Thema „Arzneimittellehre“. Eine ausführliche Lösung der Aufgabenstellung würde an dieser Stelle den Rahmen sprengen. Gleichen Sie Ihre Lösung doch mit anderen Auszubildenden/Studierenden in Partnerarbeit ab, besprechen Sie den Fall im Rahmen von Lerngruppen oder diskutieren Sie Ihre Lösungen im Kursverbund. Viel Erfolg!

Literatur

ABDA-Datenbank 2021.

Bausewein C et al. (Hrsg.). Leitfaden Palliativ Care: Palliativmedizin und Hospizbetreuung. 7. A. München: Urban & Fischer, 2021.

Benkert O, Hippius H (Hrsg.). Kompendium der Psychiatrischen Pharmakotherapie. 13. A. Heidelberg: Springer, 2021.

Bertold H. Klinikleitfaden Arzneimitteltherapie. 2. A. München: Urban & Fischer, 2002.

Bierbach E (Hrsg.). Naturheilpraxis heute. 6. A. München: Urban & Fischer, 2019.

Böhme H, Sonn A. Heilpflanzen-Anwendungen in der Pflege. 2. A. Göttingen: Hogrefe, 2013.

Boss N et al. Hexal Taschenlexikon Medizin. 3. A. München: Elsevier, 2004.

Brandstätter M, Roos-Liegmann B. Künstliche Ernährung bei Kindern. München: Elsevier, 2005.

Braun J, Preuss R. Klinikleitfaden Intensivmedizin. 11. A. München: Urban & Fischer, 2021.

Burgis E. Intensivkurs: Allgemeine und spezielle Pharmakotherapie. 4. A. München: Urban & Fischer, 2012.

Carr E, Mann E. Schmerz und Schmerzmanagement: Praxishandbuch für Pflegende und Pain Nurses. 4.A. Göttingen: Hogrefe, 2022.

Deutsche Krebsgesellschaft. Leitlinien Medikamentöse Schmerztherapie: Kurzgefasste Interdisziplinäre Leitlinien 2020.

Deutsches Netzwerk für Qualitätsentwicklung in der Pflege (DNQP) (Hrsg.): Expertenstandard Sturzprophylaxe in der Pflege. 1. Aktualisierung 2013. Osnabrück 2005. www.dnqp.de/fileadmin/HSOS/Homepages/DNQP/Dateien/Expertenstandards/Sturzprophylaxe_in_der_Pflege/Sturz-Akt_Auszug.pdf (letzter Zugriff: 9.1.2022).

Diener HC, Maier C. Das Schmerztherapiebuch. München: Urban & Fischer, 2011.

Elsevier (Hrsg.). Taschenwissen Pflege Arzneimittel: Schnell - sicher – praxisnah. München: Elsevier, 2021.

ERC European Resuscitation Council. www.erc.edu (letzter Zugriff: 9.1.2022).

Finck H, Malcherczyk L. Diabetes und Soziales. 2. A. Mainz: Kirchheim, 2002.

Frölich JC, Kirch W. Praktische Arzneitherapie. 4. A. Heidelberg: Springer, 2006.

Fülgraff G, Palm D (Hrsg.). Pharmakotherapie. 13. A. München: Urban & Fischer, 2006.

Glaus A. Fatigue bei Krebspatienten. Onkologie 2008; 3: 24–28.

Grabs S, Jelinek A. Pflege konkret Arzneimittel: Arzneimittellehre für Gesundheits- und Krankenpflege. München: Urban & Fischer, 2005.

GRC German Resuscitation Council. www.grc-org.de (letzter Zugriff: 9.1.2022).

Gröber U. Orthomolekulare Medizin. 4. A. Stuttgart: WVG, 2022.

Haberland B, Beyer A. Medikamentöse Schmerzbehandlung von Erwachsenen. In: Wollenberg B, Zimmermann F (Hrsg.) Manual Kopf-Hals-Malignome, 3. A. Tumorzentrum München. München: Zuckschwerdt, 2003.

Heilig M, Everts K. Pflegen 1000 Fragen, 1000 Antworten. München: Elsevier, 2019.

Henke F. Unterstützung bei Gelenkrheumatismus. Wickel und Auflagen helfen Symptome zu lindern. Pflegen Ambulant 2002; 56–10.

Hensel A, Cartellieri S, Engel J (Hrsg.). Memopharm: Pharmazeutisches Praxiswissen. Stuttgart: Deutscher Apotheker Verlag, 2008.

Herzog W, Kruse J, Wöller W. Psychosomatik: Erkennen - Erklären - Behandeln. Stuttgart: Thieme, 2016.

Hildebrand N. Injektionen leicht gemacht. 4. A. München: Urban & Fischer, 2001.

Hohenegger M. Akuttherapie und Pflege bei Lungenembolie. Die Schwester/Der Pfleger 2003; 11: 836–840.

Huch R, Jürgens, KD (Hrsg.). Mensch Körper Krankheit. 8. A. München: Urban & Fischer, 2019.

Jäckle R et al. Gut leben mit Typ-I-Diabetes. 7. A. München: Urban & Fischer, 2007.

Jaster B. Verändertes Verfahren. Altenpflege 2010; 7: 38–40.

Kalde S et al. (Hrsg.). Enterale Ernährung, Indikationen, Sondierungstechniken, Diätetik, Pflege. 3. A. München: Urban & Fischer, 2002.

Kasper M, Kraut D. Atmung und Atemtherapie. Bern: Hans Huber, 2000.

Kayser FH et al. Medizinische Mikrobiologie. 13. A. Stuttgart: Thieme, 2014.

Keller C Pflegewissen Wunden. 2. A. München: Elsevier, 2020.

Knipfer E, et al. Klinikleitfaden Anästhesiepflege. 3. A. München: Urban & Fischer, 2015.

Kruse G et al. Alkoholabhängigkeit erkennen und behandeln. Bonn: Psychiatrie-Verlag, 2014.

Kurz A, Rey J (Hrsg.). Pflege konkret Innere Medizin. 7. A. München: Urban & Fischer, 2018.

Lang H. Beatmung für Einsteiger: Theorie und Praxis für die Gesundheits- und Krankenpflege. 3. A. Heidelberg: Springer, 2020.

Larsen R. Anästhesie und Intensivmedizin für die Fachpflege. 10. A. Heidelberg: Springer, 2021.

Latasch L, Knipfer E. Anästhesie, Intensivmedizin, Intensivpflege. 2. A. München: Urban & Fischer, 2004.

Lennecke K et al. Therapieprofile für die Kitteltasche. 2. A. Stuttgart: Wissenschaftliche Verlagsgesellschaft, 2006.

Lieb K. Intensivkurs Psychiatrie und Psychotherapie. 9. A. München: Elsevier, 2019.

Löffler M. Der akute Asthmaanfall. Die Schwester/Der Pfleger 2002; 8: 640–646.

Löser AP. Ein wirksames Konzept gegen den Schmerz. Pflegen ambulant 2003; 5: 18–20.
Löser C, Keymling M. Praxis der enteralen Ernährung. Stuttgart: Thieme, 2001.
Loth C et al. (Hrsg.). Professionelle Suchtkrankenpflege. Bern: Hans Huber, 2002.
Lücke S. Medikamentöse Therapie des Typ-2-Diabetes Wissenswertes über die Insulintherapie. Die Schwester/Der Pfleger 2021; 12.
Margulies A et al. (Hrsg.). Onkologische Krankenpflege. 6. A. Heidelberg: Springer, 2017.
Melber H. Schmerzmessung und Schmerzdokumentation. Die Schwester/Der Pfleger 2003; 9: 662–665.
Menche N (Hrsg.). Pflege heute. 7. A. München: Elsevier, 2019.
Meseke M. Pflegen von Menschen mit Mukoviszidose – Leben mit begrenzter Zukunft. Pflegezeitschrift 2003; 7: 491–494.
Milatovi D, Braveny I. Infektionen. Praktische Hinweise zur antimikrobiellen Therapie und Diagnostik. 2. A. Wiesbaden: Vieweg, 2013.
Mutschler E et al. Arzneimittelwirkungen. Lehrbuch der Pharmakologie und Toxikologie. 11. A. Stuttgart: WVG, 2020.
Neudörfer B et al. Atlas der Nervenheilkunde. Karlsruhe: Fachverlage, 2002.
Nix WA. Wörterbuch der klinischen Neurologie. Reinbek: Einhorn-Presse, 1995.
Noe-Schwenn S. Medikationsfehler mit schlimmen Folgen. Pflege aktuell 2002; 9: 469–471.
Osterbrink J. Schmerzmanagement – Aufgabe der Pflege? Die Schwester/Der Pfleger 2003; 9: 656–661.
Panknin H-T. Irrtümer bei der Verabreichung von Medikamenten. Die Schwester/Der Pfleger 2003; 1: 66f.
Petermann F. Patientenschulung und Patientenberatung. Göttingen: Hogrefe, 1997.
Pfaff A. Applikation von Arzneimitteln über Ernährungssonde. Die Schwester/Der Pfleger 2003; 1: 16–20.
Pharmakon Abhängigkeit: Nicotin, Alkohol, Arzneimittel 1/2015. www.dphg.de/aktivitaeten/publikationen/pharmakon-archiv/pharmakon-12015-abhaengigkeit-nikotin-alkohol-arzneimittel/#c1498 (letzter Zugriff: 9.1.2022).
Pharmakon Orale Antidiabetika 3/2013. www.dphg.de/aktivitaeten/publikationen/pharmakon-archiv/pharmakon-32013-orale-antidiabetika/ (letzter Zugriff: 9.1.2022).
Pharmazie in unserer Zeit Atypische Neuroleptika 2/2002.
Pharmazie in unserer Zeit Parkinson-Therapeutika 3/2006.
Piontek R. Wegbegleiter Psychotherapie. 2. A. Bonn: Psychiatrie-Verlag, 2005.
Protz K et al. Moderne Wundversorgung. 9. A. München: Elsevier, 2019.
Rahn E, Mahnkopf A. Lehrbuch Psychiatrie für Studium und Beruf. 3. A. Psychiatrie-Verlag, 2005.
Rassner G. Dermatologie Lehrbuch und Atlas. 9. A. München: Urban & Fischer, 2009.
Riese M, Knerr A. Metabolisches Syndrom – In der Wohlstandsfalle. Pflegezeitschrift 2002; 9: 631–634.
Rothe T. Modernes Asthmamanagement. 3. A. Bern: Hans Huber, 2004.
Rudorff K. Versteckte Symptome – Schilddrüsenerkrankungen im Alter. Pflegezeitschrift 2002; 9: 639–642.
Schaefer C, Spielmann H. Arzneimittel in Schwangerschaft und Stillzeit. 8. A. München: Urban & Fischer, 2011.
Schäfer S, Kirsch F, Scheuermann G, Wagner R. Fachpflege Beatmung. München: Elsevier, 2019.
Schlegel A. Was Laxanzien bewirken: Schneller Erleichterung oder dauerhafte Darmträgheit? Pflegezeitschrift 2004; 6: 382–385.
Schmied P, Baumberger H. Morbus Bechterew. Der entzündliche Wirbelsäulen-Rheumatismus. 3. A. München: Urban & Fischer, 2003.
Schneemann H, Young LY, Koda-Kimble MA. Angewandte Arzneitherapie. Heidelberg: Springer, 2001.
Schumacher W, Toeller M, Gries FA. KH-Tabelle für Diabetiker. 12. A. Mainz: Kirchheim, 2021.
Schwarzer W, Trost A (Hrsg.). Psychiatrie und Psychotherapie für psycho-soziale und pädagogische Berufe. Dortmund: modernes lernen, 2016.
Sr. Marianne Benedicta: Das falsche Medikament gegeben. Persönliche Erfahrungen von Pflegenden mit Medikamentenfehlern. Die Schwester/Der Pfleger 2004; 9: 672–676.
Vaupel P, Schaible HG, Mutschler E. Anatomie, Physiologie, Pathophysiologie des Menschen. 7. A. Stuttgart: WVG, 2015.
Walied A. Interdisziplinäre Intensivmedizin. 4. A. München: Urban & Fischer, 2021.
Wegener J. Effizienz kommt von Engagement. Pneumonie und Atelektasenprophylaxe in der Praxis. Pflegezeitschrift 2003; 7: 479–482.
Wehkamp J, Götz M, Herrlinger K, Steurer W, Stange Eduard F. Chronisch entzündliche Darmerkrankungen Morbus Crohn und Colitis ulcerosa, Dtsch Arztebl Int 2016; 113(5): 72-82.
Weisse Reihe Arzneimitteltherapie. 12. A. München: Urban & Fischer, 2021.
Wolff J. Der Pflegeprozess in der Rheumatologie. Heilberufe 2004; 2: 22–24.
Worth H. COPD-Leitlinie in Pneumologie. Stuttgart: Thieme, 2002.
Zimmermann B. Enterale Ernährung und Medikamentengabe über die Sonde (Pflegekompakt). Stuttgart: Kohlhammer, 2011.
Zipper K. Pflege und Betreuung von Patienten mit rheumatischen Erkrankungen, Teil 1. Die Schwester/Der Pfleger 1999; 2: 123–126.
Zipper K. Pflege und Betreuung von Patienten mit rheumatischen Erkrankungen, Teil 2. Die Schwester/Der Pfleger 1999; 3: 204–207.

Fremdwörterglossar

Abusus	Missbrauch (meist von Substanzen)
adaptieren	gewöhnen (an)
adäquat	angemessen
Affinität	hier: Neigung eines Stoffs, eine Bildung einzugehen
Agens	Substanz, die eine Wirkung ausübt
Akkomodation	Anpassung; in der Medizin häufig: Abstimmung der Augen, sodass ein klares Bild entsteht
Akromegalie	Vergrößerung von Körperendgliedern (Akren) durch eine Überproduktion von Wachstumsfaktoren
Aktivität	Maß der Tätigkeit bzw. Funktionsfähigkeit
akut	plötzlich auftretend
aktualisieren	auf den neuesten Stand bringen
akzeptieren	Situationen als gegeben hinnehmen und eine Übereinstimmung damit finden
Alternative	weitere Möglichkeit
Analgesie	Schmerzbehandlung
Antagonist	Gegenspieler
Antidot	Gegengift
Antioxidans	hier: Substanz, die Reaktionen anderer Substanzen mit Sauerstoff verhindert
Apathie	Teilnahmslosigkeit
Applikation	Verabreichung
Atom	kleinste und unteilbare Einheit eines chemischen Elements
atypisch	von der Norm abweichend
benigne	gutartig
Blister	Arzneimittelverpackung aus Kunststoff und Aluminiumfolie
blockieren	unterbrechen, beenden
Bolus	in der Medizin: Gabe einer Einmaldosis zur raschen Erzielung eines therapeutischen Effekts
Bulletin	Information durch eine offizielle Organisation
charakteristisch	zu erwartende Eigenschaft zeigend
Charge	Produktionseinheit; hier: Menge von Arzneimitteln, die während eines Produktionsgangs und aus einer Einheit von Grundsubstanzen hergestellt worden ist
Chromosom	Makromolekül, in dem sich die Erbinformation befindet
chronisch	über lange Zeit oder lebenslang dauernd
Code	in der Genetik: Folge der Nukleinsäuren (z. B. in der DNS), die Erbinformationen darstellen
Compliance	hier: Bereitschaft eines Menschen, therapeutische Maßnahmen zu unterstützen und sich gemäß den ärztlichen Anweisungen zu verhalten
Definition	hier: umfassende Beschreibung eines Begriffs; Begriffsklärung
Defizit	Mangel
Deformation (Deformität)	hier: (meist krankhafte) Veränderung der Form oder Zusammensetzung
Delir	Verwirrtheit (mit Unruhe und Erregung)
Denaturierung	massive Veränderung organischer Moleküle, die zum Verlust ihrer biologischen Funktion führt (z. B. durch Hitze)
Depolarisation	Änderung des Potenzials einer Membran in Richtung einer weniger negativen Ladung
detailliert	kleinteilig, sehr genau
Diagnose	Identifizierung und Benennung einer Erkrankung bzw. eines abweichenden körperlichen, geistigen oder seelischen Merkmals durch einen Arzt oder einen Angehörigen eines anderen dazu befähigten Gesundheitsberufs
Differenz	Unterschied
direkt	Ziel auf unmittelbarem Weg erreichend
Disposition	Veranlagung; Neigung zu bestimmten Verhaltensmustern oder Erkrankungen
Dosierung	Arzneimittelmenge, die zur erwünschten Wirkung führt
dynamisch	hier: (sehr) beweglich, seine Form oder Zusammensetzung ändernd
effektorisch	hier: direkt am Zielort wirkend (z. B. ein Hormon)
Effloreszenz	krankheitsbedingte Hautveränderung
Elektrolyt	Stoffverbindung, die in Ionen gespalten ist, die sich an einem elektrischen Feld entlangbewegen; sind im Körper vor allem für die Aufrechterhaltung der Osmose von Bedeutung
Elimination	Entfernung, Ausscheidung

empirisch	durch Erfahrung begründet
endogen	im Inneren des Körpers entstehend bzw. wirkend
enteral	über den Magen-Darm-Trakt
epidemiologisch	Bezogen auf Krankheiten, die mehrere oder viele Personen im zeitlichen Zusammenhang betreffen
Eradikation	Ausrottung (von Krankheitserregern, z. B. weltweit, in einer Region oder in einem Organismus)
Erektion	hier: Versteifung des männlichen Glieds
Erosion	hier: Gewebeverlust
essenziell	hier: unverzichtbar; gelegentlich auch: vom Körper selbst nicht herstellbar (z. B. Aminosäuren)
Exkretion	Ausscheidung
exogen	außerhalb des Körpers entstehend, aber auf ihn wirkend
extern	außerhalb einer Organisation; außerhalb des Körpers
extrapyramidal	Steuerungseinheit für Bewegung im zentralen Nervensystem, die außerhalb der Pyramidenbahnen liegt; die Zentrale befindet sich im motorischen Teil der Großhirnrinde; Störungen des extrapyramidalen Systems verursachen z. B. Chorea Huntington oder Morbus Parkinson
Faktor	bestimmendes Element
Fertilität	Fruchtbarkeit
fluide	flüssig
Fragment	Bruchstück
fraktioniert	in mehrere Schritte geteilt
Frequenz	Häufigkeit einer Aktion pro Zeiteinheit
fulminant	mit großer Wucht auftretend
gastrointestinal	die Verdauungsorgane betreffend
Genese	Ursprung, Ursache
harmonisieren	in Einklang bringen
hydrophil	wasserliebend; Stoff, der sich in Wasser löst
iatrogen	durch die ärztliche Behandlung verursacht
Immunsuppression	Unterdrückung des Abwehrsystems
inaktivieren	funktionsunfähig machen
Indikation	hier: Grund für eine therapeutische Maßnahme (Heilanzeige)
Indikator	in der Medizin: Hinweis auf einen Sachverhalt
indirekt	Ziel auf einem Umweg erreichend
individuell	hier: auf eine einzelne Person bezogen
induzieren	in der Medizin: hervorrufen, verursachen
infiltrierend	hier: in andere Gewebe bzw. Organe eindringend
initial	zu Beginn (einer Therapie)
instillieren	einfüllen; hier meist in eine Körperhöhle
Insuffizienz	Unzulänglichkeit (des gesamten Menschen); in der Medizin auch unzureichende Funktion eines Organs oder Körperteils)
intensiv	mit überdurchschnittlichem Aufwand
inter	zwischen
Interaktion	Zusammenwirkung
intermittierend	in (bestimmten) Abständen
intern	in einer Organisation; im Körper
Interaktion	wechselseitige Beeinflussung von Stoffen, Systemen oder Lebewesen
Intoxikation	Vergiftung
intra	innerhalb
invasiv	hier: Vorgang, der die Körperoberfläche durchdringt oder innerhalb des Körpers stattfindet
in vitro	lat.: im Glas; Untersuchungen bzw. Forschung unter Laborbedingungen
in vivo	lat.: im lebenden Organismus
irreversibel	hier: nicht heilbar; nicht erneut herzustellen
Kachexie	Abmagerung, Zeichen der Unterernährung
kardial	das Herz betreffend
kardiopulmonal	das Herz-Kreislauf-System und die Lunge betreffend
kausal	ursächlich, aufeinander begründet
Kautel	Bedingung; Vorsichtsmaßnahme
Klassifikation	Einordnung (z. B. in ein System)
kompensieren	ausgleichen
komplex	vielschichtig, kompliziert
Komplikation	in der Medizin: unerwünschte Folge einer Erkrankung oder einer Behandlung
Komponente	hier: Bestandteil, Einzelteil
komprimieren	zusammendrücken

konservativ	in der Medizin: Behandlung ohne Operation
Konsistenz	Beschaffenheit (hier meist im Sinne von Festigkeit)
Konstriktion	Verringerung des Durchmessers durch Zusammenschnüren
Konsum	Verbrauch
Kontakt	Verbindung
kontinuierlich	ohne Pause andauernd
Kontraindikation	Grund, eine Behandlung nicht durchzuführen
Kontraktion	Verkürzung; Schrumpfung
Konzentration	in der Chemie und Biologie: Gehalt eines Stoffes an einem bestimmten Volumen bzw. Lösungsmittels
konzentriert	sehr zielgerichtet; mit einem hohen Gehalt einer bestimmten Substanz versehen
Kumulation	Anhäufung (z. B. von Stoffen im Körper)
kurativ	auf Heilung ausgerichtete Behandlung
latent	verborgen
Libido	sexueller Trieb
limitierend	begrenzend
lipophil	fettliebend; Stoff, der sich in Fett löst
lokal	auf eine Region begrenzt
lokalisieren	den Ort feststellen
Lösung	(homogenes) flüssiges Gemisch aus mindestens zwei Stoffen
maligne	bösartig
Malnutrition	Unterernährung, in erheblicher Ausprägung auch mit körperlicher Mangelentwicklung
manifest	offensichtlich werdend; bestehend
massiv	hier: schwerwiegend
mechanisch	hier: Kräfte betreffend, die bei der Bewegung von Gegenständen wirken
Mechanismus	nach bekannten Gesetzmäßigkeiten funktionierendes System
Membran	Trennschicht zwischen zwei Räumen, die den Stofftransport auf verschiedene Weise beeinflussen kann
Metabolisierung	Verstoffwechselung
Miktion	Blasenentleerung (urinieren)
Mineralstoff	chemische Elemente, die im menschlichen Körper in unterschiedlicher Konzentration vorkommen
minimieren	auf das kleinste Maß verringern
Mortalität	Sterblichkeit
Motilität	Beweglichkeit
multifaktoriell	durch verschiedene Ursachen begründet
multipel	mehrfach
Murein	Moleküle aus Zuckern und Aminosäuren, die der Zellwand von Bakterien Festigkeit verleihen
Mutation	auf Dauer bestehen bleibende Veränderung des Erbguts, z. B. spontan auftretend, durch radioaktive Strahlung oder genverändernde Stoffe
Neurotransmitter	Botenstroffe, die der Funktion von Nervenzellen dienen
Norm	allgemein anerkannte Regel
Noxe	Einfluss, der schädigend auf den Körper wirkt (nicht nur giftige Substanzen, sondern auch andere Umstände in der Umgebung)
Okklusion	Abschluss, Abdeckung
Organismus	lebensfähiges Individuum; die Organe eines Lebewesens
Oxid	Verbindung eines Elements mit Sauerstoff
palliativ	nicht auf Heilung, sondern auf Linderung der Beschwerden gerichtete Behandlung
parallel	eigentlich: Linien in einer Ebene, die keinen Schnittpunkt haben; sonst auch: gleichzeitig geschehend
Parameter	Messwert
parenteral	unter Umgehung des Magen-Darm-Trakts (oft Verabreichung per Injektion)
Partikel	hier: kleine, feste Stoffteile
Pathologie	Lehre von der Enstehung der Krankheiten und ihren Zusammenhängen; das Adjektiv „pathologisch“ bedeutet „krankhaft“
peripher	In der Medizin: körper- bzw. zentrumsfern gelegen
peroral	Verabreichung über den Mund/Magen-Darm-Trakt
Phänomen	Ereignis, Merkmal
Phase	in der Biologie: Zeitraum, in der sich ein Prozess vollzieht
pharmazeutisch	die Eigenschaften eines als Pharmakon klassifizierten Wirkstoffs betreffend
physiologisch	physikalische, chemische und biologische Vorgänge, die natürlicherweise im Körper stattfinden
Plastizität	hier: Formbarkeit, Entwicklungsfähigkeit

postiktal	nach dem (Krampf-)Anfall
Potenz	hier: Wirkstärke
Potenzial	Fähigkeit (zur Entwicklung von Eigenschaften)
potenziell	möglicherweise
prädisponieren	für einen bestimmten Zustand geeignet machen
Präparat	zu einem bestimmten Zweck gebrauchsfertig zubereiteter Gegenstand
Prävention	Vorbeugung; ist abhängig vom Ansatz und vom Ziel in verschiedene Ebenen einzuteilen
primär	erstrangig, vordergründig
produzieren	herstellen
Prognose	Aussage über den voraussichtlichen Ausgang einer Erkrankung
Proteinsynthese	Herstellung von Einweißen
protektiv	schützend
Psyche	Gesamtheit des Denkens, der Gefühle und der seelischen Bedingungen des Menschen
Psychopharmakon	Arzneimittel, das auf das zentrale Nervensystem und damit das psychische Befinden wirkt
psychosexuell	seelische Bedingungen des Geschlechtslebens und seiner Entwicklung
Punktion	Eröffnung des Körpers mit einer Hohlnadel, z. B. zur Gewinnung von Proben
Radikal, freies	Atom oder Molekül, das eine erhebliche Reaktionsbereitschaft besitzt und aufgrund seiner Wirkung den Alterungsprozess in Körperzellen verursacht
realistisch	an der Wirklichkeit orientiert
Reanimation	Wiederbelebung
reduzieren	verringern
Reflex	unwillkürliche Reaktion
Regeneration	hier: Fähigkeit, eingetretene Schäden zu reparieren bzw. verloren gegangene Funktionen erneut zu erwerben
Regulation	Steuerung
relevant	bedeutsam
Reservoir	Vorrat, in der Hygiene auch Ort, an dem Krankheitserreger überleben bzw. sich vermehren
Residuum	hier: dauerhaft eingeschränkter Zustand nach einer Erkrankung
resistent	unempfindlich
Resorption	Aufnahme (in den Körper)
respiratorisch	die Atmung betreffend; durch die Atmung bedingt
Ressource	Kraftquelle, Fähigkeit
Retention	Zurückhaltung (meist: der Ausscheidung)
reversibel	hier: heilbar, erneut herzustellen
Rezeptor	Empfänger von Signalen auf unterschiedlichen Ebenen der Körperstrukturen
Rezidiv	erneut auftretende Erkrankung, erneut auftretendes Symptom
Risiko	Gefahr
Routine	gewohnheitsmäßig oder mit erheblicher Übung ausgeführte Tätigkeit
Saccharid	entspricht der Stoffgruppe der Kohlenhydrate
Schema	Konzept, Muster
Sedierung	Beruhigung durch Arzneimittel
Sekret	flüssige Produkte von Drüsen oder deren Zellen
selektiv	zielgerichtet; auswählend
semi-	halb
Sensibilität	Wahrnehmungsfähigkeit
sensorisch	Wahrnehmung und Empfindungsfähigkeit betreffend
signifikant	deutlich, bedeutsam
simultan	zeitgleich
somatisch	hier: körperlich
spezifisch	charakteristische Eigenschaft
spontan	unerwartet oder rasch handelnd bzw. eintretend
Spurenelement	chemische Elemente, die im menschlichen Körper in geringer Menge vorkommen
Stabilität	Festigkeit
Stimulus	Reiz, der einen Prozess bzw. eine Antwort des Körpers hervorruft
Struktur	hier: Aufbau und Form (z. B. von Stoffen)
Substanz	hier: das, woraus etwas besteht
Substitution	Ersatz von Stoffen, die dem Körper fehlen; Verabreichung von Stoffen mit geringerer Schädlichkeit (etwa in der Behandlung von Menschen mit Abhängigkeitserkrankung)
Suizidalität	Bereitschaft bzw. Absicht, sich zu töten
supraventrikulär	von einem Ort oberhalb der Herzkammern ausgehend (z. B. von der Wand eines Vorhofs)
symmetrisch	hier: seitengleich

Symptom	Krankheitszeichen
Synthese	Zusammenwirken mindestens zweier Elemente; auch: Herstellung eines Stoffs
synthetisch	hier: künstlich hergestellt
System	Beziehung, in der Elemente (beliebiger Art) zueinander stehen
systemisch	den gesamten Körper betreffend
Tachykardie	Pulsfrequenz > 100/Min. (beim Erwachsenen)
Tendenz	Neigung
teratogen	Schädigung eines Embryos hervorrufend
terminal	hier: unumkehrbar, beendend; als anatomische Lagebezeichnung: am Ende gelegen
Theorie	in der Wissenschaft: begründete Aussagen zur Erklärung eines Sachverhalts
therapierefraktär	unempfindlich gegenüber einer Behandlung
thermolabil	empfindlich gegen die Wirkung von Hitze
Toleranz	Fähigkeit, (auch ungünstige) Bedingungen auszuhalten
Tonus	in der Medizin: Spannungszustand der Muskeln
toxisch	giftig
Transformation	Überführung in einen anderen Zustand, an einen anderen Ort
typisch	angesichts der Umstände zu erwartend
Vektor	in der Medizin: Organismus, der Krankheiten aufgrund einer Aktion überträgt
Virulenz	Fähigkeit eines Mikroorganismus, Krankheiten zu erzeugen
Viskosität	Maß der Zähflüssigkeit einer Flüssigkeit
Weaning	hier: Entwöhnung von der maschinellen Beatmung
zerebral	das Gehirn betreffend
zirkulieren	im Kreis bewegen

Arzneimittelindex

Register